W. Doerr G. Seifert (Hrsg.) – Oralpathologie I

Springer
*Berlin
Heidelberg
New York
Barcelona
Budapest
Hongkong
London
Mailand
Paris
Santa Clara
Singapur
Tokio*

G. Seifert

Oralpathologie I

Pathologie der Speicheldrüsen

*Mit 529 größtenteils farbigen Abbildungen
in 617 Einzeldarstellungen*

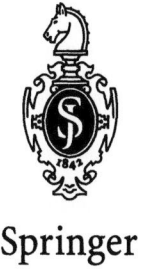

Springer

Sonderausgabe von Spezielle pathologische Anatomie, Band 1/I, 2. Auflage
Herausgegeben von W. Doerr und G. Seifert

Professor Dr. G. Seifert
Institut für Pathologie der Universität
20246 Hamburg, Martinistraße 52 UKE

Die Deutsche Bibliothek – CIP-Einheitsaufnahme

Spezielle pathologische Anatomie : ein Lehr- und Nachschlagewerk / begr. von Wilhelm Doerr und Erwin Uehlinger. Hrsg. von Wilhelm Doerr ; Gerhard Seifert. – Berlin ; Heidelberg ; New York ; London ; Paris ; Tokyo ; Hong Kong ; Barcelona ; Budapest : Springer.
Teilw. mit der Angabe: Begr. von Erwin Uehlinger und Wilhelm Doerr
NE: Uehlinger, Erwin [Begr.]; Doerr, Wilhelm [Hrsg.]

Bd. 1. Pathologie der Speicheldrüsen.
1. Seifert, Gerhard: Oralpathologie. – 2. Aufl., Sonderausg. – 1996

Pathologie der Speicheldrüsen / [hrsg. von Wilhelm Doerr ; Gerhard Seifert]. – Berlin ; Heidelberg ; New York ; Barcelona ; Budapest ; Hongkong ; London ; Mailand ; Paris ; Santa Clara ; Singapur ; Tokio : Springer
(Spezielle pathologische Anatomie ; Bd. 1)
NE: Doerr, Wilhelm [Hrsg.]

1. Seifert, Gerhard: Oralpathologie. – 2. Aufl., Sonderausg. – 1996

Seifert, Gerhard:
Oralpathologie / G. Seifert. [Hrsg. von Wilhelm Doerr ; Gerhard Seifert]. – 2. Aufl., Sonderausg. – Berlin ; Heidelberg ; New York ; Barcelona ; Budapest ; Hongkong ; London ; Mailand ; Paris ; Santa Clara ; Singapur ; Tokio : Springer, 1996
(Pathologie der Speicheldrüsen ; 1) (Spezielle pathologische Anatomie ; Bd. 1)

ISBN-13: 978-3-642-64720-8   e-ISBN-13: 978-3-642-61153-7
DOI: 10.1007/978-3-642-61153-7

Dieses Werk ist urheberrechtlich geschützt. Die dadurch begründeten Rechte, insbesondere die der Übersetzung, des Nachdrucks, des Vortrags, der Entnahme von Abbildungen und Tabellen, der Funksendung, der Mikroverfilmung oder der Vervielfältigung auf anderen Wegen und der Speicherung in Datenverarbeitungsanlagen, bleiben, auch bei nur auszugsweiser Verwertung, vorbehalten. Eine Vervielfältigung dieses Werkes oder von Teilen dieses Werkes ist auch im Einzelfall nur in den Grenzen der gesetzlichen Bestimmungen des Urheberrechtsgesetzes der Bundesrepublik Deutschland vom 9. September 1965 in der jeweils geltenden Fassung zulässig. Sie ist grundsätzlich vergütungspflichtig. Zuwiderhandlungen unterliegen den Strafbestimmungen des Urheberrechtsgesetzes.

© Springer-Verlag Berlin Heidelberg 1996
Softcover reprint of the hardcover 1st edition 1996

Die Wiedergabe von Gebrauchsnamen, Handelsnamen, Warenbezeichnungen usw. in diesem Werk berechtigt auch ohne besondere Kennzeichnung nicht zu der Annahme, daß solche Namen im Sinne der Warenzeichen- und Markenschutz-Gesetzgebung als frei zu betrachten wären und daher von jedermann benutzt werden dürften.
Produkthaftung: Für Angaben über Dosierungsanweisungen und Applikationsformen kann vom Verlag keine Gewähr übernommen werden. Derartige Angaben müssen vom jeweiligen Anwender im Einzelfall anhand anderer Literaturstellen auf ihre Richtigkeit überprüft werden.

Herstellung: Dora Oelschläger, 69121 Heidelberg
Reproduktion der Abbildungen: HBM Print Ltd., Singapur
Satz: Fotosatz-Service Köhler OHG, 97084 Würzburg

SPIN: 10534035   25/3134 – 5 4 3 2 1 0 – Gedruckt auf säurefreiem Papier

Vorwort der Herausgeber

Vor nunmehr 30 Jahren erschien 1966 der erste Band des Gesamtwerkes der „Speziellen pathologischen Anatomie" unter dem Titel „Mundhöhle, Mundspeicheldrüsen, Tonsillen und Rachen" sowie „Zähne und Zahnhalteapparat". Im Vorwort wurde die bleibende Bedeutung der morphologischen Kranheitsforschung damit begründet, daß sie die beständige Konfrontation klinischer Befunde und patho-anatomischer Dokumente sucht. „Denn die spezielle pathologische Anatomie steht in ihrem gedanklichen Ansatz der klinischen Medizin ganz nahe". Auf der Basis dieser klinisch orientierten speziellen pathologischen Anatomie sind in den drei vergangenen Jahrzehnten bisher 38 Bände zur speziellen Organpathologie erschienen. In diesem Zeitraum sind grundlegende, international begründete neue Klassifikationen der verschiedenen Organkrankheiten erfolgt. Dies gilt auch in besonderer Weise für den 1966 erschienenen Band 1 des Gesamtwerkes.

Die Wandlung dokumentiert sich bereits in der Titelgebung „Oralpathologie". Die „Oralpathologie" hat sich besonders in den USA, in Japan und in Europa speziell in Skandinavien sowie England zu einer selbständigen Disziplin entwickelt, welche als „Institute of Oral Pathology" oder „Department of Oral Pathology" als Spezialität in eigene Fakultäten für Zahnmedizin integriert ist, so in eine „Faculty of Dentistry" oder in eine „Dental School" oder ein „Dental Institute". Im Gegensatz hierzu ist in den deutschsprachigen Ländern und Westeuropa das Gebiet der Oralpathologie in der Regel eine Subspezialität in den Instituten für Pathologie und damit fachlicher Bestandteil einer Medizinischen Fakultät geblieben. Diese unterschiedliche Eingliederung der Oralpathologie hat zu einer verschiedenartigen Entwicklung in wissenschaftlicher und praktisch-diagnostischer Hinsicht geführt. Die wissenschaftliche Expansion der Oralpathologie dokumentiert sich sowohl in der Gründung eigener Fachgesellschaften – so der „International Association of Oral Pathologists" – als auch in der Herausgabe neuer Fachzeitschriften – so des „Journal of Oral Pathology and Medicine", der „Oral Oncology" als Teil B des „European Journal of Cancer", oder des Journal „Oral Diseases". In neuerer Zeit ist die Oralpathologie auch in das umfassendere Gebiet der „Head and Neck Pathology" als interdisziplinäres Forschungsthema integriert worden. Entscheidende Fortschritte auf dem Gebiet der Oralpathologie sind durch die Einbeziehung der modernen Methoden der allgemeinen Pathologie in die Forschungsprojekte und auch in die praktische Routinediagnostik erzielt worden. Dies gilt insbesondere für die Anwendung der Immunhistochemie, der in-situ-Hybridisierung und der Methoden der Molekularpathologie auf Fragestellungen der Oralpathologie.

Die Herausgeber haben sich daher dazu entschlossen, eine Neuauflage des Bandes 1 unter dem Titel „Oralpathologie" vorzulegen und parallel hierzu eine Neuauflage des Bandes 4 unter dem Titel „HNO-Pathologie". Diese beiden Bände repräsentieren gemeinsam das große Gebiet der „Head and Neck Pathology". Der Band „Oralpathologie" ist in zwei Teilbände untergliedert, und zwar in den Teilband „Speicheldrüsen" und den Teilband „Mundschleimhaut und angrenzende Weichteile" sowie „Zahnsystem und Kiefer". Der Teilband „Speicheldrüsen" bringt einen aktuellen Überblick über die gesamte Thematik der Speicheldrüsenkrankheiten unter Berücksichtigung der neuen revidierten WHO-Klassifikation der Speicheldrüsentumoren und mit Auswertung des Speicheldrüsen-Registers am Institut für Pathologie der Universität Hamburg, welches 1965 mit Unterstützung der Deutschen Forschungsgemeinschaft gegründet wurde und bis zur Gegenwart ein Gesamtkollektiv von über 18.000 Fällen registriert hat. Bei der Darstellung der einzelnen Krankheitsformen werden sowohl klinische und epidemiologische Gesichtspunkte als auch therapierelevante Prognosefaktoren einbezogen. Besonders bei der Klassifikation der Tumoren wird auf die neuesten Ergebnisse der Immunhistochemie und Molekularpathologie hingewiesen.

Die Speicheldrüsen sind in mannigfacher Weise in den Organismus eingebunden, so daß aus der Analyse des Speichels Rückschlüsse auf krankhafte Funktionen anderer Organsysteme gezogen werden können. Wechselwirkungen zwischen Speicheldrüsen und Organismus spielen in der Ätiologie und Pathogenese der verschiedenen Formen der Sialadenitis eine bedeutsame Rolle. Hierzu gehören Immunkrankheiten, metabolische Erkrankungen, hormonale Dysfunktionen sowie neurologische und auch genetische Erkrankungen. Auf dem Gebiet der Speicheldrüsentumoren konnten durch den Einsatz moderner Methoden neue Erkenntnisse für die Klassifikation und Prognosebeurteilung gewonnen werden. Verwiesen sei speziell auf die Anwendung der Proliferationsmarker und der Chromosomenanalyse für die Typisierung auch seltener, jedoch definierter Tumoren.

Seit dem Erscheinen des grundlegenden Werkes von S. RAUCH über die Speicheldrüsen des Menschen im Jahre 1959 sind durch eine interdisziplinäre Forschungsarbeit große Fortschritte auf dem Gebiet der Speicheldrüsenkrankheiten erzielt worden. Eine Bestandsaufnahme über „Pathologie, Klinik, Therapie und Fazialischirurgie" der Speicheldrüsenkrankheiten ist 1984 von SEIFERT, MIEHLKE, HAUBRICH und CHILLA vorgelegt worden. Ein weiteres Werk unter dem Titel „Surgical Pathology of the Salivary Glands" ist 1991 von ELLIS, AUCLAIR und GNEPP publiziert worden. In dem jetzt vorliegenden Teilband „Speicheldrüsen" ist eine Aktualisierung des gesamten Wissensstandes vorgenommen worden. Die aktuelle Literatur wurde bis November 1995 berücksichtigt. Die zahlreichen Abbildungen und Tabellen sollen sowohl dem Pathologen als auch dem interessierten Kliniker den Zugang zu den zahlreichen Speicheldrüsenkrankheiten ermöglichen. Das Buch wendet sich daher besonders auch an die Fachdisziplinen der Hals-Nasen-Ohrenheilkunde, der Zahnmedizin und Mund-Kiefer- und Gesichtschirurgie sowie auch an die Dermatologie und Innere Medizin. Möge diese interdisziplinäre Grundeinstellung der

Oralpathologie zu einer weiten Verbreitung des Bandes in der ärztlichen Leserschaft führen.

Die Entstehung und Vollendung dieses Bandes wäre nicht möglich gewesen ohne die ständige Unterstützung durch die Planungs- und Herstellungsabteilung des Springer-Verlages in Heidelberg. Wir danken daher in besonderer Weise Herrn Dr. THOMAS THIEKÖTTER sowie Frau STEPHANIE BENKO und Frau DORA OELSCHLÄGER für ihren Einsatz und die vortreffliche Ausstattung dieses Bandes, insbesondere auch dafür, daß sie jederzeit auf unsere Wünsche eingegangen sind.

Heidelberg und Hamburg,   WILHELM DOERR
Frühjahr 1996   GERHARD SEIFERT

Danksagung

„Die nützlichsten Bücher sind diejenigen,
welche den Leser zur Ergänzung auffordern."
VOLTAIRE (1694–1778)

Die Vollendung eines Buches gleicht immer einem Wettlauf zwischen der Zeit und der Fülle inzwischen publizierter neuer wissenschaftlicher Erkenntnisse. Trotz der modernen elektronischen Medien ist daher jeder Autor eines Buches auf die kontinuierliche Kommunikation mit anderen Wissenschaftlern seines Spezialgebietes und auf die unterstützende Mitarbeit aus dem Umfeld der eigenen Institution angewiesen.

Die vorliegende zweite Auflage des Teilbandes „Speicheldrüsen" basiert auf der seit über 30 Jahren bestehenden Mitwirkung zahlreicher Mitarbeiter im Institut für Pathologie der Universität Hamburg, der Unterstützung durch viele ärztliche Kollegen und Institutionen im In- und Ausland und der finanziellen Förderung des 1965 eingerichteten Speicheldrüsen-Registers durch außeruniversitäre Stiftungen.

Der Autor möchte daher an dieser Stelle mit seiner außerordentlichen Danksagung folgende Personen und Institutionen ausdrücklich erwähnen:

- Prof. Dr. Dres. h.c. KARL DONATH, Prof. Dr. JÖRG CASELITZ, Prof. Dr. KLAUS HAMPER sowie zahlreiche weitere Assistenten, Gastärzte besonders aus Japan und Doktoranden, deren wertvolle wissenschaftliche Arbeiten in dieses Buch integriert sind;
- die medizinisch-technischen Assistentinnen MONIKA DIECKMANN, TULE DOSS und KONSTANZE VON BONIN-VON OSTAU, die Photographen URSULA DOMSCHEIT und HANS-JOACHIM KOPPELMEYER sowie die Sekretärinnen MARIE-LUISE LUCKMANN, MAUREEN TEICHMANN und MONIKA SCHACHT, welche durch ihren ständigen Einsatz und mit technischer Präzision zum Gelingen des Werkes wesentlich beigetragen haben;
- Prof. Dr. ADOLF MIEHLKE, Prof. Dr. JÖRG HAUBRICH und Prof. Dr. REINHARD CHILLA, die die Pathologie der Speicheldrüsen durch ihre große Sachkompetenz auf dem Gebiet der Klinik und Therapie der Speicheldrüsenkrankheiten bereichert haben;
- Prof. Dr. KLAUS HERBERHOLD, Prof. Dr. ULRICH KOCH, Prof. Dr. Dr. RAINER SCHMELZLE sowie zahlreiche weitere klinische Kollegen und niedergelassene Ärzte für die Überlassung von Operationspräparaten, Biopsien und klinischen Daten;
- Prof. Dr. C. BROCHERIOU (Paris), Prof. Dr. R. L. CARTER (London), Prof. Dr. S. DI PALMA (Milano), Prof. Dr. Dres. h.c. K. DONATH (Hamburg), Prof. Dr. F. RILKE (Milano) und Prof. Dr. I. VAN DER WAAL (Amsterdam) als „Head and Neck Pathology Group" der „EORTC" (European Organization for Research

and Treatment of Cancer) für die stets anregende und fruchtbare Diskussion von Problemfällen in den Jahren 1988–1994;
- Prof. Dr. J. G. BATSAKIS (Houston/Texas), Prof. Dr. C. BROCHERIOU (Paris), Prof. Dr. A. CARDESA (Barcelona), Prof. Dr. I. DARDICK (Toronto), Dr. G. L. ELLIS (Washington), Dr. J. W. EVESON (Bristol), Prof. Dr. B. A. GUSTERSON (London), Dr. K. SHANMUGARATNAM (Singapore) und Dr. L. H. SOBIN (Washington) als Experten-Team der WHO bei der Bearbeitung der Second Edition des WHO-Bandes „Histological Typing of Salivary Gland Tumours" für die Beratung und Anregung in den Jahren 1987–1991;
- „Deutsche Forschungsgemeinschaft", „Deutsche Krebshilfe", „Hamburger Krebsgesellschaft", Jung-Stiftung für Wissenschaft und Forschung und „Hamburger Stiftung zur Förderung der Krebsbekämpfung" für die tatkräftige finanzielle Förderung bei der Errichtung und dem weiteren Ausbau des Speicheldrüsen-Registers am Institut für Pathologie der Universität Hamburg;
- Dr. THOMAS THIEKÖTTER, STEPANIE BENKO und DORA OELSCHLÄGER vom Springer-Verlag in Heidelberg für die stets verständnisvolle Unterstützung von der thematischen Disposition bis zur drucktechnischen hervorragenden Umsetzung des Manuskriptes in ein Verlagsexamplar mit hohem internationalen Standard.

Hamburg   GERHARD SEIFERT

Inhaltsverzeichnis

1	**Anatomie**	1
1.1	Makroskopie und topographische Anatomie	1
1.1.1	Glandula parotis	1
1.1.2	Glandula submandibularis	2
1.1.3	Glandula sublingualis	2
1.1.4	Glandula apicis linguae	3
1.2	Funktionelle Histologie	3
1.2.1	Drüsenazini	4
1.2.2	Speichelgangsystem	5
1.2.3	Drüseninterstitium	8
1.2.4	Sekretorisches Immunsystem	8
1.3	Ultrastruktur	11
1.3.1	Drüsenazini	11
1.3.2	Speichelgangsystem	15
1.3.3	Vegetatives Nervensystem	19
1.4	Histochemie und Immunzytochemie	21
1.4.1	Histochemie	21
1.4.2	Immunzytochemie	21
1.5	Proliferationskinetik und Regenerationspotenz	33
1.6	Vergleichende Befunde in tierischen Speicheldrüsen	33
2	**Physiologie und Pathophysiologie der Speichelsekretion**	46
2.1	Physiologie der Speichelsekretion	46
2.2	Sekretionsstörungen	48
3	**Biochemie der Speichelzusammensetzung**	52
4	**Methoden der morphologischen Diagnostik**	54
4.1	Feinnadel-Aspirationszytologie	54
4.2	Feinnadel-Stanzbiopsie	58
4.3	Probeexzision	58
4.4	Operationspräparate	59
5	**Entwicklung der Speicheldrüsen**	62
5.1	Embryonale, fetale und postnatale Entwicklung	62
5.2	Alterungsprozesse der Speicheldrüsen	65

6 Fehlbildungen und Anomalien ... 68
- 6.1 Aplasie, Hypoplasie, Gangatresie ... 68
- 6.2 Dystopie, Heterotopie ... 68
  - 6.2.1 Dystopie ... 68
  - 6.2.2 Heterotope akzessorische Speicheldrüsen ... 69
  - 6.2.3 Heterotope aberrierende Speicheldrüsen ... 70
- 6.3 Hyperplasie ... 72
- 6.4 Dysgenetische Zysten und Sialektasien ... 76
- 6.5 Sonstige Anomalien ... 82

7 Speicheldrüsenzysten ... 86
- 7.1 Mukozelen ... 86
  - 7.1.1 Extravasations-Mukozelen ... 87
  - 7.1.2 Retentions-Mukozelen ... 91
- 7.2 Speichelgangzysten ... 93
- 7.3 Lymphoepitheliale Zysten ... 96
- 7.4 Sonstige Zysten ... 101
- 7.5 Die „Pneumoparotis" ... 102

8 Sialadenosen ... 105
- 8.1 Definition und klinische Befunde ... 105
- 8.2 Morphologie ... 106
- 8.3 Ätiologie und Pathogenese ... 110
- 8.4 Experimentelle Befunde zur Sialadenose ... 111

9 Metabolische Veränderungen der Speicheldrüsen ... 118
- 9.1 Chronischer Alkoholismus ... 118
- 9.2 Medikamentös-toxische Schädigungen ... 118
- 9.3 Experimenteller Diabetes mellitus ... 120
- 9.4 Mukoviszidose (zystische Fibrose) ... 120
- 9.5 Sonstige metabolisch bedingte Veränderungen ... 121

10 Sonstige epitheliale nichtentzündliche Veränderungen ... 127
- 10.1 Speicheldrüseninfarkt (nekrotisierende Sialometaplasie) ... 127
- 10.2 Onkozytose ... 135
  - 10.2.1 Diffuse Onkozytose ... 135
  - 10.2.2 Fokale onkozytäre adenomatöse Hyperplasie ... 136
- 10.3 Sonstige Epithelmetaplasien ... 142
  - 10.3.1 Plattenepithelmetaplasie ... 142
  - 10.3.2 Becherzellmetaplasie ... 144
  - 10.3.3 Talgdrüsenmetaplasie ... 144
  - 10.3.4 Onkozytäre Metaplasie ... 146
  - 10.3.5 Melanogene Metaplasie ... 147

11 Interstitielle Veränderungen ... 151
- 11.1 Lipomatose ... 151
- 11.2 Fibrose und Sklerose ... 153

11.3	Amyloidose	153
11.4	Vaskuläre Veränderungen	155

12 Sialolithiasis ... 156
12.1	Statistische Daten	156
12.2	Struktur der Speichelsteine	158
12.2.1	Makrolithiasis	158
12.2.2	Mikrolithiasis	158
12.3	Chemische Zusammensetzung der Speichelsteine	162
12.4	Pathogenese der Sialolithiasis	163

13 Sialadenitis ... 168
13.1	Klassifikation, Ätiologie und Pathogenese	168
13.1.1	Klassifikation und Ätiologie	168
13.1.2	Pathogenese	172
13.2	Akute bakterielle Sialadenitis	173
13.2.1	Klinische Daten	173
13.2.2	Akute purulente Parotitis	174
13.2.3	Akute postoperative Parotitis	174
13.2.4	Akute Parotitis durch Fremdkörper	175
13.3	Chronisch-rezidivierende Parotitis	177
13.3.1	Klinische Daten	177
13.3.2	Pathohistologie	179
13.3.3	Pathogenese	182
13.4	Chronisch-sklerosierende Sialadenitis der Submandibularis (Küttner-Tumor)	185
13.4.1	Klinische Daten	185
13.4.2	Pathohistologie	186
13.4.3	Pathogenese	189
13.5	Strahlen-Sialadenitis	196
13.5.1	Klinische Daten	196
13.5.2	Pathohistologie	198
13.5.3	Pathogenese	203
13.6	Obstruktive Sialadenitis	208
13.6.1	Klinische Daten	208
13.6.2	Pathohistologie	209
13.6.3	Pathogenese	213
13.6.4	Experimentelle Modelle	214
13.7	Virus-Sialadenitis	218
13.7.1	Interaktionen zwischen Speicheldrüsen und Viren	218
13.7.2	Speicheldrüsen-Viruskrankheit (Zytomegalie-Virusinfektion; CMV)	220
13.7.2.1	Infektionsformen und Virusnachweis	220
13.7.2.2	Pathohistologie der zytomegalen Sialadenitis	223
13.7.2.3	Orale Manifestationen in Assoziation mit CMV	225
13.7.3	Parotitis epidemica (Mumps, Ziegenpeter)	227

13.7.3.1	Klinische Daten und Infektionsmodus	227
13.7.3.2	Pathohistologie	229
13.7.4	HIV-assoziierte Veränderungen der Speicheldrüsen	231
13.7.4.1	Klinische Daten	232
13.7.4.2	Pathohistologie	232
13.7.4.3	Orale Manifestationen in Assoziation mit HIV	236
13.7.5	Sonstige seltenere Formen der Virus-Sialadenitis	237
13.8	Immun-Sialadenitis	243
13.8.1	Definition und Klassifikation	243
13.8.2	Akute allergische Sialadenitis	245
13.8.3	Chronische epitheloidzellige Sialadenitis (Sarkoidose; Heerfordt-Syndrom)	246
13.8.3.1	Klinische Daten	246
13.8.3.2	Pathohistologie	247
13.8.4	Myoepitheliale Autoimmun-Sialadenitis (benigne lymphoepitheliale Läsion; Sjögren-Syndrom)	251
13.8.4.1	Definition	251
13.8.4.2	Klinische Daten	252
13.8.4.3	Pathohistologie der großen Speicheldrüsen	254
13.8.4.4	Pathohistologie der kleinen Speicheldrüsen	260
13.8.4.5	Immunzytochemie	262
13.8.4.6	Ultrastruktur	265
13.8.4.7	Pathogenese	266
13.8.4.8	Experimentelle Modelle	268
13.9	Sonstige granulomatöse Formen der Sialadenitis	277
13.9.1	Granulomatöse Sialadenitis	277
13.9.2	Sialadenitis nach Sialographie	284
13.10	Sialadenitis der kleinen Speicheldrüsen	289
13.10.1	Sialadenitis durch lokale Faktoren	290
13.10.2	Sialadenitis als Mitreaktion bei systemischen Erkrankungen	294
13.11	Sialadenitis im Kindesalter	299
14	**Speicheldrüsentumoren**	**301**
14.1	Prinzipien der Klassifikation	301
14.1.1	WHO-Klassifikation	302
14.1.2	TNM-Klassifikation	306
14.1.3	Zyto- und histogenetische Klassifikation	308
14.2	Zusätzliche Methoden zur Klassifikation und Prognose	312
14.2.1	Immunzytochemische Marker (Tumormarker)	312
14.2.1.1	Intermediärfilamente des Zytoskelettes	316
14.2.1.2	Epitheliale Differenzierungsmarker	317
14.2.1.3	Basalmembran-assoziierte Substanzen	320
14.2.1.4	Zellrezeptoren und Onkogene	321
14.2.1.5	Hormone und sonstige Markersubstanzen	324
14.2.2	Proliferationsmarker	325
14.2.3	Zytogenetische und ultrastrukturelle Marker	327

14.2.4	DNS-Zytophotometrie	328
14.3	Klinische und statistische Daten	337
14.3.1	Klinische Befunde	337
14.3.2	Tumorinzidenz	338
14.3.3	Alters- und Geschlechtsverteilung	339
14.3.4	Multiple Tumoren	340
14.3.5	Hybridtumoren	344
14.3.6	Geographische Faktoren	349
14.3.7	Prognosefaktoren	351
14.3.8	Tumorassoziierte lymphoide Proliferation	352
14.4	Lokalisation	357
14.5	Ätiologie	363
14.5.1	Menschliche Speicheldrüsentumoren	363
14.5.2	Tierexperimentelle Tumoren	365
14.6	WHO-Klassifikation der Adenome	372
14.7	Pleomorphe Adenome	374
14.7.1	Definition	374
14.7.2	Historischer Rückblick	374
14.7.3	Klinische und statistische Daten	375
14.7.4	Lokalisation	380
14.7.5	Pathohistologie	381
14.7.6	Immunzytochemie	394
14.7.7	Ultrastruktur	400
14.7.8	Sonstige Tumormarker	400
14.7.9	Metastasierende pleomorphe Adenome	406
14.7.10	Kongenitale pleomorphe Adenome („Speicheldrüsen-Anlagetumor")	407
14.7.11	Histogenese	408
14.8	Myoepitheliome (myoepitheliale Adenome)	418
14.8.1	Definition	418
14.8.2	Klinische und statistische Daten	418
14.8.3	Pathohistologie	418
14.8.4	Immunzytochemie	422
14.8.5	Ultrastruktur	423
14.9	Basalzelladenome	427
14.9.1	Definition	427
14.9.2	Klinische und statistische Daten	427
14.9.3	Pathohistologie	428
14.9.4	Immunzytochemie	433
14.9.5	Ultrastruktur	433
14.9.6	Differentialdiagnose	435
14.10	Warthin-Tumoren (Adenolymphome)	440
14.10.1	Definition	440
14.10.2	Klinische und statistische Daten	441
14.10.3	Pathohistologie	443
14.10.4	Immunzytochemie	455

14.10.5	Ultrastruktur	458
14.10.6	Histogenese	458
14.11	Onkozytome (onkozytäre Adenome)	464
14.11.1	Definition	464
14.11.2	Klinische und statistische Daten	464
14.11.3	Pathohistologie	464
14.11.4	Ultrastruktur und Immunzytochemie	468
14.11.5	Histogenese	468
14.11.6	Differentialdiagnose	470
14.12	Kanalikuläre Adenome	473
14.12.1	Definition	473
14.12.2	Klinische und statistische Daten	473
14.12.3	Pathohistologie	474
14.12.4	Ultrastruktur	475
14.12.5	Differentialdiagnose	476
14.13	Talgdrüsenadenome	478
14.13.1	Definition	478
14.13.2	Klinische und statistische Daten	478
14.13.3	Pathohistologie	478
14.13.4	Ultrastruktur	483
14.13.5	Differentialdiagnose	484
14.14	Duktale Papillome	485
14.14.1	Inverte duktale Papillome	486
14.14.1.1	Definition	486
14.14.1.2	Klinische Daten	486
14.14.1.3	Pathohistologie	486
14.14.2	Intraduktale Papillome	487
14.14.2.1	Definition	487
14.14.2.2	Klinische Daten	488
14.14.2.3	Pathohistologie	488
14.14.3	Sialadenoma papilliferum	488
14.14.3.1	Definition	488
14.14.3.2	Klinische Daten	488
14.14.3.3	Pathohistologie	489
14.15	Zystadenome	492
14.15.1	Papilläre Zystadenome	492
14.15.1.1	Definition	492
14.15.1.2	Klinische Daten	492
14.15.1.3	Pathohistologie	493
14.15.2	Muzinöse Zystadenome	494
14.15.2.1	Definition	494
14.15.2.2	Pathohistologie	494
14.16	Sonstige seltene benigne epitheliale Tumoren	499
14.17	Differentialdiagnostische Kriterien der Adenome	500
14.18	WHO-Klassifikation der Karzinome	502
14.19	Azinuszellkarzinome	505

14.19.1	Definition	505
14.19.2	Klinische und statistische Daten	505
14.19.3	Pathohistologie	507
14.19.4	Immunzytochemie	515
14.19.5	Ultrastruktur	516
14.19.6	Prognostische Faktoren	519
14.19.7	Differentialdiagnose	522
14.20	Mukoepidermoidkarzinome	527
14.20.1	Definition	527
14.20.2	Klinische und statistische Daten	527
14.20.3	Pathohistologie	532
14.20.4	Immunzytochemie	539
14.20.5	Ultrastruktur	542
14.20.6	Prognostische Faktoren	542
14.20.7	Differentialdiagnose	546
14.21	Adenoid-zystische Karzinome	550
14.21.1	Definition	550
14.21.2	Klinische und statistische Daten	551
14.21.3	Pathohistologie	559
14.21.4	Immunzytochemie	565
14.21.5	Ultrastruktur	571
14.21.6	Prognostische Faktoren	572
14.21.7	Differentialdiagnose	573
14.22	Polymorphe low-grade Adenokarzinome	579
14.22.1	Definition	579
14.22.2	Bemerkungen zur Terminologie	579
14.22.3	Klinische und statistische Daten	579
14.22.4	Pathohistologie	581
14.22.5	Immunzytochemie	585
14.22.6	Ultrastruktur	587
14.22.7	Differentialdiagnose	587
14.23	Epithelial-myoepitheliale Karzinome	590
14.23.1	Definition	590
14.23.2	Bemerkungen zur Terminologie	590
14.23.3	Klinische und statistische Daten	591
14.23.4	Pathohistologie	592
14.23.5	Immunzytochemie	596
14.23.6	Ultrastruktur	597
14.23.7	Prognostische Faktoren	597
14.23.8	Differentialdiagnose	598
14.24	Basalzell-Adenokarzinome	600
14.24.1	Definition	600
14.24.2	Bemerkungen zur Terminologie	601
14.24.3	Klinische und statistische Daten	601
14.24.4	Pathohistologie	602
14.24.5	Immunzytochemie und Ultrastruktur	605

14.24.6	Prognose und Differentialdiagnose	607
14.25	Talgdrüsenkarzinome	609
14.25.1	Definition	609
14.25.2	Klinische und statistische Daten	609
14.25.3	Pathohistologie	611
14.25.4	Immunzytochemie und Ultrastruktur	613
14.26	Papilläre Zystadenokarzinome	615
14.26.1	Definition	615
14.26.2	Klinische und statistische Daten	615
14.26.3	Pathohistologie	616
14.26.4	Differentialdiagnose	620
14.27	Muzinöse Adenokarzinome	621
14.27.1	Definition	621
14.27.2	Klinische und statistische Daten	621
14.27.3	Pathohistologie	623
14.27.4	Differentialdiagnose	624
14.28	Onkozytäre Karzinome	625
14.28.1	Definition	625
14.28.2	Klinische und statistische Daten	625
14.28.3	Pathohistologie	626
14.28.4	Immunzytochemie und Ultrastruktur	628
14.28.5	Prognostische Faktoren	629
14.29	Speichelgangkarzinome	630
14.29.1	Definition	630
14.29.2	Bemerkungen zur Terminologie	631
14.29.3	Klinische und statistische Daten	631
14.29.4	Pathohistologie	633
14.29.5	Immunzytochemie	637
14.29.6	Ultrastruktur	638
14.29.7	Differentialdiagnose	638
14.30	Myoepitheliale Karzinome (maligne Myoepitheliome)	640
14.30.1	Definition	640
14.30.2	Klinische und statistische Daten	640
14.30.3	Pathohistologie	641
14.30.4	Immunzytochemie und Ultrastruktur	642
14.30.5	Differentialdiagnose	644
14.31	Karzinome in pleomorphen Adenomen	648
14.31.1	Definition	648
14.31.2	Bemerkungen zur Terminologie	648
14.31.3	Klinische und statistische Daten	649
14.31.4	Pathohistologie	650
14.31.4.1	Karzinome in pleomorphen Adenomen	650
14.31.4.2	Karzinosarkome (sarkomatoide Karzinome) in pleomorphen Adenomen	658
14.31.5	Immunzytochemie	660
14.31.6	Ultrastruktur	662

14.31.7	Prognostische Faktoren	662
14.31.8	Differentialdiagnose	664
14.32	Plattenepithelkarzinome	667
14.32.1	Definition	667
14.32.2	Klinische und statistische Daten	667
14.32.3	Pathohistologie	669
14.32.4	Differentialdiagnose	670
14.33	Kleinzellige Karzinome	671
14.33.1	Definition	671
14.33.2	Klinische und statistische Daten	671
14.33.3	Pathohistologie	672
14.33.4	Immunzytochemie und Ultrastruktur	673
14.33.5	Prognostische Faktoren	675
14.33.6	Differentialdiagnose	676
14.34	Undifferenzierte Karzinome	677
14.34.1	Definition	677
14.34.2	Bemerkungen zur Terminologie	677
14.34.3	Großzelliger Typ des undifferenzierten Karzinoms	678
14.34.4	Undifferenziertes Karzinom mit lymphoidem Stroma	680
14.35	Karzinome in Warthin-Tumoren	686
14.35.1	Definition	686
14.35.2	Klinische und statistische Daten	686
14.35.3	Pathohistologie	687
14.35.4	Differentialdiagnose	689
14.36	Karzinome mit Riesenzellen und Karzinosarkome (sarkomatoide Karzinome)	692
14.36.1	Definition	692
14.36.2	Bemerkungen zur Terminologie	692
14.36.3	Karzinome mit Riesenzellen	693
14.36.4	Karzinosarkome (sarkomatoide Karzinome)	696
14.36.5	Differentialdiagnose	697
14.37	Sonstige seltenere Karzinome	699
14.37.1	Endokrine Karzinome	699
14.37.2	Embryonale Karzinome	700
14.37.3	Basaloid-squamöse Karzinome	700
14.37.4	Adeno-squamöse Karzinome	701
14.37.5	Karzinome mit hellen Zellen	703
14.37.6	Sonstige Adenokarzinome (NOS)	708
14.38	Nichtepitheliale (mesenchymale) Tumoren	713
14.38.1	Benigne nichtepitheliale Tumoren	715
14.38.1.1	Angiome	716
14.38.1.2	Nervale Tumoren	720
14.38.1.3	Lipome	724
14.38.1.4	Bindegewebige und histiozytäre Tumoren	726
14.38.1.5	Sonstige benigne Tumoren	728
14.38.1.6	Entzündliche Pseudotumoren	730

14.38.2	Sarkome	732
14.38.2.1	Angiosarkome	733
14.38.2.2	Maligne Nervenscheidentumoren	733
14.38.2.3	Rhabdomyosarkome	734
14.38.2.4	Maligne fibröse Histiozytome und Fibrosarkome	735
14.38.2.5	Sonstige seltenere Sarkome	735
14.38.5	Maligne Melanome	737
14.38.4	Sonstige maligne nichtepitheliale Tumoren	737
14.39	Maligne Lymphome	743
14.39.1	Klassifikation der malignen Lymphome im Kopf-Hals-Bereich	743
14.39.2	Maligne Non-Hodgkin-Lymphome	744
14.39.2.1	B-Zell-Lymphome ohne Immun-Sialadenitis	744
14.39.2.2	B-Zell-Lymphome mit Immun-Sialadenitis	747
14.39.2.3	T-Zell-Lymphome	751
14.39.2.4	Extramedulläre Plasmozytome	752
14.39.3	Hodgkin-Lymphome	752
14.39.4	Maligne Lymphome in Warthin-Tumoren	753
14.39.5	Maligne Lymphome und Lymphadenopathien bei AIDS	753
14.40	Sekundäre Tumoren (Metastasen)	759
14.40.1	Metastasen von Tumoren der Kopf-Hals-Region	760
14.40.2	Hämatogene Fernmetastasen	765
14.41	Nichtklassifizierbare Tumoren	773
14.42	Tumorähnliche Läsionen	774
14.43	Speicheldrüsentumoren im Kindes- und Jugendalter	774
14.43.1	Bemerkungen zu den statistischen Daten	774
14.43.2	Häufigkeit des Vorkommens	775
14.43.3	Geographische Faktoren	775
14.43.4	Alters- und Geschlechtsverteilung	776
14.43.5	Lokalisation	777
14.43.6	Pathohistologische Klassifikation	777
14.43.6.1	Adenome	777
14.43.6.2	Karzinome	777
14.43.6.3	Mesenchymale Tumoren und maligne Lymphome	778
14.43.7	Kongenitale und embryonale Tumoren	778

15 Nichttumoröse Lymphknotenkrankheiten der Speicheldrüsen ... 782

16 Speicheldrüsenkrankheiten im Kindesalter ... 786

16.1	Kongenitale Erkrankungen	786
16.2	Sialadenitis im Kindesalter	786
16.3	Speicheldrüsentumoren im Kindesalter	787

Sachverzeichnis ... 789

1 Anatomie

1.1 Makroskopie und topographische Anatomie

1.1.1 Glandula parotis

Die läppchenförmig aufgebaute Parotis ähnelt einer auf die Spitze gestellten Pyramide. Die Lage ist durch folgende Merkmale gekennzeichnet: Auflagerung des vorderen Abschnittes auf dem M. masseter; Ausbreitung kranial bis zum Jochbein, dorsal bis zum Tragus, kaudal bis zum vorderen Umfang des M. sternocleidomastoideus und in die Fossa submandibularis, mitunter auch zapfenartig bis in das Spatium parapharyngeum (BECKER u. BRÜNNER 1958). Die Fascia parotideomasseterica als Ausläufer des Platysma liegt dem M. masseter und dem Parotisanteil auf, welcher über den horizontalen Unterkieferast herabreicht. Die Parotis ist sowohl mit dem M. masseter als auch der Faszie, von welcher bindegewebige Septen in die Drüsenläppchen verlaufen, fest verwachsen (SEIFERT 1966; SEIFERT et al. 1984). Der Hauptausführungsgang (Ductus parotideus, Stenon-Gang) ist 6–8 cm lang und nimmt folgenden Verlauf: Austritt aus der Drüse am vorderen Umfang, Verlauf über den M. masseter, danach Abknickung und Durchtritt durch den M. buccinator in die Wangenweichteile, Ausmündung in die Mundhöhle auf der Papilla parotidea gegenüber dem zweiten oberen Molaren. Die Verlaufsrichtung entspricht einer gedachten Linie vom Ansatz des Ohrläppchens zum Lippenrot der Oberlippe. Über dem M. masseter ist der Parotisgang nicht selten von kleinen akzessorischen Drüsenläppchen (Glandula parotidea accessoria) umgeben.

Die Parotis ist im Spatium parapharyngeum von Gefäßen und Nerven umgeben. Am weitesten lateral und somit mehr parotisnah liegen die V. jugularis und der N. glossopharyngeus, weiter medial und damit mehr parotisfern die A. carotis interna. Der Drüsenkörper wird von Gefäßen und Nerven durchsetzt. Der N. auriculotemporalis zieht vor dem Tragusknorpel nach kranial. In seiner unmittelbaren Nachbarschaft verläuft die A. temporalis superficialis als Ast der A. carotis externa. Die kleine A. transversa faciei liegt im vorderen Parotisbereich neben dem Parotisgang. Der N. auricularis magnus aus dem Plexus cervicalis ist im hinteren unteren Drüsenanteil lokalisiert und teilt sich dort in mehrere kleine Äste auf. Die topischen Beziehungen des N. facialis mit seinen Aufzweigungen innerhalb der Parotis sind von besonderer Bedeutung für die Parotis-(Fazialis-)Chirurgie. Die Äste des N. facialis verlaufen stets in einer Schicht parallel zur Innenfläche des Lobus superficialis und unterteilen das Parotisgewebe in zwei Lappen: einen sog. „Außenlappen" und einen sog. „Innenlappen", die vor der Bifurkation des N. facialis durch einen Isthmus miteinander verbunden sind, so daß vergleichend auch von einer „Sandwich-Parotis" gesprochen werden kann (SEIFERT et al. 1984). Es besteht jedoch keine bindegewebige Trennung der beiden Lappen. Die Aufzweigungen des N. facialis (Plexus parotideus) enthalten unterschiedlich ausgeprägte Anastomosen (CHILLA 1979; CONLEY 1975). Diese liegen besonders im oberen temporofazialen Anteil, weniger oft im unteren zervikofazialen Anteil. In 18 % bestehen auch Anastomosen zwischen dem oberen und unteren Ausbreitungsgebiet des N. facialis. In 48 % sind keine Anastomosen nachweisbar. Die Aufzweigungen der Arterien und Venen sind überwiegend dichotom und folgen den interlobulären Bindegewebssepten und Drüsenausführungsgängen. Es existieren zahlreiche Anastomosen zur Regulation des Blutflusses vom Typus arteriovenöser, arterioarterieller und venovenöser Verbindungen. Diese komplexe Angioarchitektur ermöglicht eine rasche Anpassung an die funktionellen Bedingungen der Speichelsekretion.

1.1.2 Glandula submandibularis

Der auf dem M. hypoglossus liegende Drüsenkörper ist mit einem nach vorn offenen Hufeisen vergleichbar, welches mit seinen Schenkeln von hinten her den freien Rand des M. mylohyoideus umfaßt. Der kleinere, innere Drüsenschenkel (Processus sublingualis) erstreckt sich in die sublinguale Etage des Mundbodens, wo er der Glandula sublingualis anliegt oder auch mit ihr verschmelzen kann. Mitunter können die hinteren Lappenanteile der Submandibularis fehlen und die vorderen Anteile eine isolierte Drüsengruppe (Glandula submandibularis accessoria) bilden.

Der Ausführungsgang (Ductus submandibularis, Wharton-Gang) nimmt – bedingt durch die Hufeisenform – einen gebogenen Verlauf. Zunächst im processus sublingualis gelegen, verläuft der Gang um den Hinterrand des M. mylohyoideus herum und durch die sublinguale Etage an der medialen Seite der Sublingualis zur Papilla salivaria (Caruncula sublingualis). Die Gefäße und Nerven zeigen eine unterschiedliche Beziehung zum Drüsenkörper. Während die A. facialis von der Drüse bedeckt wird, verläuft die V. facialis über den Drüsenkörper hinweg. Der N. hypoglossus liegt im Trigonum submandibulare medial des Drüsenkörpers, verläuft auf dem M. hypoglossus nach vorn und erstreckt sich dann am Hinterrand des M. mylohyoideus zur Tiefe, um sich dort fächerförmig zu den Muskeln der Zunge auszubreiten. Der N. lingualis liegt im Trigonum submandibulare unter dem Drüsenkörper und gibt dort Nervenfasern ab, welche die afferenten Wurzeln des Ganglion submandibulare bilden. In der Vertiefung zwischen Unterkiefer und Drüsenkörper befinden sich zahlreiche Lymphknoten (Noduli lymphatici submandibulares anteriores, medii und posteriores).

1.1.3 Glandula sublingualis

Die von lockerem Bindegewebe umgebene Drüse liegt in einer Vertiefung des Unterkiefers (Fovea sublingualis) dem M. mylohyoideus unter der Schleimhaut des Mundbodens auf und bildet mit ihren Drüsenausmündungen (Ductus sublinguales minores) die Plica sublingualis.

Der Drüsenkörper hängt mit dem oberen Anteil der Submandibularis zusammen, wobei gelegentlich auch einzelne kleinere Gänge der Sublingualis in den Warthon-Gang einmünden können.

1.1.4 Glandula apicis linguae

Diese kleine Speicheldrüse (Nuhn-Drüse) ist neben der Mittellinie beiderseits an der Unterfläche der Zungenspitze lokalisiert (Glandula lingualis anterior).

1.2 Funktionelle Histologie

Der gewebliche Aufbau aller Speicheldrüsen basiert (Abb. 1 u. 2) auf einer funktionellen Gliederung in Drüsenazini, Speichelgangsystem und Drüseninterstitium (SEIFERT et al. 1984; MARTINEZ-MADRIGAL u. MICHEAU 1989).

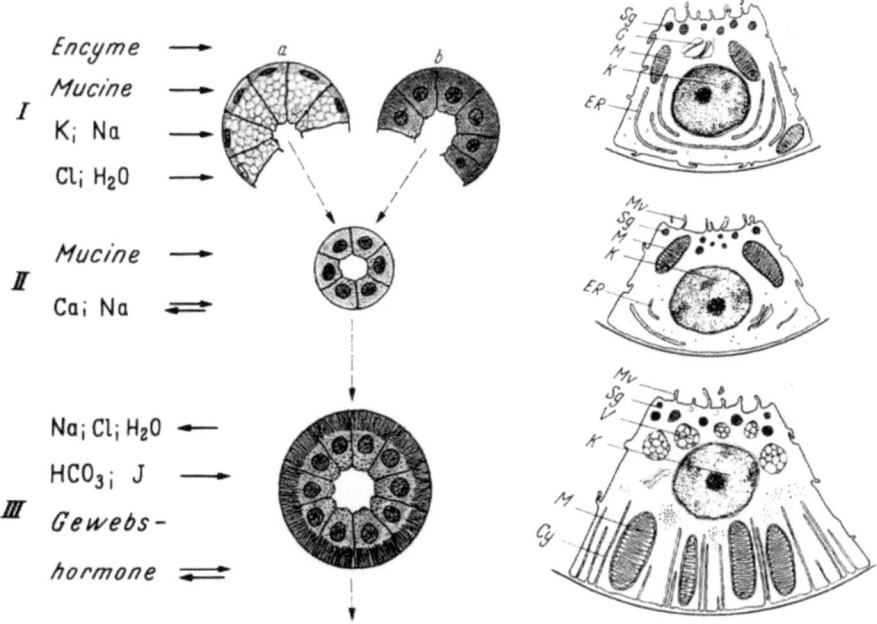

Abb. 1. Schematische Darstellung der funktionellen Gliederung der Speicheldrüsen: I muköse (*a*) und seröse (*b*) Azini; II Schaltstücke; III Streifenstücke. → Sekretion oder Filtration ins Gangsystem; ← Rückresorption aus dem Gangsystem.
Rechts: Ultrastruktur einer Azinus-, Schaltstück- oder Streifenstückzelle: *Sg* Sekret-Granula; *G* Golgiapparat; *M* Mitochondrien; *K* Zellkern; *ER* Endoplasmatisches Retikulum; *Mv* Mikrovilli; *V* supranukleäre Vakuolen; *Cy* Cytomembranen. (Aus SEIFERT 1964)

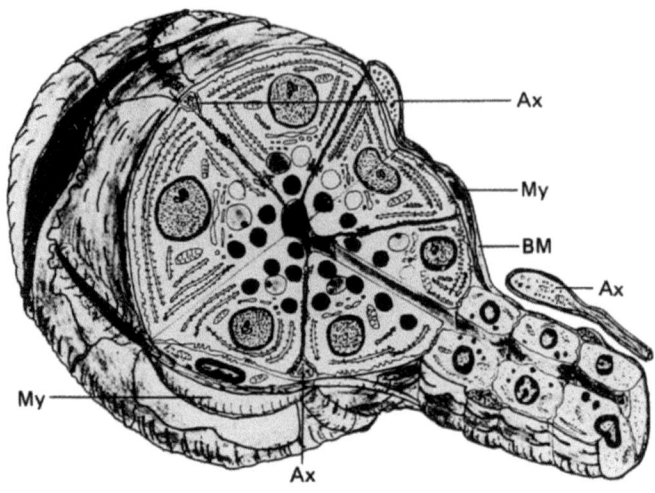

Abb. 2. Terminales Azinus-Schaltstücksystem: Myoepithelzellen (*My*) an der Außenseite des Drüsenazinus; terminale Axone (*Ax*); Basalmembran (*BM*). (Aus DONATH 1976)

1.2.1 Drüsenazini

Nach der Struktur der zellulären Elemente der Drüsenazini lassen sich 3 Typen der Speicheldrüsen unterscheiden:

- seröse Speicheldrüsen: Parotis, v. Ebner-Spüldrüsen der Zunge,
- muköse Speicheldrüsen: Gaumendrüsen, Drüsen der Zungenwurzel und Zungenränder,
- gemischte Speicheldrüsen: Submandibularis (Abb. 3), Sublingualis, Lippen- und Wangendrüsen (Abb. 4). Glandula apicis linguae. In der Submandibularis finden sich überwiegend seröse Drüsenazini, während die mukösen Azini (mit serösen Endkappen) nur maximal 10% des Azinusvolumens ausmachen (SCOTT 1979). Weitere Merkmale der Submandibularis sind gering verschleimte Schaltstücke, gut entwickelte Streifenstücke und ein reich verzweigtes langes Gangsystem. Die Sublingualis ist dagegen aus vorwiegend mukösen Drüsenazini aufgebaut und besitzt neben verschleimten Schaltstücken nur ein kurzes Streifenstücksystem.

Die *serösen Azinuszellen* sind durch basal gelegene große Zellkerne, ein basophiles RNS-haltiges Ergastoplasma und PAS-positive zytoplasmatische Sekretgranula gekennzeichnet. Die Menge der Sekretgranula korreliert mit dem Sekretionszyklus und erreicht einen Höhepunkt am Ende der Enzymsynthese und vor der Sekretabgabe (DONATH 1976). Das funktionell wichtigste Sekretionsprodukt ist die Amylase, doch enthalten die Drüsenazini auch unspezifische antibakterielle Substanzen (Lysozym, Laktoferrin u.a.) und zahlreiche Fermente (saure Phosphatasen, Esterasen u.a.; SCHÄTZLE 1962; MORI 1991). Zwischen den Azinuszellen liegen Sekretkapillaren.

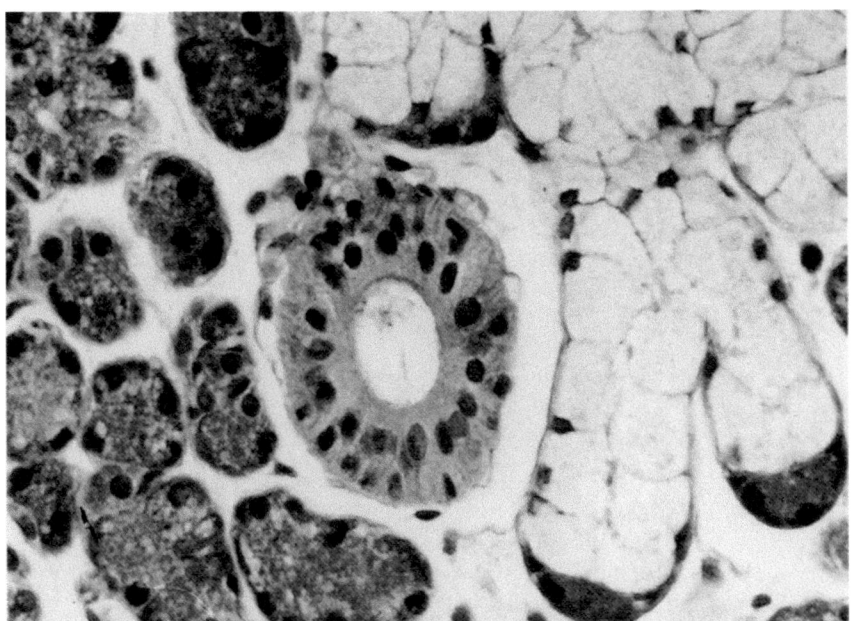

Abb. 3. Submandibularis: seröse Drüsenazini mit Sekretgranula (*links*); muköse Drüsenazini mit Schleimvakuolen und serösen Endkappen (*rechts*); Streifenstück (*Mitte*). HE ×400. (Aus SEIFERT et al. 1984)

Die *mukösen Azinuszellen* enthalten zytoplasmatische Schleimvakuolen, in denen unterschiedlich zusammengesetzte saure und neutrale Sialomuzine lokalisiert sind (QUINTARELLI 1961). Weitere Merkmale sind basal gelegene, flache Zellkerne, ein schmaler basophiler Ergastoplasmasaum und deutliche Drüsenlichtungen.

An der Außenseite der Drüsenazini liegen noch unterhalb der Basalmembran korbartig angeordnete *Myoepithelzellen* (RAUBENHEIMER 1987). Sie bilden insgesamt ein kontraktiles Netzwerk um die Drüsenazini und erhalten ihre Innervationsimpulse sowohl vom sympathischen als auch vom parasympathischen Nervensystem.

1.2.2 Speichelgangsystem

Das Speichelgangsystem weist eine Untergliederung in die intralobulären Schalt- und Streifenstücke sowie das interlobuläre Ausführungsgangsystem auf:

Schaltstücke: Dieser terminale Abschnitt des Speichelgangsystems ist relativ kurz und bewirkt die erste Durchmischung des Primärspeichels der Drüsenazini mit Elektrolyten und Wasser. Die Innenseite wird von einer einreihigen kubischen Epithelschicht begrenzt. An der Außenseite liegen Myoepithelzellen. In der Grenzzone zwischen Drüsenazinus und Schaltstück finden sich Azinuszellen noch an der Oberfläche der Schaltstückinnenseite, so daß dieser Drüsenregion

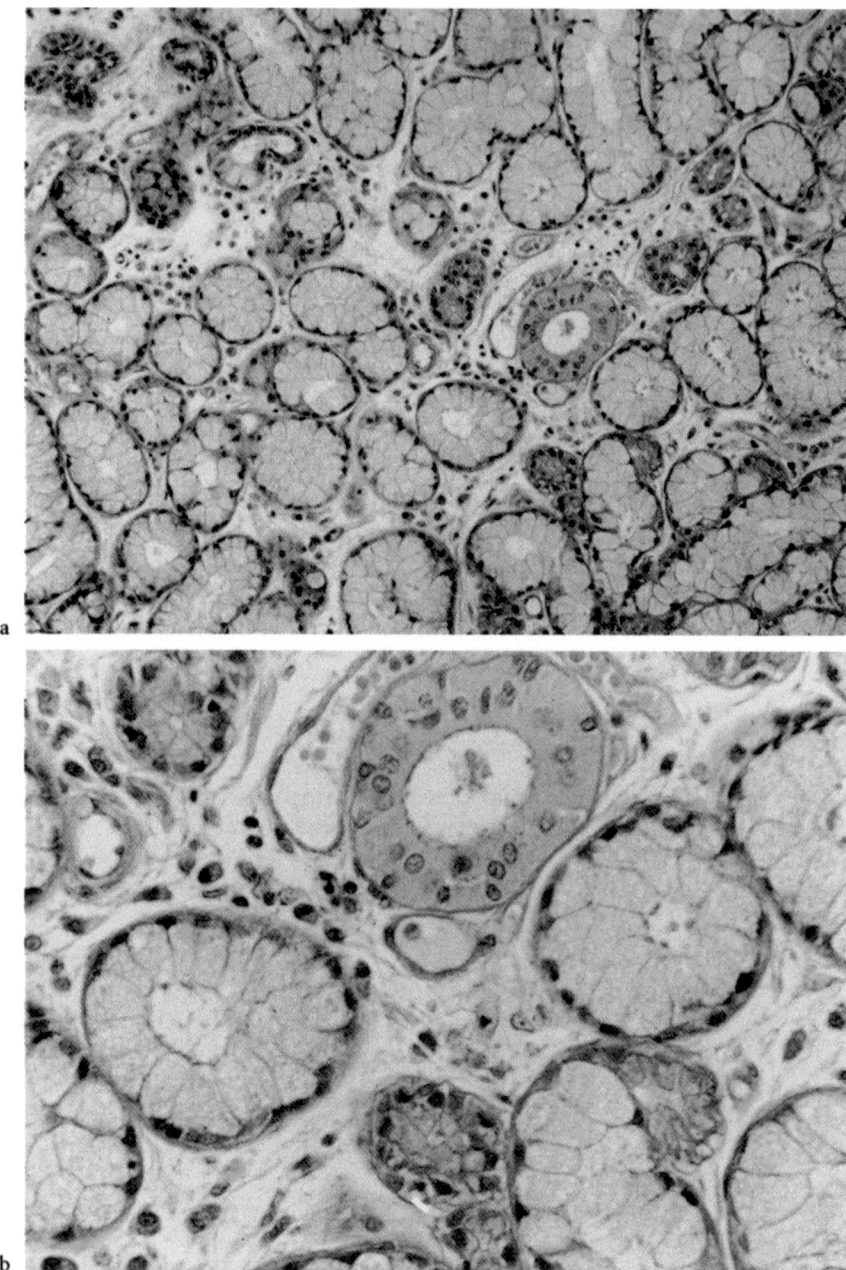

Abb. 4a, b. Kleine Speicheldrüsen der Wange: muköse Drüsenazini (vereinzelt mit serösen Endkappen); schmale Schaltstücke; deutlich ausgebildetes Streifenstück; vereinzelte Plasmazellen im Interstitium. HE ×100 bzw. ×250

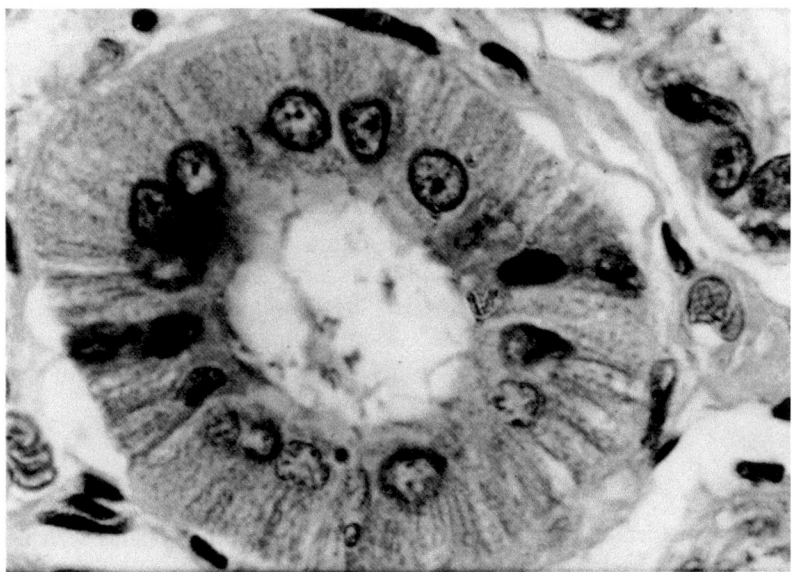

Abb. 5. Parotis: Streifenstück mit paralleler, basal ausgerichteter Zytoplasmastreifung. HE × 400

als Schaltstück-Azinus-Einheit eine große Bedeutung für den Sekretionsprozeß zukomt (DARDICK et al. 1990). Die Länge der Schaltstücke ist in den einzelnen Speicheldrüsen variabel (relativ lang an der Parotis, kürzer in der Submandibularis, sehr schmal in der Sublingualis).

Streifenstücke: Die Auskleidung besteht aus Zylinderepithelien, welche zum Ganglumen einen Bürstensaum und basal parallel angeordnete Zytoplasmaeinstülpungen mit dazwischen gelegenen Mitochondrien besitzen (Abb. 5). Die reiche Enzymausstattung (Sukzinodehydrogenase, Karboanhydrase, u.a.), das ATPase-System an den Zellmembranen, die starke Vaskularisation und Innervation sind das morphologische Substrat für den raschen aktiven Flüssigkeitstransport. An der Außenseite sind Myoepithelzellen als Begrenzung angeordnet.

Interlobuläre Ausführungsgänge: Dieser Gangabschnitt hat vorwiegend Transportfunktion. Je nach Gangkaliber erfolgt die Begrenzung durch mehrreihig bis mehrschichtig angeordnete zylindrische Gangepithelien, zwischen denen vereinzelt Becherzellen eingestreut sind. Nahe der Ausmündung der großen Gänge findet sich auch ein mehrschichtiges Plattenepithel. Unter der Schleimhaut liegt eine Muskelschicht, welche aus glatten Muskelzellen in longitudinaler Anordnung aufgebaut ist (TAKEDA 1987). Zusätzlich sind zirkulär angeordnete elastische Fasern in unmittelbarer Nachbarschaft des Gangepithels vorhanden, so daß eine peristaltische Aktivität beim Sekrettransport erfolgen kann. Die Außenseite (Adventitia) besteht aus Fettbindegewebe mit Einschluß von Blut- und Lymphgefäßen.

1.2.3 Drüseninterstitium

Das interstitielle Gewebe hat vielfältige Aufgaben. Hierzu gehören die Stabilisierung der Läppchenstruktur, die Integration des Gefäßapparates für den vaskulären Stofftransport und des Nervensystems für die Reizübermittlung beim Sekretionsprozeß. Das lymphoide Gewebe mit seinen immunkompetenten Zellen ist zugleich Bestandteil des sekretorischen Immunsystems der Speicheldrüsen. Die Aufzweigung des Gefäßbaumes und der Nervenfasern erfolgt entlang den Leitbahnen des Gangsystems. Die Angioarchitektur und Mikrozirkulation ist durch ein dichtes und weitmaschiges Kapillarnetz gekennzeichnet, welches aus den Arteriolen hervorgeht und besonders die Drüsenazini umgibt. Die Kapillaren besitzen fenestrierte Endothelien, wodurch eine regulierte hohe Permeabilität gewährleistet wird. Der venöse Abfluß erfolgt über Venenplexus mit anastomosenartigen Nebenbahnen und sackartigen Blutdepots.

1.2.4 Sekretorisches Immunsystem

Die Speicheldrüsen sind Teil eines sekretorischen Immunsystems, welches als Immunbarriere die Schleimhaut der oberen Luft- und Verdauungswege gegen Fremdantigene schützt und durch einen komplexen immunregulatorischen Mechanismus gesteuert wird (BRANDTZAEG 1985, 1987a, b). Das spezifische sekretorische Immunsystem wird durch unspezifische Faktoren unterstützt.

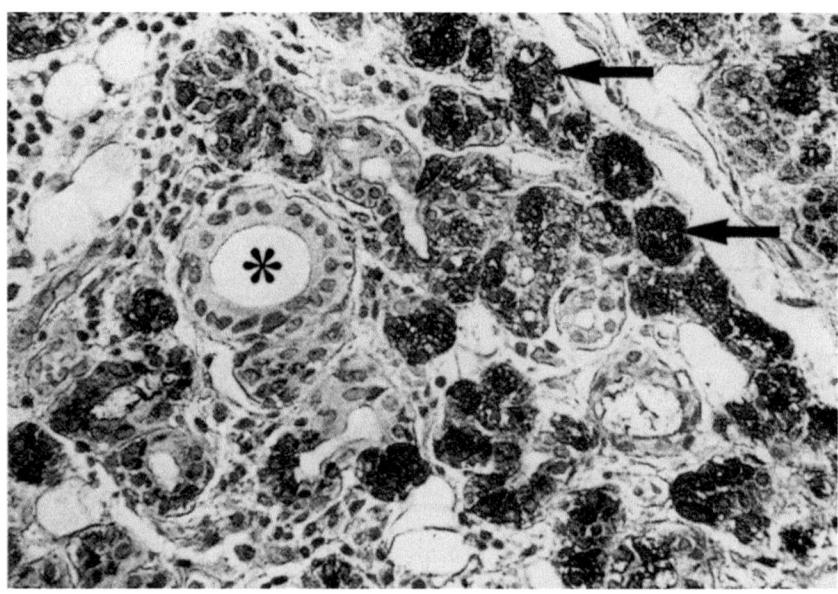

Abb. 6. Parotis: Expression von Laktoferrin in den Azinuszellen und Schaltstücken der Submandibularis (*Pfeile*). Kein Nachweis in den Streifenstücken (Stern). Immunperoxydasereaktion PAP, ×120 (Aus CASELITZ 1987a)

Unspezifische Faktoren: Die Sialomuzine als visköse Schutzschicht an der Oberfläche des Speichelgangsystems verhindern das Eindringen antigener Noxen und wirken antimikrobiell gegenüber pathogenen Substanzen (TABAK et al. 1982).

Lysozym als basisches Protein beschleunigt über eine Mukopeptidkomplexverbindung die Auflösung von grampositiven Bakterien und wird beim Erwachsenen vorwiegend in den Schaltstückepithelien gebildet, geringer auch in den Azinusepithelien (ARONI et al. 1989). In den kleinen Speicheldrüsen ist Lysozym auch in den serösen Azini und in den serösen Halbmonden der gemischten Speicheldrüsen nachweisbar (REITANO et al. 1977). Das Glykoproteid Laktoferrin (Abb. 6) besitzt einen bakteriziden Effekt und wird sowohl in den Drüsenazini und Schaltstücken, seltener auch in den Streifenstücken produziert (ARONI et al. 1989, MORO et al. 1984). Für alle diese Substanzen und weitere Stoffgruppen (Trypsin, Chymotrypsin als Proteinaseinhibitoren, u.a.) bestehen Unterschiede im Verteilungsmuster bei Neugeborenen und Erwachsenen und auch innerhalb der einzelnen Speicheldrüsen (ARONI et al. 1989; MORI 1991).

Spezifisches sekretorisches Immunsystem: Durch eine Stimulation des mit der Schleimhaut assoziierten Lymphgewebes werden B-Zellen zum Drüsengewebe transportiert und dort zu Immunglobulin-bildenden Immunozyten umgewandelt. Bei dem lokal produzierten Immunglobulin handelt es sich überwiegend um dimeres IgA, welches durch die serösen Drüsenzellen mittels eines epithelialen Rezeptorproteins transportiert wird (HURLIMAN 1971). Dieses Rezeptorprotein wird als sekretorische Komponente bezeichnet (HARRIS u. SOUTH 1981; NAKAMURA et al. 1985). Das von den periazinär und periduktal gelegenen Plasmazellen produzierte IgA (Abb. 7) wird in den Drüsenepithelien an die sekretorische Komponente gekoppelt und als stabilisiertes, gegen Proteasen widerstandsfähiges Molekül in die Speichelgänge ausgeschieden. Elektronenmikroskopisch ist die Synthese der sekretorischen Komponente vorwiegend in den proteinsynthetisierenden Organellen des perinukleären Raumes und in den Lamellen des rauhen endoplasmatischen Retikulum lokalisiert. Der Transport des IgA in den Speichel erfolgt über eine durch die sekretorische Komponente gesteuerte Endozytose. Die sekretorische Komponente ist auch in den Sekretgranula der Drüsenazini nachweisbar (SUMI et al. 1988). Die kleinen Speicheldrüsen produzieren eine 4fach höhere Menge an IgA als die Parotis (CRAWFORD et al. 1975). Neben IgA (87%) enthält der Speichel auch IgG (5%), IgM (6-7%) und IgD (1-2%). Immunglobulin A kann nicht nur das Eindringen exogener Noxen in die Schleimhaut verhindern, sondern auch intrazelluläre pathogene Noxen - z.B. Viren - bei der Schleimhautpassage neutralisieren und Komplexe mit Antigenen bilden, welche analog einem Sekret über die Schleimhaut ausgeschieden werden (LAMM et al. 1995).

Das Verteilungsmuster des zellulären Immunsystems zeigt Unterschiede in den großen und kleinen Speicheldrüsen (BECKENKAMP 1985). In den kleinen Speicheldrüsen des Mundbodens, der Wange, Lippen und des Gaumens findet sich eine stärkere Infiltration mit Lymphozyten und Plasmazellen als in der Submandibularis und Parotis. Die höchste Infiltrationsdichte mit IgA-bildenden Plasmazellen ist in den Speicheldrüsen der Oberlippe nachweisbar (Abb. 8). Bei

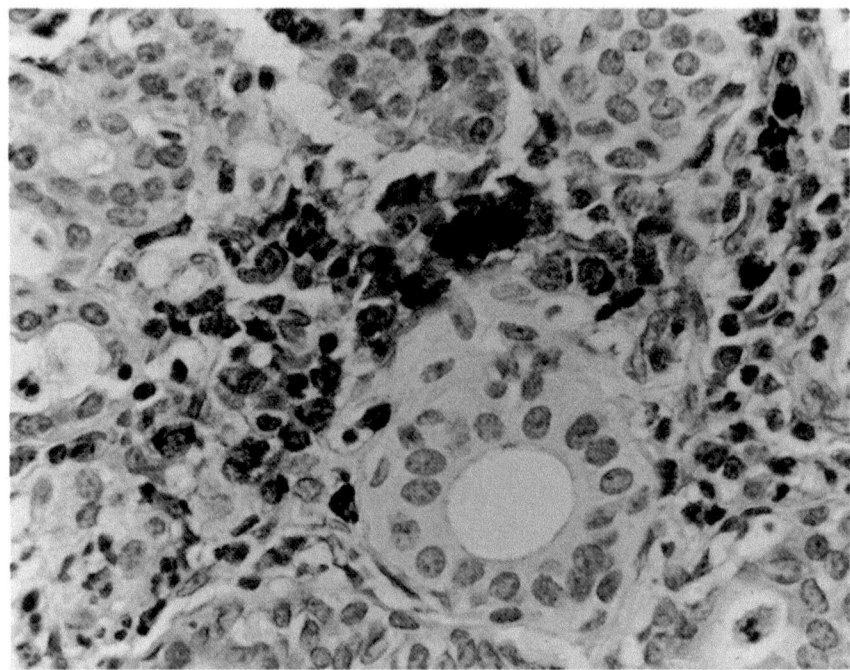

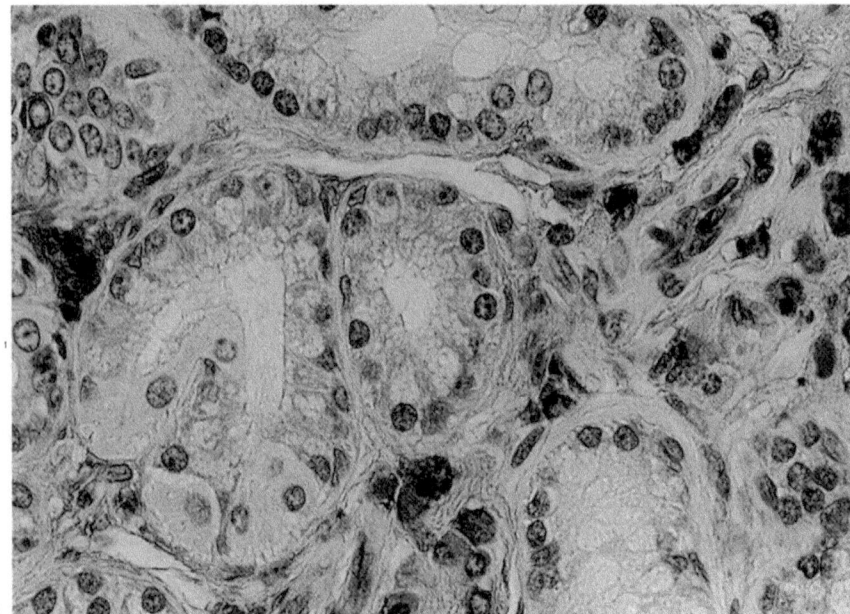

Abb. 7. Parotis: IgA-enthaltende Plasmazellen in der Nachbarschaft eines Streifenstückes. Immunperoxydasereaktion PAP (IgA), ×400

Abb. 8. Kleine Speicheldrüsen der Oberlippe: IgA-enthaltende Plasmazellen im Drüseninterstitium. Immunperoxydasereaktion PAP (IgA), ×400

den Lymphozyten handelt es sich in 66% um T-Lymphozyten und in 16% um B-Lymphozyten (CASELITZ et al. 1992). Zirka 50% der T-Lymphozyten sind T-Helferzellen, welche vorwiegend periduktulär angeordnet sind. Die T-Suppressorzellen sind dagegen bevorzugt um die Drüsenazini lokalisiert. Bezüglich weiterer Angaben zu den Subpopulationen der Plasmazellen und Lymphozyten wird auf die zahlreichen Publikationen verwiesen (LÖNING 1984; v. GUMBERZ u. SEIFERT 1980; MATTHEWS et al. 1985; HANEKE u. BRAUN 1984; VIGNESWARAN et al. 1988 a, b, 1991).

In den Class II-Antigenen der Histokompatibilitätskomplexe (MHC) spielen HLA-DR-Antigene eine Rolle, welche an der Zellmembran lokalisiert sind und in die Modulation der Immunantwort, speziell der T-Lymphozyten eingeschaltet sind. In normalem Speicheldrüsengewebe werden HLA-DR-Antigene in den Schaltstücken, den Myoepithelzellen und den serösen Azinuszellen exprimiert (ZARBO et al. 1987).

1.3 Ultrastruktur

1.3.1 Drüsenazini

Der Zusammenhalt der *serösen Drüsenazini* wird lumennah durch die Haftzone (Zonula occludens, Zona adhaerens) und peripher durch Desmosomen gewährleistet. Die Abgrenzung zum Interstitium erfolgt durch die Basalmembran. Das Zytoplasma (Abb. 9 u. 10) enthält ein reichlich entwickeltes rauhes endoplasmatisches Retikulum, welches vorwiegend basal angeordnet ist, außerdem Mitochondrien, Golgiapparat und Sekretgranula. Die Regulation des Stofftransportes in das Zytoplasma erfolgt durch das zyklische AMP, welches an der Zellmembran konzentriert ist. Während des Sekretionsvorganges kommt es zu einem Funktionsformwandel des Zellkernes und der zytoplasmatischen Organellen. Die Proteinsynthese korreliert mit einer Vermehrung des endoplasmatischen Retikulum und einer Vergrößerung des Golgifeldes. Die Bildung von Amylase in den Sekretgranula (Abb. 11) geht mit der Entwicklung kondensierender Vakuolen und einer Zunahme osmiophiler Substanzen einher. Die Form und Größe der Sekretgranula zeigt morphologische Variationen (TANDLER u. RIVA 1990; HARRISON et al. 1987a). Strukturelle Einblicke in den Sekretionsvorgang ergeben sich aus *mikroanalytischen Befunden* (IZUTSU et al. 1994). In unstimulierten Azinuszellen liegt eine hohe Konzentration von Kalium und Phosphor und eine niedrige Konzentration von Magnesium, Kalzium und Schwefel vor. Reife Sekretgranula enthalten dagegen eine hohe Konzentration von Kalzium und Schwefel und eine niedrige Konzentration von Kalium und Phosphor. Für den Sekretionsprozeß spielen Kalziumionen eine besondere Rolle, welche speziell im endoplasmatischen Retikulum und den Mitochondrien angereichert sind und durch Kuppelung an die Sekretgranula den Ausschleusungsprozeß aus der Zelle begünstigen (SCHÄFER 1979; WESTHOFEN et al. 1984). Die Membran der Sekretgranula ist permeabel für Natrium, Kalium und Chlor. Bei parasympathischer Stimulation nimmt die Kalium- und Chlorkonzentration zu, die Natrium-

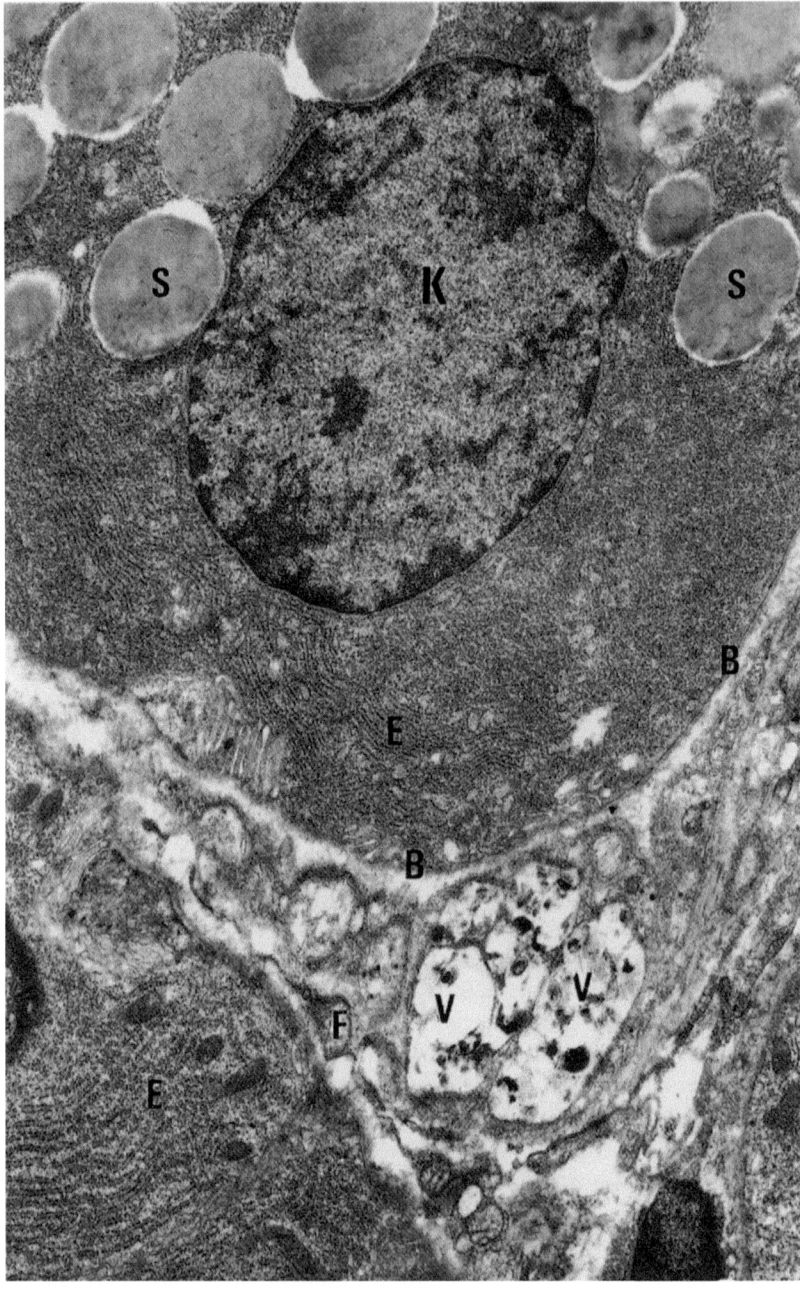

Abb. 9. Parotis: Ultrastruktur seröser Azinuszellen. Endoplasmatisches Retikulum (*E*); Sekretgranula (*S*); Zellkern (*K*); basale Zellgrenzmembran (*B*); Varikositäten (*V*) eines alterierten vegetativen Nerven im Interstitium; Fibroblastenausläufer (*F*). ×10400 (Aus SEIFERT u. DONATH 1976)

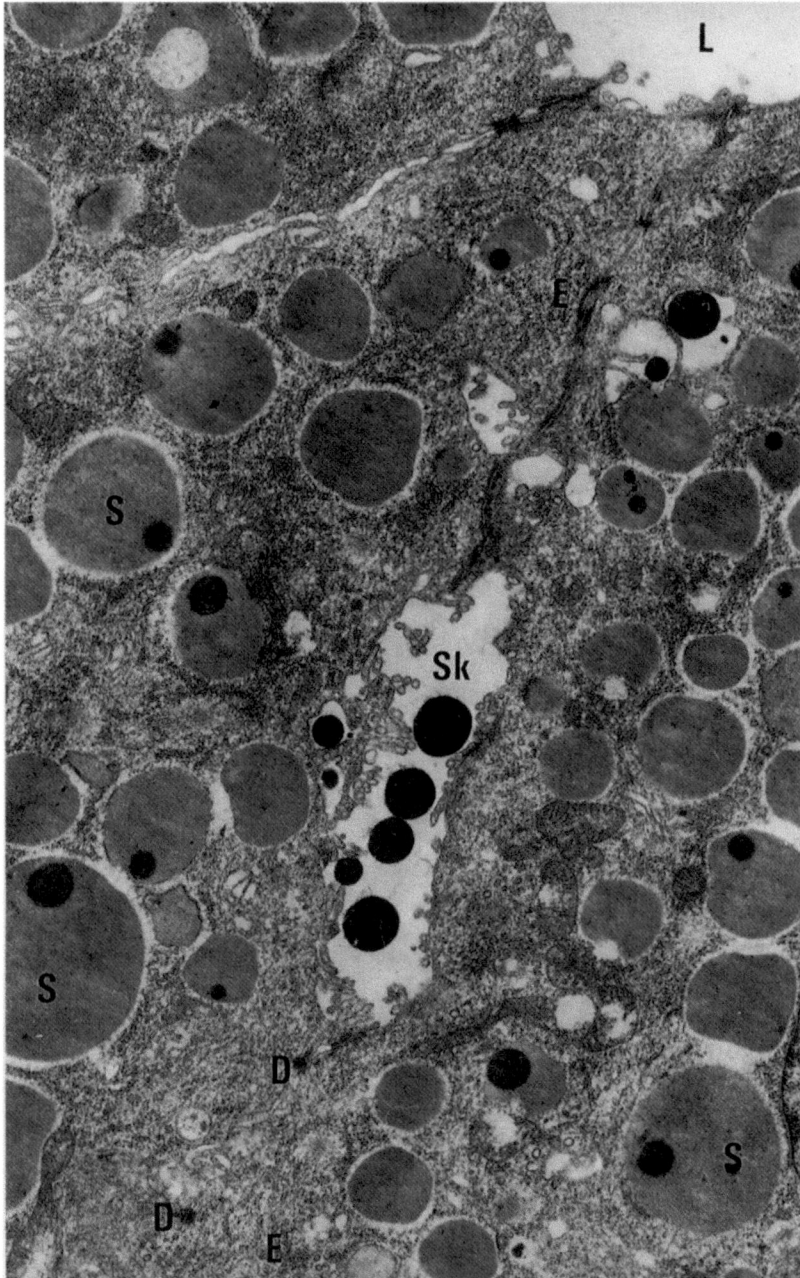

Abb. 10. Parotis: Ultrastruktur eines serösen Drüsenazinus. Azinuslichtung (*L*); interzelluläre Sekretkanälchen (*Sk*) mit osmiophilen Anteilen von Sekretgranula; unreife Sekretgranula (*S*); endoplasmatisches Retikulum (*E*); Desmosomen (*D*). ×9100 (Aus SEIFERT u. DONATH 1976)

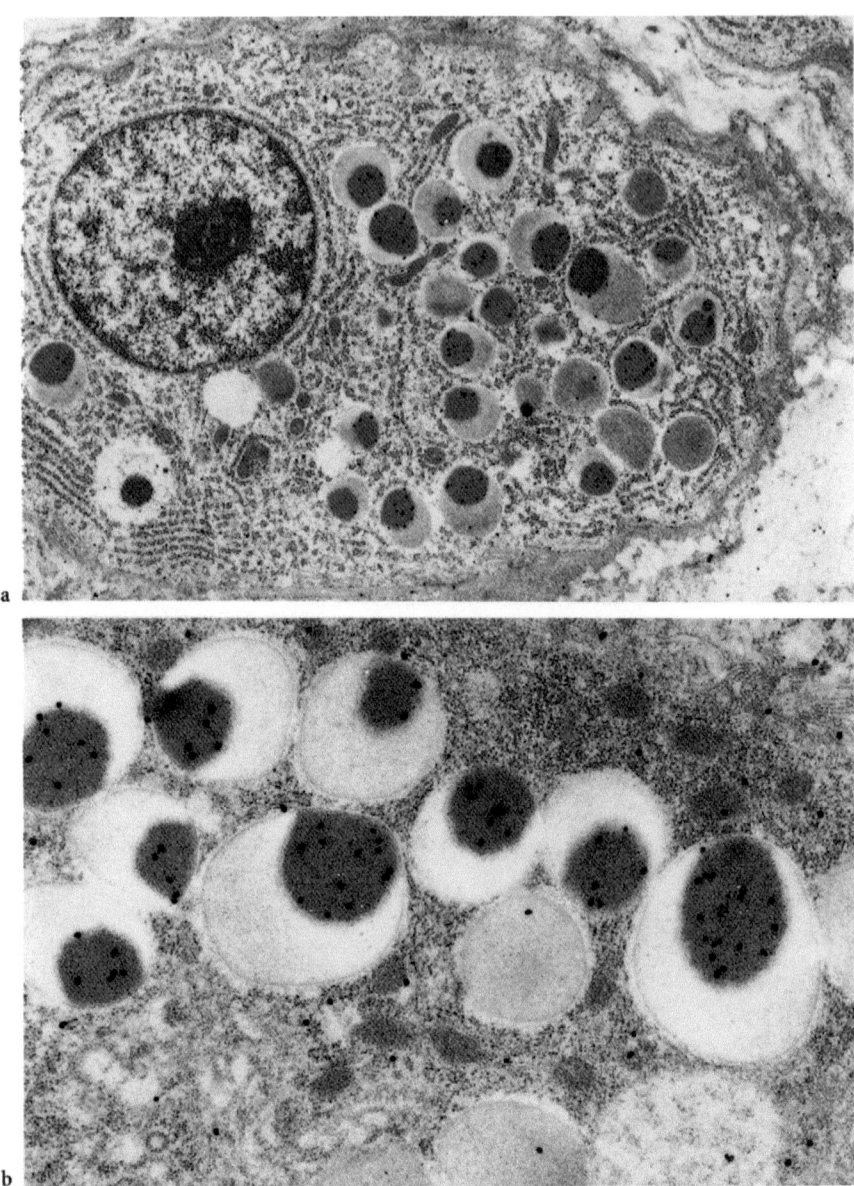

Abb. 11. Parotis: Immunelektronenmikroskopischer Nachweis von Amylase mit Markierung der Zymogengranula durch Goldpartikel. Protein-A-Goldtechnik, ×6800 bzw. ×17000 (Aus ZIMMER et al. 1984)

konzentration dagegen ab. Bei adrenergischer Stimulation steigt die Natrium- und Chlorkonzentration an, während die Kaliumkonzentration unverändert bleibt.

Die *mukösen Drüsenazini* enthalten im Zytoplasma zahlreiche Schleimvakuolen und Zisternen des Golgifeldes. Rauhes endoplasmatisches Retikulum ist in geringem Ausmaß nur in der basalen Zytoplasmazone vorhanden, wo auch die Vorstufen der Sialomuzine produziert werden. Nach dem Transport über Schleimvakuolen und Golgifeld erfolgt vor der Schleimabgabe eine weitere Kondensation am apikalen Drüsenzellpol.

Die *Myoepithelzellen* (Abb. 12), welche zwischen der basalen Zellgrenzmembran der Azinuszelle und der Basalmembran der Drüsenazini lokalisiert sind, enthalten Myofilamente mit vorwiegend paralleler Anordnung zur Zellbasis. Die Pinozytosevesikel ermöglichen einen lebhaften Stofftransport. Im Zytoplasma sind Glykogengranula und Mitochondrien vorhanden (MYLIUS 1969; GARRETT u. HARRISON 1971).

1.3.2 Speichelgangsystem

Die Epithelien der *Schaltstücke* (Abb. 13) sind durch relativ große, basal gelegene Zellkerne und durch ein organellenarmes Zytoplasma mit Einschluß einzelner Mitochondrien, Sekretgranula und Lipidtropfen gekennzeichnet. Lumenwärts finden sich vereinzelte Mikrovilli. Die Schaltstücke sind an der Außenseite von Myoepithelzellen und Varikositäten des vegetativen Nervensystems umgeben.

Die *Streifenstücke* (Abb. 14) besitzen als morphologisches Äquivalent für einen raschen Stofftransport basale fingerförmige Einstülpungen der Zellgrenzmembran und dazwischen gelegene, etwas polar zur Zellmembran ausgerichtete Mitochondrien mit den charakteristischen Cristae mitochondriales. Das Zytoplasma enthält Glykogenpartikel und besonders apikal 0,15 µm im Durchmesser große membrangebundene Granula (RIVA et al. 1976; CUTLER et al. 1977), außerdem einzelne Lysosomen, Peroxisomen und Lipoidkörperchen vom Typus des Lipofuszins. Unter dem Sekretionsreiz kommt es zur Abflachung der lumenwärtig gelegenen Mikrovilli und zur Bildung von Zytoplasmaausstülpungen (sog. „Blebs"), welche zu größeren Blasen umgebildet und durch partielle Abschnürung in die Ganglichtung ausgestoßen werden.

Sonstige Gangepithelzellen: Im Verband der Speichelgänge können einzelne oder in kleineren Gruppen angeordnete Epithelzellen mit geringer oder metaplastischer Differenzierung vorkommen. Hierzu rechnen sog. helle Zellen, Basal- oder Reservezellen sowie auch Epithelmetaplasien (Talgdrüsenzellen, Becherzellen u. a.).

Die duktalen Basalzellen besitzen eine höhere proliferative Aktivität als die luminalen Gangepithelien. Das Keratinverteilungsmuster entspricht den Myoepithelzellen, so daß Beziehungen zwischen Basalzellen und modifizierten Myoepithelzellen angenommen werden (MORI et al. 1992b).

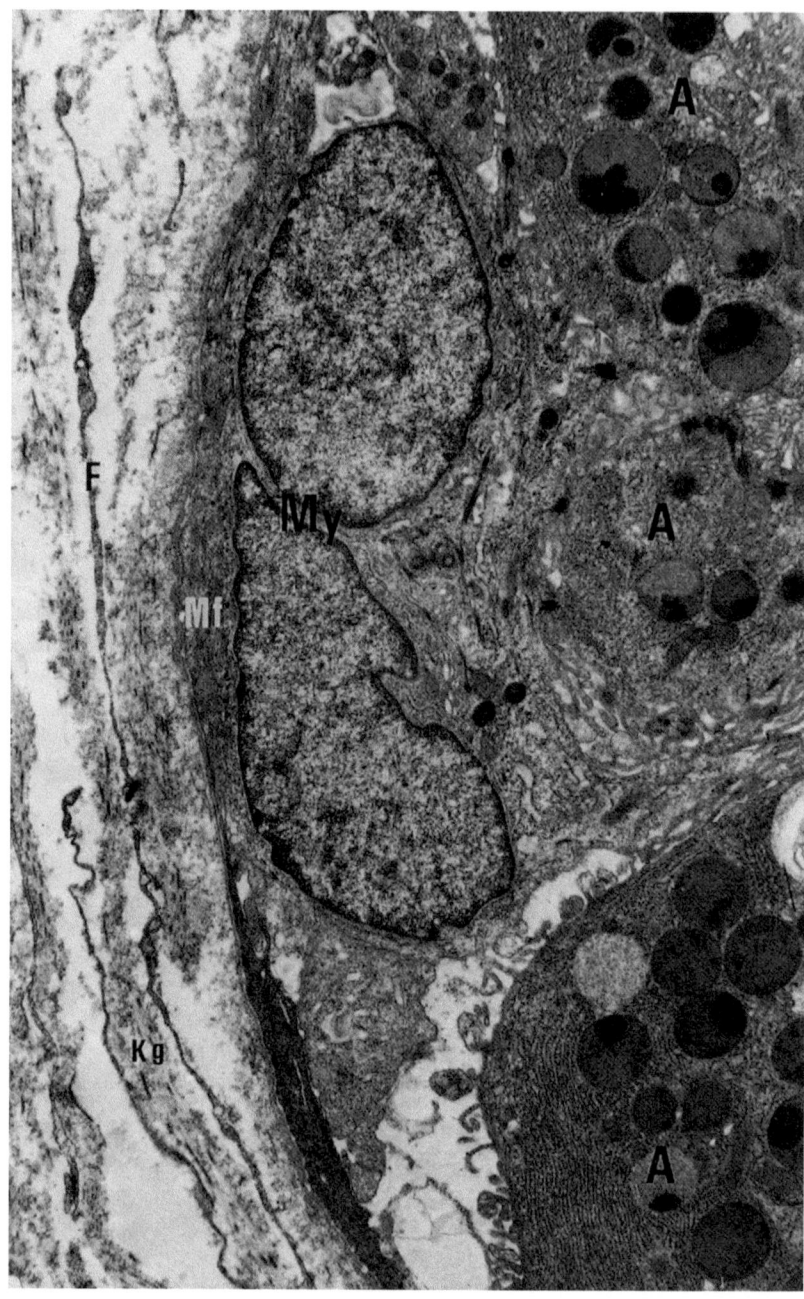

Abb. 12. Parotis: Ultrastruktur der Basis eines Drüsenazinus. Azinuszellen (*A*) unter Einschluß von Sekretgranula und endoplasmatischem Retikulum; Myoepithelzelle (*My*) in Teilung mit zwei Zellkernen und Myofilamenten (*Mf*); Interstitium mit Fibroblastenausläufern (*F*) und Kollagenfasern (*Kg*). ×7200 (Aus SEIFERT u. DONATH 1976)

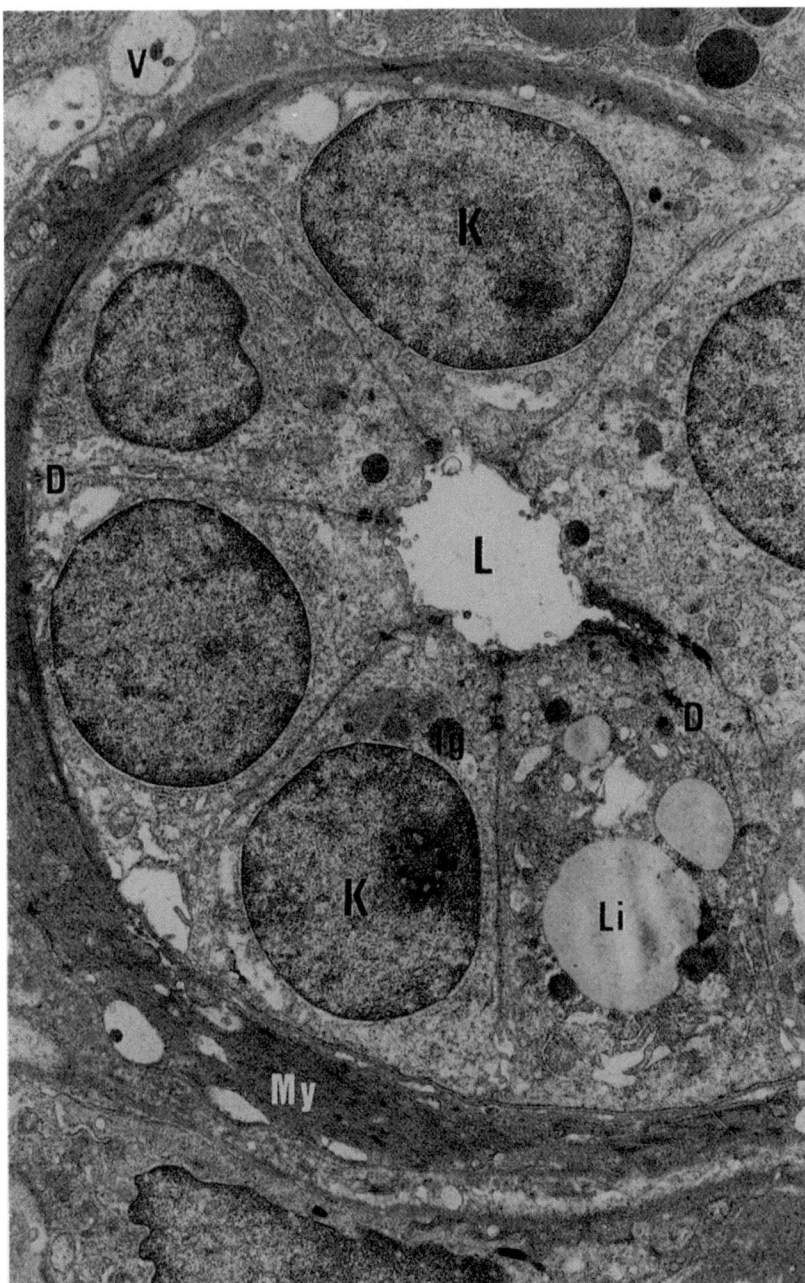

Abb. 13. Parotis: Ultrastruktur eines Querschnitts durch ein Schaltstück. Ganglumen (*L*); Zellkerne (*K*); intrazytoplasmatische kleine Granula (*Ig*); Lipidtropfen (*Li*); Desmosomen (*D*); Myoepithelzellen (*My*); Varikositäten eines vegetativen Nerven (*V*). ×6900 (Aus Seifert u. Donath 1976)

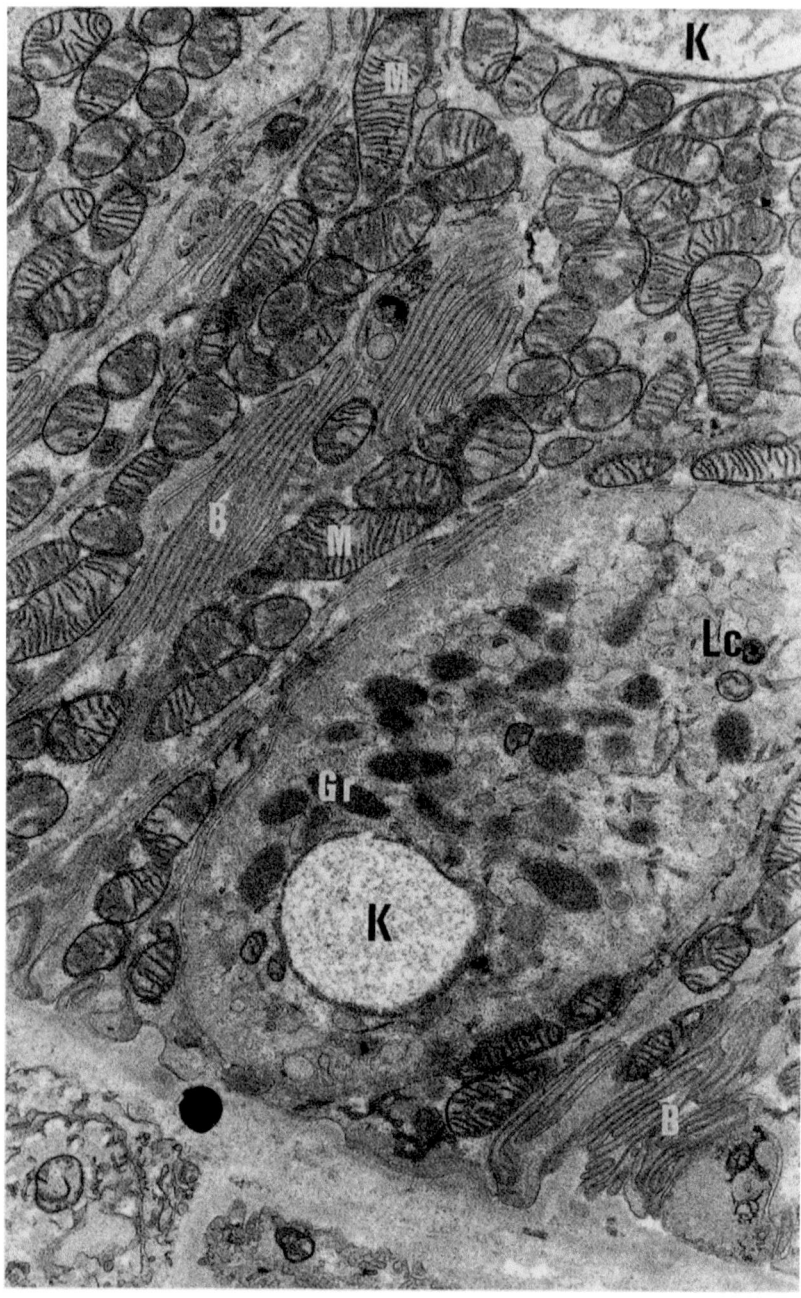

Abb. 14. Parotis: Ultrastruktur eines Streifenstückes. Basales Labyrinth (*B*) der Zellgrenzmembran und parallele Anordnung von Zytomembranen; zahlreiche, dazwischen gelegene Mitochondrien (*M*); Zellkern (*K*); intrazytoplasmatische Granula (*Gr*); interepithelialer Leukozyt (*Lc*). ×13100 (Aus SEIFERT u. DONATH 1976)

Bei den sog. hellen Zellen kann es sich um regenerierende Epithelien handeln, welche nur über eine sehr geringe Organellenausstattung (spärliches endoplasmatisches Retikulum, vereinzelte Mitochondrien, einzelne Lysosomen) verfügen und dadurch eine lichtoptisch helle Beschaffenheit erhalten (SEIFERT u. DONATH 1978). Analoge helle Zellformen im Bereich der Streifenstücke können auf einer Glykogenanreicherung beruhen, welche durch die Formalfixation herausgelöst worden ist. Von den indifferenten hellen Zellen lassen sich andere helle Zellformen durch ultrastrukturelle Merkmale abgrenzen, so die Myoepithelzellen, die Talgdrüsenzellen (Lipidvakuolen) oder Becherzellen (Schleimvakuolen). Helle endokrine Zellen mit typischen endokrinen Hormongranula sind in den menschlichen Speicheldrüsen nur ganz vereinzelt nachgewiesen worden (DONATH u. SEIFERT 1977).

Mittels der *Rasterelektronenmikroskopie (SEM)* ergeben sich weitere Einblicke in die Architektur des Speicheldrüsengewebes (RIVA et al. 1993). Die serösen Azinuszellen stehen traubenförmig mit den angrenzenden Gangabschnitten in Verbindung. Die Myoepithelzellen liegen an der Oberfläche der Azini und Schaltstücke, dagegen spärlich an der Oberfläche der Streifenstücke. Sie sind meist sternförmig aufgebaut, seltener spindelförmig. An der Basis der Streifenstücke finden sich analog den Befunden bei der Transmissionselektronenmikroskopie lange laminierte Fortsätze. Die exkretorischen Gänge sind von schmalen Basalzellen begrenzt.

1.3.3 Vegetatives Nervensystem

Schwann-Hüllzellen und eingefaltete Axone bilden die präterminale Nervenbahn in den Speicheldrüsen (DONATH et al. 1974; DONATH 1976). Die Axone werden außen von einer Basalmembran umgeben und enthalten spindelförmige Auftreibungen (Varikositäten), in denen Neurotubuli, Neurofilamente und Neurosekretgranula sowie Mitochondrien eingeschlossen sind (Abb. 15). Die Varikositäten weisen häufig einen engen Kontakt zu den Azinuszellen und Myoepithelzellen auf, wobei die Basalmembran der Schwann-Zelle der Basalmembran der Effektorzelle direkt anliegt. Ein direkter synaptischer Kontakt kommt dadurch zustande, daß das terminale Axon die Basalmembran durchdringt und direkt mit der Effektorzelle in Verbindung steht. Bei den Neurosekretgranula handelt es sich entweder um sog. agranuläre Vesikel des cholinergischen Systems oder um sog. granuläre Vesikel des adrenergischen Systems. Die Stimulierung des Neurorezeptors durch cholin- oder adrenergische Reize führt zu charakteristischen Veränderungen der Drüsenstruktur (DONATH 1976). Über das Vorkommen und Verteilungsmuster von Neuropeptiden in der menschlichen Parotis und Submandibularis liegen spezielle Untersuchungen vor (UDDMAN et al. 1980; HAUSER-KRONBERGER et al. 1992). Die Neuropeptide sind in den Nervenfasern um die Azini, Speichelgänge und Blutgefäße nachweisbar und an der autonomen Regulation der Speichelsekretion sowie des Gefäßtonus beteiligt (s. Kap. 1.4.2).

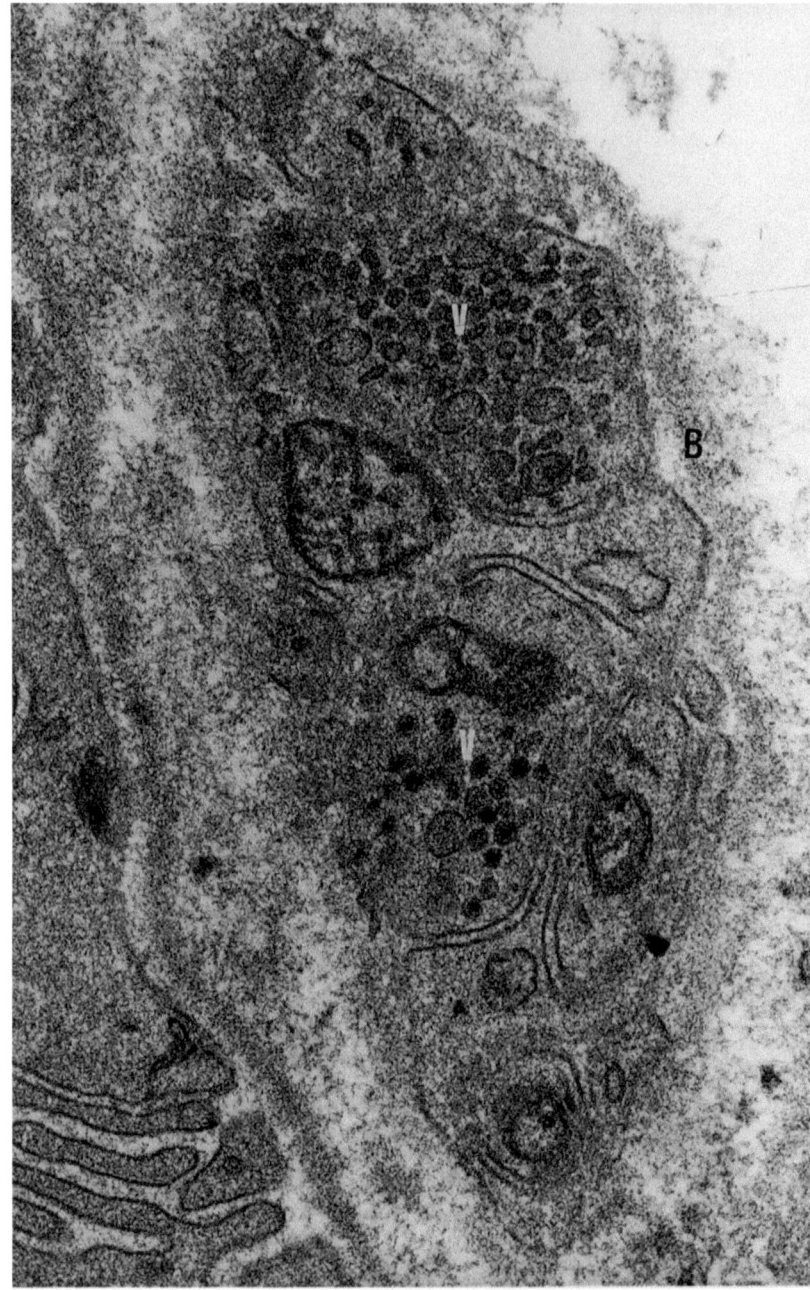

Abb. 15. Parotis: Ultrastruktur eines vegetativen Nerven mit Varikositäten (V) der präterminalen Axone sowie granulären und agranulären Vesikeln; Basalmembran (B). ×47800 (Aus SEIFERT u. DONATH 1976)

1.4 Histochemie und Immunzytochemie

Eine zusammenfassende monographische Darstellung zu diesem Themenkomplex findet sich bei MORI (1991).

1.4.1 Histochemie

Über die Histochemie der Mukosubstanzen in den großen und kleinen Speicheldrüsen existiert ein umfangreiches Schrifttum (EVERSOLE 1972; HARRISON 1974; AUGER u. HARRISON 1982; HARRISON et al. 1987b). Die serösen Azinuszellen der Parotis enthalten neutrale Muzine, die serösen und mukösen Azinuszellen der Submandibularis sowohl saure als auch neutrale Muzine. In den Schaltstückepithelien der Parotis und Submandibularis finden sich saure und neutrale Muzine, während in den Epithelien der Streifenstücke und größeren Ausführungsgänge nur neutrale Muzine vorkommen. In den kleinen Speicheldrüsen existiert ein sehr variables Verteilungsmuster.

Neben den Sialmuzinen sind zahlreiche Fermentaktivitäten (Abb. 16-19) histochemisch nachgewiesen worden. Hierzu rechnen: saure Phosphate, Karboanhydrasen, β-Glukuronidase, Esterasen, Lipasen, Thiamin-Pyrophosphatase, Inosin-Diphosphatase, Diaphorasen und Peroxidasen (SCHÄTZLE 1962; HAMOSH u. BURNS 1977; HARRISON et al. 1988; MORI 1991).

1.4.2 Immunzytochemie

Die Methoden der Immunzytochemie ermöglichen Einblicke in die Zytogenese, Differenzierung und Funktion des Speicheldrüsengewebes (KORSRUD u. BRANDTZAEG 1982; CASELITZ 1987a, b; SEIFERT 1987; SEIFERT und CASELITZ 1989; MORI 1991; SEIFERT 1991b).

Zu den nachgewiesenen Strukturelementen gehören die Intermediärfilamente des Zytoskelettes (Zytoskelettproteine), zelluläre Funktionsmarker (Sekretionsprodukte), Zellmembranantigene einschließlich der Lektinrezeptoren und Blutgruppensubstanzen, Hormone, immunologische und virale Reaktionsprodukte, Basalmembransubstanzen und in neuerer Zeit Wachstumsfaktoren und Onkogene. Eine Übersicht über das immunzytochemische Markerprofil des Speicheldrüsengewebes bringt Tabelle 1 und Abb. 20 u. 26.

Intermediärfilamente (Zytoskelettproteine)

Das breite Spektrum der Filamentproteine umfaßt neben den Zytokeratinen folgende biochemisch und morphologisch klassifizierte Substanzen: Vimentin, Desmin, Aktin, Myosin und saures Gliafaserprotein (SEIFERT 1987; MORI 1991). Die *Zytokeratine* (Abb. 21 u. 22) als epitheliale Funktionsmarker (MOLL 1987) weisen ein charakteristisches Verteilungsmuster in den Speicheldrüsen auf (CASELITZ et al. 1981a; CASELITZ et al. 1982; HOSAKA et al. 1985; TAKAI et al. 1985; MARSHAK u. LEITNER 1987; GEIGER et al. 1987; BURNS et al. 1988; GUSTAFSSON et al. 1988; LEONCINI et al. 1988).

Die Breitspektrumzytokeratine markieren alle epithelialen Zellelemente der Speicheldrüsen, wobei die luminalen Gangepithelien die stärkste Färbeintensität

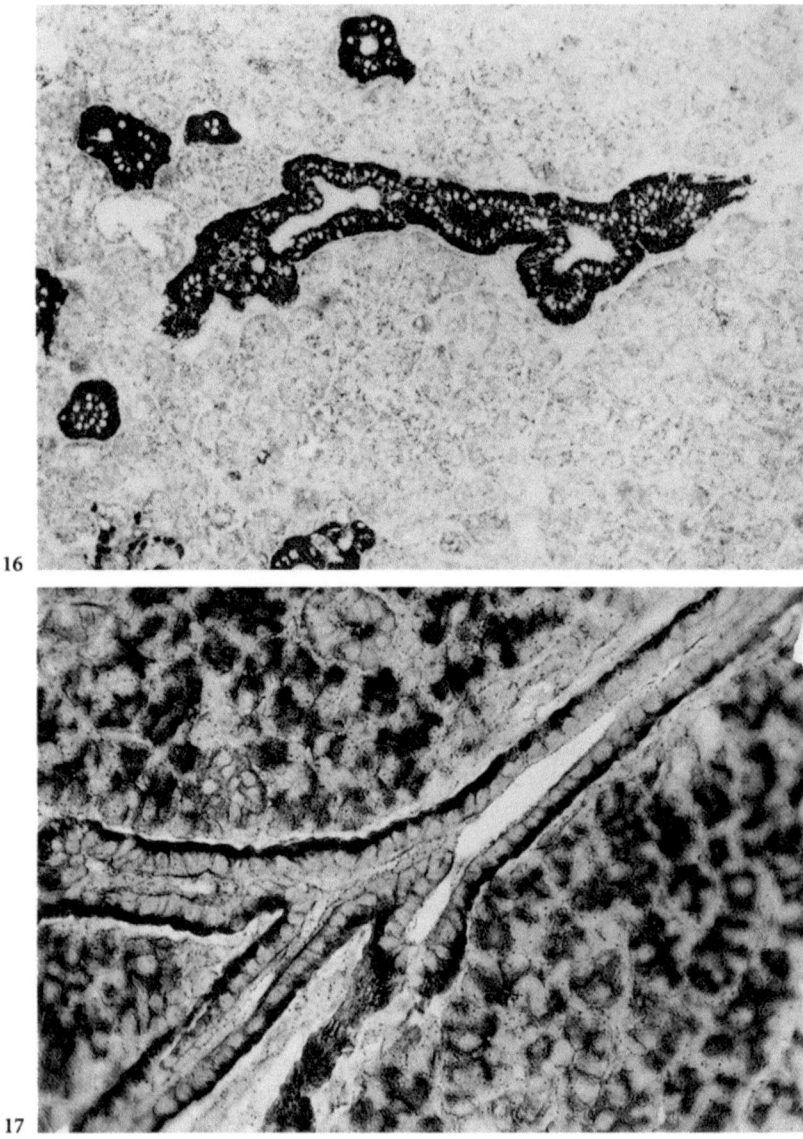

Abb. 16. Parotis: deutliche Aktivität der Sukzinodehydrogenase in den Streifenstücken. Kryostat, ×120 (Aus CASELITZ 1987c)

Abb. 17. Submandibularis: deutliche Aktivität der Karboanhydrase in der basalen Streifenstückzone. Kryostat, ×300

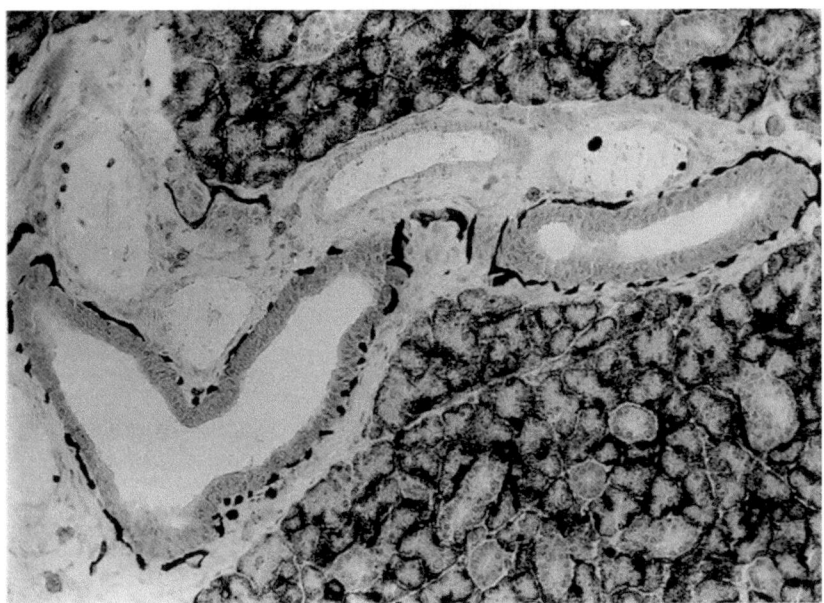

Abb. 18. Submandibularis: Aktivität der alkalischen Phosphatase perikanalikulär und periazinär. Kryostat, ×150

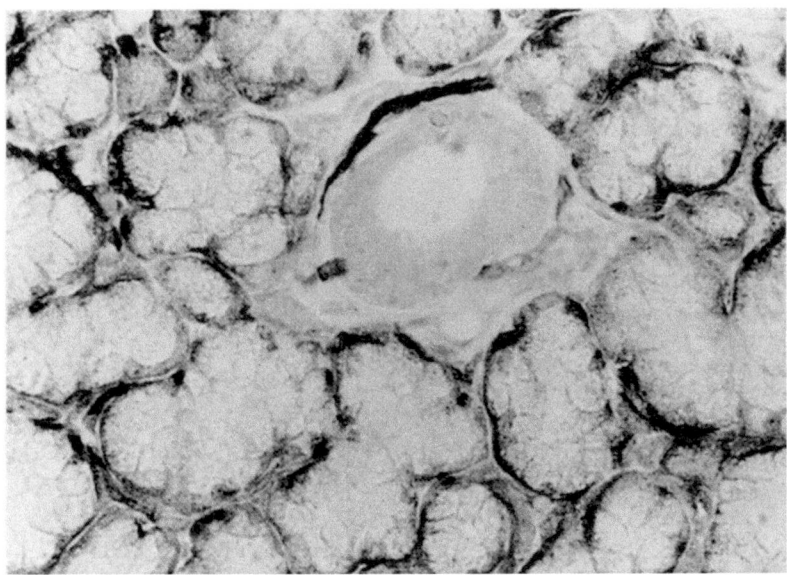

Abb. 19. Sublingualis: Aktivität der alkalischen Phosphatase vorwiegend in den Myoepithelzellen an der Außenseite der Azini und Gänge. Kryostat, ×400 (Aus SEIFERT et al. 1984)

Tabelle 1. Immunzytochemisches Markerprofil des Speicheldrüsengewebes*

Markersubstanz	Seröse Azinuszellen	Gang-zellen	Myoepithel-zellen
Zytokeratine	(+)[a]	+	+
Tissue-Polypeptide-Antigen (TPA)	(+)[a]	+	−
Epitheliales Membranantigen (EMA)	+	+	−
Karzinoembryonales Antigen (CEA) (nur polyklonales Anti-CEA-Serum)	+	+	−
Amylase	+	−	−
Laktoferrin	+	+	−
Lysozym	(+)	+	−
Sekretorische Komponente	(+)	+	−
Immunglobulin A	−	+	−
Vimentin	−	−	+
Aktin	−	(+)	+
Myosin	−	−	+
S-100-Protein	−	−	+
Lektine	+	+	−
Blutgruppensubstanzen A,B,H	+[b]	+	−
Lewis-Antigene Le-a/Le-b	+[c]	(+)	−
Basalmembransubstanzen[d]			
− Laminin[e] und Kollagentyp IV	+	+	+
− Fibronektin	+	+	+
− Integrine alpha-6 und alpha-2	+	+	−
alpha-5	−	−	+
− Elastin	−	−	+
Prolaktin	−	+	−
Kallikrein	−	+	−
Atrialer natriuretischer Faktor	+	−	−
Epidermaler Wachstumsfaktor EGF	−	+	(+)
Nervenwachstumsfaktor NGF	−	+	−
Transferrinrezeptor	−	+	−

* Siehe auch Tabelle 24.
[a] Expression unterschiedlich (in Abhängigkeit von serös/mukös und Funktionszustand).
[b] Muköse Azinuszellen ABH-Antigene; seröse Azinuszellen der Submandibularis H-Antigene.
[c] Le-a nur muköse Azinuszellen; Le-b muköse Azinuszellen, gering auch Gangepithelien.
[d] Jeweils an der Außenseite der Azinus- und Gangepithelien.
[e] a2-Kette von Laminin-2 (Merosin) Myoepithelzellen, a3-Kette von Laminin-5 (Kalinin) Basalmembran von Azinus- und Gangepithelien.

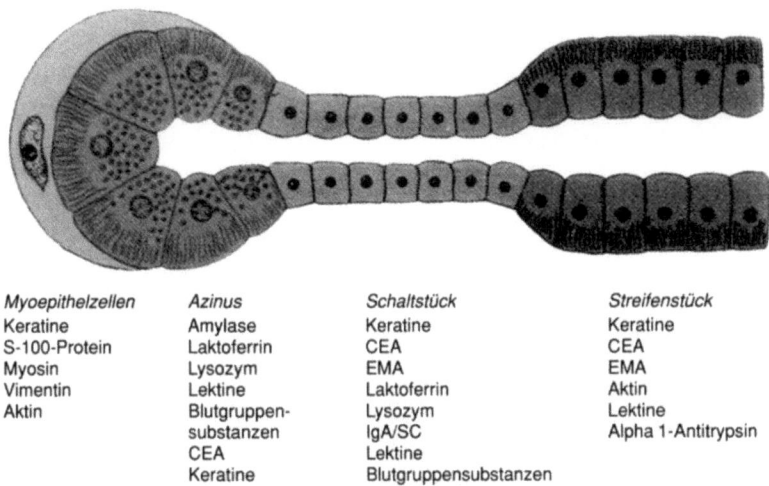

Myoepithelzellen	Azinus	Schaltstück	Streifenstück
Keratine	Amylase	Keratine	Keratine
S-100-Protein	Laktoferrin	CEA	CEA
Myosin	Lysozym	EMA	EMA
Vimentin	Lektine	Laktoferrin	Aktin
Aktin	Blutgruppen-	Lysozym	Lektine
	substanzen	IgA/SC	Alpha 1-Antitrypsin
	CEA	Lektine	
	Keratine	Blutgruppensubstanzen	
		Alpha 1-Antitrypsin	

Abb. 20. Immunhistochemisches Expressionsmuster von Myoepithelzellen, Azinus-, Schaltstück- und Streifenstückepithelien. (Aus OTTO et al. 1988)

aufweisen. Bei Anwendung selektiver Zytokeratinantikörper, zu denen nach der Einteilung von MOLL (1987) 20 Subtypen gehören, lassen sich einzelne Zellgruppen der Speicheldrüsen selektiv darstellen. So reagiert Zytokeratin 18 und 19 speziell mit den luminalen Gangepithelien, desgleichen Zytokeratin 3 und 6. Die Basalzellen lassen sich speziell mit Zytokeratin 13 und 16 darstellen (DARDICK et al. 1988), die Myoepithelzellen mit Zytokeratin 14, 16 und 17 (LEONCINI et al. 1988).

TPA („tissue polypeptide antigen") markiert vorwiegend das Gangepithel und weniger die Azinuszellen und ist in seinem Verteilungsmuster mit den Zytokeratinen identisch (ZIMMER et al. 1985).

Vimentin ist im epithelialen Speicheldrüsengewebe nicht nachweisbar. Lediglich Myoepithelzellen, insbesondere modifizierte Myoepithelien, sind Vimentinpositiv (CASELITZ et al. 1986a, b). Das mesenchymale Interstitium ist dagegen immer Vimentin-positiv.

Aktin (Abb. 23) markiert sowohl die glatte Muskulatur der Speicheldrüsengefäße als auch die basalen Anteile der Gangepithelien und insbesondere die Myoepithelzellen (GUGLIOTTA et al. 1988; CASELITZ et al. 1980; NILSEN u. DONATH 1981; DARDICK et al. 1987; LEONCINI et al. 1988; CASELITZ et al. 1981b; MORINAGA et al. 1987; PALMER 1986; SATO et al. 1984). Relativ spezifisch ist die Darstellung der Myoepithelzellen mit einem monoklonalen Aktinantikörper („alpha smooth muscle actin"; DARDICK et al. 1987; LEONCINI et al. 1988; GUGLIOTTA et al. 1988) und einem monoklonalen Myosinantikörper (PALMER 1986). Als weiterer Myoepithelzellmarker wird die positive Reaktion mit Karboanhydrase III (VÄÄNÄNEN u. AUTIO-HARMAINEN 1987), alkalischer Phosphate und ATPase angegeben (MORI 1991). Das S-100b-Protein ist eine weitere Markersubstanz

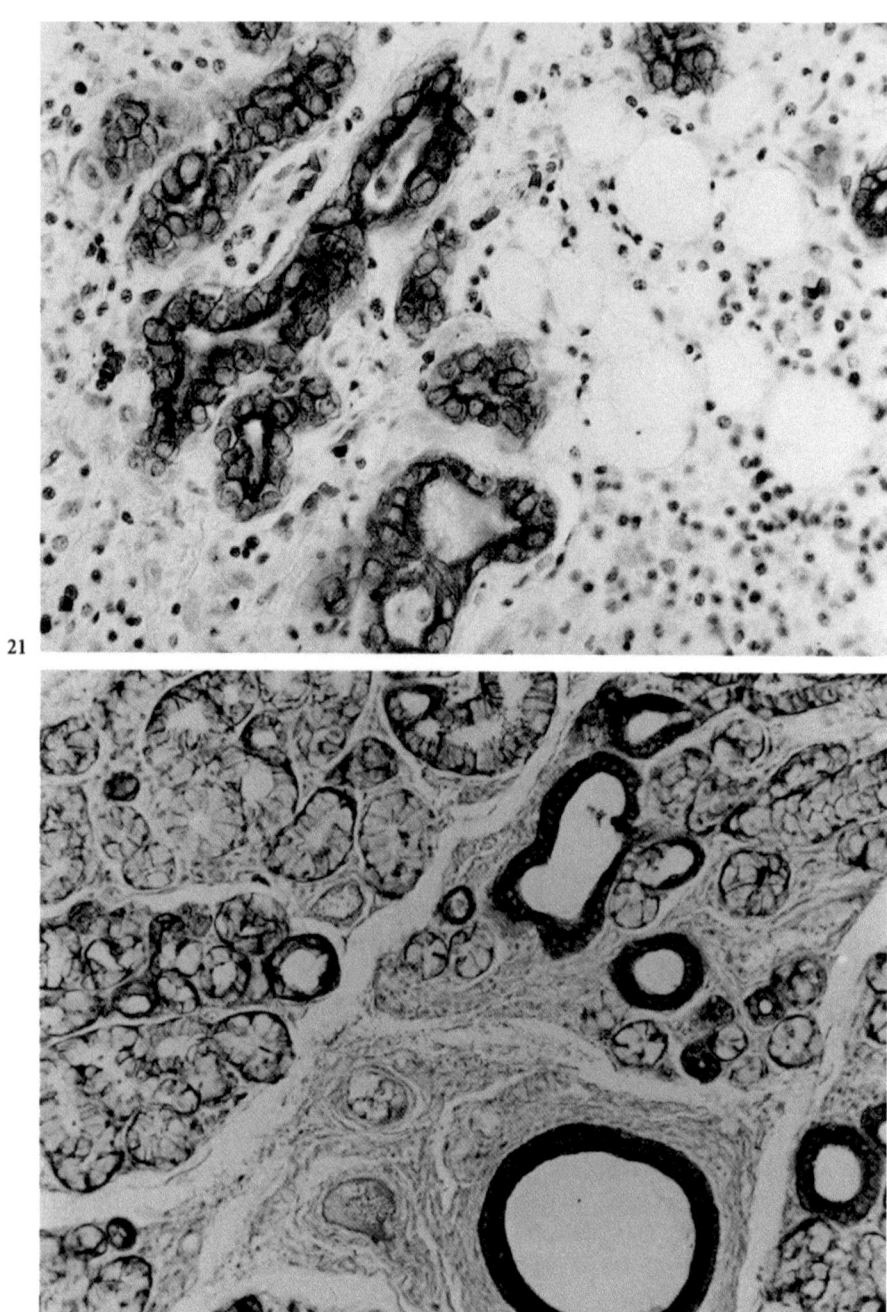

Abb. 21. Parotis: Expression von Zytokeratin in den Speichelgängen. Immunperoxydasereaktion PAP, ×250

Abb. 22. Wangendrüse: Expression von Zytokeratin besonders in den Speichelgängen, geringer auch in den Drüsenazini. Immunperoxydasereaktion PAP, ×100

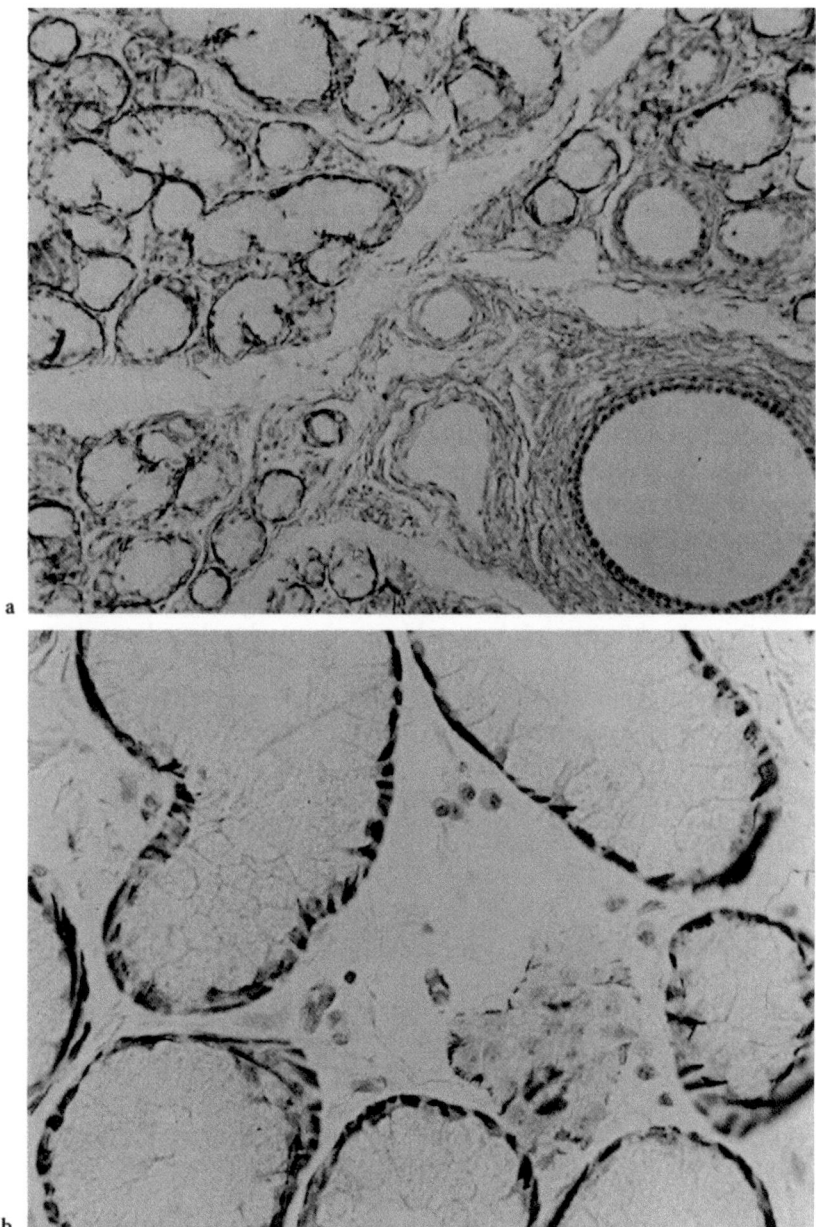

Abb. 23. Wangendrüse: Expression von Aktin besonders in den Myoepithelzellen um die mukösen Drüsenazini. Immunperoxydasereaktion PAP, **a** × 100 **b** × 250

für Myoepithelzellen (HARA et al. 1983; NAKAZATO et al. 1985; BARRETT u. SCULLY 1994).

Das *saure Gliafaserprotein* ist im normalen Drüsengewebe nicht nachweisbar.

Zelluläre Funktionsmarker (Sekretionsprodukte)

Amylase (Abb. 24 u. 25), speziell α-Amylase, findet sich als typisches Sekretionsprodukt der serösen Drüsenzellen in den Zymogengranula (MORLEY et al. 1983; ZIMMER et al. 1985; MORIMOTO et al. 1987). Bezüglich des Verteilungsmusters von Lysozym, Laktoferrin, sekretorischer Komponente und Immunglobin A wird auf das Kap. 14.2.4 (Sekretorisches Immunsystem) verwiesen.

Der monoklonale Anionenaustauscher AE2 (Na^+-unabhängiger Chlorid-Bikarbonat-Anion-Exchanger), welcher als Membranüberträger den elektroneutralen Austausch von Chlorionen und Bikarbonationen durch die Zellmembran reguliert, ist besonders in der basolateralen Region der Streifenstücke lokalisiert, gering auch am apikalen Pol der interlobulären Ausführungsgänge, nicht dagegen in den Azinuszellen (VÁZQUEZ et al. 1995).

Leber-Metallothionin – ein niedrigmolekulares Protein mit hohem Zysteingehalt und besonderer Affinität zu Schwermetallen (Zink, Kupfer, Kadmium, Quecksilber u. a.) – markiert als monoklonaler Antikörper L2E3 die Myoepithelzellen. Der Antikörper wird sowohl in den schmalen langgestreckten Myoepithelzellen an der Außenseite der Drüsenazini als auch in den mehr basal gelegenen, etwas kubischen Myoepithelzellen der interlobären Ausführungsgänge exprimiert (VAN DEN OORD et al. 1993).

Zellmembranantigene

Das *epitheliale Membranantigen (EMA)* ist ein Glykoprotein, welches an der luminalen Oberfläche der serösen Azinuszellen und der Gangepithelien lokalisiert ist (GUSTERSON et al. 1982; SAITO et al. 1984; TATEMOTO et al. 1987a, b). Es findet sich nicht in den mukösen Drüsenzellen und in Myoepithelzellen.

Das *karzinoembryonale Antigen (CEA)* gehört zur Gruppe der onkofetalen Antigene. Ein positiver Nachweis an der luminalen Seite der serösen Azinuszellen und Gangepithelien gelingt lediglich mit einem polyklonalen Anti-CEA-Serum, während die Reaktion mit einem monoklonalen CEA-Antiserum negativ ausfällt (TSUKITANI et al. 1985; SUMIMOTO et al. 1987; KLÖPPEL u. CASELITZ 1987; MORI 1991).

Lektine

Lektine sind Glykoproteine mit der Fähigkeit zur spezifischen Bindung von Zuckerresten an der Zellmembran (CASELITZ 1987b; VIERBUCHEN 1991). In Abhängigkeit von der Zusammensetzung der Sialomuzine im Speichel und den einzelnen Speicheldrüsen ergibt sich ein unterschiedliches Verteilungsmuster für die serösen und mukösen Drüsenazini sowie die Gangepithelien (BORN et al. 1984; TOLSON et al. 1985; TAKAI et al. 1986b; MORI 1991), desgleichen nach zusätz-

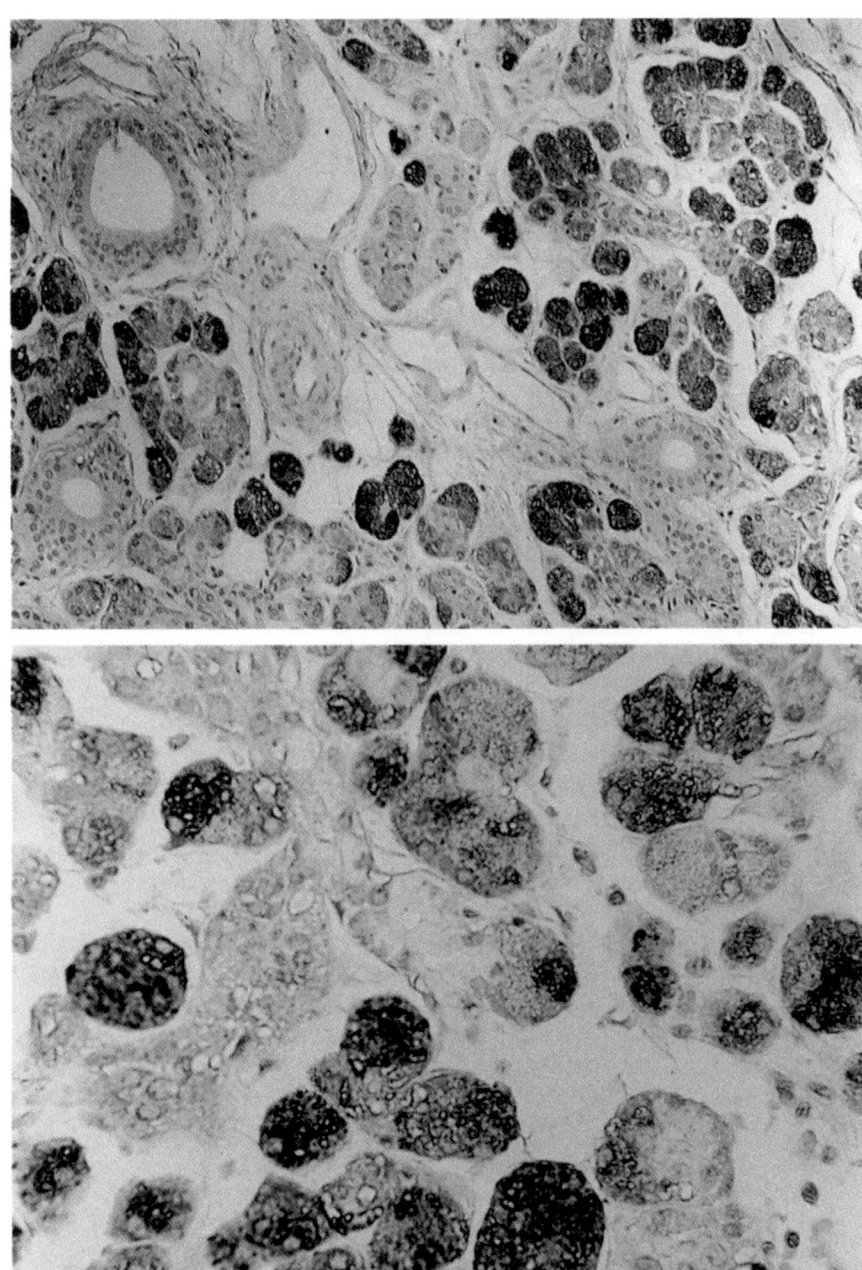

Abb. 24. Parotis: herdförmig unterschiedlich starke Expression von Amylase in den Drüsenazini. Immunperoxydasereaktion PAP, ×100

Abb. 25. Submandibularis: Expression von Amylase in den serösen Drüsenazini. Immunperoxydasereaktion PAP, ×250

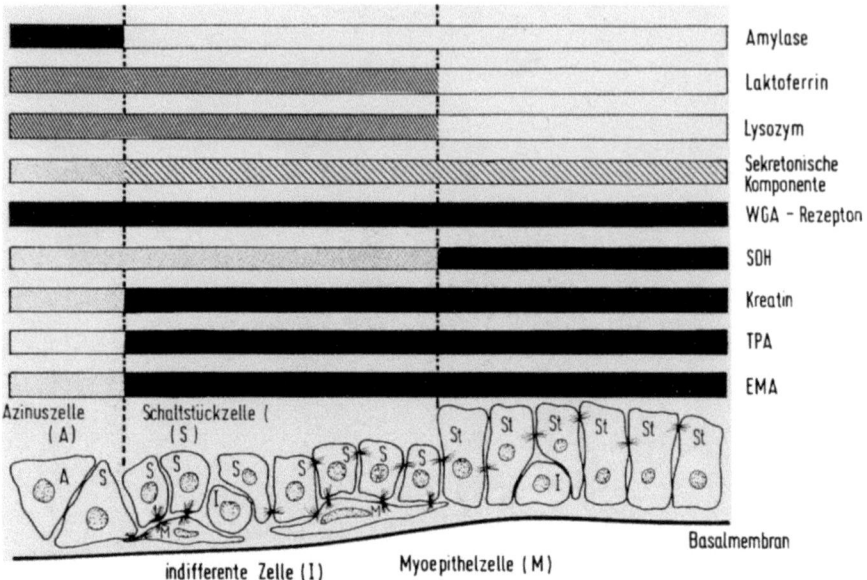

Abb. 26. Synoptische Darstellung der Verteilung der unterschiedlichen Marker im Speicheldrüsengewebe. St = Streifenstücke. (Aus CASELITZ 1987c)

licher Einwirkung von Amylase, Trypsin oder Sialidase (HOSAKA et al. 1986a, b). So läßt sich für Ulex europaeus-Lektin eine Anreicherung in den Zymogengranula und in den Golgizisternen sowie der Zellmembran der serösen Azinuszellen der Parotis und der oberflächlichen Zellmembran der Streifenstücke nachweisen (BORN et al. 1987).

Die an die Zellmembran gebundenen *Blutgruppensubstanzen* A, B, H, M, N und die Disaccharide des Thomsen-Friedenreich-Antigens besitzen auf Grund ihrer biochemischen Eigenschaften spezifische Bindungen zu spezifischen Lektinen (CASELITZ 1987b; LÖTTERLE u. HEINE 1986; NAKAJIMA et al. 1988; ITO et al. 1989; COSSU et al. 1990). ABH-Antigene sind speziell in den Sekretpartikeln und in Golgizisternen der mukösen Drüsenzellen vorhanden (COSSU et al. 1990). Die serösen Azinuszellen der Submandibularis enthalten lediglich H-Antigen (ITO et al. 1989). Von den einfachen Muzintyp-Kohlenhydratantigenen T, Tn oder Sialosyl-Tn sind in den mukösen Drüsenzellen lediglich im Golgiapparat Tn und Sialosyl-Tn nachweisbar, nicht dagegen in den Sekretionsprodukten (MANDEL et al. 1991; FONSECA et al. 1994). Das Verteilungsmuster zeigt eine Abhängigkeit vom Sekretionszyklus und dem Reifegrad der Sekretpartikel (NAKAJIMA et al. 1988). Aus ultrastrukturellen Befunden mit der Immungoldmethode geht hervor, daß die Lewis-Blutgruppen-Antigene Le-a und Le-b ein charakteristisches Expressionsmuster aufweisen (COSSU et al. 1994). Le-b-Antigen war intensiv in den Sekretvakuolen der mukösen Drüsenazini vorhanden, daneben auch in den Epithelien der Schaltstücke und in der granulären Matrix einzelner seröser

Drüsenazini sowie in Zytoplasmavesikeln und der Zelloberfläche der Streifenstücke. Le-a-Antigen fand sich dagegen nur in den Schleimvakuolen der mukösen Drüsenazini.

Extrazelluläre Matrixsubstanzen

Zur extrazellulären Matrix gehören vor allem *Basalmembransubstanzen*, welche aus unterschiedlich aufgebauten Proteoglykanen bestehen und eine Modulation des extrazellulären Environments bewirken (IOZZO 1987). Dabei wird zwischen „intrinsic" Substanzen (Kollagentyp IV, Laminin, Heparinsulfat-Proteoglykan) und „extrinsic" Substanzen (Fibronektin, Kollagentyp V) unterschieden (MARTINEZ-HERNANDEZ u. AMENTA 1983). Im normalen Speicheldrüsengewebe läßt sich Laminin und Kollagentyp IV intensiv an der Außenseite der Drüsenazini und des terminalen Gangsystems nachweisen, desgleichen auch im Bereich der Myoepithelzellen (CASELITZ et al. 1988). Die Fibronektinmarkierung geht von der Basalmembran kontinuierlich in das angrenzende mesenchymale Stroma über (BUSOLATHI 1981). In den kleinen Speicheldrüsen findet sich eine höhere Konzentration um die Speichelgänge (LINDE et al. 1984). Laminin ist mit Kollagentyp IV an der Basalmembran assoziiert und besitzt besondere Bedeutung für die Zellverbindung zwischen Epithel und Mesenchym (CAMPBELL u. TERRANOVA 1988). Eine weitere Glykoproteinkomponente der extrazellulären Matrix stellt das Tenascin dar, welches molekulargenetische Homologien zum Fibronektintyp III, epidermalen Wachstumsfaktor (EGF) und fibrinogenartigen Sequenzen aufweist und im normalen Speicheldrüsengewebe im Bindegewebe um die großen Ausführungsgänge und interlobulären Gänge exprimiert wird, nicht dagegen um die Drüsenazini, intralobulären Gänge, Streifenstücke und Schaltstücke (SHRESTHA et al. 1994). Bezüglich des Vorkommens in Speicheldrüsentumoren wird auf Kap. 14.2 verwiesen.

Bei der Interaktion zwischen Zellen und extrazellulärer Matrix spielen die *Integrine* eine wichtige Rolle, wobei bisher ca. 11 α- und 7 β-Untereinheiten klassifiziert werden konnten. Im normalen Speicheldrüsengewebe sind die α_6- und α_2-Untereinheiten speziell an der Basalmembran der Azinuszellen und Gangepithelien lokalisiert, die α_2-Untereinheit auch zwischen den Epithelzellen (FRANCHI et al. 1994). Die α_5-Untereinheit ist dagegen speziell um die spindelförmigen Myoepithelzellen angeordnet. Bezüglich der Lokalisation von Integrinen in Adenomen wird auf Kap. 14.2.1.3 verwiesen.

Hormonale Substanzen

Neuropeptide werden immunzytochemisch in peptidergen Nervenfasern der menschlichen Parotis und Submandibularis exprimiert (WHITLEY et al. 1992; SALO et al. 1993; HEYM et al. 1994). Die Expression erfolgt in den Nervenfasern um die Azini, Speichelgänge und Gefäße (s. Kap. 1.3.3). Die Speichelsekretion und der Gefäßtonus unterliegen einer Kontrolle und Regulation durch das autonome Nervensystem.

Prolaktin wurde bisher in den Streifenstückepithelien der kleinen Speicheldrüsen nachgewiesen, nicht dagegen in den Azinuszellen (ABBEY u.

WITORSCH 1984; NINOMIYA et al. 1988). Dies gilt auch für den Nachweis von Kallikrein in den Streifenstücken (ØRSTAVIK et al. 1980).

Der *atriale natriuretische Faktor* ist speziell in den Azinuszellen der Parotis lokalisiert und weist auf die sekretorische Funktion der Speicheldrüsen bezüglich der Natrium- und Wasserkonzentration hin (CANTIN et al. 1984).

Aus dem Vorkommen von $3\beta-$ und 17β-Hydroxysteroid-Dehydrogenasen (SIRIGU et al. 1982) und der Steroid-C21-Hydroxylase (SASANO et al. 1988) in den Epithelien der Speichelgänge ergeben sich Beziehungen zum Mineralkortikoid- und Androgenstoffwechsel.

Desgleichen sind in den normalen Speicheldrüsen Östrogenrezeptoren nachgewiesen worden (DIMERY et al. 1987).

Wachstumsfaktoren und Rezeptoren

Von den zahlreichen Wachstumsfaktoren (DAMJANOV 1991) wurden speziell der epidermale Wachstumsfaktor EGF (COHEN 1987) und der nervale Wachstumsfaktor NGF (LEVI-MONTALCINI 1987) in den Speicheldrüsen in großer Konzentration nachgewiesen.

EGF ist vorwiegend in den luminalen Anteilen der Epithelien der Schalt- und Streifenstücke lokalisiert, nicht dagegen in den Azinuszellen (KASSELBERG et al. 1985; POULSEN et al. 1986; MORI et al. 1987a; TSUKITANI et al. 1987; SEIFERT et al. 1987; HEITZ et al. 1978; MORI 1991; SEIFERT 1991a). Spezielle Untersuchungen betreffen das Vorkommen in der Submandibularis (TATEMOTO et al. 1988; TSUKITANI et al. 1987), wobei bereits in der Fötalperiode EGF in den terminalen Gangsprossen und in den außen gelegenen Zellen der primären Gänge vorhanden ist (YAMAHARA et al. 1988). Der EGF-Rezeptor zeigt eine analoge Lokalisation wie EGF (SEIFERT 1991a; YAMADA et al. 1989) und ein zusätzliches Vorkommen auch in Myoepithelzellen (SEIFERT et al. 1987).

NGF wurde zuerst aus der Mäusesubmandibularis isoliert, wobei die Konzentration bei männlichen Mäusen 10fach höher als bei weiblichen Mäusen liegt (LEVI-MONTALCINI 1987). NGF ist im Gangepithel der Speichelgänge lokalisiert (SALIDO et al. 1988).

Der *Transferrinrezeptor* ist intensiv im Gangepithel nachweisbar (SEIFERT et al. 1987), der Proliferationsmarker Ki67 in den basalen Zellen der Ausführungsgänge (SEIFERT et al. 1987).

Bezüglich des Vorkommens der Wachstumsfaktoren in den Tumoren wird auf Kap. 14.2.1.4 verwiesen (SEIFERT et al. 1987; SEIFERT 1991b).

Onkogene

Im Gegensatz zu dem Nachweis zahlreicher Onkogene in den Speicheldrüsentumoren (KERNOHAN et al. 1991; SEIFERT 1991a) liegen nur wenig Beobachtungen über das Vorkommen im normalen Speicheldrüsengewebe vor. C-erB-2 konnte im gesunden Speicheldrüsengewebe nicht nachgewiesen werden (MORI et al. 1987b), dagegen in Karzinomen.

1.5 Proliferationskinetik und Regenerationspotenz

Unter physiologischen Bedingungen ist die Regenerationspotenz der Speicheldrüsen gering. Die Mitosefrequenz liegt unter 0,10/00. Die Speicheldrüsen gehören damit zu den stabilen, aus reversibel postmitotischen Zellen aufgebauten Geweben. Unter pathologischen Bedingungen kann jedoch eine erhöhte Zellteilung analog den labilen Wechselgeweben erfolgen. Dies gilt für Entzündungen, Gangverschlüsse, Strahleneinwirkungen und Tumoren, wobei besonders duktuläre Proliferationen einen relativ häufig zu beobachtenden Vorgang darstellen.

Unter experimentellen Bedingungen (Isoproterenolapplikation, Gangunterbindung u. a.) können praktisch alle Epithelzellen der Speicheldrüsen eine proliferative Aktivität aufweisen (SEIFERT 1964; LANGBEIN et al. 1971; DONATH et al. 1973; DARDICK et al. 1993a). Während das terminale Gangsystem mit den sog. Basal- oder Reservezellen und auch die Myoepithelzellen als das entscheidende Zellelement für die proliferative Aktivität des Speicheldrüsengewebes angesehen wurden (SENDLER et al. 1984; MORI et al. 1992b), haben neuere Untersuchungen mit immunhistochemischen Methoden und Einsatz der PCNA-Technik ergeben, daß sowohl die Azinuszellen und die Epithelien der Schaltstücke, als auch die basalen und luminalen Zellen der exkretorischen Speichelgänge zum Zellzyklus befähigt sind (BURFORD-MASON et al. 1993; DARDICK et al. 1993b). So kommt es bei Unterbindung des Ausführungsganges der Rattenparotis am Ende der 1. Woche zu einer Abnahme des Drüsengewichtes um 50% und zu einer Verringerung der Azinuszellpopulation von 93% auf 8%. Nach Aufhebung der Gangunterbindung erfolgt jedoch eine rasche Regeneration aller Zelltypen, wobei insbesondere die Azinuszellen bei Anwendung der PCNA-Technik einen Anstieg markierter Zellen auf das 38fache aufweisen. Auch in der Zellkultur findet sich eine regeneratorische Potenz aller Zelltypen, wobei der Anteil zyklischer Zellen der Parotis um das 16fache und der Submandibularis um das 9fache ansteigt. Diese Befunde widersprechen der bisherigen histogenetischen Konzeption, nach der nur die Segmente der Schaltstücke und die Basalzellen der exkretorischen Gänge zum Zellzyklus befähigt sind (s. auch Kap. 14.1.3).

1.6 Vergleichende Befunde in tierischen Speicheldrüsen

Über Gemeinsamkeiten und Unterschiede im Bauplan und der funktionellen Differenzierung von menschlichen und tierischen Speicheldrüsen existiert ein umfangreiches Schrifttum. Die mit licht- und elektronenmikroskopischen Methoden durchgeführten Untersuchungen betreffen die Struktur der serösen, seromukösen und mukösen Zellen der Drüsenazini (TANDLER u. PHILIPPS 1993; PINKSTAFF 1993; TANDLER 1993a), die Myoepithelzellen (REDMAN 1994) und das Gangsystem (TANDLER 1993b), außerdem auch die Ultrastruktur der Innervation der Speicheldrüsen und ihrer Beziehung zur Speichelsekretion (GARRETT u. KIDD 1993). Im Mittelpunkt der morphologischen Analyse stehen die Speicheldrüsen der Nagetiere, insbesondere von Mäusen, Ratten, Kaninchen (HAGELQVIST et al. 1991) und Meerschweinchen.

Dem *Sexualdimorphismus* der Submandibularis von Mäusen und Ratten ist besonders intensiv untersucht worden (BARKA 1980; MORI 1991; MORI et al. 1992a; GRESIK 1994). Zwischen den Schalt- und Streifenstücken ist ein Gangabschnitt eingeschaltet, der als granuläres tubuläres Segment („granular convoluted tubule segment" = GCT) bezeichnet wird (Abb. 27-29). In den granulären Zellen dieses Segmentes sind über 25 verschiedene aktive Polypeptide und hormonähnliche Substanzen nachgewiesen worden. Hierzu gehören: EGF („epidermal growth factor"; ROBERTS 1976; GRESIK u. BARKA 1977; BARKA et al. 1980; STEIDLER u. RAEDE 1981; MORI et al. 1983; GRESIK et al. 1981b, 1985), NGF („nerve growth factor"; SCHNEYER u. HUMPFREYS-BEHER 1988; SALIDO et al. 1988), Renin (TANAKA et al. 1980; BING et al. 1980), Erythropoetin (FAVA-DE-MORAES et al. 1979), atrialer natriuretischer Faktor (ARENDT u. GERBES 1986), insulin- und glukagonähnliche Peptide (SMITH u. TOMS 1988), Proteasen (GRESIK et al. 1981a), Kallikrein und Somatostatin.

Der Sexualdimorphismus der granulären Tubuli ist am stärksten bei männlichen erwachsenen Mäusen ausgeprägt und hormonabhängig (WHITE u. MUDD 1975; DOINE u. FAVA-DE-MORAES 1979; MINETTI et al. 1985; MENENDEZ-PATTERSON et al. 1985). Eine Kastration führt zum Schwund der granulären Tubuli, die Verabfolgung von Androgenen (Testosteron u.a.) zu einer Stimulation mit vermehrter Anreicherung von Granula. Bei gleichzeitiger Verabfolgung von Dimethylbenzanthrazen (DMBA) und Testosteron in die Submandibularis weiblicher Mäuse kommt es zu einem Anstieg des epidermalen Wachstumsfaktors (EGF) in den granulären Tubuli der Submandibularis, nicht dagegen zu einer vermehrten Entwicklung von Submandibulariskarzinomen (YURA et al. 1995). Die granulären Tubuli und auch die Drüsenazini der Mäusesubmandibularis besitzen Androgenrezeptoren (MORRELL et al. 1987). Die Exstirpation der Submandibularis hat unterschiedliche Auswirkungen auf männliche und weibliche Tiere. Das Lektinbindungsmuster in den granulären Tubuli weist ebenfalls Unterschiede in den Speicheldrüsen der verschiedenen Tierspezies auf (NAITO et al. 1983; MENGHI 1984; MENGHI et al. 1985; MORI et al. 1985; TAKAI et al. 1986a; HOSAKA et al. 1986a, b; KLEIN u. SARRAS 1986). Bei männlichen Mäusen führt die Entfernung der Submandibularis zu einer signifikanten Reduktion in der Entstehung von Adenomen und Karzinomen der Leber nach Einwirkung von 3-Methyl-4-dimethylaminobenzen (YAMAMOTO et al. 1994). Da dieser Effekt mit einer Erniedrigung des EGF-Serumspiegels einhergeht, wird angenommen, daß der Wegfall der EGF-Produktion in der Submandibularis die tumorreduzierende Wirkung auslöst. Der atriale natriuretische Faktor ist dagegen nicht in den granulären Tubuli, sondern exklusiv in den Azinuszellen speziell der Parotis lokalisiert (CANTIN et al. 1984). Weitere Untersuchungen betreffen die Fermentausstattung der Speicheldrüsen der Labortiere, so der Azetylcholinesterase (TOPILKO u. CAILLOU 1985), der sauren Phosphatase (ISACSSON 1986), der Dipeptidyl-Peptidase IV (SAHARA u. SUZUKI 1984), der alkalischen Phosphatase (CHAUDHRY et al. 1983), der ATPase (MURPHY et al. 1994) und der Karboanhydrase (NODA et al. 1986a, b). Weitere Studien untersuchen das Vorkommen und Verteilungsmuster von Neuropeptiden in der Parotis und Submandibularis der Ratte (GOEDERT et al. 1982; SHARKEY u. TEMPLETON 1984) sowie in der von Ebner-Drüse der Ratte (UEBA u.

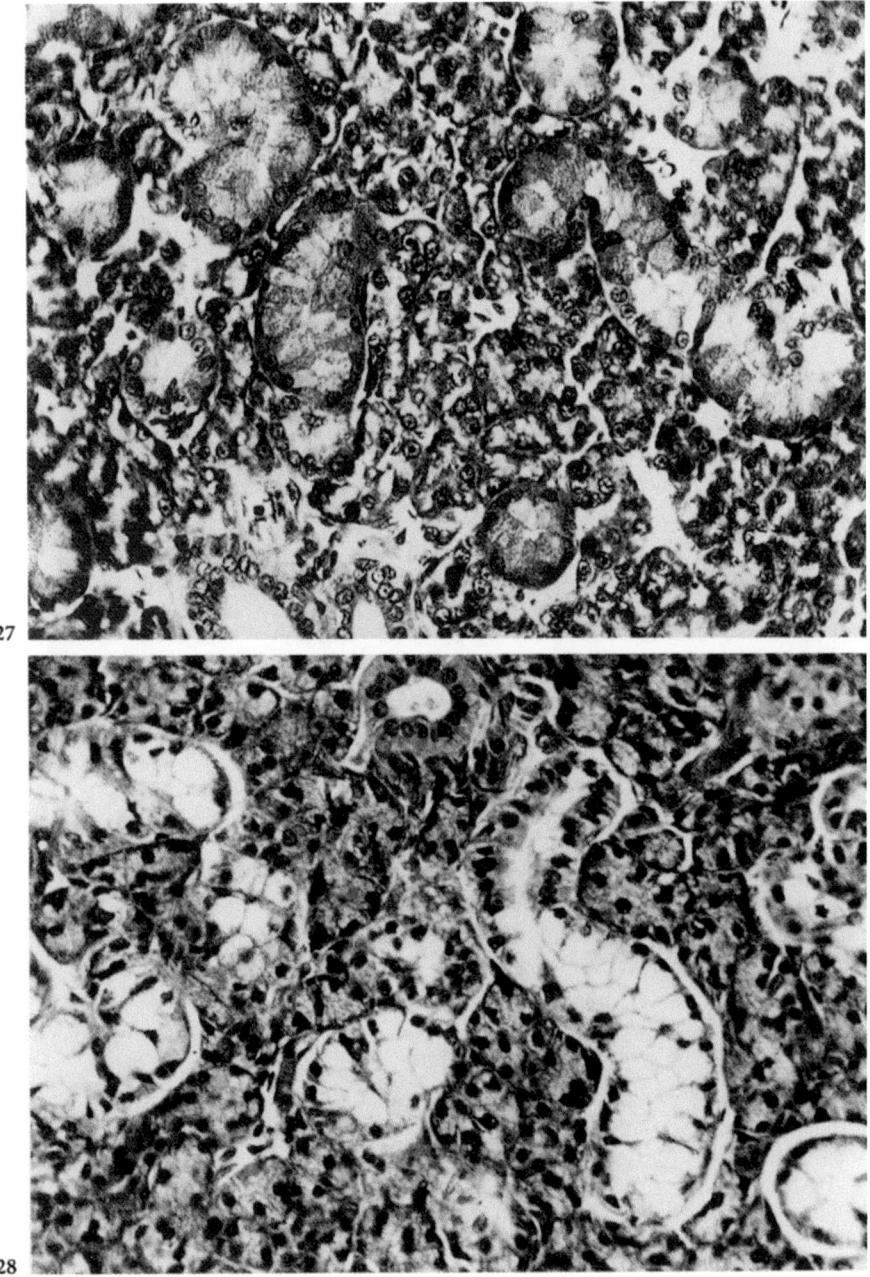

Abb. 27. Rattensubmandibularis: gewundene sekretorische Tubuli zwischen den Drüsenazini. HE ×300. (Aus SEIFERT 1962)

Abb. 28. Rattensubmandibularis: teilweise degranulierte sekretorische Tubuli. HE ×300 (Aus SEIFERT 1960)

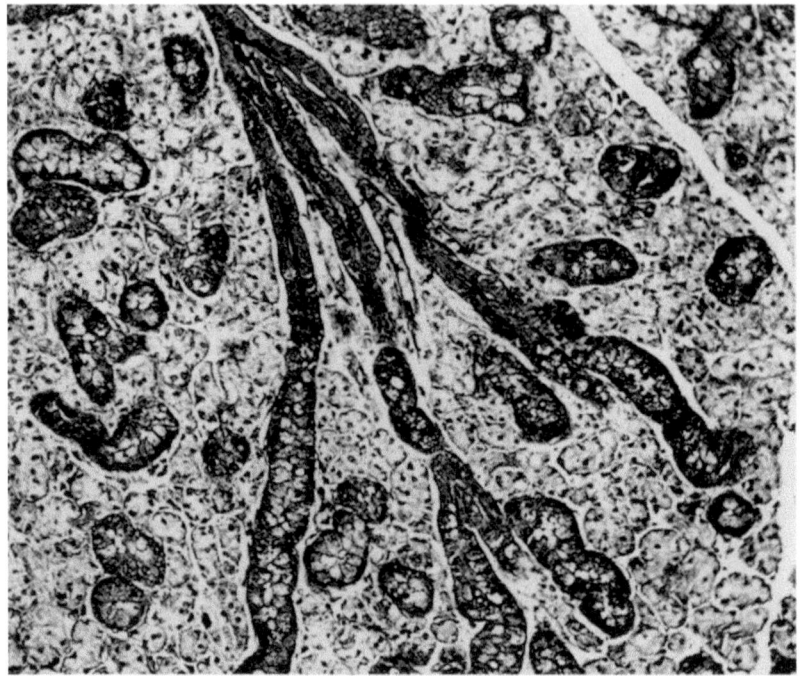

Abb. 29. Rattensubmandibularis: geschlängelte sekretorische Tubuli mit Übergang in länglich verlaufende Streifenstücke. Aldehydfuchsin, ×160 (Aus SEIFERT 1960)

UCHIHASHI 1991; ROBERTS et al. 1991; COMORI et al. 1995). Besonders die Substanz P wird in den Nervenfasern um die Azini, Speichelgänge und Gefäße exprimiert. Bezüglich der Immunzytochemie der Labortiere wird auf die Monographie von MORI (1991) verwiesen.

Literatur

Abbey LM, Witorsch RJ (1984) Prolactin binding in normal human minor salivary gland tissue: An immunohistochemical study. Oral Surg Oral Med Oral Pathol 58:682–687

Arendt RM, Gerbes AL (1986) Atrialer natriuretischer Faktor. Die endokrine Funktion des Herzens. Dtsch Med Wochenschr 111:1849–1855

Aroni K, Liossi A, Fotiou G, Agapitos E, Litsios B (1989) An immunohistochemical study of normal human neonate and adult parotid gland tissue. Detection of lysozyme, lactoferrin, a_1-antichymotrypsin, a_1-antitrypsin and carcinoembryonic antigen. Pathol Res Pract 183: 292–296

Auger DW, Harrison JD (1982) Ultrastructural phosphatase cytochemistry of the intercalary ducts of the parotid and submandibular salivary glands of man. Arch Oral Biol 27:79–81

Barka T (1980) Biologically active polypeptides in submandibular glands. J Histochem Cytochem 28:836–859

Barka T, Noen H van der, Michelakis AM, Schenkein I (1980) Epidermal growth factor, renin, and peptidase in cultured tumor cells of submandibular gland origin. Lab Invest 42:656–662

Barrett AW, Scully C (1994) S100 protein in oral biology and pathology. J Oral Pathol Med 23:433-440
Beckenkamp G (1985) Das Verteilungsmuster des zellulären oralen Immunsystems in den großen und kleinen Mundspeicheldrüsen. Immunzytochemische Befunde. HNO (Berl) 33:196-203
Becker W, Brünner H (1958) Über die mikroskopische Struktur der Ohrspeicheldrüse. Z Laryngol Rhinol 37:397-403
Bing J, Poulsen K, Hackenthal E, Rix E, Taugner R (1980) Renin in the submaxillary gland. A review. J Histochem Cytochem 28:874-880
Born IA, Liewald F, Möller P (1984) Lektin-Bindungsmuster in den normalen menschlichen Kopfspeicheldrüsen. Ber Pathol 100:252
Born IA, Zimmer K-P, Schwechheimer K, Maier H, Möller P (1987) Binding sites of Ulex europaeus-lectin I in human parotid gland. A light-microscopic and ultrastructural study using the immunoperoxidase technique and immunocryoultramicrotomy. Cell Tissue Res 248:455-461
Brandtzaeg P (1985) The oral immune system under normal and pathological conditions. Pathol Res Pract 179:619-621
Brandtzaeg P (1987a) Translocation of immunoglobulins across human epithelia: review of the development of a transport model. Acta Histochem (Jena) Suppl XXXIV:9-32
Brandtzaeg P (1987b) Immunbarrieren der Schleimhaut der oberen Luft- und Speisewege. Laryngorhinootologie 66:225-236
Burford-Mason AP, Cummins MM, Brown DH, MacKay AJ, Dardick I (1993) Immunohistochemical analysis of the proliferative capacity of duct and acinar cells during ligation-induced atrophy and subsequent regeneration of rat parotid gland. J Oral Pathol Med 22:440-446
Burns BF, Dardick I, Parks WR (1988) Intermediate filament expression in normal parotid glands and pleomorphic adenomas. Virchows Arch A Pathol Anat 413:103-112
Busolahti E (1981) Fibronectin. J Oral Pathol 10:3-13
Campbell JH, Terranova VP (1988) Laminin: molecular organization and biological function. J Oral Pathol 17:309-323
Cantin M, Gutkowska J, Thibault G et al. (1984) Immuncytochemical localization of atrial natriuretic factor in the heart and salivary glands. Histochemistry 80:113-127
Caselitz J (1987a) Basal membrane antigens as tumor markers. In: Seifert G (ed) Morphological tumor markers. General aspects and diagnostic relevance. Springer, Berlin Heidelberg New York (Current Topics in Pathology, vol 77, pp 223-243)
Caselitz J (1987b) Lectins and blood group substances as „tumor markers". In: Seifert G (ed) Morphological tumor markers. General aspects and diagnostic relevance. Springer, Berlin Heidelberg New York (Current Topics in Pathology, vol 77, pp 245-277)
Caselitz J (1987c) Das pleomorphe Adenom der Speicheldrüsen. Histogenese, zelluläre Differenzierung, Tumormarker. Fischer, Stuttgart New York. Veröff Pathol 126:1-253
Caselitz J, Löning T, Seifert G (1980) An approach to stain actin in parotid gland cells in paraffin-embedded material. Staining by human anti-actin antibodies using the indirect unlabeled immunoperoxidase technique. Virchows Arch A Pathol Anat 387:301-305
Caselitz J, Osborn M, Seifert G, Weber K (1981a) Intermediate-sized filament proteins (prekeratin, vimentin, desmin) in the normal parotid gland and parotid gland tumours. Immunofluorescence study. Virchows Arch A Pathol Anat 393:273-286
Caselitz J, Löning T, Staquet MJ, Seifert G, Thivolet J (1981b) Immunocytochemical demonstration of filamentous structures in the parotid gland. Occurrence of keratin and actin in normal and tumoral parotid gland with special respect to the myoepithelial cells. J Cancer Res Clin Oncol 100:59-68
Caselitz J, Osborn M, Wustrow J, Seifert G, Weber K (1982) The expression of different intermediate-sized filaments in human salivary glands and their tumours. Pathol Res Pract 175:266-278
Caselitz J, Osborn M, Hamper K, Wustrow J, Rauchfuß A, Weber K (1986a) Pleomorphic adenomas, adenoid cystic carcinomas and adenolymphomas of salivary glands analysed by a monoclonal antibody against myoepithelial/basal cells. An immunohistochemical study. Virchows Arch A Pathol Anat 409:805-816

Caselitz J, Walther B, Wustrow J, Seifert G, Weber K, Osborn M (1986b) A monoclonal antibody that detects myoepithelial cells in exocrine glands, basal cells in other epithelia and basal and suprabasal cells in certain hyperplastic tissues. Virchows Arch A Pathol Anat 409:725–738

Caselitz J, Schmitt P, Seifert G, Wustrow J, Schuppan D (1988) Basal membrane associated substances in human salivary glands and salivary gland tumours. Pathol Res Pract 183:386–394

Caselitz J, Lichtenthäler D, Wustrow J (1992) Verteilungsmuster lymphoider Zellen in menschlichen Speicheldrüsen. Eine immunohistologische Studie an der Glandula Parotis, Submandibularis sowie bei der myoepithelialen Sialadenitis. Verh Dtsch Ges Pathol 76:312–313

Chaudhry IM, Kumar R, Waterhouse JP, Chambers DA (1983) A kinetic study of rat salivary gland alkaline phosphatase and its inhibition by cadmium. Arch Oral Biol 28:741–744

Chilla R (1979) Types of facial nerve branching in the parotid plexus and their clinical significance. Clin Plast Surg 6:451–458

Cohen S (1987) Epidermal growth factor. In Vitro Cell Develop Biol 23:239–250

Conley J (1975) Salivary gland and the facial nerve. Thieme, Stuttgart New York

Cossu M, Riva A, Lantini MS (1990) Subcellular localization of blood group substances ABH in human salivary glands. J Histochem Cytochem 38:1165–1172

Cossu M, Lantini MS, Puxeddu R (1994) Immunocytochemical localization of Lewis blood group antigens in human salivary glands. J Histochem Cytochem 42:1135–1142

Crawford JM, Taubman MA, Smith DJ (1975) Minor salivary glands as a major source of secretory immunoglobulin A in the human oral cavity. Science 190:1206–1209

Cutler LS, Chaudhry A, Innes DJ (1977) Ultrastructure of the parotid duct. Cytochemical studies of the striated duct and papillary cystadenoma lymphomatosum of the human parotid gland. Arch Pathol Lab Med 101:420–424

Damjanov I (1991) Growth factor receptors. In: Seifert G (ed) Cell receptors. Morphological characterization and pathological aspects, Springer, Berlin Heidelberg New York Tokyo (Current Topics in Pathology, vol 83, pp 159–186)

Dardick I, Rippstein P, Skimming L, Boivin M, Parks WR, Dairkee SH (1987) Immunohistochemistry and ultrastructure of myoepithelium and modified myoepithelium of the ducts of human major salivary glands: Histogenetic implications for salivary gland tumors. Oral Surg Oral Med Oral Pathol 64:703–715

Dardick I, Parks WR, Little J, Brown DL (1988) Characterization of cytoskeletal proteins in basal cells of human parotid salivary gland ducts. Virchows Arch A Pathol Anat 412:525–532

Dardick I, Naiberg J, Leung R et al. (1990) Ultrastructural study of acinar and intercalated duct organization of submandibular and parotid salivary gland. Lab Invest 63:394–404

Dardick I, Cummins M, Burford-Mason A, Mackay A (1993a) Proliferation in regenerating rat parotid: relevance to theories of tumor induction. Lab Invest 68:80A/458

Dardick I, Dardick AM, MacKay AJ, Pastolero GC, Gullane PJ, Burford-Mason AP (1993b) Pathobiology of salivary glands. IV. Histogenetic concepts and cycling cells in human parotid and submandibular glands cultured in floating collagen gels. Oral Surg Oral Med Oral Pathol 76:307–318

Dimery IW, Jones IA, Verjan RP, Raymond AK, Goepfert H, Hong WK (1987) Estrogen receptors in normal salivary gland and salivary gland carcinoma. Arch Otolaryngol Head Neck Surg 113:1082–1085

Doine AI, Fava-de-Moraes F (1979) Histochemistry of the submandibular salivary gland of castrated male mice treated with androgens and anabolic steroids. Arch Oral Biol 24:569–574

Donath K (1976) Die Sialadenose der Parotis. Ultrastrukturelle, klinische und experimentelle Befunde zur Sekretionspathologie. Fischer, Stuttgart New York

Donath K, Seifert G (1977) Zur Problematik des „Helle-Zellen-Systems FEYRTER" in der Parotis. Ultrastrukturelle Untersuchungen. Verh Dtsch Ges Pathol 61:108–112

Donath K, Hirsch-Hoffmann H-U, Seifert G (1973) Zur Pathogenese der Parotisatrophie nach experimenteller Gangunterbindung. Ultrastrukturelle Befunde am Drüsenparenchym der Rattenparotis. Virchows Arch A Pathol Anat 359:31–48

Donath K, Spillner M, Seifert G (1974) The influence of the autonomic nervous system on the ultrastructure of the parotid acinar cells. Virchows Arch A Pathol Anat 364:15–33

Eversole LR (1972) The histochemistry of mucosubstances in human minor salivary glands. Arch Oral Biol 17:1225-1239

Fava-de-Moraes F, Zangheri EO, Doine AI (1979) Immunohistochemical localization of erythropoietin in the rat and mouse submandibular gland. Histochem J 11:97-102

Fonseca I, Costa Rosa J, Félix A, Therkildsen MH, Mandel U, Soares J (1994) Simple mucin-type carbohydrate antigens (T, Tn and sialosyl-Tn) in mucoepidermoid carcinoma of the salivary glands. Histopathology 25:537-543

Franchi A, Santoro R, Paglierani M, Bondi R (1994) Immunolocalization of alpha$_2$, alpha$_5$, and alpha$_6$ integrin subunits in salivary tissue and adenomas of the parotid gland. J Oral Pathol Med 23:457-460

Garrett JR, Harrison JD (1971) Activities of salivary myoepithelial cells. A review. Med Biol 57:1-28

Garrett JR, Kidd A (1993) The innervation of salivary glands as revealed by morphological methods. Microscopy Res Techn 26:75-91

Geiger S, Geiger B, Leitner O, Marshak G (1987) Cytokeratin polypeptides expression in different epithelial elements of human salivary glands. Virchows Arch A Pathol Anat 410:403-414

Goedert M, Nagy JI, Emson PC (1982) The origin of substance P in the rat submandibular gland and its major duct. Brain Res 252:327-333

Gresik EW (1994) The granular convoluted tubule (GCT) cell in rodent submandibular gland. Microscopy Res Techn 27:1-24

Gresik EW, Barka T (1977) Immunocytochemical localization of epidermal growth factor in mouse submandibular gland. J Histochem Cytochem 25:1027-1035

Gresik EW, Schenkein I, Barka T (1981a) Immunocytochemical investigations on the submandibular glands of developing and adult mice using a specific antiserum to protease A^1. J Histochem Cytochem 29:1411-1417

Gresik EW, Schenkein I, Noen H van der, Barka T (1981b) Hormonal regulation of epidermal growth factor and protease in the submandibular gland of the adult mouse. Endocrinology 109:924-929

Gresik EW, Gubits RM, Barka T (1985) In situ localization of mRNA for epidermal growth factor in the submandibular gland of the mouse. J Histochem Cytochem 33:1235-1240

Gugliotta P, Sapino A, Macri L, Skalli O, Gabbiani G, Bussolati G (1988) Specific demonstration of myoepithelial cells by anti-alpha smooth muscle actin antibody. J Histochem Cytochem 36:659-663

Gumberz Ch von, Seifert G (1980) Immunglobulin-containing plasma cells in chronic parotitis and malignant lymphomas of the parotid gland. Comparing immunocytochemical observations of frequency and localization. Virchows Arch A Pathol Anat 389:435-442

Gustafsson H, Kjörell U, Eriksson A, Virtanen I, Thornell L-E (1988) Distribution of filament proteins in developing and adult salivary glands in man. Anat Embryol (Berl) 178:243-251

Gusterson BA, Lucas RB, Ormerod MG (1982) Distribution of epithelial membrane antigen in benign and malignant lesions of the salivary glands. Virchows Arch A Pathol Anat 397:227-233

Hagelqvist E, Ahlner BH, Lind MG (1991) Morphology and histochemistry of rabbit submandibular gland. Acta Otolaryngol [Suppl] (Stockh) 480:1-17

Hamosh M, Burns WA (1977) Lipolytic activity of human lingual glands (Ebner). Lab Invest 37:603-608

Haneke E, Braun D (1984) Plasmazell-Subpopulationen in den kleinen Speicheldrüsen. Dtsch Z Mund Kiefer Gesichtschir 8:289-290

Hara K, Ito M, Takeuchi J, Iijima S, Enod T, Hidaka H (1983) Distribution of S-100b protein in normal salivary glands and salivary gland tumors. Virchows Arch A Pathol Anat 401:237-249

Harris JP, South MA (1981) Secretory component. A glandular epithelial cell marker. Am J Pathol 105:47-53

Harrison JD (1974) Minor salivary glands of man: enzyme and mucosubstance histochemical studies. Histochem J 6:633-647

Harrison JD, Auger DW, Badir MS (1988) Ultrastructural phosphatase histochemistry of submandibular and parotid salivary glands of man. Histochem J 20:117-121

Harrison JD, Auger DW, Badir MS, Paterson KL (1987a) Ultrastructural morphology of secretory granules of submandibular and parotid salivary glands of man. Arch Oral Biol 32:229-234

Harrison JD, Auger DW, Paterson KL, Rowley PSA (1987b) Mucin histochemistry of submandibular and parotid salivary glands of man: light and electron microscopy. Histochem J 19:555-564

Hauser-Kronberger C, Albegger K, Saria A, Hacker GW (1992) Neuropeptides in human salivary (submandibular and parotid) glands. Acta Otolaryngol 112:343-348

Heitz PU, Kasper M, Van Norden S, Polak JM, Gregory H, Pearse AGE (1978) Immunohistochemical localization of urogastrone to human duodenal and submandibular gland. Gut 19:408-413

Heym C, Webber R, Adler D (1994) Immunocytochemical correlation of peptides and tyrosine hydroxylase in nerve fibers of the human parotid gland. Arch Oral Biol 39:213-221

Hosaka M, Tatemoto Y, Yamagami T, Hirosaka N, Mori M (1985) Immunohistochemical evaluation of different filament proteins in human salivary glands. Acta Histochem Cytochem (Kyoto) 18:505-514

Hosaka M, Takai Y, Sumitomo S, Noda Y, Tanimura T, Mori M (1986a) Distribution difference of lectin binding in salivary gland treated with sialidase and trypsin. Acta Histochem (Jena) 79:11-22

Hosaka M, Takai Y, Sumitomo S, Noda Y, Tanimura T, Mori M (1986b) Lectin binding patterns in salivary glands treated with amylase. Acta Histochem (Jena) 78:49-63

Hurliman H (1971) Immunoglobulin synthesis and transport by human salivary glands. Current Topics in Pathology 55:69-108

Iozzo RV (1987) Proteoglycans and the intercellular tumor matrix. In: Seifert G (ed) Morphological tumor markers. General aspects and diagnostic relevance. Springer, Berlin Heidelberg New York (Current Topics in Pathology, vol 77, pp 207-222)

Isacsson G (1986) A histochemical study of rat salivary gland acid phosphatase. Arch Oral Biol 31:95-99

Ito N, Nishi K, Nakajima M, Okamura Y, Hirota T (1989) Histochemical analysis of the chemical structure of blood group-related carbohydrate chains in serous cells of human submandibular glands using lectin staining and glycosidase digestion. J Histochem Cytochem 37:1115-1124

Izutsu K, Cantino ME, Johnson DE (1994) A review of electron probe Xray microanalysis studies of salivary gland cells. Microscopy Res Techn 27:71-79

Kasselberg AG, Orth DN, Gray ME, Stahlman MT (1985) Immunocytochemical localization of human epidermal growth factor/urogastrone in several human tissues. J Histochem Cytochem 33:3315-3322

Kernohan NM, Blessing K, King G, Corbett IP, Miller ID (1991) Expression of c-erbB-2 oncoprotein in salivary gland tumours: An immunohistochemical study. J Pathol 163:77-80

Klein RM, Sarras MP jr (1986) Binding of wheat-germ agglutinin to glycoconjugates in the salivary glands of reserpinized rats. Arch Oral Biol 31:133-137

Klöppel G, Caselitz J (1987) Epithelial tumor markers: Oncofetal antigens (carcinoembryonic antigen, alpha fetoprotein) and epithelial membrane antigen. In: Seifert G (ed) Morphological tumor markers. General aspects and diagnostic relevance. Springer, Berlin Heidelberg New York (Current Topics in Pathology, vol 77, pp 103-132)

Korsrud FR, Brandtzaeg P (1982) Characterization of epithelial elements in human major salivary glands by functional markers: localization of amylase, lactoferrin, lysozyme, secretory component, and secretory immunoglobulins by paired immunofluorescence staining. J Histochem Cytochem 30:657-666

Lamm ME, Nedrud JG, Kaetzel ChS, Mazanek MB (1995) IgA and mucosal defense. Review article. APMIS 103:241-246

Langbein H, Rauch S, Seifert G (1971) Histochemische und autoradiographische Speicheldrüsenveränderungen nach partieller Speicheldrüsenresektion. Z Laryngol Rhinol 50:672-685

Leoncini P, Cintorino M, Vindigni C et al. (1988) Distribution of cytoskeletal and contractile proteins in normal and tumour bearing salivary and lacrimal glands. Virchows Arch A Pathol Anat 412:329–337

Levi-Montalcini R (1987) The nerve growth factor 35 years later. Science (Wash) 237:1154–1162

Linde A, Berghem LE, Hansson H-A, Jonsson R, Redfors Y (1984) Ultrastructural localization of fibronectin in duct cells of human minor salivary glands and its immunochemical detection in minor salivary gland secretion. Arch Oral Biol 29:921–925

Löning Th (1984) Immunpathologie der Mundschleimhaut. Orales Immunsystem-Entzündungsreaktionen-Tumor-Marker-Virusnachweis. Fischer, Stuttgart

Lötterle J, Heine W-D (1986) Expression von ABH- und Lewis-Antigenen an Speicheldrüsen. Immunhistochemische Untersuchungen. Verh Dtsch Ges Pathol 70:352–357

Mandel U, Petersen OW, Sorensen H, Vedtofte P, Hakomori S-I, Clausen H, Dabelsteen E (1991) Simple mucin-type carbohydrates in oral stratified squamous and salivary gland epithelia. J Invest Dermatol 97:713–721

Marshak G, Leitner O (1987) Cytokeratin polypeptides in normal and metaplastic human salivary gland epithelia. J Oral Pathol 16:442–449

Martinez-Hernandez A, Amenta PS (1983) The basement membrane in pathology. Lab Invest 48:656–677

Martinez-Madrigal F, Micheau C (1989) Histology of the major salivary glands. Am J Surg Pathol 13:879–899

Matthews JB, Potts AJC, Hamburger J, Scott DGI (1985) T_6 antigen-positive cells in human labial salivary glands. Arch Oral Biol 30:325–329

Menendez-Patterson A, Suarez J, Cornejo S, Marin B (1985) Sex differences in the effect of extirpation of the submandibular salivary glands in rats. Arch Oral Biol 30:243–248

Menghi BG (1984) Reactivity of peroxidase-labeled lectins in rabbit submandibular and sublingual glands. Acta Histochem (Jena) 75:27–35

Menghi BG, Accili D, Bondi A-M (1985) Influence of fixation on the lectin binding sites in the rabbit salivary glands. Acta Histochem (Jena) 76:57–64

Minetti CASA, Valle LBS, Oliveira-Filho RM, Fava-de-Moraes F (1985) Effects of testosterone and its metabolites in relation to androgen-binding activity in murine submandibular salivary glands. Arch Oral Biol 30:615–619

Moll R (1987) Epithelial tumor markers. Cytokeratin and tissue polypeptide antigen (TPA). In: Seifert G (ed) Morphological tumor markers. General aspects and diagnostic relevance. Springer, Berlin Heidelberg New York (Current Topics in Pathology, vol 77, pp 71–101)

Mori M (1991) Histochemistry of the salivary glands. CRS Press: Boca Raton, Ann Arbor, Boston

Mori M, Hamada K, Naito R, Tsukitani K, Asano K (1983) Immunohistochemical localization of epidermal growth factor in rodent submandibular glands. Acta Histochem Cytochem (Kyoto) 16:536–546

Mori M, Takai Y, Hosaka M, Hikosaka N (1985) Vimentin characteristically exists in granular convoluted tubules of hamster submandibularis glands – Immunohistochemical studies on comparative localization of filament proteins in salivary gland ducts –. Acta Histochem Cytochem (Kyoto) 18:147–155

Mori M, Naito R, Tsikutani K, Okada Y, Hayashi T, Kato K (1987a) Immunohistochemical distribution of human epidermal growth factor in salivary gland tumors. Virchows Arch A Pathol Anat 411:499–507

Mori M, Akiyama T, Morishita Y et al. (1987b) Light and electron microscopical demonstration of c-erbB-2 gene product-like immunoreactivity in human malignant tumors. Virchows Arch B Cell Pathol 54:8–15

Mori M, Takai Y, Kunikata M (1992a) Review: Biologically active peptides in the submandibular gland – role of the granular convoluted tubule. Acta Histochem Cytochem (Kyoto) 25:325–341

Mori M, Takai Y, Sumitomo (1992b) Salivary gland tumors: a possible origin of modified myoepithelial cells is ductal basal cells. Cancer J 5:316–320

Morimoto H, Monden T, Shimano T et al. (1987) Use of sulfonated probes for in situ detection of amylase mRNA in formalin-fixed paraffin sections of human pancreas and submaxillary gland. Lab Invest 57:737–741

Morinaga S, Nakajima T, Shimosato Y (1987) Normal and neoplastic myoepithelial cells in salivary glands: an immunohistochemical study. Hum Pathol 18:1218–1226

Morley DJ, Hodes JE, Calland J, Hodes ME (1983) Immunohistochemical demonstration of ribonuclease and amylase in normal and neoplastic parotid glands. Hum Pathol 14:969–973

Moro I, Umemura S, Crago SS, Mestecky J (1984) Immunohistochemical distribution of immunoglobulins, lactoferrin, and lysozyme in human minor salivary glands. J Oral Pathol 13:97–104

Morrell JI, Gresik EW, Barka T (1987) Autoradiographic localization of dihydrotestosterone binding in the major salivary glands and other androgen-responsive organs of the mouse. J Histochem Cytochem 35:1053–1058

Murphy HC, Hand AR, Dowd FJ (1994) Localization of an ecto-ATPase/cell-CAM 105 (C-CAM) in the rat parotid and submandibular glands. J Histochem Cytochem 42:561–568

Mylius EA (1969) The identification and the role of the myoepithelial cell in salivary gland tumours. Acta Pathol Microbiol Scand (Suppl) 139:1–59

Naito R, Takai Y, Tsukitani K, Asano K, Mori M (1983) Use of lectins for differential localization of secretory materials of granular convoluted tubules and ducts in the submandibular gland. Acta Histochem Cytochem (Kyoto) 16:483–493

Nakajima M, Ito N, Nishi K, Okamura Y, Hirota T (1988) Cytochemical localization of blood group substances in human salivary glands using lectin-gold complexes. J Histochem Cytochem 36:337–348

Nakamura T, Nagura H, Kamatsu N, Watanabe K (1985) Immunocytochemical and enzymecytochemical studies on the intracellular transport mechanism of secretory immunoglobulin A and lactoferrin in human salivary glands. Virchows Arch A Pathol Anat 406:367–372

Nakazato Y, Ishida Y, Takahashi K, Suzuki K (1985) Immunohistochemical distribution of S-100 protein and glial fibrillary acid protein in normal and neoplastic salivary glands. Virchows Arch A Pathol Anat 405:299–310

Nilsen R, Donath K (1981) Actin containing cells in normal human salivary glands. An immunohistochemical study. Virchows Arch A Pathol Anat 391:315–322

Ninomiya T, Orito T, Tsukitani K, Mori M, Imanishi Y (1988) Immunoreactivity prolactin in lesions and tumours of salivary glands. Acta Histochem (Jena) 84:41–50

Noda Y, Sumitomo S, Orito T, Mori M (1986a) Immunohistochemical localization of carbonic anhydrase I and II in submandibular salivary glands of the mouse, rat, hamster and guinea pig. Arch Oral Biol 31:795–800

Noda Y, Takai Y, Hikosaka N, Meenaghan MA, Mori M (1986b) Immunohistochemical localization of carbonic anhydrase in submandibular salivary glands of mice and hamsters treated with phenylephrine, testosterone or duct-ligation. Arch Oral Biol 31:441–447

Ørstavik TB, Brandtzaeg P, Nustad K, Pierce JV (1980) Immunohistochemical localization of kallikrein in human pancreas and salivary glands. J Histochem Cytochem 28:557–562

Oomori Y, Satoh Y, Ishikawa K, Ono K (1995) Substance P immunoreactivity in rat von Ebner's gland. Histochem J 27:395–400

Oord JJ van den, Sunardhi-Widyaputra S, Damme B van, De Ley M (1993) Monoclonal antibody to liver metallothionein: a novel marker for myoepithelial cells. Pathol Res Pract 189:1187–1190

Otto HF, Born JA, Schwechheimer K (1988) Immunhistologische Charakterisierung maligner Speicheldrüsentumoren. In: Weidauer H, Maier H (Hrsg) Speicheldrüsenerkrankungen. Aktuelle Diagnostik und Therapie. Springer, Berlin Heidelberg New York Tokyo, S 53–67

Palmer RM (1986) The identification of myoepithelial cells in human salivary glands. A review and comparison of light microscopical methods. J Oral Pathol 15:221–229

Pinkstaff CA (1993) Serous, seromucous, and special serous cells in salivary glands. Microscopy Res Techn 26:21–31

Poulsen SS, Nexo E, Skovolsen P, Hess J, Kirkegaard P (1986) Immunohistochemical localization of epidermal growth factor in rat and man. Histochemistry 85:389–394

Prantl F, Johannes A (1986) Vorkommen und Verteilung des tumorassoziierten Antigens CA 19-9 in der Glandula submandibularis des Menschen. Tumor Diagnostik & Therapie 7:171–174

Quintarelli G (1961) Histochemical studies on human mucous-secreting salivary glands. Acta Histochem (Jena) 12:1–11

Raubenheimer EJ (1987) The myoepithelial cell: embryology, function, and proliferative aspects. CRC Crit Rev Clin Lab Sci 25:161–193

Redman RS (1994) Myoepithelium of salivary glands. Microscopy Res Techn 27:25–45

Reitamo S, Klockars M, Raeste A-M (1977) Immunohistochemical identification of lysozyme in the minor salivary glands of man. Arch Oral Biol 22:515–519

Riva A, Testa-Riva F, Fiacco M del, Lantini MS (1986) Fine structure and cytochemistry of the intralobular ducts of the human parotid gland. J Anat 122:627–640

Riva A, Valentino L, Lantini MS, Floris A, Riva FT (1993) 3D-structure of cells of human salivary glands as seen by SEM. Microscopy Res Techn 26:5–20

Roberts ML (1976) Epidermal growth factor in the submandibular salivary glands of congenitally athymic mice. Arch Oral Biol 21:265–267

Roberts IM, Solomon SE, Brusco OA, Goldberg W, Bernstein JJ (1991) Neuromodulators of the lingual von Ebner's gland: an immunocytochemical study. Histochemistry 96:153–156

Sahara N, Suzuki K (1984) Ultrastructural localization of dipeptidyl peptidase IV in rat salivary glands by immunocytochemistry. Cell Tissue Res 235:427–432

Saito I, Teratani K, Inoue M, Saito A, Funatsu K, Moro I (1984) Immunohistochemical characterization of functional markers in human minor salivary gland tumors. J Oral Pathol 13:525–534

Salido EC, Yen PH, Shapiro LJ, Fisher DA, Barajas L (1988) In situ hybridization of nerve growth factor mRNA in the mouse submandibular gland. Lab Invest 59:625–630

Salo A, Ylikoski J, Uusitalo H (1993) Distribution of calcitonin related peptide immunoreactive nerve fibers in the human submandibular gland. Neurosci Lett 150:137–140

Sasano H, Ohkubo T, Sasano N (1988) Immunohistochemical demonstration of steroid C-21 hydroxylase in normal and neoplastic salivary glands. Cancer 61:750–753

Sato M, Hayashi Y, Yoshida H, Yanagawa T, Yura Y, Nitta T (1984) Search for specific markers of neoplastic epithelial duct and myoepithelial cell lines established from human salivary gland and characterization of their growth in vitro. Cancer 54:2959–2967

Schäfer Hj (1979) Zellcalcium und Zellfunktion. Fischer, Stuttgart New York

Schätzle W (1962) Histochemie der Speicheldrüsen. Acta Histochem (Jena) 13:62–112

Schneyer CA, Humphreys-Beher M (1988) Effects of epidermal growth factor on isoproterenol-induced DNA synthesis in rat parotid and pancreas following removal of submandibular-sublingual glands. J Oral Pathol 17:250–256

Scott J (1979) The proportional volume of mucous acinar cells in normal human submandibular salivary glands. Arch Oral Biol 24:479–481

Seifert G (1960) Über Spontanveränderungen der großen Kopfspeicheldrüsen bei Laboratoriumstieren. Beitr Pathol Anat 123:299–332

Seifert G (1962) Experimentelle Speicheldrüsenveränderungen nach Einwirkung von Noradrenalin. Beitr Pathol Anat 126:321–351

Seifert G (1964) Die Sekretionsstörungen (Dyschylien) der Speicheldrüsen. Ergebn Allg Pathol Anat 44:103–188

Seifert G (1966) Mundhöhle, Mundspeicheldrüsen, Tonsillen und Rachen. In. Doerr W, Uehlinger E (Hrsg) Spezielle pathologische Anatomie, Bd. 1, Springer, Berlin Heidelberg New York, S 1–415

Seifert G (ed) (1987) Morphological tumor markers. General aspects and diagnostic relevance. Springer, Berlin Heidelberg New York (Current Topics in Pathology, vol 77)

Seifert G (1991a) The expression of the epidermal growth factor and oncogenes in human tumours of the head and neck region. J Tumor Marker Oncol 6:125–134

Seifert G (1991b) (Hrsg) Cell receptors. Morphological characterization and pathological aspects. Springer, Berlin Heidelberg New York Tokyo (Current Topics in Pathology, vol 83, pp 1–522)

Seifert G, Caselitz J (1989) General aspects and diagnostic relevance of morphological tumor markers. J Tumor Marker Oncol 4:1–22

Seifert G, Donath K (1976) Die Morphologie der Speicheldrüsenerkrankungen. Arch Otorhinolaryngol 213:111–208

Seifert G, Caselitz J, Hamper K (1987) Receptors and proliferative markers in salivary gland tumors. J Tumor Marker Oncology 2:291–303

Seifert G, Donath K (1978) Über das Vorkommen sog. Heller Zellen in Speicheldrüsentumoren. Z Krebsforsch 91:165–182

Seifert G, Miehlke A, Haubrich J, Chilla R (1984) Speicheldrüsenkrankheiten. Pathologie-Klinik-Therapie-Fazialischirurgie. Thieme, Stuttgart New York

Sendler A, Caselitz J, Seifert G, Schmiegelow P (1984) Reaction pattern of xenografted human salivary glands in nude mice. An immunohistological and autoradiographical study. Virchows Arch A Pathol Anat 403:1–13

Sharkey KA, Templeton D (1984) Substance P in the rat parotid gland: evidence for a dual origin from the otic and trigeminal ganglia. Brain Res 304:392–396

Shrestha P, Sumitomo S, Ogata K, Yamada K, Takai Y, Yang L, Mori M (1994) Immunreactive tenascin in tumours of salivary glands: evidence for enhanced expression in tumour stroma and production by tumour cells. Oral Oncol, Eur J Cancer 30B:393–399

Sirigu P, Cossu M, Perra M, Puxeddu P (1982) Histochemistry of the 3beta-hydroxysteroid, 17beta-hydroxysteroid and 3alpha-hydroxysteroid dehydrogenases in human salivary glands. Arch Oral Biol 27:547–551

Smith PH, Toms BB (1988) Immunocytochemical localization of insulin- and glucagonlike peptides in rat salivary glands. J Histochem Cytochem 34:627–632

Steidler NE, Reade PC (1981) An immunofluorescence study of age-dependent changes in localization of epidermal growth factors in the submandibular salivary glands of mice. Arch Oral Biol 26:165–169

Sumi Y, Nagura H, Kaneda T, Oka T (1988) Immunoelectron microscopical localization of immunoglobulins, secretory component and J chain in the human minor salivary glands. J Oral Pathol 17:390–395

Sumitomo S, Kumasa S, Mitani H, Mori M (1987) Comparison of CEA distribution in lesions and tumors of salivary glands as determined with monoclonal and polyclonal antibodies. Virchows Arch B Cell Pathol 53:133–139

Tabak LA, Levine MJ, Mandel ID, Ellison SA (1982) Role of salivary mucins in the protection of the oral cavity. J Oral Pathol 11:1–17

Takai Y, Noda Y, Sumitomo S, Kawamura K, Mori M (1985) Immunohistochemical detection of keratin proteins in salivary gland ducts of mammals. Acta Histochem Cytochem (Kyoto) 18:353–361

Takai Y, Murase N, Hosaka M, Sumitomo S, Noda Y, Mori M (1986a) Comparison of lectin binding patterns in salivary glands of mice and rats with special reference to different fixatives used. Acta Histochem (Jena) 78:31–47

Takai Y, Noda Y, Sumitomo S, Sagara S, Mori M (1986b) Different bindings to lectin in human submandibular gland after enzymatic digestion. Acta Histochem (Jena) 78:111–121

Takeda Y (1987) Histoarchitecture of the human parotid duct: Light-microscopic study. Acta Anat 128:291–294

Tanaka T, Gresik EW, Michelakis AM, Barka T (1980) Immunocytochemical localization of renin in kidneys and submandibular glands of SWR/J and C57BL/6J mice. J Histochem Cytochem 28:1113–1118

Tandler B (1993a) Structure of mucous cells in salivary glands. Microscopy Res Techn 26:49–56

Tandler B (1993b) Structure of the duct system in mammalian major salivary glands. Microscopy Res Techn 26:57–74

Tandler B, Philipps CJ (1993) Structure of serous cells in salivary glands. Microscopy Res Techn 26:32–48

Tandler B, Riva A (1990) Altered serous granules in acinar cells of a human parotid gland. Ultrastruct Pathol 14:11–19

Tatemoto Y, Kumasa S, Watanabe Y, Mori M (1987a) Immunohistochemical expression of monoclonal antibody against epithelial membrane antigen in salivary gland tumors. Acta Histochem Cytochem (Kyoto) 20:113–124

Tatemoto Y, Kumasa S, Watanabe Y, Mori M (1987b) Epithelial membrane antigen as a marker of human salivary gland acinar and ductal function. Acta Histochem (Jena) 82:219–226

Tatemoto Y, Tsukitani K, Oosumi H (1988) Immunohistochemical localization of human epidermal growth factor/gamma-urogastrone in submandibular glands and in their obstructive lesions. Acta Histochem Cytochem (Kyoto) 21:291–300

Tolson ND, Daley TD, Wysocki GP (1985) Lectin probes of glycoconjugates in human salivary glands. J Oral Pathol 14:523-530

Topilko A, Caillou B (1985) Fine structural localization of acetylcholinesterase activity in rat submandibular gland. J Histochem Cytochem 33:439-445

Tsukitani K, Kobayashi K, Murase N, Sumitomo S, Mitani H, Mori M (1985) Characterization of cells in salivary gland lesions by immunohistochemical identification of carcinoembryonic antigens. Oral Surg Oral Med Oral Pathol 59:595-599

Tsukitani K, Tatemoto Y, Noda Y, Mori M, Hayashi T, Kato K (1987) Immunohistochemical detection of human epidermal growth factor in submandibular glands and their tumors using a polyclonal antiserum and a monoclonal antibody. Histochemistry 87:293-300

Uddman R, Fahrenkrug J, Malm L, Alumets J, Hakanson R, Sundler F (1980) Neuronal VIP in salivary glands: distribution and release. Acta Physiol Scand 110:31-38

Ueba H, Uchihashi K (1991) Degranulation of acinar cells in von Ebner's gland of the rat. J Osaka Dent Univ 25:35-49

Väänänen HK, Autio-Harmainen H (1987) Carbonic anhydrase III: a new histochemical marker for myoepithelial cells. J Histochem Cytochem 35:683-686

Vázquez JJ, Vázquez M, Idoate MA et al. (1995) Anion exchanger immunoreactivity in human salivary glands in health and Sjögren's syndrome. Am J Pathol 146:1422-1432

Vierbuchen M (1991) Lectin receptors. In: Seifert G (ed) Cell receptors. Morphological characterization and pathological aspects. Springer, Berlin Heidelberg New York Tokyo (Current Topics in Pathology, vol 83, pp 272-363)

Vigneswaran N, Hornstein OP, Niedermeier W, Gruschwitz M (1988a) Immunohistochemical study of palatal salivary glands of denture wearing patients. J Oral Pathol 17:230-235

Vigneswaran N, Niedermeier W, Gruschwitz M (1988b) Immunhistologische Untersuchungen an palatinalen Speicheldrüsen. Dtsch Z Mund Kiefer Gesichtschir 12:141-148

Vigneswaran N, Peters K-P, Diepgen TL, Wahlich C, Hornstein OP, Haneke E (1991) Phenotyping of immunocompetent cells in normal labial and palatal salivary glands and in non-autoimmune sialadenitis. J Oral Pathol Med 20:337-344

Westhofen M, Schäfer Hj, Seifert G (1984) Calcium redistribution, calcification and stone formation in the parotid gland during experimental stimulation and hypercalcemia. Cytochemical and X-ray microanalytical investigations. Virchows Arch A Pathol Anat 402:425-438

White SC, Mudd BD (1975) Hormonal regulation of submandibular salivary gland morphology and antigenicity in rats. Arch Oral Biol 20:871-875

Whitley BD, Ferguson JW, Harris A, Kardos TB (1992) Immunohistochemical localization of substance P in human parotid gland. Int J Oral Maxillofac Surg 21:54-58

Yamada K, Iwai K, Okada Y, Mori M (1989) Immunohistochemical expression of epidermal growth factor in salivary gland tumours. Virchows Arch A Pathol Anat 415:523-531

Yamahara M, Fujito T, Ishikawa T, Shimosato T, Yokozaki H, Yasui W, Tahara E (1988) Phenotypic expression of human epidermal growth factor in foetal submandibular gland and pleomorphic adenoma of salivary gland. Virchows Arch A Pathol Anat 412:301-306

Yamamoto R, Iishi H, Tatsuta M, Tsuji M, Terada N (1994) Inhibitory effect of sialoadenectomy on hepatocellular tumourigenesis in male mice induced by 3-methyl-4-dimethyl-aminoazobenzene. Virchows Arch 425:79-82

Yura Y, Tsujimoto H, Kusaka J, Yoshida H, Sato M (1995) Effects of testosterone on tumor induction and epidermal growth factor production in the mouse submandibular gland. J Oral Pathol Med 24:303-308

Zarbo RJ, Regezi JA, Lloyd RV, Crissman JD, Batsakis JG (1987) HLA-DR antigens in normal, inflammatory, and neoplastic salivary glands. Oral Surg Oral Med Oral Pathol 64:577-584

Zimmer KP, Caselitz J, Seifert G, Grenner G (1984) Immunoelectron microscopy of amylase in the human parotid gland. Ultrastructural localization by use of both the protein A-gold and the biotin-avidin-gold technique. Virchows Arch A Pathol Anat 404:187-196

Zimmer KP, Caselitz J, Seifert G (1985) Subcellular localization of tissue polypeptide antigen and cytokeratins in epithelial cells (salivary and mammary glands). Combined use of the cryoultramicrotomy and the protein A-gold technique. Virchows Arch B Cell Pathol 49:161-173

2 Physiologie und Pathophysiologie der Speichelsekretion

2.1 Physiologie der Speichelsekretion

In den Drüsenazini wird ein plasmaisotoner Primärspeichel produziert, welcher neben den Speichelproteinen (insbesondere der Amylase) auch Ionen (Kalium, Natrium, Chlor) und Wasser enthält (SEIFERT et al. 1984; RETTINGER 1992; MALAMUD u. TABAK 1993).

Die biochemischen Vorstufen des Primärspeichels stammen aus den im Interstitium gelegenen Gefäßen, wobei durch aktive und auch passive Transportvorgänge die Konzentration des Primärspeichels modifiziert wird. In den Schaltstücken wird durch aktive Resorptions- und Sekretionsvorgänge ein hypotoner Sekundärspeichel gebildet. In den Streifenstücken findet ein besonders starker Stoffaustausch mit Natriumrückresorption und Kaliumsekretion statt. Die angrenzenden Ausführungsgänge besitzen vorwiegend eine Transportfunktion, wobei die Plasmaisotonie durch eine Rückdiffusion von Wasser wiederhergestellt wird. Den Myoepithelzellen kommt mit ihren kontraktilen Filamenten eine Unterstützungsfunktion für den Speichelabfluß zu, indem sie durch Reduzierung der Gangquerschnitte und Erhöhung des Sekretionsdruckes eine Zunahme der Fließgeschwindigkeit bewirken.

Das tägliche Gesamtvolumen des Speichels liegt nach Flußstudien zwischen 500–600 ml, wobei jeweils eine Hälfte aus der Spontansekretion und der stimulierten Sekretion stammt. Etwa 65% der Speichelproduktion stammen aus der Submandibularis, 25% aus der Parotis und die restlichen Prozente aus den kleinen Speicheldrüsen und der Sublingualis. Speziell in der Parotis kann unter Stimulation ein starker Anstieg der Speichelmenge erfolgen. Entsprechend dem Anteil von serösen und mukösen Drüsenazini ist der Speichel der Sublingualis am stärksten viskös, der der Parotis am geringsten viskös. Insgesamt ergeben sich jedoch starke individuelle Schwankungen bezüglich der physiologischen Speicheleigenschaften in Abhängigkeit auch von der Tageszeit, der Art und dem Grad der Stimulation sowie von der Methode der Speichelgewinnung.

Die Hauptfunktionen des Speichels betreffen den Nahrungstransport und die Verdauung sowie den Schutz der oralen Schleimhaut und des Zahnsystems. Die Sialomuzine und Speichelproteine machen die zerkleinerte Nahrung gleitfähig. Neben dem relativ geringen Verdauungseffekt hat der Speichel jedoch eine große geschmacksvermittelnde Funktion. Zur vielfältigen Schutzfunktion des Speichelfilmes (TABAK et al. 1982) an der Schleimhautoberfläche gehören die Hemmung des Eindringens von infektiösen Agentien und Toxinen. Durch den Reinigungs- und Spüleffekt erfolgt eine Clearance von Nahrungsresten und bakteriellen Produkten. Die vor allem von der Bikarbonatkomponente des Speichels ausgehende

Pufferwirkung verhindert ein Absinken des pH-Wertes in der Mundhöhle durch saure Speisen und saure Stoffwechselprodukte der Bakterien. Durch den Speichel wird die Reifung und Remineralisierung des Zahnschmelzes gefördert. Das Speicheldrüsen-Peroxydasesystem (TENOVUO u. PRUITT 1984; CARLSSON 1987; ERICSON u. BRATT 1987; PRUITT 1987; WOLFF et al. 1990) reguliert als Nicht-Immunglobulin-Schutzfaktor die Menge und spezielle Verteilung der oralen Mikroorganismen, verhindert die toxische Akkumulation von Wasserstoffperoxiden und inaktiviert Karzinogene und mutagene Substanzen. Zusätzlich hat der Speichel auch eine Sekretionsfunktion und spielt bei der Wasserbalance eine Rolle.

Eine weitere Partialfunktion der Speicheldrüsen liegt in der Ausscheidung körpereigener und körperfremder Substanzen (SEIFERT 1966; MALAMUD u. TABAK 1993):

Körpereigene Substanzen: Die Speicheldrüsen besitzen ein Ausscheidungs- und Konzentrationsvermögen für anorganisches Jod (MYANT 1960; SEIFERT u. JUNGE-HÜLSING 1965). Die Konzentration von markiertem ^{131}J liegt im Speichel etwa 17mal höher als im Serum mit Höchstwerten in der Submandibularis. Das mit dem Blutplasma antransportierte anorganische Jodid wird in den Streifenstücken ausgeschieden. Das Speicheljodid wird dann im Darm rückresorbiert und der Schilddrüse wieder zugeführt. Weitere körpereigene Substanzen, die über die Speicheldrüsen ausgeschieden werden, sind Harnstoff, Rhodanid, Antikörper, Gerinnungsfaktoren und Blutgruppensubstanzen.

Körperfremde Substanzen: Hierzu gehören Medikamente (s. Kap. 9), Eisen (s. Kap. 9), Bakterien und Viren. Eine Virusausscheidung über den Speichel ist für zahlreiche Viren nachgewiesen worden (SEIFERT 1984). Hierzu gehören nicht nur die typischen sialotropen Viren der Parotitis epidemica und Zytomegalie, sondern auch die Viruspassage über den Speichel bei Poliomyelitis, Coxsackie, Hepatitis epidemica, Rabies, Röteln, Virusgrippe und Lyssa. Die infektiösen Viren gelangen über eine Virämie in die Speicheldrüsen und das Speichelsekret, so daß der abgesonderte Speichel eine Infektionsquelle darstellt, ohne daß die Speicheldrüsen selbst krankhaft verändert sind (s. Kap. 13.7.1).

Eine endokrine Partialfunktion der Speicheldrüsen ist bisher nicht erwiesen (SEIFERT 1966). Der Nachweis zahlreicher hormonartiger Substanzen in den Speicheldrüsen der Nagetiere und der besonders bei Mäusen und Ratten vorhandene Sexualdimorphismus können nicht auf den Menschen übertragen werden. Auch die Hormonnatur des aus den Speicheldrüsen isolierten Parotin (ITO 1960) ist bisher nicht gesichert, desgleichen auch nicht der Einfluß der Speicheldrüsen auf den Zuckerstoffwechsel.

Die Speichelsekretion unterliegt einer nervalen Steuerung über das autonome vegetative Nervensystem mit prä- und postganglionären Verlaufsstrecken des Sympathikus und Parasympathikus (CHILLA 1981). Die präganglionären parasympathischen Fasern der Parotis kommen vom Nucleus salivatorius inferior der Medulla oblongata und verlaufen als Plexus tympanicus und N. petrosus zum Ganglion oticum. Die postganglionären Fasern gelangen über den N. auriculotemporalis zur Parotis. Die postganglionären sympathischen Fasern ziehen vom

Ganglion cervicale superius zur Drüse. In der Submandibularis kommt die präganglionäre parasympathische Innervation aus dem Nucleus salivatorius superior und verläuft über die Chorda tympani und den N. lingualis. Die postganglionäre Nervenstrecke vom Ganglion submandibulare zur Drüse ist kurz. Die sympathischen Nervenfasern stammen aus dem Ganglion cervicale superius. Die Reizübertragung erfolgt durch Neurotransmitter. Azetylcholin kann durch spezielle Esterase und Monoaminoxydasen inaktiviert werden. Beim Sympathikus spielen α- und β-Rezeptoren (Noradrenalin, Adrenalin, Isoproterenol), beim Parasympathikus Azetylcholinrezeptoren (Pilocarpin) eine besondere Rolle (FERGUSON 1993). Durch die vegetative Stimulierung wird die sekretorische Aktivität der Azinuszellen gesteigert, wobei der Parasympathikus speziell die Speichelmenge, der Sympathikus die Proteinsekretion anregt. Durch Einfluß auf die Gefäßmuskulatur wird die Durchblutungsgröße verändert. Die Steuerung der Speicheldrüsen wird durch sensorische und sensible sowie psychische Einflüsse kontrolliert. Geschmack und Geruch sind von großem Einfluß auf die Speichelproduktion. Hinzu kommt der Einfluß von Hormonen (Antidiuretisches Hormon, Aldosteron, Vasopressin, Angiotensin u.a.) und Medikamenten auf die Speichelproduktion. Hierzu gehören Psychopharmaka, Antihypertensiva und auch adren- und cholinerge Substanzen, welche zur Mundtrockenheit und zur Speicheldrüsenschwellung analog der Sialadenose führen können. Bezüglich der Neuropeptide wird auf Kap. 1.3.3 und Kap. 1.4.3 verwiesen.

2.2 Sekretionsstörungen

Bei Erkrankungen der Speicheldrüsen kommt es zu Sekretionsstörungen, welche sowohl die Menge als auch die Zusammensetzung des Speichels betreffen und allgemein als Dyschylie bezeichnet werden (SEIFERT 1964). Die Speichelsekretion (Salivation) kann erhöht sein, ein Vorgang, der als Hypersalivation, Ptyalismus oder Sialorrhoe definiert wird. Bei der Sialorrhoe liegt ein unwillkürlicher ständiger Abfluß des Speichels aus der Mundhöhle vor, der auf einer zentralnervösen Störung bei verschiedenen neurologischen Erkrankungen beruht (z.B. Morbus Parkinson, Myasthenia gravis). Eine Verminderung der Speichelsekretion wird als Hyposialie, bei vollkommenem Sistieren auch als Asialie bezeichnet. Die Folgen sind eine Mundtrockenheit (Xerostomie) durch Speichelmangel.

Die *Xerostomie* beruht auf zahlreichen Ursachen (SREEBNY u. VALDINI 1988). Hierzu gehören Störungen der zentralen Erregungsleitung, zentralnervöse Faktoren (z.B. Depressionen), Drogenabusus, Strahleneinwirkungen (s. Kap. 13.5), Autoimmunkrankheiten (s. Kap. 13.8.4), starke Wasserverluste, hochfieberhafte Erkrankungen oder auch Fehlbildungen des Speicheldrüsengewebes. Die Folgen der Mundtrockenheit (Sicca-Syndrom) sind eine Rötung und Atrophie der Mundschleimhaut, Schädigungen des Zahnsystems (Karies, Parodontose) sowie weitere Störungen (Zungenbrennen, Geschmackseinschränkungen, Kau- und Schluckbeschwerden).

Das Zungenbrennen (*Glossodynie*) ist auch Bestandteil eines Symptomenkomplexes, welcher durch „brennende schmerzhafte Sensationen" der Mundschleimhaut („*burning mouth syndrome*") gekennzeichnet ist (LAMEY u. LAMB 1988; VAN DER WAAL 1990; BERGDAHL u. ANNEROTH 1993; PATERSON et al. 1995). Die häufiger bei Frauen in den mittleren Lebensjahrzehnten vorkommenden Symptome beruhen teils auf lokalen Faktoren (Zahnbehandlung, Candidiasis, bakteriellen Infektionen, Allergien oder Dysfunktionen der Speicheldrüsen), teils auf systemischen Ursachen (hormonale Störungen, Immundefekte, Eisenmangel, medikamentöse Noxen, Avitaminosen, Diabetes mellitus) oder psychogenen Faktoren (Depressionen, Neurosen, Hysterie, Angst u.a.).

Als „Spiegel des Körpers" finden sich Veränderungen der Speichelsekretion bei zahlreichen *systemischen Erkrankungen* (MANDEL 1993; WU u. SHIP 1993). Diese sind in Tabelle 2 aufgelistet. Speziell über Störungen der Speichelsekretion beim Sjögren-Syndrom (ATKINSON et al. 1993) und anderen Autoimmunkrankheiten existieren ausgedehnte Untersuchungen (s. Kap. 13.8.4). Bei der zystischen Fibrose (s. Kap. 9.4) wird der relativ konstante Anstieg von Kalzium, Proteinen und Phosphat im Submandibularisspeichel mit einem genetischen Defekt des zyklischen AMP-regulierenden Chlorionenkanals (CFTR = „cystic fibrosis transmembrane conductance regulator") in Zusammenhang gebracht (MANDEL 1993). Bei Hochdruckpatienten finden sich Speichelflußraten wie bei normotonen Patienten und Erniedrigungen der Speichelflußrate nur bei gleichzeitiger Einwirkung von Antihypertensiva (STRECKFUS et al. 1994b u. c). Bei Diabetes mellitus sind die Speichelflußrate, der Gehalt an sekretorischem IgA sowie die Elektrolytwerte (Natrium, Chlor, Kalium, Kalzium) erhöht, wobei kein Unterschied zwischen den verschiedenen Behandlungsgruppen (Diät, Insulintherapie, orale Antidiabetica) besteht (STRECKFUS et al. 1994a). In einer Reihe von

Tabelle 2. Veränderungen der Speichelsekretion bei systemischen Erkrankungen

Immunkrankheiten
- Sjögren-Syndrom
- Rheumatoide Arthritis
- Graft-versus-host-Reaktion
- Sarkoidose

Metabolische Erkrankungen
- Chronischer Alkoholismus
- Leberzirrhose
- Hyperlipidämie
- Mangelernährung

Hormonale Dysfunktionen
- Diabetes mellitus
- Thyreoiditis
- Akromegalie
- Nebennierenerkrankungen

Neurologische Erkrankungen
- Parkinsonismus
- Apoplexie

Mukoviszidose (zystische Fibrose)

klinischen Situationen kann die Speicheluntersuchung wichtige diagnostische Aufschlüsse geben (MANDEL 1993). Zu erwähnen sind die Bestimmung der Kalzium- und Kaliumwerte bei Digitalisintoxikation, der Nitrate und Nitrite bei Magenkrebs, der Blutgruppensubstanzen bei forensischen Fragestellungen oder des Anti-IgA-Gliadins bei Zoeliakie. Hinzu kommen pharmakokinetische Speichelanalysen zur Kontrolle von Medikamenten oder Hormonen.

Bei Tumorpatienten kommt es unter der Einwirkung der Chemotherapie zunächst zu Veränderungen des Immunsystems und der Speichelsekretion. Nach Absetzen der Therapie tritt jedoch eine Normalisierung der IgA- und IgG-Konzentration auf (DENS et al. 1995).

Literatur

Atkinson JC (1993) The role of salivary measurements in the diagnosis of salivary autoimmune disease. Ann NY Acad Sci 694:238-251

Bergdahl J, Anneroth G (1993) Burning mouth syndrome: literature review and model for research and management. J Oral Pathol Med 22:433-438

Carlsson J (1987) Salivary peroxidase: an important part of our defense against oxygen toxicity. J Oral Pathol 16:412-416

Chilla R (1981) Vegetative Hirnnervenstrukturen. Arch Otorhinolaryngol 231:353-400

Dens F, Boute P, Vinckier F, Declerck D (1995) Quantitative determination of immunologic components of salivary gland secretion in long-term, event-free pediatric oncology patients. Oral Surg Oral Med Oral Pathol 79:701-704

Ericson T, Bratt P (1987) Interactions between peroxide and salivary glycoprotein: protection by peroxidase. J Oral Pathol 16:421-424

Ferguson MM (1993) Pilocarpine and other cholinergic drugs in the management of salivary gland dysfunction. Oral Surg Oral Med Oral Pathol 75:186-191

Ito Y (1960) Parotin: A salivary gland hormone. Ann NY Acad Sci 85:228-312

Lamey P-J, Lamb AB (1988) Perspective study of aetiological factors in burning mouth syndrome. Br Med J 296:1243-1246

Malamud D, Tabak L (eds) (1993) Saliva as a diagnostic fluid. Ann NY Acad Sci 694:1-348

Mandel ID (1993) Salivary diagnosis: Promises, promises. Ann NY Acad Sci 694:1-10

Myant NB (1960) Jodine metabolism of salivary glands. Ann NY Acad Sci 85:208-214

Paterson AJ, Lamb AB, Clifford TJ, Lamey P-J (1995) Burning mouth syndrome: the relationship between the HAD scale and parafunctional habits. J Oral Pathol Med 24:289-292

Pruitt KM (1987) The salivary peroxidase system: thermodynamic kinetic and antibacterial properties. J Oral Pathol 16:417-420

Rettinger G (1992) Physiologie der Speicheldrüsen. In: Naumann HH, Helms J, Herberhold C, Kastenbauer (Hrsg) Oto-Rhino-Laryngologie in Klinik und Praxis, Bd 2. Thieme, Stuttgart New York, S 693-698

Seifert G (1964) Die Sekretionsstörungen (Dyschylien) der Speicheldrüsen. Ergebn Allg Pathol Pathol Anat 44:103-168

Seifert G (1966) Mundhöhle, Mundspeicheldrüsen, Tonsillen und Rachen. In: Doerr W, Uehlinger E (Hrsg) Spezielle pathologische Anatomie, Bd 1. Springer, Berlin Heidelberg New York, S 1-415

Seifert G (1984) Virale Erkrankungen der Speicheldrüsen. Dtsch Z Mund Kiefer Gesichtschir 8:187-194

Seifert G, Junge-Hülsing G (1965) Untersuchungen zur Jodid-Sialadenitis und Jod[131]-Aktivität der Speicheldrüsen. Frankfurt Z Pathol 74:485-500

Seifert G, Miehlke A, Haubrich J, Chilla R (1984) Speicheldrüsenkrankheiten. Pathologie - Klinik - Therapie - Fazialischirurgie. Thieme, Stuttgart New York

Sreebny LM, Valdini A (1988) Xerostomia. Part I: Relationship to other oral symptoms and salivary gland hypofunction. Oral Surg Oral Med Oral Pathol 66:451-458

Streckfus ChF, Welsh S, Brown RH, Marcus St, Cherry-Peppers G (1994a) Parotid function and composition of parotid saliva among elderly edentulous African-American diabetics. J Oral Pathol Med 23:277-279

Streckfus ChF, Wu AJ, Ship JA, Brown LJ (1994b) Stimulated parotid salivary flow rates in normotensive, hypertensive, and hydrochlorothiazide-medicated African-Americans. J Oral Pathol Med 23:280-283

Streckfus ChF, Wu AJ, Ship JA, Brown LJ (1994c) Comparison of stimulated parotid salivary gland flow rate in normotensive and hypertensive persons. Oral Surg Oral Med Oral Pathol 77:615-619

Tabak LA, Levine MJ, Mandel ID, Ellison SA (1982) Role of salivary mucins in the protection of the oral cavity. J Oral Pathol 11:1-17

Tenovuo J, Pruitt KM (1984) Relationship of the human salivary peroxidase system to oral health. J Oral Pathol 13:573-584

Waal I van der (1990) The burning mouth syndrome. Munksgaard, Copenhagen

Wolff A, Fox PC, Ship JA, Atkinson JC, Macynski AA, Baum BJ (1990) Oral mucosal status and major salivary gland function. Oral Surg Oral Med Oral Pathol 70:49-54

Wu AJ, Ship JA (1993) A characterization of major salivary gland flow rates in the presence of medications and systemic diseases. Oral Surg Oral Med Oral Pathol 76:301-306

3 Biochemie der Speichelzusammensetzung

Der Speichel ist eine wässrige Lösung verschiedener hoch- und niedermolekularer Substanzen (ARGLEBE 1981; SEIFERT et al. 1984; HOCHSTRASSER u. EICHNER 1992). Die wesentlichen Bestandteile des sezernierten Speichels sind Elektrolyte, Proteine und Wasser als Lösungsmittel.

Die Konzentration der Elektrolyte unterliegt einem Tagesrhythmus. Der pH-Wert schwankt um den Neutralpunkt (6, 7). Mit der Flußrate nimmt der Gehalt an Hydrogenkarbonat und damit auch der pH-Wert zu. Die Hauptkationen des Speichels sind Kalium und Natrium. Vor der Stimulation liegen die Kaliumwerte höher als die Natriumwerte. Nach der Stimulation kehrt sich dieses Verhältnis um. Die Konzentrationen von Chlorid folgen im unstimulierten Speichel dem Rhythmus der Natriumkonzentration. Kalzium liegt im Speichel in ionisierter und in proteingebundener Form vor. Zu den Anionen gehören Nitritionen und Nitrate. Die Mittelwerte der Flußraten und der Elektrolytkonzentrationen zeigen starke Schwankungen in Abhängigkeit von den unterschiedlichen Gewinnungsmethoden, der Auswahl der untersuchten Personen und auch der Untersuchungszahl.

Die Proteine des Speichels sind aus unterschiedlich strukturierten Eiweißkörpern zusammengesetzt. Die funktionelle Bedeutung der Proteine liegt auf dem Gebiet der Verdauung und der Schutzmechanismen zur Infektabwehr. Die α-Amylase (Diastase, Ptyalin) als stärkespaltendes Enzym benötigt zur vollen enzymatischen Aktivität Kalziumionen. Als Makroamylase werden Komplexe aus Amylase und IgA oder IgG bezeichnet. Kallikrein setzt das vasodilatierende Peptidhormon Kallidin frei. Auf die Enzyme Lysozym und Peroxidase sowie die Immunglobuline wurde bereits im Kap. 1.2.4 hingewiesen, desgleichen auf die Proteaseinhibitoren (α-Antitrypsin, α-Antichymotrypsin). Daneben finden sich für Schleimhautsekrete spezifische Serinproteaseinhibitoren. Zu den Funktionsproteinen gehören saure proteinreiche Proteine mit ihrer Hemmwirkung gegen die Adhäsion von Bakterien, weiterhin auch das Phosphopeptid Statherin, das α-Mikroglobulin, das Calmodulin und weitere Polypeptide. Über die biochemische Zusammensetzung der Glykoproteide (Muzine) des Speichels existiert ein umfangreiches Schrifttum (SCHRAGER u. OATES 1974; MAYO u. CARLSON 1974; OEMRAWSINGH u. ROUKEMA 1974a, b, 1976; ARNEBERG 1974), wobei es sich im wesentlichen um hoch- oder niedermolekulare Mukopolysaccharide handelt.

Die Sexualhormone haben Auswirkungen auf die Zusammensetzung des Speichels. So führt die Ovulation in der Zyklusmitte zu einem „Phosphatpeak" sowie einem Anstieg auch der Kalzium-, Kalium- und Chlorkonzentration. Im Rahmen einer Ausscheidungsfunktion können im Speichel Pharmaka, toxische Substanzen und Drogen nachgewiesen werden. Der Analyse der Speichelzusammensetzung („Sialochemie") kommt daher diagnostische Bedeutung bei zahlreichen Krankheiten zu (MAIER et al. 1986; MANDEL 1990; NIEDERMEIER 1991; MEYER u. WERNER 1994; MALAMUD u. TABAK 1993). Dies gilt speziell für systemische Krankheiten (zystische Fibrose, Hypertension, Hyperlipidämie, alkoholische Leberzirrhose) und hormonale Dysfunktionen (Diabetes mellitus, Schilddrüsen- und Hypophysenerkrankungen). So wurde bei Patienten mit Diabetes mellitus eine höhere Konzentration von Aminotransferase und Laktatdehydrogenase im Speichel bei einem Vergleich mit einer Kontrollgruppe festgestellt (MUSUMECI et al. 1993).

Literatur

Arglebe Ch (1981) Biochemistry of human saliva. Arch Otorhinolaryngol 26:97-234
Arneberg P (1974) Partial characterization of five glycoprotein fractions secreted by the human parotid glands. Arch Oral Biol 19:921-928
Hochstrasser K, Eichner H (1992) Aufgaben und Zusammensetzung des Speichels. In: Naumann HH, Helms J, Herberhold C, Kastenbauer E (Hrsg) Oto-Rhino-Laryngologie in Klinik und Praxis, Bd 2. Thieme, Stuttgart New York, S 699-701
Maier H, Born IA, Adler D (1986) Eingeschränkte Funktion der großen Kopfspeicheldrüsen. Ein neuer Aspekt für die Ätiopathogenese der Mundhöhlen-, Oropharynx- und Hypopharynxkarzinome. Laryngorhinootologie 65:195-200
Malamud D, Tabak L (1993) Saliva as a diagnostic fluid. Proceedings of a New York Academy of Sciences Conference, October 22-25, 1992. New York Academy of Sciences, New York 1993
Mandel ID (1990) The diagnostic uses of saliva. J Oral Pathol Med 19:119-125
Mayo JW, Carlson DM (1974) Protein composition of human submandibular secretions. Archs Biochem Biophys 161:134-145
Meyer P, Werner E (1994) Sialochemische Untersuchungen an den isolierten Sekreten der großen Kopfspeicheldrüsen. Ein Beitrag zur Funktionsdiagnostik von Speicheldrüsenerkrankungen. Laryngorhinootologie 73:472-477
Musumeci V, Cherubini P, Zuppi C, Zappacosta B, Ghirlanda G, Di Salvo S (1993) Aminotransferases and lactate dehydrogenase in saliva of diabetic patients. J Oral Pathol Med 22:73-76
Niedermeier W (1991) Physiologie und Pathophysiologie der kleinen Speicheldrüsen. Dtsch Z Mund Kiefer Gesichtschir 15:6-15
Oemrawsingh I, Roukema PA (1974a) Isolation, purification and chemical characterization of mucins from human submandibular glands. Arch Oral Biol 19:615-626
Oemrawsingh I, Roukema PA (1974b) Composition and biological properties of mucins, isolated from human submandibular glands. Arch Oral Biol 19:753-759
Oemrawsingh I, Roukema PA (1976) Immunological characterization and detection of human submandibular mucins in saliva, dental plaque and submandibular glands. Arch Oral Biol 21:755-759
Schrager J, Oates MDG (1974) The chemical composition and some structural features of the principal salivary glycoprotein isolated from human mixed saliva. Arch Oral Biol 19: 1215-1220
Seifert G, Miehlke A, Haubrich J, Chilla R (1984) Speicheldrüsenkrankheiten. Pathologie - Klinik - Therapie - Fazialischirurgie. Thieme, Stuttgart New York

4 Methoden der morphologischen Diagnostik

Für die Diagnostik der Speicheldrüsenerkrankungen steht ein breites Spektrum von Untersuchungsmethoden zur Verfügung (SEIFERT et al. 1984; RICE u. BECKER 1994). Hierzu gehören die Erhebung klinischer Befunde mit Inspektion und Palpation (MANN 1992), bildgebende Verfahren wie Ultraschall mit A-Scan und B-Scan (MANN 1992), die Röntgendiagnostik einschließlich Sialographie (GREVERS u. VOGL 1993), Computertomographie, Kernspintomographie und Szintigraphie, welche je nach Lage des Falles im Rahmen einer Stufendiagnostik eingesetzt werden müssen (MEES et al. 1992; KANEDA et al. 1994). Weitere Methoden sind die Messung der Speichelflußraten (Sialometrie) und die Untersuchung der Speichelzusammensetzung (Sialochemie).

Für die morphologische Diagnostik stehen ebenfalls verschiedene Verfahren zur Verfügung (SEIFERT 1992). Zur Anwendung gelangen die Feinnadel-Aspirationszytologie, die Nadelstanzbiopsie, die Probeexzision und die makro- und mikroskopische Beurteilung der Operationspräparate.

4.1 Feinnadel-Aspirationszytologie

Diese Methode hat in der präoperativen klinischen Diagnostik eine breite Anwendung erfahren, insbesondere zur Abgrenzung von nichttumorösen Erkrankungen und zur Klassifikation der Tumoren (ENEROTH et al. 1967; QIZILBASH et al. 1985; GEISINGER u. WEIDNER 1986; LAU et al. 1986; O'DWYER et al. 1986; DROESE et al. 1978; FEICHTER et al. 1988; ORELL u. NETTLE 1988; YOUNG et al. 1990; RODRIGUEZ et al. 1989; JAYARAM et al. 1989; KOCJAN et al. 1990; CARDILLO 1990; STAMPFLI et al. 1991; QIZILBASH et al. 1991; LAYFIELD u. GLASGOW 1991; ABAD et al. 1992; WEINBERGER et al. 1992; CHAN u. McGUIRE 1992; HELLER et al. 1992; PLATT et al. 1993; BORGHESI u. ROMANELLI 1994; MUSIATOWICZ et al. 1995). Durch die Verfeinerung der zytologischen Aspiration und durch die Sammlung von Erfahrungen an einem größeren Untersuchungsmaterial konnten die Ergebnisse in den letzten Jahren wesentlich verbessert werden. Wenn auch die Mitteilungen über die erzielten Resultate unterschiedlich sind, so ergeben sich für die Sensitivität Werte zwischen 94–98,5 % und für Übereinstimmung zwischen Zytologie und Pathohistologie von durchschnittlich 85–98 %. Der Ausfall der Zytodiagnostik zeigt Abhängigkeiten von der Art und Menge des Untersuchungsmaterials (Abb. 30–34). Zirka 10 % des zytologisch entnommenen Materials sind diagnostisch nicht sicher verwertbar (CARDILLO 1990). Die Methode der Feinnadel-Aspirationsbiopsie ist anderen diagnostischen Methoden (Sialographie, Computertomographie) überlegen. Nicht-tumorbedingte

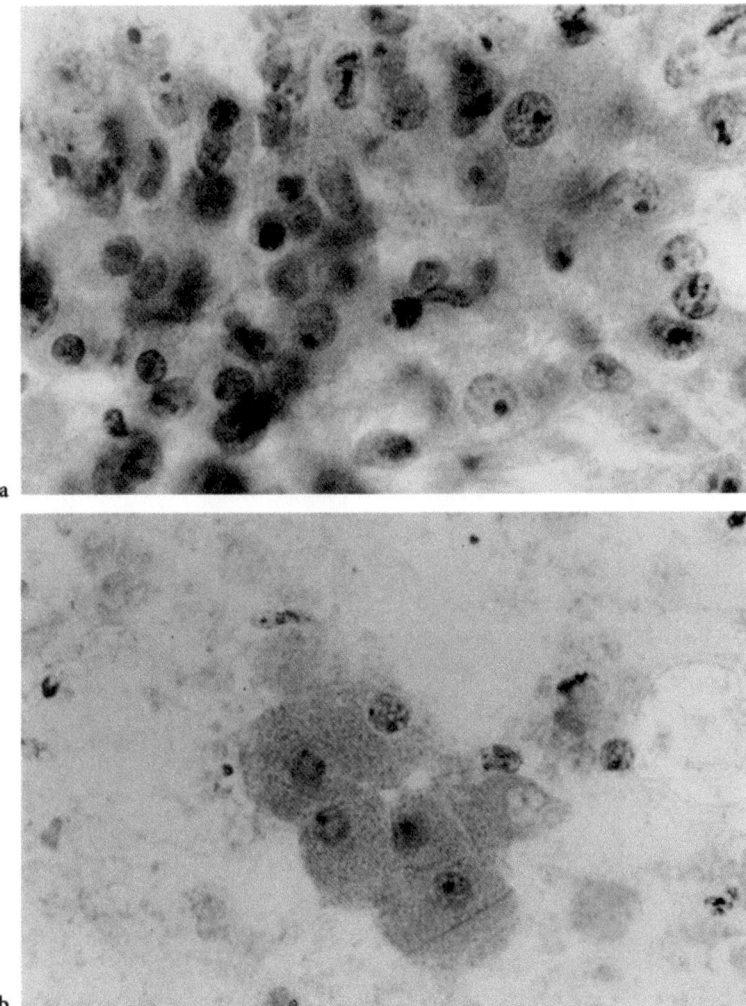

Abb. 30a, b. Onkozytom der Parotis: Aspirationszytologie mit solid angeordneten zytoplasmareichen Zellen mit feingranulärer Zytoplasmastruktur. HE **a** ×160, **b** ×400

Speicheldrüsenerkrankungen (Sialadenose, Zysten, Sialadenitis) sind schwieriger zu erkennen (DROESE 1981). Bei den Tumoren waren die Ergebnisse bei den benignen Tumoren besser als bei den malignen Geschwülsten. Fehldiagnosen ergaben sich insbesondere bei den pleomorphen Adenomen, den hochdifferenzierten zystischen Mukoepidermoidkarzinomen, den Azinuszellkarzinomen und den malignen Lymphomen (LAYFIELD et al. 1987). So wurden speziell bei den Azinuszellkarzinomen falsch-positive Diagnosen (hellzellige Variante eines Onkozytoms) als auch falsch-negative Diagnosen (pleomorphe Adenome)

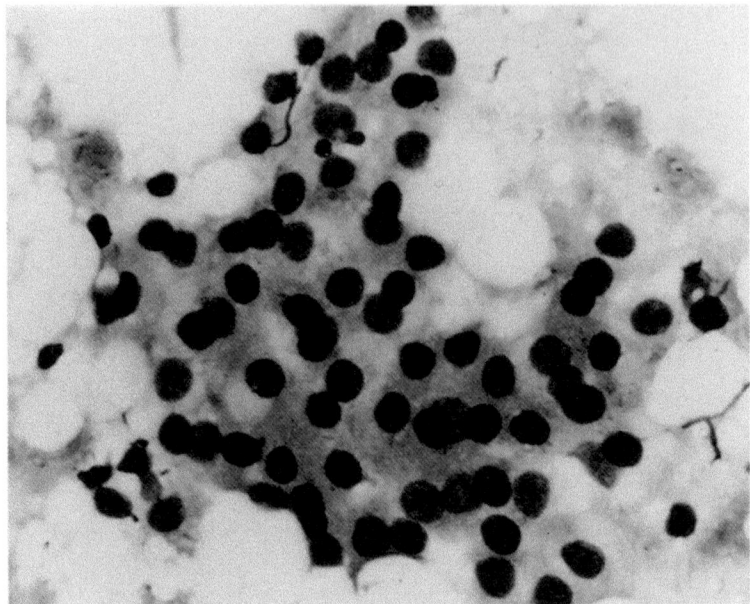

Abb. 31. Azinuszellkarzinom der Parotis: Aspirationszytologie mit gleichmäßig aufgebauten Zellverbänden und regulären Kernstrukturen. Papanicolaou, ×250

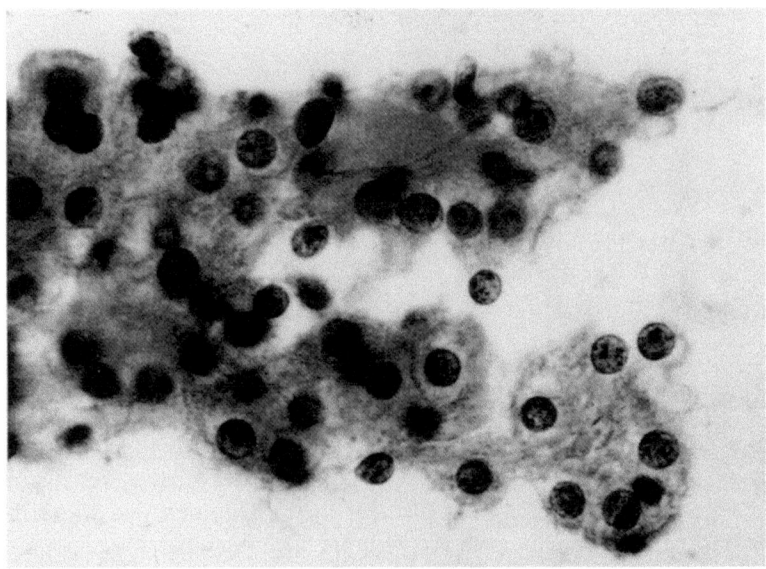

Abb. 32. Azinuszellkarzinom der Parotis: Aspirationszytologie mit azinär angeordneten Zellverbänden und granulärem Zytoplasma. HE ×400 (Aus SEIFERT et al. 1984)

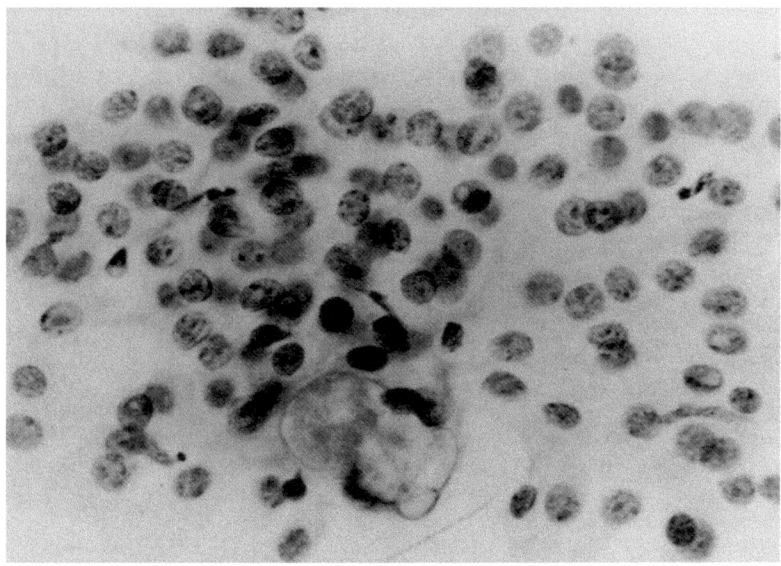

Abb. 33. Mukoepidermoidkarzinom der Parotis: Aspirationszytologie mit epidermoiden Zellgruppen unter Einschluß schleimbildender, vakuolär umgewandelter Zellen. Papanicolaou, ×400 (Aus SEIFERT et al. 1984)

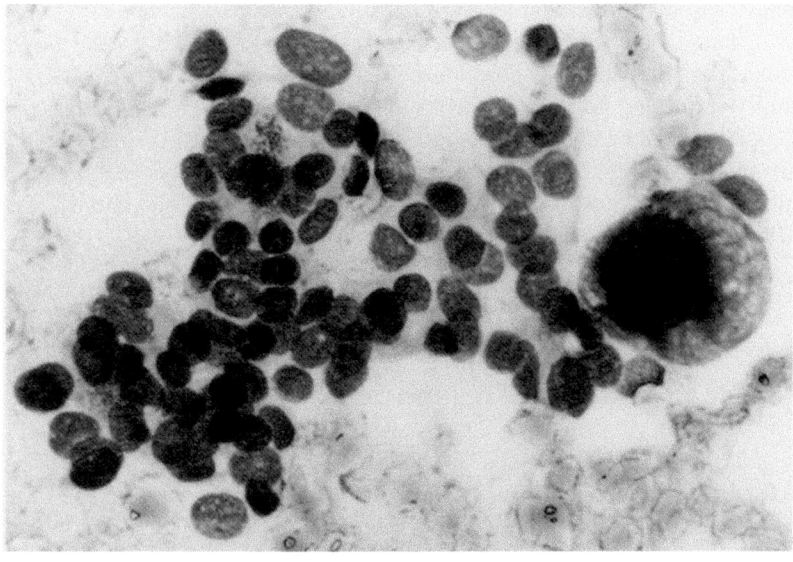

Abb. 34. Adenoid-zystisches Karzinom der Parotis: Aspirationszytologie mit trabekulär angeordneten Gangepithelien und Einschluß zylinderförmiger Sekretionsprodukte. Papanicolaou, ×400 (Aus SEIFERT et al. 1984)

gestellt (COSTA et al. 1995). Eine besonders hohe diagnostische Treffsicherheit besitzt die ultraschallgesteuerte Feinnadel-Aspirationszytologie (KNAPP et al. 1989). Sie bietet gegenüber der Blindpunktion den Vorteil, daß tiefergelegene, palpatorisch schwer erfaßbare Prozesse zielsicher und ohne nennenswertes Risiko zu punktieren sind. Bei einem Vergleich zu Befunden am Gefriermaterial und nach Paraffineinbettung ergab sich eine relativ gute Übereinstimmung mit ca. 5–10% falsch-negativen und bis zu 3,5% falsch-positiven Befunden (COHEN et al. 1986; CIARMIELLO et al. 1989; CROSS et al. 1990; LAYFIELD et al. 1987; CHAN et al. 1992). Die präoperative diagnostische Aussage der Aspirations-Zytologie bedarf nach Durchführung des operativen Eingriffes der pathohistologischen Ergänzung und Bestätigung. Beide Methoden sind ein integrierender Bestandteil der morphologischen Diagnostik. Insbesondere muß jeder tumorverdächtige oder tumorpositive Befund histologisch abgesichert werden.

4.2 Feinnadel-Stanzbiopsie

Im Gegensatz zur Aspirationszytologie wird bei der Stanzbiopsie ein Gewebszylinder gewonnen, welcher in Schnittpräparaten aufgearbeitet werden kann (WOLF 1982). Die Methode hat dann eine geringe Belastung für den Patienten und zugleich eine hohe diagnostische Treffsicherheit, wenn sie als ultraschallgesteuerte Feinnadelbiopsie durchgeführt wird (KNAPP et al. 1989; SCHMELZER et al. 1985). Die Methode hat den Vorteil, daß auch tiefergelegene Prozesse sicher erfaßt werden können. Bei kombinierter Anwendung wird die Treffsicherheit für eine korrekte Diagnose mit 91,5% angegeben (KNAPP et al. 1989). Seltene Komplikationen können ein Punktionshämatom oder eine Fistelbildung im Stichkanal sein. Im Gegensatz hierzu können bei der blind durchgeführten Stanzbiopsie – insbesondere bei ungenügender Beherrschung der Technik – häufiger Komplikationen auftreten (Fazialisverletzungen, Nachblutungen, Fistelbildungen oder Gewebsimplantationen). Die Stanzbiopsie ist daher bisher in der präoperativen Diagnostik wenig eingesetzt worden oder sollte möglichst so erfolgen, daß der operative Eingriff unmittelbar danach vorgenommen wird.

4.3 Probeexzision

Für jede Probeexzision aus den Speicheldrüsen ist die exakte Kenntnis der topographischen Anatomie Voraussetzung, insbesondere über den Verlauf des N. facialis in der Parotis (BECK 1971; CHILLA 1987; SEIFERT et al. 1984). Die Domäne für eine Probeexzision sind nichttumoröse Speicheldrüsenerkrankungen, insbesondere die Differentialdiagnose zwischen Sialadenose und Sialadenitis. Bei gutartigen Tumoren stellt die operative Entfernung des Tumor im gesunden Gewebe die Methode der Wahl dar. Bei bösartigen Tumoren soll die Probeexzision unmittelbar vor der Operation vorgenommen und durch eine intraoperative Schnellschnittuntersuchung ergänzt werden.

Über die intraoperative Schnellschnittuntersuchung am Kryostatmaterial liegen statistische Daten vor (RIGUAL et al. 1986; GNEPP et al. 1987). Aus den Ergebnissen geht hervor, daß in über 90% eine korrekte Diagnose gestellt werden konnte. In 3% mußte die Schnellschnittdiagnose nach Untersuchung des Paraffinmaterials geändert werden. In 2% konnte die definitive Diagnose erst nach Paraffineinbettung ermittelt werden.

4.4 Operationspräparate

Neben der exakten makroskopischen Befunderhebung mit zusätzlicher Photodokumentation von besonderen Veränderungen ermöglicht die pathohistologische Aufarbeitung die Ermittlung von Tumorausbreitung (Staging), Klassifikation (Grading) unter Einsatz von Immunzytochemie und anderen sog. Tumormarkern. Speziell bei malignen Tumoren ist die exakte Erhebung des regionären Lymphknotenstatus erforderlich. Angaben zum TNM-Stadium, zur diagnostischen Relevanz weiterer Methoden (DNA-Zytophotometrie, Immunzytochemie u.a.) sind in der revidierten WHO-Klassifikation der Speicheldrüsentumoren enthalten (SEIFERT 1991; SEIFERT u. SOBIN 1992; SEIFERT et al. 1990).

Literatur

Abad MM, G-Macias C, Alonso MJ, Munoz E, Paz JI, Galindo P, Herrero A, Bullon A (1992) Statistical evaluation of the predictive power of fine needle aspiration (FNA) of salivary glands. Results and cytohistological correlation. Pathol Res Pract 188:340–343

Beck C (1971) Zur Frage der Probeexzision aus der Ohrspeicheldrüse. Arch Klin Exp Ohr- Nasen Kehlkopfheilkd 197:327–330

Borghesi MR, Romanelli L (1994) Intraoperative cytology in otorhinolaryngologic and cervical pathology. Pathologica 86:291–296

Cardillo MR (1990) Salivary gland masses: The diagnostic value of fine-needle aspiration. Arch Anat Cytol Pathol 38:25–32

Chan MKM, McGuire LJ (1992) Cytodiagnosis of lesions presenting as salivary gland swellings: a report of seven cases. Diagn Cytopathol 8:439–443

Chan MKM, McGuire LJ, King W, Li AKC, Lee JCK (1992) Cytodiagnosis of 112 salivary gland lesions. Correlation with histologic and frozen section diagnosis. Acta Cytologica 36: 353–363

Chilla R (1987) Zur Problematik der Probeexzision aus den großen Kopfspeicheldrüsen. Med Klin 82:197–198

Ciarmiello G, Pugliese GN, Cescon G, Marchiori C (1989) The fine needle aspiration cytodiagnosis of masses in major salivary glands. Cytohistological correlations in 65 cases. Pathologica 81:267–274

Cohen MB, Ljung BM, Boles R (1986) Salivary gland tumors. Fine-needle aspirations vs frozensection diagnosis. Arch Otolaryngol Head Neck Surg 112:867–869

Costa I, Leal C, Ferreira E, Lopes C (1995) Fine-needle aspiration biopsy of salivary glands. Pathol Res Pract 191:644

Cross DL, Gansler TS, Morris RC (1990) Fine needle aspiration and frozen section of salivary gland lesions. South Med J 83:283–286

Droese M (1981) Cytological diagnosis of sialadenosis, sialadenitis and parotid cysts by fine needle aspiration biopsy. Adv Otorhinolaryngol 26:49–96

Droese M, Haubrich J, Tutz M (1978) Stellenwert der Punktionszytologie in der Diagnostik der Speicheldrüsentumoren. Schweiz Med Wochenschr 108:933–935

Eneroth CM, Franzen S, Zajicek J (1967) Cytologic diagnosis on aspirate from 1000 salivary-gland tumors. Acta Otolaryngol 224:168–172

Feichter G, Maier H, Born IA (1988) Zum Stellenwert der Feinnadelpunktions-Zytologie in der Diagnostik der Glandula parotis. In: Weidauer H, Maier H (Hrsg) Speicheldrüsenerkrankungen. Aktuelle Diagnostik und Therapie. Springer, Berlin Heidelberg New York Tokyo, S 85–96

Geisinger KR, Weidner N (1986) Aspiration cytology of salivary glands. Semin Diagn Pathol 3:219–226

Gnepp DR, Rader WR, Cramer SF, Cook LL, Sciubba J (1987) Accuracy of frozen section diagnosis of the salivary gland. Arch Otolaryngol Head Neck Surg 96:325–330

Grevers G, Vogl Th (1993) Zum aktuellen Stellenwert der Sialographie bei Speicheldrüsenerkrankungen. Laryngorhinootologie 72:461–462

Heller KS, Dubner S, Chess Q, Attie JN (1992) Value of fine-needle aspiration biopsy of salivary gland masses in clinical decision-making. Am J Surg 164:667–670

Jayaram N, Ashim D, Rajwanshi A, Radhika S, Banerjee CK (1989) The value of fine-needle aspiration biopsy in the cytodiagnosis of salivary gland lesions. Diagn Cytopathol 5:349–354

Jayaram G, Verma AK, Sood N, Khurana N (1994) Fine needle aspiration cytology of salivary gland lesions. J Oral Pathol Med 23:256–261

Kaneda T, Minami M, Ozawa K, Akimoto Y, Okada M, Yamamoto H, Suzuki H, Sasaki Y (1994) Imaging tumors of the minor salivary glands. Oral Surg Oral Med Oral Pathol 78: 385–390

Knapp I, Mann W, Qachter W (1989) Stellenwert der ultraschallgesteuerten Feinnadelbiopsie in der Diagnostik unklarer Halstumoren. Laryngorhinootologie 68:683–689

Kocjan G, Mayagam M, Harris M (1990) Fine needle aspiration cytology of salivary gland lesions: advantages and pitfalls. Cytopathology 1:269–275

Lau T, Balle VH, Bretlau P (1986) Fine needle aspiration biopsy in salivary gland tumours. Clin Otolaryngol 11:75–77

Layfield LJ, Glasgow BJ (1991) Diagnosis of salivary gland tumors by fine-needle aspiration cytology: a review of clinical utility and pitfalls. Diagn Cytopathol 7:267–272

Layfield LJ, Tan P, Glasgow BJ (1987) Fine-needle aspiration of salivary gland lesions. Comparison with frozen sections and histologic findings. Arch Pathol Lab Med 111:346–353

Mann W (1992) Diagnostische Verfahren. Inspektion und Palpation. Bildgebende Verfahren. In: Naumann HH, Helms J, Herberhold C, Kastenbauer E (Hrsg) Oto-Rhino-Laryngologie in Klinik und Praxis, Bd 2. Thieme, Stuttgart New York Tokyo, S 702–705

Mees K, Frey KW, Vogl TH (1992) Diagnostische Verfahren. Native Röntgen-Übersichtsdiagnostik. In: Naumann HH, Helms J, Herberhold C, Kastenbauer E (Hrsg) Oto-Rhino-Laryngologie in Klinik und Praxis, Bd 2. Thieme, Stuttgart New York Tokyo, S 706–716

Musiatowicz B, Dzięciol J, Sulkowski St, Kisielewski W, Regulski W (1995) Cytologic and histologic correlation of salivary gland tumor retrospective evaluation of 662 cases. Acta Cytol 39:334–335, Abstract 296

O'Dwyer P, Farrar WB, James AG, Finkelmeier W, McCabe DP (1986) Needle aspiration biopsy of major salivary gland tumors. – Its value. Cancer 57:554–557

Orell SR, Nettle WJS (1988) Fine needle aspiration biopsy of salivary gland tumours. Problems and pitfalls. Pathology 20:332–337

Platt JC, Rodgers StF, Davidson D, Nelson ChL (1993) Fine-needle aspiration biopsy in oral and maxillofacial surgery. Oral Surg Oral Med Oral Pathol 75:152–155

Qizilbash AH, Sianos J, Young JEM (1985) Fine needle aspiration biopsy. Cytology of major salivary glands. Acta Cytologica 29:503–512

Qizilbash AH, Sianos J, Young JEM, Archibald SD (1991) Fine needle aspiration biopsy of major salivary glands. Acta Cytologica 29:503–512

Rice DH, Becker TS (1994) The salivary gland. Radiology-surgery-pathology. Thieme, Stuttgart New York

Rigual NR, Milley P, Lore JM jr, Kaufman S (1986) Accuracy of frozen-section diagnosis in salivary gland neoplasms. Head Neck Surg 81:442–446

Rodriguez HP, Silver CE, Moisa II, Chacho MS (1989) Fine needle aspiration of parotid tumours. Am J Surg 158:342–344

Schmelzer B, Lange U, Elies W, Böcking A (1985) Zur Wertigkeit der ultrasonographisch kontrollierten Feinnadelbiopsie bei Erkrankungen der Kopfspeicheldrüsen. Arch Otorhinolaryngol [Suppl] II:267–268

Schwab U, Müller H-A (1993) Die Feinnadelaspirationsbiopsie (FNAB) im Klinikalltag. Eur Arch Otorhinolaryngol [Suppl] II:202–203

Seifert G (1991) Histological typing of salivary gland tumours, 2nd edn. Springer, Berlin Heidelberg New York Tokyo

Seifert G (1992) Feingewebliche Untersuchungen. In: Neumann HH, Helms J, Herberhold C, Kastenbauer E (Hrsg) Oto-Laryngologie in Klinik und Praxis, Bd 2. Thieme, Stuttgart New York Tokyo, S 717–718

Seifert G, Sobin L (1992) The World Health Organization's histological classification of salivary gland tumors. A commentary on the second edition. Cancer 70:379–385

Seifert G, Miehlke A, Haubrich J, Chilla R (1984) Speicheldrüsenkrankheiten. Pathologie-Klinik-Therapie-Fazialischirurgie. Thieme, Stuttgart New York

Seifert G, Brocheriou C, Cardesa A, Eveson JW (1990) WHO international histological classification of tumours. Tentative histological classification of salivary gland tumours. Path Res Pract 186:555–581

Stampfli M, Altermatt HJ, Schaffner T, Kraft R (1991) Bedeutung und Wertigkeit der Feinnadelpunktion im HNO-Bereich. Otorhinolaryngol Nova 1:109–114

Weinberger MS, Rosenberg WW, Meurer WT, Robbins KT (1992) Fine-needle aspiration of parotid gland lesions. Head Neck Surg 14:483–487

Wolf G (1982) Die Menghini-Nadelbiopsie. Ein wertvolles Hilfsmittel zur Diagnose von Parotistumoren. Arch Otorhinolaryngol 236:257–260

Young JA, Smallman LA, Thompson H, Proops DW, Johnson AP (1990) Fine-needle aspiration cytology of salivary gland lesions. Cytopathology 1:25–33

Zurrida St, Alasio L, Tradati N, Bartoli C, Chiesa F, Pilotti S (1993) Fine-needle aspiration of parotid mass. Cancer 72:2306–2311

5 Entwicklung der Speicheldrüsen

5.1 Embryonale, fetale und postnatale Entwicklung

Die Entwicklung aller Speicheldrüsen erfolgt aus der ektodermalen Mundbucht durch solide Epithelsprossen der Mundschleimhaut. Die Anlage der Submandibularis findet in der 6. Embryonalwoche statt, die der Parotis in der 7. und die der Sublingualis in der 9. Embryonalwoche. Bis zum Ende des 3. Embryonalmonates haben alle Speicheldrüsen ihren definitiven Platz erreicht. Dabei hat sich die Parotis am weitesten von ihrem oralen Aussprossungspunkt entfernt.

Bei der intrauterinen Entwicklung der Speicheldrüsen (Abb. 35) lassen sich 3 Stadien unterscheiden (DONATH et al. 1978; GIBSON 1983):

- Das 1. Stadium ist durch dichotom verzweigte Gangsprossen gekennzeichnet. Diese bestehen aus zilientragenden primitiven Gangepithelzellen an der luminalen Seite der Gangsprossen und aus Myoepithelzellen an der Außenseite.
- Eine weitere Drüsendifferenzierung erfolgt im 2. Stadium. Es kommt zu einer primitiven Läppchengliederung und einer Kanalisierung der Gänge. Dabei sind die Kaliberschwankungen der Gangsprossen bereits Vorstufen der späteren funktionellen Gliederung des Gangsystems. Die primitive Läppchengliederung ist mit dem 7. Fetalmonat abgeschlossen.
- Ab dem 8. Fetalmonat findet im 3. Stadium eine weitere strukturelle Reifung des Drüsengewebes statt. Es lassen sich jetzt Azinuszellen und Schaltstücke unterscheiden. Die Ausreifung der Streifenstücke erfolgt dagegen erst nach der Geburt unter der Einwirkung der Nahrungsaufnahme. Der Reifungsprozeß mit Entfaltung des Drüsengewebes führt zu einer Reduzierung des primär reichlich vorhandenen interstitiellen lockeren Bindegewebes.

Zur pränatalen Entwicklung von Myoepithelzellen in der menschlichen Submandibularis liegt eine detaillierte immunhistochemische Studie mit einem monoklonalen Antikörper gegen Aktin („smooth muscle actin") in Verbindung mit einem fluoreszenzmikroskopisch nachweisbaren aktinspezifischen Phalloidin vor (LEE et al. 1993a). In der frühen Entwicklungsperiode (10.–18. Schwangerschaftswoche) war Aktin mäßig positiv in den basalen Zellen des unreifen Drüsenepithels nachweisbar. In der 19.–24. Woche waren die polyedrisch konfigurierten Myoepithelzellen in den basalen Arealen der Azini und Schaltstücke vorhanden und produzierten Phalloidin-positive spindelförmige Zytoplasmafortsätze. In der 25.–32. Woche wurden die Myoepithelzellen flacher und bildeten dendritische Fortsätze um die Azini und Schaltstücke. In der späten Entwicklungsphase (33.–40. Schwangerschaftswoche) waren zahlreiche Myoepithelzellen

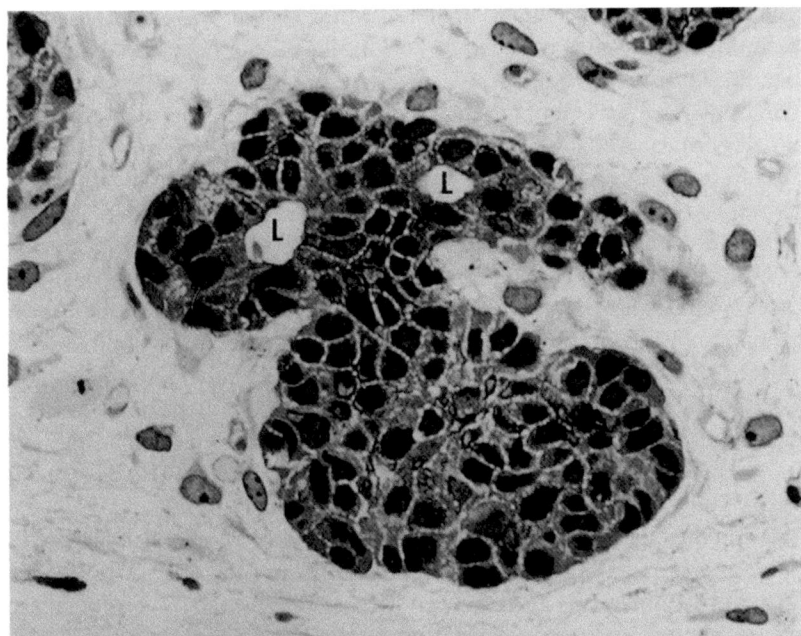
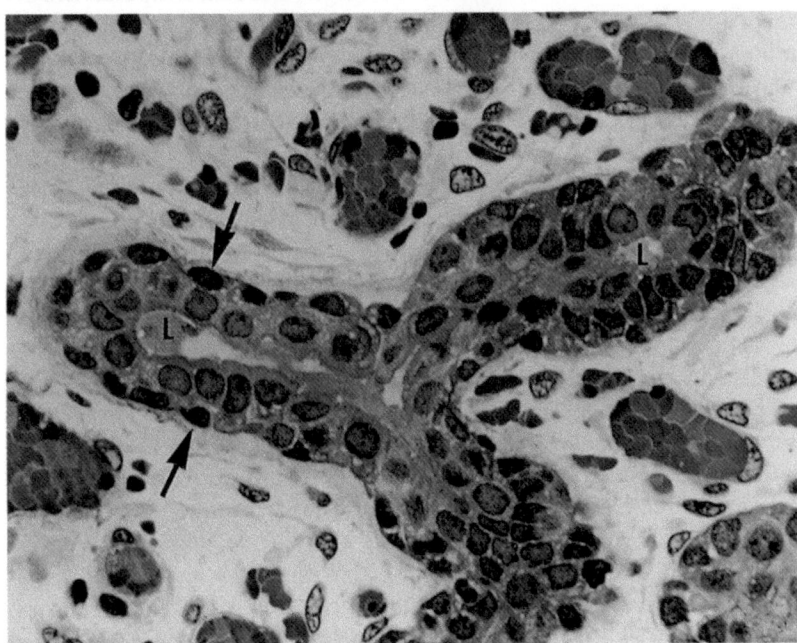

Abb. 35a, b. Fetale menschliche Parotis (20. Schwangerschaftswoche): a Primitive Gangknospen mit schmaler Ganglichtung (*L*), umgeben von lockerem Mesenchym. b Dichotome Gangknospe mit zentraler Lichtung (*L*). Differenzierung einer äußeren Myoepithelzellschicht (→) mit dunkleren Zellkernen. Semidünnschnitt, Toluidinblau, a ×540, b ×700. (Aus SEIFERT u. DONATH 1976)

mit dendritischen Fortsätzen um die Azini und Schaltstücke vorhanden. Im Gegensatz zur adulten Submandibularis waren Myoepithelzellen in der fetalen Submandibularis weder im Bereich der Streifenstücke noch der Ausführungsgänge ausgebildet.

Im Gegensatz zur Submandibularis, welche durch ihre interfasziale Lage eine deutliche bindegewebige Kapsel besitzt, erstreckt sich die Parotis ohne ausgeprägte Kapselbildung in das angrenzende subkutane Gewebe hinein. Die Aussprossung erfolgt in ein lymphozytenreiches Interstitium. Darauf beruht die Häufung intra- und periglandulärer Lymphknoten (s. Kap. 6.2.3) mit Parenchym- und Gangeinschlüssen (SEIFERT u. GEILER 1956; BROWN et al. 1953; LEE et al. 1993c). Lymphoides Gewebe findet sich in der fetalen Parotis in über 70% der untersuchten Fälle, in der Submandibularis dagegen nur in 25% und in der Sublingualis in 5% (LEE et al. 1993b). Innerhalb des lymphoiden Gewebes weisen die monozytären Zellen bereits eine deutliche Aktivität für Lysozym, α_1-Antitrypsin und α_1-Antichymotrypsin auf, möglicherweise als immunologische Antwort auf intraluminales Antigenmaterial während der Entwicklung des Speichelgangsystems.

Das onkofetale Antigen CEA (karzinoembryonales Antigen) ist in der Fetalperiode zuerst in der luminalen Zone der primitiven Gangsprossen nachweisbar, in der Perinatalperiode auch in den Drüsenazini (JAUP u. CASELITZ 1983). Amylase, Laktoferrin und Lysozym sind dagegen erst zum Zeitpunkt der Geburt vorhanden. Das Vorkommen von NSE (neuronspezifische Enolase) und Neuropeptiden (VIP = „vasoactive intestinal polypeptide", Somatostatin, Substanz P) in den Epithelien der primitiven Speichelgänge während der Fetalperiode steht möglicherweise in Relation zur Entwicklung der Speicheldrüsen (HAYASHI et al. 1989). In den früheren Entwicklungsstadien ergeben sich Expressionsmuster für S-100-Protein in der 19.–32. Schwangerschaftswoche in den basal gelegenen Azinuszellen der fetalen Speicheldrüsen und für GFAP und NSE in der 15.–18. Schwangerschaftswoche (LEE et al. 1993b). S-100-Protein ist dagegen in der 33.–40. Schwangerschaftswoche nicht mehr nachweisbar. Die Subeinheit S-100-α bleibt in den Gang- und Azinuszellen sowohl der fetalen als auch der adulten Speicheldrüsen positiv. Der neuronale Phänotyp während der aktiven Zytodifferenzierung wird in Beziehung zur späteren Entwicklung modifizierter Myoepithelzellen in Speicheldrüsentumoren gesetzt. Die Demonstration von Basalmembransubstanzen (Laminin, Typ IV-Kollagen) im Zytoplasma von primitiven terminalen Gangsprossen vor der Bildung von Läppchenstrukturen weist darauf hin, daß die Basalmembranstubstanzen in die Morphogenese der Speicheldrüsen involviert sind (KADOYA u. YAMASHINA 1989). Als weiterer Differenzierungsmarker in der pränatalen Entwicklung der Speicheldrüsen wurde das Vorkommen von Keratin untersucht (LEE et al. 1990). Nach der Geburt erfolgt die weitere Entwicklung der Drüsenazini und die Ausreifung der Streifenstücke. Diese gewebliche Differenzierung vollzieht sich in Abhängigkeit von der Nahrungsaufnahme. Das interstitielle Bindegewebe wird zunehmend auf die inter- und intralobulären Septen verdrängt.

In Ergänzung zu älteren Studien über die Entwicklung der Lippendrüsen (ZIMMERMAN u. ZEIDENSTEIN 1951; GOODMAN u. STERN 1972) wird bei 46 menschlichen Föten der 10.–38. Schwangerschaftswoche das Wachstum und die Differenzierung der menschlichen Lippendrüsen mit stereologischen und immunhistochemischen Methoden analysiert (ADI et al. 1994). Stereologisch findet sich ein ausgeprägtes Wachstum der Drüsenazini von 27% Drüsenvolumen in der 20. Schwangerschaftswoche bis zu 56% in der 38. Schwangerschaftswoche, während sich im Vergleich hierzu eine Reduzierung des Bindegewebsvolumens um die Hälfte des Ausgangswertes feststellen läßt. Eine positive Expression von S-100-Protein (S-100-α oder S-100-β) besteht in den Anfangsphasen der Drüsenentwicklung im Zytoplasma. Mit dem Fortschreiten der Drüsendifferenzierung ist die S-100-Aktivität in den basophilen Azinuszellen und in den proximalen Abschnitten des Gangsystems (Schaltstücke und intralobuläre Gänge) vorhanden, nicht dagegen in den distalen Gangbezirken, wobei die Intensität der Reaktion parallel zur Drüsenentwicklung ansteigt. Die Ausreifung der Lippendrüsen ist vor der 29. Schwangerschaftswoche weitgehend abgeschlossen. Auch bezüglich der Lektinbindung in menschlichen fetalen kleinen Speicheldrüsen (Lippendrüsen, Blandin- und Nuhn-Drüse, Von Ebner-Drüse und dorsoposteriore linguale Speicheldrüsen) ergibt sich eine Relation zwischen der Differenzierung respektive Ausreifung der Drüsen und dem Stärkegrad des Reaktionsausfalles für Lektine (Ulex europeus I UEA-1, Helix pomatia HPA u. a.). Die Reaktion tritt in serösen Drüsenzellen früher als in mukösen Drüsenzellen auf (ADI et al. 1994). Die verschiedenen Lektine zeigten unterschiedliche Bindungskapazitäten, wobei lediglich UEA-1 eine Bindung von L-Fukosezuckergruppen in allen untersuchten Speicheldrüsen und in allen Stadien der Schwangerschaftsentwicklung aufwies.

5.2 Alterungsprozesse der Speicheldrüsen

Veränderungen des Speicheldrüsengewebes mit zunehmendem Lebensalter beruhen sowohl auf Alterungsprozessen als auch auf altersbedingten Erkrankungen (SCOTT 1987). Der kompakte Läppchenaufbau geht verloren. Stattdessen findet sich ein aufgelockertes Drüsenparenchym mit zunehmender Einlagerung von Fett- und Bindegewebe. Das Azinusgewebe ist reduziert, so daß vermehrt dilatierte Speichelgänge den Läppchenaufbau charakterisieren. Die onkozytäre Metaplasie der Speichelgänge ist mehr und mehr ausgeprägt. Desgleichen nimmt die interstitielle Fibrose zu. Die Veränderungen sind in der Parotis (SCOTT et al. 1987), der Submandibularis (WATERHOUSE et al. 1973) und den kleinen Speicheldrüsen unterschiedlich ausgeprägt. Zu den altersbedingten Erkrankungen gehören die lymphozytäre Infiltration und die fokale lymphozytäre Sialadenitis (KURASHIMA u. HIROKAWA 1986), die fokale obstruktive Sialadenitis und die intraduktale Ablagerung von Sphäro- und Mikrolithen (SCOTT 1987), außerdem degenerative Vaskulopathien. Jenseits des 60. Lebensjahres findet sich in der menschlichen Submandibularis in 95% der untersuchten Autopsiefälle eine Expression von HLA-DR-Antigenen speziell in den serösen Azinuszellen und den Schaltstückepithelien ohne Abhängigkeit vom Vorliegen einer fokalen lymphozytären Infiltration (KURASHIMA et al. 1994). Demgegenüber ist die Expression von HLA-DP-Antigenen nur in 85% und von HLA-DQ-Antigenen sogar nur in 42% nachweisbar. Der Befund wird als Zeichen einer altersabhängigen Störung des Immunsystems interpretiert.

Spezielle Untersuchungen betreffen die alterungsbedingten Veränderungen der Lippenspeicheldrüsen (HANEKE u. WILHELM 1984; SYRJÄNEN 1984; DE WILDE et al. 1988). In den Speicheldrüsen der Unterlippe findet sich mit zunehmendem Lebensalter eine Vermehrung des interstitiellen Bindegewebes, eine relative Zunahme der Anzahl der intralobulären Speichelgänge bei gleichzeitiger Abnahme des Gangdurchmessers und eine Reduzierung der Azinuszellen. Das Ausmaß der Vaskularisation und der interstitiellen lymphoplasmazellulären Infiltration bleibt dagegen im Alter unverändert.

Literatur

Adi MM, Chisholm DM, Waterhouse JP (1994) Stereological and immunohistochemical study of development of human fetal labial salivary glands and their S-100 protein reactivity. J Oral Pathol Med 23:36-40

Brown RB, Gailard RA, Turner JA (1953) The significance of aberrant or heterotopic parotid gland tissue in lymph nodes. Am Surg 138:850-856

Donath K, Dietrich H, Seifert G (1978) Entwicklung und ultrastrukturelle Cytodifferenzierung der Parotis des Menschen. Virchows Arch A Pathol Anat 378:297-314

Gibson MHL (1983) The prenatal human submandibular gland: A histological, histochemical and ultrastructural study. Anat Anz (Jena) 153:91-105

Goodman AD, Stern IB (1972) The embryologic and functional development of the labial salivary glands of man. J Dent Res 51:990-999

Haneke E, Wilhelm G (1984) Altersveränderungen der Lippenspeicheldrüsen - eine morphometrische Analyse. Dtsch Z Mund Kiefer Gesichtschir 8:291-293

Hayashi Y, Takemura T, Hirokawa K (1989) Expression of neuron-specific enolase, Leu-7, and neuropeptides in human fetal salivary gland epithelium. J Histochem Cytochem 37: 1147-1152

Jaup T, Caselitz J (1983) Das Verteilungsmuster von membrangebundenen und intrazytoplasmatischen Substanzen in der fetalen und kindlichen Parotis. Dtsch Z Mund Kiefer Gesichtschir 7:221-224

Kadoya Y, Yamashina A (1989) Intracellular accumulation of basement membrane components during morphogenesis of rat submandibular gland. J Histochem Cytochem 37:1387-1392

Kurashima C, Hirokawa K (1986) Age-related increase of focal lymphocytic infiltration in the human submandibular glands. J Oral Pathol 15:172-178

Kurashima Ch, Utsuyama M, Hayashi Y, Hirokawa K (1994) Epithelial class II MHC antigen normally expressed by submandibular glands of elderly people. Pathobiology 62:292-297

Lee SK, Lim CY, Chi JG, Yamada K, Hashimura K, Kunikata M, Mori M (1990) Prenatal development of human major salivary glands and immunohistochemical detection of keratins using monoclonal antibodies. Acta Histochem 89:213-235

Lee SK, Hwang JO, Chi JG, Yamada K, Mori M (1993a) Prenatal development of myoepithelial cell of human submandibular gland observed by immunohistochemistry of smooth muscle actin and rhodamine-phalloidin fluorescence. Pathol Res Pract 189:332-341

Lee SK, Kim ECh, Chi JG, Hashimura K, Mori M (1993b) Immunohistochemical detection of S-100, S-100 alpha, S-100 beta proteins, glial fibrillary acidic protein, and neuron specific enolase in the prenatal and adult human salivary glands. Pathol Res Pract 189: 1036-1043

Lee SK, Lim CY, Chi JG, Hashimura K, Yamada K, Kunikata M, Mori M (1993c) Immunohistochemical study of lymphoid tissue in human fetal salivary gland. J Oral Pathol Med 22:23-29

Scott J (1987) Structural age changes in salivary glands. Front Oral Physiol 6:40-62

Scott J, Flower EA, Burns J (1987) A quantitative study of histological changes in the human parotid gland occurring with adult age. J Oral Pathol 16:505-510

Seifert G, Donath K (1976) Die Morphologie der Speicheldrüsenerkrankungen. Arch Otorhinolaryngol 213:111–208

Seifert G, Geiler G (1956) Zur Pathologie der kindlichen Kopfspeicheldrüsen. Beitr Pathol Anat 116:1–38

Syrjänen S (1984) Age-related changes in structure of labial minor salivary glands. Age Ageing 13:159–165

Waterhouse JP, Chisholm DM, Winter RB, Patel M, Yale RS (1973) Replacement of functional parenchymal cells by fat and connective tissue in human submandibular salivary glands: An age-related change. J Oral Pathol Med 2:16–27

Wilde PCM de, Baak JPA, Houwelingen JC van, Kater L, Slootweg PJ (1988) Morphometric study of histological changes in sublabial salivary glands due to aging process. J Clin Pathol 39:406–417

Zimmerman AA, Zeidenstein S (1951) The origin and distribution of the labial and buccal glands in human fetus. J Dent Res 30:587–598

6 Fehlbildungen und Anomalien

Wie aus der Übersicht über die pathohistologische Klassifikation des Gesamtmaterials des Speicheldrüsen-Registers Hamburg hervorgeht (Tabelle 3), stellen die Fehlbildungen und Anomalien der Speicheldrüsen (SEIFERT u. MANN 1992) nur ein sehr kleines Kollektiv von 0,05 % dar, verglichen mit den Speicheldrüsenzysten (9,5 %), den verschiedenen Formen der Sialadenitis (31,4 %) oder den Speicheldrüsentumoren (36,6 %). Je nach Art der Mißbildung können im Einzelfall Komplikationen entstehen, so Mundtrockenheit, Entzündungen, Fisteln oder auch Geschwülste (CHILLA 1985).

6.1 Aplasie, Hypoplasie, Gangatresie

Die kongenitale Aplasie kann einzelne oder auch alle Speicheldrüsen betreffen (SUCUPIRA et al. 1983). Der Ausfall einer Speicheldrüse wird in der Regel durch eine Mehrleistung der übrigen Speicheldrüsen kompensiert. Aus einer totalen Aplasie resultiert dagegen neben einer ausgeprägten Mundtrockenheit eine frühzeitige Zahnschädigung bis zum vollständigen Zahnverlust, der auf den Ausfall der Spül-, Puffer- und Remineralisationsfunktion sowie der antimikrobiellen Wirkung des Speichels zurückzuführen ist. (SEIFERT 1966; SEIFERT et al. 1984). Bei einer Hypoplasie einer Speicheldrüse treten in der Regel keine Sekretionsstörungen auf, weil die Funktionsminderung von den übrigen Speicheldrüsen ausgeglichen wird. Gangatresien als sehr seltene Mißbildung können bei sonst regelrechter Anlage der entsprechenden Speicheldrüse über eine Sekretstauung zu Speichelgangzysten oder auch Fisteln führen.

Bei komplexen Mißbildungssyndromen im Kopf-Hals-Bereich können auch Fehlbildungen und Anomalien der Speicheldrüsen auftreten, so Aplasien, Hypoplasien, Hyperplasien oder Dystopien (MARKITZIU et al. 1984; MCDONALD et al. 1986).

6.2 Dystopie, Heterotopie

6.2.1 Dystopie

Als Dystopie wird die Verlagerung einer regelrecht aufgebauten Speicheldrüse bezeichnet. So kann der Drüsenkörper der Parotis unter gleichzeitiger Verkürzung des Gangsystems auf den Vorderrand des M. masseters verlagert sein. Beschrieben sind auch die dystope Ausmündung des Submandibularisganges am

Tabelle 3. Pathohistologische Klassifikation des Materials des Speicheldrüsen-Registers Hamburg (1965-1994)

Speicheldrüsenkrankheiten		n	%
Nichtentzündliche Veränderungen		2756	15,2
- Fehlbildungen und Anomalien	10		
- Speicheldrüsenzysten	1661		
- Sialadenose	393		
- Speicheldrüseninfarkt	91		
- Onkozytose	9		
- Sonstige epitheliale nichtentzündliche Veränderungen	7		
- Interstitielle Veränderungen (Atrophie, Lipomatose, Fibrose u.a.)	297		
- Sialolithiasis	288		
Sialadenitis (alle Formen)		5656	31,4
Tumoren		6646	36,6
- Speicheldrüsenadenome	3797		
- Speicheldrüsenkarzinome	1863		
- Nichtepitheliale Tumoren	291		
- Maligne Lymphome	255		
- Tumormetastasen	316		
- Nichtklassifizierbare Tumoren	36		
- Periglanduläre Tumoren	88		
Lymphadenitis der Speicheldrüsenlymphknoten		481	2,6
Sonstige Veränderungen		2572	14,2
- Feinnadel-Aspirationszytologie	646		
- Neck-dissection-Präparate	1449		
- Sonstige Fälle/ohne Diagnose	477		
Gesamtzahl		18111	100,0

Gaumenbogen oder eines Parotisganges am Mundwinkel. Als Ursache dieser Gangdystopien wird eine Verlagerung der Gangaussprossung aus der Mundschleimhaut angesehen.

Einen Sonderfall der Dystopie stellt die Verlagerung des distalen Teils der Sublingualis durch eine Muskelhernie des M. mylohyoideus dar (NATHAN u. LUCHANSKY 1985).

6.2.2 Heterotope akzessorische Speicheldrüsen

Akzessorisches Speicheldrüsengewebe verfügt über einen Ausführungsgang und ist damit funktionsfähig. Der gewebliche Aufbau des akzessorischen Drüsengewebes ist in der Regel identisch mit der übrigen Drüsenstruktur. Besonders häufig sind akzessorische Drüsen im Bereich der Parotis entwickelt und entweder an den M. masseter angelagert oder im Wangenfettgewebe lokalisiert (POLAYES u. RANKOW 1979; FROMMER 1977). In den akzessorischen Drüsen können Entzündungen, Zysten und Tumoren entstehen (FERGUSON u. MACDONALD 1978; JOHNSON u. SPIRO 1979).

6.2.3 Heterotope aberrierende Speicheldrüsen

Aberrierende Speicheldrüsen besitzen kein eigenes Ausführungssystem und sind somit für die Speicheldrüsenfunktion ohne Bedeutung. Das spezielle Vorkommen in der Kopf-Hals-Region wird mit der komplizierten Entwicklung des Kiemendarmes in Zusammenhang gebracht.

Am häufigsten ist aberrierendes Speicheldrüsengewebe in den Parotislymphknoten nachweisbar (SEIFERT u. GEILER 1956; BATSAKIS 1986; SHINOHARA et al. 1991, SHINOHARA et al. 1992), und zwar häufiger in den intra- als den periglandulär lokalisierten Lymphknoten (Abb. 36). Dabei sind sowohl reife Drüsenazini und Schalt- sowie Streifenstücke als auch unreife, mehr fetal aufgebaute Drüsenazini und Gangstrukturen beobachtet worden. Innerhalb des aberrierenden Gewebes finden sich proliferierende Gangstrukturen, onkozytäre Metaplasien, Zysten und auch Talgdrüsenmetaplasien (Abb. 37). Eine weitere häufige Lokalisation stellt die obere und mittlere Halsregion dar, wobei das aberrierende Drüsengewebe vorwiegend am Vorderrand des M. Sternocleidomastoideus angeordnet ist (AURIOL et al. 1983; YOUNGS u. SCOFIELD 1967; MAIR et al. 1977; SINGER et al. 1979). Das Drüsengewebe ist meist einseitig und häufiger bei Männern ent-

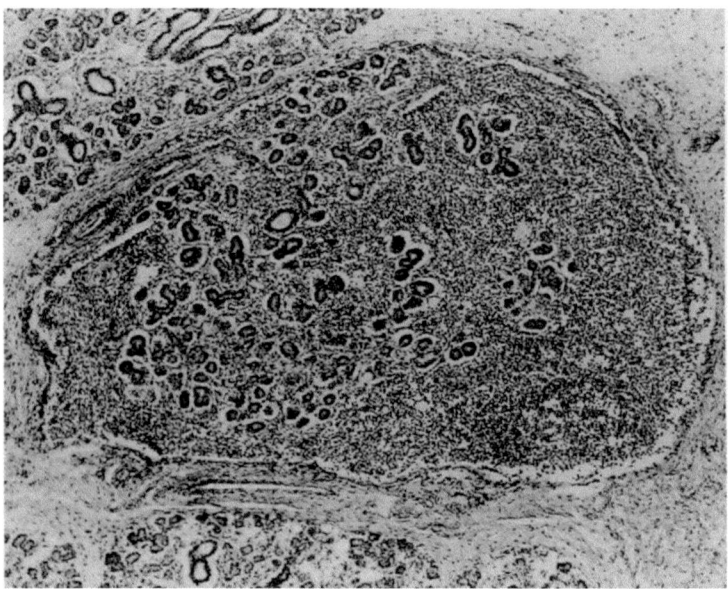

Abb. 36. Intraglandulärer Lymphknoten der Parotis mit Einschluß von Speichelgängen (6 Wochen alter Säugling). HE ×60

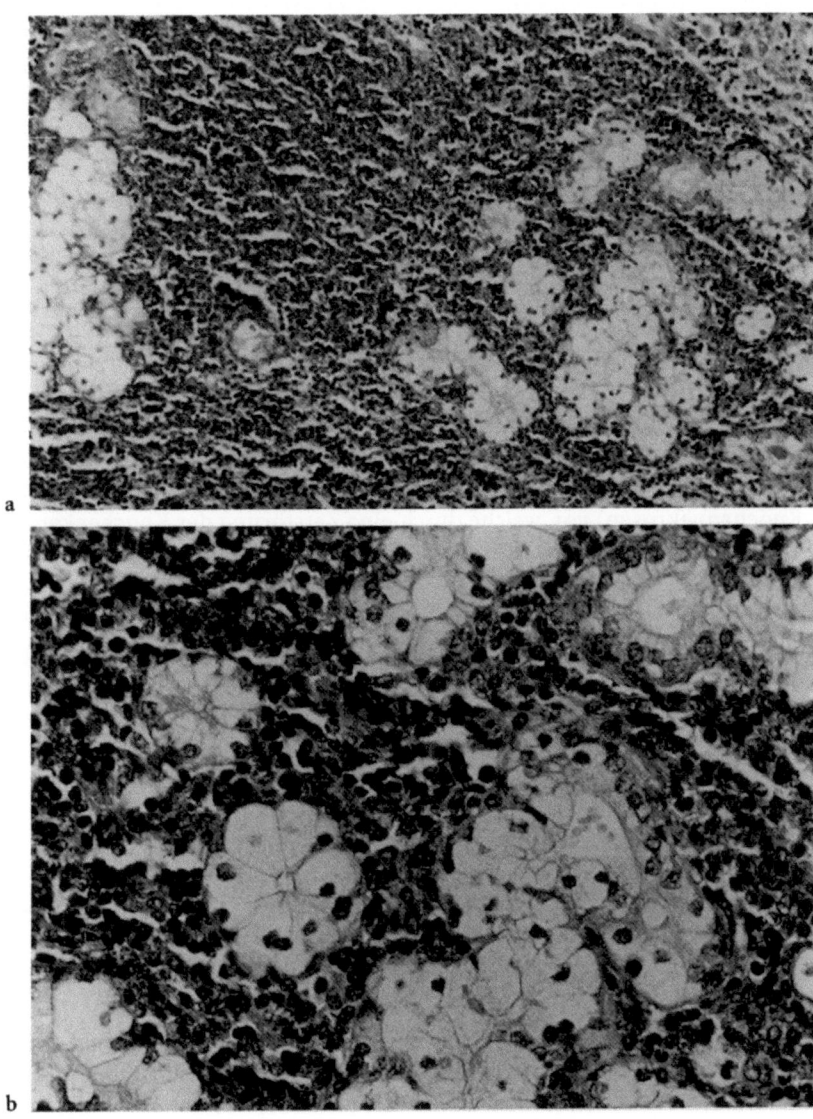

Abb. 37a, b. Intraglandulärer Lymphknoten der Parotis mit Einschluß von Talgdrüsenzellen. HE a ×100, b ×250

wickelt, selten doppelseitig (GREANT et al. 1987). Seltener ist die Lokalisation in der Wand einer lateralen Halszyste oder Halsfistel (SKEVAS et al. 1991; TAKIMOTO u. KATO 1990). In der Mund- und Kieferregion sind aberrierende Speicheldrüsen speziell am Zahnfleisch beschrieben, wo sie tumorartige Verwölbungen bilden und fälschlich auch als „gingivale Choristome" bezeichnet werden (MOSKOW u. BADEN 1964; MOSS-SALENTIJN u. APPLEBAUM 1972; IDE et al. 1983; BRANNON et al. 1986). Im posterior- und anteriorlingualen Bereich des Unterkiefers sind latente Knochenhöhlen (sog. Stafne-Kavitäten) entwickelt, welche überwiegend Speicheldrüsengewebe vom Typus der Submandibularis oder Sublingualis enthalten, mitunter jedoch auch nur Fett- oder Bindegewebe (STAFNE 1942; BECKER u. HÄRLE 1986; STENE u. PEDERSEN 1977; HAYASHI et al. 1984; KEENE 1990; BUCHNER et al. 1991a; ARIJI et al. 1993). Die Ausbildung der Knochenhöhlen wird mit einer Verlagerung von embryonalen Drüsenanteilen in das Knochengewebe erklärt oder auch als Ausdruck eines Resorptionsvorganges durch eine Druckatrophie des sich ausbreitenden Speicheldrüsengewebes interpretiert. In seltenen Fällen liegt auch eine entzündliche Ursache (schwere Sialadenitis, Osteomyelitis mit Knochennekrosen) vor, welche durch eine Zerstörung der Knochenkortikalis zum Einwachsen von Speicheldrüsengewebe in den Knochen führt (BOUQUOT u. GNEPP 1994).

Weitere extraorale Lokalisationen von aberrierendem Speicheldrüsengewebe sind der Bereich des Mittelohres (MISCHKE et al. 1977; ABADIR u. PEASE 1978; SAEGER et al. 1982), wo durch Einbeziehung von Fazialisästen nervale Störungen und Hörschäden resultieren können, die Hypophysenregion (SCHOCHET et al. 1974) und die Kleinhirn-Brückenwinkel-Region (CURRY et al. 1982).

Extrem selten ist auch die Heterotopie von Speicheldrüsengewebe innerhalb der Schilddrüse, so in einem Fall mit einer Struma nodosa (CAMESELLE-TEIJEIRO u. VARELA-DURAN 1994) oder in einem pleomorphen Adenom der Schilddrüse mit Einschluß von Speicheldrüsengewebe (LANGE 1974). Eine extreme Rarität stellt auch die Entwicklung von heterotopem aberrierendem Speicheldrüsengewebe im Rektum dar, meist in Verbindung mit ektopischer Magenschleimhaut und unter dem Bild einer polypoiden Läsion (SHINDO et al. 1972; WOLFF 1971; WEITZNER 1983).

Auf dem Boden von aberrierendem Speicheldrüsengewebe können sich Entzündungen, Mukozelen und Fisteln entwickeln, desgleichen auch Speicheldrüsentumoren. Als Tumoren sind im Schrifttum pleomorphe Adenome, Azinuszell- und Mukoepidermoidkarzinome, Karzinome in pleomorphen Adenomen, Onkozytome und onkozytäre Karzinome beschrieben worden (KING 1967; PESAVENTO u. PERLITO 1976; JOHNSON u. SPIRO 1979; POLAYES u. RANKOW 1979; TANG et al. 1979; WORTHINGTON 1982; ZAJTCHUK et al. 1982; YACOUB et al. 1981; COTELINGAM u. GERBERI 1983; MAIR et al. 1978).

6.3 Hyperplasie

Kongenitale Hyperplasien der Speicheldrüsen sind selten und müssen von Pseudohypertrophien durch Lipomatosen, Tumoren oder anderen Prozessen (Sialadenosen u.a.) abgegrenzt werden. Eine Besonderheit, deren ätiologische

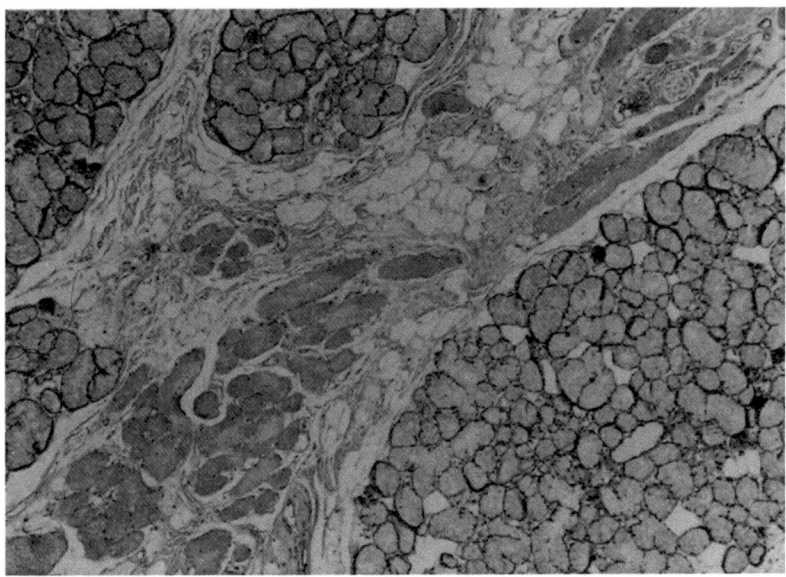

Abb. 38. Gaumendrüsen mit fokaler muköser adenomatoider Hyperplasie: Verlagerung muköser Drüsen zwischen die Muskulatur. HE ×40

Bedeutung bisher nicht genügend geklärt worden ist, stellen *fokale adenomatoide muköse Hyperplasien* im Bereich der kleinen Speicheldrüsen dar (GIANSANTI et al. 1971; DEVILDOS u. LANGLOIS 1976; ARAFAT et al. 1981; AUFDEMORTE et al. 1985; BUCHNER et al. 1991b; SCULLY et al. 1992; KHULLAR u. BEST 1992; PETRI et al. 1993). Sie sind meist am harten, seltener am weichen Gaumen lokalisiert, vereinzelt auch an der Wange, Lippe, Zunge oder der retromandibulären Region (BRANNON et al. 1985). Das Durchschnittsalter liegt bei 50 Jahren mit einer Dominanz des männlichen Geschlechts (BARRETT u. SPEIGHT 1995). Klinisch handelt es sich um überwiegend schmerzlose, tumorähnliche, unter der intakten Schleimhaut gelegene Schwellungen mit einer durchschnittlichen Größe von 1–2 cm. Histologisch liegt eine Hyperplasie sowie auch Hypertrophie des mukösen Drüsengewebes vor (Abb. 38 u. 39). Die mukösen Azinuszellen enthalten reichlich mukoides Sekret. Die Zellkerne sind deutlich basal verlagert. Mitunter finden sich fokale Fibrosen und geringe entzündliche Infiltrate. Die darüber gelegene Schleimhaut zeigt eine Hyperplasie mit verstärkter Parakeratose und geringer submuköser entzündlicher Infiltration. Mitunter reichen die mukösen Hyperplasien nach der Tiefe zu bis in die Gaumenmuskulatur hinein. Ätiologisch wird neben einer Hamartie mit aberrierenden Speicheldrüsen eine reaktive Hyperplasie durch ein chronisches lokales Trauma – insbesondere bei Tabakabusus oder Gaumenprothesenträgern – diskutiert (BARRETT u. SPEIGHT 1995).

Innerhalb des Drüsengewebes speziell der Parotis sind *multiple Hyperplasien der Speichelgänge* (Abb. 40) sowohl als isolierter Befund als auch in Verbindung mit Tumoren beschrieben worden. Dabei ist im Einzelfall die Abgrenzung

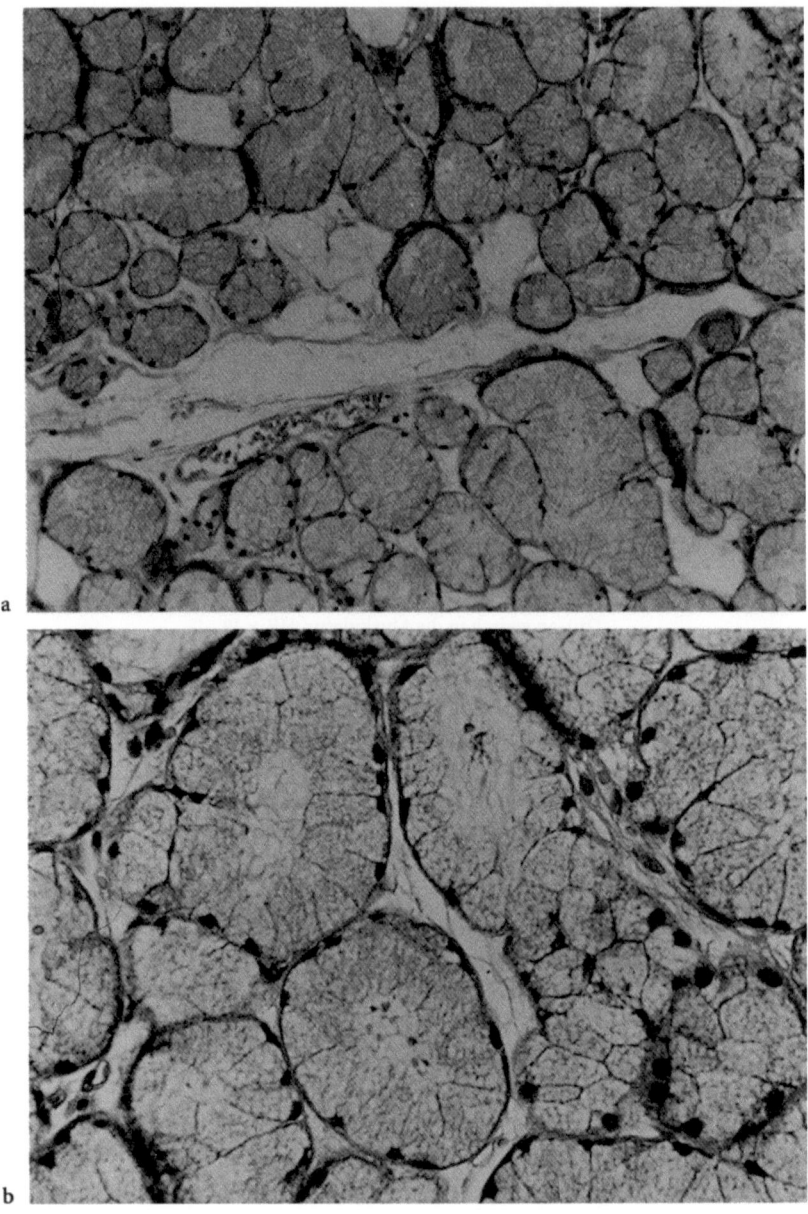

Abb. 39a, b. Gaumendrüsen mit fokaler muköser adenomatoider Hyperplasie (Fall wie Abb. 38): regulär aufgebaute muköse Drüsenazini. HE **a** ×100, **b** ×250

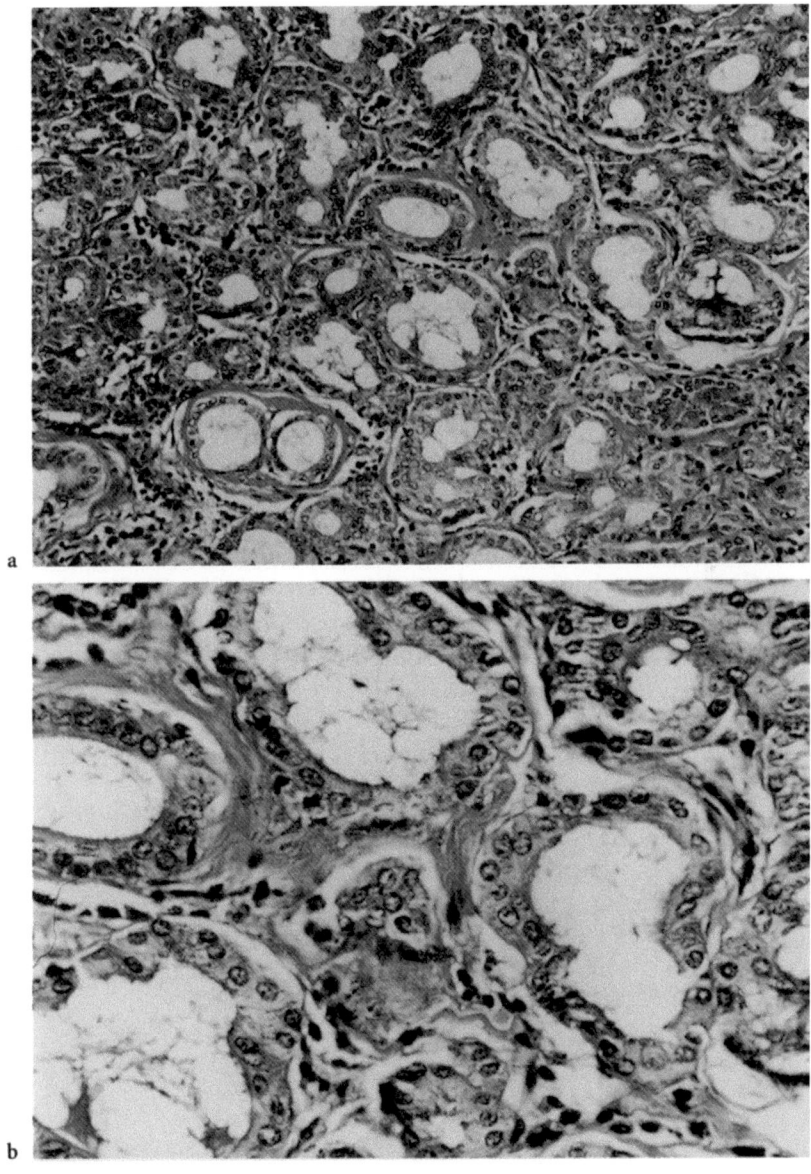

Abb. 40a, b. Gaumendrüsen mit fokaler duktaler Hyperplasie. HE **a** ×100, **b** ×250

zwischen einer Hyperplasie und einem Mikroadenom schwierig, zumal auch Übergänge von der Hyperplasie zu Adenomen beobachtet worden sind. Bezüglich der fokalen adenomatösen onkozytären Hyperplasie wird auf Kap. 10.2.1 verwiesen.

Eine Rarität stellt das gemeinsame Vorkommen einer *multifokalen Schaltstückhyperplasie* der Parotis mit einem epithelial-myoepithelialen Karzinom dar (s. Kap. 14.23). Multifokale Ganghyperplasien liegen auch beim Basalzelladenom vom membranösen Typ vor (s. Kap. 14.9).

6.4 Dysgenetische Zysten und Sialektasien

Die polyzystische Parotis (*Zystenparotis*) ist eine extrem seltene, ein- oder doppelseitig auftretende dysgenetische Veränderung, die mit den zystischen Fehlbildungen anderer Organe (Niere, Leber, Lunge, Pankreas) vergleichbar ist (SEIFERT et al. 1981; DOBSON u. ELLIS 1987; BATSAKIS et al. 1988). Die Zystenbildungen müssen auf eine frühe Störung in der Ramifikation und Kanalisation des primitiven Gangsystems zurückgeführt werden. Die unterschiedlich großen Zysten werden teils von Schalt- und Streifenstückepithelien, teils auch von primitiven Gangsprossen begrenzt und enthalten Sekret mit Einschluß von kristallinen Sphärolithen und Mikrolithen (Abb. 41–44). Zwischen den Zysten befinden sich Reste des azinären Drüsengewebes. Entzündliche Infiltrate liegen nicht vor.

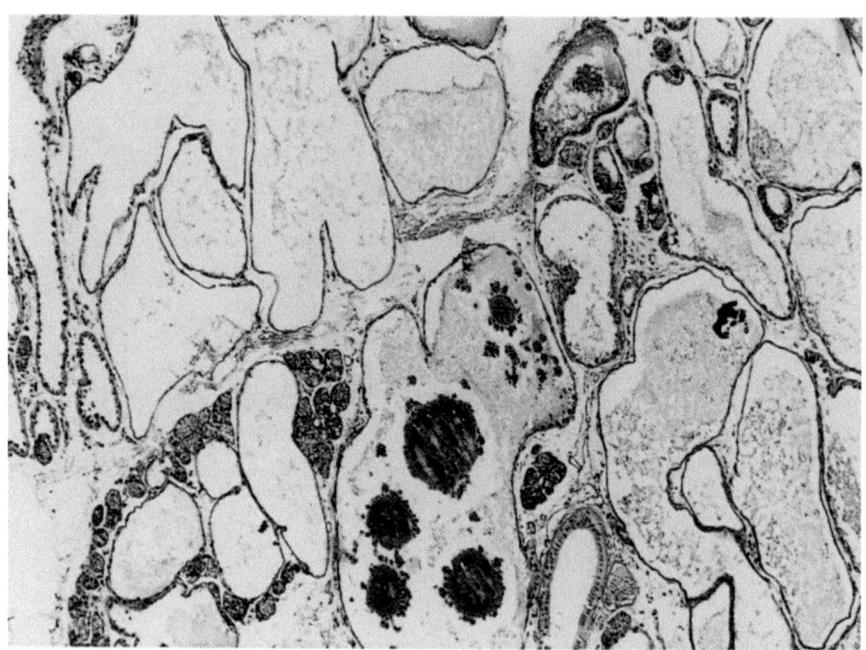

Abb. 41. Dysgenetische Zystenparotis: Durchsetzung des Drüsengewebes mit multiplen Zysten; dazwischen Reste des Drüsenparenchyms. PAS-Reaktion, ×60

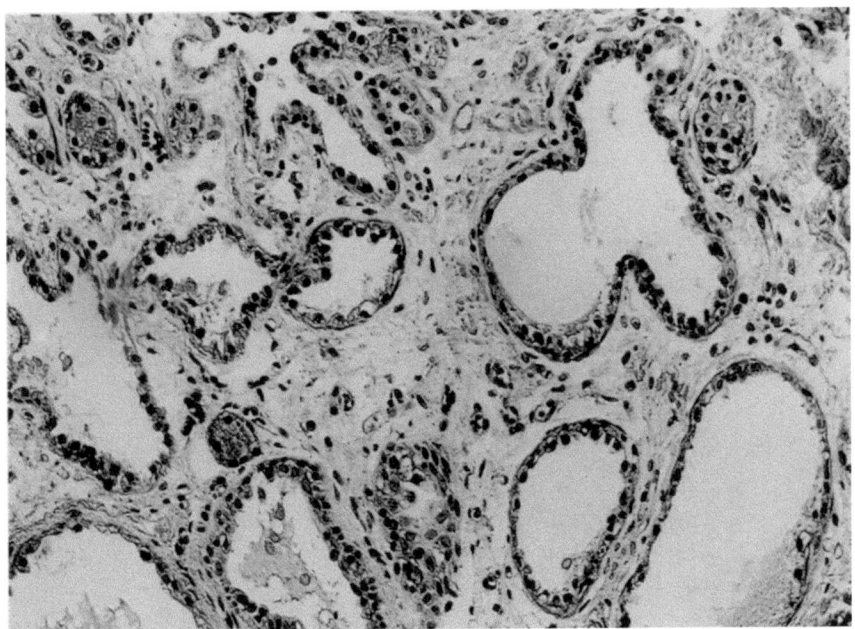

Abb. 42. Zystenparotis (Fall wie Abb. 41): Auskleidung der Gangzysten mit vorwiegend einreihig angeordneten Gangepithelzellen. Masson-Goldner, ×160

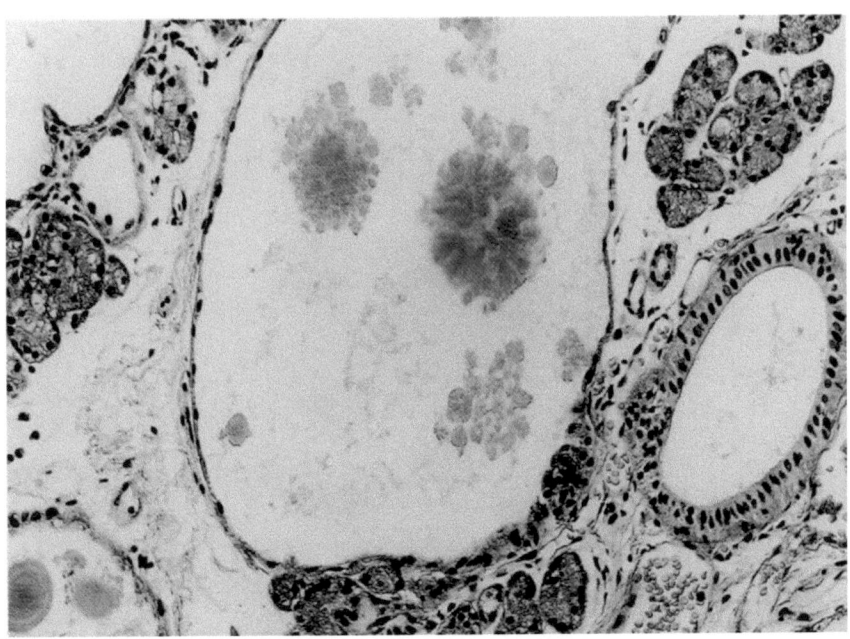

Abb. 43. Zystenparotis (Fall wie Abb. 41): Zyste mit endothelartiger flacher Epithelauskleidung; in der Umgebung erhaltene Parenchyminseln und ein intaktes Streifenstück. HE ×60

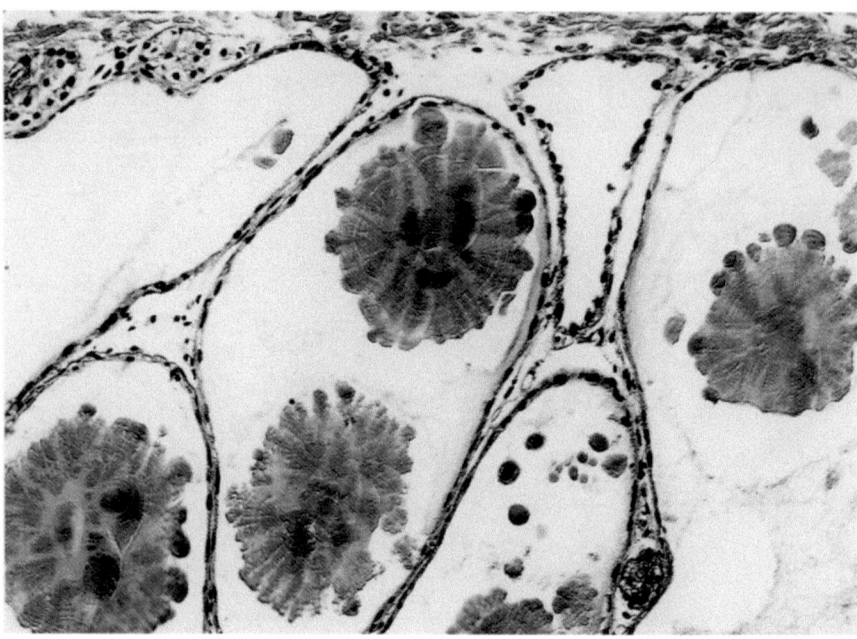

Abb. 44. Zystenparotis (Fall wie Abb. 41). Sphäroliten mit vorwiegend radiärer Schichtung in den Zystenlichtungen. HE ×160

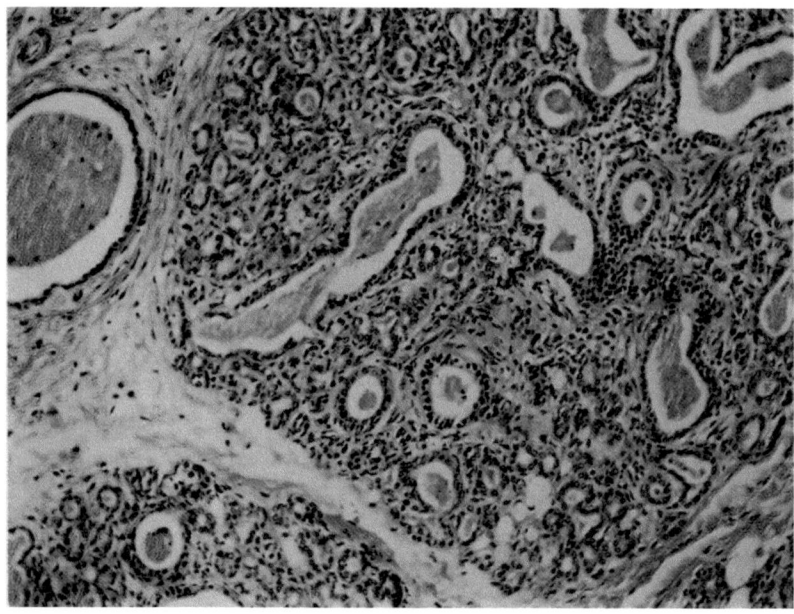

Abb. 45. Parotis: multiple kongenitale Sialektasien mit Sekretanschoppung (5 Monate alter Säugling). HE ×160

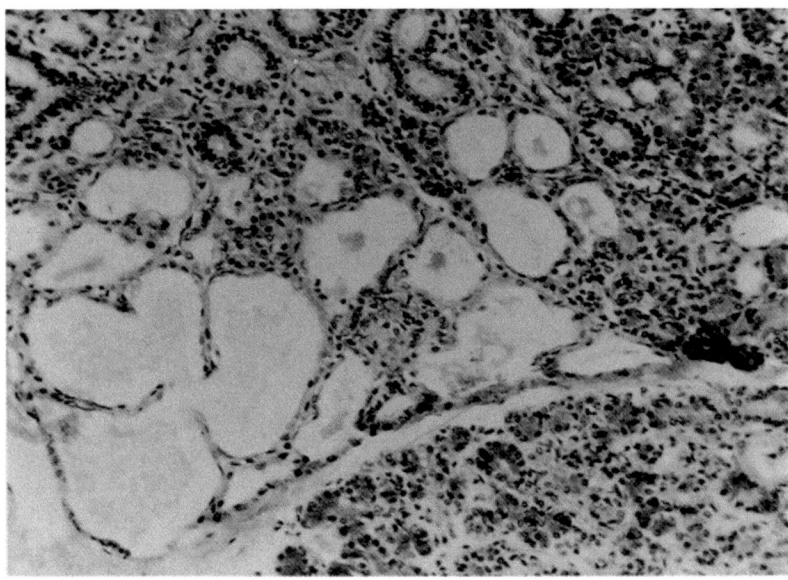

Abb. 46. Parotis: fokale kongenitale Sialektasien mit abgeflachtem Epithel (1 Monat alter Säugling). HE × 100

Kongenitale Sialektasien (Abb. 45 u. 46) kommen in der Parotis (BECKER et al. 1960), Submandibularis (ADDANTE 1984) und Sublingualis (BRONSTEIN u. CLARK 1984) vor. Die Sialektasien haben Anschluß an das reguläre Gangsystem, werden von einem ein- bis mehrreihigen Epithel begrenzt und enthalten fleckförmiges Sekret. Sekundär kann es zu Entzündungen und Fistelbildungen kommen. Eine Rarität stellen doppelseitige Divertikel im Parotisgang unmittelbar hinter der Papille dar (YU 1989).

Merkel-Zysten der Submandibularis (Abb. 47) entstehen durch Distorsion und Segmentation von Gangabschnitten und sind von einem abgeflachten Epithel ausgekleidet (SEIFERT u. GEILER 1956).

Die ektodermalen *Dermoidzysten* (Abb. 48) sind am Mundboden lokalisiert und liegen im Gegensatz zur Ranula immer medial (KORCHIN 1974). Aus einer Übersicht von fast 200 Mitteilungen der Literatur (KING et al. 1994) ergeben sich folgende Daten: Lokalisation am Mundboden in der Mittellinie oberhalb des M. mylohyoideus und M. geniohyoideus mit Ausbreitung in den sublingualen oder submentalen Raum bei weiterer Vergrößerung; in 75% typischer Aufbau mit Auskleidung durch mehrschichtiges Plattenepithel und angrenzende Hautanhangsgebilde, in 25% Struktur einer Epidermoidzyste ohne Hautanhangsgebilde. Extrem selten ist die Lokalisation von Dermoidzysten in der Parotis (UHLENBROCK u. KEYHANI-ROFAGHA 1994). Bei der Differentialdiagnose muß allerdings berücksichtigt werden, daß lymphoepitheliale Zysten der Parotis ebenfalls eine Keratinisierung der Plattenepithelauskleidung aufweisen können (s. Kap. 7.4).

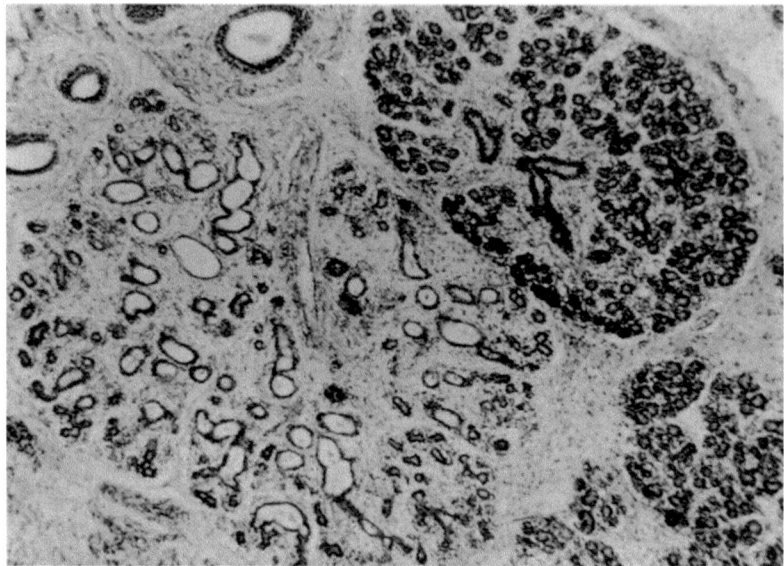

Abb. 47. Submandibularis: fokale Ausbildung Merkel'scher Zysten mit abgeflachtem Epithel (4 Wochen alter Säugling). HE ×60

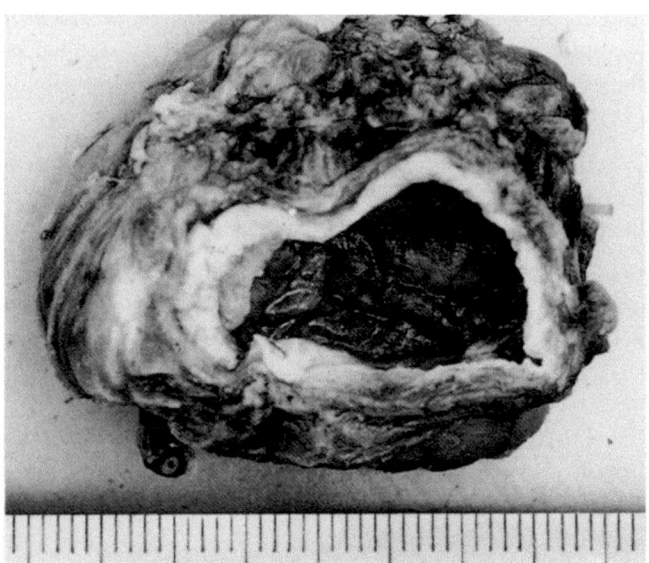

Abb. 48. Dermoidzyste des Mundbodens, angrenzend an die Submandibularis: Schnittfläche mit stark verdickter Zystenwand. (Aus SEIFERT et al. 1984)

Fehlbildungen und Anomalien 81

Zusätzlich muß auch eine HIV-assoziierte zystische lymphoepitheliale Läsion ausgeschlossen werden (s. Kap. 13.7.4).

Die *Ranula der Sublingualis* (Abb. 49 u. 50) ist unter der Schleimhaut des Mundbodens lateral des Frenulum linguae lokalisiert (QUICK u. LOWELL 1977; BECK 1985). Bei Durchtritt durch das Diaphragma oris wird die Ranula durch den M. mylohyoideus sanduhrförmig abgeschnürt (sog. Zwerchsack-Ranula). Eine „planging ranula" liegt dann vor, wenn die Zystenbildung zervikal suprahyoidal lokalisiert ist (CRILE 1957; ROEDIGER u. KAY 1977; VAN DEN AKKER et al. 1978; MAIR et al. 1979; ZAFARULLA 1986; McCLATCHEY et al. 1984). Die ein- oder mehrkammerigen Zysten enthalten schleimiges Sekret. Mitunter kommen in der epithelialen Begrenzung auch Plattenepithel- und Talgdrüsenmetaplasien vor. Mit zunehmender Größe der Ranula können Schluck- oder Atemstörungen auftreten. Die Ranula wird vorwiegend einseitig im Kindes- und Jugendalter beobachtet. Bezüglich der Entstehung wird der dysgenetische Verschluß eines kleineren Ausführungsganges diskutiert, wobei das übrige Sekret über den Hauptausführungsgang abfließen kann (BECK 1985). Durch sekundäre Entzündungen und Schleimaustritte entstehen Extravasations-Mukozelen und entzündliche Vernarbungen.

Eine Besonderheit stellt die Assoziation einer Ranula mit der Sarkoidose dar (NARANG u. DIXON 1975; TAKIMOTO et al. 1989; VIJAY et al. 1995). Dabei sind in der Zystenwand und zwischen dem Drüsengewebe nichtverkäsende Granulome aus Epitheloidzellen, Riesenzellen und Lymphozyten entwickelt. Mitunter sind die Granulome das erste Krankheitssymptom einer erst später systemisch ausgebreiteten Sarkoidose (s. auch Kap. 13.8.3).

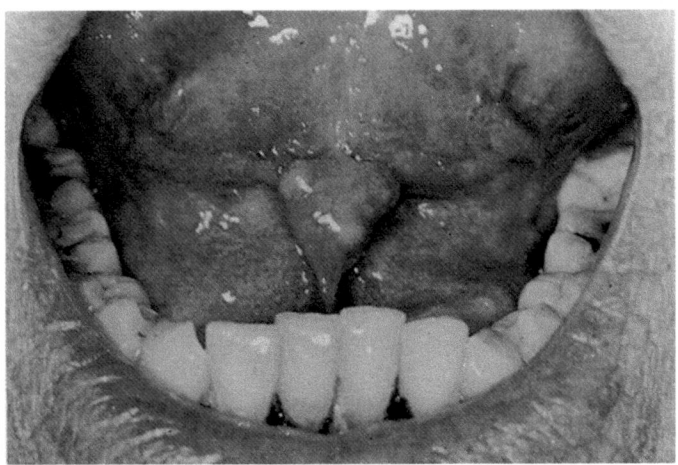

Abb. 49. Ranula der Sublingualis: zystische Schwellung am Mundboden paramedian vom Frenulum

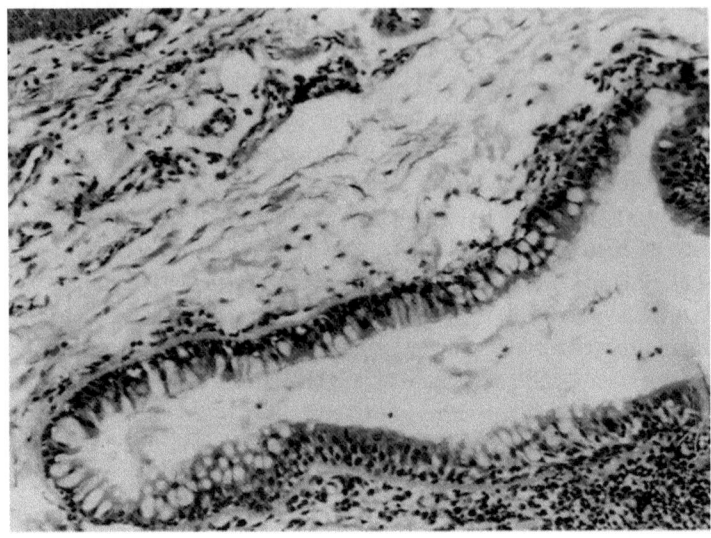

Abb. 50. Ranula der Sublingualis: Auskleidung mit einem schleimbildenen Zylinderepithel. HE ×100

6.5 Sonstige Anomalien

Kongenitale Speicheldrüsenfisteln können in Verbindung mit aberrierendem oder akzessorischem Speicheldrüsengewebe entstehen, daneben auch im Rahmen kombinierter Mißbildungen im Kiemendarmbereich (WEIDAUER 1971; BORNSTEIN u. CLARK 1984).

Literatur

Abadir WF, Pease WS (1978) Salivary gland choristoma of the middle ear. J Laryngol Otol 92:247-252

Addante RR (1984) Congenital cystic dilatation of the submandibular duct. Oral Surg Oral Med Oral Pathol 58:656-658

Akker HP, van den Bays RA, Becker AE (1978) Plunging or cervical ranula. J Maxillofac Surg 6:286-293

Arafat A, Brannon RB, Ellis GL (1981) Adenomatoid hyperplasia of mucous salivary glands. Oral Surg Oral Med Oral Pathol 52:51-55

Ariji E, Fujiwara N, Tabata O, Nakayama E, Kanda S, Shiratsuchi Y, Oka M (1993) Stafne's bone cavity. Classification based on outline and content determined by computed tomography. Oral Surg Oral Med Oral Pathol 76:375-380

Aufdemorte ThB, Ramzy I, Holt GR, Thomas JR, Duncan DL (1985) Focal adenomatoid hyperplasia of salivary glands. A differential diagnostic problem in fine needle aspiration biopsy. Acta Cytol 29:23-28

Auriol M, Chomette G, Bertrand JC, Devauchelle B, Delcourt A, Vaillant JM (1983) Glandes salivaires ectopiques cervicales. Morphologie, problèmes diagnostiques et histogénétiques. A propos de 3 observations. Rev Stomat Chir Maxillofac (Paris) 84:269-271

Barrett AW, Speight PM (1995) Adenomatoid hyperplasia of oral minor salivary glands. Oral Surg Oral Med Oral Pathol 79:482-487

Batsakis JG (1986) Heterotopic and accessory salivary tissues. Ann Otol Rhinol Laryngol 95:434-435

Batsakis JG, Brunner JM, Luna ML (1988) Polycystic (dysgenetic) disease of the parotid glands. Arch Otolaryngol Head Neck Surg 114:1146-1148

Beck Ch (1985) Wie entsteht eine Ranula? Laryngorhinootologie 64:535-536

Becker S, Härle F (1986) Die latente Knochenhöhle, ein Fall seltener Lokalisation. Dtsch Z Mund Kiefer Gesichtschir 10:60-61

Becker W, Matzker J, Ruckes J (1960) Zur Morphologie der „diffusen kugelförmigen Gangektasien" in der Glandula parotis. Z Laryngol Rhinol 39:479-492

Bouquot JE, Gnepp DR (1994) Intraosseous salivary tissue: Examples of embryonic rests and inflammatory. Congress International Association of Oral Pathologists, York. Abstract 044

Brannon RB, Houston GD, Meader ChL (1985) Adenomatoid hyperplasia of mucous salivary glands: A case involving the tetromolar area. Oral Surg Oral Med Oral Pathol 60:188-190

Brannon RB, Houston GD, Wampler HW (1986) Gingival salivary gland choristoma. Oral Surg Oral Med Oral Pathol 61:185-188

Bronstein SL, Clark MS (1984) Sublingual gland salivary fistula and sialocele. Oral Surg Oral Med Oral Pathol 57:357-361

Brown FH, Houston GD, Lubow RM, Sagan MA (1987) Adenomatoid hyperplasia of mucous salivary glands. Report of two cases. J Periodontol 58:125-127

Buchner A, Carpenter WM, Merrell PW, Leider AS (1991a) Anterior lingual mandibular salivary gland defect. Evaluation of twenty-four cases. Oral Surg Oral Med Oral Pathol 71:131-136

Buchner A, Merrell PW, Carpenter WM, Leider AS (1991b) Adenomatoid hyperplasia of minor salivary glands. Oral Surg Oral Med Oral Pathol 71:583-587

Cameselle-Teijeiro J, Varela-Durán J (1994) Intrathyroid salivary gland-type tissue in multinodular goiter. Virchows Arch 425:331-334

Chilla R (1985) Mißbildungen der Speicheldrüsen aus klinischer Sicht. HNO (Berl) 33:70-74

Cotelingam JD, Gerberi MP (1983) Parotid heterotopia with pleomorphic adenoma. Arch Otolaryngol 109:563-565

Crile G Jr (1957) Ranulas with extension into the neck (so-called plunging ranulas). Surgery 43:819-821

Curry B, Taylor ChW, Fisher AWF (1992) Salivary gland heterotopia. A unique cerebellopontine angle tumor. Arch Pathol Lab Med 106:35-38

Devildos LR, Langlois CC (1976) Minor salivary gland lesion presenting clinically as tumor. Oral Surg Oral Med Oral Pathol 41:657-659

Dobson CM, Ellis HA (1987) Polycystic disease of the parotid glands: case report of a rare entity and review of the literature. Histopathology 11:953-961

Ferguson MM, MacDonald DG (1978) Persistent sialadenitis in an accessory parotid gland. Oral Surg Oral Med Oral Pathol 45:696-700

Frommer J (1977) The human accessory parotid gland: Its incidence, nature, and significance. Oral Surg Oral Med Oral Pathol 43:671-676

Giansanti JS, Vaker GO, Waldron CA (1971) Intraoral mucinous minor salivary gland lesions presenting clinically as tumors. Oral Surg Oral Med Oral Pathol 32:918-922

Greant P, Pipeleers-Marichal M, Wylock P (1987) Ectopic cervical salivary glands. Eur J Plast Surg 10:29-31

Hayashi Y, Kimura Y, Nagumo M (1984) Anterior lingual mandibular bone concavity. Report of a case. Oral Surg Oral Med Oral Pathol 57:139-142

Ide F, Shimura H, Saito I, Umemura Sh (1983) Gingival salivary gland choristoma: An extremely rare phenomenon. Oral Surg Oral Med Oral Pathol 55:169-172

Johnson FE, Spiro RH (1979) Tumors arising in accessory parotid tissue. Am J Surg 138:576-578

Keene HJ (1990) Solitary lesion of the mandible resembling a „Stafne cyst" in human archaeologic material from Mokapu, Hawaii. J Oral Pathol Med 19:195-196

Khullar ShM, Best PhV (1992) Adenomatosis of minor salivary glands. Report of a case. Oral Surg Oral Med Oral Pathol 74:783-787

King OH (1967) Carcinosarcoma of accessory salivary gland. Oral Surg Oral Med Oral Pathol 23:651-659

King RC, Smith BR, Burk JL (1994) Dermoid cyst in the floor of the mouth. Oral Surg Oral Med Oral Pathol 78:567-576
Korchin L (1974) Dermoid cyst with lingual sinus tract. Report of a case. Oral Surg Oral Med Oral Pathol 37:175-178
Lange MJ (1974) Pleomorphic adenoma of the thyroid containing salivary gland cells with pseudocartilage and myoepithelial cells. Int Surg 59:178-179
Mair IWS, Børang G, Kearney MS (1977) Heterotopic cervical salivary glands. J Laryngol 91:35-40
Mair IWS, Elverland HH, Knudsen OS (1978) Heterotopic salivary pleomorphic adenoma. J Otolaryngol 7:158-160
Mair IWS, Schewitsch I, Svendson E, Haugeto OK (1979) Cervical ranula. J Laryngol Otol 93:623-628
Markitziu A, Sela M, Seltzer R (1984) Major salivary glands in branchial arch syndromes. Oral Surg Oral Med Oral Pathol 58:672-677
McClatchey KD, Appelblatt NH, Zarbo RJ, Merrel DM (1984) Plunging ranula. Oral Surg Oral Med Oral Pathol 57:408-412
McDonald FG, Mantas J, McEwen CG, Ferguson MM (1986) Salivary gland aplasia: an ectodermal disorder? J Oral Pathol 15:115-117
Mischke RE, Brackmann DE, Gruskin P (1977) Salivary gland choristoma of the middle ear. Arch Otolaryngol 103:432-434
Moskow BS, Baden E (1964) Gingival choristoma. Oral Surg Oral Med Oral Pathol 18:504-516
Moss-Salentijn L, Applebaum EA (1972) Minor salivary gland in human gingiva. Arch Oral Biol 17:1373-1374
Narang R, Dixon R (1975) Sarcoidosis and ranula of a sublingual gland. Oral Surg Oral Med Oral Pathol 39:376-387
Nathan H, Luchansky E (1985) Sublingual gland herniation through the mylohyoid muscle. Oral Surg Oral Med Oral Pathol 59:21-23
Pesavento C, Perlito A (1976) Benign mixed tumor of heterotopic salivary gland in the upper neck: Report of a case with review of the literature on heterotopic salivary gland tissue. J Laryngol Otol Clin Rec 10:577-584
Petri WH, Carr RF, Kahn CS (1993) Adenomatoid hyperplasia of the palate. J Oral Maxillofac Surg 51:310-311
Polayes IM, Rankow RM (1979) Cysts, masses, and tumors of the accessory parotid gland. Plast Reconstr Surg 64:17-23
Quick CA, Lowell SH (1977) Ranula and the sublingual salivary glands. Arch Otolaryngol 103:397-400
Roediger WEW, Kay S (1977) Pathogenesis and treatment of plunging ranulas. Surg Gynecol Obstet 144:862-864
Saeger KL, Gruskin Ph, Carberry JN (1982) Salivary gland choristoma of the middle ear. Arch Pathol Lab Med 106:39-40
Schochet SS Jr, McCormick WF, Halmi NS (1974) Salivary gland rests in the human pituitary. Light and electron microscopical study. Arch Pathol Lab Med 98:193-200
Scully C, Eveson JW, Richards A (1992) Adenomatoid hyperplasia in the palate: another sheep in wolf's clothing. Br Dent J 173:141-142
Seifert G (1966) Mundhöhle, Mundspeicheldrüsen, Tonsillen und Rachen. In: Doerr W, Uehlinger E (Hrsg) Spezielle pathologische Anatomie, Bd 1. Springer, Berlin Heidelberg New York
Seifert G, Geiler G (1956) Zur Pathologie der kindlichen Speicheldrüsen. Beitr Pathol 116:1-38
Seifert G, Mann W (1992) Kopfspeicheldrüsen. Fehlbildungen. In: Naumann HH, Helms J, Herberhold C, Kastenbauer E (Hrsg) Oto-Rhino-Laryngologie in Klinik und Praxis, Bd 2. Thieme, Stuttgart New York Tokyo, S 720-723
Seifert G, Thomsen ST, Donath K (1981) Bilateral dysgenetic polycystic parotid glands: Morphological analysis and differential diagnosis of a rare disease of salivary glands. Virchows Arch A Pathol Anat 390:273-288
Seifert G, Miehlke A, Haubrich J, Chilla R (1984) Speicheldrüsenkrankheiten. Pathologie - Klinik - Therapie - Fazialischirurgie. Thieme, Stuttgart New York

Shindo K, Bacon HE, Holmes EJ (1972) Ectopic gastric mucosa and glandular tissue of a salivary type in the anal canal concomitant with a diverticulum in hemorrhoidal tissue: report of a case. Dis Colon Rectum 15:57-62

Shinohara M, Harada T, Oka M, Yamada K, Shrestha P, Isono K, Mori M (1991) Heterotopic salivary gland tissue in lymph nodes of head and neck: An immunohistochemical study. Acta Histochem Cytochem 24:579-589

Shinohara M, Harada T, Nakamura S, Oka M, Tashiro H (1992) Heterotopic salivary gland tissue in lymph nodes of the cervical region. Int J Maxillofac Surg 21:166-171

Singer MI, Applebaum EL, Loy KD (1979) Heterotopic salivary tissue in the neck. Laryngoscope 89:1771-1778

Skevas A, Danillidis B, Gosios K, Dallas S, Kastanioudakis I (1991) Aberrierende heterotope Speicheldrüse in lateraler Halszyste. Laryngorhinootologie 70:568-570

Stafne EC (1942) Bone cavities situated near the angle of the mandible. J Am Dent Assoc 29:1969-1972

Stene T, Pedersen KN (1977) Aberrant salivary gland tissue in the anterior mandible. Oral Surg Oral Med Oral Pathol 44:72-75

Sucupira MS, Weinseb JW, Camargo EE et al. (1983) Salivary gland imaging and radionuclide dacriocystography in agenesis of salivary glands. Arch Otolaryngol 109:197-198

Takimoto T, Kato H (1990) Branchial cleft fistula with heterotopic salivary gland tissue in the lower neck. ORL 52:265-268

Takimoto T, Umeda R, Ishikawa S (1989) Ranula and sarcoid granuloma of a sublingual gland. Auris Narus Larynx 16:39-42

Tang ThT, Glicklich M, Siegesmund KA, Oechler HW, McCreadie SR (1979) Neonatal cystic choristoma in submandibular salivary gland simulating cystic hygroma. Arch Pathol Lab Med 103:537-539

Uhlenbrock JM, Keyhani-Rofagha S (1994) Dermoid cyst of the parotid: Report of two cases and the value of preoperative diagnosis by fine needle aspiration cytology. Acta Cytol 38:853-854 (Abstract 110)

Vijay V, Newman R, Bebawi MA, Godfrey HG (1995) Sarcoid ranula. Its association with widespread sarcoidosis. Oral Surg Oral Med Oral Pathol 79:449-451

Weidauer H (1971) Ein Beitrag zu den seltenen kongenitalen Mißbildungen der Glandula parotis und deren Ausführungsgang. Z Laryngol Rhinol 50:686-691

Weitzner S (1983) Ectopic salivary gland tissue in submucosa of rectum. Dis Colon Rectum 26:814-816

Wolff M (1971) Heterotopic gastric epithelium in the rectum: a report of three new cases with a review of 87 cases of gastric heterotopia in the alimentary canal. Am J Clin Pathol 55:604-616

Worthington Ph (1982) Mischtumor im heterotopen Speicheldrüsengewebe des Halses. Dtsch Z Mund Kiefer Gesichtschir 6:381-383

Yacoub U, Becher-Carstens PH, Biscopink RJ, McMurry GT (1981) Acinic cell tumor in ectopic salivary gland tissue. Arch Pathol Lab Med 105:500-501

Youngs LA, Scofield HH (1967) Heterotopic salivary gland tissue in the lower neck. Arch Pathol Lab Med 83:550-556

Yu MZ (1989) Abnormal bilateral diverticula of the buccal mucosa. Oral Surg Oral Med Oral Pathol 68:455-456

Zafarulla MYM (1986) Cervical mucocele (plunging ranula): An unusual case of mucous extravasation cyst. Oral Surg Oral Med Oral Pathol 62:63-66

Zajtchuk JT, Patow CA, Hyams VJ (1982) Cervical heterotopic salivary gland neoplasms: a diagnostic dilemma. Otolaryngol Head Neck Surg 90:178-181

7 Speicheldrüsenzysten

Nach morphologischen und pathogenetischen Gesichtspunkten lassen sich 4 Hauptformen unterscheiden:
- Mukozelen der kleinen Speicheldrüsen,
- Speichelgangzysten der großen Speicheldrüsen (Parotis),
- lymphoepitheliale Zysten,
- dysgenetische Zysten (s. Kap. 6.4).

Im Gesamtkollektiv der Speicheldrüsenkrankheiten entfallen ca. 9,5 % auf die Gruppe der Speicheldrüsenzysten. Die prozentuale Häufigkeitsverteilung geht aus Tabelle 4 hervor.

Die nichttumorösen Zystenbildungen müssen von zystischen Tumoren abgegrenzt werden. Zystenbildungen kommen speziell bei Warthin-Tumoren (Zystadenolymphome), pleomorphen Adenomen, Mukoepidermoidkarzinomen und Zystadenokarzinomen vor. Im Rahmen chronischer Entzündungen treten zystische Gangveränderungen bei der chronischen sialektatischen Parotitis und der chronischen myoepithelialen Parotitis auf.

7.1 Mukozelen

Unter dem Begriff der Mukozele werden kugelförmige, abgegrenzte und unterschiedlich große Vorwölbungen der Mundschleimhaut zusammengefaßt,

Tabelle 4. Klassifikation der Speicheldrüsenzysten (Speicheldrüsen-Register Hamburg 1965–1994)

Zystentyp	Hauptlokalisation	n	%
Mukozelen			
- Extravasations-Mukozelen	Unterlippe	1171	70,5
- Retentions-Mukozelen	Lippen, Wangen, Gaumen, Mundboden	175	10,5
Speichelgangzysten	Parotis	160	9,6
Lymphoepitheliale Zysten	Parotis, Mundboden	79	4,8
Ranula	Sublingualis	49	2,9
Dermoidzysten	Parotis, Mundboden	24	1,5
Dysgenetische Zystenparotis	Parotis	3	0,2
Gesamtzahl		1661	100,0

Tabelle 5. Differentialdiagnostische Merkmale der Speicheldrüsen-Mukozelen. (Aus SEIFERT et al. 1981)

Merkmale	Schleimgranulome (Extravasations-Mukozelen)	Schleim-Retentionszysten (Retentions-Mukozelen)
Prozentuale Häufigkeit	90%	10%
Altersgipfel	2. Lebensdekade	8. Lebensdekade
Geschlechtsdisposition	Männlich	Weiblich
Hauptlokalisation	Unterlippe (80%)	Relativ gleichmäßige Verteilung in der Mundhöhle
Epitheliale Auskleidung	–	++
Granulomatöse Reaktionen	++	–
– Schaumzellen	+++	–
– Fremdkörperriesenzellen	+	–
Scholliger Sekretinhalt (Mikrolithen)	(+)	++
Bindegewebige Kapsel	++	(+)
Epithelmetaplasien	–	+

welche schleimige Sekretmassen enthalten. Im Hinblick auf die epitheliale Begrenzung lassen sich zwei Formen der Mukozele unterscheiden (Tabelle 5).

7.1.1 Extravasations-Mukozelen

Über $^2/_3$ aller Speicheldrüsenzysten und über 90% der Mukozelen entfallen auf die Gruppe der Extravasations-Mukozelen (SEIFERT et al. 1981). Sie haben einen Durchmesser von 1,0–1,5 cm und wölben die Schleimhautoberfläche vor. Sie können klinisch als subepitheliale Blasen imponieren und zur Fehldiagnose bullöser oraler Schleimhautläsionen (z.B. benignes Schleimhautpemphigoid) führen, insbesondere dann, wenn durch eine Ruptur Ulzerationen der darüber gelegenen oralen Mukosa entstehen (EVESON 1988). Der Altersgipfel liegt im 2. Lebensjahrzehnt, wobei in 60% das männliche Geschlecht betroffen ist. Nach dem 50. Lebensjahr kommen Extravasations-Mukozelen zunehmend seltener vor. 80% sind an der Unterlippe (Abb. 51) lokalisiert, 15% an der Wange und am Mundboden (MERANUS et al. 1968), die restlichen 5% am Gaumen, an der Zunge oder Oberlippe.

Histologisch handelt es sich um schleimgefüllte Pseudozysten ohne epitheliale Begrenzung. Die Initialphase ist durch Schleimaustritte in das angrenzende Interstitium gekennzeichnet, wodurch unscharf begrenzte Schleimseen mit Einschluß neutraler und saurer Mukopolysaccharide entstehen (Abb. 52). In der sekundären Resorptionsphase kommt es zur Entwicklung eines Granulations-

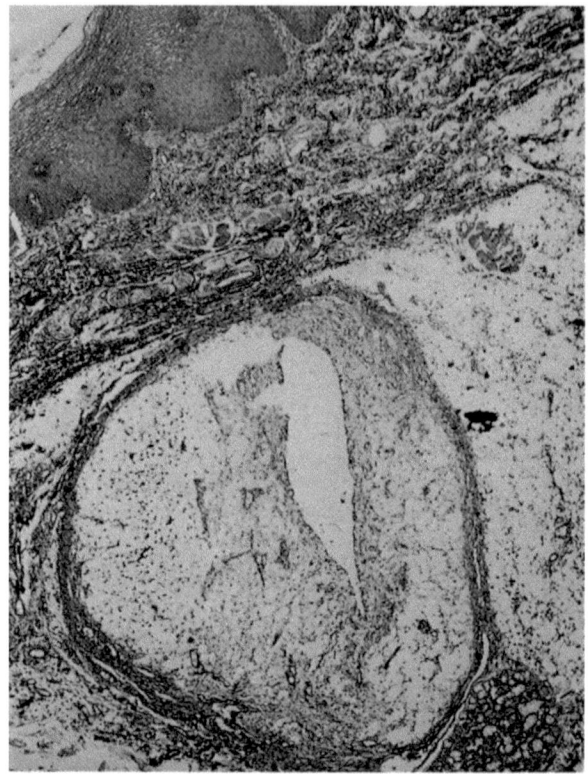

Abb. 51. Extravasations-Mukozele der Unterlippe: schleimgefüllte Pseudozyste mit bindegewebiger Begrenzung. HE ×25

gewebes mit Leukozyten, Histiozyten, Makrophagen und Schaumzellen, welche resorbierte Schleimpartikel gespeichert haben (Abb. 53). Zusätzlich entwickeln sich mehrkernige Riesenzellen vom Fremdkörpertyp, welche Schleimvakuolen und auch kristalline Sekretprodukte enthalten (Abb. 54). Auf dieser granulomatösen Entzündungsreaktion beruht die ältere Bezeichnung als „Schleimgranulom" (HAMPERL 1932). In der Endphase liegt eine schleimgefüllte Pseudozyste mit einer bindegewebigen Kapsel vor, welche eine flache endothelartige Auskleidung besitzt und deutlich vom restlichen Drüsenparenchym abgegrenzt ist.

Zusätzliche Befunde ergeben sich aus der Analyse von proteolytischen Enzymen im Lumen, den Makrophagen und den angrenzenden Gangepithelien (AZUMA et al. 1995). Typ IV-Kollagenase war in hoher Konzentration im Lumen der Pseudozysten enthalten, während Plasminogen-Aktivatoren und auch Typ IV-Kollagenase sowohl in den Makrophagen und Fibroblasten der Pseudozystenbegrenzung als auch in den benachbarten Gangepithelien und Myoepithelzellen der Speichelgänge nachweisbar waren. Aus diesen Befunden ergeben sich Hinweise auf die mitgestaltende Rolle proteolytischer Enzyme in der Pathogenese der Extravasations-Mukozelen.

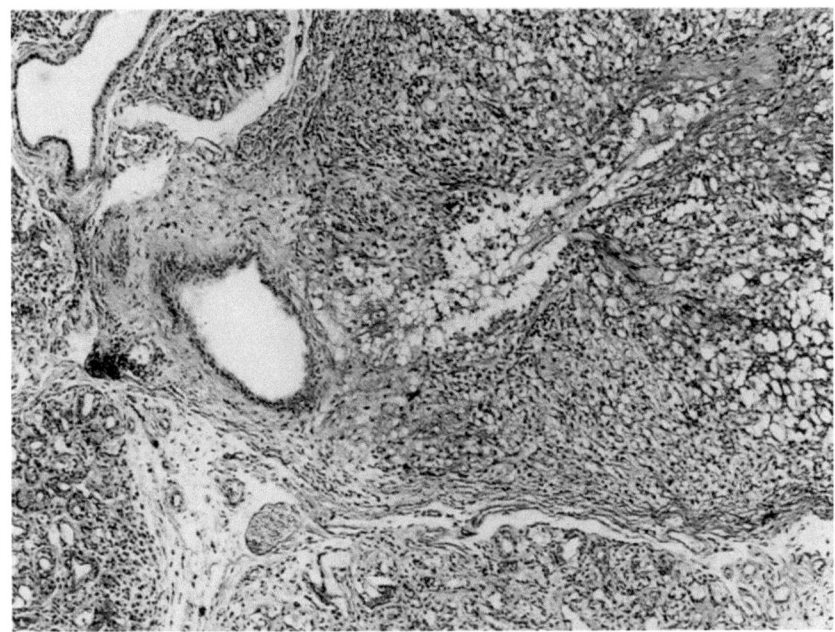

Abb. 52. Extravasations-Mukozele der Unterlippe: ausgetretene Schleimmassen in der Umgebung eines Speichelganges mit Pseudozystenbildung. PAS-Reaktion, ×60

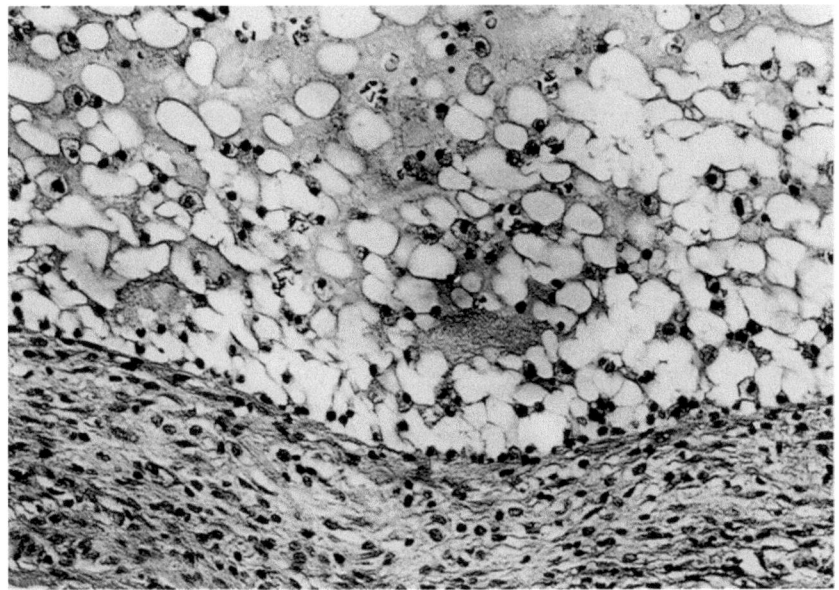

Abb. 53. Extravasations-Mukozele der Unterlippe: Pseudokapsel mit aufgelockertem Bindegewebe; Zysteninhalt mit Einschluß von Schaumzellen. Astrablau, ×160

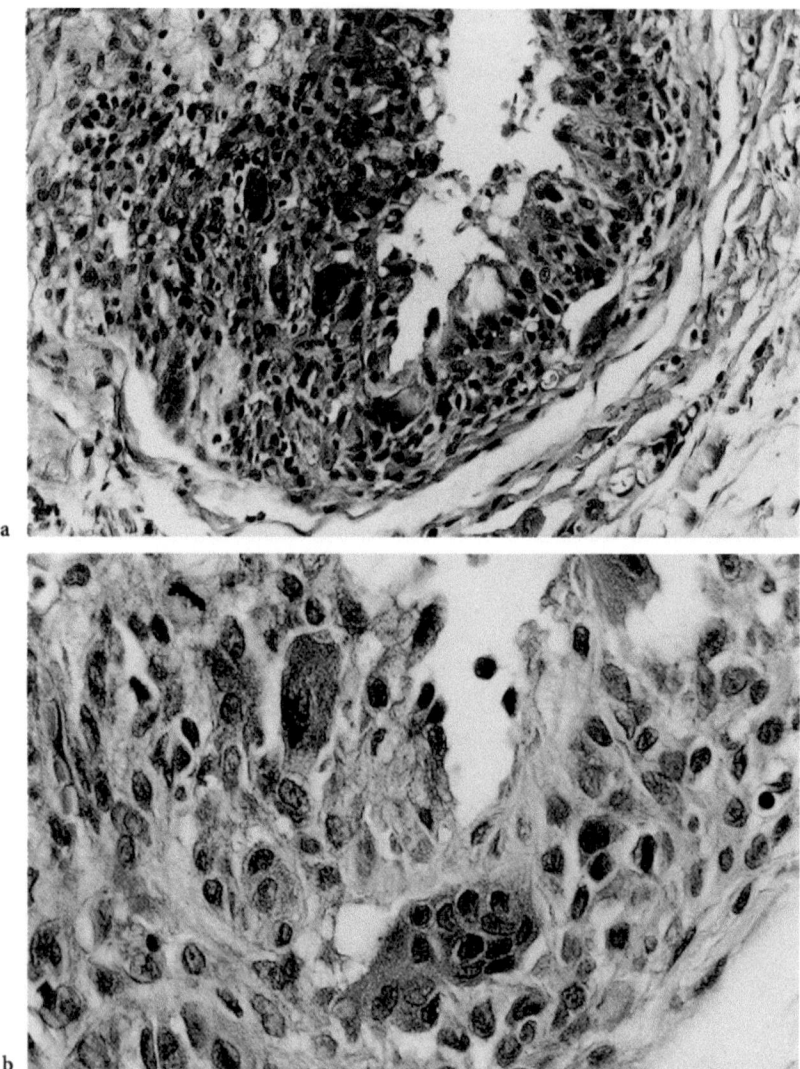

Abb. 54a, b. Extravasations-Mukozele der Unterlippe: Begrenzung durch Granulationsgewebe mit Einschluß mehrkerniger Fremdkörperriesenzellen. HE, a ×160, b ×400

Unter experimentellen Bedingungen lassen sich analoge Veränderungen durch eine Speichelgangunterbindung oder auch durch eine Speichelgangdurchtrennung erzeugen (HARRISON u. GARRETT 1972 u. 1975; BHASKAR et al. 1956). Diese experimentellen Befunde und die häufige Lokalisation an der Unterlippe unterstreichen die Auffassung, daß rezidivierende Mikrotraumen (Bißverletzungen, Prothesendruck u.a.) in der Pathogenese die entscheidende Rolle spielen. Zwischen der Menge des ausgetretenen Schleimes und der Größe der Extravasations-Mukozele bestehen enge Relationen.

7.1.2 Retentions-Mukozelen

Im Gegensatz zu den Extravasations-Mukozelen sind die Retentions-Mukozelen von Speichelgangepithelien begrenzt, kommen häufiger im höheren Lebensalter vor (Altersgipfel im 8. Lebensjahrzehnt) und zeigen eine gleichmäßige Verteilung auf die einzelnen kleinen Speicheldrüsen. Je 20% sind im

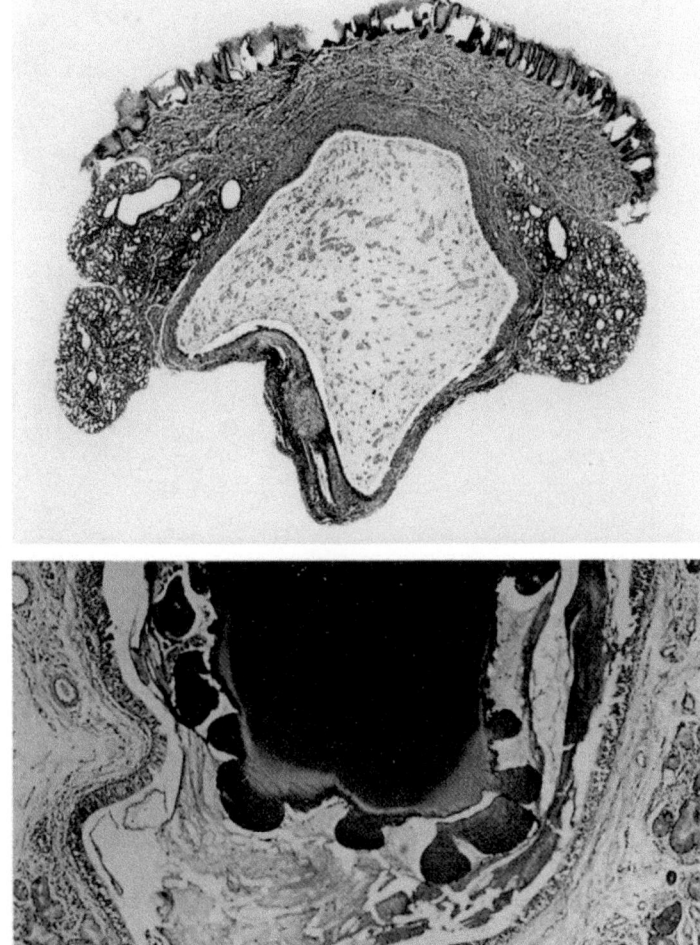

55

56

Abb. 55. Retentions-Mukozele der Oberlippe: deutliche Abgrenzung der Zystenwand vom angrenzenden Gewebe. HE ×13 (Aus SEIFERT 1964)

Abb. 56. Retentions-Mukozele der Oberlippe: epitheliale Begrenzung der Zystenwand; eingedicktes visköses schleimiges Sekret in der Zystenlichtung. PAS Reaktion, ×40

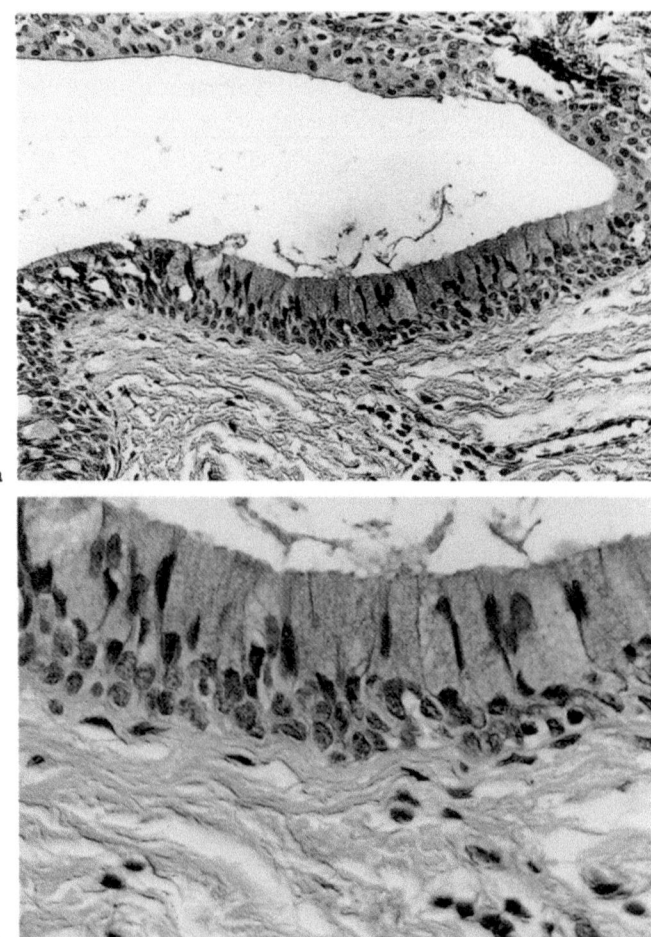

Abb. 57 a, b. Retentions-Mukozele der Wangendrüsen: Auskleidung mit mehrreihigem Epithel und deutlicher Schleimbildung zum Zystenlumen. Astrablau, a ×160, b ×400

Bereich der Unterlippe und Wange lokalisiert, je 15% im Bereich von Oberlippe (Abb. 55), Gaumen, Mundboden und Zunge (SEIFERT et al. 1981; SOUTHAM 1974; TAL et al. 1984).

Histologisch werden die Hohlräume von einem Epithel begrenzt, dessen Aufbau den verschiedenen Abschnitten des Speichelgangsystems entspricht (Abb. 56–58). Überwiegend finden sich mehrreihig angeordnete Epithelien vom Typus der Schalt- und Streifenstücke oder des Ausführungsgangsystems. Stellenweise können auch onkozytäre Zellen, Becherzellen oder Plattenepithelmetaplasien entwickelt sein. Das schleimige Sekret im Inneren der Zysten kann auch Sphäro- oder Mikrolithen enthalten. Entzündliche Infiltrate wie bei den Extravasations-

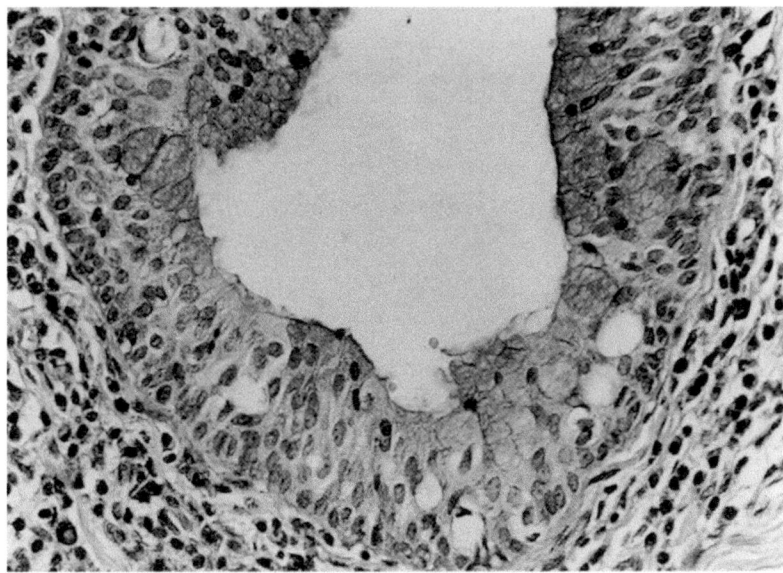

Abb. 58. Retentions-Mukozele der Oberlippe: Begrenzung durch mehrschichtig angeordnete epidermoide Zellen mit Einschluß einzelner schleimbildender Becherzellen (Ähnlichkeit mit der Frühform eines Mukoepidermoidkarzinoms). PAS-Reaktion, ×250

Mukozelen fehlen oder liegen nur dann vor, wenn es durch Einrisse in der Epithelbegrenzung zu Schleimaustritten in das Interstitium kommt, so daß sekundäre Extravasations-Mukozelen entstehen.

In der Pathogenese spielt die Schleimretention durch Sekreteindickungen, Mikrolithen oder Gangabknickungen die Hauptrolle (HARRISON 1975). Beim multiplen Vorkommen werden auch dysgenetische Faktoren diskutiert (TAL et al. 1984). Die Frage, ob sich auf dem Boden einer Retentions-Mukozele auch Tumoren – z.B. Adenome oder Mukoepidermoidkarzinome – entwickeln können, ist bisher nur vereinzelt beschrieben worden (s. Kap. 14.20.2) oder noch nicht hinreichend geklärt.

7.2 Speichelgangzysten

Die Speichelgangzysten (Tabelle 6) haben eine durchschnittliche Größe von 2–3 cm mit einem Maximum bis zu Pflaumengröße. Sie sind speziell in der Parotis (Abb. 59) lokalisiert mit einer Dominanz des Vorkommens beim männlichen Geschlecht (75%) und einem Altersgipfel im 7. Lebensjahrzehnt (WORK 1977; RICHARDSON et al. 1978; SHAHEEN et al. 1975; PIETERSE u. SEYMOUR 1981; SEIFERT u. WALLER 1982; STEINBACH u. HEUMANN 1984; MCCLATCHEY u. ZARBO 1984).

Tabelle 6. Vergleich der Befunde bei Speichelgangzysten und lymphoepithelialen Zysten der Parotis. (Aus SEIFERT u. WALLER 1982)

Merkmale	Speichelgangzysten	Lymphoepitheliale Zysten
Häufigkeit	55%	45%
Geschlechtsdispostition	Männlich (75%)	Keine
Altersgipfel	7. Dekade	8. Dekade
Durchschnittliche Zystengröße	2–3 cm	1 cm
Zystenepithel	Mehrreihiges Gangepithel	Mehrschichtiges Epithel, mitunter Plattenepithel
Zysteninhalt	Speichelsekret, Sphärolithen	Seröse Flüssigkeit Zelldetritus
Zystenwand	Bindegewebe	Lymphoides Stroma Lymphfollikel
Angrenzendes Parotisgewebe	85% fokale oder obstruktive Parotitis	62% normal, 38% fokale oder obstruktive Parotitis

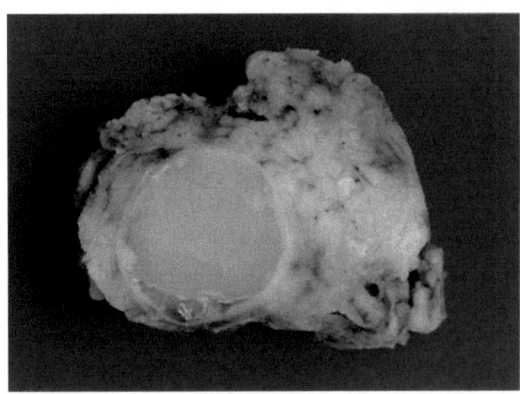

Abb. 59. Speichelgangzyste der Parotis: Schnittfläche mit glattwandiger Begrenzung und Anfüllung der Zystenlichtung mit schleimigem Sekret

Histologisch läßt sich der Aufbau mit dem der Retentions-Mukozelen vergleichen (Abb. 60). Die epitheliale Begrenzung entspricht dem jeweiligen Abschnitt des Parotisgangsystems. Mitunter kommen auch Plattenepithelmetaplasien vor. Die Schleimmassen können Sekretausfällungen mit Sphärolithen und kristallinen Partikeln enthalten (TAKEDA u. ISHIKAWA 1983).

An der Außenseite der Zystenwand befindet sich lockeres Bindegewebe mit spärlicher entzündlicher Infiltration. Bei zusätzlichen Schleimaustritten können kleine lokale Extravasations-Mukozelen entstehen. Bei größeren Zysten entwickelt sich eine fokale obstruktive Parotitis. Bezüglich der Pathogenese sind Sekretabflußstörungen wie bei den Retentions-Mukozelen bedeutsam. Als

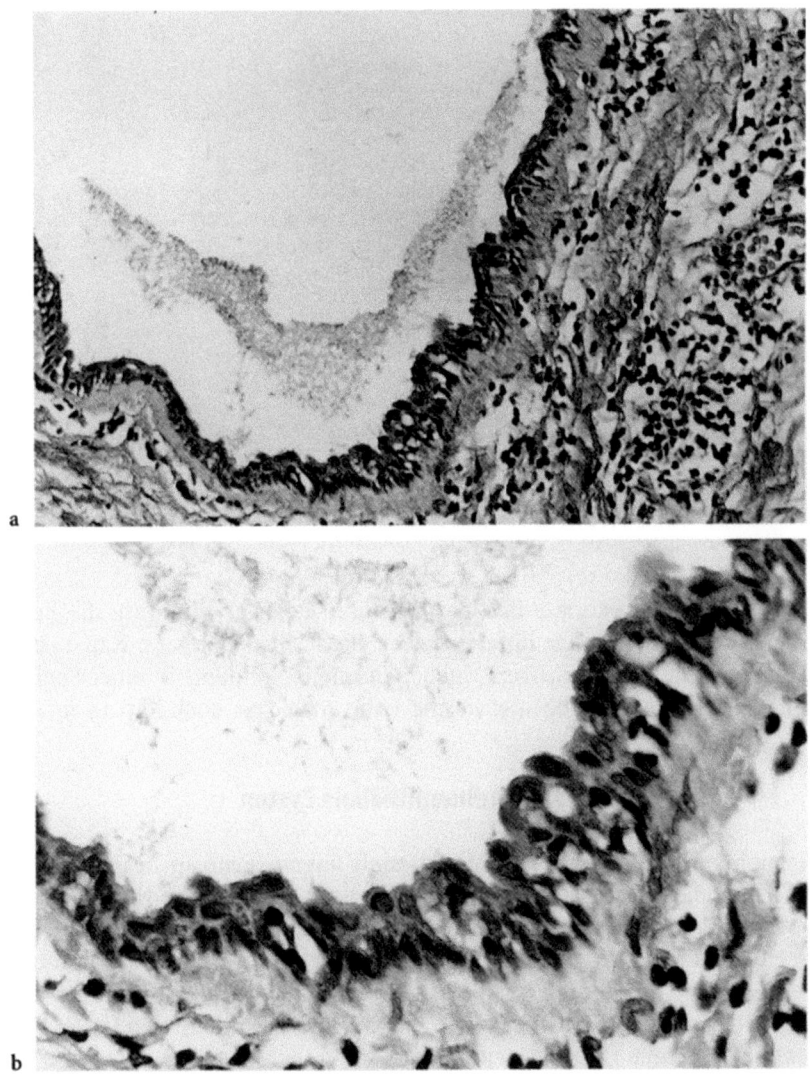

Abb. 60a, b. Speichelgangzyste der Parotis: Begrenzung durch ein mehrreihig angeordnetes Gangepithel. ME **a** ×160, **b** ×400

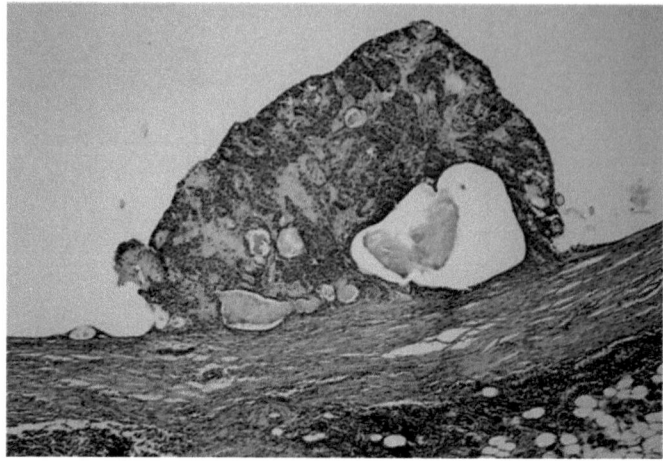

Abb. 61. Speichelgangzyste der Parotis: Entwicklung eines noch umschriebenen, nichtinvasiven Mukoepidermoidkarzinoms in der Zystenwand mit Vorwölbung zum Zystenlumen. HE ×40

seltene Beobachtung konnte im Speicheldrüsen-Register Hamburg die Entstehung sowohl eines tubulär differenzierten Basalzelladenoms (s. Kap. 14.9) als auch eines noch nicht invasiven Mukoepidermoidkarzinoms in einer Speichelgangzyste der Parotis beobachtet werden (Abb. 61 u. 62; s. auch Kap. 14.20.2).

7.3 Lymphoepitheliale Zysten

Lymphoepitheliale Zysten (Abb. 63) sind überwiegend in der Parotis (Tabelle 6) lokalisiert (BERNIER u. BHASKAR 1958; BHASKAR u. BERNIER 1959; WEITZNER 1973; WORK 1977; SEIFERT u. WALLER 1982; WEIDNER et al. 1986; SCOTT 1987). Die Zystengröße beträgt im Durchschnitt 1 cm und ist damit in der Regel kleiner als die der Speichelgangzysten. Meist handelt es sich um unilokuläre, seltener um multilokuläre Zysten. Ein bilaterales Vorkommen ist vereinzelt beschrieben worden (MORRIS et al. 1987).

Der histologische Aufbau der Zystenwand (Abb. 64) ist durch ein mehrschichtiges abgeflachtes Plattenepithel mit lymphozytärer Durchsetzung und durch ein angrenzendes lymphoides Stroma mit Ausbildung von Lymphfollikeln gekennzeichnet. Mitunter kommt es auch zu einer deutlichen Verhornung an der Oberfläche des Plattenepithels. Die gelblich-braune, nichtvisköse Zystenflüssigkeit enthält abgeschilferte Epithelien, Lymphozyten und vereinzelte Schaumzellen. Die zelluläre Zusammensetzung des lymphoiden Stroma mit Lymphozyten, Plasmazellen und Histiozyten entspricht der eines Lymphknotens. Mitunter finden sich in der Umgebung der Zystenwand auch kleine Granulome mit Fremdkörperriesenzellen oder Cholesteringranulome (Abb. 65), selten auch Talgdrüsenmetaplasien (Abb. 66). Durch größere Zysten kann es zu einer Abflußbehinderung im angrenzenden Drüsengewebe und zur Ausbildung einer fokalen

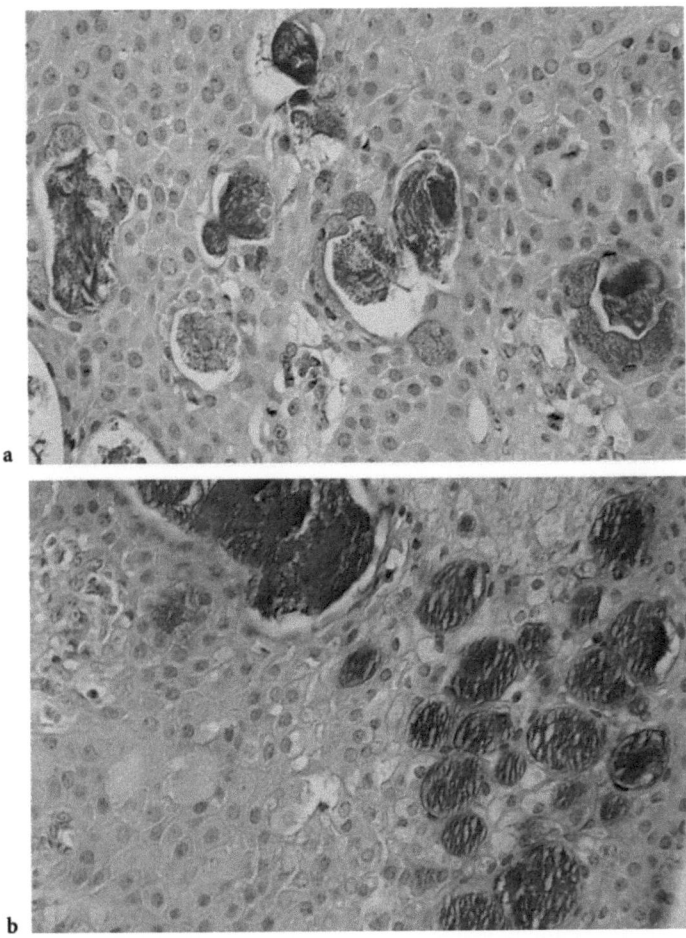

Abb. 62 a, b. Speichelgangzyste der Parotis mit umschriebenem Mukoepidermoidkarzinom (Fall wie Abb. 61): epidermoide Formationen mit Einschluß schleimbildender Areale und Mikrozysten. PAS-Reaktion und Astrablau, HE ×250

obstruktiven Parotitis kommen. Als Rarität wird die Entstehung eines Tumors (Basalzelladenom vom dermalen Typ) in der Wand einer lymphoepithelialen Zyste beschrieben (EVANS u. GOLDMAN 1986).

Die mehr deskriptive Bezeichnung „lymphoepitheliale Zyste" (BERNIER u. BHASKAR 1958) geht von der Beobachtung aus, daß im Bereich der Mundhöhle (GIUNTA u. CATALDO 1973), der Speicheldrüsen und im angrenzenden Lymphknotengewebe des Halsbereiches embryonale Epitheleinschlüsse vorkommen, aus denen sich in Verbindung mit einem chronischen Entzündungsreiz lymphoepitheliale Zysten entwickeln können. Im Gegensatz hierzu setzt die ältere Bezeichnung „branchiogene Zyste" (MARAN u. BUCHANAN 1978) eine Entstehung aus dem Kiemendarm voraus, eine Annahme, die im Einzelfall nicht

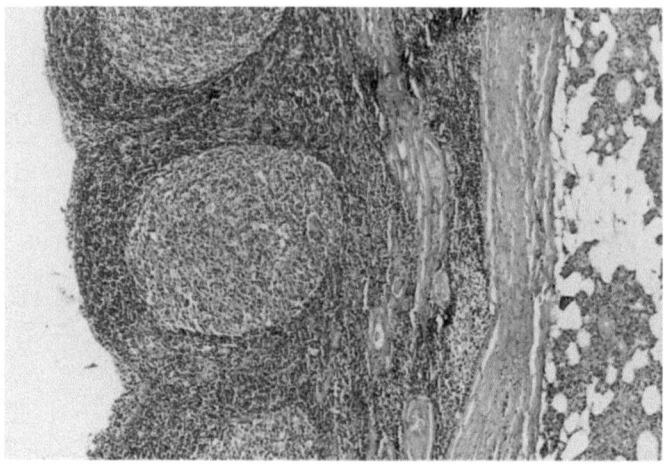

Abb. 63. Lymphoepitheliale Zyste der Parotis: Begrenzung der Zystenwand durch mehrschichtiges abgeflachtes Epithel und angrenzendes lymphoides Gewebe mit Lymphfollikeln. HE ×60
(Aus SEIFERT 1991)

erbracht werden kann. Dies schließt jedoch nicht aus, daß lymphoepitheliale Parotiszysten einen branchiogenen Anteil enthalten und mitunter auch zusammen mit anderen Kiemenarmrudimenten (z. B. Hals-Ohr-Fisteln) vorkommen können (UNGERECHT 1981). Speziell in der Parotisregion gehören Parenchymeinschlüsse in den Parotislymphknoten zu einem häufigen Befund (s. Kap. 5). Die Epithelinklusionen unterliegen unter der Einwirkung von entzündlichen Reaktionen Veränderungen mit bevorzugter Plattenepithelmetaplasie. Die zystische Umwandlung des Epithels entspricht dem stadienhaften Ablauf einer radikulären Zahnzyste (STOLL 1990).

Bezüglich der branchiogenen Theorie wird neuerdings auch im Halsbereich zwischen den branchiogenen lateralen Halsfisteln (Altersgipfel bei ca. 10 Jahren, Lokalisation im unteren Halsbereich, Auskleidung sowohl mit Plattenepithel als auch mit Zylinderepithel) und den nichtbranchiogenen Halszysten (Altersgipfel bei über 20 Jahren, Lokalisation im mittleren und oberen Halsdrittel oberhalb des Zungenbeins und innerhalb von Lymphknoten, Auskleidung mit Plattenepithel) unterschieden.

Die Deutung als „lymphoepitheliale Läsion" wird durch zwei weitere Befunde unterstrichen. Hierzu rechnen einmal das Vorkommen lymphoepithelialer Zysten am Mundboden und anderen Regionen der Mundhöhle, zum anderen die Beobachtung von lymphoepithelialen Zysten der Parotisregion bei Patienten mit HIV-Infektion und Drogenabusus (ELLIOTT u. OERTEL 1990; SMITH et al. 1988). Diese lymphoepithelialen Zysten sind meist unilokulär, seltener multipel im Bereich der Parotis lokalisiert und können eine beträchtliche Größe erreichen. Die Zystenwand wird von einem metaplastischen, von Lymphozyten infiltrierten Plattenepithel begrenzt und ist von einem lymphoiden Stroma umgeben, welches eine ausgeprägte follikuläre lymphoide Hyperplasie aufweist. Vereinzelt

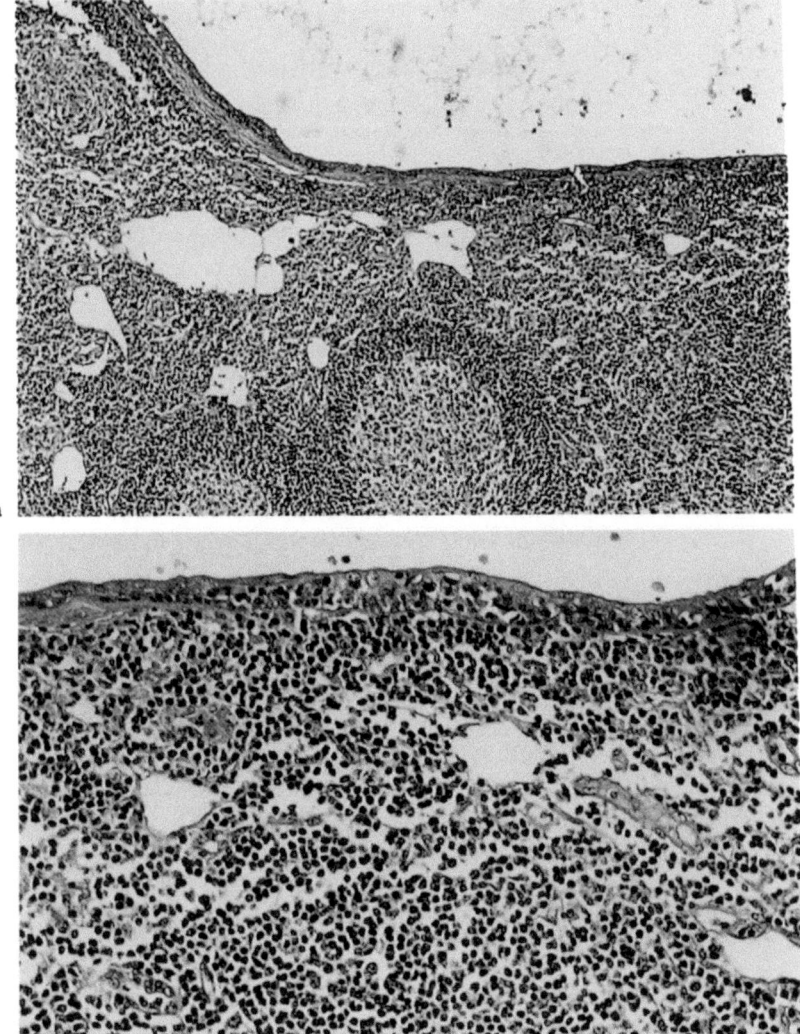

Abb. 64a, b. Lymphoepitheliale Zyste der Parotis: ausgeprägtes lymphoides Stroma mit Einschluß von Lymphfollikeln unter dem angeflachten Plattenepithel. HE **a** ×60, **b** ×160

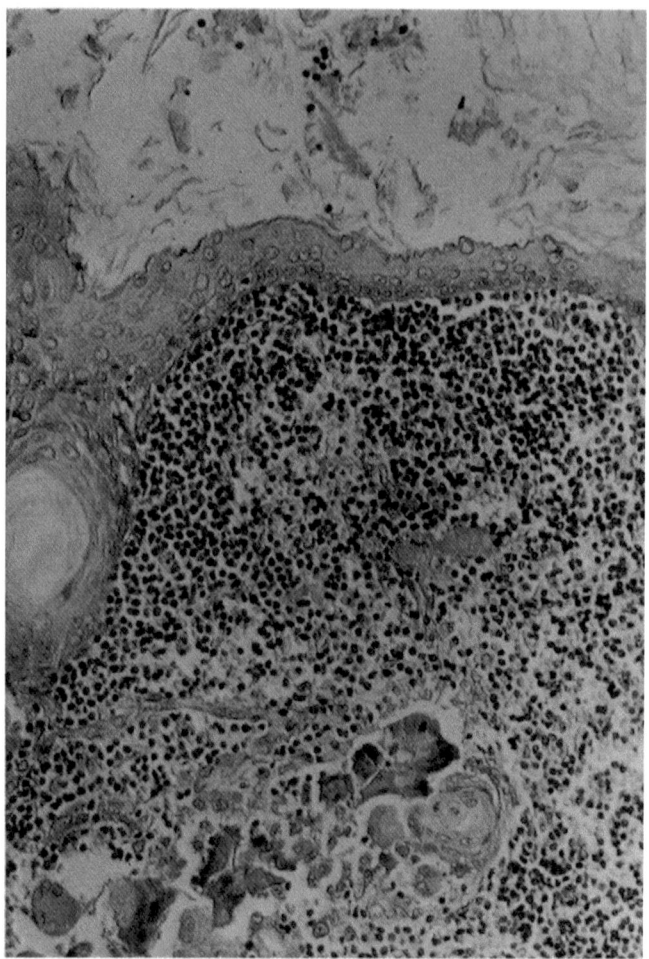

Abb. 65. Lymphoepitheliale Zyste der Parotis: Auskleidung durch ein mehrschichtiges Plattenepithel mit Keratinisierung an der Oberfläche und Abschilferung von Plattenepithellamellen in der Zystenlichtung; Fremdkörperreaktion in der Zystenwand mit Einschluß mehrkerniger Riesenzellen. HE ×160

kommen auch mehrkernige Riesenzellen vor. Weitere Charakteristika sind die gleichzeitig bestehende Lymphadenopathie und die Ausbildung von myoepithelialen Zellinseln im Drüsengewebe der Parotis, so daß die Veränderungen einer myoepithelialen Parotitis bzw. einem Sjögren-Syndrom ähneln (ULIRSCH u. JAFFE 1987; CAMILLERI u. LLOYD 1990). Beim Vorliegen des histologischen Befundes einer lymphoepithelialen Zyste sollte daher durch weitere klinische Untersuchungen die Möglichkeit einer HIV-Infektion ausgeschlossen werden (s. Kap. 13.7.4).

Gelegentlich sind lymphoepitheliale Zysten auch innerhalb der Schilddrüse und meist in Verbindung mit einer chronischen lymphozytären Thyreoditis

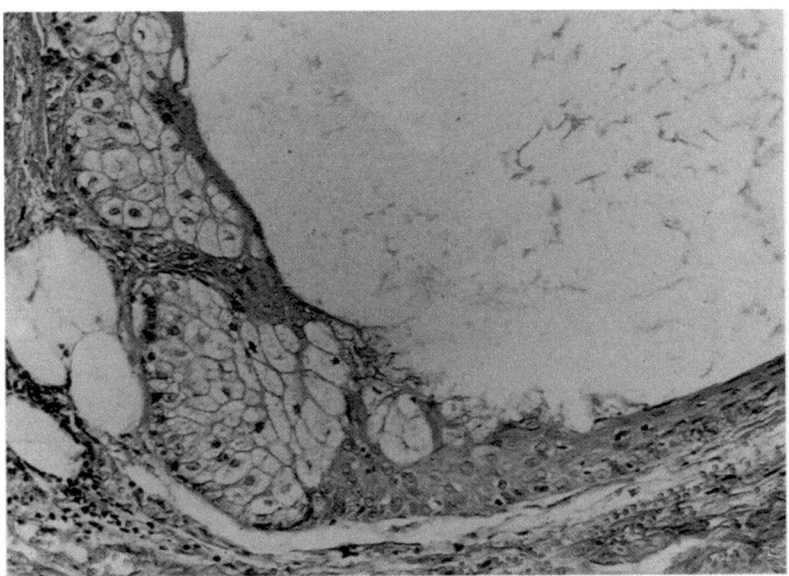

Abb. 66. Lymphoepitheliale Zyste der Parotis: Auskleidung mit Plattenepithel unter Einschluß von fokalen Talgdrüsenmetaplasien. HE ×160

beschrieben worden (APEL et al. 1994). Die Zysten sind von einem mehrschichtigen Plattenepithel begrenzt und von einem dichten Mantel von lymphoidem Gewebe mit Einschluß reaktiver Lymphfollikel umgeben. Das Zystenepithel exprimiert Zytokeratin und CEA. Das seltene Vorkommen von lymphoepithelialen Zysten in Organen außerhalb der Kiemen-Darm-Region – so z.B. im Pankreas (TRUONG et al. 1987) – zeigt jedoch, daß die Entstehung lymphoepithelialer Zysten nicht an die Kiemen-Darm-Region gebunden ist und somit eine branchiogene Entstehung auch in der Halsregion in jedem Einzelfall problematisch ist.

7.4 Sonstige Zysten

Vereinzelt sind iatrogene, durch vorausgegangene operative Eingriffe bedingte Epidermoidzysten der Parotisregion beschrieben worden (THOMPSON u. BRADLEY 1991). Die zystische Umwandlung von traumatischen Epithelinklusionen erfolgt analog der radikulären Zyste in Verbindung mit einem chronischen Entzündungsreiz.

Odontogene Zysten mit glandulärer Differenzierung müssen von echten Speicheldrüsenzysten abgegrenzt werden (PATRON et al. 1991). Die sehr seltene, meist im anterioren Bereich des Unterkiefers lokalisierte *sialoodontogene (glandulär-odontogene) Zyste* wird von einem mehrschichtigen, nichtverhornenden Plattenepithel begrenzt, welches eine unterschiedliche Dicke aufweist und neben vereinzelten schleimbildenden Becherzellen an der Oberfläche auch kleine schleimgefüllte Zysten einschließt (PADAYACHEE u. VAN WYK 1987; GARDNER et al. 1988; FICARRA et al. 1990; HUSSAIN et al. 1995). Die vielkammerigen Zysten sind von einem entzündungsfreien Bindegewebe durchsetzt und können in den angrenzenden Knochen penetrieren. Differentialdiagnostisch muß die Abgrenzung von einem Mukoepidermoidkarzinom erfolgen (GÜNZL et al. 1993; VESPER et al. 1994; SEMBA et al. 1994).

7.5 Die „Pneumoparotis"

Eine seltene Form der Parotisschwellung, welche durch eine akute Luftüberblähung mit Ausweitung des Gangsystems entsteht (PIETTE u. WALKER 1991), wird als Pneumoparotis oder Pneumatozele bezeichnet. Bei der Palpation der Drüse läßt sich ein emphysemartig aufgetriebener weicher Drüsenkörper tasten. Veränderungen dieser Art wurden bei Glasbläsern, Orchestermusikern mit Blasinstrumenten (Trompete, Klarinette, Horn u.a.; COOK u. LAYTON 1993), Kindern beim forcierten Aufblasen von Luftballons oder bei Anästhesien und zahnärztlichen Eingriffen beobachtet (REITLINGER 1964; GREISEN 1968; REILLY 1990; MANDEL et al. 1991). Mit der Luftinsufflation können auch Keime in das Gangsystem gelangen und eine akute Parotitis auslösen (sog. Windparotitis).

Literatur

Apel RL, Asa SL, Chalvardjian A, LiVolsi VA (1994) Intrathyroidal lymphoepithelial cysts of probable branchial origin. Hum Pathol 25:1238–1242

Azuma M, Tamatani T, Fukui K, Yuki T, Hoque MO, Yoshida H, Sato M (1995) Proteolytic enzymes in salivary extravasation mucoceles. J Oral Pathol Med 24:299–302

Bernier JL, Bhaskar SN (1958) Lymphoepithelial lesions of the salivary glands. Histogenesis and classification based on 186 cases. Cancer 11:1156–1179

Bhaskar SN, Bernier JL (1959) Histogenesis of branchial cysts. A report of 468 cases. Am J Pathol 35:407–423

Bhaskar SN, Bolden TE, Weinmann JP (1956) Pathogenesis of mucoceles. J Dent Res 35:863–874

Camilleri AC, Lloyd RE (1990) Lymphoepithelial cysts of the parotid gland. Br J Oral Maxillofac Surg 28:329–332

Cook JN, Layton StA (1993) Bilateral parotid swelling associated with chronic obstructive pulmonary disease. A case of pneumoparotid. Oral Surg Oral Med Oral Pathol 76:157–158

Elliott JN, Oertel YC (1990) Lymphoepithelial cysts of the salivary glands: histologic and cytologic features. Am J Clin Pathol 93:39–43

Evans CS, Goldman R (1986) Dermal analogue tumor arising in a lymphoepithelial cyst of the parotid gland. Arch Pathol Lab Med 110:561–562

Eveson JW (1988) Superficial mucoceles: Pitfall in clinical and microscopic diagnosis. Oral Surg Oral Med Oral Pathol 66:318–322

Ficarra G, Chou L, Panzoni E (1990) Glandular odontogenic cyst (sialo-odontogenic cyst): a case report. Int J Oral Maxillofac Surg 19:331–333

Gardner DG, Kessler H, Morency R, Schaffner DL (1988) The glandular odontogenic cyst: an apparent entity. J Oral Pathol 17:359–366

Giunta J, Cataldo E (1973) Lymphoepithelial cysts of the oral mucosa. Oral Surg Oral Med Oral Pathol 35:77–84

Greisen O (1968) Pneumatocele glandulae parotis. J Laryngol 82:477–480
Günzl H-J, Horn H, Vesper M, Hellner D (1993) Diagnose und Differentialdiagnose der sialodontogenen (glandulär-odontogenen) Zyste. Pathologe 14:346–350
Hamperl H (1932) Über „Schleimgranulome" und „glanduläre Erosionen" in den Speicheldrüsen und der Magenschleimhaut. Beitr Pathol Anat 88:193–206
Harrison JD (1975) Salivary mucoceles. Oral Surg Oral Med Oral Pathol 39:268–278
Harrison JG, Garrett JR (1972) Mucocele formation in cats by glandular duct ligation. Arch Oral Biol 17:1403–1414
Harrison JD, Garrett JR (1975) Experimental salivary mucoceles in cat. A histochemical study. J Oral Pathol 4:297–306
Hussain K, Edmondson HD, Browne RM (1995) Glandular odontogenic cysts. Diagnosis and treatment. Oral Surg Oral Med Oral Pathol 79:593–602
Mandel L, Kaynar A, Wazen J (1991) Pneumoparotid: A case report. Oral Surg Oral Med Oral Pathol 72:22–24
Maran AGD, Buchanan DR (1978) Branchial cysts, sinuses and fistulae. Clin Otolaryngol 3:77–92
McClatchey KD, Zarbo RJ (1984) Benign „cystic" non-neoplastic lesions of major and minor salivary glands. Cancer Bull Univ Texas 36:111–114
Meranus H, Kisis A, Seldin R (1968) Extravasation cysts. Oral Surg Oral Med Oral Pathol 26:427–433
Morris MR, Moore DW, Shearer GL (1987) Bilateral multiple benign lymphoepithelial cysts of the parotid gland. Otolaryngol Head Neck Surg 97:87–90
Padayachee A, Wyck CW van (1987) Two cystic lesions with features of both the botryoid odontogenic cyst and the central mucoepidermoid tumour: sialo-odontogenic cyst? J Oral Pathol 16:499–504
Patron M, Colmenero C, Laurrari J (1991) Glandular odontogenic cyst: Clinicopathologic analysis of three cases. Oral Surg Oral Med Oral Pathol 72:71–74
Pieterse A, Seymour AE (1981) Parotid cysts. An analysis of 16 cases and suggested classification. Pathology 13:225–234
Piette E, Walker RT (1991) Pneumoparotid during dental treatment. Oral Surg Oral Med Oral Pathol 72:415–417
Reilly D (1970) Benign transient swelling of the parotid glands following general anesthesia: „anesthesia mumps". Anesth Analg 49:560–563
Reitlinger A (1964) Parotis-Veränderungen bei Musikern. Monatsschr Ohrenheilkd 98:101–103
Richardson GS, Clairmont AA, Erickson ER (1978) Cystic lesions of the parotid gland. Plastic Reconstr Surg 61:364–370
Scott R (1987) Branchial cysts in the parotid gland. J R Coll Surg Edinb 32:336–338
Seifert G (1964) Die Sekretionsstörungen (Dyschylien) der Speicheldrüsen. Erg allg Pathol path Anat 44:103–108
Seifert G (1991) WHO Histological typing of salivary gland tumours, 2nd edn. Springer, Berlin Heidelberg New York Tokyo
Seifert G, Waller D (1982) Klassifikation der Parotiszysten. Differentialdiagnose der Speichelgangzysten und lymphoepithelialen Zysten. Z Laryngol Rhinol 61:78–86
Seifert G, Donath K, Gumberz CH v (1981) Mukozelen der Speicheldrüsen. Extravasations-Mukozelen (Schleimgranulome) und Retentions-Mukozelen (Schleim-Retentionszysten). HNO (Berl) 29:179–191
Seifert G, Miehlke A, Haubrich J, Chilla R (1984) Speicheldrüsenkrankheiten. Pathologie-Klinik-Therapie-Fazialischirurgie. Thieme, Stuttgart
Semba I, Kitano M, Mimura T, Sonoda S, Miyawaki A (1994) Glandular odontogenic cyst: analysis of cytokeratin expression and clinicopathological features. J Oral Pathol Med 23:377–382
Shaheen NA, Harboyan GT, Nassif RI (1975) Cysts of the parotid gland: review and report of two unusual cases. J Laryngol Otol 89:435–444
Smith FB, Rajdeo H, Panesar N, Bhuta K, Stahl R (1988) Benign lymphoepithelial lesion of the parotid gland in intravenous drug users. Arch Pathol Lab Med 112:742–745
Southam JC (1974) Retention mucoceles of the oral mucosa. J Oral Pathol 3:197–202

Steinbach E, Heumann H (1984) Über 47 operativ behandelte Parotiszysten. Arch Otorhinolaryngol [Suppl II] 103:173-175
Stoll W (1990) Laterale Halszysten und laterale Halsfisteln: zwei verschiedene Krankheitsbilder. Laryngol Rhinol 59:585-595
Takeda Y, Ishikawa G (1983) Cristalloids in salivary duct cysts of the human parotid gland. Scanning electron microscopical study with electron probe X-ray microanalysis. Virchows Arch A Pathol Anat 399:41-48
Tal H, Altini M, Lemmer J (1984) Multiple mucous retention cysts of the oral mucosa. Oral Surg Oral Med Oral Pathol 58:692-695
Thompson AC, Bradley PJ (1991) Iatrogenic epidermoid cyst of the parotid region following ear surgery. J Laryngol Otol 105:227-228
Truong LD, Rangdaeng S, Jordan PH jr (1987) Lymphoepithelial cyst of the pancreas. Am J Surg Pathol 11:899-903
Ulirsch RC, Jaffe ES (1987) Sjögren's syndrome-like illness associated with the acquired immunodeficiency syndrome-related complex. Hum Pathol 18:1063-1068
Ungerecht K (1981) Parotiszyste mit branchiogenem Anteil als Relikt der 1. Kiemenfurche und Äquivalent einer Hals-Ohrfistel. Laryngol Rhinol 60:225-230
Vesper M, Günzl H-J, Hellner D, Schmelzle R (1994) Die sialo-odontogene (glandulär-odontogene) Zyste. Klinisch-pathologische Analyse von 3 Fällen und Literaturübersicht. Dtsch Z Mund Kiefer Gesichtschir 18:254-256
Weidner N, Geisinger KR, Sterling RT, Miller TR, Yen TSB (1986) Benign lymphoepithelial cysts of the parotid gland: a histologic, cytologic, and ultrastructural study. Am J Clin Path 85:395-401
Weitzner S (1973) Abbreviated case report. Lymphoepithelial (branchial) cyst of the parotid gland. Oral Surg Oral Med Oral Pathol 35:85-88
Work WP (1977) Cysts and congenital lesions of the parotid glands. Otolaryngol Clin North Am 10:339-344

8 Sialadenosen

8.1 Definition und klinische Befunde

Unter den Sekretionsstörungen (Dyschylien) der Speicheldrüsen stellen die Sialadenosen ein gut abgrenzbares Krankheitsbild dar. Das charakteristische klinische Merkmal ist eine von der Nahrungsaufnahme unabhängige, meist rezidivierende und schmerzlose, nichtentzündliche doppelseitige Schwellung der Speicheldrüsen, insbesondere der Parotis, die bei den betroffenen Patienten zu einem „hamsterartigen" Gesichtsausdruck führt (RAUCH 1959; SEIFERT 1964a; SEIFERT et al. 1984). Der Altersgipfel liegt im 4.–7. Lebensjahrzehnt. Eine ausgeprägte Geschlechtsdisposition besteht nicht. Im Speichelsekret findet sich eine mäßige Abnahme der Amylaseaktivität und eine geringe Verschiebung des Na-/K-Quotienten (geringe Kaliumerhöhung, mäßige Verminderung der Natriumkonzentration). Die Sialographie zeigt zarte engkalibrige Ausführungsgänge und in der Spätphase der Erkrankung das Bild des „entlaubten Winterbaumes".

Die Sialadenosen treten in der Regel bei bestimmten Grundkrankheiten auf, insbesondere bei endokrinen Störungen, Vitamin- und Eiweißmangel sowie Dysfunktionen des Nervensystems (CHILLA 1981).

Endokrine Sialadenosen kommen vorwiegend beim Diabetes mellitus vor, und zwar häufiger beim Altersdiabetes als beim juvenilen Diabetes. Schwellungen speziell auch der Submandibularis sind besonders beim Typ 1 des Diabetes mellitus beobachtet worden (BAUMANN et al. 1985). Außerdem werden Sialadenosen bei Funktionsstörungen der Schilddrüse (vor allem bei Hypothyreose; MARKITZIU et al. 1993), der Keimdrüsen (in Belastungsphasen der Schwangerschaft und Laktation sowie der Pubertät und dem Klimakterium), des Hypophysenzwischenhirnsystems (Akromegalie, Diabetes insipidus, Morbus Cushing, AOP-Syndrom = Adipositas-Oligomenorrhoe-Parotisschwellung; RAUCH 1959) und der Nebennieren (Morbus Addison) beobachtet.

Dystrophisch-metabolische Sialadenosen treten bei chronischer Mangelernährung auf, so in Kriegs- und Hungerzeiten, in Gefangenenlagern oder in tropischen Ländern, wobei gleichzeitig ein Vitaminmangel besteht (z.B. bei Kwashiorkor, Beriberi oder Pellagra). Zu dieser Gruppe gehört auch der chronische Alkoholismus mit seinen Folgezuständen der Eiweißstoffwechselstörung und der Leberzirrhose (ABELSON et al. 1976).

Die *neurogenen Sialadenosen* stellen eine etwas heterogene Form der Sialadenose dar. Primär psychogene bzw. psychosoziogene Ursachen liegen bei zwei Störungen des Eßverhaltens vor, die mit zunehmender Häufigkeit bei Mädchen und jungen Frauen beobachtet werden: bei der Anorexia nervosa mit willentlicher Nahrungsverweigerung und daraus resultierender extremer Abmagerung und bei der Bulimia nervosa mit Heißhungeranfällen und nachträglichem Erbrechen (HASLER 1982; ADLER u. MAIER 1988; GRÖTZ u. MENSTELL 1993). Manifestationen der neurogenen Sialadenosen finden sich auch bei zentralnervösen Störungen mit psychischen Alterationen, so bei Schizophrenie, Epilepsie, Morbus Parkinson oder Depressionen (GEWELKE et al. 1992). Sialadenosen können auch unter der Einwirkung von Medikamenten entstehen. Hierzu gehören Psychopharmaka, Antikonvulsiva, Antihypertensiva der Guanethidingruppe, α-Rezeptorenblocker und Pharmaka mit Beeinflussung des sympathischen und parasympathischen Nervensystems.

8.2 Morphologie

Das morphologische Substrat der Sialadenose ist durch 3 gewebliche Veränderungen gekennzeichnet: Vergrößerung der Drüsenazini mit Anreicherung von Sekretgranula, regressive Veränderungen der Myoepithelzellen und degenerative Schädigung des peripheren vegetativen Nervensystems (DONATH 1976).

Pathohistologie: Im Vergleich zu den normalen Drüsenazini mit einem Durchmesser von 30–40 µm sind die Drüsenazini bei der Sialadenose um das Zwei- bis Dreifache auf 50–70 µm, maximal bis auf 100 µm vergrößert. Die Zellkerne sind basalwärts verlagert und besitzen einen deutlichen Nukleolus. Das Zytoplasma enthält vermehrt unterschiedlich große PAS-positive Enzymgranula. Nach dem färberischen Verhalten der Granula lassen sich eine granuläre Form (dichte Anfüllung des Zytoplasma mit Enzymgranula, Abb. 67–69), eine wabige Form (vakuoläre Umwandlung des Zytoplasma, Abb. 70) und eine gemischte Form mit

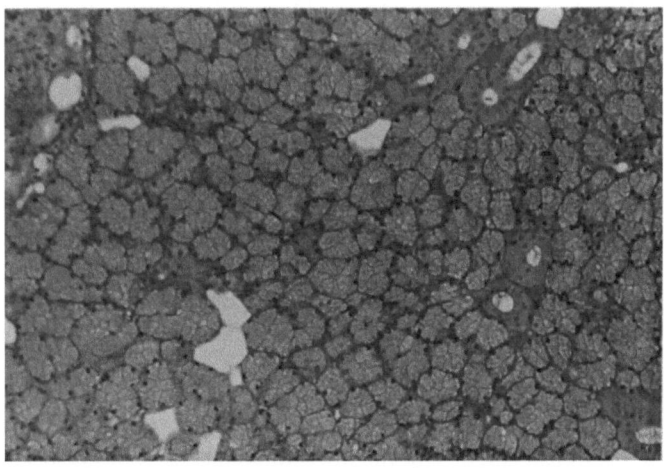

Abb. 67. Parotis: Sialadenose mit Schwellung der Drüsenazini; verschmälerte Speichelgänge; keine Entzündungsreaktion. HE × 160 (Aus SEIFERT 1991)

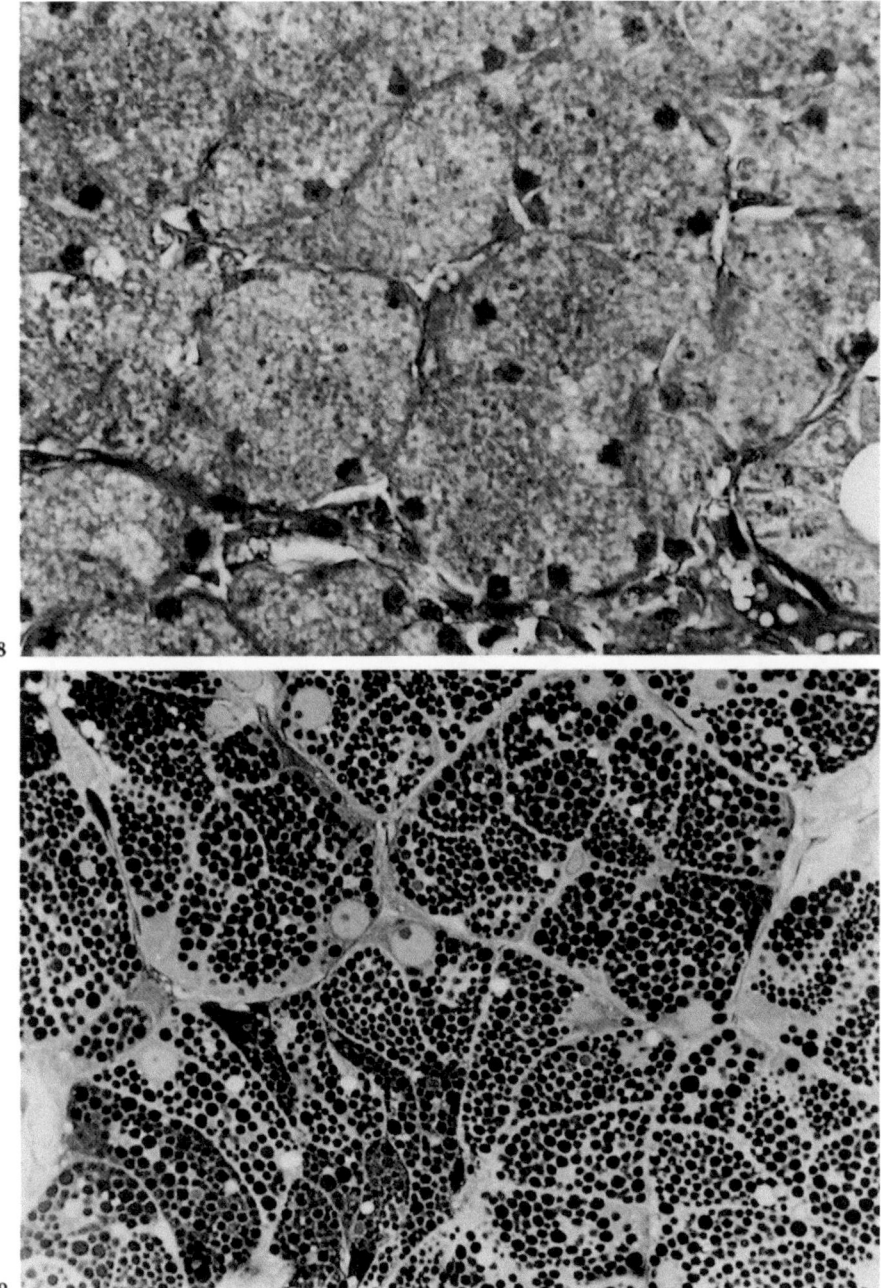

Abb. 68. Parotis: Sialadenose (granuläre Form). Starke Schwellung des Azinuszytoplasma; basale Lagerung der Kerne. Aldehydfuchsin, ×400

Abb. 69. Parotis: Sialadenose (granuläre Form). Dichte Ansammlung von Sekretgranula im Zytoplasma der Azinuszellen. Semidünnschnitt, Toluidinblau, ×870 (Aus SEIFERT u. DONATH 1976)

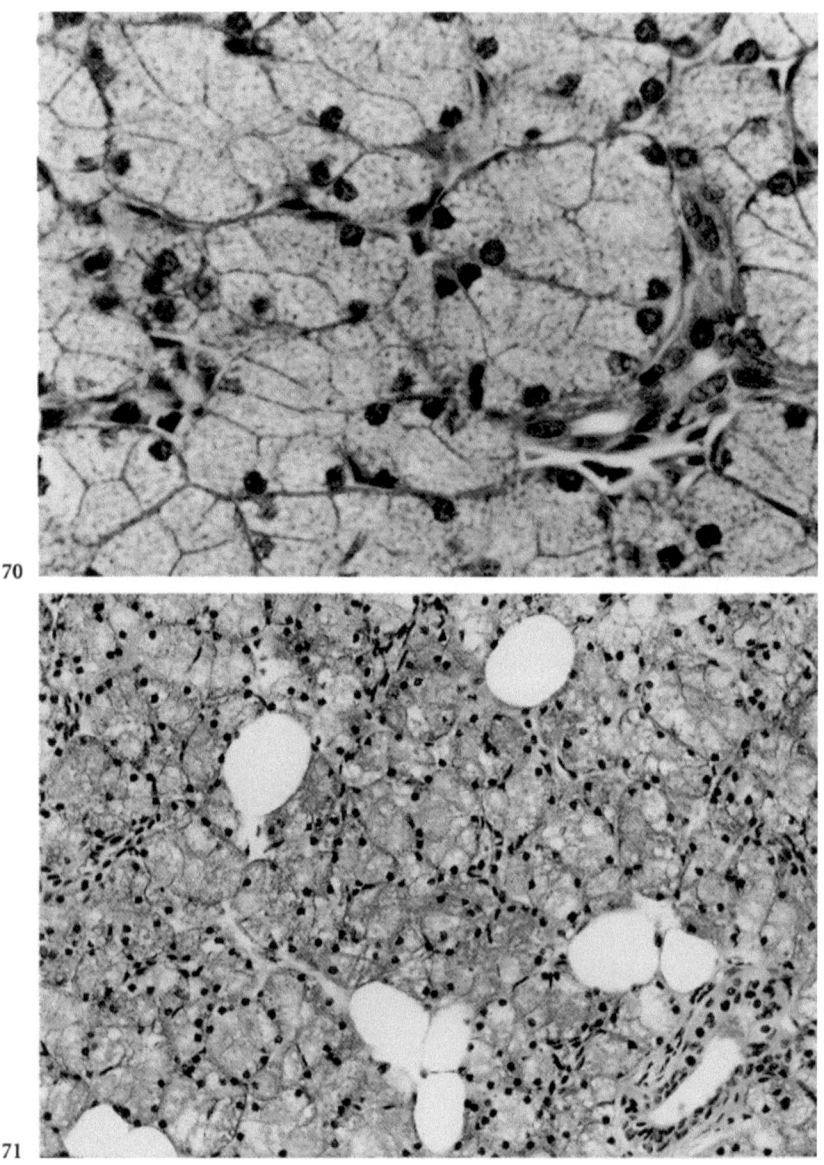

Abb. 70. Parotis: Sialadenose (wabige Form). Schwellung und wabige Aufhellung des Azinuszytoplasma; basale Lagerung der Zellkerne; Kompression eines kleinen Speichelganges. HE ×400

Abb. 71. Parotis: Sialadenose (gemischte Form). Teils wabiges, teils etwas granuläres Azinuszytoplasma; abgeflachtes Streifenstück (*rechts unten*). HE ×250

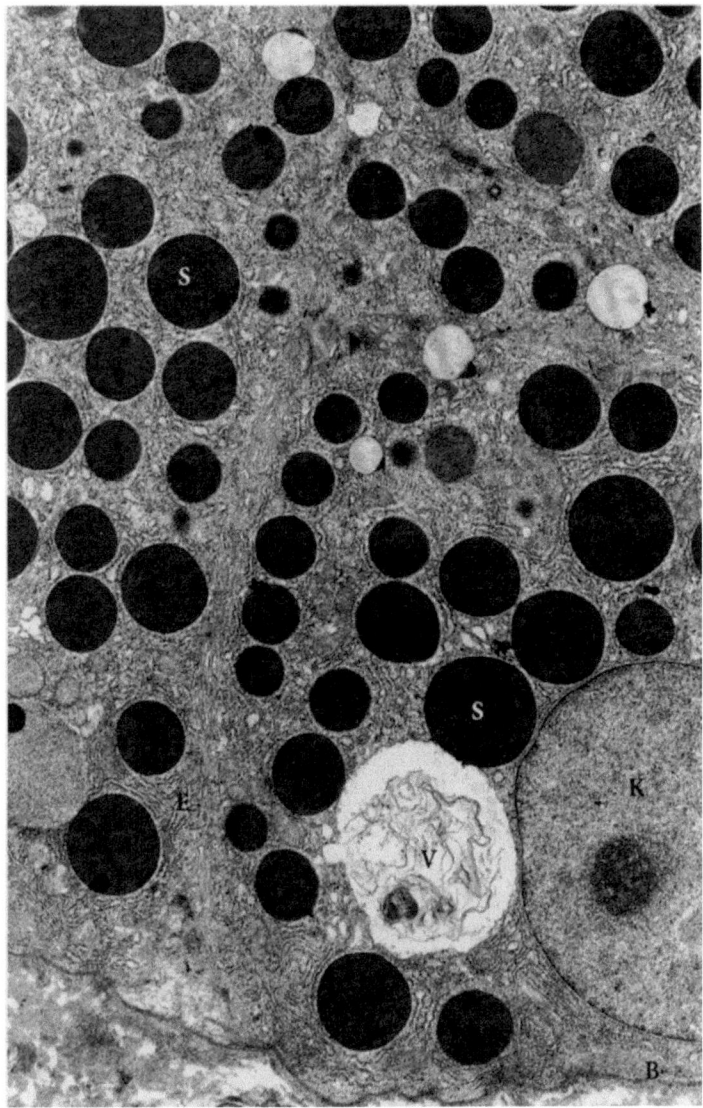

Abb. 72. Parotis: Ultrastruktur der Sialadenose (granuläre Form). Anreicherung von optisch dichten Zymogengranula (S) im Zytoplasma; deutlich ausgebildetes endoplasmatisches Retikulum (E); Zytoplasmavakuole (V) mit myelinartigen filamentären Strukturen. Zellkern (K); Basalmembran (B). ×7250 (Aus Seifert u. Donath 1976)

wechselndem Granulagehalt unterscheiden (Abb. 71), ohne daß eine Zuordnung zu einer speziellen Grunderkrankung vorliegt. Die Speichelgänge werden durch die Azinusschwellung etwas komprimiert. Die Myoepithelzellen enthalten vereinzelt Fettvakuolen als Hinweis auf regressive Veränderungen. Das interstitielle Fettgewebe kann bei länger bestehender Sialadenose etwas vermehrt sein. Entzündliche Infiltrate um die Speichelgänge oder im Interstitium sind nicht vorhanden. Das Vorliegen entzündlicher Zellansammlungen spricht gegen die Diagnose einer primären Sialadenose. Die Verdickung der Basalmembranen um die Drüsenazini beim Diabetes mellitus ist Teilbild einer systemischen diabetischen Membranopathie und kein Sialadenose-typischer Befund (MURRAH et al. 1985).

Aspirationszytologie: Kennzeichnend sind das Vorkommen extrem großer Drüsenazini und die hohe Vulnerabilität des Zytoplasma (DROESE 1981). Die zytologischen Meßwerte der Azinusdurchmesser liegen durchschnittlich um 11 µm höher als im histologischen Schnittpräparat. Azinusdurchmesser über 65 µm sind ein sicheres diagnostisches Kriterium für das Vorliegen einer Sialadenose.

Ultrastruktur: Die Azinuszellen enthalten membranbegrenzte Sekretgranula (Abb. 72) mit einem Durchmesser von 1–3 µm (DONATH u. SEIFERT 1975; DONATH 1976). Die reifen Granula sind kleiner und optisch dichter, die unreifen Granula größer und optisch aufgehellt. Im basalen Zytoplasma finden sich wenige, parallel angeordnete Membranen des rauhen endoplasmatischen Retikulum. Der Golgiapparat ist verkleinert. In den Myoepithelzellen finden sich regressive Veränderungen mit Kernpyknose, Fettvakuolen und hydropischen Schwellungen.

Das *periphere vegetative Nervengewebe* innerhalb der Parotis weist ein Schädigungsmuster vorwiegend an den peripheren Axonen der postganglionären sympathischen Neuriten auf. Hierzu gehören eine hydropische Schwellung des Axoplasma der markscheidenlosen Nervenfasern, ein Schwund an neurosekretorischen Granula in den Varikositäten und eine Axolyse. In den markscheidenhaltigen Nervenfasern kommt es zur Ausbildung von Myelinfiguren und zur hydropischen Schwellung. Außerdem finden sich Alterationen der Schwann-Zellen und der angrenzenden Endothelzellen mit Einlagerung von osmiophilen Lipidsubstanzen.

8.3 Ätiologie und Pathogenese

Die bei den Sialadenosen vorkommenden Grunderkrankungen gehen in der Regel mit einer Polyneuropathie einher. So werden aus klinischer Sicht diabetische, alkoholische, medikamentöse, metabolisch-dysproteinämische, neurogene und vitaminmangelbedingte Polyneuropathien klassifiziert (TACKMANN 1989). Die morphologischen Veränderungen am peripheren vegetativen Nervensystem der Parotis sowie tierexperimentelle Befunde weisen ebenfalls darauf hin, daß es sich bei den Sialadenosen nicht um eine primäre Erkrankung des Speicheldrüsengewebes handelt, sondern um eine Störung der Speicheldrüseninnervation

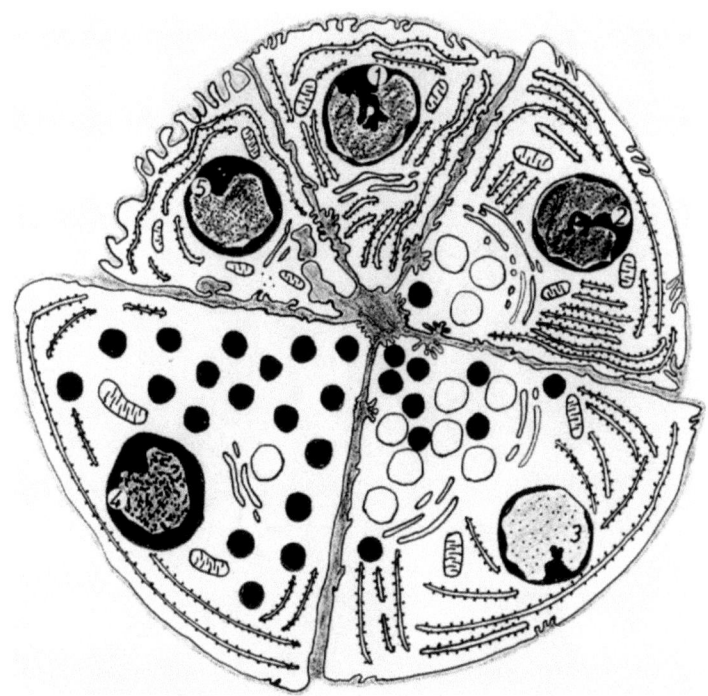

Abb. 73. Schematische Darstellung des Sekretionszyklus der Parotis unter adrenergischer Stimulation: *1* = Beginn der Synthese mit Aufbau des endoplasmatischen Retikulums, *2–3* = Bildung und Reifung der Sekretgranula, *4* = verlängerte Lagerungsphase der Sekretgranula mit Zunahme des Azinusdurchmessers und sistierender Proteinsynthese, *5* = Ende der Sekretion nach adrenergischer Stimulation. (Aus SEIFERT u. DONATH 1976)

vom Typus einer primären Neuropathie des peripheren vegetativen Nervensystems (DONATH 1976; CHILLA 1981). Die nerval ausgelöste Sekretionsstörung der Azinuszelle ist durch eine Verlängerung der Lagerungsphase der Sekretgranula und durch ein Sistieren der Proteinsynthese gekennzeichnet (Abb. 73). Die sympathische Denervierung geht jedoch auch mit Reinnervationsvorgängen einher, so daß sich daraus ein gestörtes Wechselspiel von Hemmung und Stimulation der Proteinsekretion ergibt (CHILLA 1981).

8.4 Experimentelle Befunde zur Sialadenose

Da morphologische Verlaufsbeobachtungen bei der Sialadenose nur begrenzt zur Verfügung stehen, kommt den Erkenntnissen aus experimentellen Befunden eine besondere Bedeutung zur Erklärung der Ätiologie und Pathogenese zu.

Die experimentelle Sialadenose nach Einwirkung von *Isoproterenol* ist besonders eingehend untersucht worden (SELYE et al. 1961; SEIFERT 1962a u. 1962b;

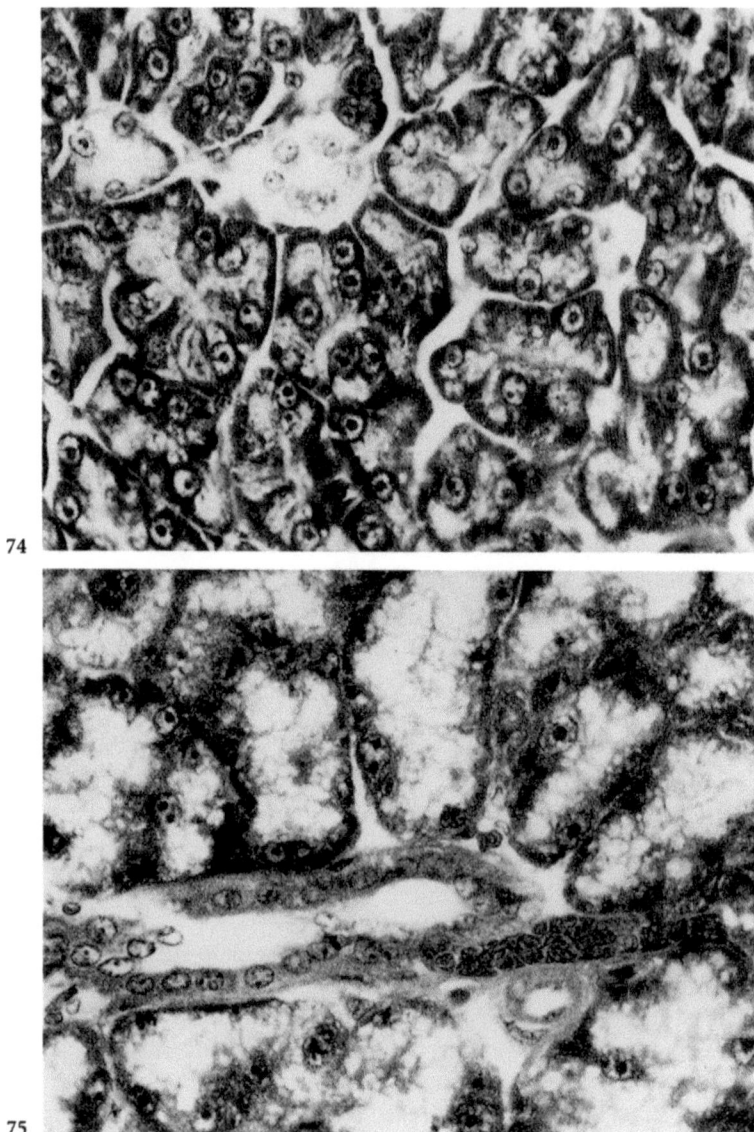

Abb. 74. Rattenparotis: experimentelle Sialadenose nach Noradrenalineinwirkung. Vergrößerung der Azinuszellen mit Vermehrung des Ergastoplasma und Schwellung der Zellkerne mit deutlichen Nukleolen. HE ×500 (Aus SEIFERT 1964a)

Abb. 75. Rattenparotis: experimentelle Sialadenose nach Noradrenalineinwirkung. Ausgeprägte Schwellung der Azinuszellen mit Aufhellung des Zytoplasma; Kompression der Speichelgänge. HE ×500 (Aus SEIFERT 1964a)

SCHNEYER 1962; SEIFERT 1964b; SEIFERT et al. 1966; SEIFERT 1967; NOVI u. BASERGA 1971; DONATH et al. 1974; SIMSON et al. 1978; CHILLA et al. 1981; KIEFER et al. 1981; HAND u. OLIVER 1984; CARLSÖÖ et al. 1984; HULLY et al. 1984; STEINBACH u. KATZKE 1984; CUTLER et al. 1985; BARKA et al. 1986; RYBERG et al. 1989; EMMELIN u. GARRETT 1989; COHEN et al. 1990). Das Katecholaminderivat Isoproterenol ist eine β-adrenergische Substanz, welche speziell auch die β-Rezeptoren des sympathischen Nervensystems stimuliert. Die rasch einsetzende Schwellung der Drüsenazini der Parotis nach Einwirkung von Isoproterenol führt zu einer Zunahme des Parotisgewichtes auf das 3- bis 4fache der Norm und beruht sowohl auf einer Hypertrophie als auch Hyperplasie der Azinuszellen (Abb. 74–76). Am 1. Versuchstag der Isoproterenol-induzierten Sialadenose der Rattenparotis stellt die Hypertrophie der Azinuszellen den Hauptbefund dar, am 2. Versuchstag die Hyperplasie der Azinuszellen mit gesteigerter mitotischer Aktivität (CHISHOLM et al. 1995). Ab dem 3. Versuchstag treten regressive Veränderungen auf, wobei sich eine Balance zwischen Mitose und Apoptose ausbildet (CHISHOLM et al. 1995). Als Zeichen einer gesteigerten Zellaktivität finden sich eine Vergrößerung der Zellkerne und Nukleoli, eine Vermehrung des rauhen endoplasmatischen Retikulums, eine Vergrößerung des Golgifeldes, eine Zunahme der DNS-Synthese, eine gesteigerte Fermentaktivität (saure Phosphatase u. a.) sowie ein starker Anstieg der Proteinsynthese um das 20- bis 25fache (BARKA et al. 1986). In der Submandibularis sind die Veränderungen weniger stark aus-

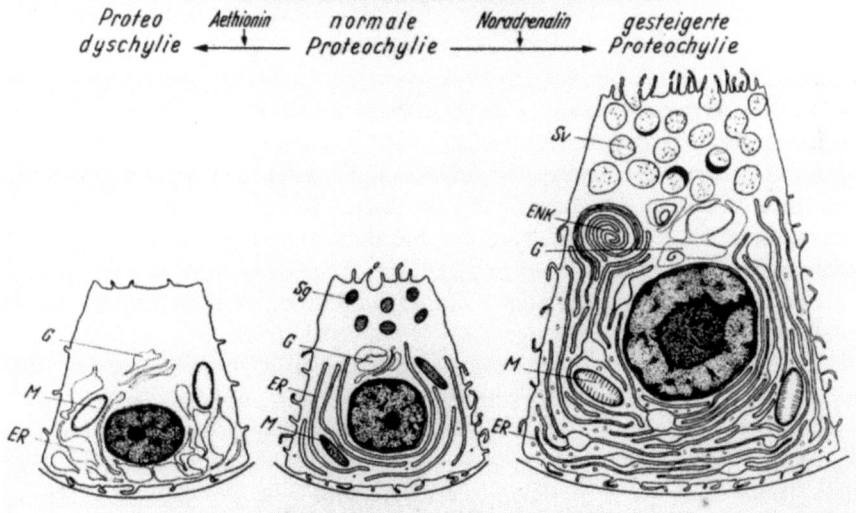

Abb. 76. Schematische Darstellung der ultrastrukturellen Transformation der Azinuszelle der Parotis. *Links*: regressive Veränderungen der Zellorganellen bei Äthionineinwirkung (Proteodyschylie); *Mitte*: normale Azinuszelle (Proteochylie); *rechts*: gesteigerte Organellenbildung bei Noradrenalineinwirkung (gesteigerte Proteochylie). Sekretgranula (*Sg*); Sekretvakuolen (*Sv*); Golgiapparat (*G*); endoplasmatisches Retikulum (*ER*); ergastoplasmatischer Nebenkern (*ENK*); Mitochondrien (*M*). (Aus SEIFERT 1964a)

geprägt. Es kommt zur Ausbildung extrem großer Schleimvakuolen sowie einem Kalziumanstieg (MÜLLER u. ROOMANS 1984), außerdem zu einem Inhibitoreffekt auf die zelluläre lysosomale Autophagie (BAHRO et al. 1987). Die Bedeutung β-adrenergischer Agonisten für die Größenzunahme der Parotis und Submandibularis der Ratte läßt sich auch durch die spezielle Einwirkung von β-adrenergischen Substanzen (Terbutalin, Dobutamin) demonstrieren (SCHNEYER 1986). Die Reaktion der Parotis fällt jeweils stärker aus, weil die Parotis über einen höheren Gehalt an β-Rezeptoren verfügt als die Submandibularis. Parallel zur Zunahme des DNA-Gehaltes kommt es sowohl zu einer Vergrößerung als auch zu einer zahlenmäßigen Vermehrung der Azinuszellen.

Der Einfluß *neurovegetativer Substanzen* auf die Funktion und Struktur der Speicheldrüsen wurde nicht nur nach Einwirkung von Noradrenergika, sondern auch nach peripherer Sympathikushemmung mit Ismelin und mit parasympathisch wirksamen Substanzen (Pilokarpin, Atropin) untersucht (SEIFERT u. POSTLER 1964). Aus diesen Befunden geht hervor, daß das Prinzip der Doppelinnervation der Speicheldrüsen durch differente Innervationsmuster in den einzelnen Speicheldrüsen Abwandlungen erfährt.

Analoge Parotisveränderungen wie nach Isoproterenol entstehen durch eine Amputation der unteren Schneidezähne bei der Ratte (IMMENKAMP 1969; TAKEDA et al. 1986) oder nach einseitiger Exstirpation der Submandibularis (YAGIL et al. 1985). Nach *Inzisoramputation* kommt es auch zu einer hydropischen Schwellung der vegetativen Nervenendigungen und einem Schwund der granulären Vesikel der terminalen Axone.

Nach Einwirkung von *Antihypertensiva* (Guanacline, Guanethidine) stehen die degenerativen Veränderungen des terminalen vegetativen Nervensystems der Parotis im Mittelpunkt (DONATH 1973; DONATH u. SEIFERT 1973; DONATH et al. 1973a u. 1973b; CHILLA et al. 1975). Hierzu gehören die Zerstörung der granulären Vesikel des terminalen Axon, eine Degeneration der Mitochondrien, die Entwicklung von osmiophilen Partikeln in den Axonen und im Zytoplasma der Schwann-Zellen sowie Destruktionen der Ganglienzellen. Die zytotoxische medikamentös bedingte Axonschädigung ist dann die Ursache für die gestörte Azinussekretion mit Entwicklung des morphologischen Befundes einer Sialadenose der Drüsenazini.

Auch *Vitamin-A-Mangel* oder A-Hypervitaminosen können Veränderungen analog einer Sialadenose erzeugen (REGEZI u. ROWE 1972).

Eine Sialadenose der Parotis kann sich auch unter der Einwirkung von *chronischem Nikotinkonsum* entwickeln. Nikotin wird aktiv über die Parotis ausgeschieden (FIEGERT et al. 1992). Außerdem werden über eine Freisetzung von Katecholaminen aus den Nebennieren sekundär glanduläre β-Rezeptoren stimuliert (INOKI et al. 1971). Bei akuter Nikotinzufuhr wird die Sekretionsleistung gesteigert, was an einem Anstieg der Proteinkonzentration und der α-Amylaseaktivität im Parotisspeichel erkennbar ist (MAIER et al. 1991a). Bei chronischem Nikotinkonsum kann bei Ratten eine Parotisschwellung erzeugt werden (MAIER et al. 1991b). Die signifikante Zunahme des Azinusvolumens beruht auf einer Vermehrung unreifer heller vergrößerter Sekretgranula und einer Vermehrung des rauhen endoplasmatischen Retikulum sowie einer Ausweitung des Golgifeldes.

Dieser Befund entspricht in Verbindung mit der nachweisbaren hydropischen Schwellung des peripheren vegetativen autonomen Nervensystems der Parotis dem Befund einer wabigen Form der Sialadenose.

Literatur

Abelson DC, Mandel JD, Karmiol M (1976) Salivary studies in alcoholic cirrhosis. Oral Surg Oral Med Oral Pathol 41:188-192

Adler D, Maier H (1988) Speicheldrüsenschwellung bei Anorexia und Bulimia nervosa - ein diagnostisches und therapeutisches Problem in der HNO-Praxis. Arch Otorhinolaryngol [Suppl] II:252-254

Bahro M, Dämmrich J, Pfeifer U (1987) Short-term inhibition of cellular autophagy by isoproterenol in the submandibular gland. Virchows Arch B (Cell Pathol) 53:32-36

Barka T, Yagil Ch, Noen H van der, Naito Y (1986) Induction of the synthesis of a specific protein in rat submandibular gland by isoproterenol. Lab Invest 54:165-171

Baumann H, Meyer P, Winter K, Lorenz G (1985) Sialochemische und morphologische Untersuchungen der Glandula submandibularis des Diabetikers - ein Beitrag zur diabetischen Sialadenose. Laryngorhinootologie 64:542-546

Carlsöö B, Danielsson A, Henriksson R, Jönsson G, Sundström S (1984) Inhomogeneities in glycoprotein cytochemistry of secretory granules in rat-parotid acinar cells after selective beta$_1$-adrenoceptor stimulation. Arch Oral Biol 29:953-958

Chilla R (1981) Sialadenosis of the salivary glands of the head. Adv Otorhinolaryngol 26:1-38

Chilla R, Arold R (1975) Über Sekretionsmechanismen der Ohrspeicheldrüse und deren medikamentöse Beeinflussung. HNO (Berl) 23:229-232

Chilla R, Rieger R, Arglebe C (1975) Die Sialadenose des therapierten Hypertonikers. I. Experimentelle Untersuchungen über die Auswirkungen von Guanethidin (Ismelin) auf die Ohrspeicheldrüse der Ratte. Arch Otorhinolaryngol 211:185-192

Chilla R, Witzemann V, Opitz M, Arglebe C (1981) Possible involvement of parotid beta-adrenergic receptors in the etiology of sialadenosis. Arch Otorhinolaryngol 230:113-120

Chisholm DM, Adi MM, Ervine IM, Ogden GR (1995) Cell deletion by apoptosis during regression of rat parotid sialadenosis. Virchows Archiv 427:181-186

Cohen RE, Bedi GS, Neiders ME (1990) Tissue distribution of an inducible cystatin in isoproterenol-treated rats. Lab Invest 62:452-458

Cutler LS, Schneyer Ch, Christian C (1985) The influence of the sympathic nervous system on the development of beta-adrenergic receptors in the rat submandibular salivary gland. Arch Oral Biol 30:341-344

Donath K (1973) Ultrastrukturelle Acinusveränderungen der Rattenparotis unter der Einwirkung von Antihypertensiva (Guanacline). Arch Otorhinolaryngol 206:77-90

Donath K (1976) Die Sialadenose der Parotis. Ultrastrukturelle, klinische und experimentelle Befunde zur Sekretionspathologie der Parotis. Fischer, Stuttgart

Donath K, Seifert G (1973) Veränderungen des vegetativen Nervensystems der Parotis nach Einwirkung von Antihypertensiva (Guanacline). Ultrastrukturelle und fluoreszen-cytochemische Befunde an der Rattenparotis. Virchows Arch A Pathol Anat 361:109-120

Donath K, Seifert G (1975) Ultrastructural studies of the parotid glands in sialadenosis. Virchows Arch A Pathol Anat 365:119-135

Donath K, Seifert G, Pirsig W (1973a) Parotis-Sialadenose nach Langzeit-Therapie mit Antihypertensiva (Guanacline). Virchows Arch A Pathol Anat 360:33-44

Donath K, Seifert G, Pirsig W (1973b) Sympathikusveränderungen in der Parotis bei Guanaclin-Therapie. Virchows Arch A Pathol Anat 360:195-207

Donath K, Spillner M, Seifert G (1974) The influence of the autonomic nervous system on the ultrastructure of the parotid acinar cells. Virchows Arch A Pathol Anat 364:13-33

Droese M (1981) Cytological diagnosis of sialadenosis, sialadenitis and parotid cysts by fine-needle aspiration biopsy. Adv Otorhinolaryngol 26:49-96

Emmelin N, Garrett JR (1989) Nerve-induced secretion of parotid acinar granules in cats. Cell Tissue Res 257:549-554

Fiegert P, Scherer H, Maier M (1992) Die menschliche Glandula parotis als Ausscheidungsorgan für die Tabakalkaloide Nikotin und Cotinon. Arch Otorhinolaryngol [Suppl] II:297

Gewelke U, Eder B, Born IA, Maier H (1992) Sialadenose – eine diagnostische und therapeutische Crux. Arch Otorhinolaryngol [Suppl] II:279–280

Grötz KA, Menstell S (1993) Manifestation einer Sialadenose bei psychogener Eßstörung. Dtsch Z Mund Kiefer Gesichtschir 17:181–184

Hand AR, Oliver C (1984) Effects of secretory stimulation on the golgi apparatus and GERL of rat parotid acinar cells. J Histochem Cytochem 32:403–412

Hasler JF (1982) Parotid enlargement: A presenting sign in anorexia nervosa. Oral Surg Oral Med Oral Pathol 53:567–573

Hully JR, Benton HP, Alison MR (1984) Isoprenaline-induced cell proliferation in mouse salivary glands: the effect of castration. Virchows Arch B Cell Pathol 47:95–105

Immenkamp M (1969) Experimentelle Speicheldrüsenveränderungen (Sialadenosen) nach Incisoramputationen und Katecholamineinwirkung. Dtsch Zahnärztl Zschr 24:27–36

Inoki R, Kojima S, Tamary Y, Yamamoto I (1971) Effects of nicotine on salivary amylase secretion from rabbit parotid gland. Br J Pharmacol 41:285–293

Kiefer G, Kaupp R, Engler H (1981) Hypertrophy and hyperplasia in the experimentally stimulated parotid gland. Pathol Res Pract 173:107–120

Maier H, Jarczyk L, Scherer G, Born IA (1991a) Auswirkungen einer akuten Nikotinapplikation auf die Funktion der menschlichen Glandula parotis. Laryngorhinootologie 70:24–26

Maier H, Mall G, Born IA (1991b) Sialadenose der Glandula parotis nach chronischem Nikotinkonsum. Laryngorhinootologie 70:191–195

Markitziu A, Lustmann J, Uzteli B, Krausz Y, Chisin R (1993) Salivary and lacrimal gland involvement in a patient who had undergone a thyroidectomy and was treated with radioiodine for thyroid cancer. Oral Surg Oral Med Oral Pathol 75:318–322

Müller RM, Roomans GM (1984) The chronically isoproterenol-treated rat in the study of cystic fibrosis: X-ray microanalysis of the submandibular gland. Exp Molec Pathol 40:391–400

Murrah VA, Crosson JT, Sauk JJ (1985) Parotid gland basement membrane variation in diabetes mellitus. J Oral Pathol 14:236–246

Novi AM, Baserga R (1971) Association of hypertrophy and DNA synthesis in mouse salivary glands after chronic administration of isoproterenol. Am J Pathol 62:295–308

Rauch S (1959) Die Speicheldrüsen des Menschen. Anatomie, Physiologie und klinische Pathologie. Thieme, Stuttgart

Regezi JA, Rowe NH (1972) Morphologic effects of hypervitaminosis A on rat submandibular gland. Arch Oral Biol 17:1609–1618

Ryberg M, Johansson I, Ericson T, et al. (1989) Effects of chronic stimulation of salivary gland beta-adrenoceptors on saliva compositon and caries development in the rat. J Oral Pathol Med 18:529–532

Schneyer CA (1962) Salivary gland changes after isoproterenol-induced enlargement. Am J Physiol 203:232–236

Schneyer CA (1986) Growth of rat salivary glands after terbutaline or dobutamine. J Oral Pathol 15:66–70

Seifert G (1962a) Experimentelle Speicheldrüsenvergrößerungen nach Einwirkung von Noradrenalin. Beitr Pathol Anat 126:321–351

Seifert G (1962b) Elektronenmikroskopische Befunde an den Speicheldrüsenacini nach Einwirkung von Noradrenalin. Beitr Pathol Anat 127:111–136

Seifert G (1964a) Die Sekretionsstörungen (Dyschylien) der Speicheldrüsen. Erg Allg Pathol Pathol Anat 44:103–168

Seifert G (1964b) Die Enzymhistochemie der Speicheldrüsen bei der experimentellen Sialadenose und nach Sympathikusblockade. Beitr Pathol Anat 130:295–320

Seifert G (1967) Experimental sialadenosis by isoproterenol and other agents. Histochemistry and electron microscopy. In: Schneyer IH, Schneyer ChA (ed) Secretory mechanisms of salivary glands. Academic Press, New York, pp 191–207

Seifert G (1991) WHO Histological typing of salivary gland tumours, 2nd edn. Springer, Berlin Heidelberg New York Tokyo

Seifert G, Donath K (1976) Die Morphologie der Speicheldrüsenerkrankungen. Arch Otorhinolaryngol 213:111–208

Seifert G, Postler G (1964) Über den Einfluß neurovegetativ wirksamer Substanzen auf die Speicheldrüsen und die experimentelle Sialadenose. Beitr Pathol Anat 130:159–186

Seifert G, Backmann R, Pieper A (1966) Über die RNS-Synthese und RNS-Migration bei der experimentellen Sialadenose. Beitr Pathol Anat 134:370–381

Seifert G, Miehlke A, Haubrich J, Chilla R (1984) Speicheldrüsenkrankheiten. Pathologie-Klinik-Therapie-Fazialischirurgie. Thieme, Stuttgart

Selye H, Veilleux R, Cantin M (1961) Excessive stimulation of salivary gland growth by isoproterenol. Science 133:44–45

Simson JAV, Dom RM, Sannes PL, Spicer SS (1978) Morphology and cytochemistry of acinar secretory granules in normal and isoproterenol-treated rat submandibular glands. J Microsc 113:185–201

Steinbach E, Katzke D (1984) Tierexperimentelle Untersuchungen zur Entstehung der Sialadenose. Arch Otorhinolaryngol [Suppl II] 98:165–168

Tackmann W (1989) Polyneuropathien. Med Welt 40:1377–1382

Takeda Y, Hirose H, Enomoto S (1986) Enlargement of rat submandibular salivary gland induced by single amputation of lower incisor teeth. J Oral Pathol 15:327–333

Yagil Ch, Michaeli Y, Zajicek G (1985) Compensatory proliferative response of the rat submandibular salivary gland to unilateral extirpation. Virchows Arch B Cell Pathol 49:83–92

9 Metabolische Veränderungen der Speicheldrüsen

9.1 Chronischer Alkoholismus

Ein chronischer Alkoholismus führt vor allem dann zu Veränderungen der Speicheldrüsen, wenn bei den Patienten gleichzeitig eine alkoholische Leberzirrhose vorliegt (SCOTT et al. 1988). Gegenüber Kontrollgruppen kommt es in der Parotis zu einer deutlichen Zunahme des interstitiellen Fettgewebes und einer Abnahme des Azinusgewebes, während in der Submandibularis die interstitielle Lipomatose ohne Verminderung des Azinusgewebes beobachtet wird. Parallel zur Reduktion des sezernierenden Drüsengewebes finden sich auch eine Abnahme der Speichelmenge mit Viskositätssteigerung und eine Veränderung der Speichelzusammensetzung mit Erniedrigung des Amylase-, Protein- und Elektrolytgehaltes (DURR et al. 1975; ABELSON et al. 1976). Die eingeschränkte Funktion der großen Kopfspeicheldrüsen bei Patienten mit Karzinomen der Mundhöhle, des Oro- und Hypopharynx wird ebenfalls auf einen chronischen Alkoholabusus zurückgeführt (MAIER et al. 1986). Funktionelle Kriterien sind die signifikante Erniedrigung der Speichelflußrate, die reduzierte Ausscheidung von IgA, Lysozym und Gesamteiweiß sowie die Abnahme des pH-Wertes. Die pathohistologischen Korrelate sind eine grobtropfige Verfettung im Zytoplasma der Azinuszellen besonders der Parotis, seltener auch eine Schwellung und Degranulierung der Drüsenazini oder Azinuszellnekrosen. In den kleinen Speicheldrüsen bestehen die alkoholbedingten Veränderungen in einer numerischen Zunahme der Drüsenazini sowie einer Schwellung der Azinuszellen, verbunden mit einer partiellen Auflösung der Zellmembran und dem Austritt von mukoidem Material in die Drüsenlichtungen (ESGUEN et al. 1994).

Unter *experimentellen Bedingungen* führt ein chronischer Alkoholismus in der Rattenparotis zunächst zu einer ausgeprägten intraazinären fein- bis großtropfigen Fettablagerung mit teilweiser Entwicklung von Fettzysten, im weiteren Verlauf zu einer Azinusatrophie mit Verminderug des mittleren Azinusdurchmessers, außerdem auch zu einer geringen Fettablagerung in den Gangepithelien (BORN et al. 1986; MAIER et al. 1990). Die lipomatöse Atrophie der Parotis kann sowohl auf einer direkten alkoholtoxischen Störung des zellulären Lipidstoffwechsels beruhen als auch auf der Einwirkung von toxischen Metaboliten wie dem Azetaldehyd.

9.2 Medikamentös-toxische Schädigungen

Medikamentöse Einwirkungen auf die Speicheldrüsen können sowohl funktionelle Störungen der Speichelsekretion als auch organische Veränderungen hervorrufen, die mitunter zu Schwellungen der Parotis führen (WILMES u. LAND-THALER 1986). Eine Verminderung der Speichelsekretion mit Mundtrockenheit ist speziell nach Einnahme von Psychopharmaka (insbesondere Antidepressiva) und Antihypertensiva beobachtet worden.

Bei den Psychopharmaka handelt es sich in der Regel um einen atropinartigen anticholinergischen Effekt. Sympathikomimetika wie Isoproterenol bewirken eine Erhöhung der Speichelsekretion und Speicheldrüsenveränderungen vom Typus der Sialadenose (s. Kap. 8).

Das kardiotoxische Adriamycin bewirkt in der Parotis und Submandibularis der Maus Veränderungen der Drüsenazini, die mit einer Erhöhung der Kalziumkonzentration im Speichel einhergehen (JIRAKULSOMCHOK et al. 1983). Die Azinuszellen der Parotis sind verkleinert und zeigen regressive Alterationen der Mitochondrien und des rauhen endoplasmatischen Retikulums mit abnormen Wirbelbildungen. Demgegenüber kommt es in der Submandibularis zu einer Vergrößerung der Azinuszellen mit einer Größenzunahme der Sekretvakuolen, jedoch nicht zu einer Schädigung des endoplasmatischen Retikulums.

Bei einer Vielzahl von Medikamenten liegen klinische Beobachtungen über Nebenwirkungen auf die Speicheldrüsen vor, ohne daß exakte morphologische Befunde erhoben werden konnten. Erwähnt werden Antibiotika (Tetrazyklin, Chloramphenikol), Phenylbutazon, Busulfan, Thiourazil und Jodide.

Bei fettreicher Ernährung von Ratten treten Parotisveränderungen auf, die durch eine Reduktion der Sekretgranula und einen Abfall des Amylasespiegels gekennzeichnet sind (HAND u. HO 1981). Die veränderten Sekretgranula werden im weiteren Verlauf in autophagen Vakuolen durch lysosomale Hydrolasen abgebaut, wobei zusätzlich auch aus dem Interstitium eingewanderte Makrophagen am Abbau von degenerativ veränderten Azinuszellen mitwirken.

Bei Vergiftungen mit dem Pflanzenschutzmittel E 605 (Parathion) kommt es neben den vaskulären Veränderungen (Dilatation und Hyperämie der arteriellen und venösen Blutgefäße sowie ultrastrukturelle Membranschäden der Endothelzellen) zu einer Schwellung und vakuolären Degeneration der Organellen der Azinuszellen in der Parotis, außerdem auch zu einer Ruptur von Myoepithelzellen und zu einer vakuolären Degeneration der vegetativen peripheren Axone (KLEIN 1956; PÜSCHEL et al. 1986). Die pharmakotoxische Wirkung beruht auf einer Hemmung der Cholinesterase, die zu einem Überschuß von Azetylcholin an den postganglionären Rezeptoren und zu einer erhöhten Membranpermeabilität für Kalzium-, Natrium- und Kaliumionen führt. Außerdem liegt ein zusätzlicher zytotoxischer Effekt vor.

Unter chronischer Lithiumbehandlung von manisch-depressiven Patienten werden Störungen der Speichelsekretion mit Hyposalivation beobachtet (MARKITZIU et al. 1988). Bei der Glossodynie, die durch Zungenbrennen meist bei Patienten mit atypischer Depression gekennzeichnet ist, sind speziell in den kleinen Speicheldrüsen der Lippe eine Reduzierung der Drüsenazini, eine Vermehrung des interstitiellen Bindegewebes und eine entzündliche Stromareaktion mit Lymphozyten und Plasmazellen beschrieben worden (LUHN et al. 1981).

Eine chronische Reserpinverabfolgung bewirkt bei Ratten eine adrenergische Blockade und entspricht einer chemischen Sympathektomie. Die chronische

Reserpineinwirkung führt in der Rattenparotis zu einer Akkumulation der Zymogengranula mit Veränderungen des Granulagehaltes und Entwicklung von kristallinen Strukturen (SETSER et al. 1979). Die Granuladegradation wird als Vorgang der Krinophagie gewertet und geht mit einer Abnahme des rauhen endoplasmatischen Retikulum sowie einer Zunahme an basalen Lipidtropfen und interzellulären Desmosomen einher. Als Zeichen der Sekretionsstörung nimmt auch die Amylasekonzentration und die Speichelflußrate ab. In der Rattensubmandibularis kommt es ebenfalls zu einer Akkumulation der Sekretproteine sowie zu einer Vermehrung der β-adrenergischen Bindungsstellen und einem Anstieg der Adenylatzyklaseaktivität (CUTLER et al. 1981).

9.3 Experimenteller Diabetes mellitus

Beim Streptozotocin-induzierten Diabetes mellitus treten in der Rattensubmandibularis Veränderungen auf, welche anfangs in einer Akkumulation des zytoplasmatischen Sekretmaterials bestehen und im weiteren Verlauf zu degenerativen Schäden der Azinuszellen mit Lipidvakuolen bis hin zu Azinuszellnekrosen führen (CUTLER et al. 1979). Der Abbau der geschädigten Zellen erfolgt durch lysosomale Phagozytose. Ein weiterer Befund beim experimentellen Streptozotocindiabetes betrifft die Veränderungen der granulären Tubuli in der Rattensubmandibularis (ANDERSON et al. 1994). Die Tubuli zeigen eine deutliche Volumenreduktion (von 38% auf 20%), während die Drüsenazini eine Volumenzunahme (von 48% auf 62%) aufweisen. Zugleich nimmt auch die Volumengröße der sekretorischen Granula ab und die Zahl der autophagen Vakuolen zu. In der Rattenparotis kommt es analog zu azinären Veränderungen mit zunehmender Lipidakkumulation im Zytoplasma der Azinuszellen und Ausbildung kristalliner Einschlüsse. Neben dem lysosomalen Abbau der Zytoplasmaprodukte finden sich auch Makrophagen mit azinären Einschlüssen besonders in der Nachbarschaft der Schaltstücke (HAND u. WEISS 1984).

Beim Alloxandiabetes der Ratte wird eine Verringerung des Gewichtes der Parotis, Submandibularis und Sublingualis mit besonders starker Reduktion des Parotisgewichtes beobachtet (REUTERVING et al. 1987). In den Azinuszellen entwickeln sich Lipidvakuolen, deren Anzahl in Relation zum Blutzuckerspiegel steht. Bei längerer Dauer des Alloxandiabetes findet sich eine Zunahme der Azinuszellgröße und eine ausgeprägte diabetische Kapillaropathie.

9.4 Mukoviszidose (zystische Fibrose)

Bei der Mukoviszidose handelt es sich um eine rezessiv vererbte generalisierte Sekretionsstörung des exokrinen Drüsengewebes. Der Gendefekt liegt im mittleren Drittel des langen Armes des Chromosoms Nr. 7. Besonders stark betroffen sind die mukösen Drüsen. Das abgesonderte Sekret zeichnet sich durch eine hohe Viskosität sowie durch eine Zunahme des Eiweiß- und Elektrolytgehaltes aus (MEYER et al. 1980). Pathognomonisch ist die Erhöhung der Elektrolyte Natrium

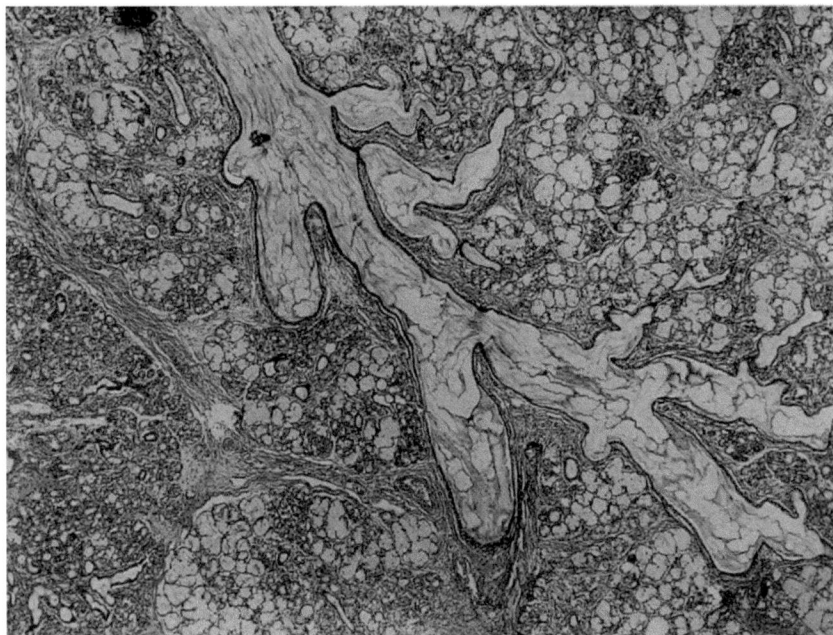

Abb. 77. Sublingualis: Mukoviszidose (zystische Fibrose). Sackförmige Gangektasien mit Ausfüllung durch visköses Sekret. HE ×30

und Chlor, in der Submandibularis auch von Kalzium, während die Kaliumwerte vermindert sind (IZUTSU et al. 1989).

Als morphologische Substrate (Abb. 77–80) der Mukoviszidose finden sich in den Speicheldrüsen Anreicherungen von viskösen Schleimmassen in den Azinuslichtungen, die zu zystischen Erweiterungen führen, und Schleimeindickungen in den Speichelgängen mit daraus resultierenden Gangektasien (SEIFERT 1966; BLOMFIELD et al. 1976). Die stärksten Veränderungen weist die Sublingualis auf. Aus zwiebelschalenartig geschichteten Schleimpartikeln, welche Mukoproteidkalziumkomplexe enthalten, können Sphäro- und Mikrolithen entstehen, in denen eine Umwandlung amorpher Kalziumphosphatpartikel zu sternförmigen Hydroxylapatitkristallen stattfindet (SEIFERT et al. 1984).

9.5 Sonstige metabolisch bedingte Veränderungen

Bei *Hungerzuständen* mit chronischem Eiweißmangel treten unter experimentellen Bedingungen in der Rattenparotis Veränderungen auf, die im akuten Hungerzustand durch die Bildung von großen autophagen Vakuolen in den Azinuszellen gekennzeichnet sind (HAND u. BALL 1988). Durch eine Degradation der Sekretgranula kommt es zur Aufnahme von α-Amylase und anderen Sekretproteinen in die Vakuolen, welche reichlich lysosomale Hydrolasen enthalten. Im

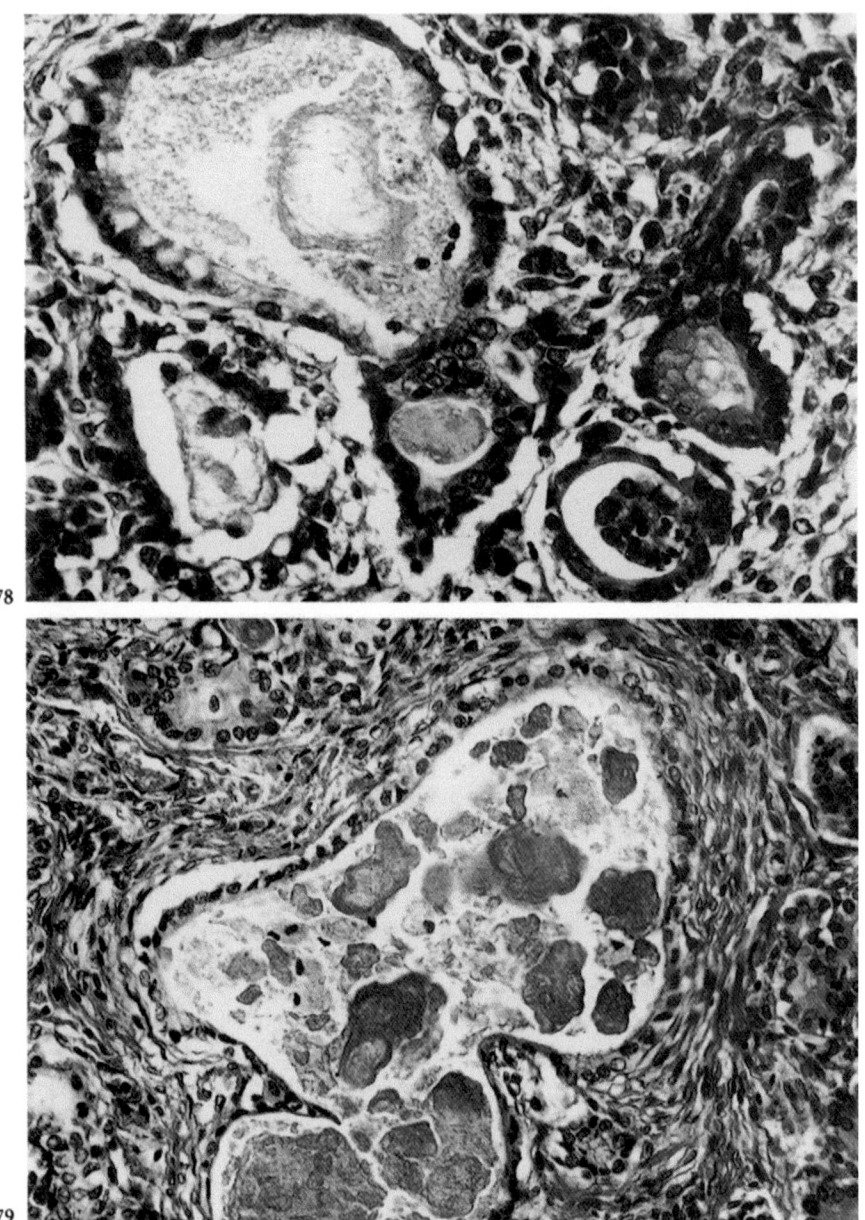

Abb. 78. Parotis: Mukoviszidose. Erweiterte Speichelgänge mit Sekretschollen. HE ×250
Abb. 79. Parotis: Mukoviszidose. Multiple Mikrolithen in erweiterten Speichelgängen. HE ×250
(Aus SEIFERT et al. 1984)

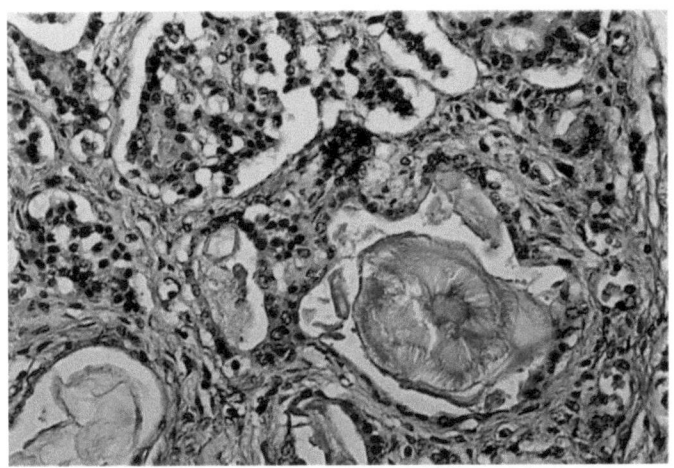

Abb. 80. Submandibularis: Mukoviszidose. Radiär geschichteter Mikrolith in einem erweiterten Speichelgang. HE ×400

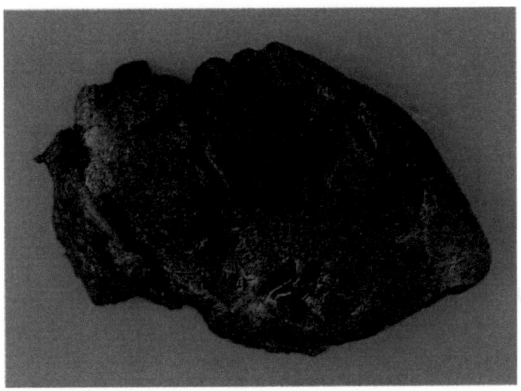

Abb. 81. Parotis: Transfusionssiderose mit rostigbrauner Verfärbung des Drüsenkörpers durch massive Eisenablagerungen

weiteren Verlauf nimmt die Größe und Zahl der autophagen Vakuolen zu. Ein analoger Vorgang der Krinophagie läßt sich auch bei Verabfolgung einer fettreichen Diät beobachten.

Pathologische Stoffablagerungen in den Speicheldrüsen beruhen auf der exkretorischen Partialfunktion der Speicheldrüsen. Zu den *Schwermetallablagerungen* gehören Eisen, Kupfer und Silber, seltener Quecksilber und Zink (SEIFERT 1966). Bei der *Hämochromatose* (Siderophilie) sind die bräunlichen Hämosiderinpigmentablagerungen (Abb. 81 u. 82) sowohl in den Drüsenazini als auch in den Gangepithelien nachweisbar (WARD-BOOTH et al. 1981). Das Drüsengewebe zeigt makroskopisch eine rostbraune Farbe. Befallen sind auch die kleinen Speicheldrüsen der Mundhöhle. Lipofuszinablagerungen kommen vorwiegend

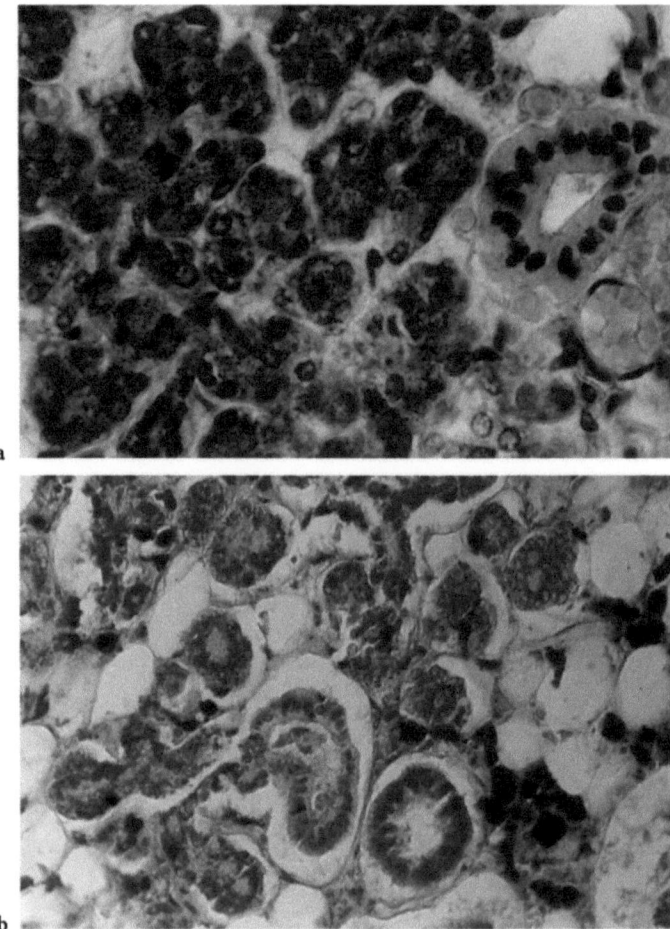

Abb. 82 a, b. Parotis: Hämosiderose (Transfusionssiderose). Bräunliche Eisenpigmentablagerungen in den Drüsenazini und in den Gangepithelien; eisenhaltiges Sekret in den Ganglichtungen. HE (a) und Berliner-Blaureaktion (b) × 250

in den Streifenstücken der Parotis und Submandibularis vor, daneben auch in Speicheldrüsentumoren.

Eine *Bleiintoxikation* führt nicht nur am Zahnsystem und der Mundschleimhaut zu Gewebsschädigungen, sondern auch in den Speicheldrüsen. Unter der Einwirkung von Bleiazetat in unterschiedlichen Dosen kommt es in der Parotis bei Wistar-Ratten nach 6wöchiger Intoxikation zu schweren ultrastrukturellen Veränderungen der Drüsenazini (ANDRZEJEWSKA et al. 1994). Der Bleigehalt im Drüsengewebe stieg je nach der Bleidosis um das 3- bis 10fache an. Die ultrastrukturellen Substrate waren eine starke Erweiterung des rauhen endoplasmatischen Retikulum, eine Schwellung und Lipiddegeneration der Mitochondrien, die Entwicklung kondensierender Vakuolen und Lipideinlagerungen im Zytoplasma, eine unterschiedliche Dichte der Sekretgranula, eine Reduzierung der Mikrovilli und die Ablagerung von Zelldetritus und Kollagenfibrillen im Interstitium. Der Schweregrad der Veränderungen korrelierte mit der Bleidosis.

Nach experimenteller chronischer *Kadmiumexposition* findet sich trotz der stärkeren Kadmiumakkumulation in der Niere eine verhältnismäßig größere Ausscheidung des Schwermetalls über den Parotisspeichel als über die Niere (BURKHARD u. MAIER 1994). Die Speichelwerte liegen um das 10fache höher im Vergleich zu den Serum- oder Nierenwerten.

Nach langjährigem *Drogenabusus* (insbesondere von Heroin) konnten bei den Rauschgifttoten neben ausgedehnten Schäden am Zahnsystem und der Gingiva auch Veränderungen an den kleinen Speicheldrüsen mit Ausfüllung der erweiterten Speichelgänge durch eingedicktes Sekret nachgewiesen werden, dagegen keine Entzündungen (DONATH u. PÜSCHEL 1983). Die Befunde werden mit einer Hyposialie durch einen direkten Angriffspunkt der Rauschmittel auf das zentrale oder periphere vegetative Nervensystem erklärt.

Literatur

Abelson DC, Mandel ID, Karniol M (1976) Salivary studies in alcoholic cirrhosis. Oral Surg Oral Med Oral Pathol 41:188–192
Anderson LC, Suleiman AH, Garrett JR (1994) Morphological effects of diabetes on the granular ducts and acini of the rat submandibular gland. Microscopy Res Techn 27:61–70
Andrzejewska A, Szynaka B, Stokowska W (1994) Ultrastructural evaluation of the rat parotid gland after sex-week-intoxication with lead acetate. Materia Medica Polona 26:65–68
Blomfield J, Rush AR, Allars HM, Brown JM (1976) Parotid gland function in children with cystic fibrosis and child control subjects. Pediatr Res 10:574–578
Born IA, Maier H, Adler D (1986) Auswirkungen des chronischen Alkoholismus auf die Morphologie der Glandula parotis. Arch Otorhinolaryngol [Suppl] II:67–68
Burkhard S, Maier H (1994) Ausscheidung von Kadmium im Parotisspeichel der Ratte. Eur Arch Otorhinolaryngol [Suppl] II:322, Nr. 305
Cutler LS, Pinney HE, Christian C, Russotto SB (1979) Ultrastructural studies of the rat submandibular gland in streptozotocin induced diabetes mellitus. Virchows Arch A Pathol Anat 382:301–311
Cutler LS, Boccuzzi J, Yaefer L, Bottaro B, Christian CP, Martinez JR (1981) Effects of reserpine treatment on beta-adrenergic/adenylate cyclase modulated secretion and resynthesis by the rat submandibular gland. Virchows Arch A Pathol Anat 392:185–198
Donath K, Püschel K (1983) Histologische Befunde an Zahnsystem, Weichgewebe und kleinen Speicheldrüsen bei Rauschgifttoten. Beitr Gerichtl Med XLI:348–357
Durr HK, Bode JCh, Gieseking R, Haase H, Arnim I v, Backmann B (1975) Änderungen der exokrinen Funktion der Glandula parotis und des Pankreas bei Patienten mit Leberzirrhose und chronischem Alkoholismus. Verh Dtsch Ges Inn Med 81:1322–1324
Esguen A, Smith P, Contreras A, Munoz L, Franco ME (1994) Histopathological changes in minor salivary glands of alcoholics. Congress International Association of Oral Pathologists, York. Abstract P31
Hand AR, Ball WD (1988) Ultrastructural immunocytochemical localization of secretory proteins in autophagic vacuoles of parotid acinar cells of starved rats. J Oral Pathol 17:279–286
Hand AR, Ho B (1981) Liquid-diet-induced alterations of rat parotid acinar cells studied by electron microscopy and enzyme cytochemistry. Arch Oral Biol 26:369–380
Hand AR, Weiss RE (1984) Effects of streptozotocin-induced diabetes on the rat parotid gland. Lab Invest 51:429–440

Izutsu KT, Ensign WY, Ramsey BW, Schubert MM, Allan BJ, Truelove EL (1989) Potassium release in labial glands from controls and patients with cystic fibrosis. Lab Invest 60:158–160

Jirakulsomchok D, Yu JH, Sheetz JH, Schneyer CA (1983) Effects of adriamycin on calcium concentration morphology of mouse salivary glands. J Oral Pathol 12:491–501

Klein H (1956) Die Speicheldrüse bei E 605-Vergiftung. Dtsch Z Gerichtl Med 45:510–515

Luhn JP, Donath K, Haneke E (1981) Veränderungen der Lippenspeicheldrüsen bei Glossodynie. Pathohistologische und morphometrische Analyse. HNO (Berl) 29:10–16

Maier H, Born IA, Adler D (1986) Eingeschränkte Funktion der großen Kopfspeicheldrüsen. Ein neuer Aspekt für die Ätiopathogenese der Mundhöhlen-, Oropharynx- und Hypopharynxkarzinome. Laryngorhinootologie 65:195–200

Maier H, Seitz HK, Mayer B, Adler D, Mall G, Born IA (1990) Lipomatöse Atrophie der Glandula parotis bei chronischem Alkoholkonsum. Laryngorhinootologie 69:600–604

Markitziu A, Shani J, Avni J (1988) Salivary gland function in patients on chronic lithium treatment. Oral Surg Oral Med Oral Pathol 66:551–557

Meyer P, Kleber RR, Mittenzwey KW (1980) Zur Sialochemie des Parotis- und Submandibularisspeichels bei Mukoviszidose. Z Laryngol Rhinol 59:274–278

Püschel K, Lieske K, Donath K (1986) Histologische und ultrastrukturelle Befunde an der Glandula parotis nach Parathion-Vergiftung. Beitr Gerichtl Med XLIV:477–485

Reuterving C-O, Hägg E, Henriksson R, Holm J (1987) Salivary glands in long-term alloxandiabetic rats. A quantitative light and electronmicroscopic study. Acta Pathol Microbiol Immunol Scand Sect A 95:131–136

Scott J, Burns J, Flower EA (1988) Histological analysis of parotid and submandibular glands in chronic alcohol abuse: a necropsy study. J Clin Pathol 41:837–840

Seifert G (1966) Mundhöhle, Mundspeicheldrüsen, Tonsillen und Rachen. In: Doerr W, Uehlinger E (Hrsg) Spezielle pathologische Anatomie, Bd 1. Springer, Berlin Heidelberg New York Tokyo, S 1–415

Seifert G, Miehlke A, Haubrich J, Chilla R (1984) Speicheldrüsenkrankheiten. Pathologie-Klinik-Therapie-Fazialischirurgie. Thieme, Stuttgart New York

Setser ME, Spicer SS, Simson JA, Martinez JR (1979) Altered granule discharge and amylase secretion of parotid glands in reserpine-treated rats. Lab Invest 41:256–264

Ward-Booth P, Ferguson MM, MacDonald DG (1981) Salivary gland involvement in hemochromatosis. Oral Surg Oral Med Oral Pathol 51:487–488

Wilmes E, Landthaler M (1986) Nebenwirkungen von Medikamenten auf Speicheldrüsen und Mundschleimhaut. Laryngorhinootologie 65:470–476

10 Sonstige epitheliale nichtentzündliche Veränderungen

10.1 Speicheldrüseninfarkt (nekrotisierende Sialometaplasie)

Seit der Beschreibung einer „necrotizing sialometaplasia" am Gaumen durch ABRAMS et al. (1973) liegen über 200 weitere Beobachtungen des Schrifttums über analoge Läsionen der großen und kleinen Speicheldrüsen vor (BRANNON et al. 1991; SEIFERT et al. 1984; REHM 1986; MAKEK u. SAILER 1985). Die nekrotisierende Sialometaplasie wurde lange Zeit im deutschen Schrifttum nicht beachtet, obwohl bereits RIBBERT im Jahr 1904 über derartige Speicheldrüsenveränderungen nach Unterbindung der Ausführungsgänge unter dem Titel „Über tumorähnliche Epithelwucherungen in Speicheldrüse und Leber" berichtet hatte. Von DONATH (1979a) wurde der Terminus „Speicheldrüseninfarkt" geprägt, weil es sich um eine vaskulär-ischämische Speicheldrüsenveränderung handelt.

Lokalisation, Alters- und Geschlechtsverteilung: Über $^2/_3$ der mitgeteilten Fälle sind am Gaumen lokalisiert (DUNLAP u. BARKER 1974; ARGUELLES et al. 1976; PHILIPSEN et al. 1976; BANNAYAN et al. 1976; FECHNER 1977; BIRKHOLZ et al. 1979; BROCHERIOU u. BERTRAND 1979; DUNLEY u. JACOWAY 1979; LYNCH et al. 1979; GRILLON u. LALLY 1981; SANTIS et al. 1982; KRÜGER u. DIETRICH 1982; GROULS 1982; MESA et al. 1984; FREITAG et al. 1985; CHAUDHRY et al. 1985; SCHMIDT-WESTHAUSEN et al. 1991). Die Veränderung findet sich meist unilateral im hinteren Bereich des harten Gaumens. In etwa 10% sind andere Regionen der Mundhöhle befallen. Hierzu gehören die kleinen Speicheldrüsen der Ober- und Unterlippe (MATILLA et al. 1979; GAD et al. 1980), der Wange (PAPANAYOTOU et al. 1980; WILLÉN et al. 1981), der Zunge (VAN DER WAL u. VAN DER WAAL 1990), des Oberkiefers (GILES 1980), der mandibulären Retromolarregion (FORNEY et al. 1977; ANNEROTH et al. 1986), der Tonsillenbucht (POULSON et al. 1986) und des Mundbodens (VAN DER WAL u. VAN DER WAAL 1990; MATSUMOTO et al. 1991).

Die Entwicklung von Speicheldrüseninfarkten in den großen Speicheldrüsen wird im Schrifttum mit 10% angegeben, wobei die Parotis (BHARGAVA u. MONGA 1975; ZSCHOCH u. JUNG 1984; ADLER et al. 1985; BATSAKIS u. MANNING 1987) weitaus häufiger befallen ist als die Submandibularis (ZSCHOCH u. JUNG 1982; BEER u. NEUWIRTH 1983). Im Material des Speicheldrüsen-Registers liegt der Prozentsatz des Vorkommens in der Parotis mit über 30% aller Speicheldrüseninfarkte wesentlich höher (DONATH 1979a; SEIFERT et al. 1984; REHM 1986). Bei der metaplastischen Form des Warthin-Tumors können ebenfalls Veränderungen analog der nekrotisierenden Sialometaplasie auftreten (GNEPP 1981). Eine seltene Beobachtung stellt das Vorkommen in Lymphknoten innerhalb der Parotis dar (GOLDMAN u. KLEIN 1986). Außerhalb der Mundhöhle liegen vereinzelte Fallberichte über das Vorkommen in den seromukösen Drüsen des oberen Respirationstraktes vor, so der Nasenhöhlen (MAISEL et al. 1977; CHEN 1982), der Nebenhöhlensinus (JOHNSTON 1977; GRANICH u. PILCH 1981; VAN DER WAL u. VAN DER WAAL 1990), des Nasopharynx (MERVIN et al. 1979), des Larynx (WALKER et al. 1982) und der Trachea (ROMAGOSA et al. 1992), speziell nach Intubation (BEN-IZHAK u. BEN-ARIEH 1993; LITTMAN 1993) oder Bronchoskopie (WILLIAMS 1979). Extreme Seltenheit besitzt die Lokalisation in der Lunge (ZSCHOCH 1992) und der Brustdrüse (HURT et al. 1988).

Das Durchschnittsalter liegt bei Männern in der 5. Lebensdekade, bei Frauen bereits in der 4. Lebensdekade. Bei Männern kommen die Veränderungen fast 2mal häufiger vor als bei Frauen. Der klinisch-makroskopische Befund speziell am Gaumen ist meist (in ca. 70%) eine unterschiedlich schmerzhafte Ulzeration, etwas seltener (in ca. 30%) eine tumorartige nichtulzeröse Schwellung. Die Größe der Ulzeration liegt durchschnittlich bei 1,5 cm und schwankt zwischen 0,5 und 5,0 cm.

Pathohistologie: Gewebliche Merkmale sind die lobuläre Anordnung (Abb. 83) des Speicheldrüseninfarktes, die mehr peripher gelegenen Azinusnekrosen, die Plattenepithelmetaplasien des zentral gelegenen dichotom verzweigten Gangsystems (Abb. 84 u. 85) und die entzündlich-resorptiven Zellinfiltrate. Im Bereich der Plattenepithelmetaplasien können auch Becherzellmetaplasien (Abb. 86) vorkommen, ein Befund, der zu Verwechslungen mit Mukoepidermoidkarzino-

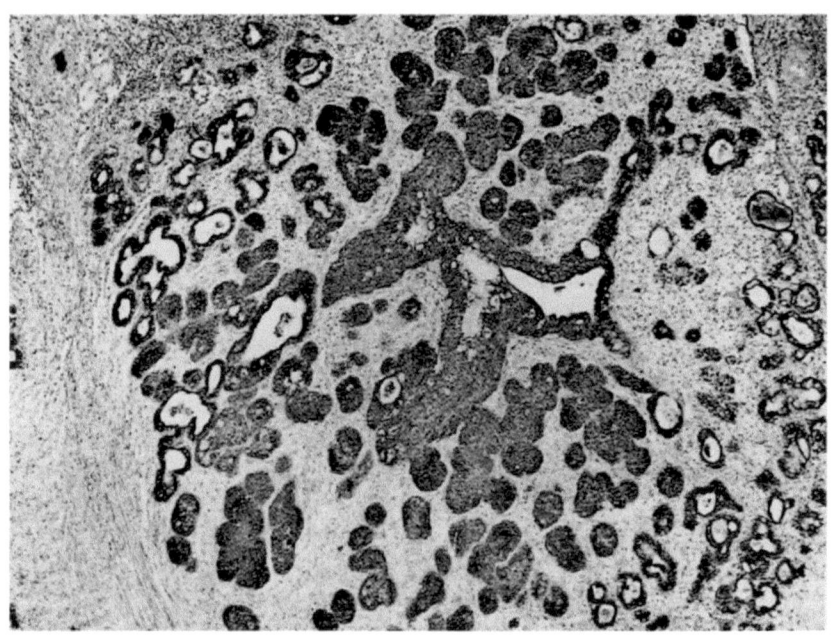

Abb. 83. Parotis: Speicheldrüseninfarkt. Lobuläre Anordnung mit Plattenepithelmetaplasien und erweiterten Gangresten. Immunperoxydasereaktion PAP, ×40

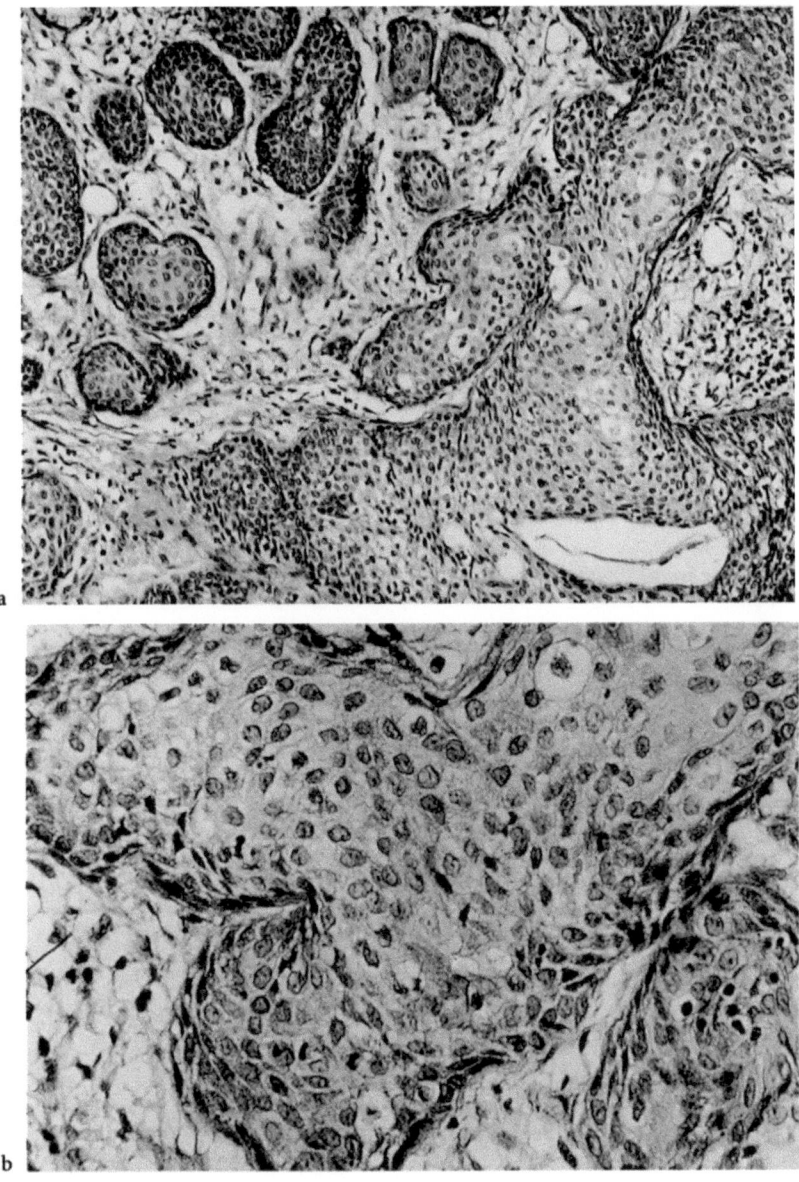

Abb. 84a, b. Gaumendrüsen: Speicheldrüseninfarkt. Dichotom verzweigtes Gangsystem mit Plattenepithelmetaplasien. HE a ×100, b ×250

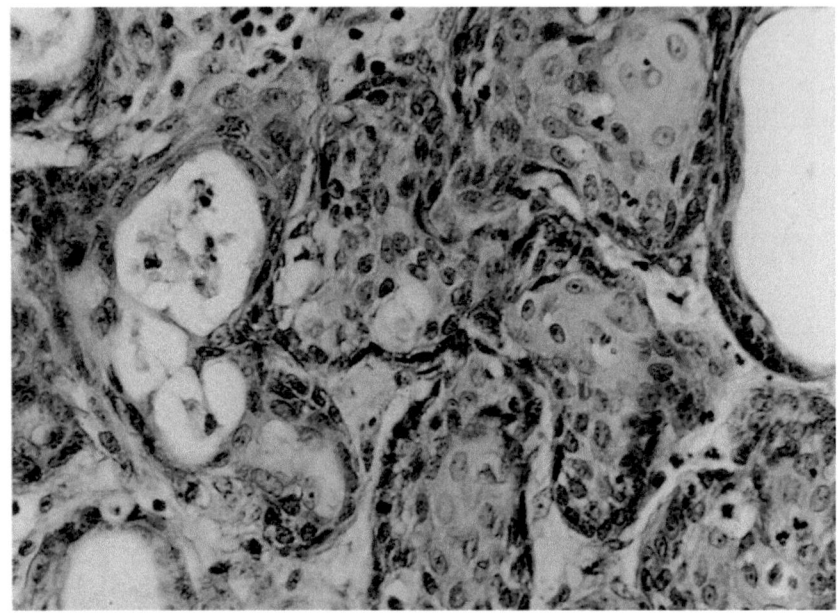

Abb. 85. Gaumendrüsen: Speicheldrüseninfarkt. Plattenepithelmetaplasien des Gangsystems mit Einschluß von Restlumina. HE ×250

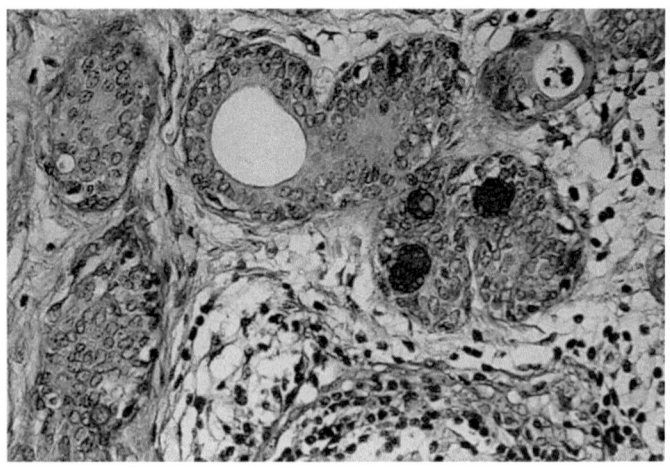

Abb. 86. Parotis: Speicheldrüseninfarkt. Fokale Ausbildung von Becherzellen inmitten des Plattenepithels. PAS-Reaktion ×250 (Aus Seifert 1991)

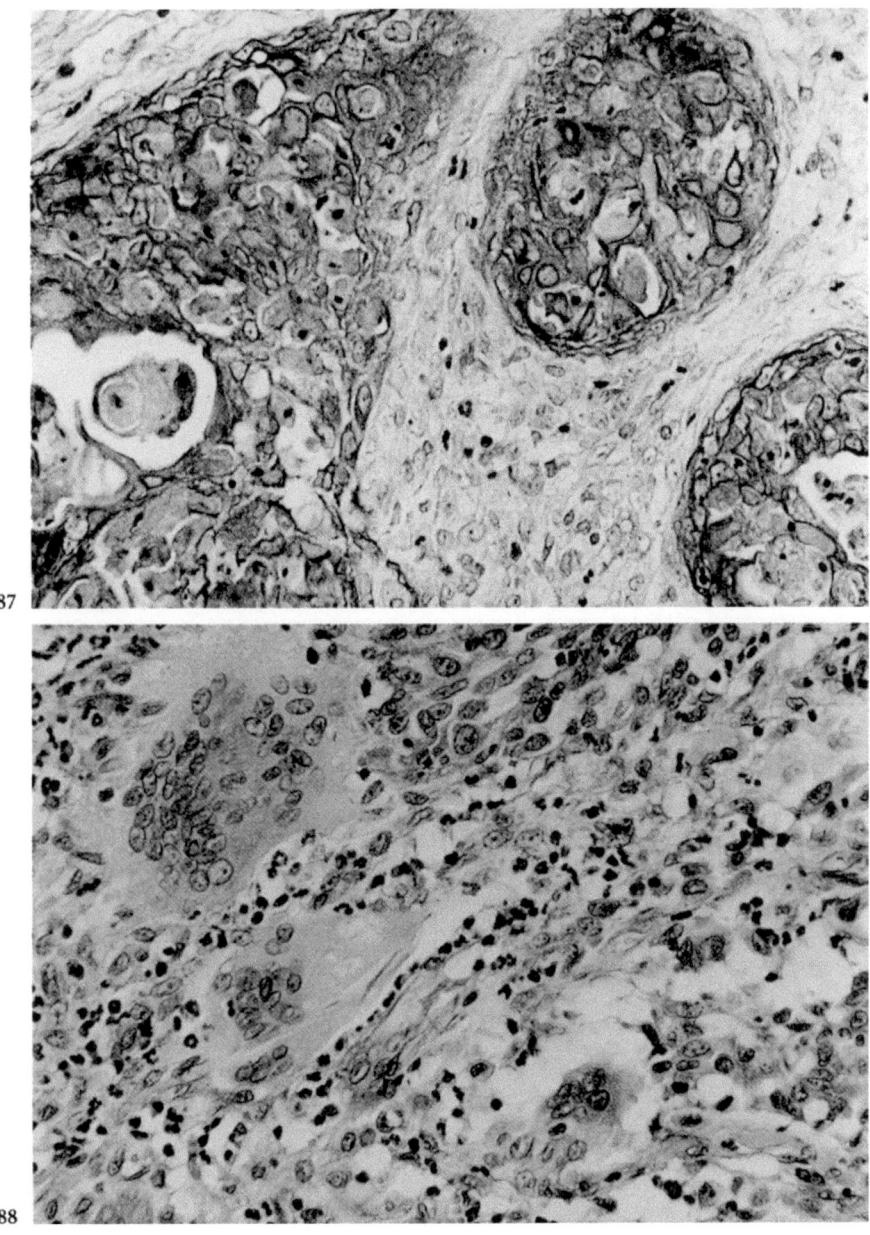

Abb. 87. Gaumendrüsen. Speicheldrüseninfarkt. Plattenepithelmetaplasien mit fokaler Hornbildung. Immunperoxydasereaktion PAP, ×250

Abb. 88. Gaumendrüsen: Speicheldrüseninfarkt. Resorptive Fremdkörperreaktion mit Riesenzellen im Randgebiet. HE ×250

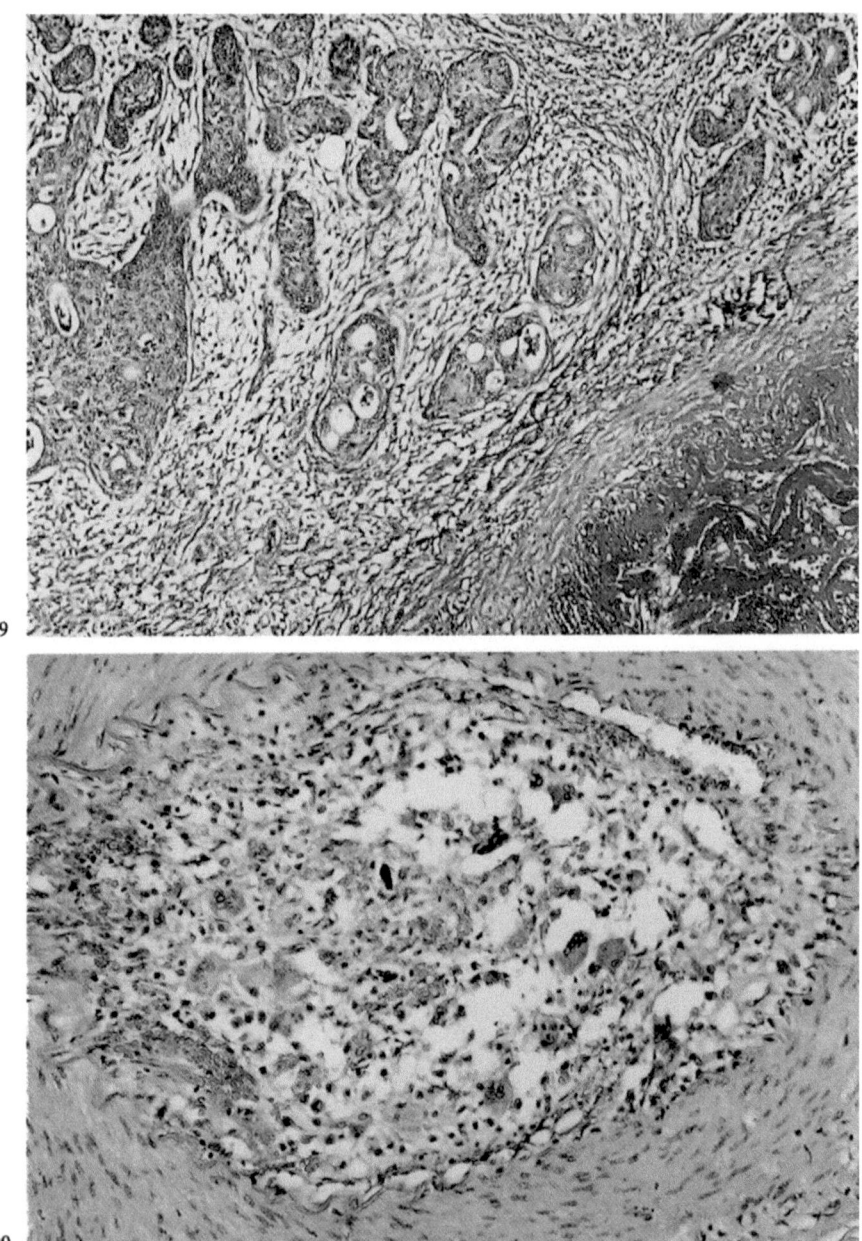

Abb. 89. Submandibularis: Speicheldrüseninfarkt. Akute Gefäßthrombose (*rechts unten*) im Randgebiet des Infarktes. HE ×60

Abb. 90. Submandibularis: Speicheldrüseninfarkt. Gefäßthrombose mit Fremdkörperreaktion bei Zustand nach vorausgegangener Biopsie. HE ×100

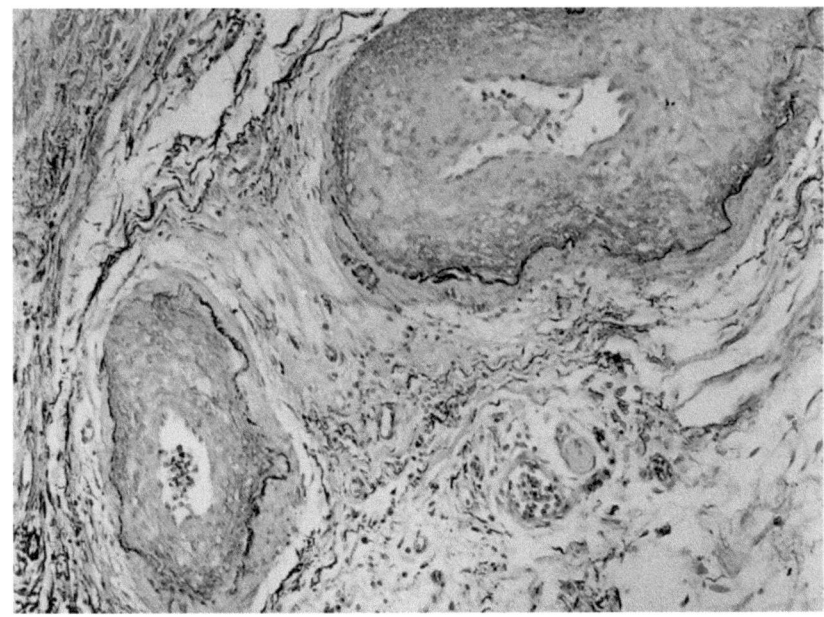

Abb. 91. Submandibularis: Speicheldrüseninfarkt. Arteriosklerotische Gefäßstenose im Randgebiet des Infarktes. Elastikafärbung ×100

men führen kann. Mitunter treten auch Verhornungen (Abb. 87) und Epitheldysplasien auf, die ein Plattenepithelkarzinom vortäuschen. Durch Schleimaustritte können sich kleine Granulome mit Makrophagen und Fremdkörperriesenzellen (Abb. 88) entwickeln.

Die Gefahr einer Fehldiagnose besteht besonders bei kleineren Probeexzisionen. Auf die Möglichkeit einer Verwechslung mit malignen Tumoren (Mukoepidermoid-, Plattenepithel- und Azinuszellkarzinome, schleimproduzierende Adenokarzinome u.a.) wird in zahlreichen Arbeiten hingewiesen (ABRAMS et al. 1973; FECHNER 1977; RAUGI u. KESSLER 1979; GAD et al. 1980; MESA et al. 1984; MAKEK u. SAILER 1985; ANNEROTH et al. 1986; POULSON et al. 1986).

Für die Deutung der Infarktentstehung sind Gefäßveränderungen wichtig, die mehrfach im Randgebiet beschrieben worden sind (Abb. 89–91). Hierzu gehören Stenosen und Obliterationen der Arterien sowie lokale Gefäßthrombosen (DONATH 1979a; SEIFERT et al. 1984). Im Material des Speicheldrüsen-Registers konnten vaskuläre Veränderungen bei Speicheldrüseninfarkten der großen Speicheldrüsen in fast allen Fällen, in den kleinen Speicheldrüsen in über 60% der Fälle, nachgewiesen werden (REHM 1986).

Ätiologie und Pathogenese: Die Annahme einer vaskulären Ursache des Speicheldrüseninfarktes ist durch zahlreiche Befunde am Biopsiematerial und durch zusätzliche experimentelle Beobachtungen weitgehend gesichert (DONATH

1979b). Die Form des Infarktes wird durch die Gefäßanatomie der betroffenen Region bestimmt. In den Speicheldrüsen bestehen zwei Blutgefäßsysteme mit unterschiedlichem Strömungswiderstand (SPANNER 1942): ein Kapillarnetz für die peripheren Läppchenstrukturen, welches über Endarterien versorgt wird, und ein Gefäßsystem für die zentralen Läppchenregionen, das über arteriovenöse Anastomosen verfügt. Ein Verschluß von Endarterien bedingt eine absolute Ischämie in der Läppchenperipherie mit Azinusnekrosen. Im Läppchenzentrum kommt es dagegen über Kollateralen aus arteriovenösen Anastomosen nur zu einer relativen Ischämiezone. Dies führt am Epithel der Speichelgänge nicht zu einer Nekrose, sondern zu einer Plattenepithelmetaplasie über eine regeneratorische Hyperplasie der indifferenten basalen Reservezellen. Im Experiment lassen sich analoge Veränderungen durch arterielle Gefäßligaturen erzeugen (STANDISH u. SHAFER 1957; ENGLANDER u. CATALDO 1976; DONATH 1979b). Bei einer experimentellen Gefäßschädigung durch photochemische Effekte (Photosensibilisierung durch Phtalocyanin und Laserlichtbestrahlung) kommt es in der Submandibularis von Kaninchen innerhalb von 2 Wochen zur Ausbildung eines typischen Speicheldrüseninfarktes (KLEEMANN et al. 1994) auf dem Boden primär fokaler Epithelnekrosen und Zirkulationsstörungen. Die photochemischen Einwirkungen auf die vaskulären Wandstrukturen beruhen auf der fluoreszenzmikroskopisch nachweisbaren Anreicherung der applizierten Substanzen in der Gefäßwand. Die Lokalisation von Speicheldrüseninfarkten am harten Gaumen wird darauf zurückgeführt, daß die A. palatina anterior nach Durchtritt durch das Foramen palatinae die Hauptäste nach anterior-lateral abgibt, so daß in der mehr dorsalen Zone des harten Gaumens eine geringere Vaskularisation vorliegt (BATSAKIS u. MANNING 1987).

Die Entstehung vaskulärer Veränderungen kann auf zahlreichen Ursachen beruhen. Hierzu gehören einerseits primär vaskuläre Veränderungen (Arteriosklerose, Arteriitis, Embolie; RYE et al. 1980; WALKER et al. 1982), andererseits sekundäre Vaskulopathien nach vorausgegangenen Probeexzisionen, operativen Eingriffen, Bestrahlungen (ARGUELLES et al. 1976), Prothesendruck oder zahnärztlichen Behandlungen mit Anästhesie und Injektionen in die befallenen Regionen. Das Intervall zwischen dem chirurgischen Eingriff und der Entwicklung des Speicheldrüseninfarktes beträgt durchschnittlich 2-3 Wochen. Eine Abheilung tritt nach 6-12 Wochen ein.

In der Pathogenese lassen sich 3 Phasen (Nekrose und Plattenepithelmetaplasie, Resorption und Abheilung mit Lipomatose) unterscheiden (DONATH 1979b). In der 1. Woche finden sich inkomplette Azinusnekrosen mit hämorrhagischem Randsaum, ausgeprägter Entzündungsreaktion und beginnenden Plattenepithelmetaplasien. In der 2. Woche ist das histologische Bild durch komplette Azinusnekrosen, eine ausgeprägte Plattenepithelmetaplasie und eine gefäßreiche resorptive Entzündung gekennzeichnet. In der 3. Woche stehen die kompletten Plattenepithelmetaplasien mit partiellem Verschluß der Gänge im Mittelpunkt der Veränderungen, während die Azinusnekrosen bereits weitgehend abgeräumt sind. Im weiteren Verlauf kann es zu einer interstitiellen Lipomatose mit Atrophie der Drüsenläppchen und Rückbildung der Plattenepithelmetaplasien kommen.

10.2 Onkozytose

10.2.1 Diffuse Onkozytose

Die diffuse Onkozytose (Tabelle 7) ist eine extrem seltene, nichttumoröse Parotisveränderung (BECKER et al. 1982; VIGLIANI u. GENETTA 1982; TAKEDA 1986).
Sie tritt im Gegensatz zur Sialadenose einseitig und klinisch meist symptomlos auf. Alle bisherigen Fallberichte betreffen Frauen mit einem Lebensalter über 60 Jahren. Da auch die onkozytäre adenomatöse Hyperplasie, die Onkozytome und die onkozytäre Metaplasie erst im höheren Lebensalter auftreten, läßt sich daraus die Hypothese aufstellen, daß es sich bei den onkozytären Zellumwandlungen um einen Alterungsvorgang besonders der Streifenstückepithelien handelt, der möglicherweise auf einer Änderung des Wasser- und Elektrolytstoffwechsels beruht und mit einer Mitochondriopathie in Verbindung steht. Histopathologisch (Abb. 92-94) handelt es sich um einen diffusen, nichtabgekapselten metaplastischen Prozeß, der Drüsenazini und das Gangsystem in gleicher Weise betrifft. Die onkozytären Zellkomplexe zeigen eine lobuläre Anordnung

Tabelle 7. Differentialdiagnostische Merkmale der diffusen Onkozytose, der onkozytären adenomatösen Hyperplasie und der Onkozytome der Parotis. (Nach BECKER et al. 1982)

Merkmal	Diffuse Onkozytose	Onkozytäre Hyperplasie	Onkozytom
Häufigkeit	Extrem selten, 0,01% aller Speicheldrüsenkrankheiten	Extrem selten, 0,1% aller Speicheldrüsenkrankheiten	Sehr selten, 0,5% aller Speicheldrüsenkrankheiten
Altersgipfel	7. Dekade	6. Dekade	7.-8. Dekade
Makroskopie	Diffus ohne Kapsel	Multifokal ohne Kapsel	Meist solitär mit Kapsel
Größe der Knoten	-	Mikronodulär 0,1 cm Makronodulär 1,0 cm	3-4 cm
Mikroskopie	Lobulär, mitunter interstitielles Fettgewebe	Lobulär, Einschluß von Drüsenresten	Lobulär, ohne Einschluß von Drüsenresten
Zellanordnung	Azinär	Duktulär	Duktulär, mikrozystisch, solid-trabekulär
Zellstruktur	Azidophil-granulär	Azidophil-granulär, fokal hellzellig	Azidophil-granulär, selten fokal, hellzellig
Septierung	-	-	Fokal
Ausgangsgewebe	Azini, Gangsystem	Gangsystem	Gangsystem
Maligne Transformation	-	-	Selten

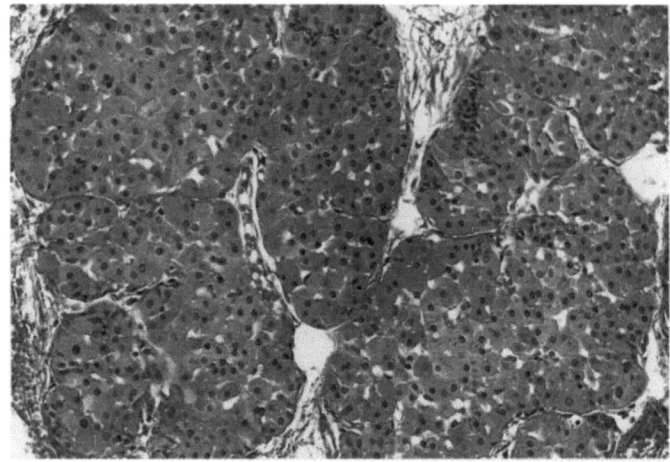

Abb. 92. Parotis: Diffuse Onkozytose. Komplette onkozytäre Metaplasie in lobulärer Anordnung. HE ×250 (Aus SEIFERT 1991)

und sind zuweilen von Fettzellen durchsetzt. In den metaplastischen Onkozyten kommt es zu einer Vermehrung der Mitochondrienzahl sowie zuweilen auch zu einer Schwellung und vakuolären Degeneration der Mitochondrien. Zusätzlich können auch fokale hellzellige Transformationen der Onkozyten auftreten (SEIFERT et al. 1984), mitunter auch Talgdrüsenmetaplasien (Abb. 95). Ein weiteres Merkmal ist die fokale periazinäre oder periduktale Infiltration mit Lymphozyten und Plasmazellen (Abb. 96).

10.2.2 Fokale onkozytäre adenomatöse Hyperplasie

Hierbei liegt eine multifokal auftretende teils mikro-, teils auch makronoduläre adenomatöse Hyperplasie von Onkozyten vor, welche aus dem Verband des Gangepithels durch Aussprossungen entstehen (SCHWARTZ u. FELDMAN 1969; BECKER et al. 1982, SØRENSEN et al. 1986). Zwischen den onkozytären Hyperplasien sind in der Regel Reste des ursprünglichen Drüsengewebes mit Drüsenazini (Abb. 97) und Fettgewebe vorhanden. Die onkozytären Zellen bilden duktuläre oder mikrozystische Formationen in enger Nachbarschaft zu den ursprünglich vorhandenen Gangabschnitten. In den mikrozystischen Arealen läßt sich PAS-positives Sekret nachweisen. Die Onkozyten sind meist typisch konfiguriert. Selten finden sich mehr helle Onkozyten mit etwas wabigem Zytoplasma. Eine Besonderheit stellt das Vorkommen bei zwei weiblichen Zwillingen dar (SØRENSEN et al. 1986), wobei das frühe Auftreten bereits in der 5. Lebensdekade und die vorwiegend hellzellige Variante der onkozytären Metaplasie bemerkenswert sind.

Die makronodulären Herde haben eine Größe bis zu 1 cm und zeigen einen vorwiegend solid-trabekulären Aufbau. Mitunter ist außen eine dünne bindege-

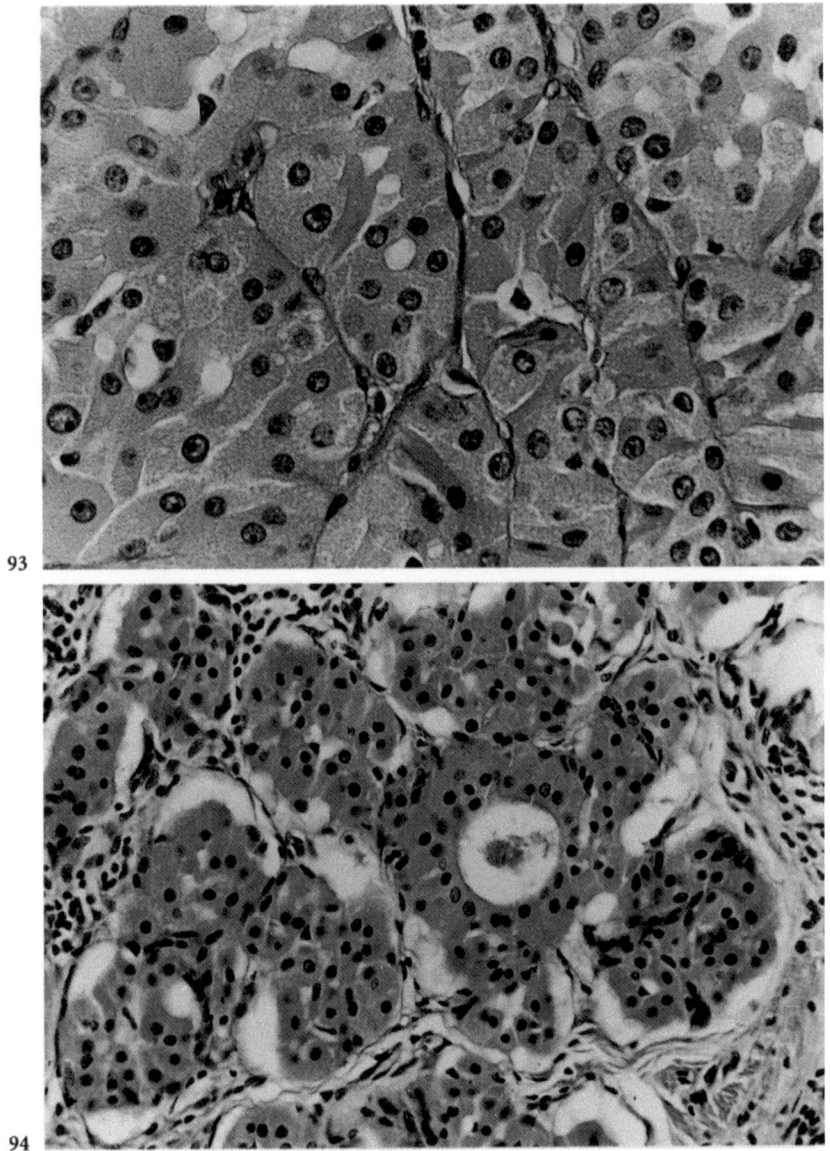

Abb. 93. Parotis: Diffuse Onkozytose. Onkozytäre Metaplasie in trabekulärer Anordnung. HE ×400

Abb. 94. Parotis: Diffuse Onkozytose. Onkozytäre Metaplasie mit Einschluß kleiner Ganglichtungen: fokale regressive Veränderungen. HE ×160

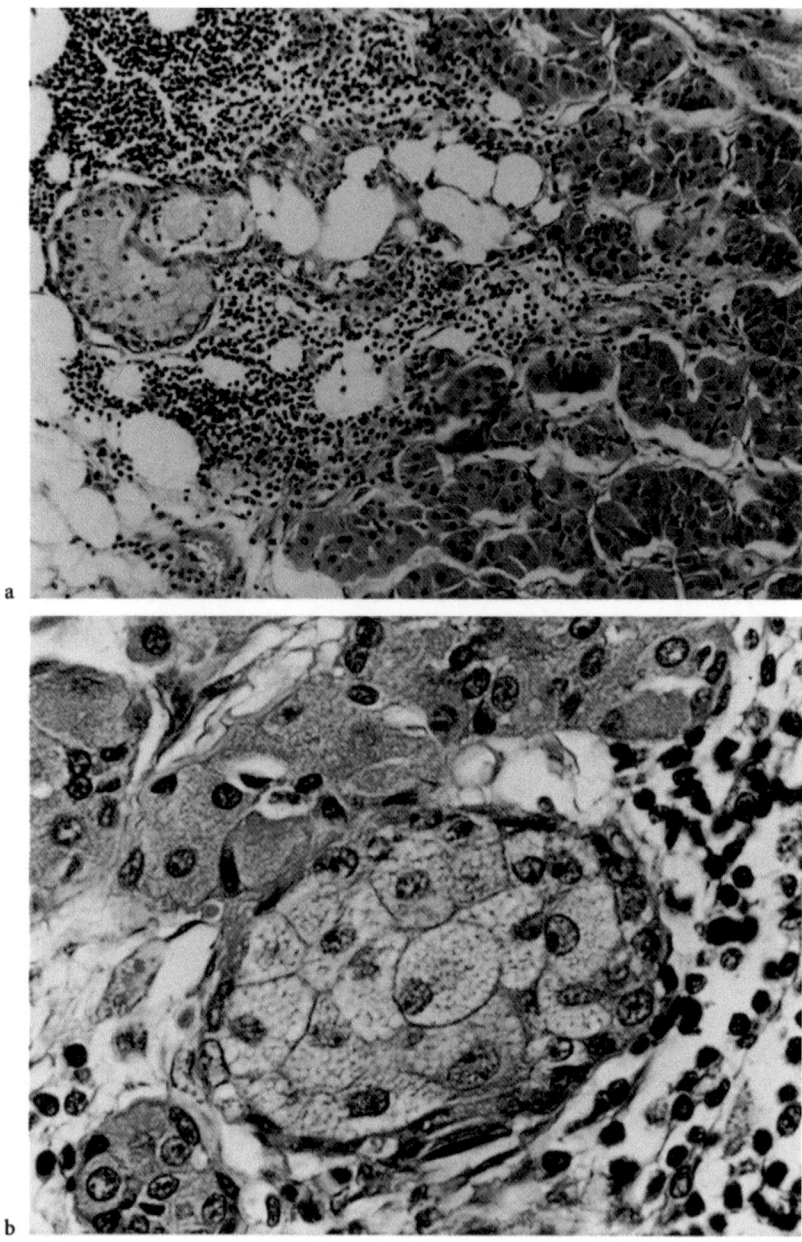

Abb. 95 a, b. Parotis: Diffuse Onkozytose. Fokale Talgdrüsenmetaplasie mit lymphozytärer Stromareaktion im Randgebiet eines onkozytär umgewandelten Drüsenläppchens. HE a ×100, b ×400

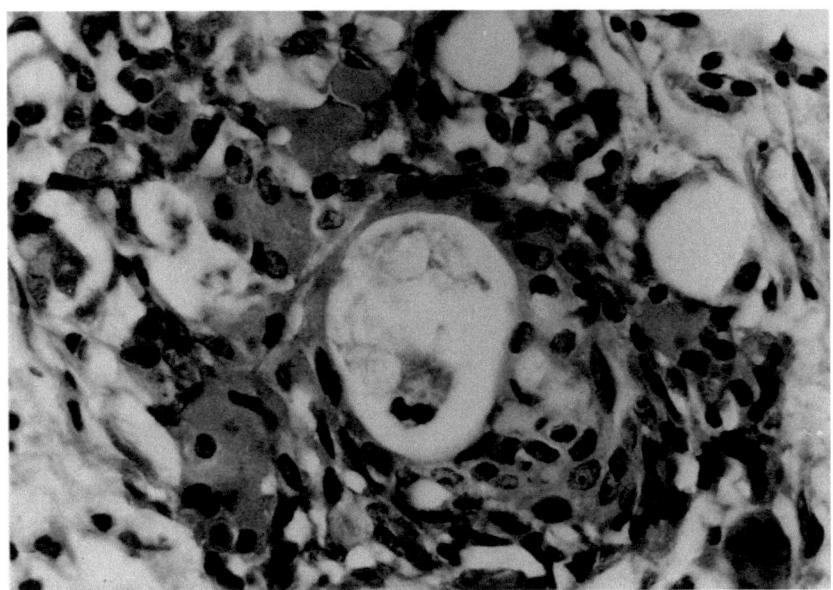

Abb. 96. Parotis: Diffuse Onkozytose. Fokale regressive Veränderungen mit lympho- und plasmazellulärer Stromareaktion. HE ×400

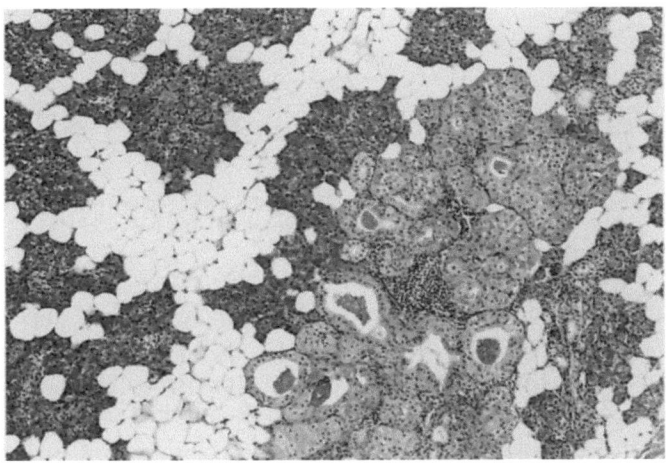

Abb. 97. Parotis: Fokale onkozytäre adenomatöse Hyperplasie. Reste von Drüsenazini (*dunkel gefärbt*) zwischen den fokalen onkozytären Zellherden. PAS-Reaktion ×60 (Aus SEIFERT 1991)

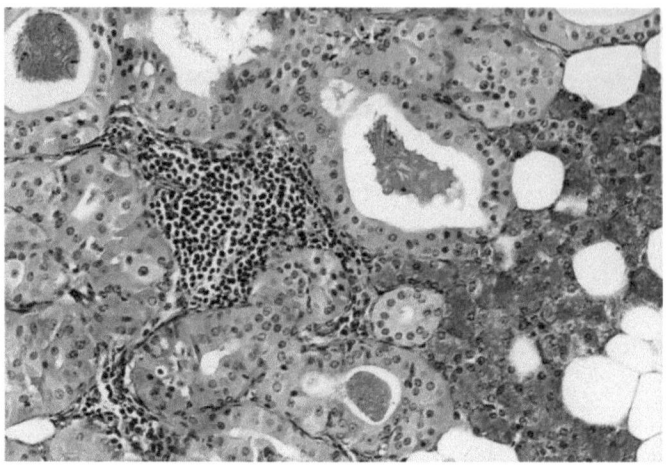

Abb. 98. Parotis: Fokale onkozytäre adenomatöse Hyperplasie. Lymphozytäre Infiltrate in der Umgebung onkozytärer Herde. PAS-Reaktion ×160 (Aus SEIFERT 1991)

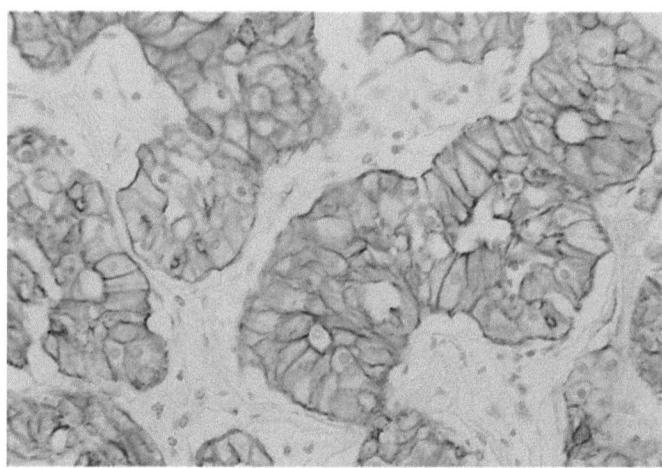

Abb. 99. Parotis: Fokale onkozytäre adenomatöse Hyperplasie. Zytokeratinexpression in den onkozytären Zellen. Immunperoxydasereaktion PAP ×250

webige Kapsel entwickelt. Im Interstitium finden sich – ähnlich wie bei der diffusen Onkozytose – mitunter zellige Infiltrate aus Lymphozyten und Plasmazellen (Abb. 98). Gelegentlich treten auch regressive Zellveränderungen mit onkozytären Zelluntergängen auf, in deren Randgebiet Makrophagen und Fremdkörperriesenzellen entwickelt sind.

Eine seltene Beobachtung stellt die Entwicklung einer Plattenepithelmetaplasie im Randgebiet einer Nekrose bei multifokaler onkozytärer adenomatöser Hyperplasie dar (USSMÜLLER et al. 1991).

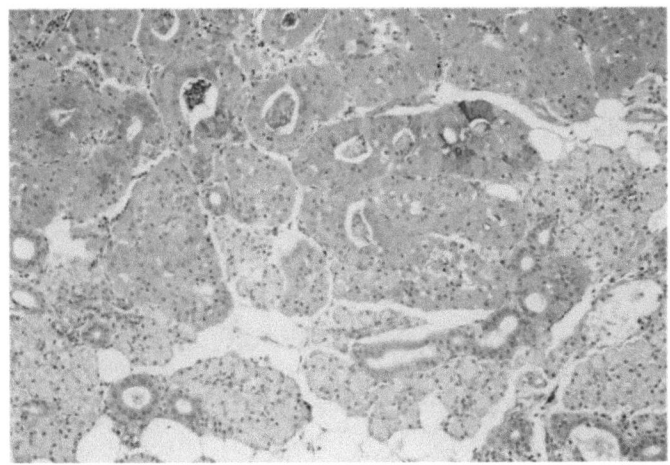

Abb. 100. Parotis (Fall wie Abb. 99): Expression der sekretorischen Komponente in den metaplastischen onkozytären Zellen und in den erhaltenen Streifenstücken. Immunperoxydasereaktion PAP × 100

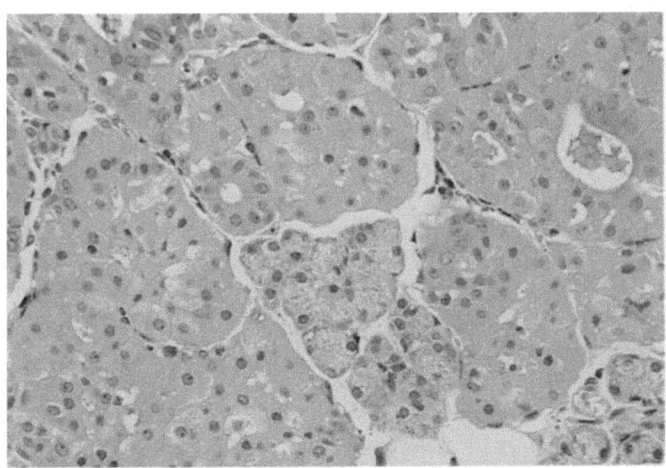

Abb. 101. Parotis (Fall wie Abb. 99): Expression von IgA in den onkozytären Zellen, nicht dagegen in den Azinuszellen. Immunperoxydasereaktion PAP × 250

Immunzytochemisch zeigen die metaplastischen onkozytären Zellen ein gleiches Expressionsmuster wie die regulären onkozytären Zellen der Streifenstücke. Dies gilt nicht nur für Zytokeratin (Abb. 99), sondern besonders auch für die sekretorische Komponente (Abb. 100) und IgA (Abb. 101). Bezüglich des sekretorischen Immunsystems wird auf Kap. 1.2.4 verwiesen.

Die onkozytäre adenomatöse Hyperplasie kommt nicht nur als isolierter Befund vor, sondern auch in der Umgebung von typischen Onkozytomen (BECKER et al. 1982). Hieraus resultiert die Auffassung, daß es sich bei der onkozytären adenomatösen Hyperplasie um eine fokale neoplastische Transformation handelt, aus der typische Onkozytome durch eine konfluierende Wachstumstendenz entstehen können. Ob die bei Onkozytomen gelegentlich auftretenden Rezidive durch fokale Kapseldurchbrüche bei unvollständiger Tumorausschälung bedingt sind oder aus onkozytären peritumoralen Hyperplasien hervorgehen, läßt sich nicht sicher entscheiden (GHANDUR-MNAYMNEH 1984). Analoge Veränderungen einer fokalen onkozytären Hyperplasie sind auch in der Mäusesubmandibularis beschrieben worden (TAKEDA et al. 1985).

Eine seltene Beobachtung stellt die Entwicklung eines papillären Adenokarzinom in einer multifokalen onkozytären adenomatösen Hyperplasie dar (JENSEN 1989). Die maligne Transformation onkozytärer Herde in ein Karzinom beruht möglicherweise auf einer 10–15 Jahre vorausgegangenen Röntgenbestrahlung der Parotisregion. Zugleich muß jedoch auch die Parotismetastase eines extraoralen Primärtumors ausgeschlossen werden.

10.3 Sonstige Epithelmetaplasien

10.3.1 Plattenepithelmetaplasie

Plattenepithelmetaplasien (Abb. 102 u. 103) in den Speicheldrüsen sind durch verschiedene ätiologische Faktoren bedingt (DARDICK et al. 1985; USSMÜLLER et al. 1991). Hierzu gehören Avitaminosen (besonders Vitamin-A-Mangel), chronische Entzündungen (insbesondere die obstruktive und die Strahlen-Sialadenitis), die Sialolithiasis und ischämische Zirkulationsstörungen (wie beim Speicheldrüseninfarkt). Bei der Sialolithiasis kommt es besonders um inkrustierte Mikrolithen zum Ersatz des drüsig differenzierten Gangepithels durch Plattenepithel. Plattenepithelmetaplasien treten jedoch auch in Tumoren auf, so in 25% der pleomorphen Adenome oder auch in Tumoren mit Einschluß von Nekrosezonen, so in metaplastischen Warthin-Tumoren und anderen vorwiegend onkozytär differenzierten Tumoren (TAXY 1992; GNEPP et al. 1994). Speziell bei sublingualen Leuko- oder Erythroplakien können sich die Plattenepithelmetaplasien in die Ausführungsgänge der Speicheldrüsen hinein ausbreiten und mit Epithelatypien einhergehen (BROWNE u. POTTS 1986).

Unter experimentellen Bedingungen kommt es zur Entstehung von Plattenepithelmetaplasien bei Gang- oder Gefäßligatur, Bestrahlung oder der Einwirkung von Karzinogenen, z.B. Benzanthrazenen. Die metaplastische Transformation entwickelt sich aus Zellklonen mit lebhafter Multiplikation und weiterer Differenzierung (SCHAEFER et al. 1983).

Die Frage, ob die Epithelmetaplasien aus basal gelegenen Reservezellen entstehen oder durch Transformation aus bereits differenzierten Epithelzellen, ist noch nicht definitiv beantwortet. Im Gegensatz zum Speicheldrüseninfarkt, bei dem die Plattenepithelmetaplasie eine lobuläre Anordnung aufweist und an die Struktur der Drüsenläppchen gebunden ist, treten die sonstigen Plattenepithelmetaplasien fokal im Bereich des Gangsystems oder im Randgebiet von Nekrosezonen mit Einwachsen in die Nekroseherde auf.

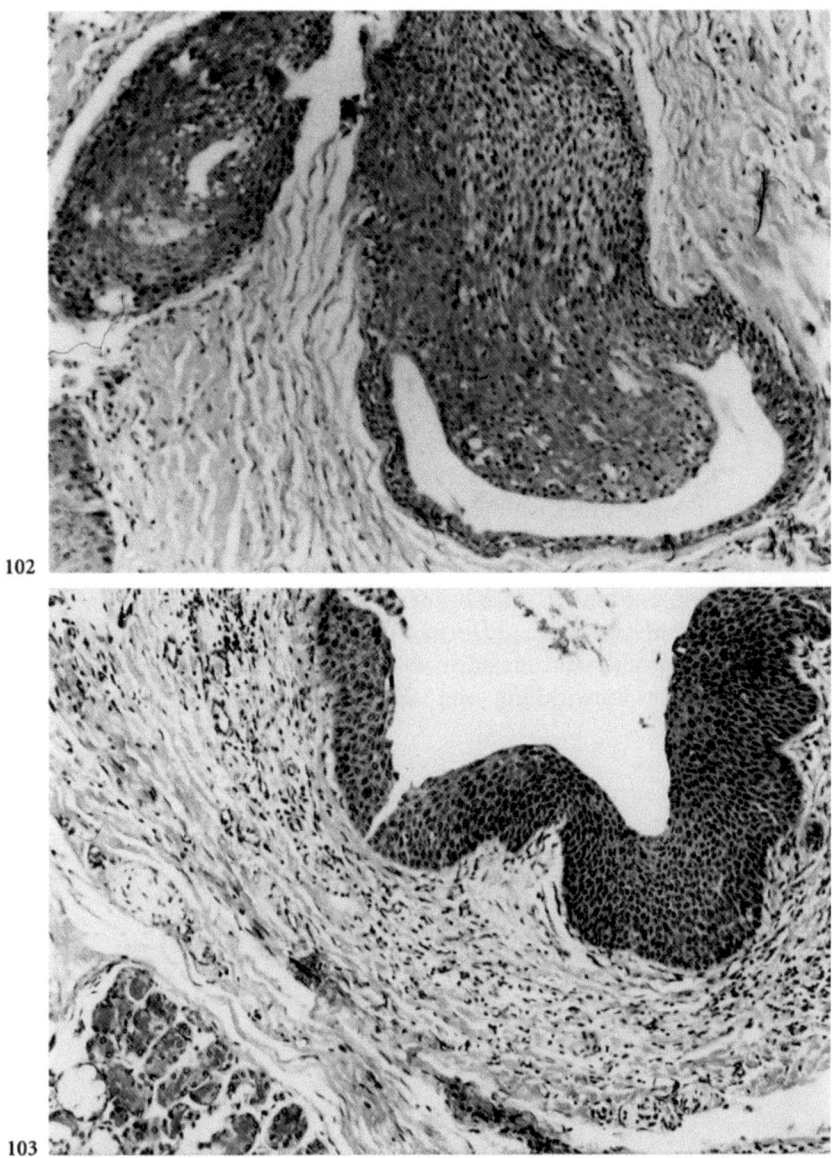

Abb. 102. Gaumendrüsen: Plattenepithelmetaplasie in einem Ausführungsgang. HE ×250
Abb. 103. Submandibularis: Plattenepithelmetaplasie in einem Ausführungsgang. HE ×100

10.3.2 Becherzellmetaplasie

Eine Becherzellmetaplasie (Abb. 104) läßt sich in der kindlichen Parotis speziell im Gangsystem relativ häufig beobachten. Mit zunehmendem Lebensalter kommen Becherzellmetaplasien seltener vor (SEIFERT et al. 1984).

Unter pathologischen Bedingungen treten Becherzellmetaplasien besonders bei der Strahlen-Sialadenitis, beim Speicheldrüseninfarkt und in Warthin-Tumoren auf. In einer Reihe von Speicheldrüsentumoren gehören Becherzellen zu den charakteristischen Tumorkompartimenten, so in Zystadenomen, Mukoepidermoidkarzinomen und muzinösen Adenokarzinomen.

10.3.3 Talgdrüsenmetaplasie

Ansammlungen von Talgdrüsenzellen (Abb. 105) kommen im Gangsystem der Parotis und Submandibularis besonders im Bereich der Schaltstücke und in den größeren Ausführungsgängen vor (HAMPERL 1931; MEZA-CHAVÉZ 1949; SEIFERT 1966). Derartige Metaplasien werden vorwiegend im Kindes- und Jugendalter beobachtet. Die Entwicklung an blind endenden Schalt- und Streifenstücken weist Analogien zur Mundschleimhaut auf, welche ebenfalls die Potenz zur Talgdrüsenmetaplasie besitzt. Auch bei der chemisch induzierten Karzinogenese treten Talgdrüsenmetaplasien auf (FISKER u. PHILIPSEN 1983). Das Vorkommen von Talgdrüsenmetaplasien in normalen Speicheldrüsen liefert auch eine Erklärung für die Entwicklung von Speicheldrüsentumoren mit Talgdrü-

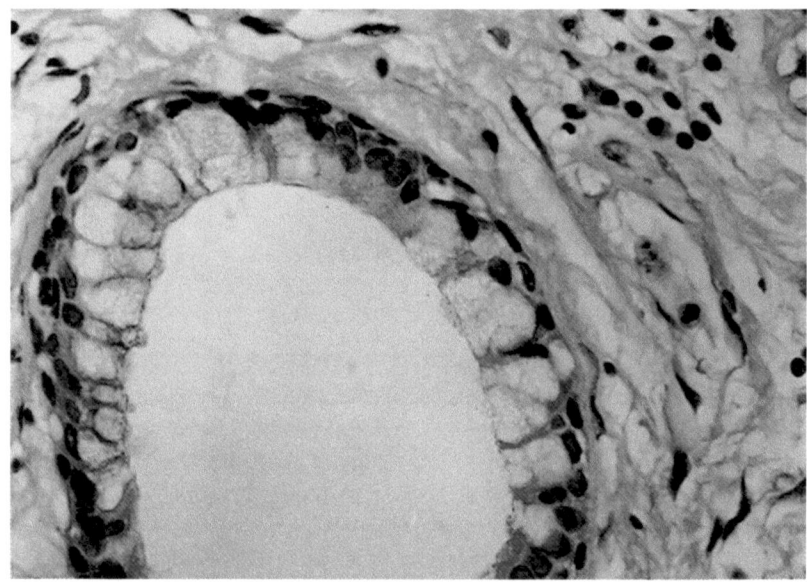

Abb. 104. Submandibularis: Becherzellmetaplasie in einem Speichelgang. HE ×400

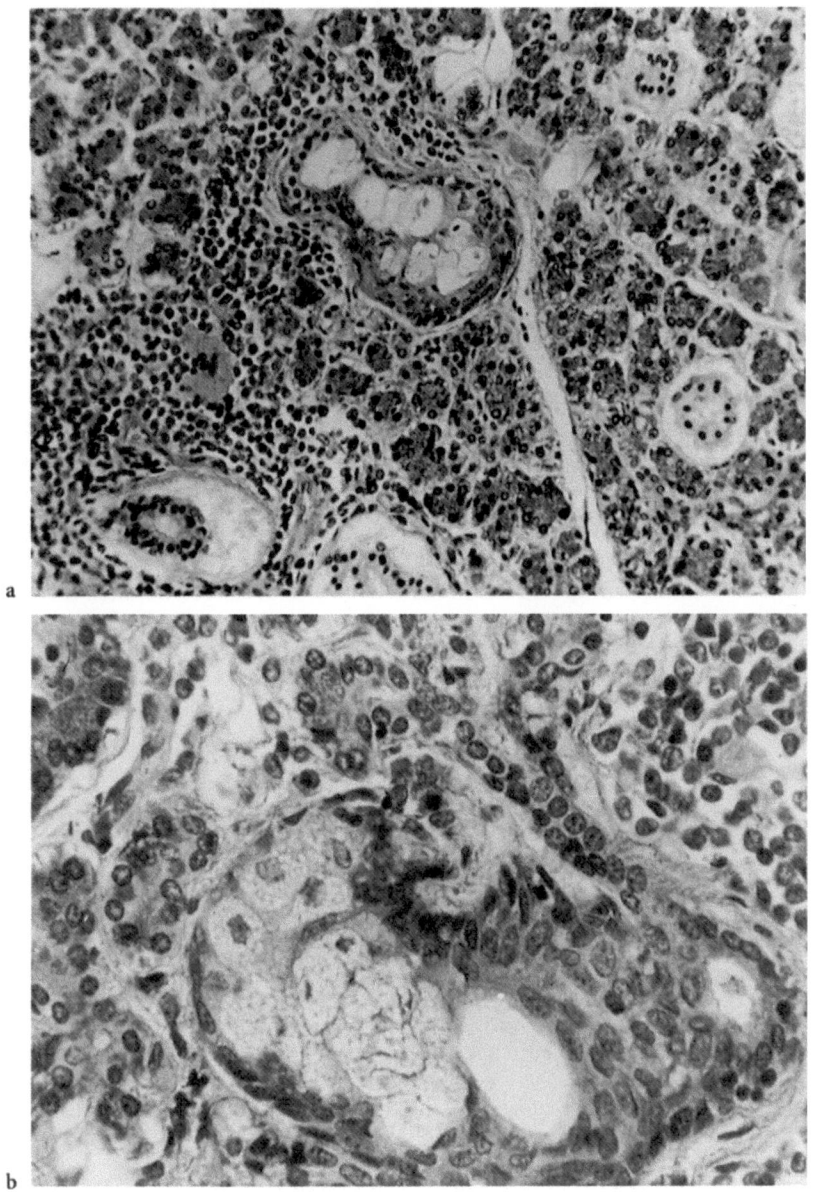

Abb. 105 a, b. Parotis: Talgdrüsenmetaplasie in einem peripheren Speichelgang; lymphozytäres Infiltrat in der Umgebung. HE **a** ×100, **b** ×250

sendifferenzierung, so in Talgdrüsenadenomen und Talgdrüsenkarzinomen oder als disseminierte Zellkomplexe in Warthin-Tumoren oder pleomorphen Adenomen.

10.3.4 Onkozytäre Metaplasie

Seit den grundlegenden Arbeiten von HAMPERL (1931, 1937, 1962) über das Vorkommen und die Struktur der Onkozyten liegen zahlreiche Untersuchungen über die onkozytäre Metaplasie (Abb. 106) in den Speicheldrüsen vor (SEIFERT u. GEILER 1956; SEIFERT 1966; SEIFERT et al. 1984). Onkozyten finden sich am häufigsten im Gangsystem der Sublingualis, am seltensten in der Parotis. Die onkozytäre Metaplasie wird mit zunehmendem Alter immer häufiger, so daß sie jenseits des 70. Lebensjahres in etwa 80% und danach so gut wie immer in den Speicheldrüsen nachweisbar ist. Vor dem 20. Lebensjahr ist dagegen die onkozytäre Metaplasie sehr selten. Das spezielle Vorkommen einer onkozytären Metaplasie in den kleinen Speicheldrüsen der Lippe wird in einer detaillierten Studie analysiert (TAKEDA 1993). Onkozytäre Metaplasien fanden sich vorwiegend in den intralobulären und interlobulären Gängen in 9% der Fälle, und zwar bei Männern dreimal häufiger als bei Frauen. Die Veränderungen nehmen mit höherem Lebensalter zu. Die fokalen onkozytären Herde führen zu einer Verdickung der Gangwände, mitunter auch zu einer Einengung der Ganglichtung mit partieller zystischer Gangerweiterung.

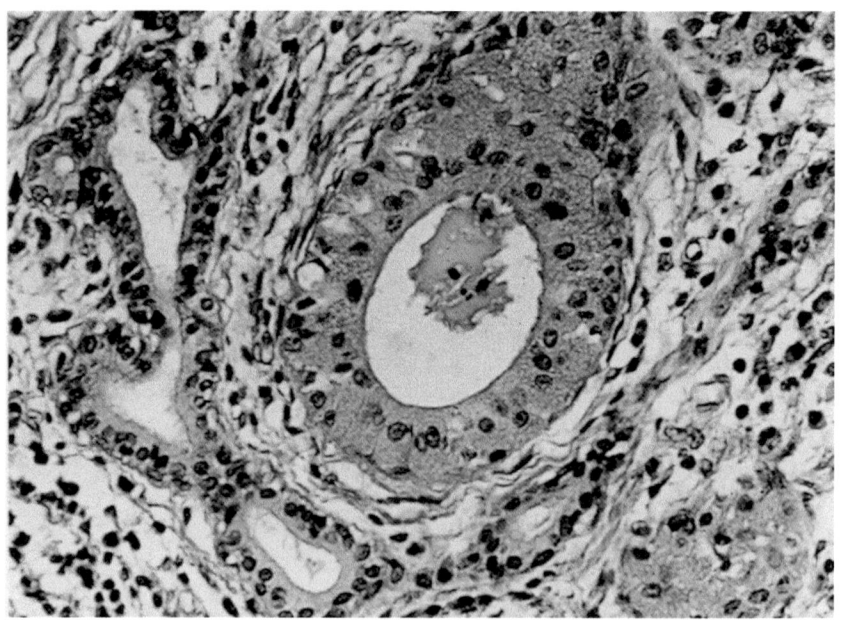

Abb. 106. Parotis: Fokale onkozytäre Metaplasie. HE ×160 (Aus SEIFERT 1964)

Histochemisch sind die Onkozyten durch eine hohe Aktivität oxydativer und hydrolytischer Enzyme (Zytochromoxydase, Sukzinodehydrogenase, DPN- und TPN-Diaphorase) gekennzeichnet, elektronenmikroskopisch durch einen Reichtum an Mitochondrien. Die Mitochondrien sind zugleich auch das Substrat der lichtoptisch granulären Zytoplasmastruktur und Ort der Fermentaktivität. Die onkozytäre Transformation stellt das Äquivalent für eine Änderung des Zellstoffwechsels dar, die mit einer Mitochondriopathie einhergeht.

Bezüglich der Onkozytose wird auf Kap. 10.2 verwiesen, bezüglich der onkozytären Neoplasien auf Kap. 14.10 und 14.28.

10.3.5 Melanogene Metaplasie

Bei malignen Melanomen der oralen Mukosa, besonders der Wange oder des Gaumen, kann es zu einer intensiven Melaninpigmentation in den darunter gelegenen kleinen Speicheldrüsen kommen (SHIVAS u. MACLENNAN 1963). Die Melaninablagerungen sind besonders intensiv im Zytoplasma der Speichelgangepithelien, geringer auch im Zytoplasma der mukösen Drüsenazini. Das Vorkommen von Melanophoren im Drüseninterstitium und das Auftreten von zellulären Atypien im Drüsengewebe wird mit junktionalen Veränderungen zwischen den Melanomzellen und dem angrenzenden Plattenepithel verglichen.

Literatur

Abrams AM, Melrose RJ, Howell FV (1973) Necrotizing sialometaplasia. A disease simulating malignancy. Cancer 32:130–135
Adler D, Maier H, Waldherr R (1985) Spontaner Parotisinfarkt. HNO (Berl) 33:517–520
Anneroth G, Bystedt H, Hammarstrom L (1986) Necrotizing sialometaplasia; a malignancy-simulating oral lesion. Swed Dent J 10:53–58
Arguelles MT, Viloria JB, Talens MC, McCrory TP (1976) Necrotizing sialometaplasia. Oral Surg Oral Med Oral Pathol 42:86–90
Bannayan G, Fox G, Tilson HB (1976) Necrotizing sialometaplasia of the palate. J Oral Surg 34:727–730
Batsakis JG, Manning JT (1987) Necrotizing sialometaplasia of major salivary glands. J Laryngol Otol 101:962–966
Becker K, Donath K, Seifert G (1982) Die diffuse Onkozytose der Parotis. Definition und Differentialdiagnose. Laryngorhinootologie 61:691–701
Beer GM, Neuwirth A (1983) Nekrotisierende Sialometaplasie (Speicheldrüseninfarkt) der Glandula submandibularis. Ein Fallbericht. Laryngorhinootologie 62:468–470
Ben-Izhak O, Ben-Arieh Y (1993) Necrotizing squamous metaplasia in herpetic tracheitis following prolonged intubation: a lesion similar to necrotizing sialometaplasia. Histopathology 22:256–269
Bhargava S, Monga JN (1975) Necrotizing sialometaplasia of the parotid. Indian J Cancer 12:99–102
Birkholz H, Minton GA, Yaen YL (1979) Necrotizing sialometaplasia: Review of the literature and report of nonulcerative case. J Oral Surg 37:588–592
Brannon RB, Fowler CB, Hartman KS (1991) Necrotizing sialometaplasia. A clinicopathologic study of sixty-nine cases and review of the literature. Oral Surg Oral Med Oral Pathol 72:317–325
Brocheriou C, Bertrand JCh (1979) Sialométaplasie nécrosante. Rev Stomatol Chir Maxillofac 80:359–362

Browne RM, Potts AJC (1986) Dysplasia in salivary gland ducts in sublingual leukoplakia and erythroplakia. Oral Surg Oral Med Oral Pathol 62:44-49

Chaudhry AP, Yamane GM, Salman L, Salman S, Saxon M, Pierri LK (1985) Necrotizing sialometaplasia of palatal minor salivary glands: A report on 2 cases. J Oral Med 40:2-6

Chen KTK (1982) Necrotizing sialometaplasia of the nasal cavity. Am J Otolaryngol 3:444-446

Dardick I, Jeans TD, Sinnott NM, Wittkuhn JF, Kahn HJ, Baumal R (1985) Salivary gland components involved in the formation of squamous metaplasia. Am J Pathol 119:33-43

Donath K (1979a) Pathohistologie des Parotisinfarktes (necrotizing sialometaplasia). Laryngorhinootologie 58:70-76

Donath K (1979b) Eine tierexperimentelle Studie zur Ätiopathogenese der nekrotisierenden Sialometaplasie. Arch Otolaryngol 223:191-196

Dunlap ChL, Barker BF (1974) Necrotizing sialometaplasia. Report of five additional cases. Oral Surg Oral Med Oral Pathol 37:722-727

Dunley RE, Jacoway JR (1979) Necrotizing sialometaplasia. Oral Surg Oral Med Oral Pathol 47:169-172

Englander A, Cataldo E (1976) Experimental carcinogenesis in duct-artery ligated rat submandibular gland. J Dent Res 55:229-234

Fechner RE (1977) Necrotizing sialometaplasia: A source of confusion with carcinoma of the palate. Am J Clin Pathol 67:315-317

Fisker AV, Philipsen HP (1983) Sebaceous metaplasia of rat oral epithelium during chemical carcinogenesis. J Cutan Pathol 10:164-170

Forney SK, Foley JM, Sugg WE, Oatis GW (1977) Necrotizing sialometaplasia of the mandible. Oral Surg Oral Med Oral Pathol 43:720-726

Freitag V, Krüger R, Dietrich H-G (1985) Nekrotisierende Sialometaplasie. Dtsch Z Mund Kiefer Gesichtschir 9:177-180

Gad A, Willén H, Willén R, Thorstensson S, Ekman L (1980) Necrotizing sialometaplasia of the lip simulating squamous cell carcinoma. Histopathology 4:111-121

Ghandur-Mnaymneh L (1984) Multinodular oncocytoma of the parotid gland: a benign lesion simulating malignancy. Hum Pathol 15:485-486

Giles AD (1980) Necrotizing sialometaplasia. Br J Oral Surg 18:45-50

Gnepp DR (1981) Warthin's tumor exhibiting sebaceous differentiation and necrotizing sialometaplasia. Virchows Arch A Pathol Anat 391:267-273

Gnepp DR, Duwaji M, El-Mofti S (1994) Unusual metaplastic salivary gland neoplasms. Congress International Association of Oral Pathologists, York. Abstract 048

Goldman RL, Klein HZ (1986) Proliferative sialometaplasia arising in an intraparotid lymph node. Am J Clin Pathol 86:116-119

Granich MS, Pilch BZ (1981) Necrotizing sialometaplasia in the setting of acute and cronic sinusitis. Laryngoscope 91:1532-1536

Grillon GL, Lally ET (1981) Necrotizing sialometaplasia: literature review and presentation of five cases. J Oral Surg 39:747-753

Grouls V (1982) Nekrotisierende Sialometaplasie (Speicheldrüseninfarkt). Pathologe 3:339-341

Hamperl H (1931) Beiträge zur normalen und pathologischen Histologie der menschlichen Speicheldrüsen. Z Mikr Anat Forsch 27:1-55

Hamperl H (1937) Über das Vorkommen von Onkozyten in verschiedenen Organen und ihren Geschwülsten (Mundspeicheldrüsen, Bauchspeicheldrüse, Epithelkörperchen, Hypophyse, Schilddrüse, Eileiter). Virchows Arch Pathol Anat 298:327-375

Hamperl H (1962) Onkozyten und Onkozytome. Virchows Arch Pathol Anat 335:452-483

Hurt MA, Diaz-Arias AA, Rosenholtz MJ, Havey AD, Stephenson HE (1988) Posttraumatic lobular squamous metaplasia of breast. An unusual pseudocarcinomatous metaplasia resembling squamous (necrotizing) sialometaplasia of the salivary gland. Mod Pathol 1:385-390

Jensen ML (1989) Multifocal adenomatous oncocytic hyperplasia in parotid glands with metastatic deposits or primary malignant transformation? Pathol Res Pract 185:514-521

Johnston WH (1977) Necrotizing sialometaplasia involving the mucous glands of the nasal cavity. Hum Pathol 8:589-592

Kleemann D, Mentzel T, MacRobert AJ, Bown SG (1994) Die nekrotisierende Sialometaplasie. Ein experimentelles Modell. Eur Arch Otorhinolaryngol [Suppl] II:152–153, Nr. 128

Krüger K, Dietrich HG (1982) Der Speicheldrüseninfarkt (Necrotizing Sialometaplasia) – Differentialdiagnose und Pathogenese. Pathologe 3:342–347

Littmann CD (1993) Necrotizing sialometaplasia (adenometaplasia) of the trachea. Histopathology 22:298–299

Lynch DP, Crago ChA, Martinez MG jr (1979) Necrotizing sialometaplasia. A review of the literature and report of two additional cases. Oral Surg Oral Med Oral Pathol 47:63–69

Maisel RH, Johnston WH, Anderson HA, Cantrell RW (1977) Necrotizing sialometaplasia involving the nasal cavity. Laryngoscope 87:429–434

Makek MS, Sailer HF (1985) Speicheldrüseninfarkte – eine diagnostische Falle für Pathologen und Kliniker. Schweiz Monatsschr Zahnmed 95:113–123

Matilla A, Flores T, Nogales FF, Galera H (1979) Necrotizing sialometaplasia affecting the minor labial glands. Oral Surg Oral Med Oral Pathol 47:161–163

Matsumoto T, Kuwabara N, Shiotsu H, Fukuda Y, Yanai A, Ichikawa G (1991) Necrotizing sialometaplasia in the mouth floor secondary to reconstructive surgery for tongue carcinoma. Acta Pathol Jpn 41:689–693

Mervin EG, Duckert LG, Pollack K (1979) Necrotizing sialometaplasia of the nosapharynx. Ann Otol 88:348–351

Mesa ML, Gertler RS, Schneider LC (1984) Necrotizing sialometaplasia: Frequency of histologic misdiagnosis. Oral Surg Oral Med Oral Pathol 57:71–73

Meza-Chavéz L (1949) Sebaceous glands in normal and neoplastic parotid glands. Possible significance of sebaceous glands in report to the origin by tumors of the salivary glands. Am J Pathol 25:627–645

Papanayotou PH, Kayavis JG, Epivatianos AA, Trigonides G (1980) Necrotizing sialometaplasia of the cheek: report of case and review of literature. J Oral Surg 38:538–540

Philipsen HP, Petersen JK, Simonsen BH (1976) Necrotizing sialometaplasia of the palate: Ulcerative or necrotizing stage of leucokeratosis nicotina palati? Int J Oral Surg 5:292–299

Poulson TC, Greer RO, Ryser RW (1986) Necrotizing sialometaplasia obscuring an underlying malignancy: report of a case. J Oral Maxillofac Surg 44:570–574

Raugi GJ, Kessler S (1979) Necrotizing sialometaplasia. A condition simulating maligancy. Arch Dermatol 115:329–331

Rehm E (1986) Morphologische Klassifikation der sog. Speicheldrüseninfarkte (Necrotizing Sialometaplasia) – Analyse von 56 Fällen. Inaug Diss (med) Hamburg

Ribbert H (1904) Über tumorähnliche Epithelwucherungen in Speicheldrüsen und Leber. Verh Dtsch Ges Pathol 6:133–134

Romagosa V, Bella MR, Truchero C, Moya J (1992) Necrotizing sialometaplasia (adenometaplasia) of the trachea. Histopathology 21:280–282

Rye LA, Calhoun NR, Redman RS (1980) Necrotizing sialometaplasia in a patient with Buerger's disease and Raynaud's phenomenon. Oral Surg Oral Med Oral Pathol 49:233–236

Santis HR, Kabani SP, Roderiques, A, Driscoll JM (1982) Necrotizing sialometaplasia: An early nonulcerative presentation. Oral Surg Oral Med Oral Pathol 53:387–390

Schaefer FV, Custer RP, Sorof S (1983) Induction of squamous metaplasia: requirement for cell multiplication, and competition with lobuloalveolar development in cultured mammary glands. Differentiation 25:185–192

Schmidt-Westhausen A, Philipsen HP, Reichart PA (1991) Die nekrotisierende Sialometaplasie am Gaumen – Literatur-Übersicht mit 3 neuen Fällen. Dtsch Z Mund Kiefer Gesichtschir 15:30–34

Schwartz IS, Feldman M (1969) Diffuse multinodular oncocytoma („oncocytosis") of the parotid gland. Cancer 23:636–640

Seifert G (1964) Die Sekretionsstörungen (Dyschylien) der Speicheldrüsen. Erg Allg Pathol Pathol Anat 44:103–188

Seifert G (1966) Mundhöhle, Mundspeicheldrüsen, Tonsillen und Rachen. In: Doerr W, Uehlinger E (Hrsg) Spezielle pathologische Anatomie, Bd 1. Springer, Berlin Heidelberg New York, S 1–415

Seifert G (1991) WHO Histological typing of salivary gland tumours, 2nd edn. Springer, Berlin Heidelberg New York Tokyo

Seifert G, Geiler G (1956) Zur Pathologie der kindlichen Kopfspeicheldrüsen. Beitr Pathol Anat 116:1–38

Seifert G, Miehlke A, Haubrich J, Chilla R (1984) Speicheldrüsenkrankheiten. Pathologie-Klinik-Therapie-Fazialischirurgie. Thieme, Stuttgart New York

Shivas AA, MacLennan WD (1963) „Melanogenic metaplasia" of mucous glands. Br J Cancer 17:411–414

Sørensen M, Baunsgaard P, Frederiksen P, Haahr PA (1986) Multifocal adenomatous oncocytic hyperplasia of the parotid gland. (Unusual clear cell variant in two female siblings). Pathol Res Pract 181:254–258

Spanner R (1942) Besonderheiten an der Gefäßwand der großen Mundspeicheldrüsen sowie der Bauchspeicheldrüse. Gegenbaurs Morphol Jahrb 87:193–215

Standish SM, Shafer WG (1957) Several histologic effects of rat submandibular and sublingual salivary gland duct and blood vessel ligation. J Dental Res 36:866–879

Takeda Y (1986) Diffuse hyperplastic oncocytosis of the parotid gland. Int J Maxillofac Surg 15:765–768

Takeda Y (1993) Oncocytic hyperplasia in the human minor salivary glands: a postmortem study. Virchows Arch A Pathol Anat 423:105–109

Takeda Y, Suzuki A, Ishikawa G (1985) Nodular hyperplasia of oncocytes in mouse submandibular glands. J Oral Pathol 14:182–189

Taxy JB (1992) Necrotizing squamous, mucinous metaplasia in oncocytic salivary gland tumors. A potential diagnostic problem. Am J Clin Pathol 97:40–45

Ußmüller J, Donath K, Hartwein J (1991) Diagnose und Differentialdiagnose von Plattenepithelmetaplasien in der Glandula parotis. HNO 40:334–338

Vigliani R, Genetta C (1982) Diffuse hyperplastic oncocytosis of the parotid gland. Case report with histochemical observations. Virchows Arch A Pathol Anat 397:235–240

Wal JE van der, Waal I van der (1990) Necrotizing sialometaplasia. Report of 12 new cases. Br J Oral Maxillofac Surg 28:326–328

Walker GK, Fechner RE, Johns ME, Teja K (1982) Necrotizing sialometaplasia of the larynx secondary to atheromatous embolization. Am J Clin Pathol 77:221–223

Willén H, Willén R, Ekman L (1981) Necrotizing sialometaplasia of the bucca. Acta Pathol Microbiol Scand Sect A 89:199–201

Williams RF (1979) Necrotizing sialometaplasia after bronchoscopy. J Oral Surg 37:816–818

Zschoch H (1992) Schleimdrüseninfarkt mit Plattenepithelmetaplasien in der Lunge. Eine seltene Lokalisation der sogenannten nekrotisierenden Sialometaplasie. Pathologe 13:45–48

Zschoch H, Jung H-P (1982) Die nekrotisierende Sialometaplasie (Speicheldrüseninfarkt mit Plattenepithelmetaplasien) HNO-Praxis (Leipzig) 7:53–58

Zschoch H, Jung H-P (1984) Der Speicheldrüseninfarkt mit Plattenepithelmetaplasien. Die sogenannte nekrotisierende Sialometaplasie. Stomatol (DDR) 34:161–168

11 Interstitielle Veränderungen

11.1 Lipomatose

Beim Alterungsprozeß nimmt die Menge des interstitiellen Fettgewebes (Abb. 107) in den Speicheldrüsen zu (s. Kap. 5.2). Die Lipomatose ist in der Parotis stärker als in der Submandibularis und nur sehr gering in der Sublingualis ausgeprägt.

Eine Vakatwucherung des Fettgewebes findet in der Regel dann statt, wenn durch eine Parenchymatrophie der vorhandene Raum durch Fettgewebe ausgefüllt wird. Derartige Lipomatosen treten bei Hungeratrophie, Tumorkachexie, chronisch-konsumierenden Infektionskrankheiten und als Folge einer Strahlenbehandlung auf. Lipomatosen der Parotis finden sich auch bei allgemeiner Adipositas, beim Diabetes mellitus (Abb. 108) und bei Hypertonie (SEIFERT 1966; SEIFERT et al. 1984).

Eine besondere Form der ausgeprägten Lipomatose stellt die lipomatöse Parotisatrophie dar (SEIFERT 1959). Der Drüsenkörper ähnelt makroskopisch

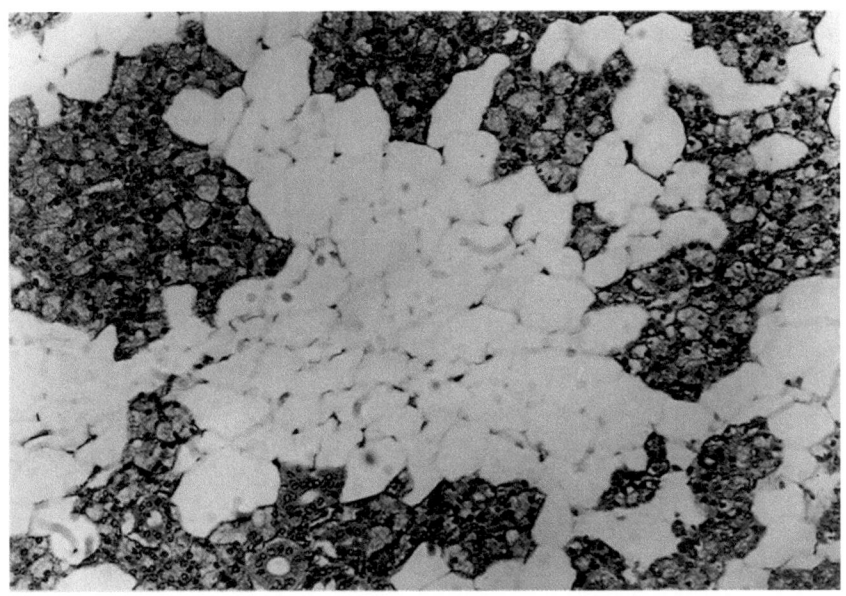

Abb. 107. Parotis: ausgeprägte Lipomatose mit diffuser Durchsetzung des Drüsenkörpers und Parenchymatrophie (80 Jahre alte Frau). HE ×40

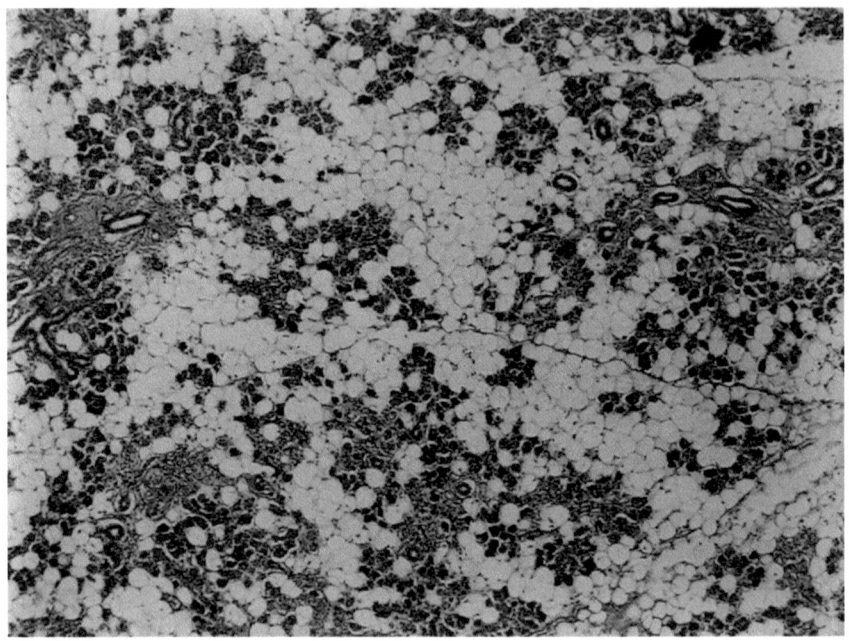

Abb. 108. Parotis: Lipomatose bei Diabetes mellitus (71 Jahre alte Frau). HE ×60

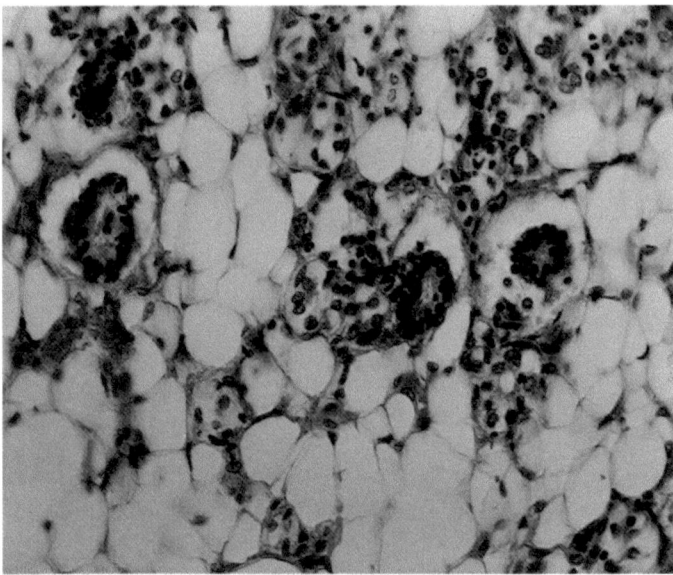

Abb. 109. Parotis: Lipomatöse Atrophie mit weitgehendem Schwund der Drüsenazini und „entlaubten" Speichelgängen (1 Jahr alter Knabe mit gleichzeitiger lipomatöser Pankreasatrophie). HE ×250 (Aus SEIFERT 1959)

einem Lipom und enthält mikroskopisch atrophische Azinusreste und Anteile des Gangsystems, welche von läppchenförmig ausgebildetem Fettgewebe umgeben werden (Abb. 109). Mitunter entwickelt sich eine lipomatöse Pseudohypertrophie. Entzündliche Infiltrate oder Fibrosen sind nicht vorhanden. Das Vorkommen im Säuglings- und Kleinkindesalter in Verbindung mit einer lipomatösen Pankreasatrophie sowie experimentelle Befunde sprechen für eine vorausgegangene Coxsackie-B-Virusinfektion, wobei der viral ausgelöste Parenchymuntergang durch Fettgewebe ersetzt wird.

Bei einseitigen diffusen Lipomatosen handelt es sich in der Regel um intraglanduläre oder subaponeurotische Lipome. Lipomatöse Veränderungen der Parotis können auch zu Fehlbeurteilungen in der Feinnadel-Aspirationszytologie führen (LAYFIELD et al. 1991).

11.2 Fibrose und Sklerose

Geringe Vermehrungen des interstitiellen Bindegewebes lassen sich als Fibrosen, stärkergradige als Sklerosen klassifizieren. Ursachen für interstitielle Fibrosen oder Sklerosen sind vorausgegangene Entzündungen oder Bestrahlungen, außerdem Alterungsprozesse, Kollagenosen oder vaskuläre Veränderungen. Fibrosen und Sklerosen treten häufiger in der Submandibularis als in der Parotis auf (SEIFERT et al. 1984). Die Bindegewebsentwicklung beginnt meist periduktulär und kann im weiteren Verlauf auch periazinär vorhanden sein und mit einem Parenchymschwund einhergehen. Bei den Kollagenosen, insbesondere beim Lupus erythematodes, kommt es zu bandförmigen hyalinen Faserverquellungen um die Drüsenazini, Speichelgänge und Gefäße. Daraus kann eine Azinusatrophie und klinisch eine Hyposialie mit erniedrigtem Proteingehalt des Speichels resultieren (RAUCH 1959; SEIFERT 1971).

11.3 Amyloidose

Bei sekundären Amyloidosen lassen sich in den Speicheldrüsen breite bandförmige Amyloidablagerungen (Abb. 110 u. 111) vor allem um die Speichelgänge beobachten, die zu einer Einengung der Ganglichtungen und einer Atrophie der Gangepithelien führen. Bei Ausbreitung der Amyloidablagerungen um die Drüsenazini entwickelt sich eine fortschreitende Parenchymatrophie. Amyloidablagerungen finden sich auch in den interstitiellen Gefäßen. Eine sehr sensitive Methode des Amyloidnachweises stellt die Biopsie aus den Lippenspeicheldrüsen dar (DELGADO u. MOSQUEDA 1989). Dabei findet sich eine periduktale Amyloidablagerung in 100 %, eine periazinäre in 84 %, eine perivaskuläre in 68 % und eine interstitielle in 37 %. Amyloid ist entlang der epithelialen Basalmembranen früher als perivaskulär entwickelt. Im Vergleich zu den kleinen Speicheldrüsen läßt sich eine Ablagerung von Amyloid in der Gingiva nur in 16 % beobachten. Die Diagnose von Amyloidablagerungen ist auch in der Feinnadel-Aspirationsbiopsie möglich (HEROLD u. NOCHOLSON 1992).

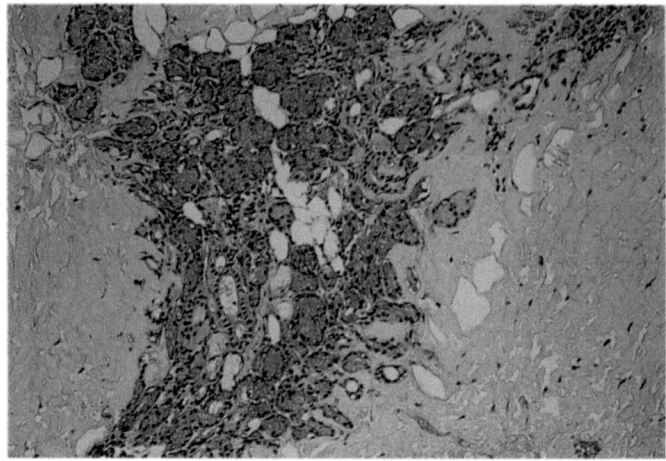

Abb. 110. Submandibularis: bandförmige breite Amyloidablagerungen bei sekundärer Amyloidose. ×100

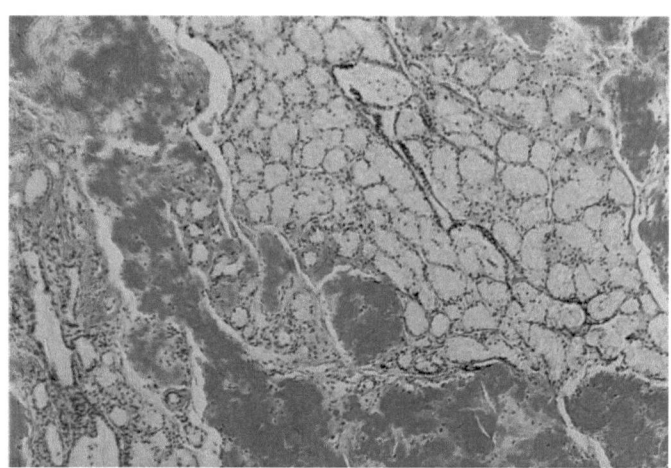

Abb. 111. Zungenspeicheldrüse: schollige Amyloidablagerungen im Drüseninterstitium. Kongorot ×250

Bei primärer Amyloidose ist gelegentlich eine Amyloidablagerung in den kleinen Speicheldrüsen beschrieben worden (SIMON u. MOPUTSOPOULOS 1979; GOGEL et al. 1983; AL-HASIMI et al. 1987).

11.4 Vaskuläre Veränderungen

Die Gefäße der Speicheldrüsen können an systemischen Gefäßkrankheiten (Arteriosklerose, Periarteriitis u. a.) beteiligt sein (KIRCH 1931; RAUCH 1959; SEIFERT et al. 1984). Sekundäre Gefäßveränderungen mit Sklerosen und Okklusionen kommen im Rahmen der Strahlen-Sialadenitis und anderen Formen der chronischen Speicheldrüsenentzündung vor. Bei Transplantationspatienten sind insbesondere bei der Graft-versus-host-Reaktion Gefäßveränderungen in Verbindung mit entzündlichen Alterationen in den kleinen Speicheldrüsen beobachtet worden (SALE et al. 1981). Beim Speicheldrüseninfarkt (s. Kap. 10.1) liegt die Ursache in einer ischämischen Zirkulationsstörung mit Verschluß, Thrombose oder Stenose der Gefäße im Versorgungsgebiet der Gewebsnekrose.

Literatur

Al-Hasimi I, Drinnan AJ, Uthman AA, Wright JR, Levine MJ (1987) Oral amyloidosis: Two unusual case presentations. Oral Surg Oral Med Oral Pathol 63:586–591
Delgado WA, Mosqueda A (1989) A highly sensitive method for diagnosis of secondary amyloidosis by labial salivary gland biopsy. J Oral Pathol Med 18:310–314
Gogel HK, Searles RP, Volpicelli NA, Cornwell III GG (1983) Primary amyloidosis presenting as Sjögren's syndrome. Arch Intern Med 143:2325–2326
Herold J, Nocholson AG (1992) Fine needle aspiration cytology in the diagnosis of amyloid in the submandibular gland. Br J Oral Maxillofac Surg 30:393–394
Kirch E (1931) Zur Pathologie der großen Mundspeicheldrüsen. Verh Dtsch Ges Pathol 26: 387–392
Layfield LJ, Glasgow BJ, Goldstein N, Lufkin R (1991) Lipomatous lesions of the parotid gland: potential pitfalls in fine needle aspiration biopsy diagnosis. Acta Cytol 35:553–556
Rauch S (1959) Die Speicheldrüsen des Menschen. Thieme, Stuttgart
Sale GE, Shulman HM, Schubert MM et al. (1981) Oral and ophthalmic pathology of graft versus host disease in man. Predictive value of the lip biopsy. Hum Pathol 23:1022–1030
Seifert G (1959) Lipomatöse cystische Pankreasfibrose und lipomatöse Parotisatrophie. Beitr Pathol Anat 121:64–80
Seifert G (1966) Mundhöhle, Mundspeicheldrüsen, Tonsillen und Rachen. In: Doerr W, Uehlinger E (Hrsg) Spezielle pathologische Anatomie, Bd 1. Springer, Berlin Heidelberg New York, S 1–415
Seifert G (1971) Die Speicheldrüsen im Rahmen von Kollagenkrankheiten. HNO (Berl) 19: 193–200
Seifert G, Miehlke A, Haubrich J, Chilla R (1984) Speicheldrüsenkrankheiten. Pathologie-Klinik-Theraie-Fazialischirurgie. Thieme, Stuttgart New York
Simon BG, Moputsopoulos HM (1979) Primary amyloidosis resembling sicca syndrome. Arthritis Rheum 22:932–934

12 Sialolithiasis

12.1 Statistische Daten

Die Sialolithiasis stellt eine sehr häufige Erkrankung besonders der großen Speicheldrüsen dar. Speichelsteine kommen überwiegend bei Erwachsenen in der 3.-6. Lebensdekade vor, wobei eine deutliche Geschlechtsdisposition mit einer höheren Frequenz bei Männern im Vergleich zu den Frauen vorliegt (SEIFERT 1966; SEIFERT et al. 1984). Kinder und Jugendliche sind dagegen nur selten (in ca. 5%) betroffen (BUCHTA 1980). Die Sialolithiasis ist meist nur in einer Speicheldrüse entwickelt, wobei jedoch in etwa 5% der Fälle auch ein extraorales Steinleiden der Gallenwege oder Niere vorliegen kann. Der gleichzeitige Befall mehrerer Speicheldrüsen ist sehr selten (PERROTTA et al. 1978). Bezüglich der Lokalisation entfallen 80% der Speichelsteine auf das Gangsystem der Submandibularis (Abb. 112-114; TOIDA et al. 1993); 10% sind in der Parotis lokalisiert, die übrigen 10% in der Sublingualis und den kleinen Speicheldrüsen besonders der Oberlippe und Wange. Es muß jedoch angenommen werden, daß eine Sialolithiasis der kleinen Speicheldrüsen wesentlich häufiger ist (JENSEN et al. 1979; HOLST 1971; EVERSOLE u. SABES 1971), jedoch infolge der fehlenden oder geringfügigen klinischen Symptomatik nicht diagnostiziert wird.

Die größeren Steine liegen meist in der Nähe des Ostium oder im angrenzenden Ausführungsgangsystem. Besonders bei einer durch die Nahrungsaufnahme angeregten Speichelsekretion kommt es zu einer intraglandulären Sekret-

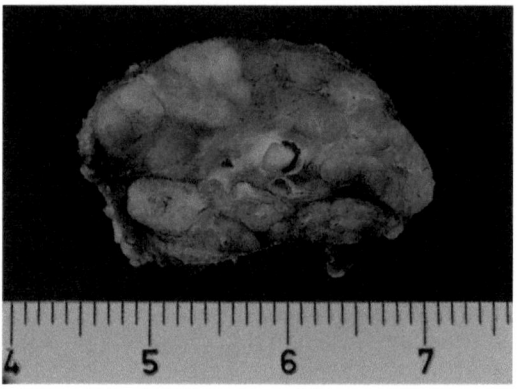

Abb. 112. Submandibularis: 0,5 cm großer gelblicher Speichelstein mit sackförmiger Ausweitung des Speichelganges

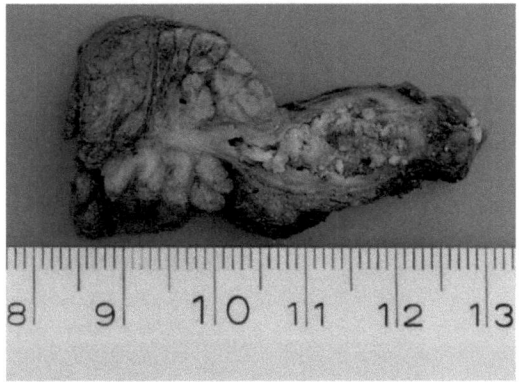

Abb. 113. Submandibularis: knapp 2 cm großer gelblicher bröckeliger Speichelstein im erweiterten Ausführungsgang

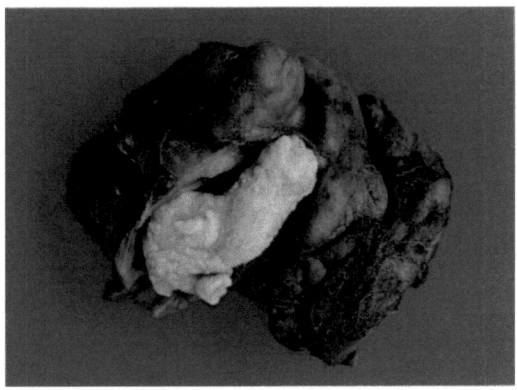

Abb. 114. Submandibularis: 3 cm großer weißlicher Speichelstein in einem erweiterten großen Ausführungsgang

stauung, die mit einer schmerzhaften Speicheldrüsenschwellung einhergeht. Falls der Speichelstein nicht spontan abgeht, begünstigt die durch den Sekretstau bedingte rezidivierende Speicheldrüsenschwellung eine Superinfektion und die Entstehung einer chronisch-rezidivierenden Sialadenitis (s. Kap. 13). Die chronische Sialadenitis der Submandibularis geht bei kombinierter radiographischer und pathohistologischer Untersuchung in 90% mit einer Sialolithiasis einher (ISACSSON et al. 1984).

Zirka 70% der Speichelsteine sind röntgendicht und lassen sich mit den radiologischen Untersuchungsverfahren nachweisen (SEIFERT et al. 1992). In 20–30% handelt es sich um Speichelsteine ohne Röntgendichte, für deren Entdeckung andere Untersuchungsverfahren (Ultrasonographie u.a.) eingesetzt werden müssen.

12.2 Struktur der Speichelsteine

12.2.1 Makrolithiasis

Die Größe der Speichelsteine schwankt zwischen 0,1 und 3,0 g, wobei in seltenen Fällen auch Speichelsteine mit einer Größe von über 5 cm und einem Gewicht von über 40 g (MASKOW 1976) beobachtet worden sind. Die am Drüsenhilus gelegenen Speichelsteine sind meist kugelig-oval, haben eine feinhöckerige, mitunter korallenartig umgestaltete Oberfläche und je nach chemischer Zusammensetzung eine weiße, gelbliche oder braune Farbe. Die kleineren Speichelsteine in den Verzweigungen der Speichelgänge sind dagegen mehr länglich oder dattelförmig.

Die Morphologie der Speichelsteine wurde mit verschiedenen Methoden näher analysiert (Abb. 115 u. 116). Elektronenmikroskopisch weist die Oberfläche eine granuläre oder kugelförmige Struktur auf (YAMAMOTO et al. 1984). Darunter ist in der Regel eine lamelläre Konfiguration entwickelt, welche im Zentrum einen amorphen Kern umgibt. Enzymhistochemisch läßt sich an der Außenseite der Speichelsteine eine 50–210 µm breite Zone mit organischem Material nachweisen, welches aus Bindegewebe und metaplastischen Plattenepithelien besteht. Die Epithelien enthalten saure Phosphatase, Laktatdehydrogenase und Sukzinatdehydrogenase (ISACSSON u. HAMMARSTRÖM 1983). In der Mikroradiographie findet sich ein stark mineralisierter Kern mit kugelförmigen Verkalkungsherden, während die Außenzone eine diffuse lamelläre Struktur aufweist (ANNEROTH et al. 1975a). Die Analyse einer größeren Zahl von Speichelsteinen ergibt jedoch auch Unterschiede im Aufbau und der Mineralisation. So kann mitunter ein mineralisiertes Zentrum fehlen oder die periphere lamelläre Zone eine unterschiedliche Breite erreichen. Dies deutet auf Variationen in der Pathogenese der Speichelsteine hin.

12.2.2 Mikrolithiasis

Hierbei handelt es sich um nur mikroskopisch nachweisbare Konkrementbildungen im Gangsystem der Speicheldrüsen (Abb. 117 u. 118). Besonders in der Submandibularis kommt es mit zunehmendem Alter vermehrt zur Mikrolithenbildung im intraglandulären Gangsystem (SCOTT 1978). Auch in der Parotis läßt sich bei systematischer pathohistologischer Untersuchung des Drüsengewebes eine Mikrolithiasis nachweisen (SEEMANN 1969), allerdings wesentlich seltener als in der Submandibularis (EPIVATIANOS u. HARRISON 1989). Mikrolithen sind auch Begleitphänomene bei zystischen Veränderungen des Gangsystems, so in der dysgenetischen Zystenparotis (s. Kap. 6.4), in Retentions-Mukozelen (s. Kap. 7.1.2), bei der Mukoviszidose (s. Kap. 9.4), der chronischen sialektatischen Parotitis (s. Kap. 13.4), der obstruktiven Sialadenitis (s. Kap. 13.6) und auch in zystischen Tumoren (s. Kap. 14).

Die Mikroverkalkungen sind unterschiedlich stark mineralisiert. Im Zentrum findet sich eine blaß angefärbte, mehr homogene organische Matrix, während die peripheren Anteile eine radiäre oder auch konzentrische zwiebelschalenartige

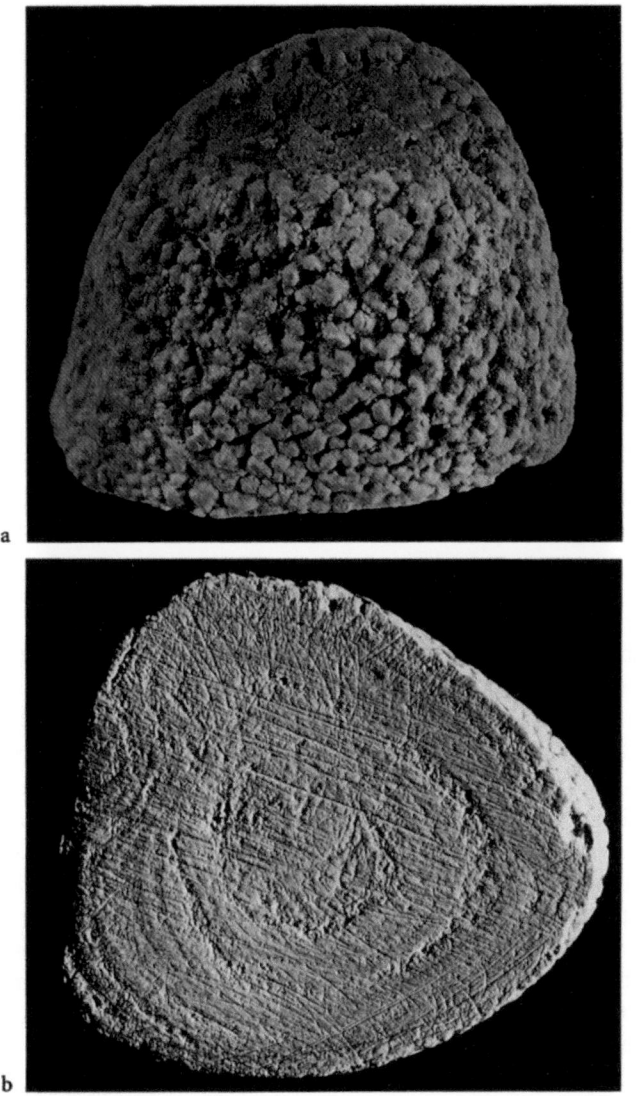

Abb. 115 a, b. Submandibularstein: 3 cm großer Speichelstein mit feingranulärer Oberfläche (a) und lamellärer weißlicher Schnittfläche (b)

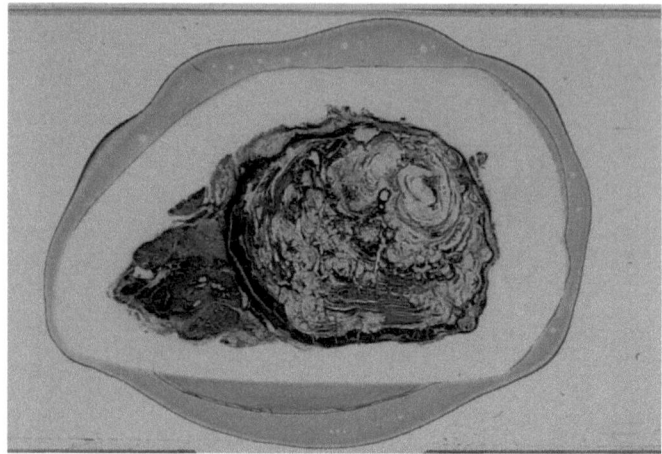

Abb. 116. Submandibularis: Schliffpräparat durch einen Speichelstein mit lamellärer Konfiguration und amorphen Ablagerungen an einer Außenseite. Toluidinblau, Lupenaufnahme

Schichtung aufweisen. Die verkalkten Anteile lassen sich mittels der Kossa-Färbung darstellen, die übrigen Anteile unterschiedlich stark mittels der PAS-Reaktion oder der Alzianblaufärbung (EPIVATIANOS u. HARRISON 1989) als Hinweis auf den Gehalt an neutralen und sauren Muzinen (EPIVATIANOS et al. 1987). Die Mikrolithengröße schwankt zwischen 25 µm und 70 µm. Der angrenzende Gang ist in der Regel erweitert und weist meist eine fokale Plattenepithelmetaplasie auf. Im benachbarten Drüsengewebe findet sich eine fokale obstruktive Sialadenitis.

Kristalloide sind eosinophile Ausfällungen mit hexagonaler oder rhomboedrischer Struktur in den Speichelgängen mit einem Durchmesser von 5–10 µm (TAKEDA u. ISHIKAWA 1983). Rasterelektronenmikroskopisch zeigt die Oberfläche entweder eine polyzyklische oder eine reguläre parallele Laminierung. Die Mikroanalyse ergibt einen hohen Schwefelgehalt und weist darauf hin, daß es sich um eine Ausfällung schwefelhaltiger Speichelsekretprodukte bei Übersättigung des Speichels mit derartigen Substanzen handelt. Das Vorkommen von Kristalloiden an der Oberfläche von größeren Speichelsteinen weist auf Zusammenhänge zwischen Kristalloiden und Wachstum der Speichelsteine hin. Die Mikroanalyse ergibt einen Gehalt an Phosphor, Schwefel und Kalzium (TAKEDA 1986). Elektronenmikroskopisch lassen sich kleinste Mikroverkalkungen mit einem Durchmesser von 2,6–12,5 µm auch intrazellulär in den serösen Drüsenazini der Parotis und Submandibularis beobachten (EPIVATIANOS et al. 1987). Sie enthalten nadel- oder plattenförmige Kristalle und entstehen durch eine vorübergehende Sekretretention mit anschließender Autophagozytose und Ausschleusung in die Azinuslichtung und das Gangsystem. Analoge Beobachtungen stammen aus der Sublingualis der Katze mit intrazellulären und luminalen Mikroverkalkungen (EPIVATIANOS et al. 1986). Die Mikroanalyse ergibt einen Gehalt an Kalzium und Phosphor. In den Speicheldrüsen der Katze kommen Mikrolithen ultrastrukturell

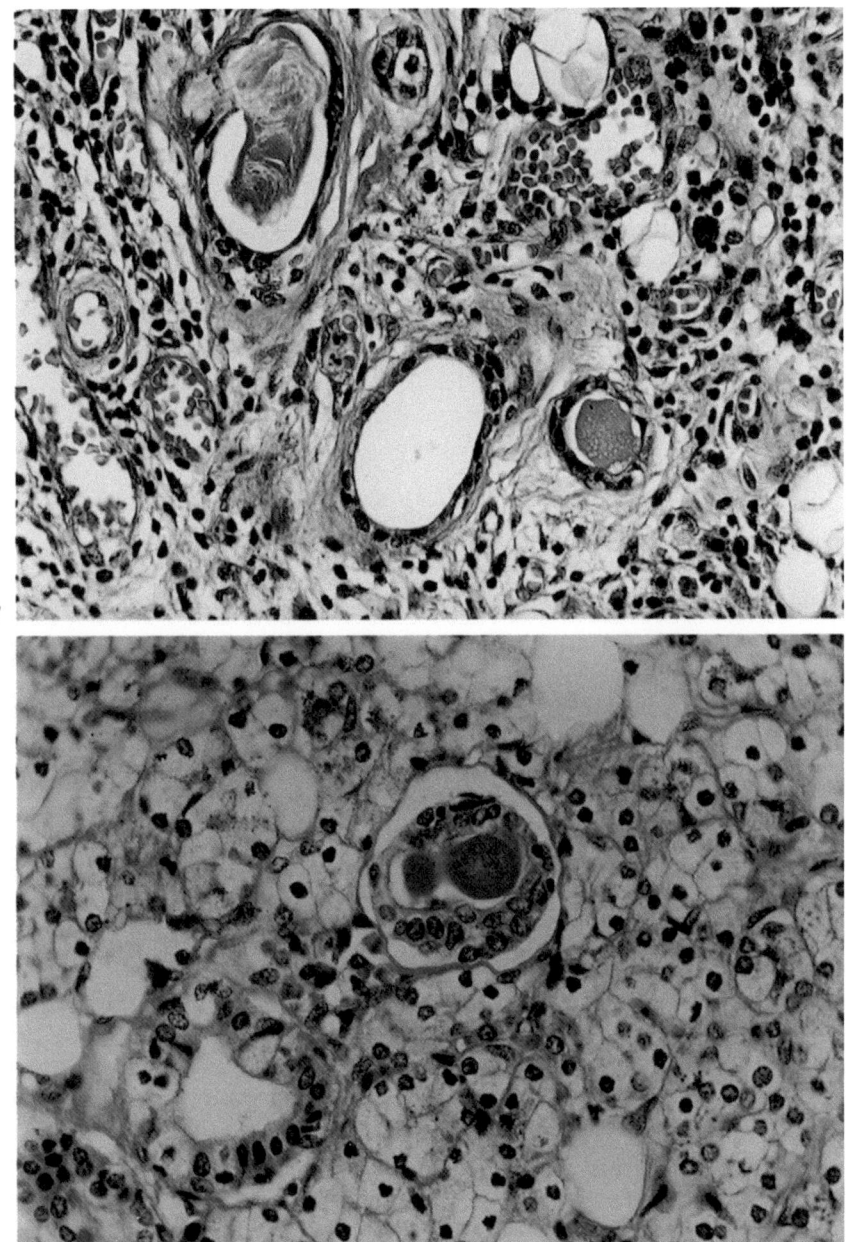

Abb. 117. Submandibularis mit Speichelstein im Hauptausführungsgang: periphere gestaute Speichelgänge mit viskösem Sekret und beginnender Mikrolithenbildung. HE ×250

Abb. 118. Parotis: Mikrolithenbildung bei Niereninsuffizienz. HE ×500

nur in der Submandibularis und Sublingualis, nicht dagegen in der Parotis vor (HARRISON et al. 1993c). Die Mikrolithen liegen sowohl in den sekretorischen Azinuszellen, Myoepithelzellen und luminalen Gangepithelien als auch in den Interzellularräumen, den Basalmembranen, in Makrophagen und vielkernigen Riesenzellen. Die Bildung der Mikrolithen beginnt in den Azinuszellen und führt über eine Autophagie und Ausschleusung ins Gangsystem zur Inkorporation in Makrophagen.

Hinweise auf die Vorstufen der Mikrolithenbildung ergeben sich aus histo- und biochemischen Befunden zum Nachweis von Kalzium in den Speicheldrüsen und bei der chronischen Sialadenitis (HARRISON et al. 1993a). Im normalen Speicheldrüsengewebe sind die Ablagerungen von Kalzium mit der Lokalisation der Sekretgranula assoziiert. Dies gilt für die mukösen Drüsenazini der Submandibularis, die serösen Drüsenazini der Parotis und Submandibularis und für muköse Zellen im Verband der Speichelgänge. Hieraus läßt sich ableiten, daß der Vorgang der Verkalkung mit dem Ablauf des Sekretionsprozesses gekoppelt ist.

12.3 Chemische Zusammensetzung der Speichelsteine

Speichelsteine sind aus organischen und anorganischen Bestandteilen in einem unterschiedlichen Mischungsverhältnis aufgebaut.

Zu den organischen Substanzen gehören Mukopolysaccharide, kollagene Faserlamellen, Zelldetritus mit Einschluß metaplastischer Plattenepithelien, Enzyme (saure Phosphatase u.a.) und auch Lipide. In Parotissteinen bestehen 8,5% des Trockengewichtes aus Lipiden in folgender prozentualer Häufigkeit: 74% neutrale Lipide, 17% Glykolipide und 9% Phosphorlipide. Die neutralen Lipide wiederum enthalten in 52,7% freie Fettsäuren und in 31,5% Cholesterolester (SLOMIANY et al. 1983). Analoge Befunde liegen auch über den Lipidgehalt in Submandibularissteinen vor (SLOMIANY et al. 1982). Die Lipidfraktionen sind sowohl Produkte der Speichelsekretion als auch der Zellmembranen. Das organische Material ist vorwiegend in der äußeren Hülle der Speichelsteine konzentriert (BLATT 1964).

Die anorganische Komponente der Speichelsteine besteht ganz überwiegend aus Kalziumphosphaten (Ca:P etwa 2:1) und Kalziumkarbonaten als Apatitstruktur (ANNEROTH et al. 1975b). Aus infrarotspektroskopischen Vergleichen ergibt sich, daß es sich bei den Apatitkristallen mehr um Karbonatapatit als um Hydroxylapatit handelt (SKURK et al. 1972). Mittels der Mikrodiffraktometrie wurde nachgewiesen, daß in den Speichelsteinen auch Whitlockit und vereinzelt Weddellit (Kalziumoxalatapatit) oder Brushit nachweisbar sind (BURSTEIN et al. 1979; SAKAE et al. 1981; YAMAMOTO et al. 1983; YAMAMOTO et al. 1984). Auf Grund der Lokalisation (Whitlockit und Brushit vorwiegend an der Oberfläche der Steine) wird angenommen, daß Whitlockit und Brushit zu den frühen Phasen der Steinbildung gehören und dann in die mehr stabile Apatitstruktur übergeführt werden. Weitere anorganische Bestandteile sind Spurenelemente (Magnesium, Eisen, Kupfer, Zink, Mangan), deren Gehalt nur 0,5% der anorganischen Matrix beträgt (SKURK et al. 1973).

12.4 Pathogenese der Sialolithiasis

Bei der Entstehung der Speichelsteine werden 2 Phasen unterschieden (SEIFERT et al. 1984). Die 1. Phase ist durch eine Anreicherung und Gelbildung von organischen Substanzen gekennzeichnet. Hierzu gehören insbesondere Muzine (Glykoproteine), welche bei steigender Konzentration eine besondere Bindungskapazität für Kalzium besitzen (HARRILL et al. 1959; SCOTT 1978; JENSEN et al. 1979). Für die Annahme einer primären Gelbildung von organischem Material sprechen mehrere Beobachtungen, so der Aufbau von Mikro- und Sphärolithen in den großen Speicheldrüsen als frühes Stadium der Lithogenese oder die fehlende bzw. geringgradige Mineralisation von Mikrolithen in den kleinen Speicheldrüsen. In der 2. Phase kommt es zu einer Mineralisation der organischen Matrix (LEUNG u. DRAUS 1962). Begünstigende Faktoren für eine Mineralisation sind Veränderungen des Ionenmilieus (Kalziumerhöhung) und pH-Verschiebungen (erhöhte pH-Werte durch Anstieg der Hydrogenkarbonatkonzentration), die zu einer Überschreitung des Löslichkeitsverhältnisses für Kalziumphosphatverbindungen im Speichel führen. Hierdurch entstehen Kalziummuzinkomplexe, aus denen sich durch weitere Apposition Mikrolithen und schließlich Makrolithen entwickeln.

Der Vorgang der Steinbildung kann durch zusätzliche Faktoren begünstigt werden. Hierzu gehören Entzündungen, Sekretstauungen (s. auch Kap. 13.6 obstruktive Sialadenitis), Fremdkörper (Zahnborsten, Fischgräten u.a.), Ganganomalien (Divertikel), allgemeine Stoffwechselstörungen, Veränderungen der Wasser- und Elektrolytregulation, geographische Faktoren oder die Ernährungsweise. Bei längerer Krankheitsdauer ist oft nicht mehr zu klären, in welcher gegenseitiger Abhängigkeit Sialolithiasis und Sialadenitis stehen.

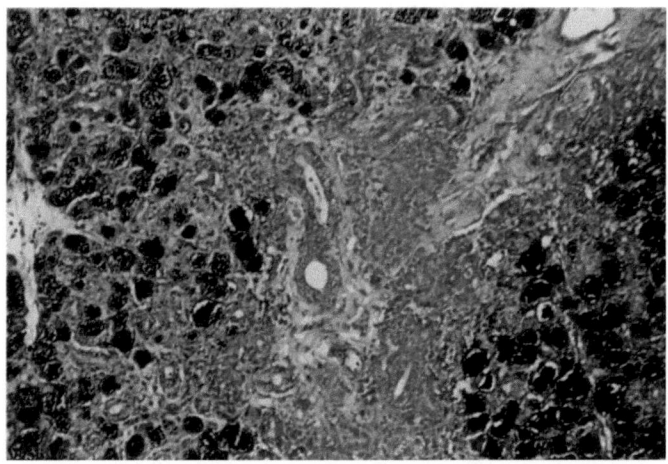

Abb. 119. Rattensubmandibularis: Kalziphylaktische Sialadenitis nach Einwirkung von Dihydrotachysterin und Serotonin mit starker Anreicherung von Kalziumpartikeln im Zytoplasma der Azinuszellen. Kossa-Reaktion, ×100

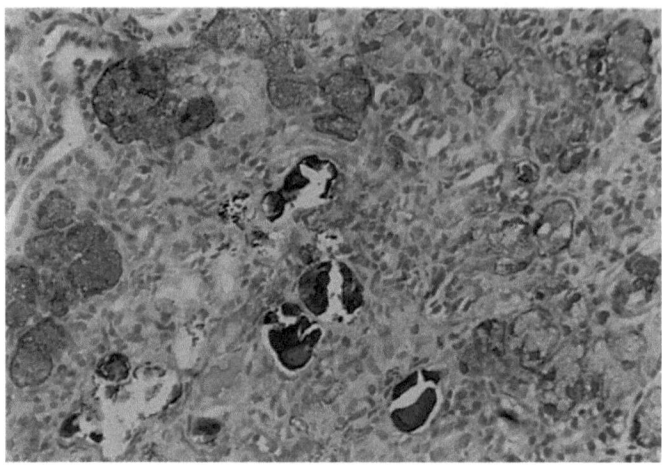

Abb. 120. Rattensubmandibularis: Kalziphylaktische Sialadenitis mit Mikrolithenbildung in den Speichelgängen. Astrablau ×250

Die Zweiphasenpathogenese wird durch experimentelle Befunde untermauert (Abb. 119–121). Hierzu gehören die experimentelle Verkalkung der Speicheldrüsen durch Sekretstimulierung in Verbindung mit einer Hyperkalziämie (IMMENKAMP u. SEIFERT 1969; SCHÄFER 1979; WESTHOFEN et al. 1984; HARRISON u. EPIVATIANOS 1992; SAKUMA u. MORI 1992). Bei Stimulation der Sekretion besonders durch noradrenergische Substanzen (Aludrin, Isoproterenol u. a.) und Aktivierung des Kalziumstoffwechsels durch Dihydrotachysterin kommt es zu einer Überladung der intra- und extrazellulären Kalziumdepots mit konsekutiver exzessiver Kalziumfreisetzung in die Azinuslichtungen und im weiteren Ablauf zur Ausbildung von Kalziumphosphataggregaten und Mikrolithen in den Speichelgängen. Der Vorgang der Mineralisation ist nach dem Modell der Kalziphylaxie (SELYE 1962) ein aktiver enzymatisch gesteuerter Stoffwechselprozeß, der nach Art einer Kettenreaktion verläuft, wobei über verschiedene Zwischenstufen Protein-Kalzium-Phosphat-Komplexe gebildet werden und die Verkalkung als ein sekundäres physikalisches Phänomen anzusehen ist.

Ein weiteres Modell zum Studium der Mikrolithiasis stellen die Speicheldrüsen der Katze dar (TRIANTAFYLLOU et al. 1993a, b). Mikrolithen finden sich häufiger in der Sublingualis als in der Submandibularis, dagegen fast nicht in der Parotis. Die Unterschiede in der Verteilung werden auf die geringe sekretorische Aktivität der Sublingualis und den im Vergleich zur Parotis hohen Kalziumgehalt in der Submandibularis zurückgeführt. Nach Parasympathektomie kommt es in der Submandibularis infolge der sekretorischen Inaktivität zu einer statistisch signifikanten Zunahme der Mikrolithiasis gegenüber einer Kontrollgruppe (TRIANTAFYLLOU et al. 1993c). Die Mikrolithen enthalten sowohl Kalzium und Phosphor unter Bildung von Hydroxylapatitkristallen als auch organisches Sekretmaterial in granulärer Form und nekrotische Zellreste. Die

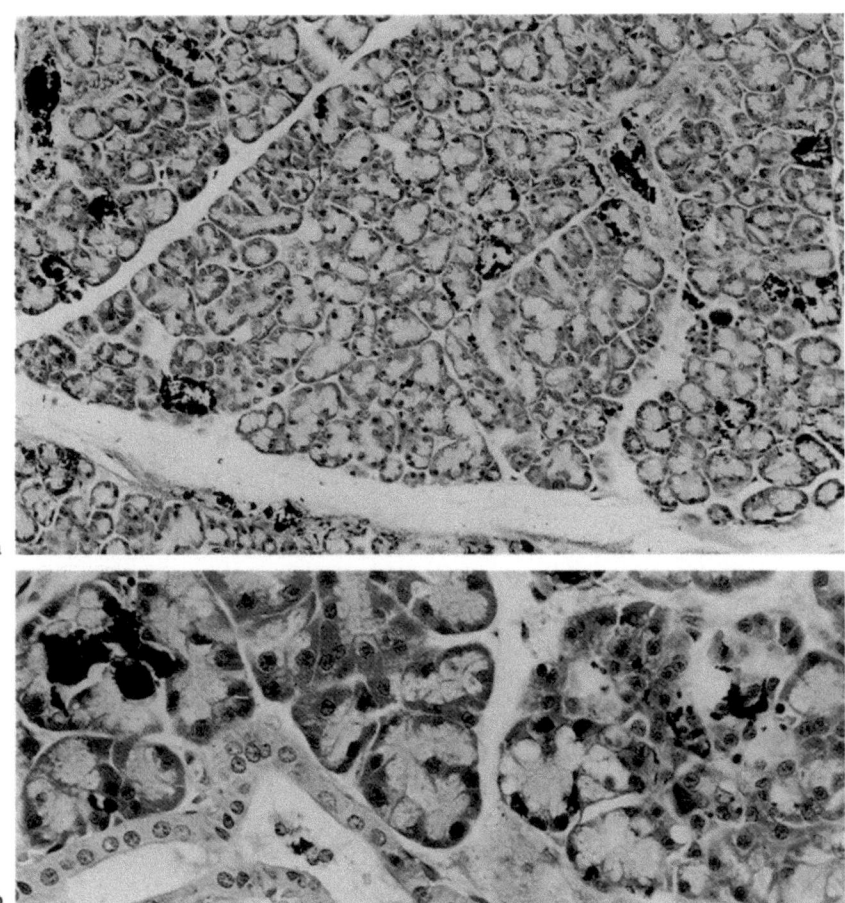

Abb. 121 a, b. Rattenparotis: Fokale Verkalkungen in den Drüsenazini und kleinen Speichelgängen nach Einwirkung von Dihydrotachysterin und Isoprenalin. Kossa-Reaktion a ×150, b ×375 (Aus WESTHOFEN et al. 1984)

frühen Phasen der Entstehung von Mikrolithen werden elektronenmikroskopisch auf eine Autophagozytose sowohl im Zytoplasma der Azinuszellen als auch der Gangepithelien zurückgeführt. Im weiteren Verlauf wird das in Autophagosomen gespeicherte Material in die Azinus- und Ganglichtungen ausgestoßen. Nach Gangunterbindung und sekretorischer Stimulierung kommt es in den Speicheldrüsen der Katze nicht zu einer erhöhten Mikrolithenbildung (HARRISON et al. 1993b). Dies wird darauf zurückgeführt, daß gleichzeitig eine vermehrte Makrophagentätigkeit vorliegt, welche eine frühzeitige Phagozytose von Sekretmaterial sowohl in den Azinuszellen als auch in den Ganglichtungen und Gangepithelien bewirkt.

Literatur

Anneroth G, Eneroth CM, Isacsson G (1975 a) Crystalline structure of salivary calculi. A microradiographic and microdiffractometric study. J Oral Pathol 4:266-272

Anneroth G, Eneroth CM, Isacsson G (1975 b) Morphology of salivary calculi. The distribution of the inorganic component. J Oral Pathol 4:257-265

Blatt IM (1964) Studies in sialolithiasis. Pathogenesis, diagnosis and treatment. South Med J 57:723-729

Buchta RM (1980) Submandibular salivary gland calculus. Clin Pediatr 19:582

Burstein LS, Boskey AL, Tannenbaum PJ, Posner AS, Mandel ID (1979) The crystal chemistry of submandibular and parotid salivary gland stones. J Oral Pathol 8:284-291

Epivatianos A, Harrison JD (1989) The presence of microcalculi in normal human submandibular and parotid salivary glands. Arch Oral Biol 34:261-265

Epivatianos A, Harrison JD, Garrett JR, Davies KJ, Senkus R (1986) Ultrastructural and histochemical observations on intracellular and luminal microcalculi in the feline sublingual salivary gland. J Oral Pathol 15:513-517

Epivatianos A, Harrison JD, Dimitriou T (1987) Ultrastructural and histochemical observations on microcalculi in chronic submandibular sialadenitis. J Oral Pathol 16:514-517

Eversole LR, Sabes WR (1971) Minor salivary duct changes due to obstruction. Arch Otolaryngol 94:19-24

Harrill JA, King JS, Boyce WH (1959) Structure and composition of salivary calculi. Laryngoscope 69:481-492

Harrison JD, Epivatianos A (1992) Production of microliths and sialadenitis in rats by a short combined course of isoprenaline and calcium gluconate. Oral Surg Oral Med Oral Pathol 73:585-590

Harrison JD, Triantafyllou A, Baldwin D, Schäfer H (1993 a) Histochemical and biochemical determination of calcium in salivary glands with particular reference to chronic submandibular sialadenitis. Virchows Arch A Pathol Anat 423:29-32

Harrison JD, Triantafyllou A, Garrett JR (1993 b) The effects of obstruction and secretory stimulation on microlithiasis in salivary glands of cat: light and electron microscopy. Virchows Arch B Cell Pathol 64:29-35

Harrison JD, Triantafyllou A, Garrett JR (1993 c) Ultrastructural localization of microliths in salivary glands of cat. J Oral Pathol Med 22:358-362

Holst E (1971) The clinical entity of sialolithiasis of the minor salivary glands. Acta Odontol Scand 29:75-84

Immenkamp M, Seifert G (1969) Zur Pathogenese der experimentellen Speicheldrüsen-Calciphylaxie. Virchows Arch A Pathol Anat 347:211-224

Isacsson G, Hammarström L (1983) An enzyme histochemical study of human salivary duct calculi. J Oral Pathol 12:217-222

Isacsson G, Isberg A, Haverling M, Lundquist PG (1984) Salivary calculi and chronic sialadenitis of the submandibular gland: A radiographic and histologic study. Oral Surg Oral Med Oral Pathol 58:622-627

Jensen JL, Howell FV, Rick GM, Corell RW (1979) Minor salivary gland calculi. A clinicopathologic study of forty-seven new cases. Oral Surg Oral Med Oral Pathol 47:44-50

Leung SW, Draus FJ (1962) The calcium binding characteristics of a salivary gland mucoid. Arch Oral Biol 7:327-332

Maskow H (1976) Ungewöhnlicher Sialolith der Glandula submandibularis. Z Laryngol Rhinol 55:237-238

Perrotta RJ, Williams JR, Selfe RW (1978) Simultaneous bilateral parotid and submandibular gland calculi. Arch Otolaryngol 104:469-470

Sakae T, Yamamoto Y, Hirai G (1981) Mode of occurrence of brushite and whitlockite in a sialolith. J Dent Res 60:842-844

Sakuma Y, Mori M (1992) Experimental calcification in rat submandibular gland. Cell Mol Biol 38:413-427

Schäfer H (1979) Zellcalcium und Zellfunktion. Fischer, Stuttgart New York

Scott J (1978) The prevalence of consolidated salivary deposits in the small ducts of human submandibular glands. J Oral Pathol 7:28-37
Seemann N (1969) Pathohistologische Untersuchungen zur Häufigkeit der Sialolithiasis und Sialadenitis der Parotis. HNO-Wegweiser 17:3-8
Seifert G (1966) Mundhöhle, Mundspeicheldrüsen, Tonsillen und Rachen. In: Doerr W, Uehlinger E (Hrsg) Spezielle pathologische Anatomie, Bd 1. Springer, Berlin Heidelberg New York, S 195-197
Seifert G, Miehlke A, Haubrich J, Chilla R (1984) Speicheldrüsenkrankheiten. Pathologie-Klinik-Therapie-Fazialischirurgie. Thieme, Stuttgart New York
Seifert G, Mann W, Kastenbauer E (1992) Sialolithiasis. In: Naumann HH, Helms J, Herberhold C, Kastenbauer E (Hrsg) Oto-Rhino-Laryngologie in Klinik und Praxis, Bd 2. Thieme, Stuttgart New York, S 729-732
Selye H (1962) Calciphylaxie. Chicago University Press, Chicago
Skurk A, Hesse A, Schmidt A, Fendel K (1972) Infrarotspektroskopische Untersuchungen von Speichelsteinen. Z Laryngol Rhinol 51:446-450
Skurk A, Winnefeld K, Tiedt J-J, Schmidt A, Fendel K (1973) Spurenelemente in Speichelsteinen. Die Bestimmung von Ca, Mg, Cu, Zn, Mn und P. Z Laryngol Rhinol 52:822-824
Slomiany BL, Murty VLN, Aono M, Slomiany A, Mandel ID (1982) Lipid composition of the matrix of human submandibular salivary gland stones. Arch Oral Biol 27:673-677
Slomiany BL, Murty VLN, Aono M, Slomiany A (1983) Lipid composition of human parotid salivary gland stones. J Dent Res 62:866-869
Takeda Y (1986) Crystalloids with calcareous deposition in the parotid gland: one of the possible causes of development of salivary calculi. J Oral Pathol 15:459-461
Takeda Y, Ishikawa G (1983) Crystalloids in salivary duct cysts of the human parotid gland. Scanning electron microscopical study with electron probe X-ray microanalysis. Virchows Arch A Pathol Anat 399:41-48
Toida M, Watanabe F, Ishimura J-I, Handa Y, Tatematsu N, Oka N (1993) A large submandibular sialolith in an asymptomatic patient. Hosp Dent (Tokyo) 5:52-53
Triantafyllou A, Harrison JD, Garrett JR (1993a) Microliths in normal salivary glands of cat investigated by light and electron microscopy. Cell Tissue Res 272:321-327
Triantafyllou A, Harrison JD, Garrett JR (1993b) Analytical ultrastructural investigation of microliths in salivary glands of cat. Histochem J 25:183-190
Triantafyllou A, Harrison JD, Garrett JR (1993c) Production of salivary microlithiasis in cats by parasympathectomy: light and electron microscopy. Int J Exp Pathol 74:103-112
Westhofen M, Schäfer H, Seifert G (1984) Calcium redistribution, calcification and stone formation in the parotid gland during experimental stimulation and hypercalcaemia. Cytochemical and X-ray microanalytical investigations. Virchows Arch A Pathol Anat 402:425-438
Yamamoto H, Sakae T, Takagi M, Otake S, Hirai G (1983) Wedellite in submandibular gland calculus. J Dent Res 62:16-19
Yamamoto H, Sakae T, Takagi M, Otake S (1984) Scanning electron microscopic and X-ray microdiffractometric studies on sialolithcrystals in human submandibular glands. Acta Pathol Jpn 34:47-53

13 Sialadenitis

13.1 Klassifikation, Ätiologie und Pathogenese

13.1.1 Klassifikation und Ätiologie

Eine morphologische Klassifikation der Speicheldrüsenentzündungen basiert auf den Einteilungsprinzipien der allgemeinen Pathologie mit der Unterscheidung von akuten, chronischen und spezifischen Entzündungen. Im Hinblick auf die Klinik und Therapie müssen jedoch zusätzlich weitere Faktoren berücksichtigt werden (SEIFERT 1966; SEIFERT u. DONATH 1976). Hierzu gehören:

- die Lokalisation in den großen oder kleinen Speicheldrüsen,
- die ätiologischen Faktoren (bakteriell, viral, obstruktiv, radiogen, immunologisch u. a.),
- die Berücksichtigung des Lebensalters und
- die Beziehung zu anderen Grunderkrankungen.

Von besonderer Bedeutung ist auch die Pathogenese des Entzündungsablaufes mit der Unterscheidung zwischen einer kanalikulär-aszendierenden Entzündung oder einem hämatogen entstandenen Entzündungsprozeß. Die Speicheldrüsenentzündung kann einerseits eine lokale entzündliche Reaktion darstellen, andererseits aber auch eine Mitreaktion im Rahmen systemischer Allgemeinkrankheiten.

Klinische Merkmale (Tabelle 8) einer Sialadenitis sind (SEIFERT 1979):

- schmerzhafte, oft in Intervallen auftretende Speicheldrüsenschwellungen besonders bei akuten bakteriellen und chronisch-rezidivierenden Entzündungen;
- geringere, weniger schmerzhafte Schwellungen bei viralen Entzündungen;
- Absonderung eines milchig-trüben, bisweilen flockigen Speichels mit hohem Natriumgehalt;
- Einschränkung oder Versiegen des Speichelflusses.

Für die *klinische Diagnostik* werden zusätzlich zur Anamnese, Inspektion und Palpation zahlreiche Methoden verwendet. Hierzu gehören die Analyse des Speichelsekretes, Bakteriologie, Virologie und Serologie, bildgebende Verfahren (Sialographie, Szintigraphie, Computertomographie, Sonographie, Kernspintomographie u. a.) sowie Zytologie und Biopsie (NAUMANN et al. 1992).

Tabelle 8. Klinische Diagnostik der Sialadenitis

Speicheldrüsenschwellungen
- Akut, chronisch, rezidivierend
- Schmerzhaft, schmerzlos
- Fieberhaft, ohne Fieber

Veränderungen der Speichelmenge
- Einschränkung (Hyposialie)
- Versiegen (Xerostomie, Sicca-Syndrom)

Veränderung der Speichelzusammensetzung
- Milchig-trüb, flockig
- Leukozyten, Bakterien
- Hoher Natriumgehalt

Bildgebende Verfahren
- Sialographie, Szintigraphie
- Sonographie, Computertomographie

Serologie
- Antikörper, Komplementfaktoren
- Antigene, Rheumafaktoren

Feinnadel-Aspirationszytologie

Biopsie

Eine *ätiologische Klassifikation* (s. Tabelle 9) soll den folgenden Ausführungen zu Grunde gelegt werden, wobei jedoch berücksichtigt werden muß, daß Entzündungsprozesse häufig multifaktoriell bedingt sind und erst aus dem Zusammenwirken verschiedener ätiologischer Faktoren die Komplexität des Entzündungsablaufes erklärt werden kann (SEIFERT 1971; SEIFERT et al. 1984). Die Klassifikation und Häufigkeit der chronischen Sialadenitis im Material des Speicheldrüsen-Registers Hamburg ist in Tabelle 10 zusammengefaßt. Daraus geht hervor, daß über 80% der Fälle auf folgende 3 Formen der Sialadenitis entfallen: obstruktive Sialadenitis (35,3%), chronisch-rezidivierende Parotitis (27,2%) und chronisch-sklerosierende Sialadenitis der Submandibularis (20,0%).

Die akuten Formen der Sialadenitis werden bevorzugt durch *bakterielle oder virale Ursachen* ausgelöst, während bei den chronischen Entzündungen *Sekretionsstörungen* und *immunpathologische Reaktionen* eine zunehmende Bedeutung erlangen. Der Nachweis einer bakteriellen oder viralen Infektion ist bei den akuten Entzündungen relativ leicht durch eine bakteriologische Untersuchung des Speichelsekretes, durch eine Virusisolierung oder serologische Komplementbindungsreaktionen zu führen. Bei den chronischen Formen der Sialadenitis sind dagegen mikrobiologisch kaum Krankheitserreger zu finden und antibakterielle therapeutische Maßnahmen oft ohne Erfolg. Daraus resultiert die Annahme, daß Sekretionsstörungen und immunologische Mechanismen den chronischen Entzündungsprozeß unterhalten.

Tabelle 9. Ätiologische Klassifikation der Sialadenitis. (Nach SEIFERT 1995)

Akute bakterielle Sialadenitis
- Akute purulente Parotitis
- Akute postoperative Parotitis

Chronisch-rezidivierende Parotitis
- Chronische sialektatische Parotitis

Chronisch-sklerosierende Sialadenitis der Submandibularis (Küttner-Tumor)

Obstruktive Sialadenitis
- Elektrolyt-Sialadenitis

Strahlen-Sialadenitis

Virus-Sialadenitis
- Parotitis epidemica (Mumps)
- Zytomegalie (Speicheldrüsen-Viruskrankheit)
- Sonstige Formen (Coxsackieviren, Echoviren, Parainfluenza Typ 1-3
- HIV-assoziierte Veränderungen der Speicheldrüsen

Immun-Sialadenitis
- Akute allergische Sialadenitis
- Chronische epitheloidzellige Sialadenitis (Heerfordt-Syndrom)
- Chronische myoepitheliale Autoimmun-Sialadenitis (Sjögren-Syndrom)

Sonstige granulomatöse Formen der Sialadenitis
- Riesenzell-Sialadenitis
- Sialadenitis nach Sialographie

Sialadenitis der kleinen Speicheldrüsen

Sonstige seltene Formen der Sialadenitis
- Tuberkulose, Aktinomykose, Lues

Sekretionsstörungen sind klinisch durch eine veränderte Menge (Hyposialie) und gestörte biochemische Zusammensetzung des Speichels gekennzeichnet (s. Kap. 2 und 3). Eine reguläre Menge und Zusammensetzung des Speichels stellt in Verbindung mit einem funktionierenden lokalen sekretorischen Immunsystem einen natürlichen Schutz gegenüber Entzündungsprozessen dar. Der Spüleffekt der sog. Speicheldusche verhindert bei ausreichender Speichelsekretion und regulär angelegtem Gangsystem das Eindringen von Noxen in das Speichelgangsystem oder eine Sekreteindickung. Eine Herabsetzung der Speichelsekretion, eine Veränderung der Elektrolytkonzentration oder Sekretstauungen im Gangsystem begünstigen die Entstehung einer Entzündung. Morphologische Merkmale sind visköse Sekreteindickungen, Sphärolithen oder Mikrolithen. Die aus der Gangobstruktion resultierenden Veränderungen des Speicheldrüsengewebes werden als *obstruktive Sialadenitis* bezeichnet (s. Kap. 13.6). Analoge experimentelle Modelle sind die kalziphylaktische Sialadenitis (IMMENKAMP u. SEIFERT 1969), die Jodid-Sialadenitis (SEIFERT u. JUNGE-HÜLSING 1965) oder Speicheldrüsenveränderungen nach Gangunterbindung (DONATH et al. 1973).

Tabelle 10. Klassifikation und Häufigkeit der chronischen Sialadenitis (Speicheldrüsen-Register Hamburg 1965–1994)

Typ der Sialadenitis	n	%
Chronisch-rezidivierende Parotitis	1540	27,2
Chronisch-sklerosierende Sialadenitis der Submandibularis (Küttner-Tumor)	1135	20,0
Strahlen-Sialadenitis	150	2,7
Obstruktive Sialadenitis	1995	35,3
Chronische epitheloidzellige Sialadenitis (Heerfordt-Syndrom, Morbus Boeck, Sarkoidose)	63	1,1
Chronische myoepitheliale Autoimmun-Sialadenitis (Sjögren-Syndrom)	251	4,4
Sonstige granulomatöse Formen der Sialadenitis	43	0,8
Chronische Sialadenitis der kleinen Speicheldrüsen (alle Formen)	467	8,3
Sonstige seltene Formen	12	0,2
Gesamtzahl	5656	100,0

Strahleneinwirkungen auf das Speicheldrüsengewebe führen zu radiogenen Parenchymschäden mit sekundären Sekretionsstörungen. Die daraus resultierende *Strahlen-Sialadenitis* (s. Kap. 13.5) zeigt eine direkte Relation zwischen der einwirkenden Strahlendosis und dem Stärkegrad der Drüsenveränderung.

Immunmechanismen führen zu chronischen Entzündungen mit Alterationen des Gangsystems und Zerstörung der Läppchenstruktur. Die *Immun-Sialadenitis* (s. Kap. 13.8) ist zusätzlich durch die Besonderheit des entzündlichen Infiltrates gekennzeichnet. Hierzu gehören die Zusammensetzung der T-Zellen und Ig-bildenden B-Zellen, die Entwicklung sekundärer Lymphfollikel und die Ausbildung von Granulomen. Klinische Parameter sind sialo- und blutchemische Veränderungen (Immunkomplexe, Anti- und Autoantikörper, Rheumafaktoren, Hypergammaglobulinämie u.a.).

Immunpathologische und sekretorische Phänomene können sich potenzierend auf den Krankheitsablauf auswirken, so auch im stadienhaften Ablauf des *Küttner-Tumors* der Submandibularis (s. Kap. 13.4).

Weitere, mehr allgemeine Faktoren sind die Herabsetzung der *Resistenzlage* und der *immunologischen Abwehr*. Hierauf beruht das häufigere Vorkommen von Speicheldrüsenentzündungen bei schweren chronischen Allgemeinerkrankungen, so bei Tumorkachexie, Urämie, chronischen Intoxikationen, alimentären Mangelzuständen, schweren Stoffwechselstörungen oder postoperativen Folgezuständen.

Das *Lebensalter* und *Geschlecht* sind ebenfalls Faktoren, welche die Entstehung und den Ablauf von Speicheldrüsenentzündungen beeinflussen. Zu den *lokalen Faktoren* gehören morphologische Veränderungen des *Gangsystems*. Dabei kann es sich sowohl um angeborene Anomalien (Sialektasien, Divertikel, Stenosen, Zysten) als auch um erworbene Veränderungen (narbige Strukturen, Gangobstruktionen u.a.) handeln. Hinzu kommen die unterschiedliche Länge und Aufzweigung des Gangsystems in den einzelnen Speicheldrüsen.

Neuerdings werden auch *fermentativ-toxische Mechanismen* beim Ablauf der akuten und chronischen Parotitis diskutiert (MAIER et al. 1984; MAIER u. BORN 1988), insbesondere im Hinblick auf das *Kallikrein-Kinin-System*. Kallikrein wird im gesunden Drüsengewebe über das Gangsystem ausgeschieden und zeigt eine erhöhte Aktivität im Speichel bei der chronisch-rezidivierenden Parotitis. Das eiweißspaltende vasoaktive Polypeptid Kallikrein gelangt bei der Speicheldrüsenentzündung in das Drüseninterstitium und spaltet aus Kininogen das vasoaktive Kinin ab, welches die Permeabilität der Gefäße erhöht und die Entstehung eines entzündlichen Ödems begünstigt. Die Rolle des Kallikrein als Triggerenzym bei der chronischen Speicheldrüsenentzündung wird durch Therapieerfolge mit dem Kallikreininhibitor Aprotinin (Trasylol) unterstrichen (MAIER u. ADLER 1986).

13.1.2 Pathogenese

Für den pathogenetischen Ablauf der Sialadenitis ist es unabhängig von den ätiologischen Faktoren von Bedeutung, ob die einwirkende und auslösende Noxe auf dem Wege über das Speichelgangsystem den Entzündungsprozeß auslöst oder ob eine hämatogene Entstehungsursache vorliegt.

Eine *duktale Pathogenese* besteht besonders bei akuten bakteriellen Entzündungen. Die Keime dringen aszendierend von der Mundhöhle in das Gangsystem ein und erreichen nach Durchwanderung oder auch Zerstörung des Epithels der Speichelgänge oder Azini das Drüseninterstitium. Auch bei den chronischen Entzündungen stellt das Gangsystem einen wesentlichen pathogenetischen Faktor dar, wobei es zu Alterationen des Gangepithels, Epithelmetaplasien, Gangproliferationen und bei der Immun-Sialadenitis auch zur Ausbildung myoepithelialer Zellinseln bzw. lymphoepithelialer Läsionen kommt. Destruktionen der Läppchenstruktur, interstitielle Sklerosen und die Entwicklung sog. Speicheldrüsenzirrhosen stellen das Endstadium derartiger chronischer Entzündungsprozesse dar.

Eine *hämatogene Pathogenese* steht bei Virusinfektionen, Immunopathien und septischen Allgemeinkrankheiten im Mittelpunkt des Entzündungsablaufes. Viren, Bakterien, Immunkomplexe, Antigene oder andere Immunfaktoren gelangen über das perikanalikuläre oder periazinäre Kapillarsystem in das Drüsengewebe. Während ein spezieller Sialadenotropismus bei Virusinfektionen oft zu primären Schädigungen des Azinusgewebes führt, ist bei immunologischen Reaktionen mehr das Epithel der Speichelgänge betroffen.

Eine *lymphogene Pathogenese* ist insgesamt seltener. Sie kommt sowohl beim Übergreifen einer periglandulären Entzündung auf das angrenzende Speicheldrüsengewebe vor als auch bei primären Erkrankungen der intra- oder periglandulären Lymphknoten mit sekundärer Einbeziehung des Drüsenparenchyms.

Literatur

Donath K, Hirsch-Hoffmann H-U, Seifert G (1973) Zur Pathogenese der Parotisatrophie nach experimenteller Gangunterbindung. Ultrastrukturelle Befunde am Drüsenparenchym der Rattenparotis. Virchows Arch A Pathol Anat 359:31-48

Immenkamp M, Seifert G (1969) Zur Pathogenese der experimentellen Speicheldrüsen-Calciphylaxie. Virchows Arch A Pathol Anat 347:211-224

Maier H, Adler D (1986) Die Behandlung der chronisch-rezidivierenden Parotitis mit dem Proteasen-Inhibitor Aprotinin (Trasylol). Laryngorhinootologie 65:191-194

Maier H, Born IA (1988) Die chronisch-rezidivierende Parotitis - Modell einer lokalen Entgleisung des glandulären Kallikrein-Kinin-Systems. In: Weidauer H, Maier H (Hrsg) Speicheldrüsenerkrankungen. - Aktuelle Diagnostik und Therapie. Springer, Berlin Heidelberg New York Tokyo, S 17-27

Maier H, Adler D, Menstell S, Lenarz Th (1984) Glanduläres Kallikrein bei chronisch-rezidivierender Parotitis. Laryngorhinootologie 63:633-635

Naumann HH, Helms J, Herberhold C, Kastenbauer E (1992) Oto-Rhino-Laryngologie in Klinik und Praxis. Bd 2. Kopfspeicheldrüsen. Thieme, Stuttgart New York, S 686-773

Seifert G (1966) Mundhöhle, Mundspeicheldrüsen, Tonsillen und Rachen. In: Doerr W, Uehlinger E (Hrsg) Spezielle pathologische Anatomie, Bd 1. Springer, Berlin Heidelberg New York

Seifert G (1971) Klinische Pathologie der Sialadenitis und Sialadenose. HNO 19:1-9

Seifert G (1979) Wangenschwellungen bei Speicheldrüsenentzündungen. Pathologisch-anatomische Differentialdiagnose der Sialadenitis. HNO 27:119-128

Seifert G (1995) Ätiologie und Differentialdiagnoe der Sialadenitis. Laryngorhinootologie 74: 274-280

Seifert G, Donath K (1976) Die Morphologie der Speicheldrüsenerkrankungen. Arch Otorhinolaryngol 213:111-208

Seifert G, Junge-Hülsing G (1965) Untersuchungen zur Jodid-Sialadenitis und Jod^{131} Aktivität der Speicheldrüsen. Frankf Z Pathol 74:485-500

Seifert G, Miehlke A, Haubrich J, Chilla R (1984) Speicheldrüsenkrankheiten. Pathologie-Klinik-Therapie-Fazialischirurgie. Thieme, Stuttgart New York

13.2 Akute bakterielle Sialadenitis

13.2.1 Klinische Daten

Die akuten, meist aszendierenden bakteriellen Entzündungen betreffen am häufigsten die Parotis (GOLDBERG u. HARRIGAN 1965; SEIFERT et al. 1984; LAMEY et al. 1987), während die Submandibularis wesentlich seltener eine akute Sialadenitis aufweist. Als Infektionserreger werden meist Streptokokken der Gruppe A und Staphylococcus aureus nachgewiesen, daneben auch anaerobe Erreger (Fusobacterium nucleatum, Peptostreptococcus anaerobius; LEWIS et al. 1989). Bei abwehrgeschwächten Patienten ist vereinzelt auch eine abszedierende Parotitis mit Nachweis von Salmonella enteritidis beobachtet worden (MOSER et al. 1995). Pathogenetisch entscheidend ist die Herabsetzung des Speichelflusses (Hyposialie, Asialie), während die fehlerhafte Zusammensetzung des Speichelsekretes eine untergeordnete Rolle spielt. Klinisch werden schwere eitrige Formen der Parotitis meist bei komatösen Zuständen verschiedener Genese und bei exsikkierenden Darmerkrankungen beobachtet, bei denen in der Regel eine Verminderung oder ein Versiegen der normalen Speichelsekretion vorliegt. Zusätzlich wird über das akute Auftreten einer eitrigen Parotitis bei AIDS-Patienten berichtet, so über eine beidseitige Pneumokokken-Parotitis mit Abszessen der zervikalen Lymphknoten nach vorausgegangener Pneumokokken-Meningitis (STELLBRINK et al. 1994). Im Sektionsmaterial des Institutes für Pathologie der Universität Hamburg wurden bei der systematischen Untersuchung der Parotis 8 Fälle einer akuten eitrigen Parotitis beobachtet, wobei als Todesursache ein Coma hepaticum, ein Coma diabeticum und eine schwere Enterokolitis vorlagen (SEEMANN 1969).

13.2.2 Akute purulente Parotitis

Makroskopisch (Abb. 122) zeigt die Parotis eine deutliche Schwellung mit verstärkter Vaskularisation (Rötung) und gelblichen Gewebseinschmelzungen (Abszessen).

Pathohistologisch (Abb. 123–125) finden sich am Anfang des Entzündungsprozesses Bakterien und Schleimansammlungen in den Ganglichtungen. Das Gangepithel zeigt eine Schwellung und Desquamation. Periduktal ist ein entzündliches Ödem entwickelt. Im weiteren Verlauf greifen die vorwiegend leukozytären Infiltrate unter Zerstörung der Gangepithelien auf das periduktale interstitielle Gewebe über. Neben nekrotischen Azinusarealen bilden sich Mikroabszesse, welche an Zahl und Größe zunehmen, ins periglanduläre Gewebe durchbrechen und zu Fisteleiterungen führen. Seltener sind phlegmonös-eitrige Entzündungen. Bei Einbruch der Keime in die Blutbahn kann sich eine sialadenogene schwere Sepsis entwickeln.

13.2.3 Akute postoperative Parotitis

Diese Sonderform der akuten purulenten Parotitis wird besonders nach großen abdominalen Eingriffen oder anderen schweren Operationen mit Flüssigkeitsverlusten und Herabsetzung der Speichelsekretion beobachtet. Zusätzlich zu einer Staphylokokkeninfektion spielen vaskulär-toxische Faktoren eine Rolle. Hierzu gehören insbesondere ein Austritt von glandulärem Kallikrein aus dem

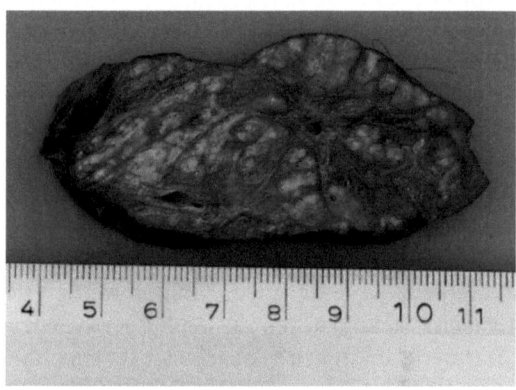

Abb. 122. Akute eitrig-abszedierende Parotitis bei Diabetes mellitus (76 Jahre alter Mann): hyperämische Schnittfläche mit multiplen Gewebseinschmelzungen

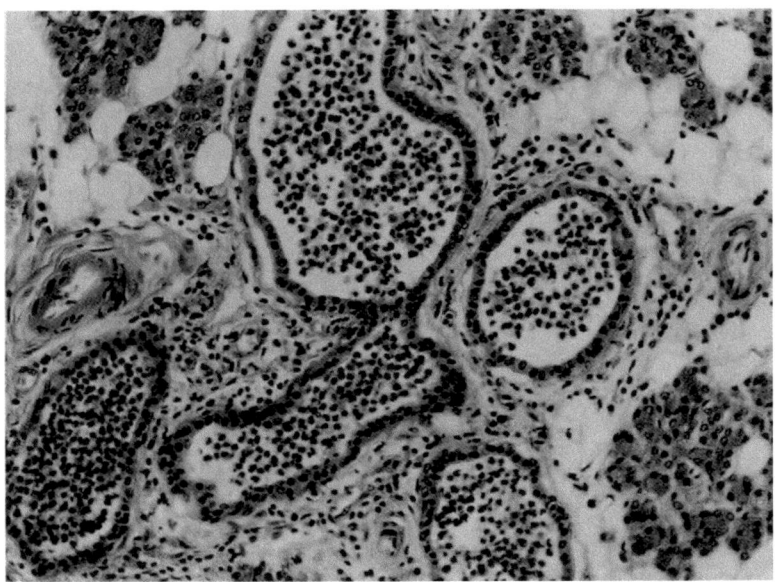

Abb. 123. Akute eitrige Parotitis bei Diabetes mellitus: leukozytäre Infiltrate in den Ganglichtungen. HE ×60

Gangsystem in das Drüseninterstitium mit einer Aktivierung von vasoaktiven Gewebskinasen und proteolytischen Fermentsystemen. Infolge der erhöhten Kapillarpermeabilität entsteht ein Circulus vitiosus mit hypoxischen Gewebsschäden und weiterer Freisetzung von Gewebskinasen. Ein gleichartiger pathogenetischer Mechanismus liegt auch bei einer akuten eitrigen Parotitis als Folge einer Alkylphosphat-(E-605)-Intoxikation vor (LEUWER et al. 1990), wobei die Azetylcholinakkumulation zu einer Sekretionssteigerung mit Speichelaustritt und Aktivierung des Kallikrein-Kinin-Systems führt. Im Gegensatz zur Parotis ist die Submandibularis selten befallen, wobei dem muzinösen Sekret eine wirksame Abwehrfunktion zuzukommen scheint.

13.2.4 Akute Parotitis durch Fremdkörper

In seltenen Fällen können durch das Eindringen von Fremdkörpern in das Gangsystem akute Entzündungen ausgelöst werden. Meistens handelt es sich um Fremdkörper pflanzlicher Herkunft, so um Stroh- oder Grashalme, Getreidegrannen, Holzsplitter, Obstkerne, Getreide- oder Grassamenkörner (BECK 1958; HARBERT et al. 1961; SCHWAGER 1995), seltener um Fremdkörper tierischer Herkunft (Fischgräten, Fischknorpel; BESELIN 1952/53; CONE 1966), ganz vereinzelt auch um Bettfedern oder Teile eines Fingernagels (VÖLGYESI u. BERÈNYI 1969). Die durch den Fremdkörper verursachte Abflußbehinderung führt unter Mitwirkung der eingeschleppten Bakterien zu einer akuten Sialadenitis, die nach Entfernung des Fremdkörpers unter konservativer Therapie rasch abklingt.

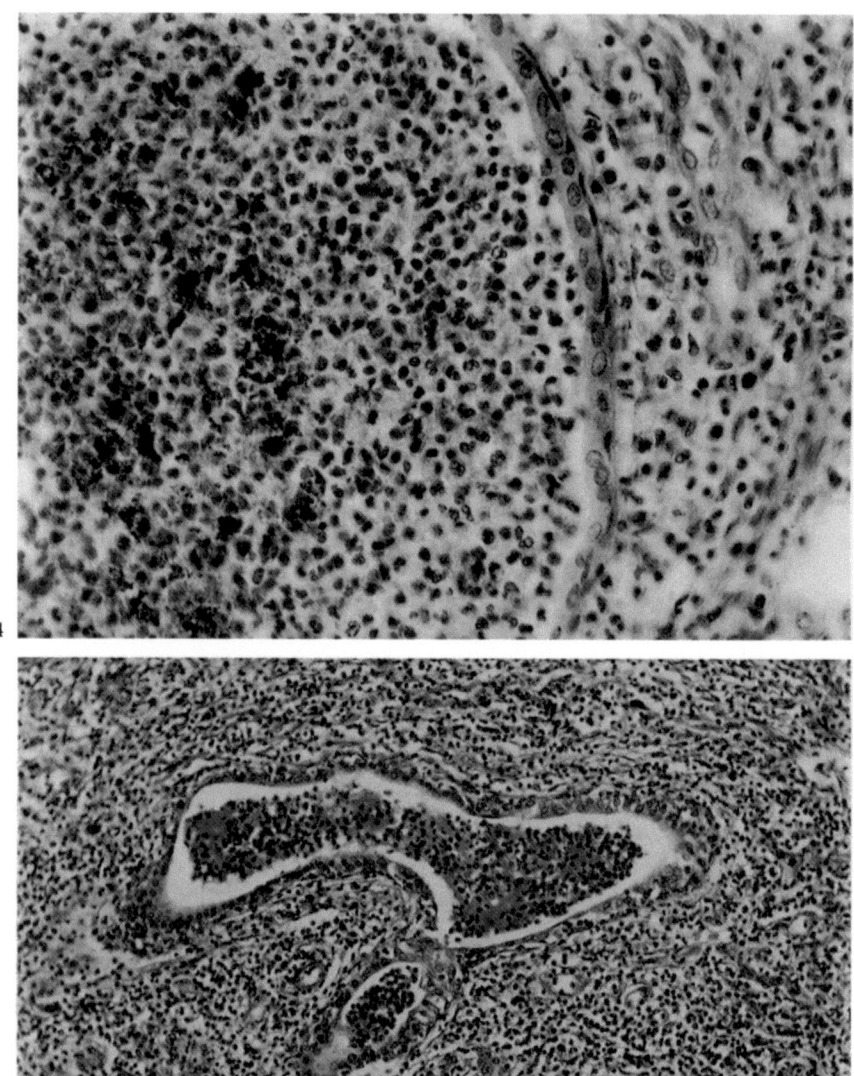

Abb. 124. Akute eitrige Parotitis: Bakterienansammlungen und Leukozyten im Ganglumen; Übergreifen der leukozytären Infiltration auf das periduktale Drüsengewebe unter partieller Zerstörung des Gangepithels. HE ×400

Abb. 125. Akute eitrige Parotitis: diffuse leukozytäre Infiltration des Drüsengewebes. HE ×100

Literatur

Beck LK (1958) Fremdkörper im Ausführungsgang der Glandula parotis. Z Laryngol Rhinol Otol 37:523–525
Beselin O (1952/53) Ein Speicheldrüsenfremdkörper. HNO 3:24
Cone RB (1966) Obstruction of Stensen's duct with food. Laryngoscope 76:61–62
Goldberg MH, Harrigan WF (1965) Acute suppurative parotitis. Oral Surg Oral Med Oral Pathol 20:281–285
Harbert F, Igarashi M, Riordan D (1961) Brome grass seed in parotid duct. Laryngoscope 71:1597–1599
Lamey P-J, Boyle MA, Mac Farlane TW, Samaranayake LP (1987) Acute suppurative parotitis in outpatients: Microbiologic and posttreatment sialographic findings. Oral Surg Oral Med Oral Pathol 63:37–41
Leuwer A, Weisser B, Siewert B, Vetter H, Düsing R (1990) Akute eitrige Parotitis als Folge einer Alkylphosphat (E 605)-Intoxikation. Laryngorhinootologie 69:468–471
Lewis MAO, Lamey P-J, Gibson J (1989) Quantitative bacteriology of a case of acute parotitis. Oral Surg Oral Med Oral Pathol 68:571–575
Moser G, Prammer W, Wallner M, Eckmayr A (1995) Abszedierende Parotitis als Folge einer Infektion mit Salmonella enteritidis. Laryngorhinootologie 74:581–582
Schwager K (1995) Grassamenkorn im Ausführungsgang als seltene Ursache einer akuten Parotitis. Laryngorhinootologie 74:248
Seemann N (1969) Pathohistologische Untersuchungen zur Häufigkeit der Sialolithiasis und Sialadenitis der Parotis. HNO 17:3–8
Seifert G, Miehlke A, Haubrich J, Chilla R (1984) Speicheldrüsenkrankheiten. Pathologie-Klinik-Therapie-Fazialischirurgie. Thieme, Stuttgart New York
Stellbrink H-J, Albrecht H, Greten H (1994) Pneumococcal parotitis and cervical lymph node abscesses in an HIV-infected patient. Clin Invest Med 72:1037–1040
Völgyesi J, Berènyi J (1969) Über Fremdkörper in den Speichelgängen. HNO 17:8–10

13.3 Chronisch-rezidivierende Parotitis

13.3.1 Klinische Daten

Die chronisch-rezidivierende Parotitis tritt in 2 unterschiedlichen Formen im Kindes- und Erwachsenenalter auf, die sich hinsichtlich Verlauf, Therapie und Prognose voneinander unterscheiden, ohne daß Besonderheiten im pathohistologischen Befund vorliegen.

Bei der chronisch-rezidivierenden Parotitis des *Kindesalters* sind die Altersklassen zwischen 2 und 15 Jahren betroffen, wobei Jungen häufiger als Mädchen erkranken (BROWN u. NEVIUS 1936; KATZEN u. DUPLESSIS 1964; GARVAR u. KRINGSTEIN 1974; WILSON et al. 1980; GALILI u. MARMARY 1985 u. 1986; PINELLI et al. 1988; GREVERS 1992). Klinisch findet sich eine rezidivierende schmerzhafte, ein- oder doppelseitige Schwellung der Parotis, die über Wochen anhalten kann und von symptomfreien Intervallen unterbrochen wird. Die Sialographie zeigt den Befund eines „belaubten Baumes" mit multiplen zystischen Gangektasien und dazwischen gelegenen Gangstenosen. Bei der Mehrzahl der Patienten treten nach dem 15. Lebensjahr keine Beschwerden mehr auf.

Bei der chronisch-rezidivierenden Parotitis des *Erwachsenenalters* liegt der Altersgipfel im 4.–5. Lebensjahrzehnt, wobei Frauen im Gegensatz zur juvenilen Form häufiger erkranken (BLATT 1966; STEINBACH u. STROHM 1982). Die Erkran-

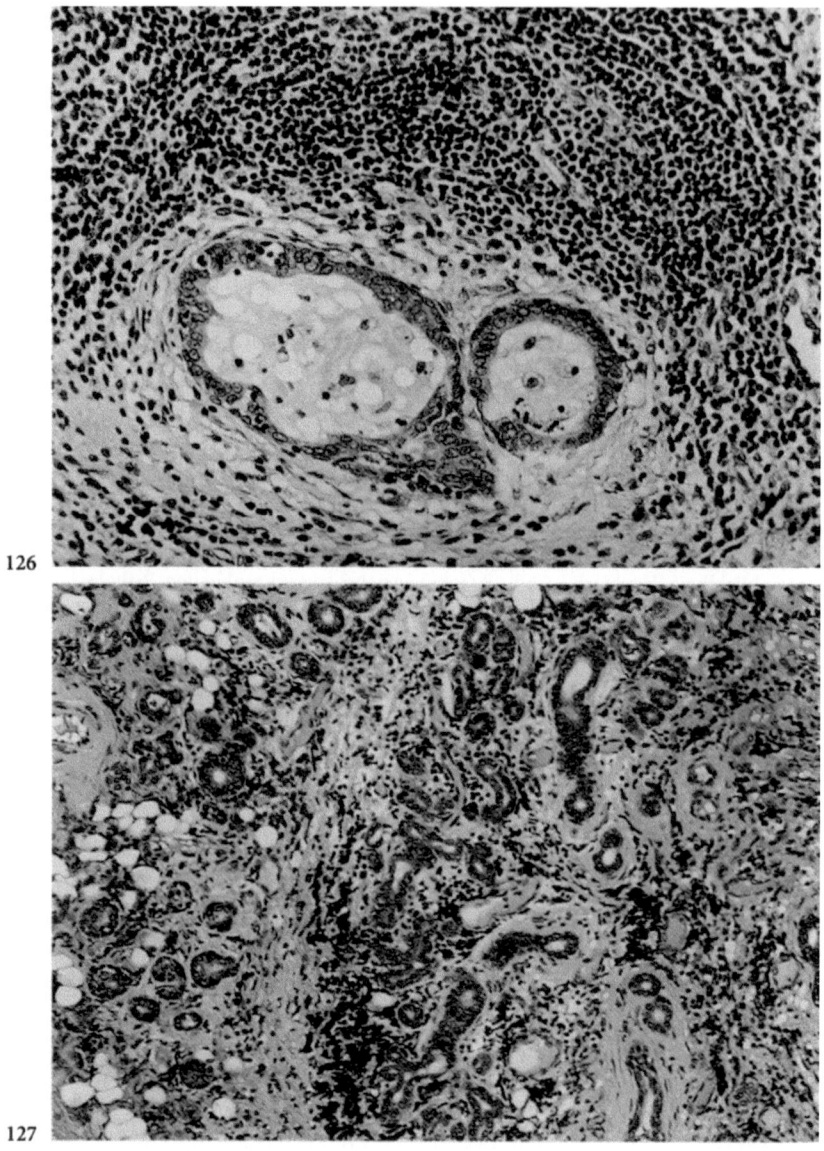

Abb. 126. Chronisch-rezidivierende Parotitis: schleimiges Sekret mit zelliger Durchsetzung im Ganglumen; ausgeprägte periduktale entzündliche Infiltration. HE ×160

Abb. 127. Chronisch-rezidivierende Parotitis: Zerstörung der Läppchenstruktur mit interstitieller Sklerose und fokalen Gangregeneraten. HE ×100

kung kommt bei Erwachsenen 10mal häufiger als bei Kindern vor (GARVAR u. KRINGSTEIN 1974) und ist durch eine hohe Rezidivrate gekennzeichnet (CHILLA et al. 1982). Trotz der herabgesetzten Speichelmenge findet sich im Speichel in den akuten Entzündungsphasen eine erhöhte Konzentration von Natrium und Chlorid sowie eine Abnahme der Werte für Kalium und Phosphat (MANDEL u. BAURMASH 1980).

13.3.2 Pathohistologie

Der pathohistologische Befund zeigt Abhängigkeiten von der Krankheitsdauer und der Aktualität des Entzündungsprozesses zum Zeitpunkt der Untersuchung (PATEY u. THACKRAY 1955; KONNO u. ITO 1979; DONATH u. GUNDLACH 1979; STEINBACH u. STROHM 1982; SEIFERT et al. 1984; PALMER u. EVESON 1987).

Die *frühen Stadien* sind vorwiegend durch duktale Veränderungen gekennzeichnet. Die Lichtungen der Schalt- und Streifenstücke sowie der interlobulären Speichelgänge sind erweitert und enthalten eingedicktes schleimiges Sekret (Abb. 126) sowie desquamierte Gangepithelien, jedoch kaum Entzündungszellen. Die geschwollenen Azinuszellen sind dicht mit Sekretgranula gefüllt. Im periduktalen Bindegewebe ist ein mäßiges Ödem mit nur vereinzelten Entzündungszellen entwickelt.

Im *weiteren Verlauf* nimmt die periduktale Entzündungsreaktion zu und geht mit einer interstitiellen Fibrose einher (Abb. 127). Die Lumenerweiterungen im proximalen Gangsystem sind ausgeprägter und führen zu zylindrischen oder zystischen Gangstrukturen sowie zu degenerativen Veränderungen des Gangepithels.

Im *fortgeschrittenen Stadium* wird der Läppchenaufbau mit unterschiedlicher Intensität in den einzelnen Drüsenarealen mehr und mehr zerstört. Die Azinuszellnekrosen führen zu einer Reduktion des sezernierenden Drüsenparenchyms. Das Interstitium wird zunehmend von Binde- und Fettgewebe durchsetzt. In den terminalen Gangabschnitten entwickeln sich Gangproliferationen mit Einschluß von Mitosen. Das Epithel der Streifenstücke wird durch indifferente Gangepithelien und Myoepithelzellen ersetzt. Zusätzlich treten Epithelmetaplasien und dysplastische Epithelregenerate auf.

Immunzytochemisch ist die absolute Zahl der T-Lymphozyten gegenüber dem normalen Drüsengewebe um das Dreifache erhöht (CASELITZ et al. 1992). Überwiegend handelt es sich um T-Helferzellen, deren absolute Zahl 5mal höher als im normalen Speicheldrüsengewebe liegt. Die T-Helferzellen sind überwiegend periduktulär, die T-Suppressorzellen überwiegend periazinär lokalisiert. Die Myoepithelzellen in der Umgebung noch erhaltener Azini und Gänge bleiben auch in fortgeschrittenen Entzündungsstadien nachweisbar, nicht dagegen die basal im Gangsystem gelegenen Zellen (PALMER u. EVESON 1987).

Besonders charakteristisch ist der Befund bei der chronisch-rezidivierenden *sialektatischen* Parotitis (SEIFERT 1979). Die meist kugelförmigen Gangektasien werden von dichten lymphozytären Infiltraten und neugebildeten Lymphfollikeln umgeben (Abb. 128 u. 129). Das Gangepithel zeigt Metaplasien und wird verstärkt von lymphozytären Infiltraten durchsetzt (Abb. 130 u. 131). In den Ganglichtungen findet sich eingedicktes Sekret mit Einschluß von verkalkten Sekret-

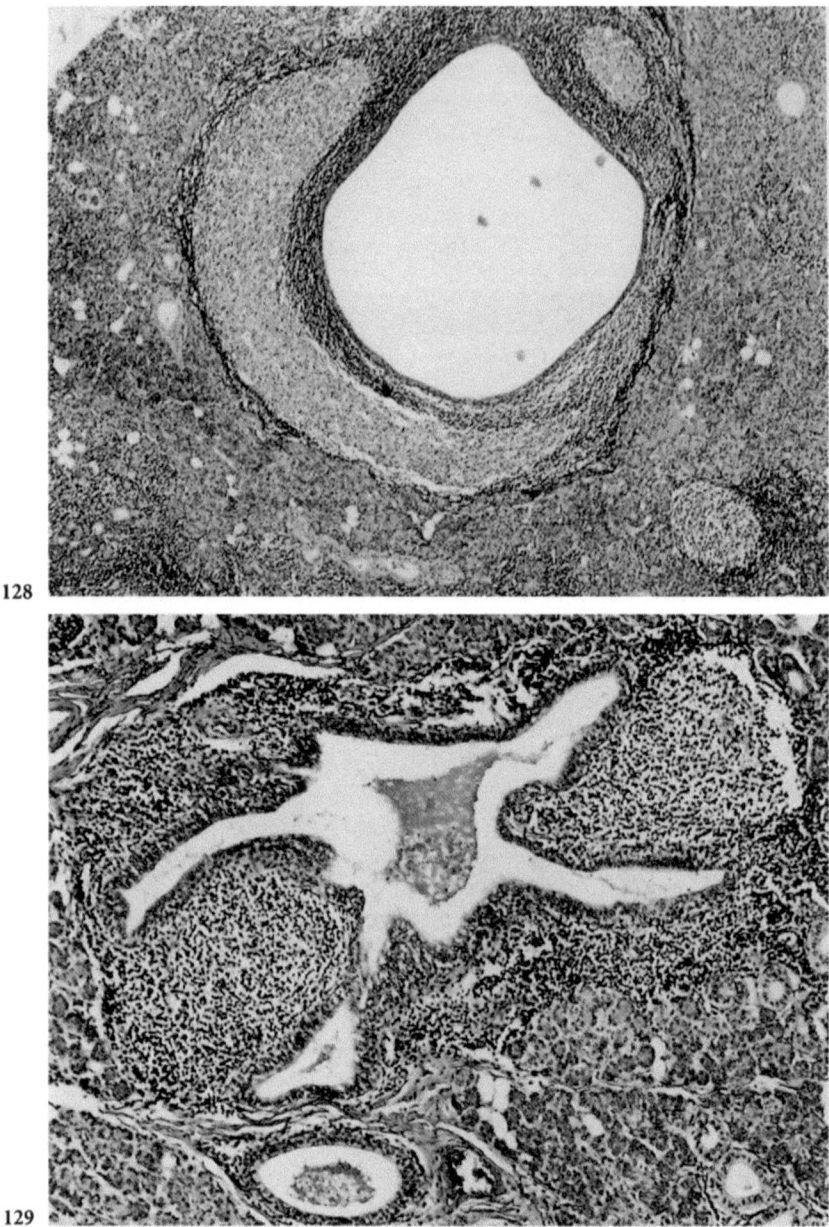

Abb. 128. Chronisch-rezidivierende sialektatische Parotitis: kugelförmig erweiterter Speichelgang, umgeben von aktivierten Lymphfollikeln. HE ×40 (Aus SEIFERT 1987)

Abb. 129. Chronisch-rezidivierende sialektatische Parotitis: buchtenartig erweiterter Speichelgang mit angrenzenden aktivierten Lymphfollikeln. HE ×60

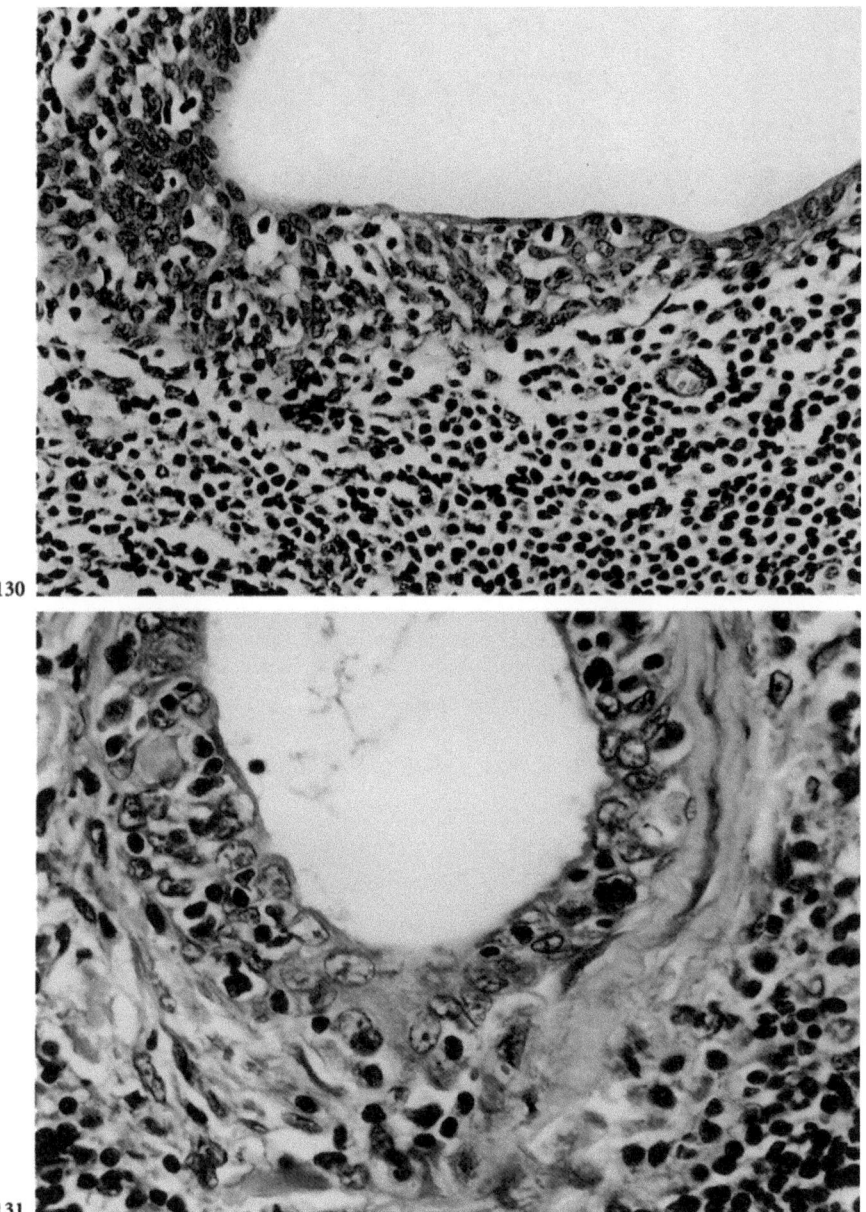

Abb. 130. Chronisch-rezidivierende sialektatische Parotitis: lymphozytäre Infiltration des mehrschichtigen Gangepithels. HE ×250

Abb. 131. Chronisch-rezidivierende sialektatische Parotitis: entzündlich aufgelockertes metaplastisches Gangepithel; beginnende periduktale Sklerose. HE ×400

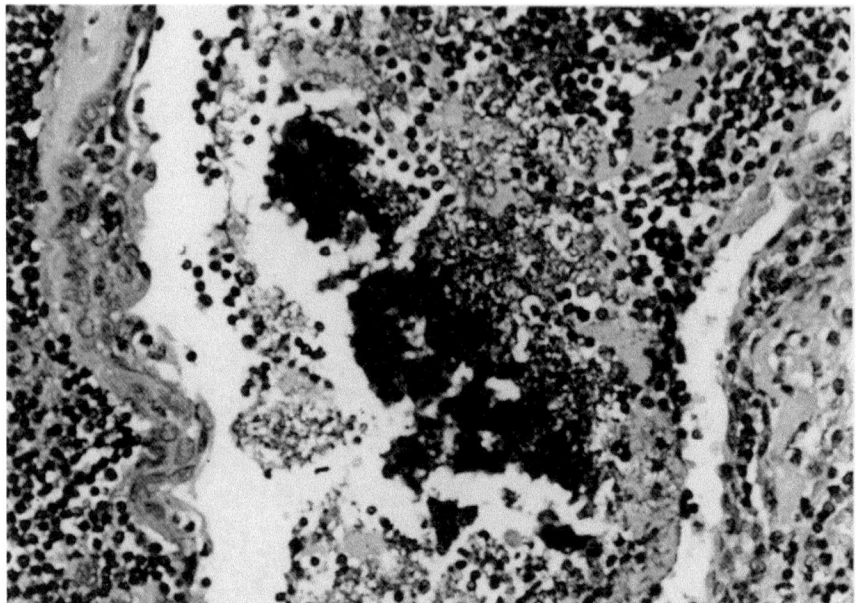

Abb. 132. Chronisch-rezidivierende sialektatische Parotitis: ektatischer Speichelgang mit schollig-verkalkten Sekretpartikeln und entzündlichen Infiltraten. HE ×160

schollen und Mikrolithen (Abb. 132 u. 133). Mitunter können auch myoepitheliale Zellinseln vorkommen.

13.3.3 Pathogenese

Der Ablauf der chronisch-rezidivierenden Parotitis deutet auf eine *multifaktorielle Pathogenese* hin. Gegen eine rein *bakterielle* Auslösung durch Strepto- und Staphylokokken sprechen der weitgehend fehlende Nachweis von Erregern im chronischen Entzündungsstadium und der mangelhafte Erfolg einer Antibiotikumtherapie. Auch das Vorkommen von Antikörpern gegen Epstein-Barr-Virus (AKABOSHI et al. 1983) oder die ultrastrukturelle Beobachtung von tuboloretikulären Strukturen in der perinukleären Region von Endothelzellen (TAKEDA 1982) sind nicht ausreichend zur Begründung einer *viralen* Ätiologie. Von pathogenetischer Bedeutung sind dagegen anatomische *Besonderheiten des Gangsystems*. Der Parotisausführungsgang ist relativ lang und schmal, besitzt ein enges Orifizium und zeigt eine Gangabknickung unmittelbar vor der Mündung. Die teilweise kugelförmigen Sialektasien des Gangsystems können sowohl anlagebedingt (BECKER et al. 1960) als auch Folge vorausgegangener Entzündungen sein. Gangveränderungen begünstigen Sekretstauungen und damit die Auslösung entzündlicher Prozesse. *Gangobstruktionen* sind auch das pathogenetische Prinzip bei der *obstruktiven Sialadenitis* (s. Kap. 13.6). Analoge Befunde lassen sich tierexperimentell bei der Gangligatur der Parotis erzeugen (DONATH

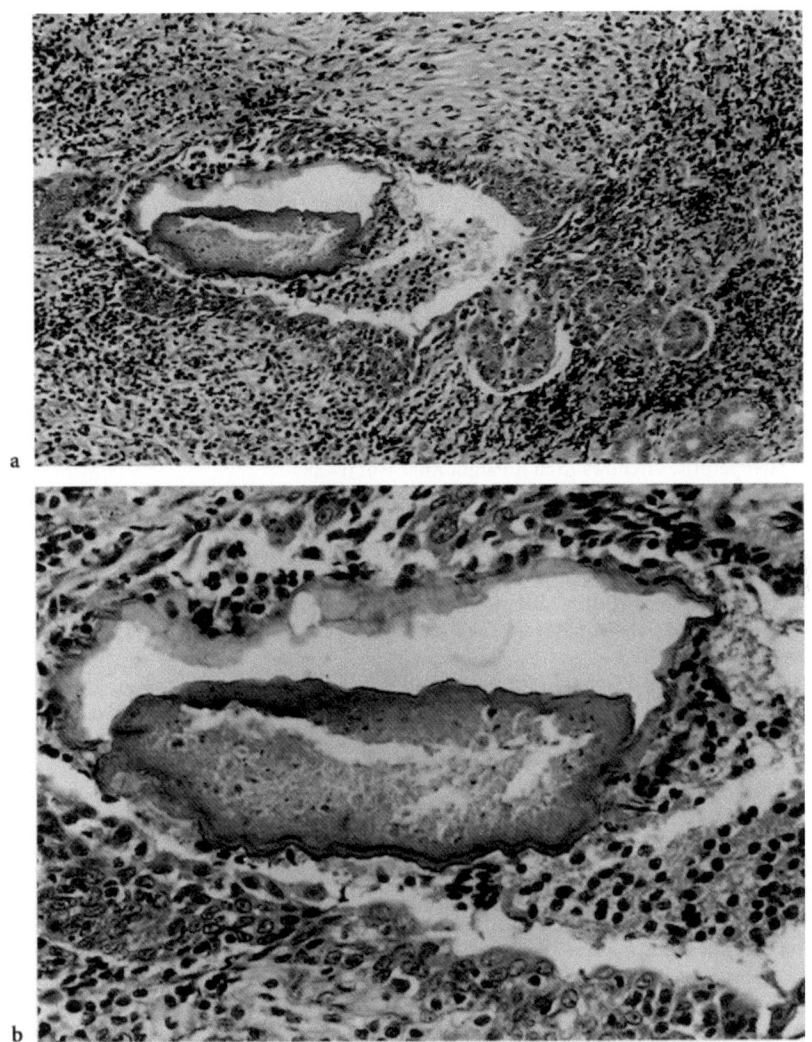

Abb. 133a, b. Chronisch-rezidivierende sialektatische Parotitis: Mikrolithenbildung in einem erweiterten Speichelgang. HE a × 100, b × 250

et al. 1973), so daß dem pathogenetischen Faktor einer Sekretionsstörung mit Sekreteindickung und daraus resultierenden Gangveränderungen eine besondere Bedeutung im Ablauf der chronisch-rezidivierenden Parotitis zukommt (DONATH u. GUNDLACH 1979). In den späteren Phasen treten zusätzliche *immunologische Reaktionen* hinzu. Hierzu gehören die Entwicklung sekundärer Lymphfollikel, die starke lymphozytäre Infiltration der alterierten Gangepithelien, das gelegentliche Vorkommen myoepithelialer Zellinseln und die Expression von Histokompatibilitätsantigenen (HLA-A, -B, -C und -DR) speziell in Arealen mit Parenchymatrophie und interstitieller Sklerose (MÖLLER et al. 1986; SEIFERT 1993).

Literatur

Akaboshi I, Katsuki T, Jamamoto J et al. (1983) Unique pattern of Epstein-Barr virus specific antibodies in recurrent parotitis. Lancet 358:1049–1051

Becker W, Matzker J, Ruckes J (1960) Zur Morphologie der „diffusen kugelförmigen Gangektasien" in der Glandula Parotis. Z Laryngol Rhinol 39:479–484

Blatt JM (1966) Chronic and recurrent inflammations about the salivary glands with special reference to children. Laryngoscope 76:917–933

Brown CR, Nevius WB (1936) Recurrent infectious parotitis. Am J Dis Child 52:1424–1428

Caselitz J, Lichtenthäler D, Wustrow J (1992) Verteilungsmuster lymphoider Zellen in menschlichen Speicheldrüsen. Eine immunhistologische Studie an der Glandula Parotis, Submandibularis sowie bei der myoepithelialen Sialadenitis. Verh Dtsch Ges Pathol 76:312–313

Chilla R, Meyfarth H-O, Arglebe C (1982) Über die operative Behandlung der chronischen Ohrspeicheldrüsenentzündung. Arch Otorhinolaryngol 234:53–63

Donath K, Gundlach KKH (1979) Ein Beitrag zur Ätiologie und Pathogenese der chronisch-rezidivierenden Parotitis. Dtsch Zahnärztl Z 34:45–49

Donath K, Hirsch-Hoffmann HU, Seifert G (1973) Zur Pathogenese der Parotisatrophie nach experimenteller Gangunterbindung. Ultrastrukturelle Befunde am Drüsenparenchym der Rattenparotis. Virchows Arch A Pathol Anat 359:31–48

Galili D, Marmary Y (1985) Spontaneous regeneration of the parotid salivary gland following juvenile recurrent parotitis. Oral Surg Oral Med Oral Pathol 60:605–607

Galili D, Marmary Y (1986) Juvenile recurrent parotitis: Clinicoradiologic follow-up study and the beneficial effect of sialography. Oral Surg Oral Med Oral Pathol 61:550–556

Garvar LR, Kringstein GJ (1974) Recurrent parotitis in childhood. J Oral Surg 32:373–376

Grevers G (1992) Die chronisch rezidivierende Parotitis (c.r.P.) des Kindesalters. Laryngorhinootologie 71:649–652

Katzen M, DuPlessis DJ (1964) Recurrent parotitis in children. S Afr Med J 38:122–128

Konno A, Ito E (1979) Study on pathogenesis of recurrent parotitis in childhood. Ann Otol Rhinol Laryngol 88 [Suppl 63]:1–20

Mandel ID, Baurmash H (1980) Sialochemistry in chronic recurrent parotitis: electrolytes and glucose. J Oral Pathol 9:92–98

Möller P, Born IA, Momburg F et al. (1986) Immunhistologische Analyse der chronisch-obstruktiven Sialadenitis. Laryngorhinootology 65:201–207

Palmer RM, Eveson JW (1987) Chronic sialadenitis. An immunocytochemical study in humans. Virchows Arch A Pathol Anat 412:73–78

Patey DH, Thackray AC (1955) Chronic „sialectatic" parotitis in the light of pathological studies on parotidectomy material. Br J Surg 43:43–50

Pinelli V, Bianchi PM, Bottero S, Marsella P (1988) The pathogenesis of chronic recurrent parotitis in infants: a study of 93 cases including an analysis of the vascular changes before and after parasympathectomy. Clin Otolaryngol 13:97–105

Seifert G (1979) Wangenschwellungen bei Speicheldrüsenentzündungen. Pathologisch-anatomische Differentialdiagnose der Sialadenitis. HNO 27:119–128

Seifert G (1987) Nicht-tumoröse Speicheldrüsenkrankheiten – Sialadenose, Speicheldrüsenzysten, Speicheldrüseninfarkt, Sialadenitis. Pathologe 8:141–151

Seifert G (1993) The pathology of the salivary gland immune systems. Diseases and correlations with other organs. Surg Pathol 5:161–180

Seifert G, Miehlke A, Haubrich J, Chilla R (1984) Speicheldrüsenkrankheiten. Pathologie-Klinik-Therapie-Fazialischirurgie. Thieme, Stuttgart New York

Steinbach E, Strohm M (1982) Zur Pathogenese der chronischen rezidivierenden sialektatischen Parotitis. Laryngorhinootologie 61:66–69

Takeda Y (1982) Tubuloreticular structures in chronic recurrent parotitis in childhood. Jpn J Oral Biol 24:1027–1029

Wilson WR, Eavey RD, Lang DW (1980) Recurrent parotitis during childhood. Clin Pediatr 19:235–236

13.4 Chronisch-sklerosierende Sialadenitis der Submandibularis (Küttner-Tumor)

13.4.1 Klinische Daten

Die chronische Entzündung der Submandibularis ist klinisch durch eine schmerzhafte Schwellung und tumorartige Verhärtung des Drüsengewebes gekennzeichnet. Seit der klassischen Beschreibung des Krankheitsbildes durch den Chirurgen KÜTTNER (1896) als „entzündlicher Tumor der Submaxillarspeicheldrüse" wird diese besondere Form einer chronischen Sialadenitis als auch „Küttner-Tumor" bezeichnet (LANG 1929; PAPOULACOS 1949; ZYMARI 1964). In ca. 40–50% der Fälle liegt gleichzeitig eine Sialolithiasis vor. Die Indikation für eine operative Entfernung der Submandibularis ergibt sich aus der Sialolithiasis, der anhaltenden Schmerzhaftigkeit und dem Tumorverdacht, besonders beim Vorliegen einer tumorartigen Drüsenverhärtung (Abb. 134).

Die schmerzhafte, mit leichten Temperaturen einhergehende Schwellung des Drüsenkörpers tritt besonders nach den Mahlzeiten auf. In der Vorgeschichte wird das Vorkommen von Steinleiden in anderen Organen (Gallenwege, ableitende Harnwege) erwähnt, außerdem das Vorliegen eines Diabetes mellitus (SEIFERT u. DONATH 1977). Mikrobiologisch konnten in einigen Fällen in den Speichelabstrichen vergrünende Streptokokken und Staphylococcus albus nachgewiesen werden.

Der Küttner-Tumor stellt neben der obstruktiven Sialadenitis die häufigste chronische Entzündungsform im Material des Speicheldrüsen-Registers Hamburg dar (SEIFERT et al. 1984). Für das männliche Geschlecht ergab sich eine leicht erhöhte Disposition von 53% mit einem Altersgipfel im 4.–5. Lebensjahrzehnt.

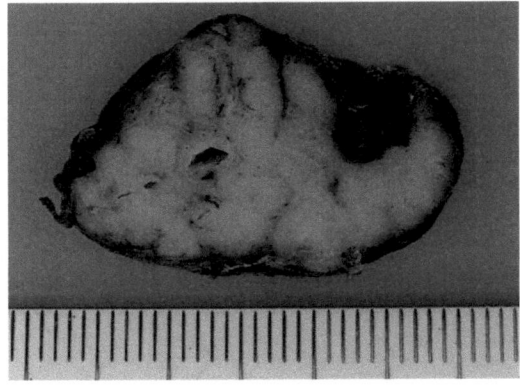

Abb. 134. Küttner-Tumor der Submandibularis (Stadium 4): Schnittfläche mit Aufhebung der Läppchenstruktur und diffuser narbiger Sklerose; Einschluß eines erweiterten Ausführungsganges bei Sialolithiasis

13.4.2 Pathohistologie

Die pathohistologischen Veränderungen lassen sich nach dem Schweregrad in 4 Stadien einteilen (SEIFERT u. DONATH 1977).

Im *Stadium 1 (Initialphase)* liegt eine fokale chronische lymphozytäre Sialadenitis vor (Abb. 135). Die Infiltrate sind periduktal angeordnet. Die Speichelgänge sind erweitert und enthalten eingedicktes Sekret als Hinweis auf eine Sekretabflußstörung. Mitunter besteht eine mäßige periduktale Fibrose. Die Läppchenstruktur ist erhalten.

Eine *fokale lymphozytäre Sialadenitis* der Submandibularis wurde im Autopsiematerial in 23% bei Frauen und in 9% bei Männern beobachtet, wobei die ausgeprägteren Infiltrate bei Frauen in der 4.–7. Lebensdekade vorkamen (WATERHOUSE u. DONIACH 1966; CHISHOLM et al. 1970). Die Befunde wurden als Störung des Immunsystems interpretiert, zumal eine besondere Assoziation zur rheumatoiden Arthritis und zu analogen lymphozytären Infiltraten der Lippenspeicheldrüsen beim Sjögren-Syndrom bestand. In einer anderen Autopsiestudie wurde eine Zunahme der fokalen lymphozytären Sialadenitis der Submandibularis im höherem Lebensalter festgestellt (KURASHIMA u. HIROKAWA 1986). Eine lymphozytäre Infiltration fand sich in über 80% bei einem Alter über 70 Jahren, dagegen nur in 53% bei einem Alter unter 70 Jahren. Immunzytochemisch handelte es sich in 60–80% um T-Lymphozyten mit einem Überwiegen der Helferzellen (60–70%) gegenüber den zytotoxischen Suppressorzellen (weniger als 20%). Der Befund wird als Störung des Immunsystems interpretiert. In einer

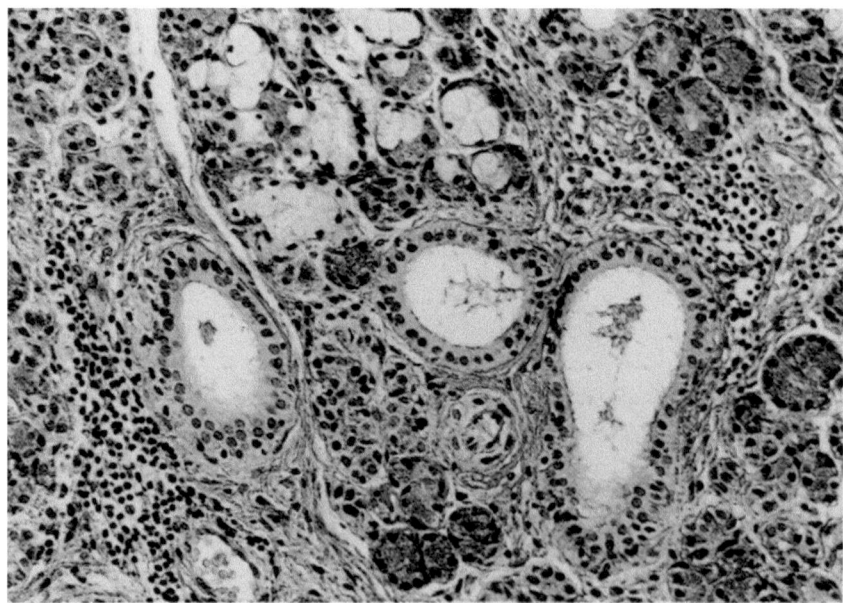

Abb. 135. Küttner-Tumor der Submandibularis: Stadium 1 mit fokaler periduktaler lymphozytärer Infiltration. HE ×160

anderen Untersuchung von Obduktionspräparaten der Submandibularis wird zwischen einer fokalen lymphozytären Sialadenitis und einer fokalen obstruktiven Sialadenitis unterschieden (SCOTT 1976). Während die nichtobstruktive Form keine Parenchymveränderungen und auch keine Abhängigkeit vom Alter oder Geschlecht aufwies, wurden bei der obstruktiven Form herdförmige Vernarbungen des Drüsengewebes und eine Zunahme mit dem Lebensalter beobachtet.

Im *Stadium 2* liegt eine *diffuse lymphozytäre Sialadenitis mit Speicheldrüsenfibrose* vor. Die periduktale Infiltration ist stärker ausgeprägt, wobei es vereinzelt auch zur Ausbildung kleiner Lymphfollikel kommt (Abb. 136 u. 137). Außerdem findet sich eine partielle Azinusatrophie und eine Zunahme der periduktalen Fibrose. Die Speichelgänge sind erweitert und enthalten eingedicktes Sekret. Das Gangepithel zeigt herdförmige Metaplasien sowie Proliferationen und ist teilweise von Lymphozyten durchsetzt.

Im *Stadium 3* ist bereits eine *chronisch-sklerosierende Sialadenitis* ausgeprägt (Abb. 138–141). Der sklerosierende Vernarbungsprozeß ist das Substrat der klinisch tastbaren tumorartigen Drüsenverhärtung. Das periduktale Bindegewebe zeigt eine deutliche hyaline Transformation mit teilweise etwas konzentrischer Anordnung um die Speichelgänge. Die erweiterten Speichelgänge enthalten Sekretschollen und desquamierte Gangepithelien. Vereinzelt kommt es auch zum Austritt von Speichelsekret in das Drüseninterstitium mit Ausbildung eines „Speichelödems". Um die Speichelgänge sind Lymphfollikel mit aktivierten Follikelzentren entwickelt. Im Gangsystem lassen sich Plattenepithel- und Becherzellmetaplasien beobachten, daneben auch relativ primitive duktuläre Proliferationen. Das Parenchym weist eine ausgeprägte Atrophie auf.

Im *Stadium 4 (Endstadium)* liegt der Befund einer *chronisch-progressiven Sialadenitis mit Speicheldrüsenzirrhose* vor (Abb. 142 u. 143). Der Läppchenaufbau ist zerstört, so daß ein Drüsenumbau analog einer Leberzirrhose besteht. Es finden sich jetzt adenomartige Gangregenerate, Sekretschollen in den Gangresten, mitunter auch periduktale Schleimaustritte mit Stromaveränderungen analog einer Mukozele vom Extravasationstyp. Das Drüsenparenchym ist vollständig zerstört, so daß eine „ausgebrannte" Speicheldrüse vorliegt. Eine Besonderheit stellen vereinzelte myoepitheliale Zellinseln dar, welche von Lymphozyten durchsetzt sind (Abb. 144). Neben einer deutlichen interstitiellen Sklerosierung kann es auch zur Ausbildung einer fokalen Lipomatose des Restdrüsenkörpers kommen, selten auch zu Amyloidablagerungen periazinär, interstitiell und intravaskulär (ANGELOV et al. 1995).

Zu den *ultrastrukturellen Befunden* gehören die Destruktion der Drüsenazini mit Alterationen der Sekretgranula, Lipofuszingranula und polysomale Lamellenkomplexe in den modifizierten Streifenstücken sowie luminale kristalloide Ausfällungen (TANDLER 1977; HARRISON et al. 1993). Psammomartige Partikel mit konzentrischer Schichtung und nichtlamellierte verkalkte Partikel lassen sich auch mittels der Feinnadel-Aspirationsbiopsie nachweisen (FRIERSON u. FECHNER 1991).

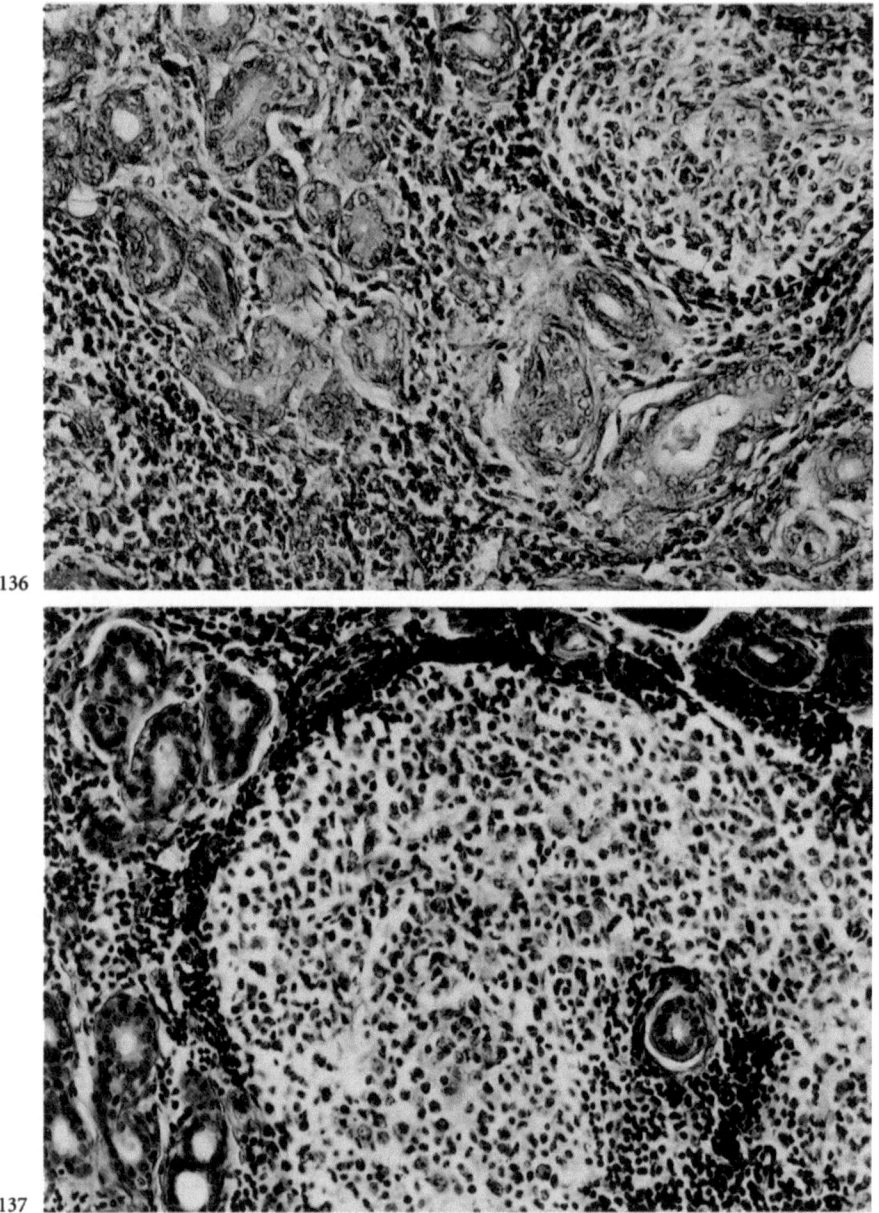

Abb. 136. Küttner-Tumor der Submandibularis: Stadium 2 mit diffuser lymphozytärer Infiltration und Ausbildung einzelner Lymphfollikel. HE ×160

Abb. 137. Küttner-Tumor der Submandibularis: Stadium 2 mit einem aktivierten periduktalen Lymphfollikel. HE ×160

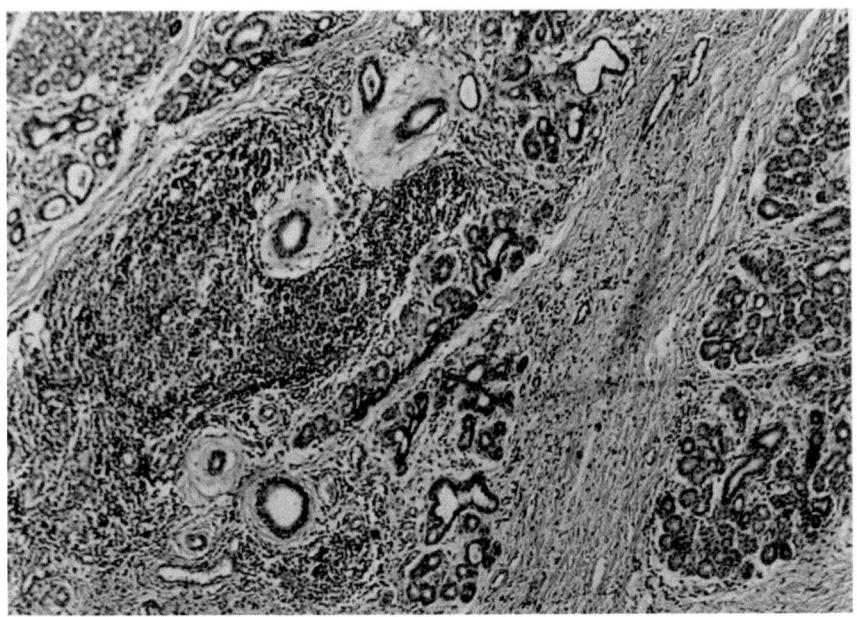

Abb. 138. Küttner-Tumor der Submandibularis: Stadium 3 mit diffuser sklerosierender Sialadenitis; partieller Schwund des sezernierenden Drüsengewebes. HE ×60

Immunzytochemisch sind die Stadien der chronisch-sklerosierenden Sialadenitis durch folgende Merkmale gekennzeichnet (HERBERHOLD 1984):

- Stadium 1: Anstieg der IgA-enthaltenden Plasmazellen
- Stadium 2: Stimulation der Laktoferrin- und Lysozymproduktion (Abb. 145 u. 146) sowie Anstieg der IgA- und IgG-enthaltenden Plasmazellen (Abb. 147)
- Stadium 3 und 4: Rückgang der Ig-bildenden Plasmazellen und Zerstörung des lokalen unspezifischen Immunsystems.

Die seltenen *entzündlichen Pseudotumoren* der Submandibularis (INUI et al. 1993) sind im Kap. 14.38.1.6 abgehandelt.

13.4.3 Pathogenese

Im pathogenetischen Ablauf des Küttner-Tumors (Abb. 148) findet sich in der Initialphase eine obstruktive Sekretionsstörung, die durch Sekretschollen, Gangerweiterungen und eine fokale periduktale lymphozytäre Infiltration gekennzeichnet ist. In den weiteren Stadien kommt es sowohl zu einer Zunahme der obstruktiven Veränderungen als auch zur Entwicklung immunpathologischer Reaktionen (RÄSÄNEN et al. 1972). Neben der ausgeprägten Parenchymatrophie stehen Gangveränderungen mit Epithelalterationen (Metaplasien, Proliferationen, Gangregenerate) und lymphozytärer Infiltration im Mittelpunkt,

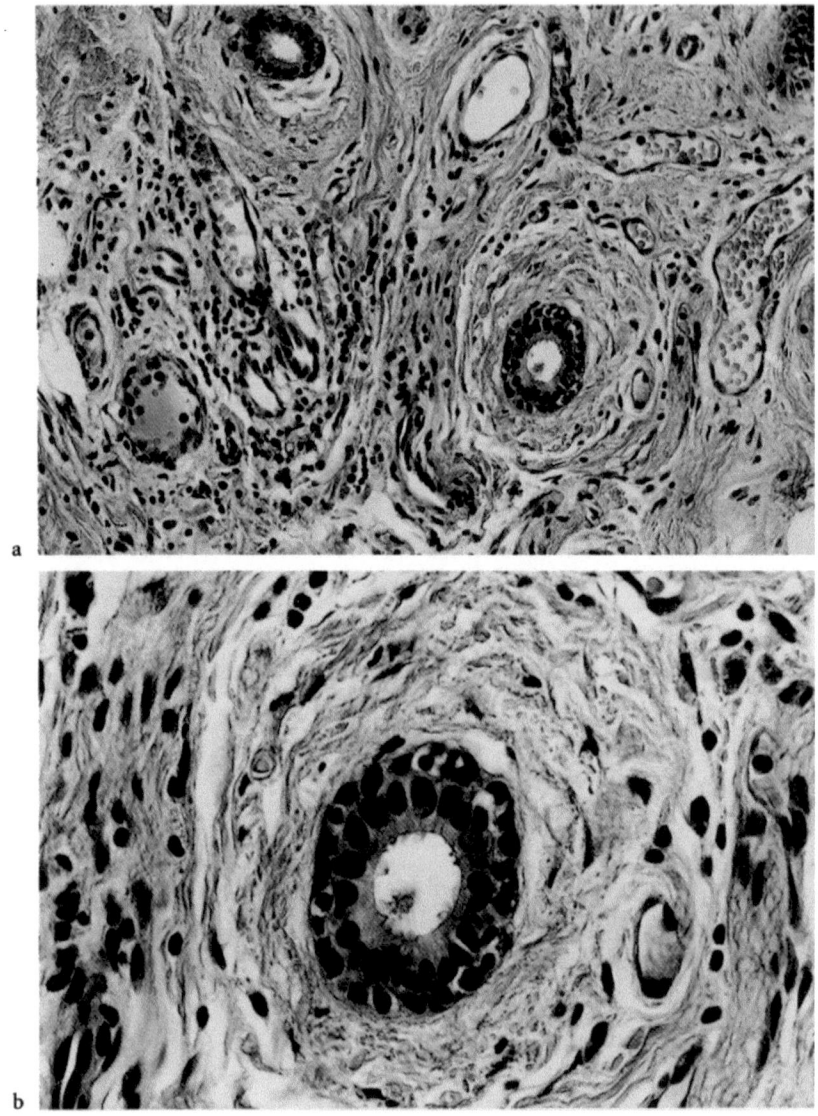

Abb. 139 a, b. Küttner-Tumor der Submandibularis: Stadium 3 mit ausgeprägter periduktaler Sklerose. HE **a** ×160, **b** ×400

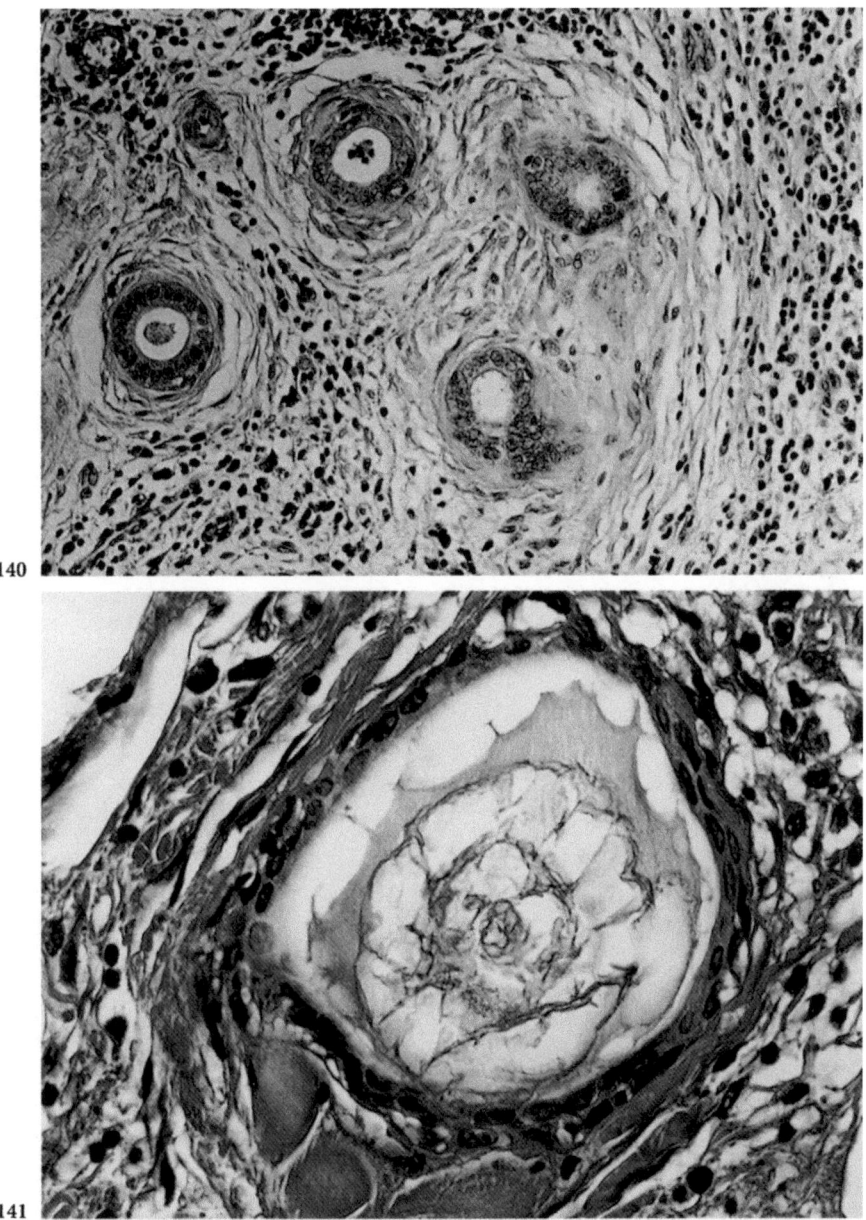

Abb. 140. Küttner-Tumor der Submandibularis: Stadium 3 mit angedeutet konzentrischer periduktaler Sklerose. HE ×100

Abb. 141. Küttner-Tumor der Submandibularis: Stadium 3 mit scholligem Sekret in einer erweiterten Ganglichtung. HE ×400

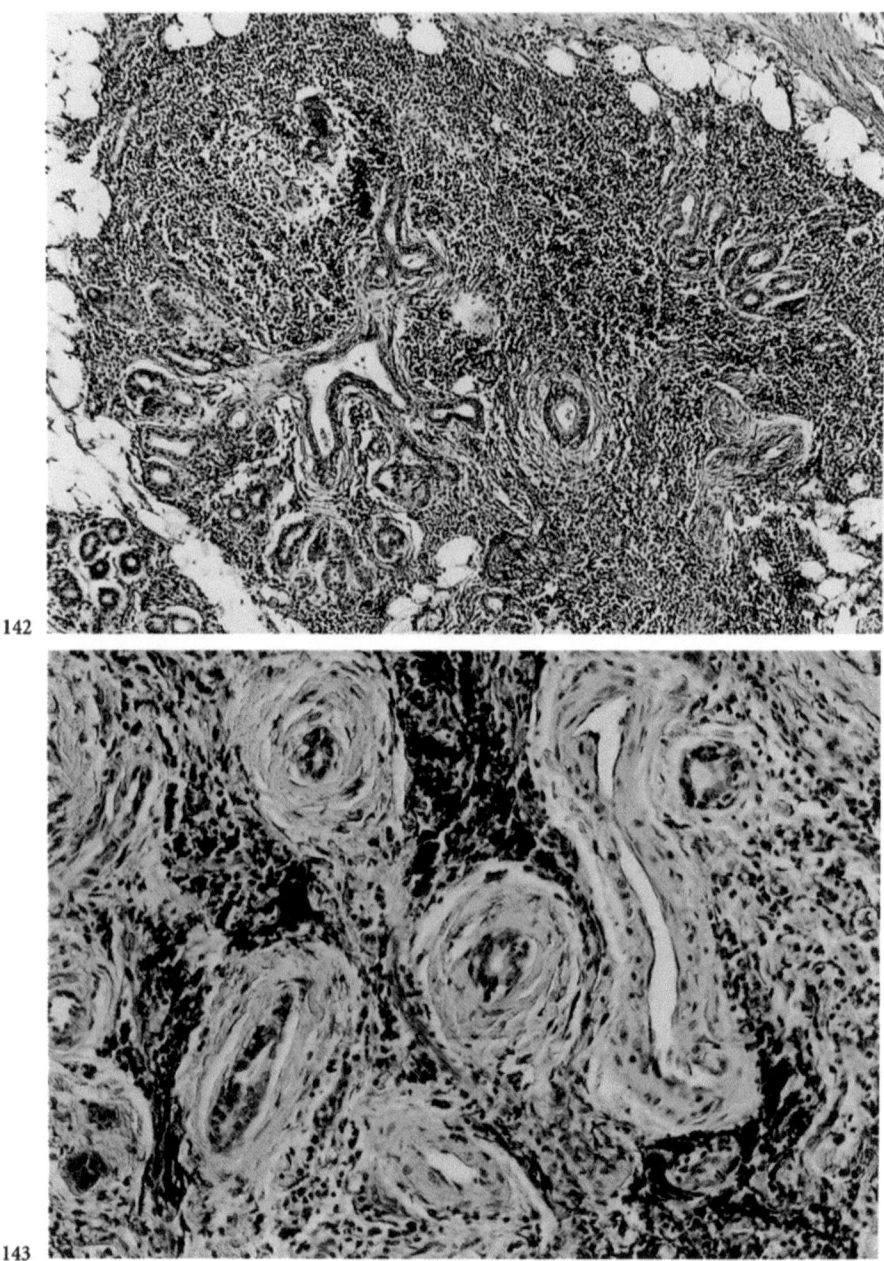

Abb. 142. Küttner-Tumor der Submandibularis: Stadium 4 mit Aufhebung der Läppchenstruktur, Schwund des sezernierenden Drüsengewebes und Gangproliferationen. HE ×60

Abb. 143. Küttner-Tumor der Submandibularis: Stadium 4 mit adenomartigen Gangregeneraten und periduktaler Hyalinisierung. HE ×400

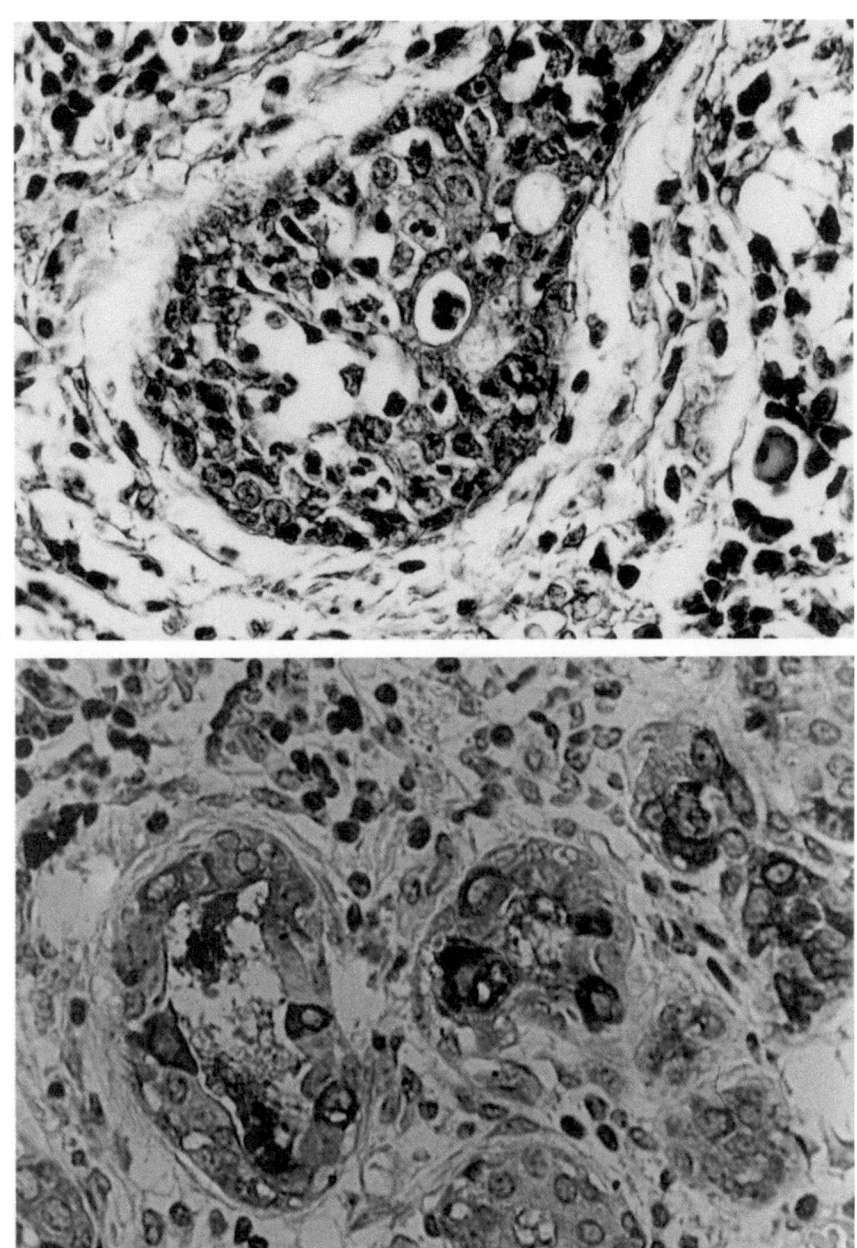

Abb. 144. Küttner-Tumor der Submandibularis: Stadium 4 mit fokaler Ausbildung einer myoepithelialen Zellinsel. HE ×400

Abb. 145. Küttner-Tumor der Submandibularis: Stadium 2 mit deutlicher Laktoferrinbildung im Epithel der Speichelgänge. Immunperoxydasereaktion PAP ×200 (Aus HERBERHOLD 1984)

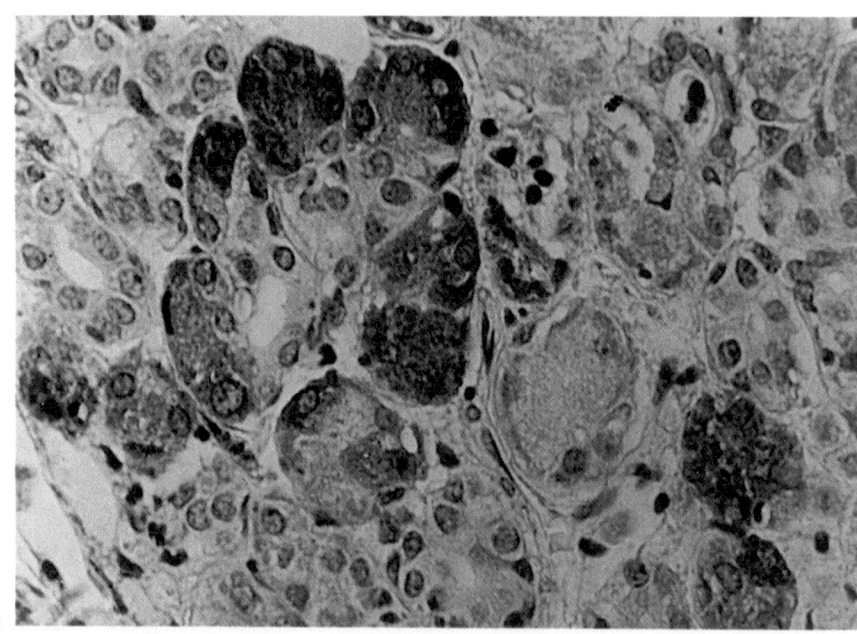

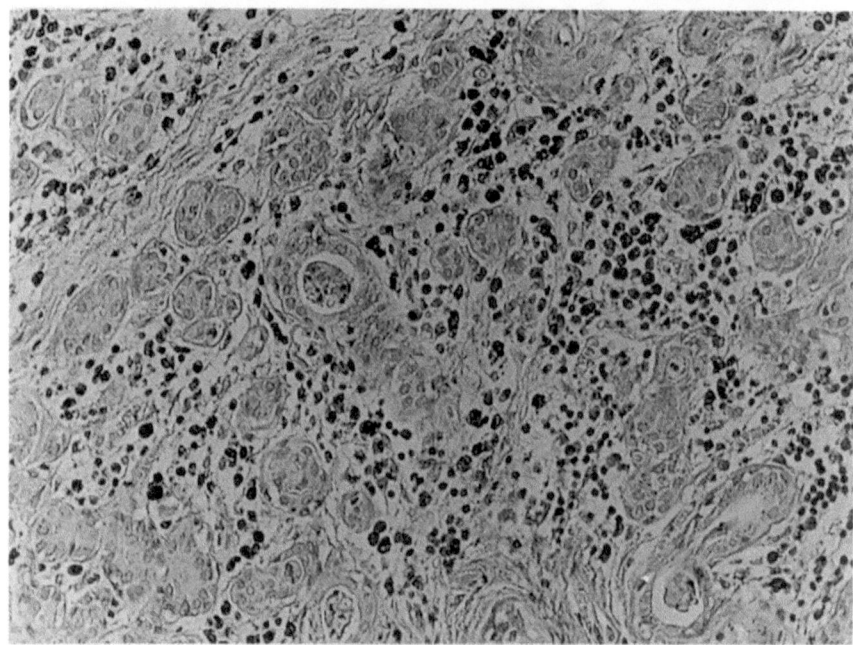

Abb. 146. Küttner-Tumor der Submandibularis: Stadium 2 mit fokal betonter Lysozymbildung in den Drüsenazini. Immunperoxydasereaktion PAP ×200 (Aus HERBERHOLD 1984)

Abb. 147. Küttner-Tumor der Submandibularis: Stadium 2 mit reichlicher Infiltration des Drüseninterstitium durch IgA-enthaltende Plasmazellen. Immunperoxydasereaktion ×80 (Aus HERBERHOLD 1984)

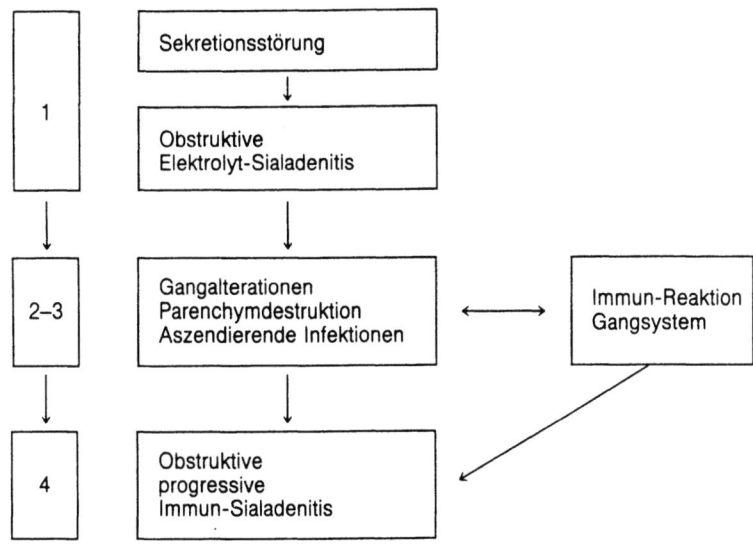

Abb. 148. Stadien und pathogenetische Faktoren des Küttner-Tumors der Submandibularis. (Aus SEIFERT u. DONATH 1977)

wobei periduktal eine Neubildung von Lymphfollikeln mit aktivierten Follikelzentren deutlich erkennbar ist. Die zusätzliche Entwicklung von myoepithelialen Zellinseln deutet auf einen Übergang in eine Autoimmunreaktion analog der chronischen myoepithelialen Immun-Sialadenitis hin (s. Kap. 13.8). Das Endstadium des Küttner-Tumors entspricht somit einer *progressiven Immun-Sialadenitis* (SEIFERT 1993).

Literatur

Angelov A, Klissarova A, Dikranian K (1995) Chronic sclerosing sialadenitis (CSS) with amyloid deposition. Pathol Res Pract 191:609

Chisholm DM, Waterhouse JP, Mason DK (1970) Lymphocytic sialadenitis in the major and minor glands: a correlation in postmortem subjects. J Clin Pathol 23:690–694

Frierson HF, Fechner RE (1991) Chronic sialadenitis with psammoma bodies mimicking neoplasia in a fine-needle aspiration specimen from the submandibular gland. Am J Clin Pathol 95:884–888

Harrison JD, Triantafyllou A, Baldwin D, Schäfer H (1993) Histochemical and biochemical determination of calcium in salivary glands with particular reference to chronic submandibular sialadenitis. Virchows Arch A Pathol Anat 423:29–32

Herberhold C (1984) Immunpathologische Reaktionen im Ablauf der chronischen Sialadenitis der Glandula submandibularis (sog. Küttner-Tumor). Laryngorhinootologie 63:468–474

Inui M, Tagawa T, Mori A, Yoneda J, Nomura J, Fukumori T (1993) Inflammatory pseudotumor in the submandibular region. Clinicopathologic study and review of the literature. Oral Surg Oral Med Oral Pathol 76:333–337

Kurashima C, Hirokawa K (1986) Age-related increase of focal lymphocytic infiltration of the human submandibular glands. J Oral Pathol 15:172–178

Küttner H (1896) Über entzündliche Tumoren der submaxillären Speicheldrüsen. Bruns' Beitr Klin Chir 15:815–828

Lang FJ (1929) Pathologische Anatomie der großen Kopfspeicheldrüsen. In: Henke F, Lubarsch O (Hrsg) Handbuch der speziellen pathologischen Anatomie und Histologie, Bd V/2. Springer, Berlin, S 1-210
Papoulacos MN (1949) Tumor of Küttner. J Oral Surg 7:155-159
Räsänen O, Jokinen K, Dammert K (1972) Sclerosing inflammation of the submandibular salivary gland (Küttner-Tumor) - A progressive plasmacellular ductitis. Acta Otolaryngol 74:297-301
Scott J (1976) The incidence of focal chronic inflammatory changes in human submandibular salivary glands. J Oral Pathol 5:334-346
Seifert G (1993) The pathology of salivary gland immune system. Diseases and correlations with other organ systems. Surg Pathol 5:161-180
Seifert G, Donath K (1977) Zur Pathogenese des Küttner-Tumors der Submandibularis. - Analyse von 349 Fällen mit chronischer Sialadenitis der Submandibularis. - HNO 25:81-92
Seifert G, Miehlke A, Haubrich J, Chilla R (1984) Speicheldrüsenkrankheiten. Pathologie-Klinik-Therapie-Fazialischirurgie. Thieme, Stuttgart New York
Tandler B (1977) Ultrastructure of chronically inflamed human submandibular glands. Arch Pathol Lab Med 101:425-431
Waterhouse JP, Doniach I (1966) Post-mortem prevalence of focal lymphocytic adenitis of the submandibular salivary gland. J Pathol Bact 91:53-64
Zymari MN (1964) Entzündlicher Tumor der Glandula submandibularis. Ein Fall von Küttner-Tumor. Ärztl Forsch 18:146-147

13.5 Strahlen-Sialadenitis

13.5.1 Klinische Daten

Das Ausmaß der funktionellen Schädigung des Speicheldrüsengewebes (Tabelle 11) ist abhängig von der Strahlendosis (Qualität und Quantität der Strahleneinwirkung) und der Fraktionierung (Zeitraum der Strahlenapplikation). Von Bedeutung ist weiterhin, ob die Speicheldrüsen selbst das Ziel energiereicher Strahlen sind oder nur am Rande des Strahlenfeldes liegen (SEIFERT et al. 1984; DREYER et al. 1989).

Die *akute Strahleneinwirkung* führt innerhalb von 24 h zum Syndrom der akuten Drüsenschwellung und ist mit Schmerzen sowie Spannungsgefühl verbunden. Parallel hiermit geht ein 10- bis 20facher Anstieg der Serumamylase (KASHIMA et al. 1965; HOFMANN et al. 1987), eine 10fach erhöhte Freisetzung von Plasmin (DEEG et al. 1988) und ein Anstieg des Blutplättchen-Aktivator-Faktors („platelet-activator factor"; MCMANUS et al. 1993), der zur Gruppe der Phospholipidmediatoren bei Entzündungen gehört. Diese Befunde sind ein Hinweis auf die durch die Strahlenschädigung ausgelösten Azinusnekrosen mit reaktiver akuter Entzündung des Drüsengewebes. Als Zeichen der gestörten Speichelsekretion finden sich eine Reduktion der Speichelflußrate um 50% und der Proteinsekretion um 40% innerhalb einer Woche nach Strahlungsbeginn, weiterhin eine Abnahme zahlreicher Sekretionsparameter (Abfall der Natrium- und Chloridkonzentration, des pH-Wertes und des Bikarbonatgehaltes; ANDERSON et al. 1981). Die Glykoproteine des Speichels sind stärker verändert als die Amylase (MOSSMANN et al. 1983).

Insgesamt ist das hochdifferenzierte seröse Azinusgewebe der Parotis wesentlich strahlensensibler als die relativ resistenten mukösen Drüsenformationen der Submandibularis (SHANNON et al. 1978).

Tabelle 11. Klinische Merkmale der Strahlen-Sialadenitis

Akutes Stadium
- Speicheldrüsenschwellung
- Anstieg Serumamylase
- Freisetzung von Plasmin
- Anstieg Phospholipid-Mediatoren
- Reduzierung Speichelflußrate
- Reduzierung Proteinsekretion
- Abnahme Na, Cl, Ph, Bikarbonat

Dauerschäden
- Dosis 5000–6000 R und mehr
- Schluckbeschwerden
- Geschmacksverlust
- Xerostomie
- Erhöhte Kariesfrequenz
- Partielle Rückbildung möglich

Bei *geringerer Strahlendosis* (2000–3000 R) sind die Funktionsstörungen reversibel (SIMORIĆ et al. 1987). Durch eine Applikation von Isoproterenolderivaten vor der Strahlenbehandlung läßt sich die Strahlenschädigung reduzieren (LOTZ et al. 1990), ein Effekt, der auf eine Degranulierung der Azinuszellen durch das Isoproterenol zurückgeführt wird.

Bei *hoher Strahlendosis* (5000–6000 R und mehr) kommt es zu *Dauerschäden* des Speicheldrüsengewebes. Hierzu gehören Schluckbeschwerden, Geschmacksverlust und eine ausgeprägte Xerostomie (ENEROTH et al. 1972; SHANNON et al. 1978). Die Häufigkeit des Auftretens der Xerostomie ist ebenfalls von der Strahlendosis abhängig. Die Xerostomie wird bei einer Strahlendosis von 5000 R bei 5 % der Patienten beobachtet, bei einer Dosis von 7000 R dagegen bei 50 % (FAJARDO u. BERTHRONG 1981; BERTHRONG 1986). Die Xerostomie ist stärker ausgeprägt, wenn auch die Submandibularis von der Strahlenschädigung betroffen ist. Als Folge der Xerostomie und der daraus resultierenden Veränderung der oralen Mikroflora ist die Kariesfrequenz deutlich erhöht (ENEROTH et al. 1972; MAKKONEN u. NORDMANN 1987). Eine klinische Objektivierung der Bestrahlungsfolgen kann durch den Einsatz der Szintigraphie mit ^{99m}Tc-Pertechnetat erfolgen (ERNST et al. 1977; OLMOS et al. 1994). Nach 500–1200 R kommt es zu einer temporären und reversiblen Verminderung der Akkumulationsfähigkeit von Pertechnetat, nach 2000 R zu irreversiblen Funktionstörungen und ab 6000 R zu einem kompletten Verlust der Fähigkeit zur Akkumulation. Bei Patienten mit einer Knochenmarktransplantation bewirkt die Ganzkörper-Bestrahlung eine schwere irreversible Schädigung der Speicheldrüsenfunktion mit ausgeprägter Xerostomie und nachfolgender opportunistischer Infektion (CHAUSHU et al. 1995). Bei Patienten mit Tumoren der Kopf-Hals-Region führt die Strahleneinwirkung auf die Speicheldrüsen nicht nur zu einer temporären oder permanenten Xerostomie, sondern auch zu einer deutlich reduzierten Nahrungsaufnahme bei einem Vergleich mit einer Kontrollgruppe (BÄCKSTRÖM et al.

1995). Die Abnahme der Kalorienzahl geht besonders auch mit einer verminderten Aufnahme von Vitaminen (Vitamin A, E und B_6), Eisen und Zink einher.

Eine *teilweise Rückbildung* der *Funktionsstörung* ist nach Abklingen der Entzündung möglich, wobei eine Kompensation durch die Submandibularis und auch eine verstärkte Schleimproduktion aus metaplastischen Becherzellen eine mitgestaltende Rolle spielt (ENEROTH et al. 1972). Aus einer weiteren differenzierten longitudinalen Studie über die Zusammensetzung des Parotisspeichels nach einer Strahlendosis von 4000–5200 R geht hervor, daß bei einer Beobachtungszeit bis zu 18 Monaten nach Absetzen der Bestrahlung Änderungen in der Zusammensetzung des Speichels und der Speichelflußrate eintreten (FUNEGÅRD et al. 1994). Nach einer Abnahme der Speichelflußrate auf 40% während der Bestrahlungszeit läßt sich nach 18 Monaten ein Wiederanstieg auf 72% des Ausgangswertes beobachten. Die Konzentration von Totalprotein, Speichelperoxydase, Hexosamin und IgA ist während und am Ende der Strahlenbehandlung erhöht und erreicht 18 Monate nach Bestrahlung wieder das normale Niveau.

Die radiogenen Speicheldrüsenreaktionen lassen sich in 3 klinische Stadien eingruppieren (HÜLSE 1971):

- eine Frühreaktion mit Verminderung des Speichelflusses,
- eine Trockenperiode nach Einwirkung einer Herddosis mit individuellen Schwankungen und
- ein Dauerschaden, der mit einem hochgradigen Schwund an sezernierendem Drüsenparenchym einhergeht.

13.5.2 Pathohistologie

Die pathohistologischen Veränderungen der Strahlen-Sialadenitis (Tabelle 12) lassen sich nach dem Schweregrad in Stadien einteilen (SEIFERT u. GEIER 1971; HARWOOD et al. 1973; BUSUTTIL 1977; EL MOFTY u. KAHN 1981; FAJARDO u. BERTHRONG 1981; SIMORIĆ et al. 1987; DREYER et al. 1989).

Das *Initialstadium* (Abb. 149) ist durch eine deutliche Schwellung und Vakuolisierung der serösen Azinuszellen der Parotis gekennzeichnet. Die Anzahl der Sekretgranula ist deutlich vermindert. Die Zellkerne weisen Pyknosen auf. Im angrenzenden Bindegewebe kommt es zu einer Infiltration mit granulierten und eosinophilen Leukozyten (KASHIMA et al. 1965). Etwas spätere Veränderungen sind eine fokale Atrophie von serösen Azini und eine mäßige periduktale lymphozytäre Infiltration und Fibrose. Die serösen Drüsenazini der Submandibularis zeigen analoge Schädigungsmuster, während die mukösen Drüsenazini nur geringgradige Veränderungen aufweisen.

Im *Stadium 2* (Abb. 150 u. 151) sind Gangveränderungen und die Atrophie der serösen Drüsenazini der dominierende Befund. Die Speichelgänge sind erweitert und enthalten Sekret sowie desquamierte Epithelien. Im Verband der Gangepithelien treten Plattenepithel- und Becherzellmetaplasien auf. Außerdem kommt es zu fokalen duktalen Proliferationen. Das Drüseninterstitium weist eine zunehmende Fibrose und eine verstärkte lymphozytäre Infiltration auf. Stellen-

Tabelle 12. Pathohistologische Stadien der Strahlen-Sialadenitis

Initialstadium
- Schädigung der serösen Azinuszellen
- Geringe leukozytäre Infiltration

Stadium 2
- Atrophie der serösen Drüsenazini
- Erweiterung der Speichelgänge
- Metaplasien des Gangepithels
- Interstitielle Fibrose

Terminalstadium
- Zerstörung der Läppchenstruktur
- Ektasie und Sekretstauung der Gänge
- Schleimgranulome
- Gangepitheldysplasien
- Verstärkte Expression von Lysozym, Laktoferrin und sekretorischer Komponente

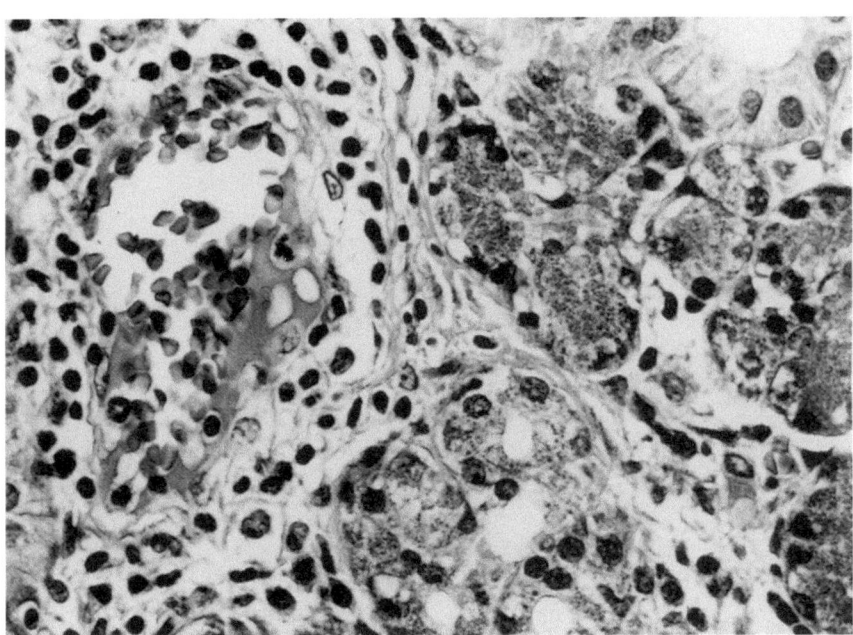

Abb. 149. Strahlen-Sialadenitis der Parotis: akute Schwellung, Vakuolisierung und Auflösung von serösen Drüsenazini; Vakuolisierung des Gangepithels; interstitielles Ödem. HE ×400

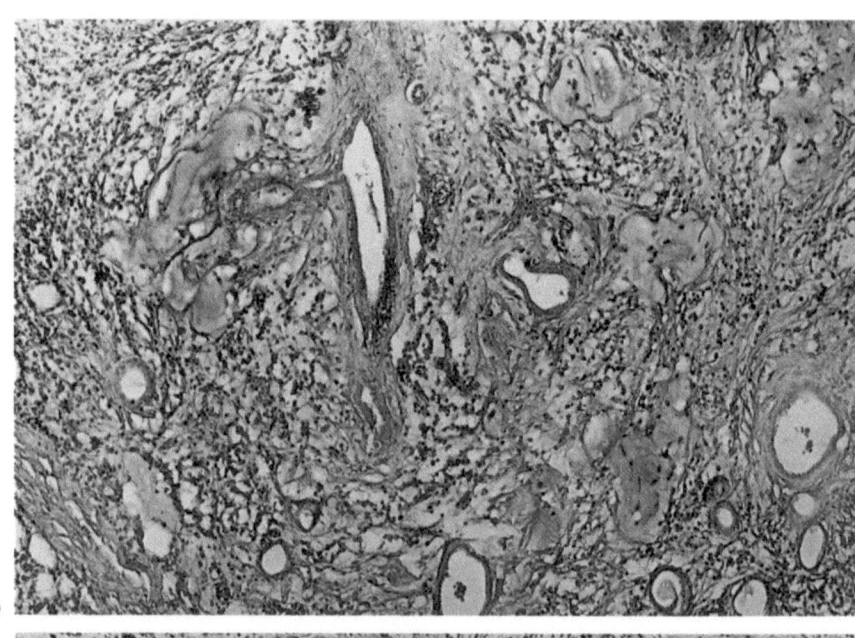

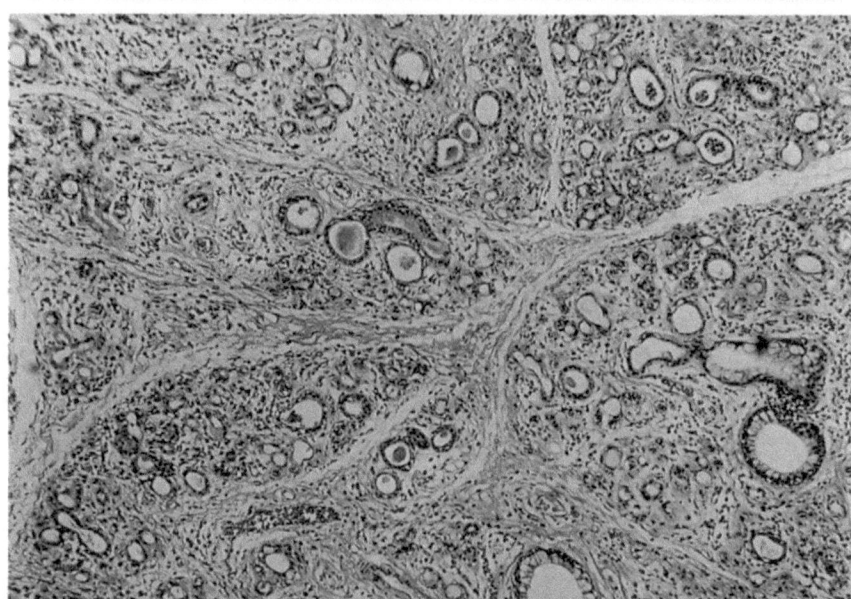

Abb. 150. Strahlen-Sialadenitis der Parotis: weitgehende Atrophie des sezernierenden Azinusgewebes; interstitielle Fibrose mit Einschluß unregelmäßig gestalteter Speichelgänge. Astrablau ×60

Abb. 151. Strahlen-Sialadenitis der Submandibularis: Atrophie des sezernierenden Parenchyms; interstitielle Fibrose; teilweise erweiterte Speichelgänge mit Sekretschollen. HE ×60

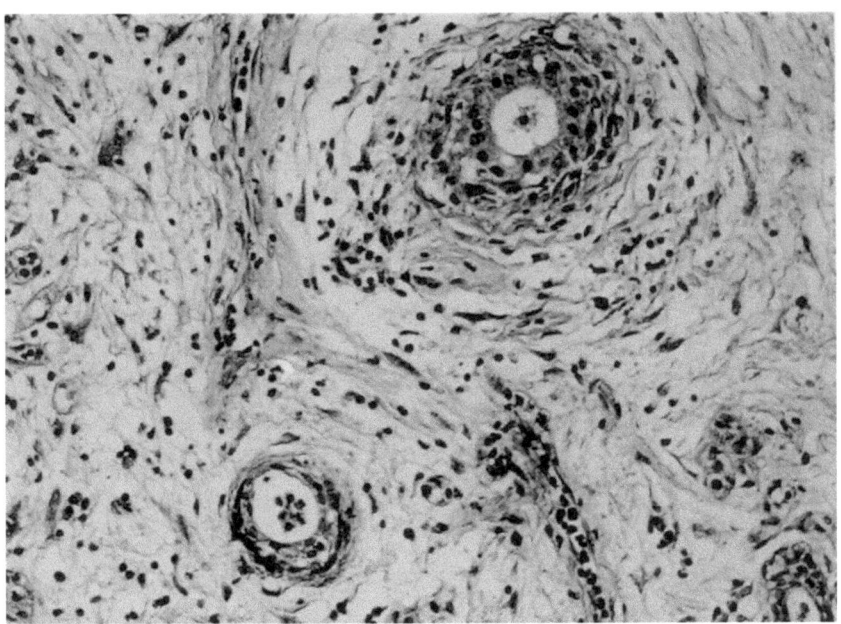

Abb. 152. Strahlen-Sialadenitis der Submandibularis: Spätstadium mit destruierten metaplastischen Speichelgängen; ausgeprägte interstitielle Sklerose ohne Einschluß von sezernierendem Parenchym. Masson-Goldner, ×160

weise ist auch eine geringe interstitielle Lipomatose entwickelt. Demgegenüber zeigen die Blutgefäße nur geringe sklerotische Veränderungen.

Das *Terminalstadium 3* (Abb. 152) ist durch eine Zerstörung der Läppchenstruktur und einen zirrhotischen Drüsenumbau gekennzeichnet. Das sezernierende Drüsenparenchym ist weitgehend reduziert. Die Destruktionen des Gangsystems sind weiter fortgeschritten. Die Gänge sind ektatisch und mit eingedicktem Sekret angefüllt, welches teilweise in das Drüseninterstitium ausgetreten ist und dort zu kleinen Schleimgranulomen geführt hat. Die Metaplasien des Gangepithels mit Plattenepithelinseln und Becherzellen (Abb. 153 u. 154) sind ausgeprägt vorhanden. Im Bereich von Gangproliferationen finden sich dysplastische Epithelzellen mit atypischen großen Zellkernen (HARWOOD et al. 1973). Das Drüseninterstitium ist sklerosiert und lymphozytär infiltriert. An den Gefäßen finden sich fokale Intimaproliferationen mit Ausbildung von Gefäßstenosen.

In den kleinen Speicheldrüsen kommt es ebenfalls in Abhängigkeit von der Strahlendosis zu Veränderungen der Drüsenläppchen. In fortgeschrittenen Fällen ist die Drüsenstruktur zerstört. Das Restgewebe besteht dann aus erweiterten Speichelgängen mit teilweiser Ruptur der Gangwand und Ausbildung einer Extravasations-Mukozele (FAJARDO u. BERTHRONG 1981).

Parallel zu diesen Schweregraden lassen sich *immunzytochemische Veränderungen* nachweisen (DREYER et al. 1989). Im Stadium 1 ist das Expressionsmuster

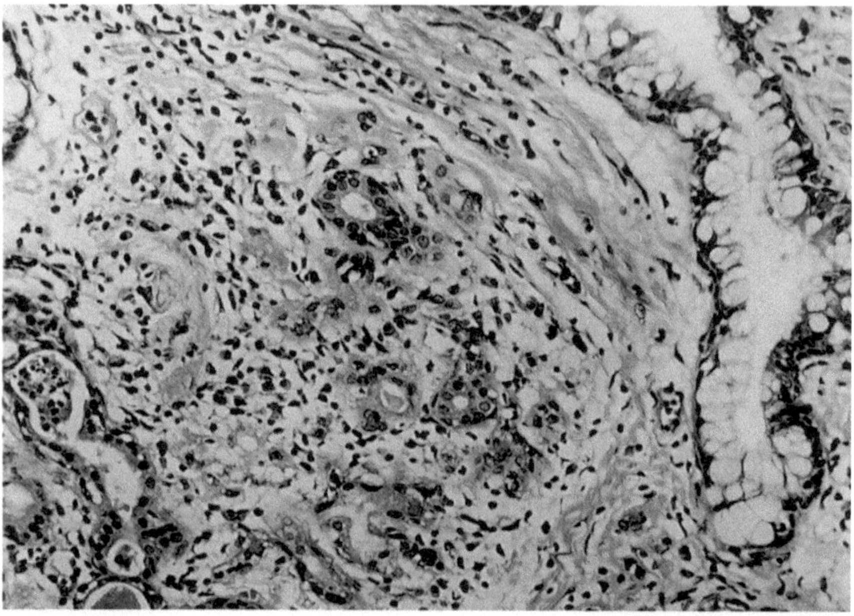

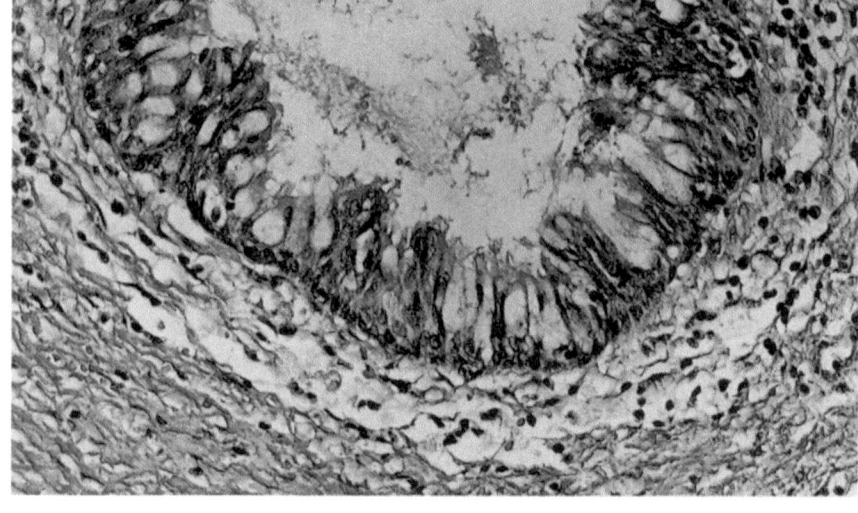

Abb. 153. Strahlen-Sialadenitis der Submandibularis: Spätstadium mit interstitieller Sklerose und Becherzellmetaplasien eines Speichelganges. HE ×160

Abb. 154. Strahlen-Sialadenitis der Submandibularis: Spätstadium mit einem erweiterten Speichelgang mit Becherzellmetaplasien. HE ×400

für IgA, sekretorische Komponente, Lysozym und Laktoferrin im Vergleich zu unbestrahlten Speicheldrüsen weitgehend unverändert. Die noch intakten serösen Drüsenazini enthalten Amylase. Im Stadium 2 findet sich eine verstärkte Expression von IgA, IgG, sekretorischer Komponente, Laktoferrin und Lysozym in den Schalt- und Streifenstückepithelien. Diese Sekretionsprodukte sind auch in den Ganglumina nachweisbar. Der Amylasegehalt ist dagegen deutlich reduziert, besonders in den atrophischen Drüsenarealen. Im Terminalstadium 3 wird besonders die sekretorische Komponente, Lysozym und Laktoferrin verstärkt in den Schalt- und Streifenstücken exprimiert. Eine Amylasereaktion ist nicht mehr nachweisbar.

13.5.3 Pathogenese

Weitere Einblicke in die Pathogenese ergeben sich aus *tierexperimentellen Befunden*.

In der *Rattenparotis* kommt es bei einer Strahlendosis zwischen 2000 und 4500 R in der Initialphase zu einer Abnahme der Elektrolyt- und Flüssigkeitssekretion in Abhängigkeit von der Strahlenmenge, während die Amylasefreisetzung anfangs unverändert bleibt (FRANZÉN et al. 1991). Daraus läßt sich der Schluß ziehen, daß initial die Elektrolytfunktion vulnerabler ist als die Exozytose von Amylase.

Die morphologisch faßbaren Schäden setzen bereits 2 h nach Strahlenbeginn ein und erreichen ein Maximum nach 2 Tagen, wobei eine deutliche Relation zwischen der Strahlendosis (1600–6400 R) und der Schwere der Zellschädigung besteht (SHOLLEY et al. 1974). Es finden sich fokale Zytoplasmadegradationen der Azinuszellen mit großen Zytolysosomen und Azinuszellnekrosen mit Bildung vakuolärer Körper, welche Kernreste, Fragmente des endoplasmatischen Retikulum und Reste von Sekretgranula enthalten. Zusätzlich sind Makrophagen entwickelt. Außerdem finden sich Basalmembranreste. Ab 3. Tag stellt sich eine deutliche Azinusatrophie ein, die auch in einem Gewichtsverlust des Drüsengewebes um 47% zum Ausdruck kommt. Die verbliebenen Azinuszellen enthalten Lipidvakuolen und eine reduzierte Anzahl von Sekretgranula. Mikrovaskuläre Alterationen als Ursache für die Zellschädigung sind nicht nachweisbar. Bei hoher Strahlendosis (6400 R) entwickeln sich in den ersten 4 Tagen nach Beginn der Bestrahlung Kristalloide in den geschädigten Azinuszellen (SHOLLEY et al. 1981). Sie bestehen aus longitudinalen fibrillären Bündeln, welche von Membranen umgeben sind. Im weiteren Verlauf liegen die Kristalloide auch außerhalb der Azinuszellen in Makrophagen. Außerdem finden sich große autophage Vakuolen, welche Membranreste und degenerativ verändertes Sekretmaterial enthalten.

Analoge Befunde wurden auch nach einer *Neutronenbestrahlung* der Rattenspeicheldrüsen beobachtet (STERN et al. 1976). In den ersten 4 Tagen entwickeln sich intrazytoplasmatische pleomorphe Einschlüsse, welche sequestrierte Organellen und Sekretreste enthalten. In der Spätphase kommt es 7 Monate nach Beginn der Strahlenschädigung zu Regenerationen des Drüsengewebes (ENGLISH et al. 1955; CHERRY u. GLUCKSMANN 1959). Diese gehen mit abnormen adenomartigen Regeneraten unter Einschluß atypischer Mitosen einher.

In der Rattenparotis von *Rhesusaffen* sind analoge Befunde erhoben worden (STEPHENS et al. 1986a). Die akute Schädigungsphase umfaßt die ersten 3 Tage nach Bestrahlungsbeginn. Hierzu gehören Azinusnekrosen in Abhängigkeit von der Strahlendosis. Die pathohistologischen Merkmale des Zellunterganges (Schrumpfung und Fragmentierung der Zellkerne, Kernpyknosen, Kondensationen des Zytoplasma und Bildung membranbegrenzter Vakuolen mit Organellenresten) und der Phagozytose durch angrenzende Zellen entsprechen einem intermitotischen oder Interphasezelltod durch Apoptose (STEPHENS et al. 1991; KERR et al. 1994; FARBER 1994).

Bei den strahleninduzierten Veränderungen der *Rattensubmandibularis* muß die etwas andersartige Drüsenstruktur berücksichtigt werden (s. auch Kap. 1.6). Dies gilt sowohl für die Drüsenazini mit reichlich mukösen Azinuszellen als auch für das differenzierte Gangsystem, welches sog. sekretorische Tubuli mit einem Sexualdimorphismus enthält. Bei einer Einwirkung von 1500 R sind die ersten Veränderungen nach 3 h erkennbar und erreichen ein Maximum am 3. Tag nach Beginn der Bestrahlung (VISSINK et al. 1991). Neben einer Abnahme der Speichelflußrate sowie einer Reduktion von Kalium und Natrium kommt es in den sekretorischen Tubuli zu einer Degranulierung sowie zu Schädigungen der seromukösen Drüsenazini mit Erweiterung der Zisternen des endoplasmatischen Retikulums, Ausbildung von Zytoplasmavakuolen und Degeneration der Mitochondrien. In den mukösen Drüsenzellen lassen sich ultrastrukturell fibrilläre elektronendichte Kondensationen der Schleimprodukte beobachten. In den Streifenstücken ist die Zahl der Mitochondrien verringert (MESSELT u. DAHL 1983). Eine Regranulierung der sekretorischen Tubuli erfolgt ab dem 6. Tag. Die Funktionsstörugnen sind vor den morphologischen Alterationen nachweisbar, während eine morphologische Regeneration vor der funktionellen Erholung eintritt. *Enzymhistochemisch* kommt es parallel zu den Mitochondrienschädigungen zu einem Anstieg der Hydrolaseaktivität und einer Verminderung der oxydativen Enzymaktivität des Gangsystems (CHOMETTE et al. 1981). Einen zusätzlichen pathogenetischen Faktor stellt die radiogene persistierende Schädigung der intralobulären Nervenendigungen dar mit Schwellung der Axone, Auflösung der Neurofilamente und Verminderung der synaptischen Vesikel (CHOMETTE et al. 1981). Ein weiterer enzymhistochemischer Befund ist die Reduktion der neuronspezifischen Enolase (NSE) in den sekretorischen Tubuli und Streifenstücken (SAITOH et al. 1992). Eine Untersuchung der Zellkinetik mittels PCNA („proliferating cell nuclear antigen") bei einer Strahlendosis von 3000 R führt zu dem Ergebnis, daß in den Azinuszellen der Submandibularis am 7. Tag nach Strahleneinwirkung ein 12,6facher Anstieg PCNA-markierter Zellen vorliegt, in den Schaltstücken ein 3,4facher und in den Streifenstücken ein 2,2facher Anstieg (BALLAGH et al. 1994). Die basalen oder luminalen Zellen des exkretorischen Gangsystems weisen dagegen keinen Anstieg der Zellkinetik auf. Als *Spätveränderungen* noch nach 10 Monaten finden sich eine Abnahme der Drüsengröße und des Drüsengewichtes, eine Reduzierung und Verkleinerung der Drüsenazini mit verringertem Granulagehalt und eine interstitielle Fibrose mit Aufhebung der Läppchenstruktur (ESPINAL et al. 1983; AHLNER et al. 1993). Die sekretorischen Tubuli zeigen eine Reduktion der Granulierung und adenomatöse Regenerate. Die Streifenstücke sind unverändert. In den Gefäßen und Kapillaren bestehen nur geringgradige Veränderungen.

Eine *Laserbestrahlung* der Rattensubmandibularis führt im Epithel der sekretorischen Tubuli nach 24 h zu einem Anstieg der Mitosefrequenz um das 5fache, weniger stark auch in den Streifenstücken, dagegen kaum in den Schaltstücken (TAKEDA 1988).

In der Submandibularis von *Rhesusaffen* sind die radiogenen Schäden in der Submandibularis ebenfalls dosisabhängig (STEPHENS et al. 1986b). Bei einer Strahlendosis von 250–750 R kommt es nur zu selektiven Degenerationen oder Nekrosen des Drüsenepithels, nach 750–1500 R zu einer weitgehenden Zerstörung der serösen Drüsenazini. Noch 40 Wochen nach Einwirkung der Strahlen besteht eine ausgeprägte Drüsenatrophie.

Aus den experimentellen Daten ergibt sich, daß der ausschlaggebende *pathogenetische Faktor* eine *direkte radiogene Einwirkung* auf das Drüsengewebe ist, während vaskuläre strahlenbedingte Veränderungen ohne größere Bedeutung sind. Die Strahlendosis und die Zeitdauer der Strahleneinwirkung stehen in direkter Relation zum Schweregrad der Schädigung. Das Initialstadium der Strahlen-Sialadenitis korreliert mit einer Strahlendosis bis zu 3000 R, während das Stadium 2 und das Terminalstadium bei einer Strahlendosis bis 7500 R beobachtet werden, wobei es sich nach mehr als 3 Monaten meist um irreversible Drüsenschäden handelt (DREYER et al. 1989). Ein wichtiger pathogenetischer Faktor stellt der jeweilige *Funktionszustand* des Azinusgewebes dar, insbesondere die *Menge der Sekretgranula* in den Drüsenazini. Dies ergibt sich aus tierexperimentellen Daten der Rattensubmandibularis bei einer Strahlendosis von 5000 R mit oder ohne Vorbehandlung mit dem cholinergischen Antagonisten Atropin oder dem β-adrenergischen Antagonisten Noradrenalin (ABOK et al. 1984). Ohne Vorbehandlung treten an den serösen Azini innerhalb von 3–4 Tagen die bereits beschriebenen schweren irreversiblen Zellschäden auf. Diese werden durch eine Vorbehandlung mit Atropin sogar noch verstärkt, während bei vorheriger Einwirkung von Noradrenalin nur geringe Veränderungen zu beobachten sind. Die *Strahlensensibilität* ist somit vom *Granulagehalt* der Drüsenazini abhängig, da Atropin eine Anreicherung von Sekretgranula bewirkt, Noradrenalin dagegen eine Verminderung des Granulagehaltes. Der gleiche Effekt einer *Radioprotektion* der Speicheldrüsen durch Vorbehandlung mit *Noradrenalinderivaten* (Orci-Prenalin-Carbachol) läßt sich bei Zwergschweinen („minipigs") beobachten (LOTZ et al. 1990). Während es nach Einwirkung von 3600 R in der Parotis und Submandibularis zu den bereits ausführlich geschilderten schweren Veränderungen der Drüsenazini mit Zerstörung der Läppchenstruktur kommt, zeigen die serösen Drüsenazini der Tiere mit einer Noradrenalinvorbehandlung nur geringe Schädigungsmuster mit Erweiterung der interzellulären Spalträume, apikaler Anreicherung der Sekretgranula und Ausbildung einzelner basaler ballonierender Zysternen. Die mukösen Azini und Speichelgänge weisen einen normalen Befund auf.

Eine Erklärung für die Bedeutung des Granulagehaltes der Azinuszellen für die Auslösung des Strahlenschadens ergibt sich daraus, daß die membranbegrenzten *Sekretgranula* reichlich *Schwermetalle*, insbesondere Zink, Mangan und

Eisen enthalten (EL MOFTY u. KAHN 1981; ABOK et al. 1984; HOFMANN et al. 1987; DREYER et al. 1989). Derartige Organellensysteme besitzen die Fähigkeit zur Bildung von *Redoxsystemen* (Fe^{2+} Fe^{3+}) mit einer Sensitivität gegenüber ionisierenden Strahlen. Die Strahlen induzieren unter Mitwirkung der Schwermetalle als Katalysatoren eine Lipidperoxydation mit Zerstörung der Sekretgranulamembranen. Dabei werden lytische Enzyme freigesetzt, welche zum Zelluntergang führen. Zusätzlich kommt es zu einem vermehrten Einstrom von Kalzium mit einer Blockade der Zellatmung in den Mitochondrien, die ihrerseits den Vorgang des Zelltodes potenziert.

Die radiogene Schädigung der Speicheldrüsen beruht somit auf folgenden pathogenetischen Faktoren:

- höhere zelluläre Differenzierung der serösen Drüsenazini,
- Höhe der Strahlendosis und Dauer der Strahleneinwirkung,
- Funktionszustand des Drüsengewebes und Gehalt an Sekretgranula,
- Gehalt an Schwermetallen in den membranbegrenzten Sekretgranula,
- strahleninduzierte Lipidperoxydation unter Mitwirkung der Schwermetalle als Katalysatoren mit Zerstörung der Sekretgranula,
- Freisetzung lytischer Enzyme und Kalziumeinstrom in die Mitochondrien,
- Blockade der Zellatmung und Interphasezelltod analog der Apoptose.

Literatur

Abok K, Brunk U, Jung B, Ericsson J (1984) Morphologic and histochemical studies on the differing radiosensitivity of ductular and acinar cells of the rat submandibular gland. Virchows Arch (Cell Pathol) 45:443-460

Ahlner BH, Hagelqvist E, Lind MG, Rudén B-I (1993) Irradiation of rabbit submandibular glands. Histology and morphometry after 15 Gy. Acta Otolaryngol 113:210-219

Anderson MW, Izutsu KT, Rice JC (1981) Parotid gland pathophysiology after mixed gamma and neutron irradiation of cancer patients. Oral Surg Oral Med Oral Pathol 52:495-500

Bäckström I, Funegård U, Andersson I, Franzén L, Johannsson I (1995) Dietary intake in head and neck irradiated patients with permanent dry mouth symptoms. Oral Oncol, Eur J Cancer 31B:253-257

Ballagh RH, Kudryk KG, Lampe HB, et al. (1994) The pathobiology of salivary gland. III. PCNA-localization of cycling cells induced in rat submandibular gland by low-dose x-radiation. Oral Surg Oral Med Oral Pathol 77:27-35

Berthrong M (1986) Pathologic changes secondary to radiation. World J Surg 10:155-170

Busuttil A (1977) Irradiation-induced changes in human salivary glands. Clin Otolaryngol 2:199-206

Chaushu G, Itzkovitz-Chaushu St, Yefenof E, Slavin S, Or R, Garfunkel AA (1995) A longitudinal follow-up of salivary secretion in bone marrow transplant patients. Oral Surg Oral Med Oral Pathol 79:164-169

Cherry CP, Glucksmann A (1959) Injury and repair following irradiation of salivary glands in male rats. Br J Radiol 32:596-608

Chomette G, Auriol M, Vaillant JM, Bertrand JCh, Chenal Ch (1981) Effects of irradiation on the submandibular gland of the rat. An enzyme histochemical and ultrastructural study. Virchows Arch A Pathol Anat 391:291-299

Deeg M, Maier H, Bihl H, Treffz G (1988) Freisetzung von Plasmin in das Speicheldrüseninterstitium, ein pathogenetischer Faktor bei der Radiojodsialadenitis der Glandula parotis. Arch Otorhinolaryngol [Suppl] II:254-255

Dreyer J-O, Sakuma Y, Seifert G (1989) Die Strahlen-Sialadenitis. Stadieneinteilung und Immunhistologie. Pathologe 10:165-170

El Mofty SK, Kahn AJ (1981) Early membrane injury in lethally irradiated salivary gland cells. Int J Radiat Biol 39:55-62

Eneroth C-M, Henrikson CO, Jakobsson P (1972) Effect of fractionated radiotherapy on salivary gland function. Cancer 30:1147-1153

English JA, Wheatcroft MG, Lyon HW, Miller C (1955) Long-term observations of radiation changes in salivary glands and the general effects of 1,000 R to 1,750 R of X-ray radiation locally administered to the head of dogs. Oral Surg Oral Med Oral Pathol 8:87-99

Ernst H, Koppenhagen K, Ziegast J (1977) Strahlenreaktion und Strahlenfolgen an den Kopfspeicheldrüsen. Strahlentherapie 153:9-12

Espinal EG, Rey BM de, Cabrini RL (1983) Radiation effects on submandibular gland of the rat. Stereological and ultrastructural study. Strahlentherapie 159:290-295

Fajardo LF, Berthrong M (1981) Radiation injury in surgical pathology. Part III. Salivary glands, pancreas and skin. Am J Surg Pathol 5:279-296

Farber E (1994) Programmed cell death: necrosis versus apoptosis. Mod Pathol 7:605-609

Franzén L, Funegård U, Sundström S, Gustafsson H, Danielsson A, Henriksson R (1991) Fractionated irradiation and early changes in salivary glands. Different effects on potassium efflux, exocytotic amylase release and gland morphology. Lab Invest 64:279-283

Funegård U, Franzén L, Ericson Th, Henriksson R (1994) Parotid saliva composition during and after irradiation of head and neck cancer. Oral Oncol, Eur J Cancer 30B:230-233

Harwood ThR, Staley ChJ, Yokoo H (1973) Histopathology of irradiated and obstructed submandibular salivary glands. Arch Pathol 96:189-191

Hofmann R, Pufal D, Willich N, Westhaus R, Bögl W (1987) Biologische Indikatoren zum Nachweis von Strahlenexpositionen - Serumamylaseanstieg nach Bestrahlung der Speicheldrüsen. ISH-Heft (Bundesgesundheitsamt) 111:1-76

Hülse R (1971) Symptomatik und Therapie von Strahlenreaktionen im Kopf-Hals-Bereich. Z Laryngol Rhinol 50:133-140

Kashima HK, Kirkham WR, Andres JR (1965) Post-irradiation sialadenitis. Am J Roentgenol Rad Ther Nucl Med 94:271-291

Kerr JFR, Winterford CM, Harmon BV (1994) Apoptosis. Its significance in cancer and cancer therapy. Cancer 73:2013-2026

Lotz S, Caselitz J, Tschakert H, Rehpenning W, Seifert G (1990) Radioprotection of minipig salivary glands by orciprenalinecarbachol. An ultrastructural and semiquantitative light microscopic study. Virchows Arch A Pathol Anat 417:119-128

Makkonen TA, Nordmann E (1987) Estimation of long-term salivary gland damage induced by radiotherapy. Acta Oncol 26:307-312

McManus LM, Ostrom KK, Lear C, et al. (1993) Radiation-induced increased platelet-activating factor activity in mixed saliva. Lab Invest 68:118-124

Messelt EB, Dahl E (1983) Influence of X-ray irradiation on the ultrastructure of rat submandibular gland striated duct cells. Acta Odontol Scand 41:277-282

Mossmann K, Shatzman A, Chencharik J (1983) Quantitative radiation dose-response relationships of the salivary glands during radiotherapy. Radiat Res 95:392-398

Olmos RAV, Keus RB, Takes RP, et al. (1994) Scintigraphic assessment of salivary function and excretion response in radiation-induced injury of the major salivary glands. Cancer 73:2886-2893

Saitoh K, Toyooka M, Fujita K, Hashimoto J, Kunikata M, Mori M (1992) Neuron-specific enolase reduction in irradiated salivary glands of the rat - An immunohistochemical study. Acta Histochem 93:277-281

Seifert G, Geier W (1971) Zur Pathologie der Strahlen-Sialadenitis. Z Laryngol Rhinol 50:376-388

Seifert G, Miehlke A, Haubrich J, Chilla R (1984) Speicheldrüsenkrankheiten. Pathologie-Klinik-Therapie-Fazialischirurgie. Thieme, Stuttgart New York

Shannon IL, Trodahl JN, Starcke EN (1978) Radiosensitivity of the human parotid gland. Proc Soc Exp Biol Med 157:50-53

Sholley MM, Sodicoff M, Pratt NE (1974) Early radiation injury in the rat parotid gland. Reaction of acinar cells and vascular endothelium. Lab Invest 31:340–354
Sholley MM, Pratt NE, Sodicoff M (1981) Cytoplasmic crystalloids in irradiated rat parotid glands. J Oral Pathol 10:192–202
Simorić S, Sprem N, Voskresensky I, Racić G (1987) Die Wirkung der Radiotherapie auf die Funktion der Ohrspeicheldrüse. Laryngorhinootologie 66:503–506
Stephens LC, King GK, Peters LJ, Ang KK, Schultheiss TE, Jardine JH (1986a) Acute and late radiation injury in rhesus monkey parotid glands. Evidence of interphase cell death. Am J Pathol 124:469–478
Stephens LC, King GK, Peters LJ, Ang KK, Schultheiss TE, Jardine JH (1986b) Unique radiosensitivity of serous cells in rhesus monkey submandibular glands. Am J Pathol 124:479–487
Stephens LC, Schultheiss TE, Price RE, Ang KK, Peters LJ (1991) Radiation apoptosis of serous acinar cells of salivary and lacrimal glands. Cancer 67:1539–1543
Stern MH, Turner JE, Jett LS, Mincer H, McGinnis JP (1976) Electron microscopic changes in rat parotid and submandibular glands subsequent to total body irradiation with fast neutrons. Oral Surg Oral Med Oral Pathol 42:620–630
Takeda Y (1988) Irradiation effect of low-energy laser on rat submandibular salivary gland. J Oral Pathol 17:91–94
Vissink A, Kalicharan D, s-Gravenmade EJ, et al. (1991) Acute irradiation effects on morphology and function of rat submandibular glands. J Oral Pathol Med 20:449–456

13.6 Obstruktive Sialadenitis

13.6.1 Klinische Daten

Die obstruktive Sialadenitis stellt mit ca. 30% die häufigste Form aller chronischen Speicheldrüsenentzündungen dar (SEIFERT et al. 1984; SEIFERT u. WOPERSNOW 1985; SEIFERT 1988). In einem größeren Untersuchungsgut von operierten Speicheldrüsen liegt der Altersgipfel des Vorkommens bei beiden Geschlechtern im 6. Lebensjahrzehnt (52.–55. Lebensjahre). Ein zusätzlicher Altersgipfel findet sich beim männlichen Geschlecht im 7. Lebensjahrzehnt. Hinsichtlich der Geschlechtsverteilung entfallen 55,5% auf das männliche Geschlecht und 44,5% auf das weibliche.

Siebzig Prozent der obstruktiven Sialadenitis sind in den großen Speicheldrüsen lokalisiert, 30% in den kleinen Speicheldrüsen. Bei Berücksichtigung aller Schweregrade ist der obstruktive Prozeß in den großen Speicheldrüsen in der Parotis mit über 50% häufiger lokalisiert als in der Submandibularis (ca. 35%) und Sublingualis (ca. 10%). Bei Erfassung nur des stärksten Grades der obstruktiven Sialadenitis dominiert dagegen die Submandibularis mit 37%. Danach folgen in absteigender prozentualer Häufigkeit die kleinen Speicheldrüsen (ca. 30%), die Parotis (ca. 20%) und die Sublingualis (ca. 13%). Über die obstruktive chronische Parotitis liegen sialographische Befunde vor (ZOU et al. 1992). Charakteristisch ist die unregelmäßige Dilatation der größeren Speichelgänge, welche in vier Subtypen entsprechend der Art der Gangdilatation eingeteilt werden kann. Klinische Ursachen der Obstruktion sind radiologisch nachweisbare Parotissteine, Gang- oder Mündungsstrikturen oder Tumorkompressionen des Gangsystems. In der Szintigraphie ergibt sich in fortgeschrittenen

Fällen von obstruktiver Parotitis eine Abnahme der Speicherung von Radionukliden als Hinweis auf die sekretorische Funktionsminderung.

13.6.2 Pathohistologie

Zwischen Schweregrad der obstruktiven Veränderungen und Dauer der Obstruktion bestehen enge Korrelationen. Nach dem Schweregrad lassen sich 4 Stadien der obstruktiven Sialadenitis unterscheiden (SEIFERT u. WOPERSNOW 1985):

- Auf das *Initialstadium* entfallen knapp 50% aller untersuchten Fälle. Die pathohistologischen Veränderungen sind durch eine fokale Sialadenitis mit mäßiger Sekretstauung, Erweiterung der Speichelgänge und geringer periduktaler lymphozytärer Infiltration gekennzeichnet.
- Im *Stadium 2*, welches in ca. 17% vorliegt, ist der Entzündungsprozeß mehr diffus im Speicheldrüsengewebe ausgebreitet. Im Vergleich zum Initialstadium findet sich eine zunehmende periduktale Fibrose. Außerdem lassen sich fokal Metaplasien des Gangepithels, vereinzelte Gangregenerate und eine herdförmig betonte Azinusatrophie beobachten.
- Im *Stadium 3* (Abb. 155 u. 156), auf das 22% der untersuchten Fälle entfallen, sind die pathohistologischen Veränderungen stärker ausgeprägt. Hierzu gehören die zunehmende Parenchymatrophie, die interstitielle Fibrose und Alterationen des Gangepithels mit Plattenepithel- und Becherzellmetaplasien. Zwischen der Lokalisation der obstruktiven Komponente und dem unterschiedlichen Schweregrad innerhalb einzelner Drüsenläppchen besteht eine direkte Korrelation.
- Das *Stadium 4* (Abb. 157–160) als Endstadium der obstruktiven Sialadenitis kommt in ca. 12,5% der Fälle zur Entwicklung. Der chronisch-obstruktive Entzündungsprozeß führt zu einer ausgeprägten Sklerosierung des Drüsengewebes mit hochgradiger Atrophie der Drüsenazini. Zusätzlich kommt es zur Ausbildung reaktiver Lymphfollikel und multifokalen Gangregeneraten. Die Läppchenstruktur wird unter Ausbildung einer Speicheldrüsenzirrhose zerstört.

Ein zusätzlicher Befund ergibt sich durch den Austritt von Speichelsekret aus den gestauten Ganglichtungen in das periduktale Gewebe (VAN DER WALT u. LEAKE 1987; THERKILDSEN et al. 1989). Analog den Veränderungen bei der Mukozele vom Extravasationstyp (s. Kap. 7.1.1) kommt es zur Ausbildung von Granulomen aus Histiozyten, Schaumzellen, Makrophagen und mehrkernigen Riesenzellen vom Fremdkörpertyp, welche PAS-positives schleimiges Speichelsekret enthalten. Bezüglich der Differentialdiagnose granulomatöser Reaktionen in den Speicheldrüsen wird auf Kap. 13.9 verwiesen.

Immunhistochemische Untersuchungen liegen speziell zur obstruktiven Sialadenitis der Submandibularis vor. Parallel zur Progression des obstruktiven Prozesses kommt es zu einer deutlichen Abnahme der Aktivität der Karboanhy-

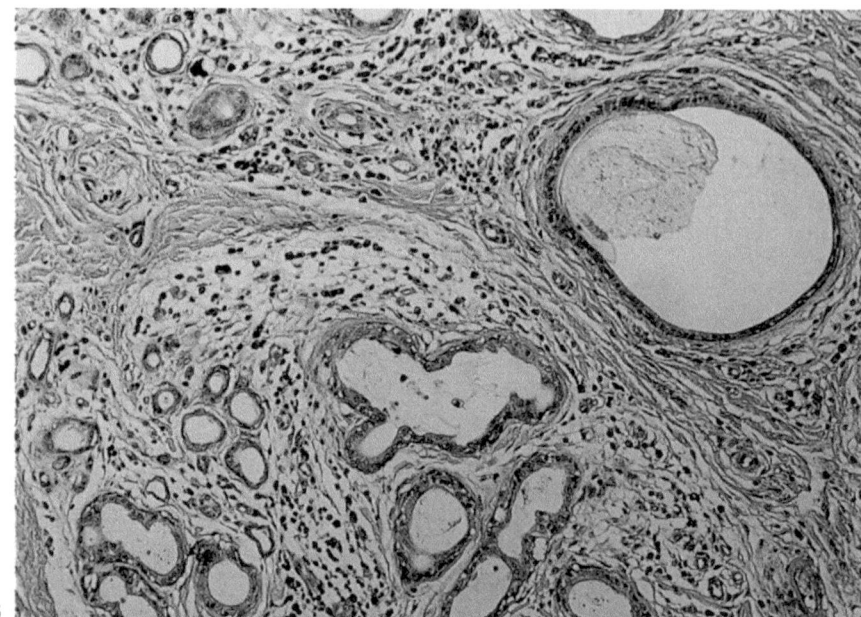

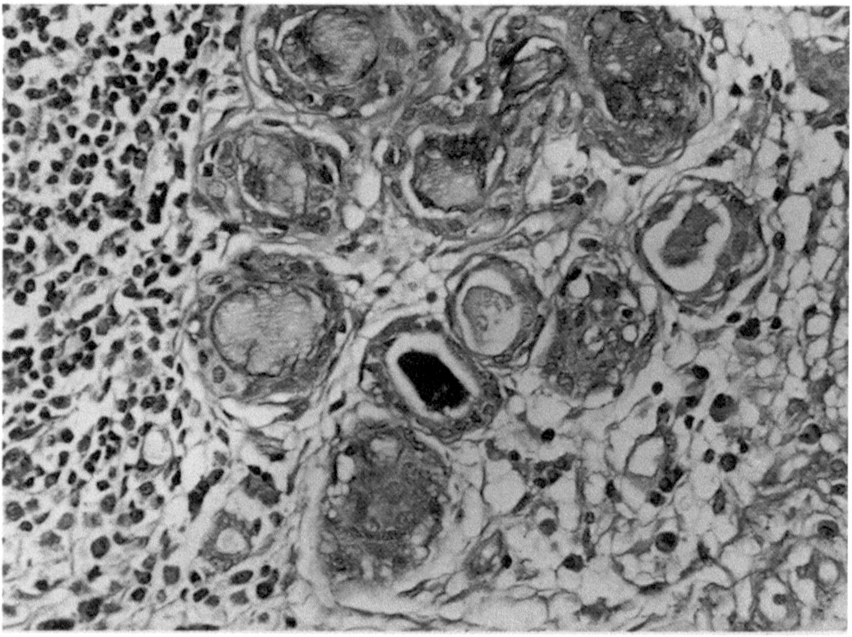

Abb. 155. Gaumendrüsen: Obstruktive Sialadenitis (Stadium 3). Ausgeprägte Gangektasien, Parenchymatrophie und interstitielle Fibrose. Masson-Goldner ×100

Abb. 156. Gaumendrüsen: Obstruktive Sialadenitis (Stadium 3). Kugelförmige Gangektasien mit Sekretschollen und periduktaler Fibrose. PAS-Reaktion ×250

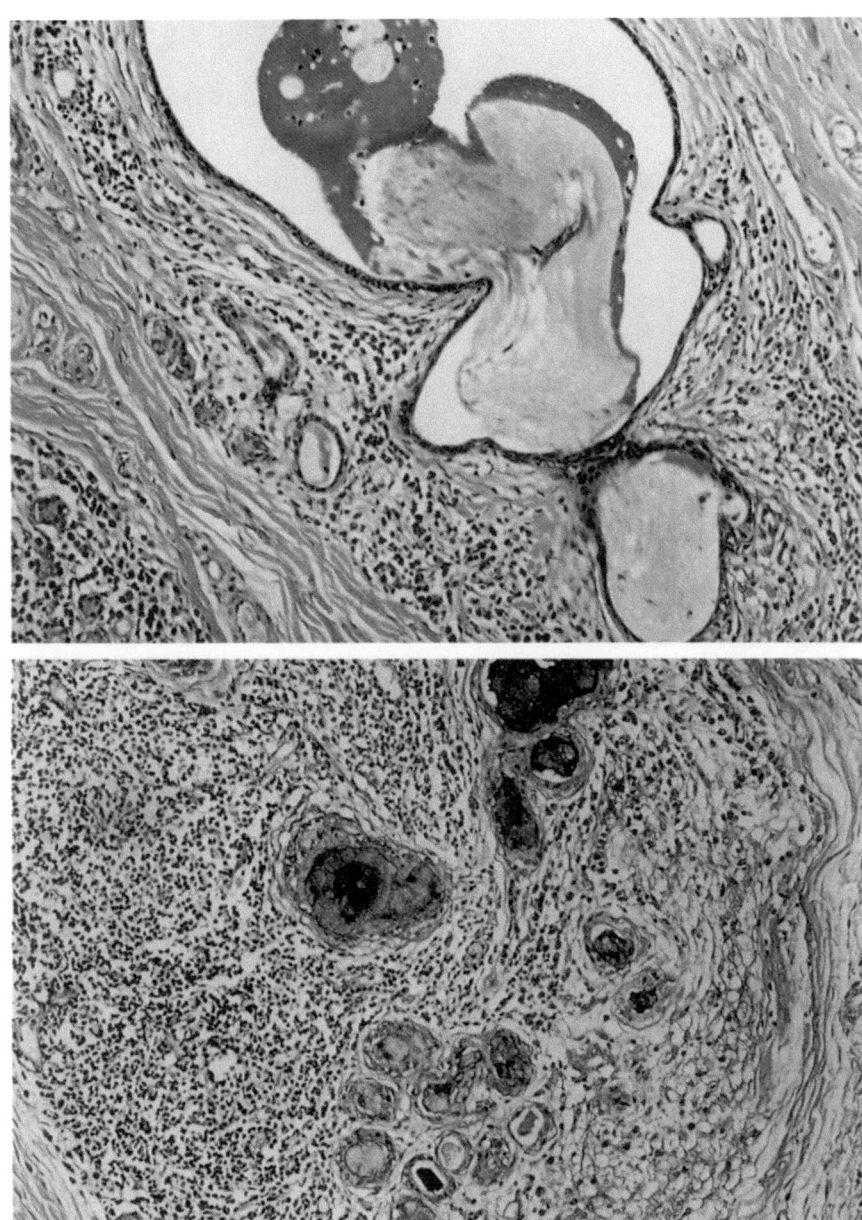

Abb. 157. Gaumendrüsen: Obstruktive Sialadenitis (Stadium 4). Massive Gangektasien mit viskösen Sekretschollen und periduktaler Sklerose. HE ×100

Abb. 158. Gaumendrüsen: Obstruktive Sialadenitis (Stadium 4). Zerstörung der Läppchenstruktur; Schwund der Drüsenazini; visköse Sekretschollen in den Speichelgängen; ausgeprägte interstitielle Entzündung. PAS-Reaktion ×100

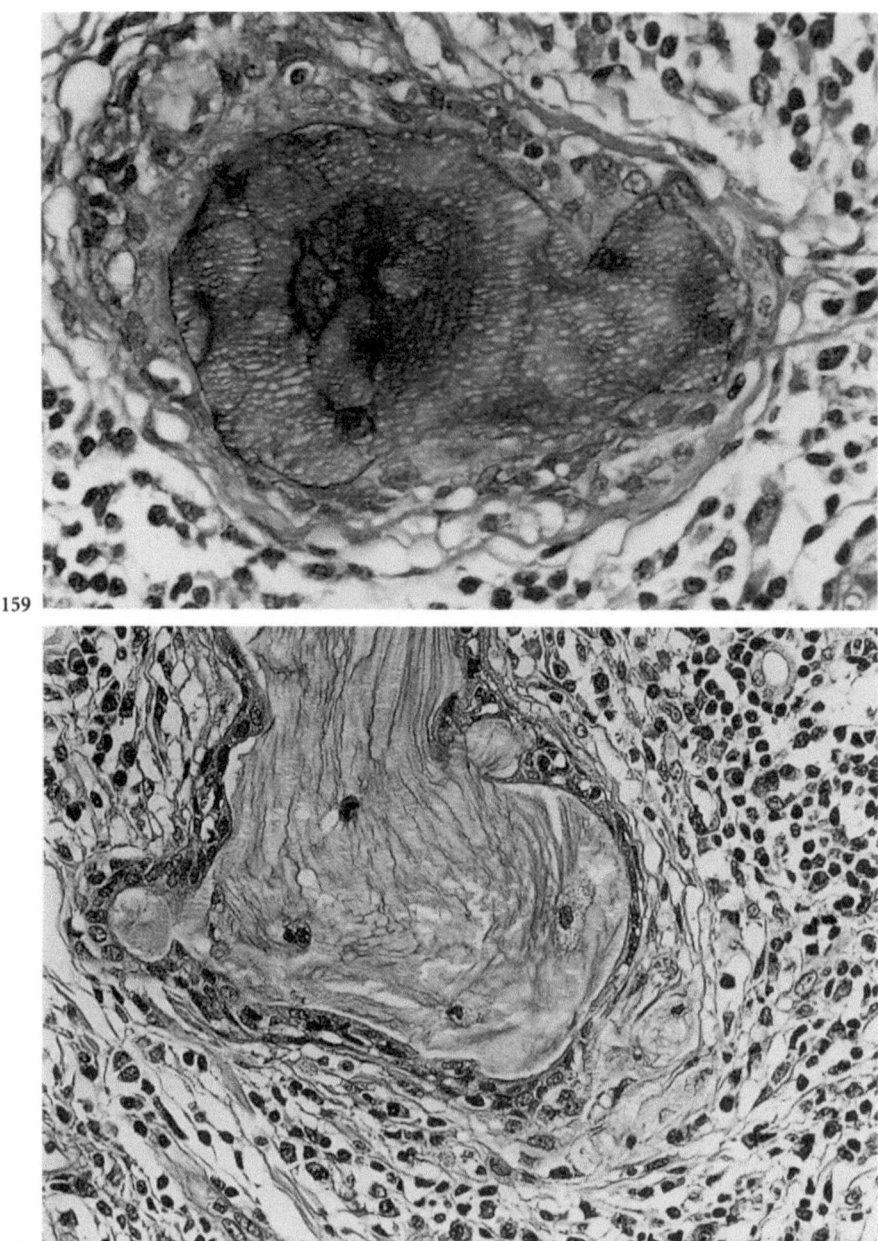

Abb. 159. Gaumendrüsen: Obstruktive Sialadenitis (Stadium 4). Zwiebelschalenartig geschichtete Sekretschollen in einem erweiterten Speichelgang; partielle Auflösung des Gangepithels und Schleimextravasation ins angrenzende periduktale Gewebe. PAS-Reaktion ×400

Abb. 160. Gaumendrüsen: Obstruktive Sialadenitis (Stadium 4). Stark erweiterter Speichelgang mit viskösem Sekret; partieller Schleimaustritt ins Interstitium mit ausgeprägter zelliger Reaktion des angrenzenden Gewebes. Astrablau ×250

drase in den Drüsenazini sowie im Gangepithel und in der Endphase zu einem völligen Verlust der Fermentaktivität (NODA et al. 1986a, b). Analog hierzu findet sich eine deutliche Reduzierung von Laktoferrin, Lysozym und karzinoembryonalem Antigen in den Gangepithelien (TSUKITANI et al. 1985). Die Lektinbindung ist an den luminalen Abschnitten des Gangepithels erhöht, und die Gangepithelien weisen eine verstärkte Zytokeratinverteilung auf (NAKAI et al. 1985). Zusätzlich treten Veränderungen in der epithelialen Ausstattung mit Antigenen des Haupthistokompatibilitätskomplexes (MHC) mit Induktion von Class II-Antigenen und einer verstärkten Expression von Class I-Antigenen (MÖLLER et al. 1986) auf. Die erhöhte MHC-Antigenausstattung tritt besonders in Arealen mit Drüsensklerose und Parenchymatrophie auf. Offen bleibt die Frage, ob der mechanisch bedingte Sekretstau durch einen Überdruck im Gangsystem oder durch eine Rückresorption von Primärspeichel zu Alterationen des Gangepithels führt und daraus die Induktion oder Verstärkung der MHC-Antigensynthese resultiert.

Aus elektronenmikroskopischen Befunden bei der obstruktiven Sialadenitis ergibt sich, daß die Myoepithelzellen geringere Alterationen aufweisen als die Drüsenazini und Gangepithelien (SHINOHARA et al. 1992). Sie enthalten vermehrt Lipidtropfen, Lipofuszingranula und myofilamentäres Material. Bei der durch Prothesendruck ausgelösten obstruktiven Sidaladenitis der Gaumenspeicheldrüsen läßt sich elektronenoptisch eine fehlende Durchmischung des Speichels beobachten FARTASCH et al. (1991). Als Zeichen der Sekretabflußbehinderung sind noch intakte Sekretgranula in den Ausführungsgängen nachweisbar, dagegen keine Hinweise für eine Keimaszension.

Bezüglich der Speicheldrüsenveränderungen nach Sialographie wird auf Kap. 13.9.2 verwiesen.

13.6.3 Pathogenese

Zwei Faktoren sind von entscheidender pathogenetischer Bedeutung: die mechanische Gangobstruktion und Veränderungen der Speichelzusammensetzung.

Mechanische Gangobstruktionen

Sechzig Prozent der Gangobstruktionen beruhen auf Erkrankungen des Speicheldrüsengewebes selbst, 40% auf Erkrankungen im angrenzenden Kopf-Hals-Bereich.

Zu den benignen Speicheldrüsenkrankheiten als Ursache einer obstruktiven Sialadenitis gehören Speicheldrüsenadenome, die Sialolithiasis und Speicheldrüsenzysten. In der Parotis sind es vorwiegend pleomorphe Adenome, seltener Warthin-Tumoren, bei denen es in der Nachbarschaft der Tumoren zu einer fokal betonten obstruktiven Sialadenitis kommt. In der Submandibularis spielt dagegen die Sialolithiasis die Hauptrolle als obstruktiver Faktor. Unter den Speicheldrüsenzysten sind es vor allem die Speichelgangzysten der Parotis und die Schleimretentionszysten der kleinen Speicheldrüsen, welche zu einer obstruktiven Sialadenitis führen.

Bei den malignen Speicheldrüsenkrankheiten tritt die obstruktive Sialadenitis vor allem bei den langsamer wachsenden Tumoren (Azinuszell- und Mukoepidermoidkarzinome) auf, während sich bei rascher wachsenden Karzinomen eine frühe Zerstörung des Drüsengewebes entwickelt.

Zu den obstruktiven Faktoren im angrenzenden Gewebe gehören speziell in den kleinen Speicheldrüsen Prothesen, Leukoplakien oder orale Schleimhautentzündungen mit lokalen Vernarbungen. In den großen Speicheldrüsen kann der obstruktive Prozeß durch periglanduläre Tumoren oder Lymphknotenerkrankungen ausgelöst werden. Bei malignen oralen Tumoren, insbesondere bei Plattenepithelkarzinomen, führt das infiltrative Tumorwachstum zu obstruktiven Veränderungen in den angrenzenden Speicheldrüsen. Tumormetastasen oder maligne Lymphome sind dagegen seltener Ursache einer obstruktiven Sialadenitis. Bei allen mechanischen Gangobstruktionen spielt die Dauer und das Ausmaß der Abflußbehinderung die Hauptrolle. Daraus läßt sich erklären, daß bei langdauernder Sialolithiasis die stärksten Schweregrade der Obstruktion zu beobachten sind.

Veränderung der Speichelzusammensetzung

Die visköse Eindickung des Speichels stellt einen weiteren pathogenetischen Faktor dar, wobei sowohl eine primäre Störung der Speichelsekretion vorliegen kann als auch eine sekundäre Sekreteindickung bei bereits bestehender Abflußbehinderung. Primäre Störungen der Sekretion lassen sich unter dem Begriff der Dyschylie zusammenfassen (SEIFERT 1964). Von besonderer Bedeutung sind Störungen der Elektrolytkonzentration und der Schleimzusammensetzung. Dabei spielt das terminale Speichelgangsystem eine wichtige Rolle in der Entwicklung von Sphärolithen und Mikrolithen (s. Kap. 12).

13.6.4 Experimentelle Modelle

Zum Modell der experimentellen *Speichelgangunterbindung* liegen zahlreiche morphologische Untersuchungen an den Speicheldrüsen von Labortieren (Maus, Ratte, Kaninchen) und der Katze vor. Aus parallel hierzu durchgeführten biochemischen und pathophysiologischen Befunden geht hervor, daß es nach der Gangunterbindung zu einer progressiven sekretorischen Dysfunktion kommt (MARTINEZ et al. 1982). Hierzu gehören die Abnahme des Sekretionsvolumens und der Speichelflußrate, ein Anstieg der Natriumkonzentration im Speichel und eine Abnahme der cholin- und adrenergischen Rezeptoren.

Die Unterbindung des Hauptausführungsganges der großen Speicheldrüsen führt zu einer ausgeprägten Parenchymatrophie besonders in der Parotis (Abb. 161), weniger deutlich und mehr variabel in der Submandibularis und Sublingualis (DONATH et al. 1973; LEAKE et al. 1974; HARRISON u. GARRETT 1975; GARRETT u. PARSONS 1979). Neben der Azinusatrophie finden sich Alterationen des Gangepithels mit fokaler Becherzellvermehrung, Erweiterungen der Speichelgänge mit muzinösen Sekretansammlungen und eine resorptive interstitielle entzündliche Reaktion. Ultrastrukturell lassen sich die frühesten Veränderungen

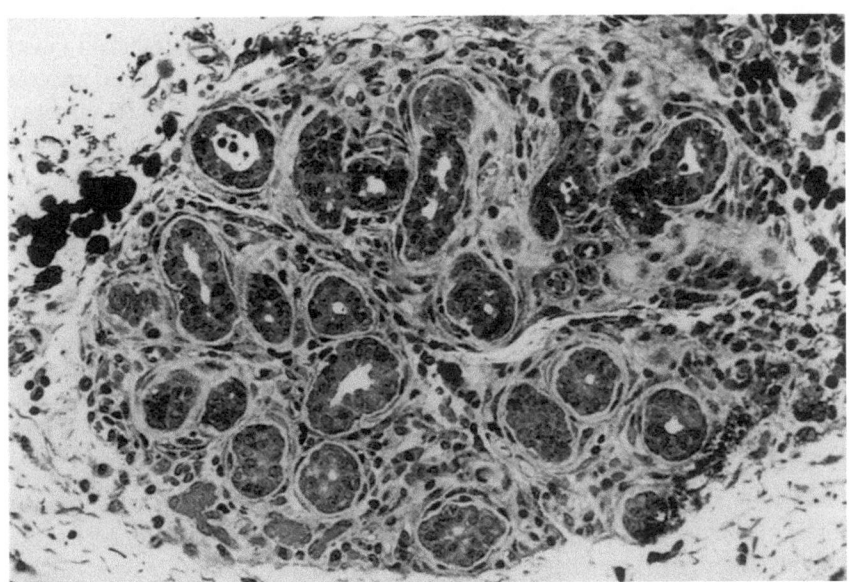

Abb. 161. Rattenparotis: sklerosierte Drüse mit undifferenzierten Gängen 6 Monate nach Gangunterbindung. Semidünnschnitt, Toluidinblau ×250 (aus DONATH et al. 1973)

an den hochdifferenzierten Drüsenazini der Parotis registrieren (DONATH et al. 1973). Diese bestehen in einer Fragmentation und vesikulären Transformation des rauhen endoplasmatischen Retikulum, fokalen Zytoplasmanekrosen, osmiophilen Einschlüssen und einer mukoiden Transformation der Sekretgranula. Die Schädigungen am Gangsystem treten später auf und sind durch eine stärkere und früher einsetzende Destruktion der Streifenstücke im Vergleich zu den später auftretenden Veränderungen der Schaltstücke gekennzeichnet. Die Strukturumwandlungen des Gangsystems führen zu indifferenten Gangformationen vom Typus einer embryonalen Speicheldrüse. Die Myoepithelzellen bleiben dagegen weitgehend intakt. Der Endzustand entspricht einer abakteriellen Speicheldrüsensklerose mit ausgeprägter Azinusatrophie. Der Untergang der Azinuszellen geht mit einer Apoptose und einer Phagozytose durch Makrophagen einher (WALKER u. GOBÉ 1987).

In den Streifen- und Schaltstücken finden sich vermehrt Mitosen. In der kontralateralen Speicheldrüse kommt es kompensatorisch zu einer Hyperplasie der Drüsenazini und einer Gangproliferation. Weitere Einblicke in den Ablauf der obstruktiven Sialadenitis ergeben sich aus histochemischen und immunhistologischen Befunden. Als Äquivalent einer verstärkten Aktivität lysosomaler Enzyme läßt sich ein Anstieg der sauren Phosphatase, der β-Glukuronidase und der E 600-resistenten Esterase interpretieren (HARRISON u. GARRETT 1976). Die Karboanhydraseaktivität ist deutlich reduziert (NODA et al. 1986a, b). Desgleichen findet sich eine deutliche Abnahme der Wachstumsfaktoren (TAKAI et al. 1985) insbesondere von EGF („epidermal growth factor") und NGF („nerve growth factor"). Der Nachweis von Zytokeratin bleibt in den Speichelgängen erhalten und findet sich speziell in den luminalen Bezirken der Gangepithelien (TAKAI et al. 1986). Die Aktinreaktion in den Myoepithelzellen ist weitgehend unverändert, während die Reaktion für S-100-Protein deutlich reduziert ist (HASHIMOTO et al. 1992). Bezüglich des Lektinbindungsmusters ergeben sich Unterschiede in den Früh- und Spätstadien der obstruktiven Sialadenitis (TAKAI et al. 1985b). Aus immunzytochemischen Befunden an der Submandibularis und Sublingualis der Ratte nach Gangunterbindung geht hervor, daß die frühesten Veränderungen in einem Verlust des kalziumbindenden Proteins Cadmodulin in den Gangepithelien und einer Abnahme von S-100-α in den Drüsenazini der Submandibularis bestehen, an die sich eine Proliferation von gangartigen Strukturen mit deutlicher Expression von Zytokeratin K 8.12 anschließt (JAYASINGHE et al. 1993). Zusätzlich kommt es zu Plattenepithelmetaplasien an der luminalen Seite der gangartigen Strukturen.

Nach Entfernung der Speichelgangunterbindung kommt es speziell in der Rattensubmandiularis zu einer allmählichen Restitution des Drüsengewebes (TAMARIN 1971a u. b). Diese beruht weniger auf einer erhöhten mitotischen Aktivität als mehr auf einer Erneuerung der Zellorganellen in den Drüsenazini und Gangepithelien. In den Frühphasen der Restitution sind die Lichtungen der Drüsenazini mit membranartigen dichten Sekretmaterialen angefüllt.

Ein weiteres Modell stellt die *Gangokklusion* durch basische Aminosäurelösungen dar (RETTINGER et al. 1981; SCHRÖDER et al. 1984). Die an der Parotis des Meerschweinchens und Kaninchens durchgeführten Untersuchungen ergeben eine ausgeprägte Parenchymatrophie und Gangektasien mit intraduktalen Sekretansammlungen. Die Azinusatrophie ist dann besonders deutlich, wenn das Injektionsmittel zu einer Füllung auch der kleinen Speichelgänge geführt hat. Im weiteren Ablauf kommt es auch zu einer leukozytären Abräumreaktion bis hin zur Abszeßbildung.

Literatur

Donath K, Hirsch-Hoffmann H-U, Seifert G (1973) Zur Pathogenese der Parotisatrophie nach experimenteller Gangunterbindung. Ultrastrukturelle Befunde am Drüsenparenchym der Rattenparotis. Virchows Arch A Pathol Anat 359:31–48

Fartasch M, Niedermeier N, Vigneswaran N, Hornstein O (1991) Ultrastrukturelle Untersuchungen zum Stauungsphänomen der palatinalen Speicheldrüsen bei Prothesenträgern. Dtsch Z Mund Kiefer Gesichtschir 15:23–29

Garrett JR, Parsons PA (1979) Changes in the main submandibular salivary duct of rabbits resulting from ductal ligation. Z Mikrosk-Anat Forsch (Leipzig) 93:593–608

Harrison JD, Garrett JR (1975) Histological effects of ductal ligation of salivary glands of the cat. J Pathol 118:245–254

Harrison JD, Garrett JR (1976) The effects of ductal ligation on the parenchyma of salivary glands of cat studied by enzyme histochemical methods. Histochem J 8:35–44

Hashimoto J, Yamada K, Ogata K, Takai Y, Mori M (1992) Immunoreaction of keratin, actin, S-100 protein and rat-EGF in duct-ligated rat salivary glands. J Oral Pathol Med 21:214–220

Jayasinghe N, Hashimoto J, Ogata K, Shrestha P, Takai Y, Mori M (1993) Changes of cadmodulin, S-100 protein alpha/beta and keratin in duct-ligated salivary glands of rats – An immunohistochemical study –. Acta Histochem Cytochem 26:555–562

Leake DL, Haydon GB, Laub D (1974) The microscopy of parotid atrophy after ligation of Stensen's duct. J Oral Pathol 3:167-175

Martinez JR, Bylund DB, Cassity N (1982) Progressive secretory dysfunction in the rat submandibular gland after excretory duct ligation. Arch Oral Biol 27:443-450

Möller P, Born IA, Momburg F, et al. (1986) Immunhistologische Analyse der chronisch-obstruktiven Sialadenitis. I. Veränderungen in der Expression von Antigenen des Haupthistokompatibilitätskomplexes. Laryngorhinootologie 65:201-207

Nakai M, Tsukitani K, Tatemoto Y, Hikosaka N, Mori M (1985) Histochemical studies of obstructive adenitis in human submandibular salivary glands. II. Lectin binding and keratin distribution in the lesions. J Oral Pathol 14:671-679

Noda Y, Sumitomo S, Hikosaka N, Mori M (1986a) Immunohistochemical observations on carbonic anhydrase I and II in human salivary glands and submandibular obstructive adenitis. J Oral Pathol 15:187-190

Noda Y, Takai Y, Hikosaka N, Meenaghan MA, Mori M (1986b) Immunohistochemical localization of carbonic anhydrase in submandibular salivary glands of mice and hamsters treated with phenylephrine, testosterone or duct-ligation. Arch Oral Biol 31:441-447

Rettinger G, Stolte M, Bäumler C (1981) Ausschaltung von Speicheldrüsen durch temporäre Okklusion des Gangsystems mit einer Aminosäurenlösung. Tierexperimentelle Studie zu einem neuen Therapieverfahren. HNO (Berl) 29:294-299

Schröder M, Chilla R, Arglebe C, Droese M (1984) Parotisgang-Okklusion mit Prolamin - Folgen einer Langzeitapplikation im Tiermodell. HNO (Berl) 32:507-510

Seifert G (1964) Die Sekretionsstörungen (Dyschylien) der Speicheldrüsen. Erg Allg Pathol 44:103-188

Seifert G (1988) Histopathologie und Pathogenese der obstruktiven Sialadenitis. In: Weidauer H, Maier H (Hrsg) Speicheldrüsenerkrankungen. Aktuelle Diagnostik und Therapie. Springer, Berlin Heidelberg New York Tokyo, S 1-15

Seifert G, Wopersnow R (1985) Die obstructive Sialadenitis. Morphologische Analyse und Subklassifikation von 696 Fällen. Pathologe 6:177-189

Seifert G, Miehlke A, Haubrich J, Chilla R (1984) Speicheldrüsenkrankheiten. Pathologie-Klinik-Therapie-Fazialischirurgie. Thieme, Stuttgart New York

Shinohara M, Oka M, Yamada K, Hashimura K, Yuba K, Mori M (1992) Immunohistochemical and electronmicroscopic studies of obstructive lesions in submandibular glands. J Oral Pathol Med 21:370-375

Takai Y, Asano K, Clemente RP, Mori M (1985a) Lectin histochemistry of submandibular glands following duct-ligation in mice and rats. J Oral Pathol 14:740-749

Takai Y, Sumitomo S, Noda Y, Asano K, Mori M (1985b) Immunohistochemical observation of EGF and NGF in submandibular glands after duct ligation with or without testosterone administration. J Oral Pathol 14:322-331

Takai Y, Noda Y, Sumitomo S, Hirosaka N, Mori M (1986) Immunohistochemical demonstration of keratin proteins in duct-ligated salivary glands of mice and rats. J Oral Pathol 15:16-20

Tamarin A (1971a) Submaxillary gland recovery from obstruction. I. Overall changes and electron microscopic alterations of granular duct cells. J Ultrastruct Res 34:276-287

Tamarin A (1971b) Submaxillary gland recovery from obstruction. II. Electron microscopic alterations of acinar cells. J Ultrastruct Res 34:288-302

Therkildsen MH, Nielsen BA, Krogdahl A (1989) A case of granulomatous sialadenitis of the submandibular gland. APMIS 97:75-78

Tsukitani K, Nakai M, Tatemoto Y, Hikosaka N, Mori M (1985) Histochemical studies of obstructive adenitis in human submandibular salivary glands. I. Immunohistochemical demonstration of lactoferrin, lysozyme and carcinoembryonic antigen. J Oral Pathol 14:631-638

Walker NI, Gobé GC (1987) Cell death and cell proliferation during atrophy of the rat parotid gland induced by duct obstruction. J Pathol 153:333-344

Walt JD van der, Leake J (1987) Granulomatous sialadenitis of the major salivary glands. A clinicopathological study of 57 cases. Histopathology 11:131-144

Weidauer H, Maier H (Hrsg) (1988) Speicheldrüsenerkrankungen. Aktuelle Diagnostik und Therapie. Springer, Berlin Heidelberg New York Tokyo, S 1–202

Zou Z-J, Wang S-L, Zhu J-R, Wu Q-G, Yu S-F (1992) Chronic obstructive parotitis. Report of ninety-two cases. Oral Surg Oral Med Oral Pathol 73:434–440

13.7 Virus-Sialadenitis

13.7.1 Interaktionen zwischen Speicheldrüsen und Viren

Ein Viruskontakt mit den Speicheldrüsen (Tabelle 13) kann zu einer viralen Sialadenitis, zu einer Virusausscheidung über den Speichel oder auch zu einer Viruslatenz im Speicheldrüsengewebe ohne Krankheitssymptome führen (SEIFERT 1966; SEIFERT 1984). Hinzu kommt die Potenz onkogener Viren zur virusinduzierten oder virusassoziierten Tumorbildung (SCULLY 1988).

Eine *primäre Virusaufnahme* über den Speichel ist nach klinischen Beobachtungen und experimentellen Befunden wenig wahrscheinlich, da das sekretorische Immunsystem der Speicheldrüsen bei normaler Immunlage das Drüsengewebe vor einer viralen Invasion schützt, wobei insbesondere auch IgA die Viren zu neutralisieren vermag.

Eine *sekundäre Virusausscheidung* über den Speichel ist dagegen bei einer Reihe von Viren nachgewiesen worden. Die infektiösen Viren gelangen über eine Virämie in das Speicheldrüsengewebe und werden bei einer reinen Viruspassage mit dem Speichel ausgeschieden, ohne daß eine virale Sialadenitis entstehen muß. Der abgesonderte Speichel stellt dann eine Infektionsquelle dar. Beispiele für eine Viruspassage über den Speichel sind Poliomyelitis, Herpesviren, Tollwut (Rabies, Lyssa) und Röteln (BERGER 1960). Beim HSV-Typ 1 und HSV-Typ 6 sind

Tabelle 13. Interaktionen zwischen Speicheldrüsen und Viren

Virusausscheidung über den Speichel
- Viruspassage
- Viruslatenz
- Virusreplikation

Virus-Sialadenitis
- Speicheldrüsenvirus-Krankheit (Zytomegalie)
- Parotitis epidemica (Mumps)
- Coxsackie-A-Viren
- Influenza-A-Viren
- Epstein-Barr-Viren
- Masern, Keuchhusten

HIV-assoziierte Veränderungen

Virus-assoziierte Tumoren
- Undifferenzierte Parotiskarzinome vom nasopharyngealen Typ mit lymphoidem Stroma

mittels der PCR-Methode (TATEISHI et al. 1994) sowie der In-situ-Hybridisierung und der Immunzytochemie (Fox et al. 1990) sowohl im Drüsengewebe der Parotis und Submandibularis als auch im Speichelsekret Virusgenome nachgewiesen worden, so daß im Speicheldrüsengewebe nicht nur eine Virusreplikation, sondern auch eine Viruspersistenz stattfinden kann. Bei der Hepatitis B kommt es lediglich bei hohem HBs-Antigentiter zur Ausscheidung von HBs-Antigen über den Speichel, wobei es sich allerdings nicht um eine primäre Sekretionsleistung der Speicheldrüsen handelt, sondern um eine Extravasation aus dem Kapillarbereich (SHIKATA et al. 1985).

Eine *Viruslatenz* in den Speicheldrüsen wird bei der Zytomegalie (s. Kap. 13.7.2) und dem Epstein-Barr-Virus (EBV) angenommen (NIEDERMAN et al. 1976; MORGAN et al. 1979; WILMES u. WOLF 1981; VENABLES et al. 1989). Eine Viruslatenz liegt dann vor, wenn keine akuten oder persistierenden Symptome einer Viruserkrankung erkennbar und keine infektiösen Viren, sondern nur virusabhängige Faktoren (Virus-DNS, virusspezifische Antigene, Proteine oder Antikörper) vorhanden sind. Die Bedeutung einer Viruslatenz liegt darin, daß bei Änderung der Immunlage eine Reaktivierung der Viren und eine erneute endogene Reinfektion mit Virämie stattfinden kann. Die EBV-DNS ist mittels der In-situ-Hybridisierung, das EBV-Protein mittels der Immunzytochemie in den luminalen Anteilen der Gangepithelien und Azinuszellen nachweisbar. Da EBV-DNS sowohl bei gesunden Kontrollpersonen als auch beim Sjögren-Syndrom in statistisch nicht signifikanter Häufigkeit beobachtet wurde (SAITO et al. 1989; VENABLES et al. 1989; SYRJÄNEN et al. 1990), ergibt sich kein hinreichender Beweis für eine ätiologische Assoziation des Epstein-Barr-Virus zum Sjögren-Syndrom (s. auch Kap. 13.8.4).

Zu einer *Virus-Sialadenitis* kommt es dann, wenn bei einer Virämie das infektiöse Virus einen speziellen Sialadenotropismus besitzt und über einen zytopathogenen Effekt eine virusinduzierte Entzündungsreaktion auslöst. Typische und häufige Formen der Virus-Sialadenitis sind die Speicheldrüsen-Viruskrankheit durch das Zytomegalievirus (CMV) und die Parotitis epidemica (Mumps, Ziegenpeter) durch das Mumpsvirus. Eine Reihe weiterer Virusinfektionen können mit einer *viralen Begleitsialadenitis* einhergehen. Hierzu gehören Coksackie- und Echoviren, Influenza- und Parainfluenzaviren, EMC-Viren, Masern und Keuchhusten (s. Kap. 13.7.5). Bezüglich der HIV-Infektion wird auf Kap. 13.7.4 verwiesen.

Onkogene Viren sind bei einer Reihe von Speicheldrüsentumoren nachgewiesen worden (s. Kap. 14.5), wobei es sich sowohl um virusinduzierte als auch virusassoziierte Tumoren handeln kann. Virusinduzierte Speicheldrüsentumoren durch Polyomaviren, Adenoviren, CMV-Virus und Simianvirus 40 (SCULLY 1988) sind vorwiegend bei Mäusen beobachtet worden. Zu den humanen virusassoziierten Tumoren wird das undifferenzierte Parotiskarzinom vom nasopharyngealen Typ mit lymphoidem Stroma gerechnet (s. Kap. 14.34.4).

13.7.2 Speicheldrüsen-Viruskrankheit (Zytomegalie-Virusinfektion; CMV)

13.7.2.1 Infektionsformen und Virusnachweis

Infektionsformen

Der Verlauf der Zytomegalie ist abhängig vom Zeitpunkt der CMV-Infektion (SEIFERT u. OEHME 1957; HANSHAW 1968; KRECH et al. 1971; LUTHARDT 1976; HAMILTON 1982; GEGINAT et al. 1992; BRUGGEMAN 1993).

Die *intrauterine pränatale CMV-Infektion* gehört zu den häufigsten pränatalen, diaplazentar übertragenen Infektionen von Neugeborenen mit einer Inzidenzrate von 0,4–2,3% (BENIRSCHKE et al. 1974; DEMMLER 1991). Die Infektion verläuft in 90% asymptomatisch. In 10% finden sich deutliche klinische Symptome: Frühgeburt und/oder reduziertes Geburtsgewicht, Gelbsucht mit Hepatosplenomegalie, thrombozytopenische Purpura und geistige Retardierung sowie eine Virusausscheidung vorwiegend im Urin, jedoch auch im Speichel (Abb. 162). Zu den morphologischen Befunden der *generalisierten Zytomegalie* gehören schwere Hirnschädigungen (Mikrozephalie, Hydrozephalus, Mikro- und Polygyrie, intrakranielle Verkalkungen, Enzephalitis und Ependymitis), Augenveränderungen (Chorioretinitis, Mikrophthalmus, Optikusatrophie), entzündliche viszerale Organerkrankungen und der Morbus haemolyticus neonatorum. Als Folge dieser schweren organischen Veränderungen stellen sich Spätschäden mit Taubheit, zentralen Lähmungen und Krämpfen ein; 12% der Kinder mit generalisierter Zytomegalie sterben während der Neugeborenenperiode (BOPPANA et al. 1992).

Die *postnatale CMV-Primärinfektion* zeigt bei normaler Immunkompetenz in 90% einen symptomlosen Verlauf oder verläuft in 10% unter dem klinischen Bild einer Mononucleosis infectiosa mit Fieberschüben, Lymphadenopathie sowie Thrombo- und Leukopenie. In der Perinatalperiode kann die Virusübertragung durch infiziertes Zervixsekret oder auch durch die Muttermilch erfolgen.

Die *peristierende latente CMV-Infektion* setzt eine normale Immunlage voraus. Es läßt sich lediglich Virus-DNS im Blut nachweisen, dagegen kein infektiöses Virus. Obwohl die exakte Lokalisation latenter Viren noch nicht ausreichend geklärt ist, sprechen einige Befunde dafür, daß als Wirte für latente Viren vor allem Blutzellen (Monozyten) und glatte Muskelzellen in Betracht kommen (BRUGGEMAN 1993), daneben möglicherweise auch die Speicheldrüsen (CHEUNG u. LANG 1977). Eine endogene Reinfektion kann durch Immundepression oder Immuninsuffizienz erfolgen.

Eine *rekurrierende CMV-Infektion* tritt gehäuft bei Immunsuppression, in der Schwangerschaft und bei AIDS auf. Der Virusnachweis in der Zellkultur ist positiv.

Eine *chronische CMV-Infektion* kommt vor allem bei Erwachsenen vor und ist durch zahlreiche Faktoren bedingt. Hierzu gehören eine Immunsuppression (Organtransplantationen), Bluttransfusionen, chronische Dialysen, maligne Tumoren (Karzinome, Lymphome, Leukämien) und AIDS. Der Virusnachweis kann sowohl in der Zellkultur als auch in den befallenen Organen geführt werden. Charakteristische Organbefunde sind die zytomegale Hepatitis, Myokarditis, Pneumonie und Chorioretinitis, außerdem Magen- und Darmulzera.

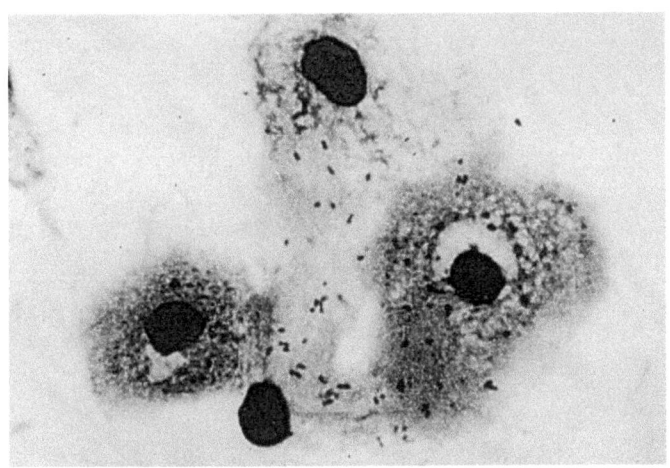

Abb. 162. Parotissekret bei generalisierter Zytomegalie eines Neugeborenen: Nachweis zytomegaler Zellen mit Kerneinschlußkörperchen. ×1000

Virusnachweis

Das Zytomegalievirus (CMV) ist ein DNS-Virus der β-Herpesvirusgruppe. Die polygonalen Viruspartikel haben eine Größe von 100–140 nm und bestehen aus einem Virusnukleoid von 60 nm Größe, welches von einem Kapsid (20–30 nm Größe) mit 162 Kapsomeren umgeben wird (Abb. 163). An der Außenseite sind die Viruspartikel von einer Membran begrenzt. Der zytopathogene Effekt des CMV ist durch Riesenzellbildungen gekennzeichnet, welche sowohl Einschlußkörper im Zellkern als auch Einschlüsse im Zytoplasma enthalten. Der Nachweis zytomegaler Zellen ist weitgehend pathognomonisch für das Vorliegen einer CMV-Infektion.

Die *pathohistologische CMV-Diagnostik* basiert auf dem Nachweis typischer CMV-Riesenzellen und einer ausgeprägten lymphozytären Organentzündung (s. Kap. 13.7.2.2).

Der *Virusnachweis* kann in der Zellkultur erbracht werden. Der virale *DNS-Nachweis* erfolgt durch verschiedene Methoden (Abb. 164). Hierzu gehören neben der Immunzytochemie, der PCR-Methode („polymerase chain reaction") und „southern blot" die In-situ-Hybridisierung mit spezieller Anwendung am Biopsie- oder Autopsiematerial (LÖNING et al. 1986; BORISCH et al. 1988; FISCHER et al. 1992; BAJANOWSKI et al. 1994), wobei auch lichtmikroskopisch normal erscheinende Zellen erfaßt werden. Bei AIDS-Patienten (s. auch Kap. 13.7.4) konnte in 30% der Fälle im Speichel CMV-DNS mittels der PCR-Methode nachgewiesen werden, wobei gleichzeitig eine statistisch signifikante Relation zum Vorkommen einer Xerostomie vorlag (GREENBERG et al. 1995).

Beim *CMV-Antigennachweis* werden immunzytochemisch auch CMV-Proteine dargestellt. Dabei ergeben sich Unterschiede zwischen der pränatalen und postnatalen Zytomegalie (MAEDA et al. 1994). Während bei der pränatalen Zyto-

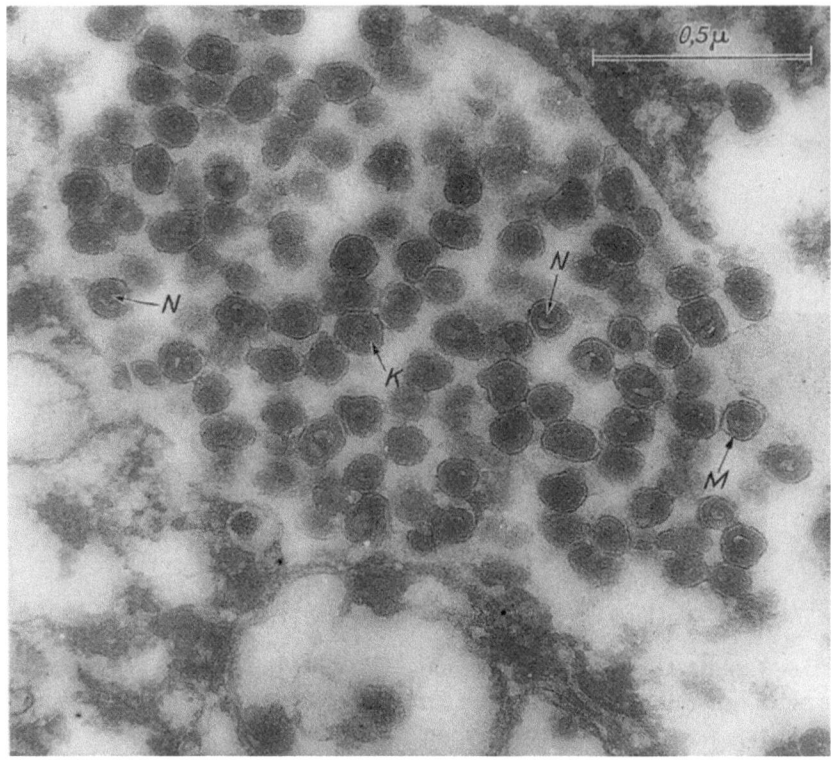

Abb. 163. Zytomegalieviren bei generalisierter Zytomegalie: Viruspartikel mit Nukleoid (*N*), Kapsid (*K*) und Außenmembran (*M*). ×59000. (Aus Seifert u. Gieseking 1965)

megalie Spätproteine mit inaktiver Virusreplikation vorliegen, finden sich bei postnataler Infektion Frühproteine mit verbliebener aktiver Replikation.

Der *CMV-Antikörpernachweis* mit Ermittlung des Titers für IgG und IgM zeigt eine Abhängigkeit vom Lebensalter und der sozioökonomischen Situation. In Entwicklungsländern sind vornehmlich Kinder und Jugendliche betroffen. Folgende Werte liegen vor (Geginat et al. 1992):

positiver Nachweis in

  10 – 20 %   unter 5 Lebensjahren,
  10 – 30 %   bei 5–15 Lebensjahren,
  40 – 50 %   bei 15–30 Lebensjahren,
       55 %   bei über 30 Lebensjahren,
  35 – 55 %   bei Blutspendern,
       94 %   bei homosexuellen Männern,
       90 %   bei Prostituierten,
  bis 100 %   bei Immunsuppression,
      100 %   bei AIDS,
  80 – 96 %   nach Organtransplantationen.

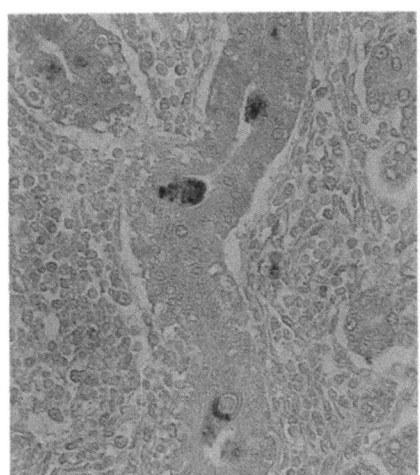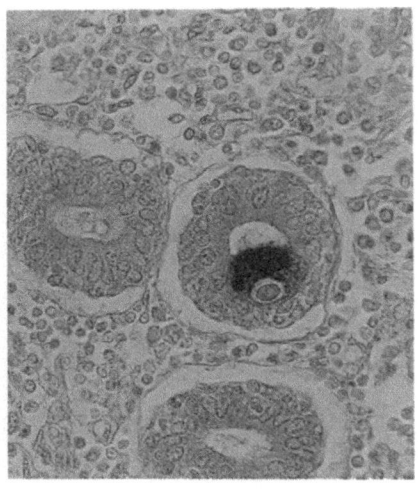

Abb. 164 a, b. Parotis bei Zytomegalie: a Viruseinschlüsse in Gangepithelien (Alkalische Immunphosphatase APAAP), ×160, b In-situ-Hybridisierung mit Nachweis viraler DNS in einer zytomegalen Speichelgangzelle, ×400. (Aus PÜSCHEL et al. 1988)

13.7.2.2 Pathohistologie der zytomegalen Sialadenitis

Die Häufigkeit einer zytomegalen Sialadenitis ist abhängig von der Infektionsform. Bei der konnatalen Zytomegalie sind die Speicheldrüsen fast immer befallen und rangieren in der prozentualen Höhe der Organlokalisation vor der Niere, Lunge, Leber und anderen Organen (SEIFERT u. OEHME 1967; SEIFERT 1973). Die Veränderungen finden sich am häufigsten in der Parotis, etwas seltener in der Submandibularis, dagegen kaum in der Sublingualis. Beim plötzlichen Tod im Kindesalter ist bei 5–10 % der meist im 2.–3. Lebensmonat verstorbenen Säuglinge eine CMV-Sialadenitis der Parotis oder Submandibularis nachgewiesen worden (MOLZ et al. 1985; PÜSCHEL et al. 1988; CREMER u. ALTHOFF 1991). Ein Zusammenhang des CMV-Nachweises in den Speicheldrüsen mit dem plötzlichen Kindstod konnte jedoch nicht sicher erbracht werden. Bei der postnatalen CMV-Primärinfektion ist eine zytomegale Sialadenitis außerordentlich selten. Dies gilt insbesondere für die chronische CMV-Infektion der Erwachsenen, wo sich vermehrt Magen- und Darmulzera nachweisen lassen, dagegen extrem selten ein Speicheldrüsenbefall. Eine Rarität stellt daher eine chronische lymphozytäre Sialadenitis der Submandibularis bei einem 43 Jahre alten Mann dar mit den typischen zytomegalen Zellen in den Ausführungsgängen, jedoch ohne Symptome einer Allgemeinerkrankung (DIOSI u. ROSIU 1965).

Die *Riesenzellen* zeigen trotz der erheblichen Zellvergrößerung eine Erhaltung der Kernzytoplasmarelation (Abb. 165 u. 166). Sie liegen bevorzugt im Bereich der Speichelgänge und wölben sich „maulbeerartig" zur Ganglichtung vor. Sie werden teilweise auch in die Ganglichtung ausgestoßen und können dann zytologisch im Speichelsekret nachgewiesen werden (DE GROODT 1961). Die Rie-

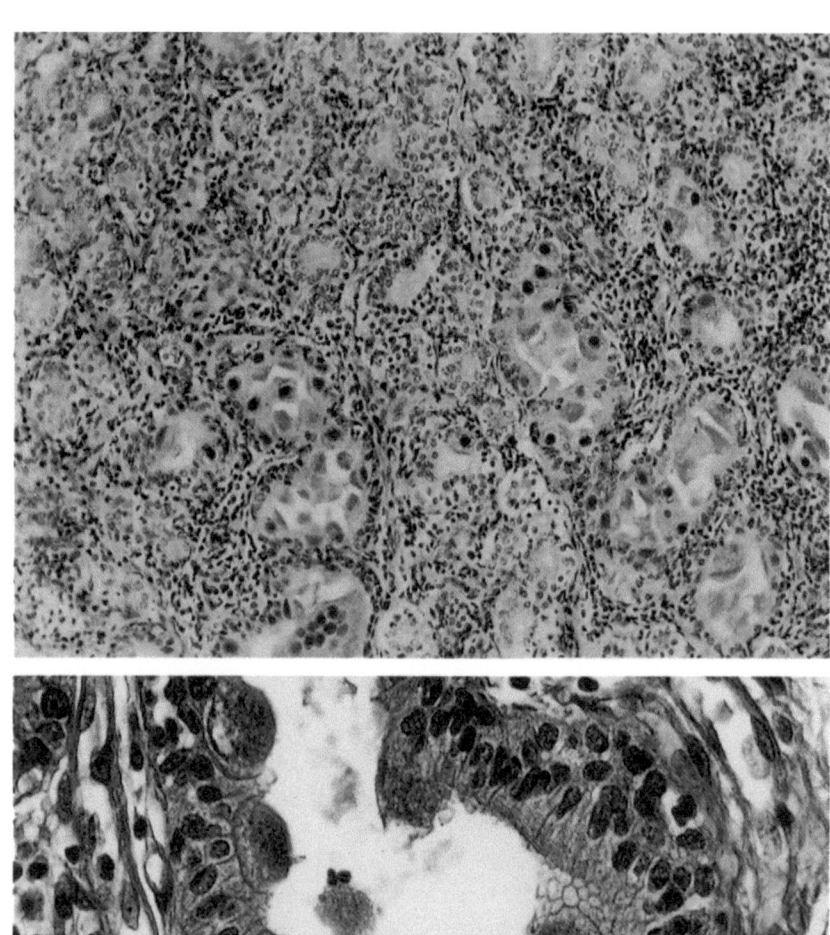

Abb. 165. Parotis-Zytomegalie: multiple zytomegale Zellen in den Speichelgängen mit Kerneinschlußkörpern; interstitielle lymphozytäre Infiltration der Drüsenläppchen. HE ×160

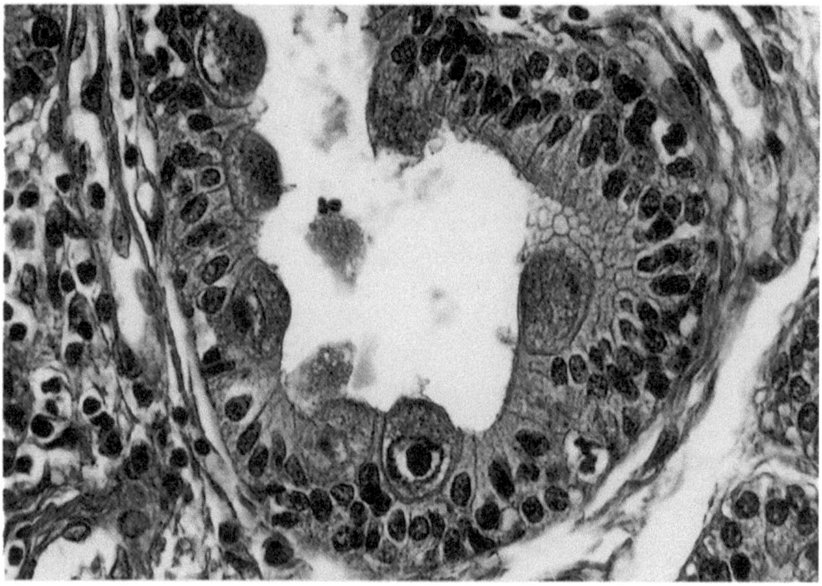

Abb. 166. Parotis-Zytomegalie: Speichelgang mit Riesenzellen. Kerneinschlußkörper mit hellem Hof; feingranuläre Zytoplasmaeinschlüsse. Masson-Goldner ×250

senzellen sind 30 µm groß und enthalten einen 15 µm großen, zur Zellbasis verschobenen Zellkern, welcher einen 10 µm großen Kerneinschlußkörper mit hellem Hof besitzt (SEIFERT u. OEHME 1957; SEIFERT 1973). Diese charakteristische Kernstruktur wird auch als „Eulenaugenkern" bezeichnet (Abb. 167). Der Kerneinschlußkörper ist aus granulärem Kernchromatin und CMV-Viruspartikeln zusammengesetzt. Im Zytoplasma der Riesenzellen finden sich granuläre Einschlüsse mit einer Größe von 0,5 – 3,0 µm, welche in den Epithelzellen der Speicheldrüsen teils Viruspartikel, teils auch Sekretprodukte enthalten (Abb. 168).

Das Drüseninterstitium weist besonders in der Nachbarschaft der Gänge eine ausgeprägte lymphozytäre Infiltration auf. Nekrosen wie bei der Parotitis epidemica oder eine interstitielle Fibrose sind bei der zytomegalen Sialadenitis nicht zu beobachten.

Eine *Virusausscheidung* mit dem Speichelsekret liegt nur bei einer noch aktiven CMV-Infektion vor, wobei auch neutralisierende Antikörper im Speichel vorhanden sind (TAMURA et al. 1980).

Ob bei einer persistierenden latenten CMV-Infektion die Speicheldrüsen als *Virusreservoir* in Frage kommen, ist umstritten. Vereinzelt wird über den Nachweis von CMV nach einer Explantation von Mäusespeicheldrüsen in der Gewebekultur berichtet (CHEUNG u. LANG 1977) oder ein CMV-Reservoir in den Speicheldrüsen vermutet (TEN BENSEL u. GEME 1968). Nach anderen Beobachtungen war CMV nur in Verbindung mit AIDS in den Speicheldrüsen nachweisbar, wobei gleichzeitig eine Veränderung der Speichelproduktion (Erhöhung von Natrium, IgG, Albumin, IgA; Erniedrigung von Kalium und Totalprotein) vorlag (MARDER et al. 1985).

13.7.2.3 Orale Manifestationen in Assoziation mit CMV

Die CMV-Infektion ist mit einer Reihe anderer Infektionskrankheiten assoziiert, bei denen entweder Immundefekte oder eine Immunsuppression vorliegen. Bei *AIDS* (s. auch Kap. 13.7.4) liegt eine besonders häufige Assoziation mit einer CMV-Infektion vor (TOMITA et al. 1990). In 10 von 12 Autopsiefällen mit AIDS bestand eine CMV-Infektion mit Beteiligung der Nebenniere, Lunge, des Magen-Darm-Kanals und Pankreas, jedoch nicht der Speicheldrüsen. In einer anderen Autopsiestudie von 38 AIDS-Fällen lag eine CMV-Infektion in 68% mit speziellem Befall der Nebennieren und Lunge vor (MILLER-CATCHPOLE et al. 1989). Bei der *oralen CMV-Infektion* besteht nicht nur die Assozitaion mit AIDS, sondern zusätzlich auch mit Herpes simplex (HEINIC et al. 1993; FLAITZ et al. 1994), Histoplasmose (JONES et al. 1992), Immundefekten (SCHUBERT et al. 1993) und der Graft-versus-host-Reaktion nach Knochenmarktransplantation (LEVEQUE et al. 1994).

Zu den *oralen Manifestationen* gehören vor allem *Schleimhautulzera*. Sie sind oft am Zahnfleisch lokalisiert und gehen mit einer starken Gingivitis oder Periodontitis einher (KANAS et al. 1987; LANGFORD et al. 1990; GLICK et al. 1992; EPSTEIN u. SCULLY 1993; EPSTEIN et al. 1993). Orale Ulzera mit Nachweis von CMV mittels der In-situ-Hybridisierung sind auch an der Lippen- und Gaumenschleimhaut beobachtet worden (LEIMOLA-VIRTANEN et al. 1995). Die zytomega-

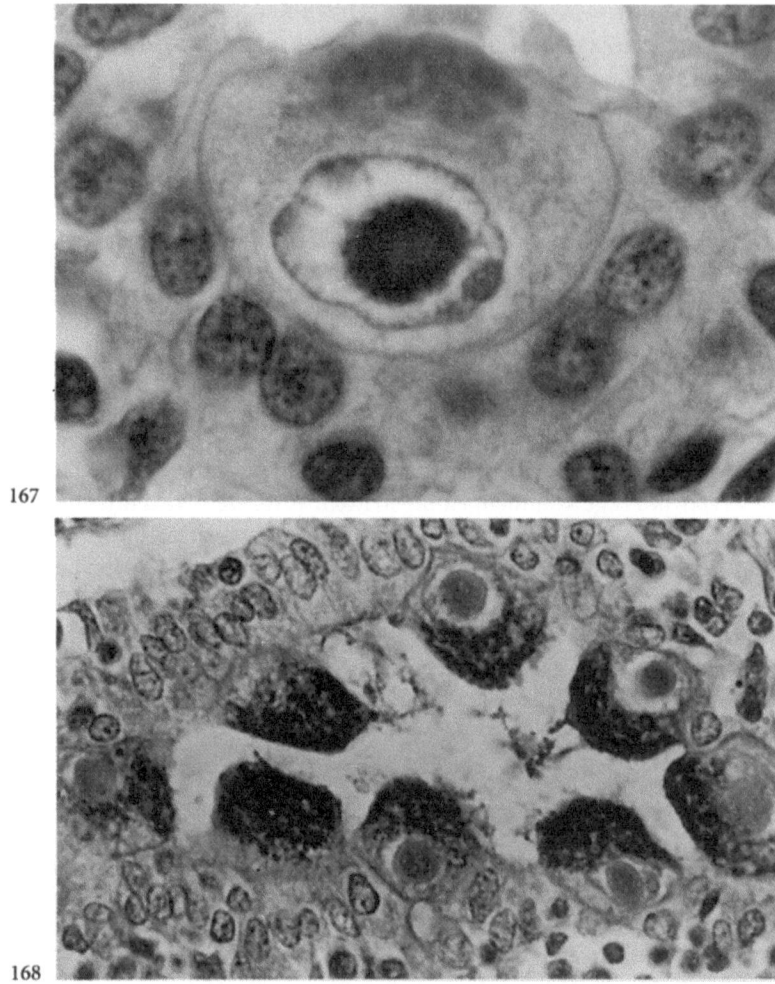

Abb. 167. Parotis-Zytomegalie: sog. „Eulenaugenzelle". Kerneinschlußkörper mit hellem Hof und kleinen Viruspartikeln an der Kernmembran; granuläre Zytoplasmaeinschlüsse am lumenwärtigen Zellpol. HE ×1350

Abb. 168. Parotis-Zytomegalie: Speichelgang mit multiplen Riesenzellen. Kerneinschlüsse mit hellem Hof und PAS-positive granuläre Zytoplasmapartikel am lumenwärtigen Zellpol. PAS-Reaktion ×250. (Aus SEIFERT u. OEHME 1957)

len Zellen mit Einschlußkörpern sind in den Endothelzellen inmitten des entzündlichen Infiltrates nachweisbar. Bei AIDS-Patienten, die gleichzeitig neben einer CMV-Infektion eine Herpesvirusinfektion aufwiesen, waren die zytomegalen Ulzera bis 1,9 cm im Durchmesser groß und zu je etwa 25 % an der Schleimhaut der Wange, Lippe, Zunge oder dem Zahnfleisch lokalisiert (FLAITZ et al. 1994).

Eine weitere orale Manifestation ist das *Kaposi-Sarkom* in Assoziation mit einer CMV-Infektion und AIDS (HASHIMOTO et al. 1987; RÜDLINGER u. NEUMANN-HAEFELIN 1987; GRODY et al. 1988; NEWLAND u. ADLER-STORTHZ 1989; IOACHIM et al. 1992). Die CMV-Infektion bestand sowohl beim klassischen als auch endemischen Kaposi-Sarkom (GRODY et al. 1988). Ein CMV-DNS-Nachweis konnte in 50 % der Fälle geführt werden, wobei allerdings nur die Kerne der Endothelzellen befallen waren, nicht dagegen die spindelförmigen Tumorzellen (NEWLAND u. ADLER-STORTHZ 1989). Daraus wird der Schluß gezogen, daß keine direkte Relation zwischen CMV-DNS-Nachweis und einer neoplastischen Transformation besteht.

13.7.3 Parotitis epidemica (Mumps, Ziegenpeter)

13.7.3.1 *Klinische Daten und Infektionsmodus*

Klinische Daten

Bezüglich der *Häufigkeit* ist die Parotitis epidemica die häufigste Virusinfektion der Speicheldrüsen (SIEGERT u. OEHME 1967). Der Häufigkeitsgipfel liegt im Schulkindesalter bei 6-10 Jahren, wobei Knaben mehr betroffen werden als Mädchen. Bei 80-90 % einer Erwachsenenpopulation finden sich serologische Hinweise auf eine durchgemachte Infektion durch das Mumpsvirus. Auf Grund des hohen Durchseuchungsgrades sind Neugeborene in den ersten Lebensmonaten meist durch diaplazentar übertragene Antikörper der Mutter vor der Infektion geschützt.

Der *Krankheitsverlauf* erfolgt in etwa 90 % aller Mumpsinfektionen klinisch inapparent (SEIFERT et al. 1984). In den anderen Fällen kommt es nach einer Inkubationsdauer von ungefähr 18-21 Tagen zu Prodromalerscheinungen (Fieberanstieg, Kopf- und Halsschmerzen). Danach erfolgt meist eine entzündliche Schwellung einer Parotis, der mit einem Abstand von Stunden oder Tagen in 75 % eine Schwellung der kontralateralen Parotis folgt. Die charakteristische teigige und schmerzhafte Schwellung ist häufig von einem kollateralen Ödem begleitet, das zu einer Lidschwellung, einer Einengung des Gehörganges oder auch einer leichten Kieferklemme führen kann. Auf der Verunstaltung des Gesichtsausdruckes beruhen die verschiedenen synonymen Bezeichnungen: Mumps („to mump" = Gesichter schneiden), Ziegenpeter (französisch Oreillons), Bauerntölpel oder Bauernwitzel. Die Parotitis steht für 1-2 Wochen im Mittelpunkt des Krankheitsbildes, wobei auch die Submandibularis entzündet sein kann. In einem Teil der Fälle verläuft die Mumpsinfektion ohne Parotitis.

Im Rahmen der *Virämie* können auch *andere Organe* befallen sein. Hierzu gehören vor allem das Gehirn (Meningitis, Meningoenzephalitis), die Gonaden

(Orchitis, Oophoritis), der Magendarmkanal (Gastroenteritis, Pankreatitis), seltener die Niere (Nephritis), der Herzmuskel (Myokarditis), die Schilddrüse (Thyreoiditis), Gelenke (Arthritis) oder Brustdrüse (Mastitis).

Die Gefährlichkeit der Mumpsinfektion basiert auf *Dauerschäden* bei Befall des Hodens oder Gehirns. Mit eingetretener Pubertät geht die Mumpsinfektion in 10–30 % mit einer Orchitis einher, die bei doppelseitiger Hodenentzündung fast immer zu einer Sterilität führt. Der Befall der Ovarien ist dagegen seltener. Die durch die Mumpsinfektion ausgelöste seröse Meningoenzephalitis verläuft zwar klinisch oft inapparent oder bewirkt nur leichte klinische Erscheinungen. Sie kann jedoch zu Dauerschäden mit zentralen Hirnnervenlähmungen führen, besonders zur Schädigung des N. statoacusticus mit bleibender Taubheit, wobei allerdings meistens nur einer der beiden Nerven betroffen ist.

Die *klinische Diagnose* beruht einerseits auf dem typischen klinischen Bild, zum anderen auf der Virusisolierung (WELLER u. CRAIG 1949; ENNIS u. JACKSON 1968; CHIBA et al. 1973) und dem Ausfall der immunologischen Komplementbindungsreaktion. Antikörper gegen das aus dem Nukleokapsid des Virus stammende S-Antigen entwickeln sich in der Regel früh im Krankheitsverlauf, während solche mit Spezifität für das V-Antigen (Hämagglutinin) erst 2–3 Wochen nach Beginn der Symptome höchste Titerwerte erreichen. Beim Antikörpertiter ist ein Anstieg um mindestens das Vierfache gegenüber dem Ausgangswert zu fordern. Der Hämagglutinationshemmtest wird auch relativ spät im Verlauf der Erkrankung deutlich positiv, bleibt aber dann meist über Monate auf gleicher Höhe. Der auf zellgebundener Immunität beruhende Hauttest gilt als unzuverlässig. Zusätzlich sind die Amylasewerte im Speichel erhöht.

Infektionsmodus

Die Übertragung der Krankheit durch den Speichel erfolgt durch eine Tröpfcheninfektion (CHIBA et al. 1973), wobei das Virus vom 6. Tag vor Krankheitsbeginn bis zum 10. Tag nach Einsetzen der Symptome über den Speichel ausgeschieden wird. Außerdem liegt innerhab von 2–3 Wochen eine Virurie vor. Nach einer Virusaufnahme über die Mund- und Nasenhöhle kommt es zu einer Virusvermehrung im oberen Respirationstrakt und den regionären Lymphknoten. Die daraus resultierende Virämie führt zu einer hämatogenen Infektion der Speicheldrüsen und teilweise auch zu einem Virusbefall anderer Organe (Hoden, Leptomeninx, Pankreas u.a.), im weiteren Verlauf auch zu einer erneuten Virämie und Virurie. Die Ansteckungsfähigkeit mit Virusausscheidung im Speichel bleibt auch bei klinisch stummen Infektionen bis zu 6 Wochen bestehen.

Das *Mumpsvirus* ist ein RNS-Virus aus dem Genus Paramyxovirus mit einer helikalen Symmetrie und einem Durchmesser von ungefähr 140 nm. Es existiert nur ein einheitlicher Antigentyp mit Produktion eines Hämagglutinins durch das Virus. Die Züchtung des Virus gelingt in vitro im Hühnerembryo und in Gewebekulturen von Primaten (JOHNSON u. GOODPASTURE 1936). Das kugelförmige Mumpsvirus ist größer als die Viren der Influenzagruppe und besitzt ein inneres S-Antigen mit einer Innenhelix aus RNS-Protein als Nukleokapsid und ein oberflächliches V-Antigen mit stachelartigen Fortsätzen (Spikes) unter Einschluß eines Hämagglutinin-Neuraminidase-Glykoproteins. Das Virushämagglutinin verklumpt Erythrozyten und bewirkt nach Adsorption an der Zelloberfläche mittels der Neuraminidase eine Zerstörung der Zellrezeptoren. Der *zytopathogene Effekt* führt durch die Vermehrung des Virus zur Zelldegeneration und Zytolyse, außerdem zu azidophilen Einschlüssen im Zytoplasma und zu synzytialen Riesenzellen.

13.7.3.2 *Pathohistologie*

Die pathohistologischen Veränderungen in den *Speicheldrüsen* konnten bisher nur bei vereinzelten Autopsiefällen analysiert werden (WELLER u. CRAIG 1949; ROCCHI 1933; BOSTRÖM 1968; HENSON et al. 1971; SEIFERT et al. 1984). Die Letalität beträgt nur 1:1000 Mumpsfälle. Der Eintritt des Todes erfolgte durch andere Grunderkrankungen (malignes Lymphom, Pneumonie und Sturge-Weber-Syndrom) oder durch eine Mumpsinfektion anderer Organe, z.B. des Herzens mit einer Mumpsmyokarditis (ROBERTS u. FOX 1965). Der Virusnachweis konnte auch noch post mortem aus der Parotis geführt werden.

Die Sialadenitis betrifft vorwiegend die Parotis, in geringerem Ausmaß jedoch auch die Submandibularis und die Sublingualis. Das *interstitielle Infiltrat* (Abb. 169) besteht aus Lymphozyten und Plasmazellen, welche das periduktale und periazinäre Interstitium durchsetzen. Zusätzlich entwickelt sich ein peri-

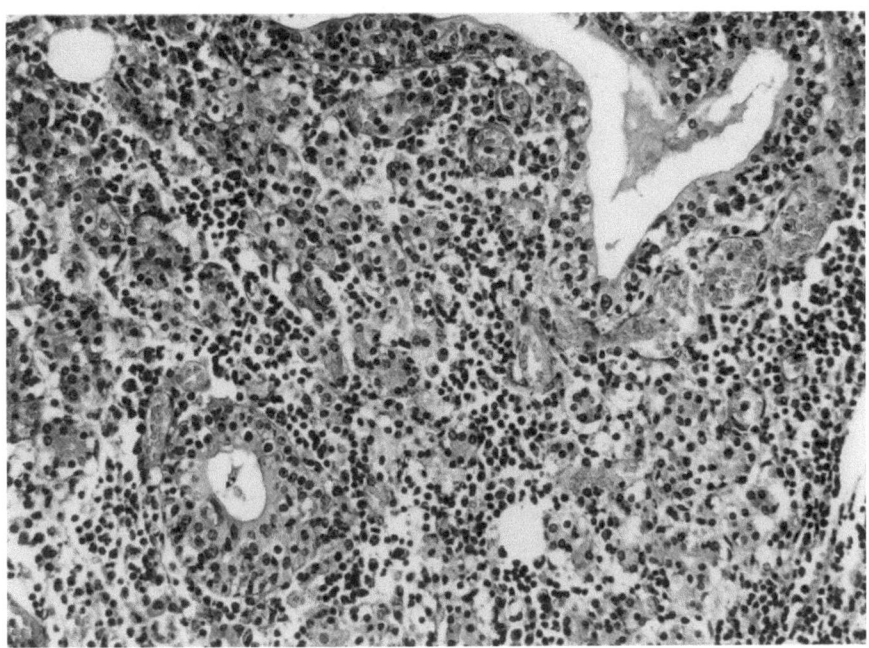

Abb. 169. Parotitis epidemica: Infiltrate aus Lymphozyten und Plasmazellen im Drüseninterstitium. HE ×160

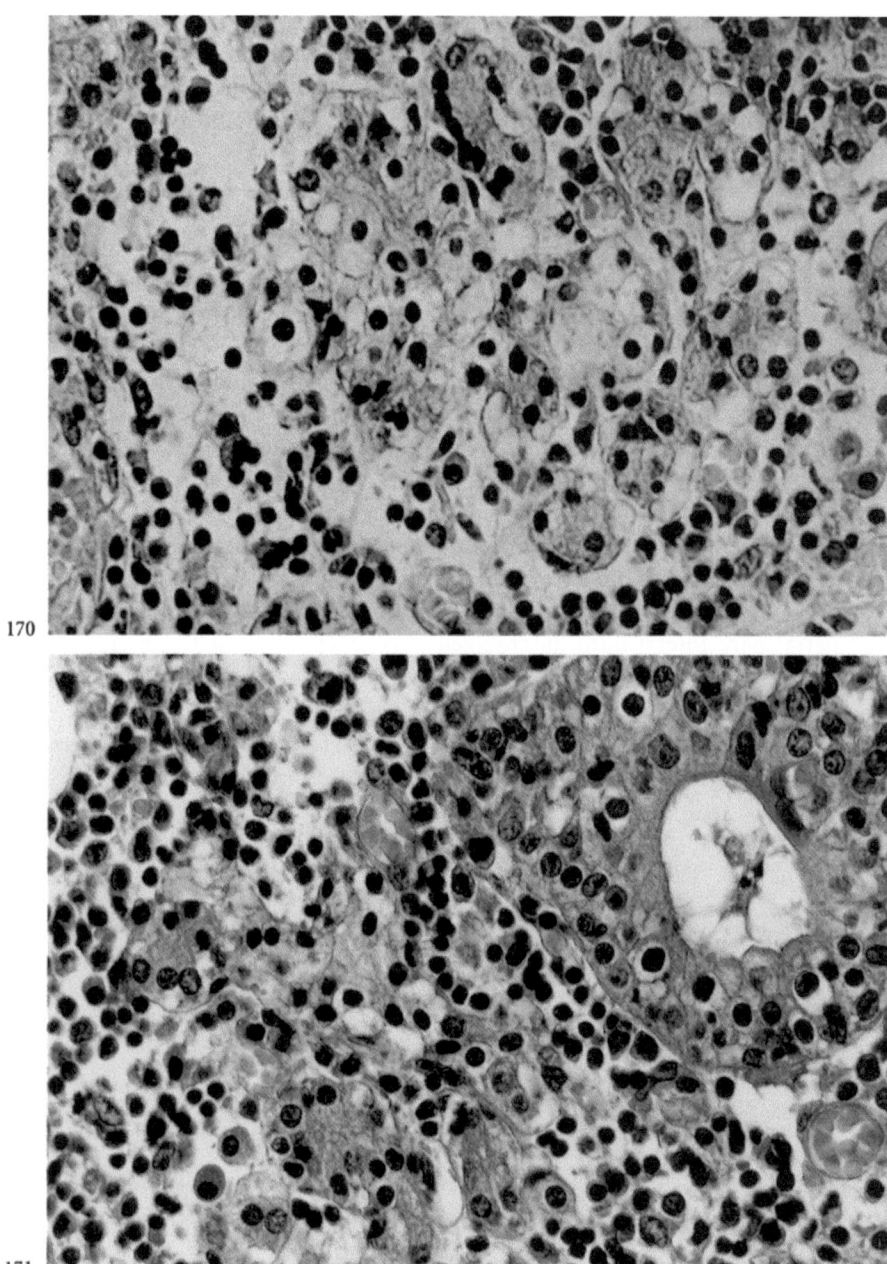

Abb. 170. Parotitis epidemica: Degranulierung und vakuoläre Transformation der Azinuszellen mit Einschluß von Zellnekrosen. HE ×400

Abb. 171. Parotitis epidemica: Schwellung der Gangepithelien mit Vakuolen; ausgeprägtes interstitielles Infiltrat. HE ×400

duktales Ödem. Charakteristisch sind die Veränderungen der *serösen Drüsenazini* (Abb. 170) mit einem Verlust der Sekretgranula, einer Vakuolisierung des Zytoplasma und einer Zytolyse mit Aufhebung der Azinusstruktur. In einzelnen Azinuszellen lassen sich eosinophile Einschlüsse nachweisen (ROCCHI 1933). Im Bereich der *Speichelgänge* kommt es ebenfalls zu einer Epithelläsion mit Vakuolisierung des Zytoplasma (Abb. 171), fokalen Zytolysen mit Kernpyknosen und einer Desquamation von Zellen in die Ganglichtung. Die Speichelgänge sind unterschiedlich weit und enthalten vermehrt schleimiges Sekret.

Elektronenmikroskopisch finden sich Zytoplasmavakuolen, welche aus Resten des dilatierten endoplasmatischen Retikulum entstehen, und zerstörte Zellorganellen. Viruspartikel sind in den Lumina der Drüsenazini und Speichelgänge nachweisbar.

Die tierexperimentellen Befunde an Affen (JOHNSON u. GOODPASTURE 1936; BLOCH 1937) bestätigen den Befund einer viralen interstitiellen Sialadenitis mit mononukleärer Zellinfiltration, interstitiellem Ödem und Azinusnekrosen sowie Epithelalterationen des Gangsystems.

Differentialdiagnostisch müssen analoge Befunde an den Speicheldrüsen bei anderen Virusinfektionen (Parainfluenzavirustyp 1 und 3, Cocksackie-A-Virus, Echoviren und lymphozytäres Choriomeningitisvirus) abgegrenzt werden (s. Kap. 13.7.5).

Auf analoge interstitielle Entzündungsprozesse in *anderen Organen* (Zentralnervensystem, Hoden, Pankreas, Herzmuskel u.a.) mit lymphozytärer und plasmazellulärer Infiltration sowie zytopathogenen Zellschädigungen soll nicht näher eingegangen werden.

13.7.4 HIV-assoziierte Veränderungen der Speicheldrüsen

Als HIV-assoziierte Veränderungen der Speicheldrüsen werden Erkrankungen definiert, welche bei HIV-infizierten Patienten durch eine Xerostomie und eine Schwellung einer oder mehrerer großer Speicheldrüsen gekennzeichnet sind (SCHIØDT 1992). Überwiegend handelt es sich um nichttumoröse Veränderungen, seltener um Neoplasien (Tabelle 14).

Tabelle 14. HIV-assoziierte Speicheldrüsenveränderungen

20% Kinder, 80% Männer, (25-50 Jahre)
60% Drogenabusus
98% Parotisschwellung (60% bilateral)
Xerostomie
HIV-Antikörpernachweis
Zystische lymphoepitheliale Läsion
 - Zysten mit Plattenepithelbegrenzung
 - Myoepitheliale Zellinseln
 - Progressive Lymphadenopathie
Negative Rheumafaktoren
Fehlen der Sjögren-typischen Autoantikörper

13.7.4.1 *Klinische Daten*

Die *Häufigkeit* des Vorkommens zeigt starke Schwankungen und beträgt in der Gruppe der HIV-infizierten Kinder in Zaire 0% (COLEBUNDERS et al. 1988), in New York dagegen 58% (RUBINSTEIN et al. 1986). Bei Erwachsenen wurde ein Prozentsatz von nur 0,5–0,8% registriert, wobei keine Beobachtung im 1. Jahr der AIDS-Erkrankung vorlag (SCHIØDT 1992). Von den insgesamt über 100 Fallberichten entfallen 19% auf HIV-infizierte Kinder von HIV-infizierten Müttern und 81% auf die Altersgruppe von 25–50 Jahren, wobei es sich in 94% um Männer handelt (SCHIØDT 1992). Bei 61% lag ein intravenöser Drogenabusus vor; 39% waren homosexuelle Männer. Weitere Risikofaktoren waren Bluttransfusionen und Hämophilie.

Bezüglich der *Lokalisation* war in 98% die Parotis und nur in 2% die Submandibularis betroffen. Die Schwellungen traten in 40% einseitig und in 60% doppelseitig auf. Die fluktuierende Speicheldrüsenschwellung zeigt zwar bei längerem Bestehen eine Größenzunahme, weist jedoch zugleich auch eine relativ günstige Prognose auf, da zusätzliche opportunistische Infektionen wie bei anderen AIDS-Erkrankungen sehr selten sind.

Zu den *extraglandulären Manifestationen* gehören lymphoide interstitielle Pneumonien, Gastritis und Hepatitis.

Hinsichtlich der *Speicheldrüsenfunktion* findet sich parallel zur Xerostomie eine Abnahme der Speichelflußrate (ATKINSON et al. 1989). Nach Stimulation kommt es zu einer Erhöhung des Lysozymgehaltes um 40–70% sowohl in der Parotis als auch Submandibularis und zu einem Anstieg des Albumingehaltes ohne vorherige Stimulation.

Die *serologische Diagnostik* zeigt Unterschiede der Autoantikörper im Vergleich zum Sjögren-Syndrom (ATKINSON et al. 1993). In 50% der Fälle finden sich Autoantikörper gegen das Zytoplasma einer Speicheldrüsenzellinie, die weder bei HIV-Patienten ohne HIV-assoziierte Speicheldrüsenveränderungen noch bei Sjögren-Patienten oder Kontrollgruppen nachweisbar waren. Dagegen fehlen im Gegensatz zum Sjögren-Syndrom zirkulierende antinukleäre Antikörper, Rheumafaktoren und SS-A/Ro- oder SS-B/La-Antikörper. HIV-Antikörper konnten auch im Speichel nachgewiesen werden (FOX 1992; URQUIA et al. 1993).

In der *klinischen Diagnostik* lassen sich mittels Computertomographie innerhalb der Speicheldrüsenschwellung Zystenbildungen mit einem Durchmesser von 0,5–4,0 cm analysieren. Die Sialographie zeigt Veränderungen analog wie beim Sjögren-Syndrom.

13.7.4.2 *Pathohistologie*

Große Speicheldrüsen: Die klinische Manifestation einer Schwellung der großen Speicheldrüsen beruht pathohistologisch auf einer hyperplastischen *Lymphadenopathie* der Speicheldrüsenlymphknoten sowie auf einer *lymphozytären Infiltration des Speicheldrüsengewebes* mit Ausbildung lymphoepithelialer Zysten (Abb. 172). Zu der Frage, ob der entzündliche Prozeß primär von den Lymphknoten ausgeht (IOACHIM et al. 1988; POLETTI et al. 1988) oder vom

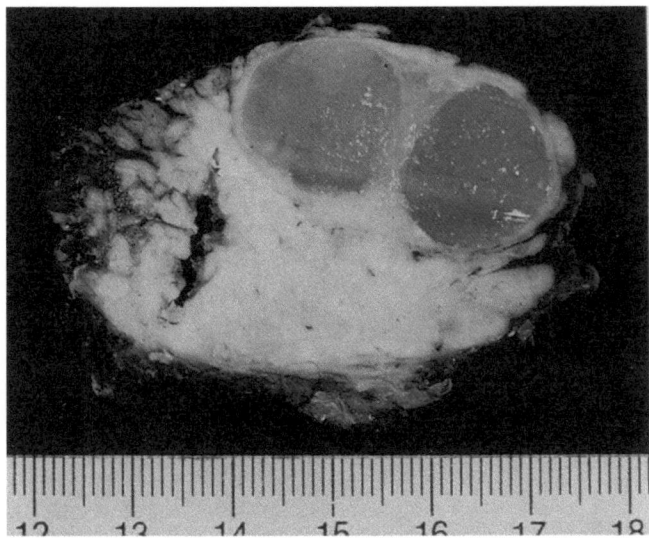

Abb. 172. Parotis bei HIV-Infektion: Zysten mit einem Durchmesser von ca. 1,5 cm mit schleimigem Inhalt (Präparat: Prof. Dr. BROCHERIOU, Paris)

Drüsenparenchym (ULIRSCH u. JAFFE 1987), liegt eine neuere Untersuchung vor. Im Gegensatz zu der ursprünglichen Annahme, daß die lymphoepithelialen Zysten aus Speicheldrüseneinschlüssen in den Parotislymphknoten entstehen, haben dreidimensionale computerunterstützte Rekonstruktionen anhand von Serienschnitten ergeben, daß in den frühen Stadien ausgedehnte lymphoide Infiltrationen des Drüsenparenchyms vorliegen, die zu läppchenzentralen Parenchymatrophien und Sjögren-artigen lymphoepithelialen Läsionen führen (IHRLER et al. 1994). Die ausgeprägte lymphoide Proliferation bewirkt nach einer Obstruktion der Speichelgänge eine konsekutive zystische Erweiterung der Ausführungsgänge bis hin zur Entwicklung myoepithelialer Zellinseln. Im Obduktionsmaterial wurden bei AIDS-Patienten in 3% analoge lymphoepitheliale Parotiszysten beobachtet. Der im Vergleich zur großen Zahl HIV-infizierter Patienten relativ geringe Befall des Drüsengewebes wird auf einen deutlichen Anstieg von HLA-DR5 zurückgeführt (ITESCU et al. 1989). Das HIV(p24)-Antigen ist in den Lymphozyten des Infiltrates nachweisbar, nicht dagegen in den Azinus- oder Gangepithelien (TUNKEL et al. 1989; BRUNER et al. 1989). Der gelegentliche Nachweis von CMV oder EBV ist noch keine ausreichende Begründung für einen ätiologischen Zusammenhang (SCHIØDT et al. 1989).

Der charakteristische pathohistologische Befund ist eine *zystische lymphoide Hyperplasie* (Abb. 173) bzw. eine *zystische lymphoepitheliale Läsion* (ULIRSCH u. JAFFE 1987; KORNSTEIN et al. 1988; RIEDERER et al. 1989; BRUNER et al. 1989; D'AGAY et al. 1990; DAMIANI et al. 1990; ELLIOTT u. OERTEL 1990; MANDEL u. REICH 1992; SCHIØDT et al. 1992; SCULLY et al. 1993; RIEDERER et al. 1994, ROSANOWSKI et al. 1994). Im lymphozytären Infiltrat (Abb. 174) dominieren die

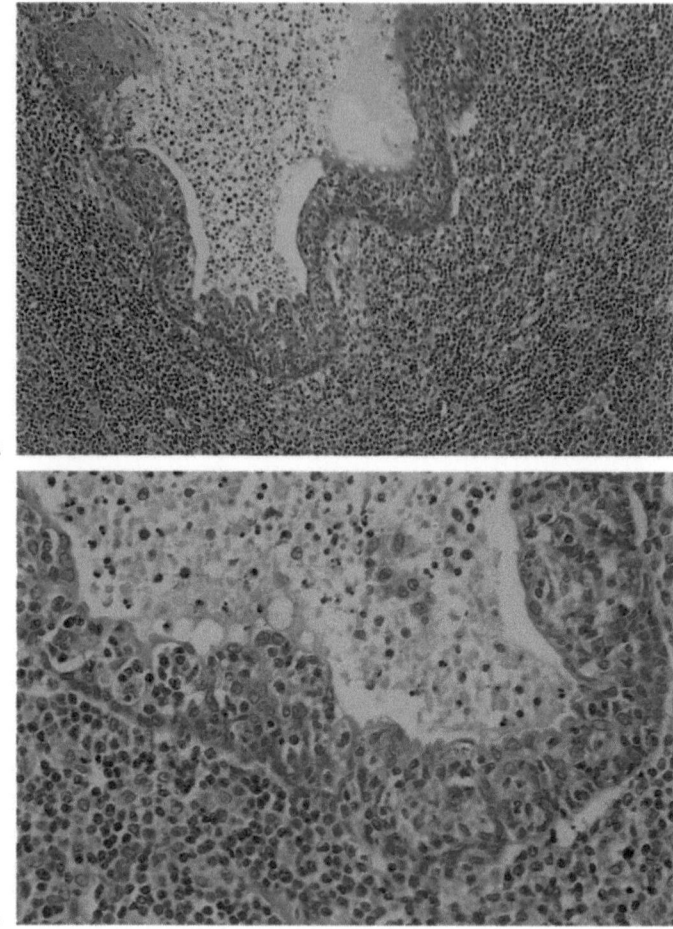

Abb. 173 a, b. Parotis bei HIV-Infektion: zystische lymphoepitheliale Läsion. Auskleidung mit einem mehrschichtigen Plattenepithel mit lymphozytärer Durchsetzung. HE **a** ×100, **b** ×250

$CD8^+$-Zellen (KORNSTEIN et al. 1988). Innerhalb des Infiltrates liegen verstreut myoepitheliale Zellinseln (Abb. 174), welche ebenfalls lymphozytär durchsetzt sind. Im Zentrum sind unterschiedlich große Zysten entwickelt, welche von einem nichtverhornenden Plattenepithel begrenzt werden. In unmittelbarer Nachbarschaft liegen lymphoide Zellansammlungen mit Einschluß von aktivierten Keimzentren (Abb. 175). In der Differentialdiagnose zur myoepithelialen Sialadenitis beim Sjögren-Syndrom werden folgende Befunde herausgehoben (ULIRSCH u. JAFFE 1987): meist homosexuelle männliche Patienten mit einem Altersgipfel unter 40 Jahren, oft Vorliegen von Drogenabusus (SMITH et al. 1988) oder anderer Risikofaktoren, negative Rheumafaktoren, Fehlen der Sjögren-typischen Autoantikörper.

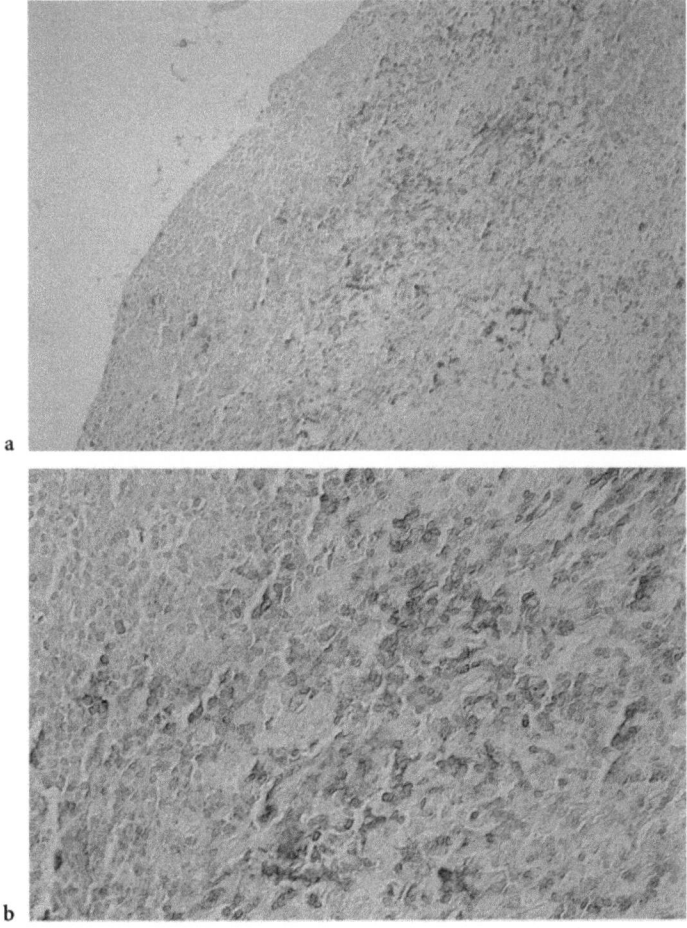

Abb. 174a, b. Parotis bei HIV-Infektion: Dominanz von CD^8-Zellen im lymphoiden Infiltrat der Zystenwand. Immunperoxydasereaktion PAP **a** ×100, **b** ×250

Lippendrüsen: In den Lippendrüsen findet sich eine fokale lymphozytäre Sialadenitis (s. auch Kap. 13.10.2) mit einer deutlichen Dominanz der $CD8^+$-Zellen über die $CD4^+$-Zellen (SCHIØDT et al. 1989). Desgleichen ist auch HIV (p24)-Antigen in den lymphozytären Infiltraten nachweisbar.

Feinnadel-Aspirationsbiopsie: In der Feinnadel-Aspirationsbiopsie sind Lymphozyten, Plattenepithelien, Hornlamellen und auch Zystenflüssigkeit enthalten, außerdem Makrophagen und Immunoblasten (SHAHA et al. 1988; TAO u. GULLANE 1991; NO-LOUIS et al. 1992). Der Wert der Methode liegt im Ausschluß eines malignen Tumors.

Lymphadenopathie: Die Lymphadenopathie (s. auch Kap. 14.39.5) ist Teilbild einer generalisierten progressiven Lymphadenopathie (POLETTI et al. 1988;

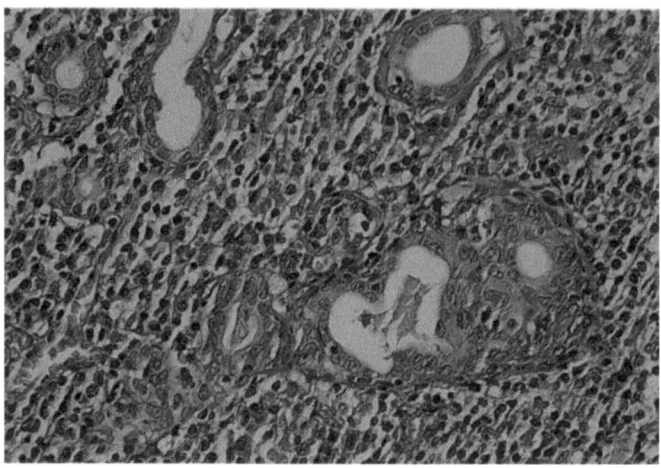

Abb. 175. Parotis bei HIV-Infektion: lymphozytäre Parotitis mit Einschluß einer myoepithelialen Zellinsel. HE ×250

IOACHIM u. RYAN 1988; IOACHIM et al. 1988). Sowohl die intraglandulären Lymphknoten der Parotis als auch die periglandulären Lymphknoten der Submandibularis zeigen neben der ausgeprägten follikulären Hyperplasie ein typisches immunzytochemisches Muster mit einer Dominanz von T-Suppressorzellen in den Follikelzentren sowie einer Durchsetzung mit α-Antitrypsin-positiven Makrophagen und OKT6-positiven Langerhans-Zellen (POLETTI et al. 1988).

13.7.4.3 Orale Manifestationen in Assoziation mit HIV

Die HIV-Infektion weist viele Assoziationen mit opportunistischen Infektionen auf (s. auch Kap. 13.7.2.3). Aus größeren Fallkollektiven und Sammelstatistiken lassen sich folgende Angaben machen (PHELAN et al. 1987; SCHULTEN et al. 1989; PINDBORG 1989; MELNICK et al. 1989; GREENSPAN et al. 1991; WEIDAUER 1992; LAMSTER et al. 1994; NASH et al. 1995):

- An 1. Stelle der Häufigkeit stehen mit 88% der Fälle Pilzinfektionen, insbesondere eine Candidiasis, daneben auch eine Histoplasmose und Kryptokokkose.
- An 2. Stelle folgen mit je 9% Herpes-simplex-Infektionen und eine exfoliative Cheilitis.
- Seltener sind die Hairy-Leukoplakie mit 5% und das Kaposi-Sarkom mit 4%.

In einem Untersuchungsgut von über 800 homosexuellen Patienten hatten 19% einen HIV-seropositiven Befund. Bei 30% dieser seropositiven Gruppe lagen orale Läsionen, insbesondere auch eine ulzerös-nekrotisierende Gingivitis, eine ausgeprägte progressive Periodontitis sowie orale Ulzera und Warzen vor. Weitere bakterielle Infektionen waren Tuberkulose, Klebsiellen, Enterobakter

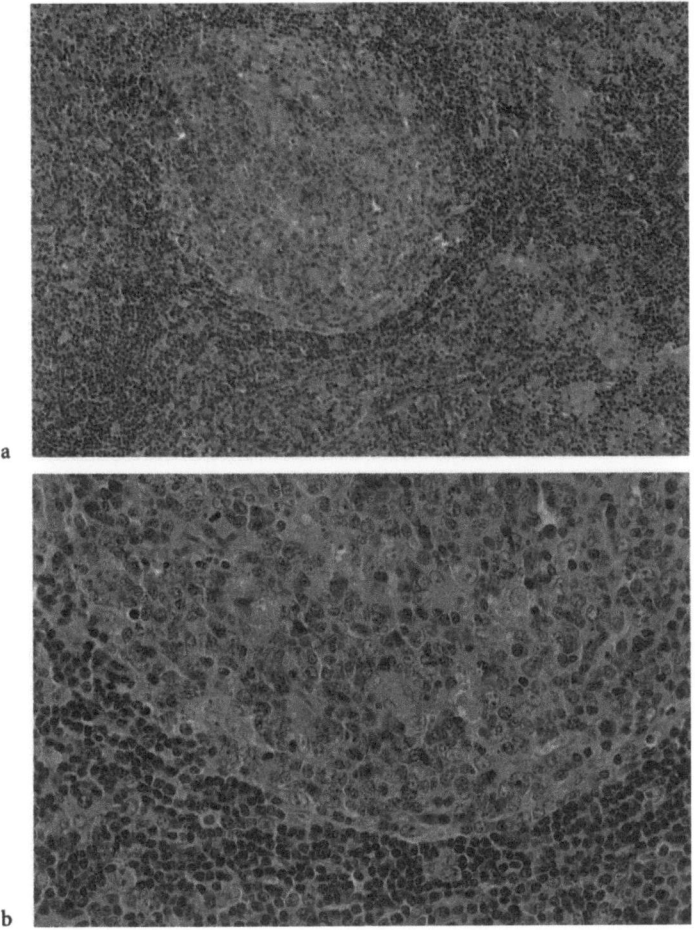

Abb. 176a, b. Parotislymphknoten bei HIV-Infektion: progressive Lymphadenopathie mit lymphoider Zellproliferation und Einschluß aktivierter hyperplastischer Follikel. HE **a** ×100, **b** ×250

und E. coli, außerdem Aktinomykose und Katzenkratzkrankheit. Zu den viralen Infektionen gehören außer den Herpes-simplex-Viren und CMV auch EBV, Herpes zoster, Varizellen und Papillomaviren.

Orale maligne Tumoren sind wesentlich seltener. Hierzu rechnen neben dem Kaposi-Sarkom maligne Lymphome (IOACHIM et al. 1985; IOACHIM u. COOPER 1986; s. auch Kap. 14.39.5) und orale Plattenepithelkarzinome (FLAITZ et al. 1995).

13.7.5 Sonstige seltenere Formen der Virus-Sialadenitis

Eine Reihe von Virusinfektionen geht mit einer Sialadenitis einher, die im klinischen und pathohistologischen Erscheinungsbild einer Parotitis ähnelt

(SEIFERT et al. 1984). Bei der differentialdiagnostischen Abgrenzung müssen epidemiologische Daten und serologische Titerbestimmungen herangezogen werden.

Bei der *Coxsackie-A-Virusinfektion*, die zur Gruppe der Enteroviren gehört, liegt eine Trias vor, die durch eine Parotitis, Gingivitis und Herpangina gekennzeichnet ist (HOWLETT et al. 1957; KRAUS 1960). Die Erkrankung beginnt häufig mit einer Angina, der dann wenig später eine Mumps-ähnliche teigige Schwellung der Parotis folgt. Pathohistologisch findet sich eine interstitielle lymphozytäre Parotitis.

Bei der *Influenza-A-Virusinfektion* kommt es im Rahmen einer seuchenhaften Ausbreitung einer Grippeepidemie durch Orthomyxoviren zu einer akuten Parotitis (BRILL u. GILFILLAN 1977; KRILOV u. SWENSON 1985). Die Entstehung einer Parotitis wird durch eine Schwäche des Immunsystems begünstigt.

Bei einer Infektion mit *Parainfluenza Typ 3* sind ebenfalls Fälle mit einer akuten Parotitis beschrieben worden (ZOLLAR u. MUFSON 1970; BUCKLEY et al. 1972; CULLEN u. BANBLIS 1980), wobei ebenfalls eine Disposition zur Erkrankung bei Immundefekten besteht.

Bei einer *EBV-Infektion* (AMBINDER u. MANN 1994) geht die *Mononucleosis infectiosa* nicht nur mit einer fieberhaften Lymphadenopathie (Pfeiffersches Drüsenfieber), Monozytenangina und Hepatosplenomegalie einher, sondern gelegentlich auch mit einer Sialadenitis (SEIFERT u. GEILER 1956; MOR et al. 1982; ANDERSSON u. STERNER 1985). Diese ist durch eine ausgeprägte interstitielle Infiltration mit Monozyten und Lymphozyten sowie durch Azinusnekrosen gekennzeichnet. Gleichzeitig kann auch eine Pankreatitis vorliegen.

Bei *Masern* und *Keuchhusten* sind vereinzelt in den Speicheldrüsen vielkernige Riesenzellen mit oxyphilen Kern- und Zytoplasmaeinschlüssen beschrieben worden (BROZ 1955).

Eine *Papova-Virus-Parotitis* wurde bei athymischen Nacktratten beobachtet (WARD et al. 1984). Die Papovaviren (**Pa**pilloma-, **Po**lyomaviren und „**va**cuolating agent" = Simian-Virus S 40) gehören zu einer Gruppe kleiner (45 nm) onkogener Virusarten mit zirkulärer DNS. Im Drüsengewebe finden sich intranukleäre Einschlußkörper in den Gang- und Azinuszellen, welche mitunter kristalline Strukturen aufweisen.

Literatur

d'Agay M-F, Roquancourt A de, Peuchmaur M, Janier M, Brocheriou C (1990) Cystic benign lymphoepithelial lesion of the salivary glands in HIV-positive patients. Report of two cases with immunohistochemical study. Virchows Arch A Pathol Anat 417:353–356
Ambinder RF, Mann RB (1994) Detection and characterization of Epstein-Barr virus in clinical specimens. Am J Pathol 145:239–252
Andersson J, Sterner G (1985) A 16-month-old boy with infectious mononucleosis, parotitis and Bell's palsy. Acta Paediatr Scand 74:629–632
Atkinson HC, Schiødt M, Robataille S, Greenspan D, Greenspan JS, Fox PhC (1993) Salivary autoantibodies in HIV-associated salivary gland disease. J Oral Pathol Med 22:203–206
Atkinson JC, Yeh C-K, Bermudez D, Fox PC, Baum BJ (1989) Longitudinal evaluation of major salivary gland function in HIV-1 infected patients. J Oral Pathol Med 18:469–470
Bajanowski Th, Wiegand P, Brinkmann B (1994) Comparison of different methods for CMV detection. Int J Leg Med 106:219–222

Benirschke K, Mendozy GR, Bazeley PL (1974) Placental and fetal manifestations of cytomegalovirus infection. Virchows Arch B Cell Pathol 16:121–139

Berger U (1960) Viren als Erreger von Speicheldrüsenaffektionen. Fortschr Kiefer-Gesichtschir 6:307–311

Bloch O jr (1937) Specificity of the lesions of experimental mumps. Am J Pathol 13:939–944

Boppana SB, Pass RF, Britt WJ, Stagno S, Alford CA (1992) Symptomatic congenital cytomegalovirus infection: neonatal morbidity and mortality. Pediatr Infect Dis J 11:93–99

Borisch B, Jahn G, Scholl B-Chr, et al. (1988) Detection of human cytomegalovirus DNA and viral antigens in tissues of different manifestations of CMV infection. Virchows Arch B Cell Pathol 55:93–99

Boström K (1968) Patho-anatomical findings in a case of mumps. With pancreatitis, myocarditis, orchitis, epididymitis, and seminal vesiculitis. Virchows Arch A Pathol Anat 344: 111–117

Brill SJ, Gilfillan RF (1977) Acute parotitis associated with influenza type A. N Engl J Med 296:1391–1392

Broz O (1955) Zur Frage der Ätiologie der Riesenzellpneumonie bei Kindern. Zentralbl Allg Pathol Pathol Anat 93:370–374

Bruggeman CA (1993) Cytomegalovirus and latency: An overview. Virchows Arch B Cell Pathol 64:325–333

Bruner JM, Cleary KR, Smith FB, Batsakis JG (1989) Immunocytochemical identification of HIV (p24) antigen in parotid lymphoid lesions. J Laryngol Otol 103:1063–1066

Buckley JM, Poche P, McIntosh K (1972) Parotitis and parainfluenza 3 virus infection. Am J Dis Child 124:789

Cheung KS, Lang DJ (1977) Detection of latent cytomegalovirus in murine salivary and prostate explant cultures and cells. Infect Immunol 15:568–575

Chiba Y, Horino K, Umetsu M, Wataya Y, Chiba S (1973) Virus excretion and antibody response in saliva in natural mumps. Tohoku J Exp Med III:229–239

Colebunders R, Francis H, Mann JM et al. (1988) Parotid swelling during human immunodeficiency virus infection. Arch Otolaryngol Head Neck Surg 114:330–332

Cremer U, Althoff H (1991) Nachweis und Inzidenz von Zytomegalovirusifektionen bei plötzlichen Kindstodesfällen (SIDS) Rechtsmedizin 1:25–28

Cullen SJ, Banblis JV (1980) Parainfluenza type 3 parotitis in two immunodeficient children. J Pediatr 96:437–438

Damiani S, Cavicchi O, Corinaldesi G, Cenacchi V, Eusebi V (1990) Lesioni intraparotidee in infezione da HIV. Pathologica 82:287–295

Demmler G (1991) Infectious diseases-society of America and center for disease control. Summary of a workshop on surveillance for congenital cytomegalovirus disease. Rev Infect Dis 13:315–329

Diosi P, Rosiu N (1965) Cytomegalic infection in the submaxillary glands of an adult. Pathol Microbiol 28:420–424

Elliott JN, Oertel YC (1990) Lymphoepithelial cysts of the salivary glands. Histologic and cytologic features. Am J Clin Pathol 93:39–43

Ennis FA, Jackson D (1968) Isolation of virus during incubation of mumps infection. J Pediatr 72:536–537

Epstein J, Scully C (1993) Cytomegalovirus: a virus of increasing relevance to oral medicine and pathology. J Oral Pathol Med 22:348–353

Epstein JB, Sherlock ChH, Wolber RA (1993) Oral manifestations of cytomegalovirus infection. Oral Surg Oral Med Oral Pathol 75:443–451

Fischer M, Amann K, Ullrich B, Stute H, Otto HF (1992) Generalisierte konnatale Zytomegalie. Ein kasuistischer Beitrag zur foudrouanten Verlaufsform einer zytomegalen Infektion. Pathologe 13:158–163

Flaitz C, Nichols CM, Hicks MJ (1994) Mucocutaneous cytomegaloviral ulcers in AIDS patients: A clinicopathologic correlation. Oral Surg Oral Med Oral Pathol 78:737

Flaitz CM, Nichols CM, Adler-Storthz K, Hicks MJ (1995) Intraoral squamous cell carcinoma in human immunodeficiency virus infection. A clinicopathologic study. Oral Surg Oral Med Oral Pathol 80:55–62

Fox PC (1992) Salivary gland involvement in HIV-1 infection. Oral Surg Oral Med Oral Pathol 73:168-170

Fox JD, Briggs M, Ward PA, Tedder RS (1990) Human herpesvirus 6 in salivary glands. Lancet 336:590-593

Geginat G, Hampl W, Mertens TH (1992) Das humane Zytomegalievirus - Biologie und Infektion. Med Klin 87 [Suppl] 1:2-10

Glick M, Cleveland DB, Salkin LM, Alfara-Miranda M, Fielding AF (1992) Intraoral cytomegalovirus lesion and HIV-associated periodontitis in a patient with acquired immunodeficiency syndrome. Oral Surg Oral Med Oral Pathol 72:716-720

Greenberg MS, Dubin G, Stewart JCB, Cumming ChG, MacGregor RR, Friedman HM (1995) Relationship of oral disease to the presence of cytomegalovirus DNA in the saliva of AIDS patients. Oral Surg Oral Med Oral Pathol 79:175-179

Greenspan D, Greenspan JS, Pindborg JJ, Schiødt M (1991) AIDS and the mouth. Munksgaard, Copenhagen

Grody WW, Lewin K, Naeim F (1988) Detection of cytomegalovirus DNA in classic and epidemic Kaposi's sarcoma by in situ hybridization. Hum Pathol 19:524-528

Groodt M de (1961) Zytodiagnostik der Zytomegalie. Beitr Pathol Anat 125:77-95

Hamilton JD (1982) Cytomegalovirus and immunity. Monographs in virology, vol 12. Karger, Basel München Paris London New York Sydney

Hanshaw JB (1968) Cytomegaloviruses. In: Gard S, Hallauer C, Meyer KF (eds) Virology monographs, vol 3. Springer, Wien New York, pp 1-23

Hashimoto H, Müller H, Müller F, Schmidts HL, Stutte HJ (1987) In situ hybridization analysis of cytomegalovirus lytic infection in Kaposi's sarcoma associated with AIDS. A study of 14 autopsy cases. Virchows Arch A Pathol Anat 411:441-448

Heinic GS, Northfelt DW, Greenspan JS, MacPhail LA, Greenspan D (1993) Concurrent oral cytomegalovirus and herpes simplex virus infection in association with HIV infection. Oral Surg Oral Med Oral Pathol 75:488-494

Henson D, Siegel St, Strano AJ, Primack A, Fucillo DA (1971) Mumps virus sialadenitis. An autopsy report. Arch Pathol 92:469-474

Howlett JG, Somlo F, Kalz F (1957) A new syndrome of parotitis with herpangina caused by the coxsackievirus. Can Med Assoc J 77:5-7

Ihrler S, Zietz C, Riederer A, Diebold J, Löhrs U (1994) Zur Genese HIV-assoziierter lymphoepithelialer Zysten der Ohrspeicheldrüsen - Zusammenhang mit Sjögren-artigen Läsionen. Verh Dtsch Ges Pathol 78:625

Ioachim HL, Cooper MC (1986) Lymphomas of AIDS. Lancet I:96-97

Ioachim HL, Ryan JR (1988) Salivary gland lymphadenopathies associated with AIDS. Hum Pathol 19:616-617

Ioachim HL, Cooper MC, Hellman GC (1985) Lymphomas in men at high risk for acquired immune deficiency syndrome (AIDS). Cancer 56:2831-2842

Ioachim HL, Ryan JR, Blaugrund StM (1988) Salivary gland lymph nodes. The site of lymphadenopathies and lymphomas associated with human immunodeficiency virus infection. Arch Pathol Lab Med 112:1224-1228

Ioachim HL, Dorsett B, Melamed J, Adsay V, Santagada EA (1992) Cytomegalovirus, angiomatosis, and Kaposi's sarcoma: New observations of a debated relationship. Mod Pathol 5:169-178

Itescu S, Brancato LJ, Winchester R (1989) A sicca syndrome in HIV infection: association with HLA-DR5 and CD8 lymphocytes. Lancet 2:466-468

Johnson CD, Goodpasture EW (1936) The histopathology of experimental mumps in monkeys. Am J Pathol 12:495-512

Jones AC, Migliorati CA, Baughman RA (1992) The simultaneous occurrence of oral herpes simplex virus, cytomegalovirus, and histoplasmosis in an HIV-infected patient. Oral Surg Oral Med Oral Pathol 74:334-339

Kanas RJ, Jensen JL, Abrams AM, Wuerker RB (1987) Oral mucosal cytomegalovirus as a manifestation of the acquired immune deficiency syndrome. Oral Surg Oral Med Oral Pathol 64:183-189

Kornstein MJ, Parker GA, Mills AS (1988) Immunohistology of the benign lymphoepithelial lesion in AIDS-related lymphadenopathy: A case report. Hum Pathol 19:1359-1361

Kraus N (1960) La parotite da virus Coxsackie. Minerva Med 51:1379-1381
Krech UH, Jung M, Jung F (1971) Cytomegalovirus infections in men. Karger, Basel München Paris London New York Sydney
Krilov LR, Swenson P (1985) Acute parotitis associated with influenza A infection. J Infect Dis 152:853
Lamster IB, Begg MD, Mitchell-Lewis D et al. (1994) Oral manifestations of HIV infection in homosexual men and intravenous drug users. Study design and relationship of epidemiologic, clinical, and immunologic parameters to oral lesions. Oral Surg Oral Med Oral Pathol 78:163-174
Langford A, Kunze R, Timm H, Ruf B, Reichart P (1990) Cytomegalovirus associated oral ulcerations in HIV-infected patients. J Oral Pathol Med 19:71-76
Leimola-Virtanen R, Happonen R-P, Syrjänen S (1995) Cytomegalovirus (CMV) and Helicobacter pylori (HP) found in oral mucosal ulcers. J Oral Pathol Med 24:14-17
LeVeque FG, Ratanatharathorn V, Dan ME, Orville B, Coleman DN, Turner St (1994) Oral cytomegalovirus infection in an unrelated bone marrow transplantation with possible mediation by graft-versus-host disase and the use of cyclosporin-A. Oral Surg Oral Med Oral Pathol 77:248-253
Löning Th, Milde K, Foss HD (1986) In situ hybridization for the detection of cytomegalovirus (CMV) infection. Virchows Arch A Pathol Anat 409:777-790
Luthardt Th (1976) Cytomegalie. Bücherei des Pädiaters, H 75. Enke, Stuttgart
Maeda A, Sata T, Sato Y, Kurata T (1994) A comparative study of congenital and postnatally acquired human cytomegalovirus infection in infants: lack of expression of viral immediate early protein in congenital cases. Virchows Arch 424:121-128
Mandel L, Reich R (1992) HIV parotid gland lymphoepithelial cysts. Review and case reports. Oral Surg Oral Med Oral Pathol 74:273-278
Marder MZ, Barr CE, Mandel ID (1985) Cytomegalovirus presence and salivary composition in acquired immunodeficiency syndrome. Oral Surg Oral Med Oral Pathol 60:372-376
Melnick SL, Engel D, Truelove E et al. (1989) Oral mucosal lesions: Association with the presence of antibodies to the human immunodeficiency syndrome. Oral Surg Oral Med Oral Pathol 68:37-43
Miller-Catchpole R, Variakojis D, Anastasi J, Abrahams C (& the Chicago Associated Pathologists) (1989) The Chicago AIDS autopsy study: Opportunistic infections, neoplasms and findings from selected organ systems with a comparison to national data. Mod Pathol 2:277-294
Molz G, Hartmann HP, Michels L (1985) Plötzlicher Kindstod: Histologische Befunde in den Kopfspeicheldrüsen. Pathologe 6:8-12
Mor R, Pitlik S, Dux S, Rosenfeld J (1982) Parotitis and pancreatitis complicating infectious mononucleosis. Isr J Med Sci 18:709-710
Morgan DG, Niederman JC, Miller G, Smith HW, Dowaliby JM (1979) Site of Epstein-Barr virus replication in the oropharynx. Lancet II:1154-1157
Nash G, Said JW, Nash SV, DeGirolami U (1995) The pathology of AIDS. Mod Pathol 8:199-217
Newland JR, Adler-Storthz K (1989) Cytomegalovirus in intraoral Kaposi's sarcoma. Oral Surg Oral Med Oral Pathol 67:296-300
Niederman JC, Miller G, Pearson HA, Pagano JS, Dowaliby JM (1976) Infectious mononucleosis. Epstein-Barr virus shedding in saliva and oropharynx. N Engl J Med 194:1355-1359
No-Louis E, Morales C, Jurado R, López-Beltrán A (1992) Quiste linfoepithelial parotideo e infección por virus de la immunodeficiencia human: diagnóstico citológico por punción aspirativa con aguja fina. Patologia 25:237-240
Phelan JA, Saltzman BR, Friedland GH, Klein RS (1987) Oral findings in patients with acquired immunodeficiency syndrome. Oral Surg Oral Med Oral Pathol 64:50-56
Pindborg JJ (1989) Classification of oral lesions associated with HIV infection. Oral Surg Oral Med Oral Pathol 67:292-295
Poletti A, Manconi R, Volpe R, Carbone A (1988) Study of AIDS-related lymphadenopathy in the intraparotid and perisubmaxillary gland lymph nodes. J Oral Pathol 17:164-167
Püschel K, Hashimoto Y, Löning Th, Lignitz E (1988) Cytomegalie der Kopfspeicheldrüsen bei AIDS. Z Rechtsmed 99:281-289

Riederer A, Zietz C, Wilmes E, Vogl Th (1989) Speicheldrüsenveränderungen bei der HIV 1-Infektion. Arch Otorhinolaryngol [Suppl] II:27-28

Riederer A, Zietz Ch, Ihrler S, Vogl T (1994) Zystische lymphoepitheliale Läsionen im Kopf-Hals-Bereich bei HIV-infizierten Patienten. Laryngorhinootologie 73:209-214

Roberts WC, Fox SM (1965) Mumps of the heart. Clinical and pathologic features. Circulation 32:342-345

Rocchi F (1933) Anatomia patologica della parotite epidemica. Pathologica 25:690-704

Rosanowski F, Walther EK, Rockstroh J, Hück P, Oldenburg J (1994) HIV-assoziierte Parotiszysten. Laryngorhinootologie 73:215-218

Rubinstein A, Morecki B, Silverman M et al. (1986) Pulmonary disease in children with acquired immune deficiency syndrome and AIDS-related complex. J Pediatr 108:498-503

Rüdlinger R, Neumann-Haefelin D (1987) Zytomegalieviren und Kaposi-Sarkom. Hautarzt 38:573-576

Saito I, Servenius B, Compton T, Fox R (1989) Detection of Epstein-Barr virus DNA by polymerase chain reaction in blood and tissue biopsies from patients with Sjögren's syndrome. J Exp Med 169:2191-2198

Schiødt M (1992) HIV-associated salivary gland disease: A review. Oral Surg Oral Med Oral Pathol 73:164-167

Schiødt M, Greenspan D, Daniels TE et al. (1989) Parotid gland enlargement and xerostomia associated with labial sialadenitis in HIV-infected patients. J Autoimmun 2:215-225

Schiødt M, Dodd CL, Greenspan D et al. (1992) Natural history of HIV-associated salivary gland disease. Oral Surg Oral Med Oral Pathol 74:326-331

Schubert MM, Epstein JB, Lloid ME, Cooney E (1993) Oral infections due to cytomegalovirus in immunocompromised patients. J Oral Pathol Med 22:268-273

Schulten EAJM, Kate RW, ten Waal I van der (1989) Oral manifestations of HIV infection in 75 Dutch patients. J Oral Pathol Med 18:42-46

Scully C (1988) Viruses and salivary gland disease: Are there associations? Oral Surg Oral Med Oral Pathol 66:179-183

Scully C, Davies R, Porter St, Eveson J, Luker J (1993) HIV-salivary gland disease. Salivary scintiscanning with technetium pertechnetate. Oral Surg Oral Med Oral Pathol 76:120-123

Seifert G (1966) Mundhöhle, Mundspeicheldrüsen, Tonsillen und Rachen. In: Doerr W, Uehlinger E (Hrsg) Spezielle pathologische Anatomie, Bd 1. Springer, Berlin Heidelberg New York, S 1-145

Seifert G (1973) Pathologische Anatomie der Cytomegalie. Klin Wochenschr 51:533-540

Seifert G (1984) Virale Erkrankungen der Speicheldrüsen. Dtsch Z Mund Kiefer Gesichtschir 8:187-194

Seifert G, Geiler G (1956) Zur Pathologie der kindlichen Kopfspeicheldrüsen. Beitr Pathol Anat 116:1-38

Seifert G, Gieseking R (1965) Zur Ultrastruktur des Speicheldrüsenvirus bei generalisierter Cytomegalie. Klin Wochenschr 43:950-954

Seifert G, Oehme J (1957) Pathologie und Klinik der Cytomegalie. Thieme, Leipzig

Seifert G, Oehme J (1967) Cytomegalie (Speicheldrüsen-Viruskrankheit). In: Gsell O, Mohr W (Hrsg) Infektionskrankheiten, Bd I/1. Springer, Berlin Heidelberg New York, S 732-752

Seifert G, Miehlke A, Haubrich J, Chilla R (1984) Speicheldrüsenkrankheiten. Pathologie-Klinik-Therapie-Fazialischirurgie. Thieme, Stuttgart New York

Shaha A, Thelmo W, Jaffe BM (1988) Is parotid lymphadenopathy a new disease or part of AIDS? Am J Surg 156:297-300

Shikata H, Suzuki K, Henmi A, et al. (1985) Localization of hepatitis B surface antigen in the human parotid gland. Oral Surg Oral Med Oral Pathol 59:58-62

Siegert R, Oehme J (1967) Mumps. In: Gsell O, Mohr W (Hrsg) Infektionskrankheiten, Bd I/1. Springer, Berlin Heidelberg New York, S 419-435

Smith FB, Rajdeo H, Panesar N, Bhuta K, Stahl R (1988) Benign lymphoepithelial lesion of the parotid gland in intravenous drug users. Arch Pathol Lab Med 112:742-745

Syrjänen S, Kärja V, Chang F, Johannsson B, Syrjänen K (1990) Epstein-Barr virus involvement in salivary gland lesions associated with Sjögren's syndrome. ORL 52:254-259

Tamura T, Chiba S, Chiba Y, Nakao T (1980) Virus excretion and neutralizing antibody response in saliva in human cytomegalovirus infection. Infect Immunol 29:842–845
Tao L-C, Gullane PJ (1991) HIV infection-associated lymphoepithelial lesions of the parotid gland: aspiration biopsy cytology, histology, and pathogenesis. Diagn Cytopathol 7:158–162
Tateishi K, Toh Y, Minagawa H, Tashiro H (1994) Detection of herpes simplex virus (HSV) in the saliva from 1,000 oral surgery outpatients by the polymerase chain reaction (PCR) and virus isolation. J Oral Pathol Med 23:80–84
Ten Bensel RW, Geme StJW jr (1968) A search for the reservoir of cytomegalovirus in salivary gland tissue. J Pediatr 72:479–482
Tomita T, Chiga M, Lenahan M, Balachandran N (1990 Identification of cytomegalovirus infection in acquired immunodeficiency syndrome. Virchows Arch A Pathol Anat 416:497–503
Tunkel DE, Loury MC, Fox CH, Goinds MA, Johns ME (1989) Bilateral parotid enlargement in HIV-seropositive patients. Laryngoscope 99:590–595
Ulirsch RC, Jaffe ES (1987) Sjögren's syndrome-like illness associated with the acquired immunodeficiency syndrome-related complex. Human Pathol 18:1063–1068
Urquia M, Rodriguez-Archilla A, Gonzalez-Moles MA, Ceballos A (1993) Detection of anti-HIV antibodies in saliva. J Oral Pathol Med 22:153–156
Venables PJW, Teo CG, Baboonian C, Griffin BE, Hughes RA (1989) Persistence of Epstein-Barr virus in salivary gland biopsies from healthy individuals and patients with Sjögren's syndrome. Clin Exp Immunol 75:359–364
Ward JM, Lock A, Collins MJ, Gonda MA, Reynolds CW (1984) Papovaviral sialoadenitis in athymic nude rats. Labor Anim 18:84–89
Weidauer H (1992) HIV und AIDS im HNO-Bereich. Thieme, Stuttgart New York
Weller TH, Craig JJ (1949) The isolation of mumps virus at autopsy. Am J Pathol 25:1105–1115
Wilmes E, Wolf H (1981) Der Nachweis von Epstein-Barr-Virus-Genomen in der Ohrspeicheldrüse. Laryngorhinootologie 60:7–10
Zollar LM, Mufson AM (1970) Acute parotitis associated with parainfluenza 3 virus infection. Am J Dis Child 119:147–148

13.8 Immun-Sialadenitis

13.8.1 Definition und Klassifikation

Definition

Das sekretorische Immunsystem der Speicheldrüsen (s. Kap. 1.2.4) als Teil des MALT-Systems („mucosa-associated lymphoid tissue") schützt das Drüsengewebe vor antigenen Noxen (SEIFERT 1993). In der Immunregulation der komplexen Immunfunktion spielen Produkte des Histokompatibilitätskomplexes (MHC) eine besondere Rolle. Durch die Class I-Moleküle (HLA-A, -B, -C) wird eine Restriktion der T-Zell-vermittelten Zytotoxizität bewirkt, während die Class II-Moleküle (HLA-DR, -DP, -DQ) den Kontakt zwischen Fremdantigenen und T-Helferzellen vermitteln. Die Class I-Moleküle werden in den Epithelzellen der Speicheldrüsen exprimiert, die Class II-Moleküle vorwiegend in den Epithelien der Schaltstücke und in Myoepithelzellen. Bei Entzündungen der Speicheldrüsen werden beide MHC-Produkte verstärkt in den Epithelzellen der Speicheldrüsen exprimiert.

Bei der Immun-Sialadenitis liegen Störungen des sekretorischen Immunsystems vor. Bakterielle Entzündungen, bei denen eine Abwehrschwäche des Immunsystems von Bedeutung ist, werden nicht zum Formenkreis der Immun-Sialadenitis gerechnet.

Tabelle 15. Immunpathologische Mechanismen der Sialadenitis

Hyperaktivität des Immunsystems
- Akute allergische Sialadenitis (Immunkomplextyp)
- Chronische allergische Sialadenitis (Tuberkulintyp)
- Epitheloidzellige Sialadenitis
- Andere granulomatöse Formen

Autoimmunreaktion
- Myoepitheliale Autoimmun-Sialadenitis
- Lymphoepitheliale Läsionen
- Lymphadenopathien
- Maligne Lymphome

Es lassen sich 2 verschiedene immunpathologische Mechanismen unterscheiden (Tabelle 15):

- Bei einer *Hyperaktivität* des Immunsystems kommt es zu einer *allergischen Sialadenitis*. Diese kann als akute Immunkomplexentzündung vom Arthus-Typ verlaufen oder als chronische Entzündung mit zellständigen Antikörpern vom Tuberkulintyp.
- Bei einer *Autoimmunreaktion* durch ein Autoantigen entwickelt sich eine *Autoimmun-Sialadenitis*. Hierbei liegt eine abnorme Immunantwort durch eine Funktionsstörung der immunregulierenden Mechanismen vor, so daß ein unkontrolliertes und ungezügeltes Fortschreiten des Entzündungsprozesses resultiert (FRIZZERA 1993).

Autoimmunkrankheiten gehen oft mit lymphoproliferativen Läsionen (LPD = „lymphoproliferative disorders") einher. Hierzu gehören Lymphadenopathien (angioimmunoblastische Lymphadenopathie, Lymphogranulomatosis X, angiofollikuläre lymphoide Hyperplasie = „Castleman's disease", u.a.) in Assoziation mit der rheumatoiden Arthritis, dem systemischen Lupus erythematosus, der Hashimoto-Thyreoditis, der primären biliären Zirrhose und dem Sjögren-Syndrom (SEGAL et al. 1993; FRIZZERA 1994). Ein weiteres Charakteristikum autoimmuner lymphoproliferativer Prozesse sind lymphoepitheliale Läsionen, wie sie besonders bei der myoepithelialen Sialadenitis (MESA) entwickelt sind. Seltener können auf der Basis autoimmuner lymphoproliferativer Erkrankungen maligne Lymphome entstehen (PURTILO et al. 1992; MÜLLER-HERMELINK u. GREINER 1992).

Gegen das Autoantigen sind Autoantikörper und die aktivierte T-Lymphozytenpopulation gerichtet. Die mosaikartige Komplexität der Autoimmunität erfordert zur näheren Typisierung den zustäzlichen Einsatz von Methoden, um den Immunphenotyp der beteiligten Zellen und die molekulargenetischen Faktoren zu analysieren. Von Bedeutung sind die Bestimmung der Immunglobulingene für leichte und schwere Polypeptidketten und der T-Zell-Antigenrezeptorgene, die Differenzierung der Histokompatibilitätskomplexgene (MHC) und die regulierende Funktion der Zytokine für die lymphoide Zellaktivität (JONSSON et al. 1990; TRUCCO 1992).

Klassifikation

Bei der menschlichen Immun-Sialadenitis lassen sich nach dem pathogenetischen Mechanismus folgende Formen unterscheiden:

- akute allergische Sialadenitis vom Immunkomplextyp,
- chronische allergische Sialadenitis vom Tuberkulintyp,
- chronische epitheloidzellige Sialadenitis (Sarkoidose, Heerfordt-Syndrom),
- seltenere Formen der chronischen granulomatösen Sialadenitis (Morbus Crohn, Melkersson-Rosenthal-Syndrom, Wegener-Granulomatose, u.a.; s. auch Kap. 13.9),
- chronische myoepitheliale Autoimmun-Sialadenitis (benigne lymphoepitheliale Läsion; Sjögren-Syndrom).

Bei der chronischen lymphozytären Sialadenitis der kleinen Speicheldrüsen (s. Kap. 13.10) liegt ein großes Spektrum von ursächlichen Faktoren vor. Hierzu gehören sowohl lokale Ursachen (Gangobstruktion, radiogene Noxen), als auch immunologische Reaktionen bei Infektionen und im Rahmen systemischer Erkrankungen. Für eine Klassifikation als Immun-Sialadenitis sind daher im Einzelfall entsprechende Analysen des Immunphänotypus der Entzündung erforderlich.

13.8.2 Akute allergische Sialadenitis

Hierbei liegt eine seltene Form der Sialadenitis vor, die auf der Einwirkung von Allergenen auf das Speicheldrüsengewebe beruht. Die meist flüchtigen Schwellungen der Speicheldrüsen klingen nach der Elimination des Allergens wieder ab (SEIFERT et al. 1984). Als Allergene kommen Bestandteile von Nahrungsmitteln und auch Medikamente in Betracht, insbesondere Phenylbutazon (GROSS 1969; GARFUNKEL et al. 1974) und Nitrofurantoin (PELLINEN u. KALSKE 1982; GRIFFIN u. PENN 1982). *Pathohistologisch* findet sich eine periduktale und perivaskuläre entzündliche Infiltration mit Leukozyten, Lymphozyten und Histiozyten sowie eine partielle Auflösung von Drüsenazini.

Analoge Veränderungen lassen sich bei der *experimentellen Immunkomplex-Sialadenitis* der Ratte reproduzieren (SELA et al. 1972; DISHON et al. 1973; SELA et al. 1975, 1976). Nach vorheriger Sensibilisierung durch subkutane und intraperitoneale Injektionen mit normalem menschlichem Blutplasma löst die Installation dieses Blutplasmas in den Parotisgang eine akute Sialadenitis aus. Das entzündliche Infiltrat enthält sowohl Histiozyten als auch Leukozyten und Lymphozyten. Außerdem kommt es zu Koagulationsnekrosen einzelner Drüsenazini. Bei den Tieren waren präzipitierende Antikörperkomplexe vom Arthus-Typ vorhanden, dagegen kaum vom verzögerten Typ. Nach Installation präformierter Immunkomplexe entwickelt sich auch bei nichtsensibilisierten Ratten eine gleichartige Sialadenitis. Durch Antihistaminika läßt sich der Entzündungsprozeß verhindern. Bei täglicher intraduktaler Installation von Rinderalbuminserum kommt es bei zuvor sensibilisierten Ratten zu einer mehr chronischen Sialadenitis mit periduktalen mononukleären Infiltraten aus Lymphozyten und Plasmazellen und Zerstörung von Drüsenazini sowie Speichelgängen (Boss et al. 1977).

13.8.3 Chronische epitheloidzellige Sialadenitis (Sarkoidose; Heerfordt-Syndrom)

13.8.3.1 *Klinische Daten*

Bei der Manifestation der *Sarkoidose* werden nach dem klinischen Verlauf eine akute und chronische Form unterschieden (JAMES u. WILLIAMS 1985; WERNING 1991). Typische Erscheinungen der akuten Form sind der relativ abrupte Beginn mit Fieber, Erythema nodosum, Polyarthritis und Hiluslymphknotenvergrößerungen. Häufiger ist die chronische Form mit einem mehr schleichenden Beginn, bilateralen symmetrischen Schwellungen der Hiluslymphknoten sowie Mitreaktion der Haut und Augen. Der Hautbefall im Bereich der Nase, Wangen und Ohren wird als Lupus pernio bezeichnet.

Eine *Parotisschwellung* tritt bei 4–8% der Patienten auf (MAYOCK et al. 1963; GREENBERG et al. 1964; PFEIFFER 1968; SEIFERT et al. 1984). Der Altersgipfel liegt in der 3.–4. Lebensdekade mit einer deutlichen Dominanz des weiblichen Geschlechts (Tabelle 16). Die Drüsenschwellung ist im Gegensatz zur chronisch-rezidivierenden Parotitis konstanter und wenig oder kaum schmerzhaft. Die Speicheldrüse besitzt eine mittelderbe Konsistenz und eine höckrige Beschaffenheit (Abb. 177). Häufig ist nur *eine* Parotis erkrankt. Die *klinische Diagnose* beruht auf dem Ergebnis der Parotisbiopsie und auf Laborbefunden. Hierzu gehören der negative Ausfall des Tuberkulintests, der positive Ausfall des Kveim-Tests, eine Erhöhung des Kalziumspiegels im Serum und ein Anstieg des Enzyms Angiotensinase I. Dieses Enzym wird vor allem in den Gefäßendothelien der Lunge produziert und spaltet aus dem Angiotensin I das blutdruckwirksame Angiotensin II ab. Die bei Speichelanalysen erhobenen Befunde (Verminderung der Flußrate, erniedrigter Amylasegehalt bei normaler Proteinkonzentration,

Tabelle 16. Alters- und Geschlechtsverteilung der chronischen epitheloidzelligen Parotitis (Speicheldrüsen-Register 1965–1994)

Alter	Männlich n	Weiblich n	Insgesamt n
0–10	–	–	–
11–20	2	–	2
21–30	7	8	15
31–40	5	11	16
41–50	2	6	8
51–60	–	6	6
61–70	1	6	7
71–80	–	6	6
über 80	–	3	3
Insgesamt	17	46	63

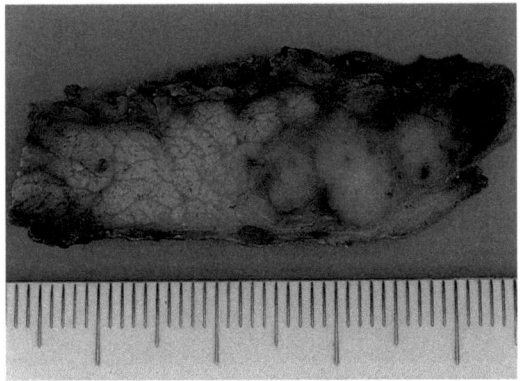

Abb. 177. Parotis bei Heerfordt-Syndrom: Schnittfläche mit fokaler grobknotiger Durchsetzung des Drüsenparenchyms

Erhöhung des Lysozym- und Albumingehaltes (BHOOLA et al. 1969; CHISHOLM et al. 1971) haben keinen ausgeprägten diagnostischen Wert, da bei anderen chronischen Formen der Parotitis ähnliche Veränderungen gefunden worden sind. Ohne diagnostische Beweiskraft sind auch die sialographischen Parotisveränderungen (IKO et al. 1986).

Beim *Heerfordt-Syndrom* (HEERFORDT 1909) handelt es sich um eine *Befundtrias* mit Befall der Augen (Uveitis), Parotis (Parotitis) und Paresen zerebrospinaler Nerven (insbesondere des N. facialis) in Verbindung mit einem undulierenden Fieber („Febris uveo-parotidea subchronica").

Ätiologisch liegt eine Stimulation durch ein noch nicht exakt erfaßtes Antigen vor, wobei der Nachweis von mykobakterieller DNS und RNS in Milz, Lunge und Lymphknoten bei negativem bakteriellem Befund in der Kultur die Vermutung ausgelöst hat, daß eine Infektion mit nichtkultivierbaren und Zellwand-defizienten mykobakteriellen Erregern vorliegt. Durch die Antigeneinwirkung erfolgt eine initiale Aktivierung von T-Helfer-Lymphozyten, welche wiederum durch die Sekretion eines Monozyten-chemotaktischen Faktors eine Aktivierung von Monozyten mit Umwandlung in Makrophagen bewirken. Eine weitere Wanderung der Makrophagen wird durch einen Makrophagen-Migrations-Hemmfaktor der T-Lymphozyten verhindert. Nach der Umwandlung der Makrophagen in Epitheloidzellen kommt es zur lokalen Abgabe von Kollagenasen und Fibroblasten-aktivierenden Faktoren. Parallel zu dieser gesteigerten zellgebundenen Immunreaktion besteht im peripheren Blut eine reduzierte T-Zellfunktion mit T-Zell-Lymphozytopenie, eine B-Zell-Stimulation mit Anstieg der B-Zellklone und eine Hypergammaglobulinämie (DANIELE et al. 1981).

13.8.3.2 *Pathohistologie*

Pathohistologisch handelt es sich um eine *granulomatöse epitheloidzellige Parotitis* (SEIFERT et al. 1984; MAIER et al. 1985; VAN DER WALT u. LEAKE 1987;

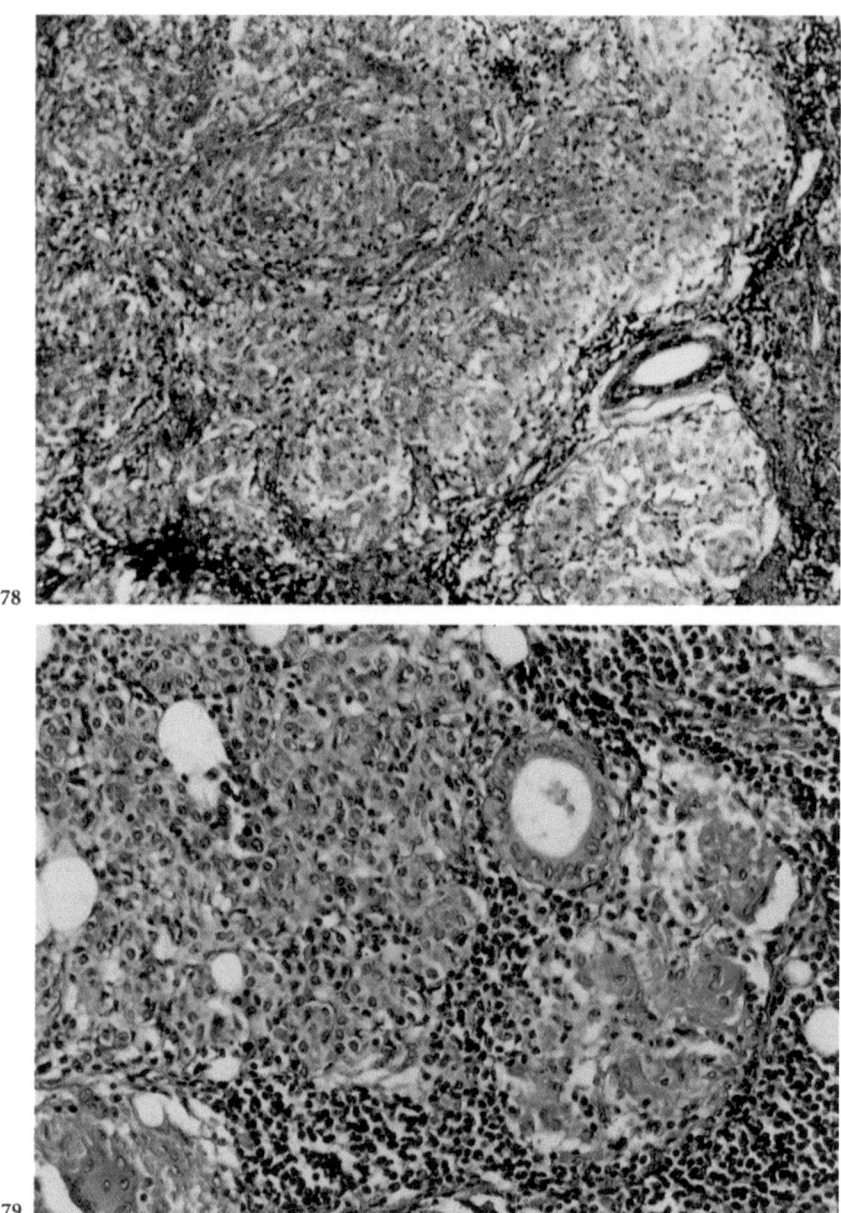

Abb. 178. Parotis bei Heerfordt-Syndrom: Ausbildung epitheloidzelliger Granulome vorwiegend im periduktalen Drüsengewebe. HE ×160

Abb. 179. Parotis bei Heerfordt-Syndrom: epitheloidzellige Granulome mit lymphozytärer Durchsetzung im periduktalen Drüsengewebe; keine käsigen Nekrosen. HE ×250

CATAGGIO et al. 1989). Neben einer lympho- und plasmozytären Infiltration der Drüsenläppchen finden sich Granulome, die aus Epitheloidzellen, Lymphozyten und mehrkernigen Riesenzellen vom Langhans-Typ bestehen (Abb. 178–180). Im Zytoplasma der Riesenzellen können sowohl Asteroidkörper (sternförmig angeordnete kristalline Strukturen) als auch Schaumann-Körper (muschelartige, 29 µm große Einschlüsse vom Typus der Telelysosomen, aufgebaut aus inkrustierten, mit Kalksalzen durchsetzten Zytoplasmasequestern) nachgewiesen werden. Kleinere Granulome neigen zur Bildung größerer Knoten. Der chronisch-progrediente Entzündungsprozeß führt zu einem Schwund des sezernierenden Drüsengewebes. Durch Gangobstruktionen und Sekretaustritte können zusätzlich Fremdkörperriesenzellen mit Einschluß doppelbrechender Partikel ent-

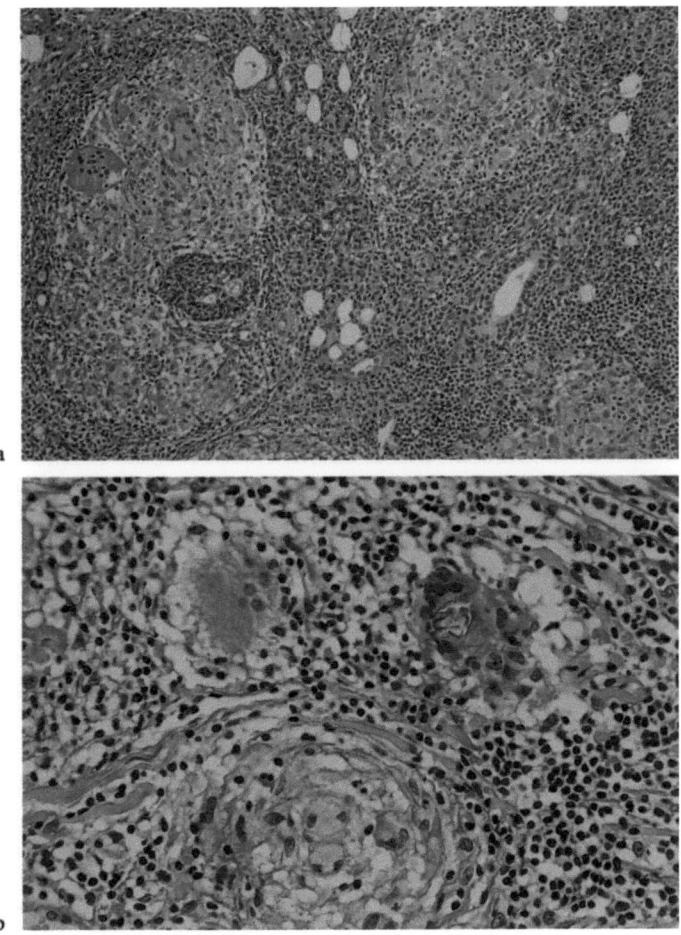

Abb. 180 a, b. Parotis bei Heerfordt-Syndrom: epitheloidzellige Granulome mit Einschluß von mehrkernigen Riesenzellen vom Langhanstyp und intrazytoplasmatischen kristallinen Schaumann-Körpern. HE a ×100, b ×250

stehen. Verkäsungen wie bei der Tuberkulose treten nicht auf. Mitunter finden sich jedoch im Zentrum der Granulome kleine Nekroseherde, welche degenerativ veränderte Makrophagen enthalten (VAN DER WALT u. LEAKE 1987).

In der *Feinnadel-Aspirationsbiopsie* besitzen die Epitheloidzellen vesikuläre längliche Zellkerne und ein spindelförmiges Zytoplasma (MAIR et al. 1989; AGGARWAL et al. 1989). Zwischen den honigwabenartig angeordneten Epitheloidzellen liegen Riesenzellen vom Langhans-Typ. Nekrosen sind nicht nachweisbar. Vereinzelt sind auch Riesenzellen mit Einschluß von Asteroidkörpern im Zytoplasma beobachtet worden, außerdem doppelbrechende Kalziumoxalatkristalle mit einem Durchmesser von 20 µm (PÈREZ-GUILLERMO et al. 1992).

Nach der *Lokalisation* lassen sich 3 Formen der Sarkoidose im Bereich der Speicheldrüsen unterscheiden:

- epitheloidzellige Sialadenitis des Drüsengewebes der Parotis,
- primärer Befall der intra- oder periglandulären Lymphknoten (Abb. 181) ohne oder mit sekundärem Übergreifen auf das Drüsengewebe,
- Beteiligung der kleinen Speicheldrüsen, insbesondere der Lippendrüsen (NESSAN u. JACOWAY 1979; MARX et al. 1988), daneben auch der Gaumendrüsen (CAHN et al. 1964).

Speziell die Lippenbiopsie stellt eine wertvolle zusätzliche diagnostische Maßnahme dar. Die Granulome sind in den Lippendrüsen mehr disseminiert und nicht so dicht wie in der Parotis angeordnet und enthalten ebenfalls Riesenzellen (WERNING 1991). Die Granulome in den Gaumendrüsen finden sich bei

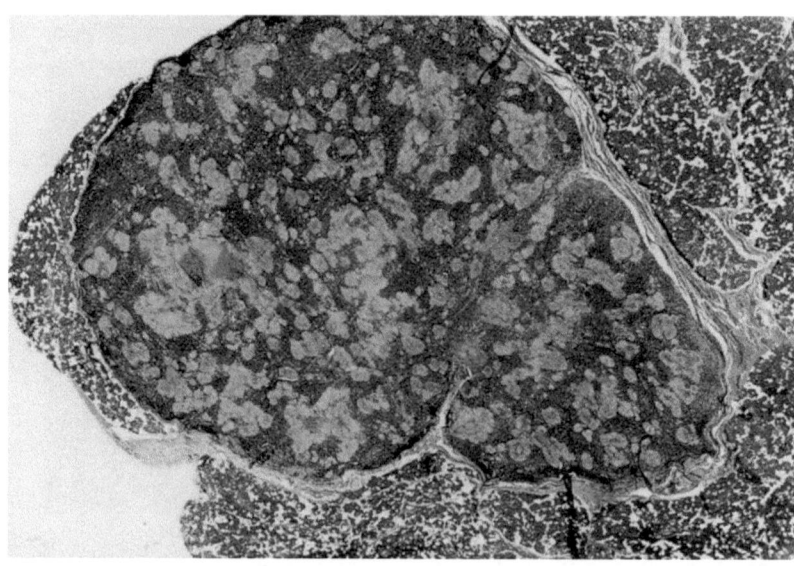

Abb. 181. Intraglandulärer Parotislymphknoten bei Heerfordt-Syndrom: multiple epitheloidzellige Granulome bei regulärem Drüsengewebe. HE ×8

38% der Sarkoidosepatienten, ohne daß die darüber gelegene Schleimhaut makroskopisch erkennbare Veränderungen aufweist (CAHN et al. 1964).

13.8.4 Myoepitheliale Autoimmun-Sialadenitis (benigne lymphoepitheliale Läsion; Sjögren-Syndrom)

13.8.4.1 *Definition*

Die chronische myoepitheliale Autoimmun-Sialadenitis ist meist Teilbild einer chronischen autoimmunen Exokrinopathie, wobei die Verminderung der Tränensekretion durch eine Keratoconjunctivitis sicca und die Sekretionsstörung der Kopfspeicheldrüsen durch eine chronische Sialadenitis (Abb. 182) im Mittelpunkt der klinischen Symptome stehen. Dieses *Sicca-Syndrom* der Augen und Mundhöhle wird nach dem schwedischen Augenarzt SJÖGREN (1993) als *Sjögren-Syndrom* bezeichnet (BLOCH et al. 1965; STRAND u. TALAL 1980; SCULLY 1986; TALAL et al. 1987). Synonyme Termini sind (FERLITO u. CATTAI 1980 a u. b):
- benigne lymphoepitheliale Läsion (GODWIN 1952),
- myoepitheliale Sialadenitis (SEIFERT u. GEILER 1957; DONATH u. SEIFERT 1972),
- Mikulicz-Krankheit (MORGAN u. CASTLEMAN 1953; KAY 1956; BHASKAR u. BERNIER 1960),
- Autoimmun-Sialadenopathie.

Nach den vorliegenden klinischen Erscheinungen werden 2 Formen des Sjögren-Syndroms unterschieden:
- Ein *primäres Sjögren-Syndrom* wird dann diagnostiziert, wenn lediglich eine Keratoconjunctivitis sicca und eine Xerostomie vorliegen.
- Beim *sekundären Sjögren-Syndrom* besteht zusätzlich eine andere chronische systemische Bindegewebserkrankung. Hierzu gehören vor allem die rheumatoide Arthritis (in 31% der Fälle) und der systemische Lupus erythematosus, seltener auch eine Dermato- oder Polymyositis, Polyarteriitis nodosa oder eine systemische progressive Sklerose (Sklerodermie).

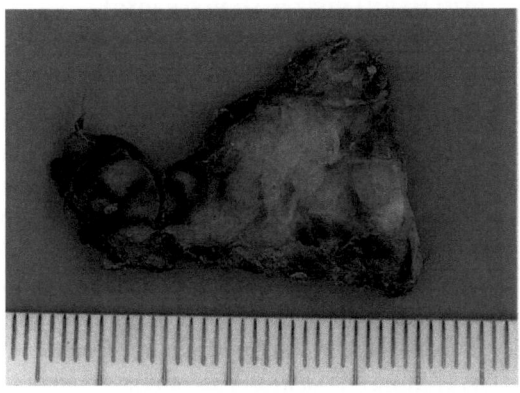

Abb. 182. Parotis bei Sjögren-Syndrom: Schnittfläche mit Aufhebung der normalen Läppchenstruktur

Die myoepitheliale Autoimmun-Sialadenitis kann jedoch auch isoliert in den Speicheldrüsen ohne gleichzeitiges Sjögren-Syndrom beobachtet werden (BATSAKIS 1982). Die pathohistologische Trias „Parenchymatrophie, interstitielle lymphoidzellige Infiltration und myoepitheliale Zellinseln" ist beim Sjögren-Syndrom und der lokalen myoepithelialen Sialadenitis identisch.

13.8.4.2 Klinische Daten

Das Sjögren-Syndrom ist nach der rheumatoiden Arthritis die häufigste chronisch-proliferative Entzündung des Bindegewebes. Die Erkrankung wird überwiegend bei Frauen (90%) im Alter zwischen 50–70 Jahren beobachtet („Syndrom der tränenlosen Frau"; Tabelle 17). Ein Vorkommen bei Jugendlichen (meist Mädchen im Alter zwischen 7 und 16 Jahren) ist extrem selten (SEIFERT u. GEILER 1957; ATHREYA et al. 1977; CHUDWIN et al. 1981; MIZUNO et al. 1989; SAITO et al. 1994). Das primäre Sjögren-Syndrom ist mit 90% wesentlich häufiger als das sekundäre Sjögren-Syndrom.

Da es sich beim Sjögren-Syndrom um eine systemische Allgemeinerkrankung handelt, läßt sich in unterschiedlicher Häufigkeit und Intensität eine *Manifestation* lymphoproliferativer Entzündungsprozesse (SCHMID et al. 1989) außerhalb der Tränen- und Speicheldrüsen beobachten. Hierzu gehören die Assoziation mit folgenden Organveränderungen:

- Autoimmun-Thyreoiditis (WARFVINGE et al. 1992),
- lokale oder generalisierte Lymphadenopathien (SEGAL et al. 1993) und B-Zell-Lymphome vom MALT-Typ (s. Kap. 14.39.2.2),
- diffuse interstitielle Lungeninfiltrate und pulmonale Hypertonie mit plexiformen Läsionen und Ablagerung von IgG sowie Komplementfaktoren (SATO et al. 1993),
- Hepatosplenomegalie in Verbindung mit chronischer Hepatitis (VOGEL et al. 1980),
- primäre biliäre Zirrhose; interstitielle Nephritis,
- Atrophie der Mund- und Zungenschleimhaut mit begleitender Candidiasis (DANIELS et al. 1975; HERNANDEZ u. DANIELS 1989),
- Atrophie der Tracheobronchial- und Magenschleimhaut,
- sensorische periphere Neuropathie (DENIŠLIČ u. MEH 1994)

Die *klinische Diagnose* beruht auf dem Nachweis der Keratoconjunctivitis sicca (Schirmer- und Rose-Bengal-Test), der Xerostomie (Abnahme der Speichelflußrate), der Speicheldrüsenbiopsie mit Bestätigung einer extensiven lymphozytären Sialadenitis der großen Speicheldrüsen und/oder Lippendrüsen und Laborbefunden (MANTHORPE et al. 1986; FOX u. HOWELL 1986; LINDVALL u. JONSSON 1986). Diagnostisch auszuschließen sind maligne Lymphome, Graft-versus-host-Reaktion, AIDS und Sarkoidose. Das *Sicca-Syndrom* (s. Kap. 2.2) führt zu erheblichen Schäden des Zahnsystems, insbesondere zur Zahnkaries und zum Zahnverlust (BAUDET-POMMEL et al. 1994).

Die *Sialographie* und *Szintigraphie* besitzen nur einen eingeschränkten diagnostischen Wert, da pathologische Veränderungen in den großen Speicheldrü-

Tabelle 17. Alters- und Geschlechtsverteilung der chronischen myoepithelialen Autoimmun-Sialadenitis (Speicheldrüsen-Register 1965–1994)

Alter (Jahre)	Männlich n	Weiblich n	Insgesamt n
0–10	3	–	3
11–20	–	3	3
21–30	2	2	4
31–40	4	21	25
41–50	6	24	30
51–60	9	54	63
61–70	7	64	71
71–80	8	27	35
über 80	2	6	8
ohne Altersangabe	1	8	9
Insgesamt	42	209	251

sen nur bei ca. 30% der Patienten vorliegen und analoge Befunde auch bei anderen chronischen Formen der Sialadenitis zu beobachten sind (DIJKSTRA 1980; SAITO et al. 1991a; BYRNE et al. 1989). Im Sialogramm findet sich eine destruktive Sialektasie mit kugelförmigen und kavernenartigen Gangveränderungen, im Szintigramm eine eingeschränkte verzögerte Aufnahme von ^{99m}Tc-Pertechnetat (SCHALL et al. 1971). Unspezifisch und wenig sensitiv ist auch die *Ultrasonographie* (DECLERCK et al. 1988).

Die *Sialochemie* mit einer differenzierten Analyse des Speichelsekretes mit oder ohne Stimulation ist zwar Gegenstand ausgedehnter klinischer Untersuchungen gewesen, wobei jedoch auf Grund der sehr unterschiedlichen Ergebnisse der diagnostische Wert begrenzt ist und oft auch keine Spezifität für das Sjögren-Syndrom aufweist (THORN et al. 1989). Die konstante Erniedrigung der Speichelflußrate erschwert die Gewinnung eines biochemisch vergleichbaren Speichelsekretes. Als Resumee aus den Mitteilungen des Schrifttums lassen sich folgende Feststellungen treffen:

- Anstieg von Laktoferrin (im Gegensatz zur Abnahme in der Tränenflüssigkeit), glandulärem Kallikrein, Albumin, β_2-Mikroglobulin, β-Thromboglobulin und Anstieg der Elektrolyte Natrium und Kalium;
- Abnahme von Lysozym, Amylase und Phosphat;
- Weitgehend normale Werte von Protein, Glykoprotein, Karbohydraten, Kalzium und Magnesium.

In Ergänzung zu den sialochemischen Daten läßt sich mittels eines monoklonalen Antikörpers AE2 (Na$^+$-unabhängiger Chlorid-Bikarbonat-„Anion Exchanger"), welcher im normalen Speicheldrüsengewebe den Austausch von Chlorid- und Bikarbonationen in den Streifenstücken reguliert (s. Kap. 1.4.2), speziell in den Lippendrüsen beim Sjögren-Syndrom keine Immunreaktivität nachweisen, ein Befund, welcher entweder auf einem Verlust des Anionenaustauschers nach einer Atrophie des Drüsengewebes beruht oder auch einen primären genetischen Defekt darstellen kann (VÁZQUEZ et al. 1995).

Eine Verbesserung der diagnostischen Aussage ist dann möglich, wenn die Sialochemie des Speichelsekretes mit dem Ergebnis einer diagnostischen Biopsie aus der gleichen Speicheldrüse verglichen wird (THORN et al. 1989; SAITO et al. 1991b).

Von besonderer diagnostischer Bedeutung sind die *laborchemischen Befunde*. Weitgehend krankheitsspezifische Immunphänomene sind der positive Nachweis von *Autoantikörpern*, insbesondere der Autoantikörper gegen nichtorganische nukleäre Ro(SS-A)- und La(SS-B)-Antigene (HARLEY et al. 1986a; TALAL et al. 1987). In 94% der Patienten mit primärem Sjögren-Syndrom konnten IgG-antinukleäre Antikörper demonstriert werden, welche eine Bindung an eine epitheliale Zellinie mit Schaltstückzellcharakter eingingen (ATKINSON et al. 1995). Aus weiteren Analysen (Western blot, Immunfluoreszenz, Adsorptionsmethoden) ergab sich, daß es sich um Ro(SS-A)- und La(SS-B)-Antigene handelte. Einer Reihe weiterer laborchemischer Parameter kommt ebenfalls diagnostische Bedeutung zu, wobei jedoch der Befund nicht absolut Sjögren-spezifisch ist. Autoantikörper gegen zytoplasmatische Antigene der Epithelien der Speichelgänge finden sich beim primären Sjögren-Syndrom in 25%, beim sekundären Sjögren-Syndrom in 69% und bei der rheumatoiden Arthritis ohne Sjögren-Syndrom in 26% (BERTRAM u. HALBERG 1964; FELTKAMP u. VAN ROSSUM 1968; MOUTSOPOULOS u. TALAL 1987). Antinukleäre Antikörper mit einem Titer von mehr als 1:160 im Blut kommen bei 85% der Sjögren-Patienten vor, Rheumafaktoren mit einem Titer von mehr als 1:160 bei 60% (Fox et al. 1986c). Außerdem findet sich ein Anstieg des IgA- und IgG-Spiegels. Beim sekundären Sjögren-Syndrom sind die antinukleären Antikörper um das 5fache und die Rheumafaktoren um das 3fache gegenüber Patienten mit primärem Sjögren-Syndrom erhöht (WUSTROW et al. 1992). Eine Differenzierungsstörung der B-Zellen ist sowohl im Parotisgewebe als auch im peripheren Blut erkennbar. Der Nachweis von mit den Rheumafaktoren assoziierten kreuz-reaktiven Idiotopen spricht für die Proliferation unreifer B-Zellklone, welche Stammlinien-V-Gene enthalten (DEACON et al. 1991a).

13.8.4.3 *Pathohistologie der großen Speicheldrüsen*

Die als „benigne lymphoepitheliale Läsion" (GODWIN 1952; BERNIER u. BHASKAR 1958; CRUICKSHANK 1965), „Mikulicz-Krankheit" (MORGAN u. CASTLEMAN 1953) und als „chronische myoepitheliale Sialadenitis" (SEIFERT u. GEILER 1957) beschriebenen Veränderungen vorwiegend der Parotis beim Sjögren-Syndrom zeigen pathohistologisch einen identischen Befund. Im Gegensatz hierzu ist das „Mikulicz-Syndrom" (symmetrische Anschwellung der Tränen- und Mundspeicheldrüsen; MIKULICZ 1892) keine einheitliche Erkrankung, sondern beinhaltet sowohl Fälle mit Sjögren-Syndrom als auch Leukämien und maligne Lymphome (SEIFERT et al. 1984). Bei der *morphologischen Trias* „Parenchymatrophie, interstitielle lymphozytäre Zellinfiltration und myoepitheliale Zellinseln" lassen sich *verschiedene Schweregrade* im zeitlichen Ablauf unterscheiden.

Initial finden sich vorwiegend periduktale lymphozytäre Infiltrate und eine fokale Involution der Drüsenazini. Im *weiteren Verlauf* nimmt die lymphozytäre

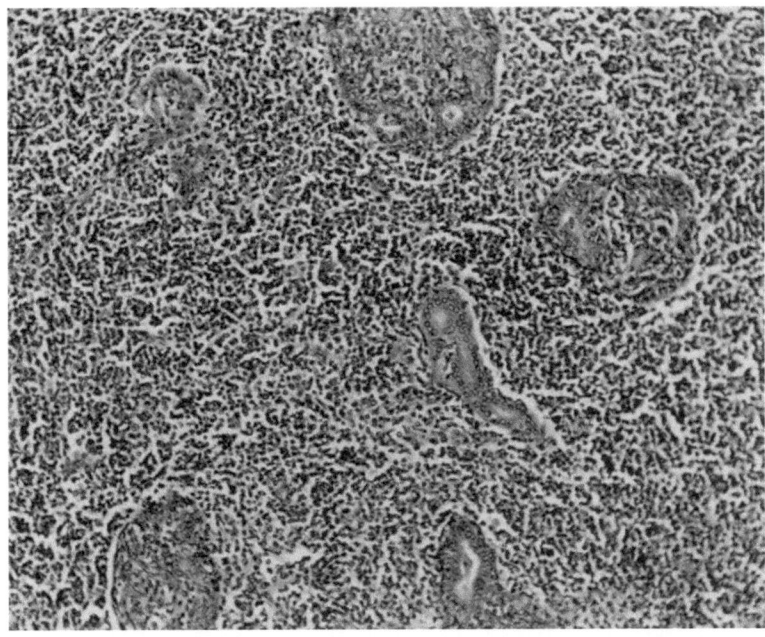

Abb. 183. Parotis bei Sjögren-Syndrom: chronische myoepitheliale Parotitis mit Zerstörung des Drüsengewebes: ausgeprägte interstitielle lymphozytäre Infiltration mit Einschluß myoepithelialer Zellinseln. HE ×60

Infiltration und Parenchymatrophie zu. Im Gangsystem kommt es zu einer Alteration der Gangepithelien und zu einer Proliferation der Myoepithelzellen. In den *späteren Stadien* besteht bei einem fast völligen Schwund der Drüsenazini das Drüsengewebe nur noch aus lymphozytären Infiltraten und myoepithelialen Zellinseln (Abb. 183).

Die Entwicklung der pathognomonischen *myoepithelialen Zellinseln* durchläuft verschiedene Phasen (SEIFERT et al. 1984; CHAUDHRY et al. 1986). Anfangs ist noch ein Restlumen vorhanden (Abb. 184). Unter Zunahme der lymphozytären Infiltration (Abb. 185) verschwindet dieses Restlumen, und es tritt eine hyaline Transformation der Zellinseln ein (Abb. 186–190). Die an der Außenseite zunächst noch vorhandene Basalmembran wird bei diesem Prozeß zerstört. Analog den Veränderungen bei der Sialographie finden sich *Gangektasien* in unterschiedlicher Größe, die neben eingedicktem Sekret auch Mikrolithen enthalten können (VIEILLEFOND et al. 1986; GLEESON et al. 1986; KONDRATOWICZ et al. 1988). Sehr selten sind dagegen große *Zysten* mit einem Durchmesser von 2 cm (HONG et al. 1990). Die Zysten werden von einem mehrschichtigen Epithel begrenzt, welches eine deutliche lymphozytäre Infiltration aufweist und von einem aktivierten lymphoiden Gewebe umgeben ist. Myoepitheliale Zellinseln sind innerhalb des lymphozytär infiltrierten Parotisgewebes ebenfalls vorhanden. Durch den Nachweis von typischen SS-A- und SS-B-Antikörpern muß diese

184

185

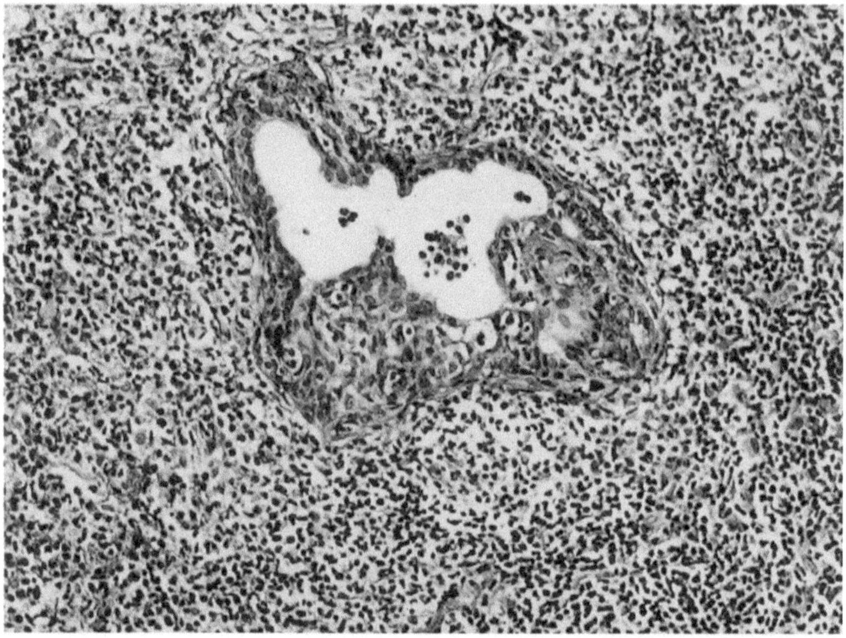

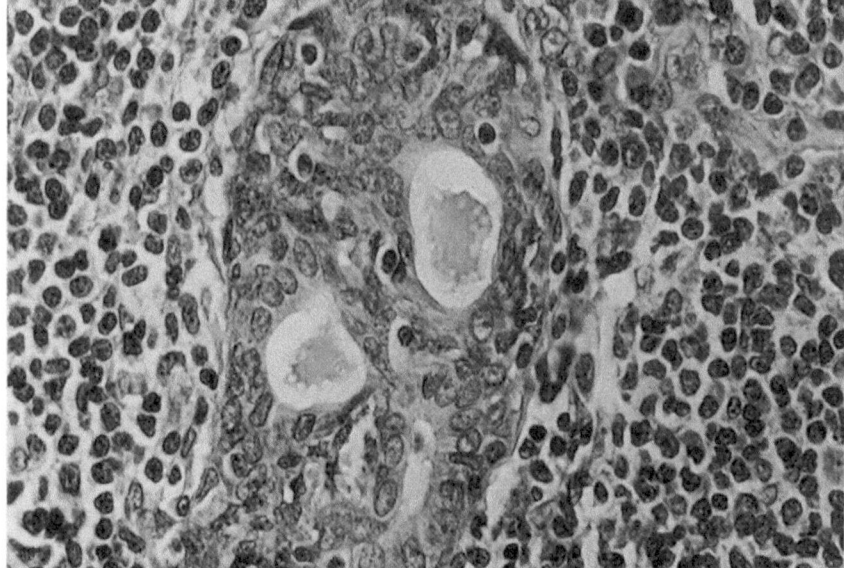

Abb. 184. Parotis bei Sjögren-Syndrom: myoepitheliale Zellinsel mit Restlumen. HE ×160

Abb. 185. Parotis bei Sjögren-Syndrom: myoepitheliale Zellinsel mit deutlicher Zellproliferation und geringer lymphozytärer Infiltration. HE ×250

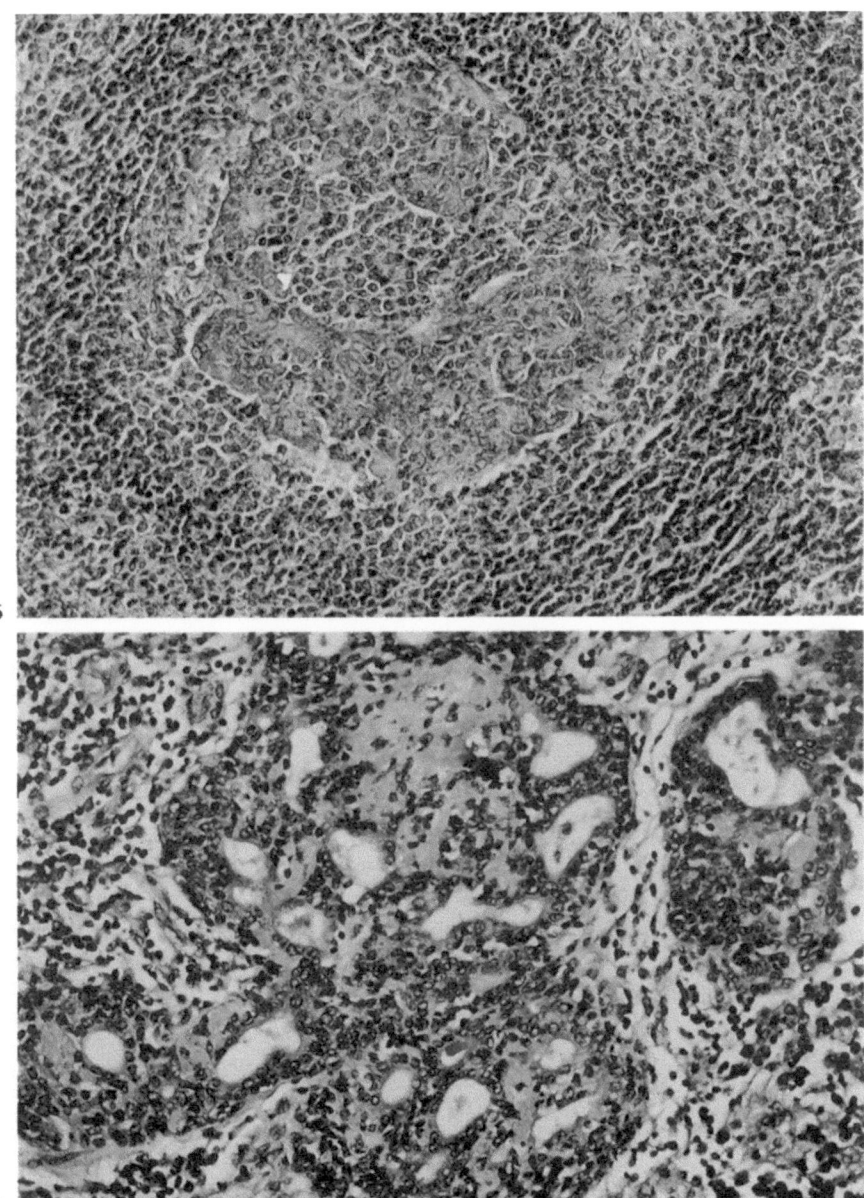

Abb. 186. Parotis bei Sjögren-Syndrom: myoepitheliale Zellinseln ohne Restlumen mit diffuser lymphozytärer Infiltration. HE ×160

Abb. 187. Parotis bei Sjögren-Syndrom: beginnende hyaline Transformation einer myoepithelialen Zellinsel. HE ×160

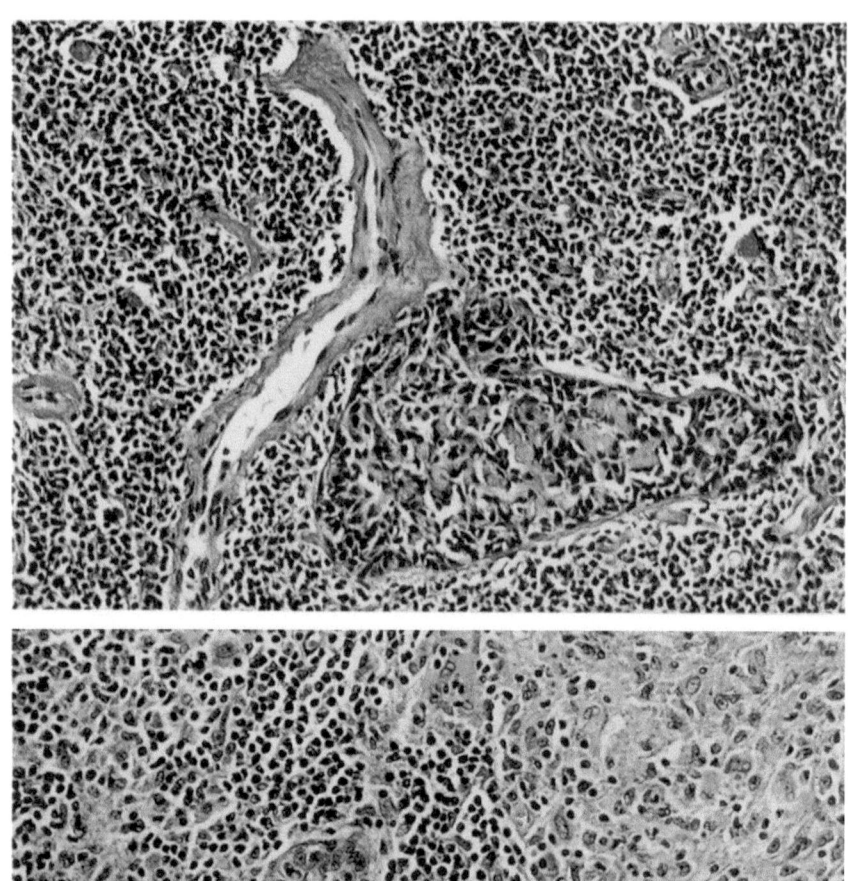

Abb. 188. Parotis bei Sjögren-Syndrom: hyaline Transformation einer myoepithelialen Zellinsel; mäßige Sklerosierung einer Venole im Randgebiet. HE ×160

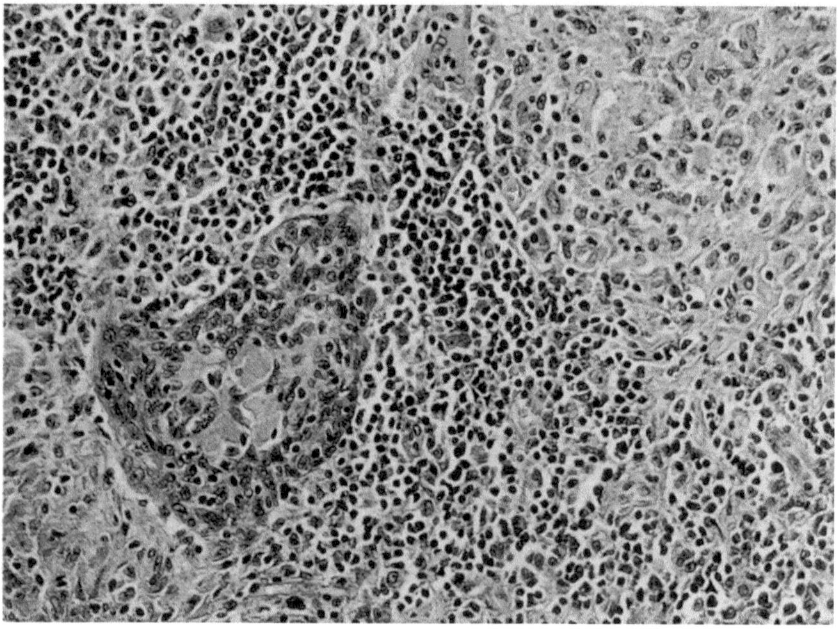

Abb. 189. Parotis bei Sjögren-Syndrom: hyaline Transformation einer myoepithelialen Zellinsel; lymphozytäre und histiozytäre Infiltrate in der Umgebung. HE ×160

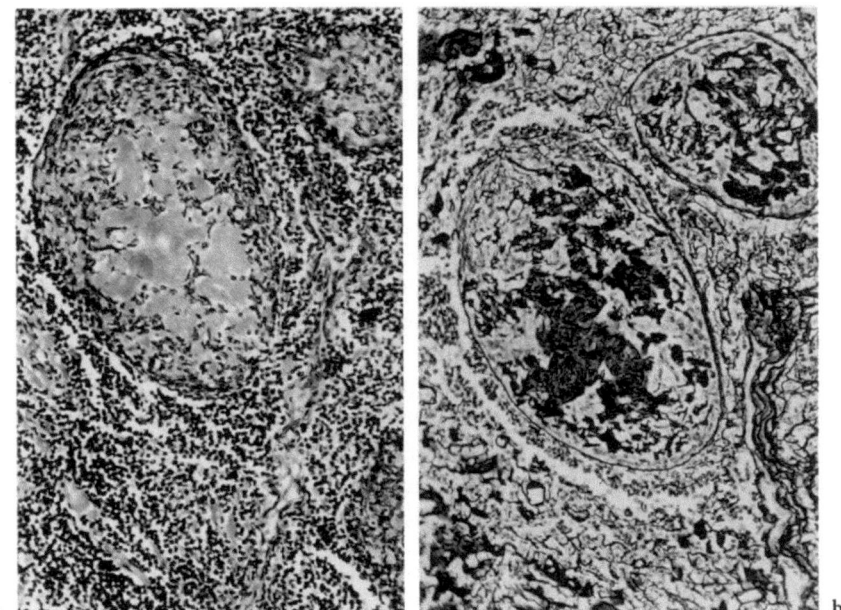

Abb. 190a, b. Parotis bei Sjögren-Syndrom: komplette hyaline Transformation einer myoepithelialen Zellinsel. a HE und b Versilberung nach Gomori ×160

Sonderform der myoepithelialen Sialadenitis von den HIV-assoziierten Parotisveränderungen (s. Kap. 13.7.4) abgegrenzt werden.

Eine isolierte Schwellung der *Submandibularis* mit einer ausgeprägten Sialadenitis ist beim Sjögren-Syndrom nur ganz vereinzelt beschrieben worden (LEE et al. 1987).

In einem unausgewählten *Sektionsgut* von 900 Autopsien wurde in 6 Fällen (0,6%) eine myoepitheliale Sialadenitis nachgewiesen (SEIFERT u. GEILER 1957). In allen Fällen handelte es sich um weibliche Patienten, bei denen in Verbindung mit einer rheumatoiden Arthritis ein sekundäres Sjögren-Syndrom vorlag. Zwei weitere Sektionsfälle aus Japan (TAKEDA et al. 1980) beinhalten ebenfalls ein sekundäres Sjögren-Syndrom bei Frauen mit einer primären biliären Leberzirrhose bzw. einem systemischen Lupus erythematodes.

Bei den als „maligne lymphoepitheliale Läsion" klassifizierten Fällen liegt in der Regel ein undifferenziertes Karzinom vom nasopharyngealen Typ mit lymphoidem Stroma vor (NAGAO et al. 1983; s. Kap. 14.34.4). Die *Zytodiagnostik* liefert keine absolut verläßlichen Daten, da nur in 6% der Fälle myoepitheliale Inseln im zytologischen Präparat vorhanden sind (BEDROSSIAN et al. 1988; BRAUNEIS et al. 1989). Das lymphozytäre Infiltrat allein reicht für eine subtile Klassifikation nicht aus. Vereinzelt sind zytologisch auch Mikroverkalkungen beschrieben (GÜNHAN et al. 1992). Die zytologische Differentialdiagnose kann durch die zusätzliche Bestimmung des Immunphäno- und Immungenotypus verbessert werden (BRITO et al. 1994).

13.8.4.4 *Pathohistologie der kleinen Speicheldrüsen*

Im Rahmen der klinischen Diagnostik des Sjögren-Syndroms kommt der pathohistologischen Beurteilung einer *Biopsie* aus den *Lippendrüsen* (Tabelle 18) eine besondere Bedeutung zu (CHISHOLM u. MASON 1968; GREENSPAN et al. 1974, DANIELS 1984 u. 1986).

Analog den Veränderungen der Parotis lassen sich verschiedene *Schweregrade* unterscheiden (CHOMETTE et al. 1981 u. 1983). Anfänglich finden sich Gangektasien und interstitielle lymphozytäre Zellinfiltrate. Mit Zunahme der Gangektasien und lymphozytären Infiltrate entwickelt sich eine perikuktale Sklerose. Im Endstadium besteht eine sehr intensive lymphozytäre Sialadenitis mit ausgeprägter peri- und intralobulärer Sklerose sowie einer weitgehenden Zerstörung der Drüsenazini. Zuweilen finden sich auch hyaline Ablagerungen im Stroma (SAPIRO u. EISENBERG 1978). Der Schweregrad korreliert mit den Veränderungen der Parotis und der Sialographie. Enzymhistochemisch kommt es zu einer Abnahme der Aktivität oxydativer Enzyme in den Streifenstücken und zu einer Reduzierung der ATPase in den Myoepithelzellen. Quantitative Veränderungen der Speichelmuzine liegen dagegen nicht vor (FAVA-DE-MORAES et al. 1978).

Morphometrisch ist das Ausmaß der *lymphozytären Infiltration* beim Sjögren-Syndrom 5- bis 10fach höher als in einer Kontrollgruppe oder bei anderen Formen der Sialadenitis (MANGANELLI et al. 1989; CASELITZ et al. 1992). Als Maßstab für die lymphozytäre Infiltration wird die Anzahl von Lymphozyten auf 4 mm^2 Lippengewebe gemessen (CHISHOLM u. MASON 1968; GREENSPAN et al. 1974; DANIELS 1984; s. auch Kap. 13.8.4.5), wobei folgende Gradeinteilung vorgenommen wird:

- Grad 0: keine Lymphozyten,
- Grad 1: vereinzelte Lymphozyten,
- Grad 2: geringe Lymphozyteninfiltration, jedoch weniger als ein Lymphozytenaggregat (10 – 50 Zellen) per 4 mm^2,
- Grad 3: ein Lymphozytenaggregat (10 – 50 Zellen),
- Grad 4: mehr als ein Lymphozytenaggregat.

Tabelle 18. Pathohistologie der Lippendrüsen beim Sjögren-Syndrom

Interstitielle lymphozytäre Sialadenitis
- Morphometrie der Schweregrade (Lymphozyten/4 mm^2 Gewebe)
- Dominanz der T-Lymphozyten
- Relation T-Helfer : T-Suppressor = 3,5 : 1
- Anstieg IgM-Plasmazellen
- Abnahme IgA-Plasmazellen
- Expression HLA-DR-Antigene
- OKT-6 dendritische Zellen in Assoziation mit Epithelzellen
- IgM-Leichtketten-Gammopathie (Prälymphom)
- Volumen Azini-Speichelgänge/interstitielle Zellen

Mit dieser Graduierung lassen sich die verschiedenen Schweregrade der Sialadenitis definieren. Beim Grad 1 –2 sind noch vermehrt Plasmazellen vorhanden, während beim Grad 3 – 4 die Zahl der Plasmazellen im Verhältnis zu den Lymphozyten abnimmt. Zusätzlich kommt es beim Grad 3 – 4 zu einer verstärkten Konfluenz der Lymphozytenaggregate, zur Entwicklung von Keimzentren und zu hyalinen Stromaumwandlungen, außerdem auch zu Gangproliferationen. Zugleich stellt eine stärker ausgeprägte Lymphozytenaggregation ein frühes diagnostisches Kriterium für ein Sjögren-Syndrom dar (CLELAND-ZAMUDIO et al. 1993). In jedem Fall müssen mehrere Drüsenregionen untersucht werden, damit das Ergebnis repräsentativ ausfällt. Der Schweregrad der lymphozytären Sialadenitis der Lippendrüsen korreliert auch mit der Häufigkeit des Vorkommens und dem Schweregrad der Keratokonjunktivitis (DANIELS u. WHITCHER

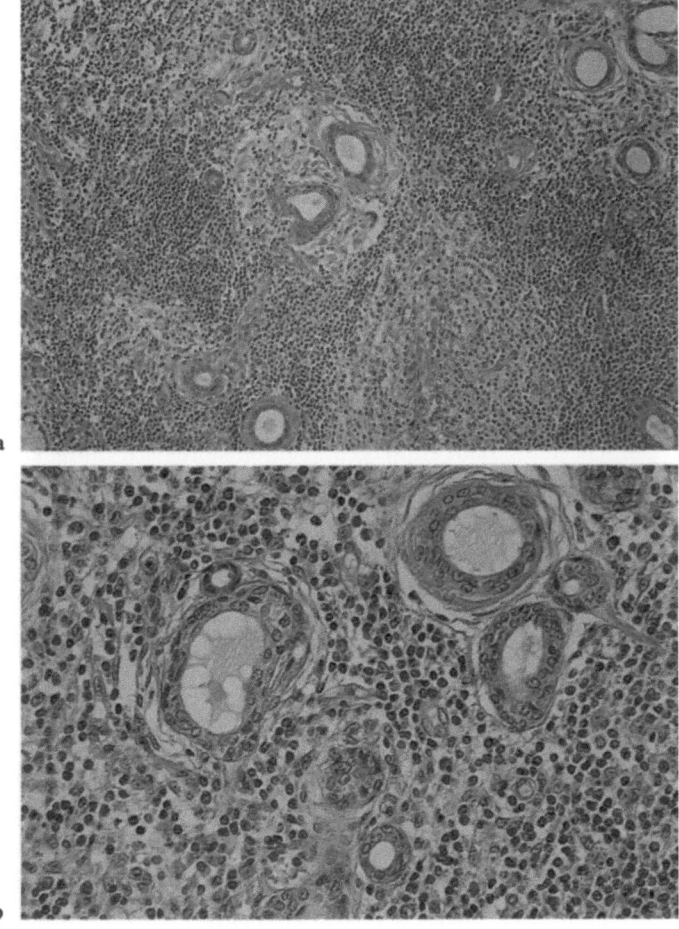

Abb. 191 a, b. Gaumendrüsen bei Sjögren-Syndrom: diffuse lymphozytäre Infiltration mit Schwund des sezernierenden Drüsengewebes. HE **a** ×100, **b** ×250

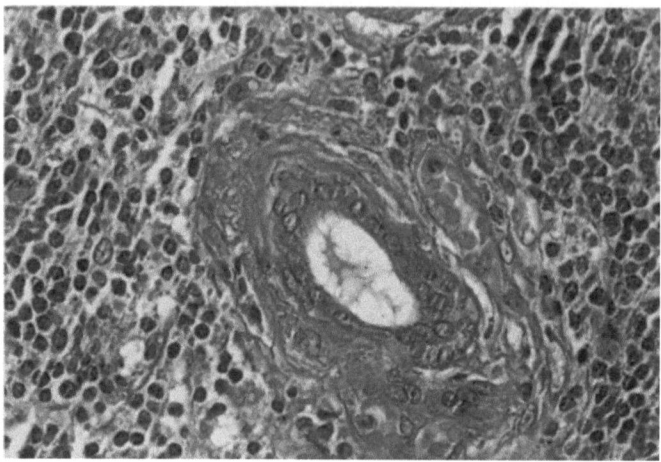

Abb. 192. Gaumendrüsen bei Sjögren-Syndrom: periduktale Sklerosen und dichte lymphozytäre Infiltration. HE ×400

1994), so daß die Lippenbiopsie ein wichtiger diagnostischer Parameter für eine Speicheldrüsenbeteiligung beim Sjögren-Syndrom mit Keratokonjunktivitis darstellt.

Myoepitheliale Zellinseln sind in den Lippendrüsen beim Sjögren-Syndrom nur ganz vereinzelt nachgewiesen worden (DE WILDE et al. 1984). Seltener ist eine Mitreaktion der *Gaumendrüsen* beobachtet worden (NELSON et al. 1963; CLARK u. GAMBLE 1978; MARKER 1983; TAKEDA et al. 1987; BRADLEY et al. 1987), die klinisch mit einer schmerzlosen, nichtulzerösen ein- oder doppelseitigen Schwellung der Gaumenschleimhaut einhergeht. Pathohistologisch findet sich ein ausgeprägtes lymphoides Infiltrat in den Gaumendrüsen (Abb. 191 u. 192) mit der Neigung zur Bildung größerer Knoten und mit Einschluß von Keimzentren. Die Drüsenazini sind atrophisch. Zusätzlich kommt es auch zur Entwicklung von myoepithelialen Zellinseln. Differentialdiagnostisch müssen diese Gaumenveränderungen von reaktiven lymphoproliferativen Prozessen anderer Genese abgegrenzt werden. Bei der reaktiven follikulären lymphoiden Hyperplasie (WRIGHT u. DUNSWORTH 1983) handelt es sich um eine vermehrte Ansammlung aktivierter Keimzentren in der Gaumenschleimhaut, welche von einer Mantelzone kleiner Lymphozyten umgeben sind. Die Zellinfiltration weist ein polyklonales Muster auf. Es bestehen keine Zeichen eines Sjögren-Syndroms. Außerdem muß das Vorliegen eines malignen Lymphoms ausgeschlossen werden, wobei es sich meist um ältere Patienten mit B-Zell-Lymphomen handelt (TOMICH u. SHAFER 1975).

13.8.4.5 *Immunzytochemie*

Myoepitheliale Zellinseln: Aus allen vorliegenden Befunden geht übereinstimmend hervor, daß die Epithelzellen der myoepithelialen Zellinseln eine deutlich positive Expression von *Gesamtkeratin* aufweisen (KJÖRELL u. ÖSTBERG 1984; SAKU u. OKABE 1984; ABENOZA u. WICK 1985; CASELITZ et al. 1986; PALMER et al. 1986; DARDICK et al. 1988; KJÖRELL et al. 1988; SAKU et al. 1990).

Unterschiedlich sind dagegen die Angaben über eine Expression von Markern für Myoepithelzellen. Die Differenz ist zum Teil durch die immunologische Verschiedenheit der Zellmarker bedingt, zum Teil jedoch auch durch die Definition der zellulären Struktur von modifizierten Myoepithelzellen, Basalzellen oder Stammzellen (s. auch Kap. 1). Für eine Mitreaktion myoepithelialer Zellen in den Zellinseln spricht die positive Expression von monoklonalen Antikörpern gegen Myoepithelzellen und Basalzellen (CASELITZ et al. 1986; DARDICK et al. 1988). Dabei sind sowohl myoepitheliale Zellen um Restazini und Schaltstücke markiert als auch myoepitheliale Zellen innerhalb der Inseln. Lediglich die Zellen, welche Restlumina in den Inseln begrenzen, zeigen keine Expression (DARDICK et al. 1988). Bei Anwendung entsprechender monoklonaler Antikörper weisen die myoepithelialen Zellen eine Zunahme, die Gangepithelien dagegen eine Abnahme in den Inseln auf (CASELITZ et al. 1986). Für die Anwesenheit myoepithelialer Zellen spricht auch die Expression von S-100-Protein und Aktin (ABENOZA u. WICK 1985). In anderen Studien fand sich allerdings keine oder nur eine schwache Expression von Aktin (KJÖRELL u. ÖSTBERG 1984; PALMER et al. 1986), dagegen eine positive Expression von monoklonalen Basalzellmarkern (PALMER et al. 1986). Bezüglich der Vimentinexpression gab es eine unterschiedliche Reaktion der Inseln mit oder ohne Vimentinnachweis (KJÖRELL et al. 1988). Das hyaline Material in den Inseln zeigte einen Gehalt an Kollagentyp IV (PALMER et al. 1986).

Lymphozytäre Infiltrate: Aus den zahlreichen immunzytochemischen Befunden, die überwiegend in den Lippendrüsen, weniger oft in der Parotis erhoben wurden, ergibt sich folgender *Immunphänotyp* der an der Entzündungsreaktion beteiligten immunkompetenten Zellen (ANDRADE et al. 1988):

- Die meisten Lymphozyten sind T-Lymphozyten, wobei eine deutliche Dominanz der T-Helferzellen ($CD4^+ = 45-55\%$) über die T-Suppressorzellen ($CD8^+ = 10-20\%$) besteht.
- In einem hohen Prozentsatz sind HLA-DR-Antigene nachweisbar.
- B-Lymphozyten und Plasmazellen sind in der Minderheit (20-35%). Gelegentlich finden sich OKT-6 positive dendritische Zellen in Assoziation mit Epithelzellen.
- HLA-DR-Antigene spielen bei der Aktivierung der Lymphozyten eine besondere Rolle.

In der *Parotis* (ANDRADE et al. 1988) sind irreguläre Keimzentren mit pseudopodienartiger Ausbildung um die myoepithelialen Zellinseln entwickelt, wobei es sich bei den lymphoiden Zellen dieser Region um B-Lymphozyten handelt. Die Keimzentren wiederum sind von einer Mantelzone aus gemischten kleinen B- und T-Lymphozyten umgeben. In der interfollikulären Zone finden sich nur T-Lymphozyten. Dendritische Zellen und B-Lymphozyten liegen vermischt im Inneren der Zellinseln, dagegen nur vereinzelte Plasmazellen (VON GUMBERZ u. SEIFERT 1980). Die Expression von HLA-DR-Antigenen ist auf die Epithelzellen in der Entzündungszone begrenzt. Ganz vereinzelt sind auch T-Killerzellen in den Keimzentren nachweisbar. Die Lokalisation der dendritischen Zellen, die Zusammensetzung des entzündlichen Infiltrates in den B-Zellproliferationszonen und die Expression von HLA-DR-Antigenen in den Epithelzellen spricht für eine Antikörper-vermittelte Zerstörung der Epithelzellen.

In den *Lippendrüsen* kommt es zu einer quantitativen Veränderung der *Plasmazellpopulation* (DE WILDE et al. 1989; SPEIGHT et al. 1990; BODEUTSCH et al. 1992; MATTHEWS et al. 1993). Der Anstieg der IgM-Plasmazellen, weniger stark auch der IgG-Plasmazellen, geht mit einer Verminderung der IgA-Plasmazellen einher, wobei speziell beim Sjögren-Syndrom der IgA-Prozentsatz kleiner als 70% und der IgM-Prozentsatz größer als 10% ist. Allerdings wird die Veränderung der Plasmazellpopulation nicht unbedingt als spezifisch für das Sjögren-Syndrom angesehen, da prozentuale Verschiebungen auch bei anderen Formen der Sialadenitis zu beobachten sind (MATTHEWS et al. 1993). Das Auftreten einer Kappa-Leichtkettenrestriktion (JORDAN et al. 1995) oder einer lokalen monoklonalen Gammopathie (IgM-Kappa) kann als Kriterium eines Prälymphoms gewertet werden (BODEUTSCH et al. 1992), desgleichen auch das Auftreten einer Paraproteinämie im Blut (BASU et al. 1983). Aus neueren molekulargenetischen Untersuchungen geht hervor, daß öfters ein Ig-Gen-Rearrangement von schweren oder leichten Ketten bei Patienten mit Sjögren-Syndrom vorliegt und als diagnostischer Hinweis auf die Entwicklung eines Lymphoms angesehen werden muß (FISHLEDER et al. 1987; FREIMARK et al. 1989; ESPOSITO et al. 1991).

Bei der *T-Zell-Population* dominieren die T-Helferzellen ($CD4^+$) über die T-Suppressorzellen ($CD8^+$) in einem Verhältnis von 2,7–3,5:1 (KILPI et al. 1983; ISENBERG et al. 1984; MATTHEWS et al. 1991). Bei der fokalen Infiltration sind die B-Zellen mit den T-Helferzellen assoziiert, wodurch eine Dysregulation der B-Zellaktivierung ausgelöst wird. Das Vorkommen von $CD3^+$-Lymphozyten mit Expression von T-Zellrezeptoren korreliert nicht mit dem Schweregrad der Entzündung. Mittels der PCR-Methode zeigen auch die T-Zellrezeptoren (TCR) ein polyklonales Verteilungsmuster von V-alpha und V-beta, wobei jedoch ein geringeres heterogenes Verteilungsmuster als in den mononukleären Zellen des peripheren Blutes vorliegt (OHYAMA et al. 1995). Desgleichen ist der Nachweis des Hitze-Schock-Proteins HSP 65 unspezifisch, da HSP 65 nicht nur in Entzündungszellen, sondern auch im Gangepithel, in Endothelzellen und Fibroblasten zu beobachten ist (JOHANNESSEN et al. 1994).

Das *Verhältnis* der *T- und B-Zellen* beträgt in den größeren Lymphozytenherden 2,4:1, in den Bezirken mit diffuser Infiltration 7,3:1 (MATTHEWS et al. 1991).

Dendritische Langerhans-Zellen (OKT 6) sind diffus über das gesamte Entzündungsgebiet verteilt (OXHOLM et al. 1985). Die Expression von *HLA-DR-Antigenen* (LINDAHL et al. 1985; FOX et al. 1986b; JONSSON et al. 1987; SPEIGHT et al. 1989) ist stärker in den Gangepithelien als in den Azinuszellen ausgeprägt. Der Anstieg der Expression korreliert zwar mit der Stärke der entzündlichen Infiltration, ist aber insofern unspezifisch, weil eine Expression auch bei anderen Formen der Sialadenitis vorkommt. Nur vereinzelt finden sich im entzündlichen

Infiltrat Monozyten und Makrophagen (OKM$_1$) und T-Killerzellen (Leu-7$^+$; MOUTSOPOULOS et al. 1986).

Aus der *Kombination* von *Immunzytochemie* und *Histomorphometrie* resultieren 2 Parameter für die Diagnose eines Sjögren-Syndroms aus der Lippenbiopsie (DE WILDE et al. 1989).

- Bestimmung des prozentualen Verhältnisses von IgA- und IgG-Plasmazellen,
- Ermittlung des prozentualen Volumens von Drüsenazini, intralobulären Speichelgängen und diffuser lymphoplasmazellulärer Infiltration.

Die Untersuchung der *Tränendrüsen* beim Sjögren-Syndrom ergab in 100% der Fälle eine analoge lymphozytäre Entzündung (NASU et al. 1984). In *Konjunktivalbiopsien* von Sjögren-Patienten lag ebenfalls eine lymphozytäre Infiltration mit einer Dominanz von T-Lymphozyten vor (RAPHAEL et al. 1988).

13.8.4.6 Ultrastruktur

Analog zur Divergenz der immunzytochemischen Befunde bezüglich der Beteiligung von Myoepithelzellen an den myoepithelialen Zellinseln ergeben sich auch ultrastrukturell unterschiedliche Bewertungen. Mehrere Studien bestätigen den Aufbau der Zellinseln aus Gangepithelien und Myoepithelzellen (DONATH u. SEIFERT 1972; CHOMETTE et al. 1981 u. 1983; CHAUDHRY et al. 1986; DARDICK et al. 1988). Die Myoepithelzellen besitzen peripher gelegene, zuweilen büschelförmig angeordnete Myofilamente und enthalten basalmembranartige Substanzen, welche aus dem Zytoplasma ausgeschleust werden (DONATH u. SEIFERT 1972). Das entzündliche Infiltrat besteht aus Lymphozyten, Immunoblasten, Plasmazellen, einzelnen Mastzellen und Makrophagen. An der Außenseite der Inseln ist eine Basalmembran entwickelt. Bei Inseln mit Restlumen sind an der Innenseite Epithelien vom Typus der Schaltstücke, an der Außenseite Myoepithelzellen entwickelt. Im weiteren Verlauf des Prozesses kommt es zu einem Untergang der Gangepithelien und einer verstärkten Proliferation der Myoepithelzellen. Neben einer Degeneration von Myoepithelzellen mit Schwund der Myofilamente werden auch neugebildete Myoepithelzellen im Drüseninterstitium beobachtet (CHOMETTE et al. 1981, 1983). In fortgeschrittenen Fällen geht die verstärkte lymphozytäre Infiltration der Inseln auch mit einem Untergang von Myoepithelzellen und einer Zerstörung der Basalmembran einher (CHAUDHRY et al. 1986). Die Azinuszellen zeigen eine Degeneration mit Verklumpung und Schwund der Sekretgranula, Vakuolisierung der Mitochondrien, Zerstörung des endoplasmatischen Retikulum und Auftreten von Autophagolysosomen (CHOMETTE et al. 1981; CHAUDHRY et al. 1986). In anderen Studien (BOQUIST et al. 1970; KAHN 1979) enthalten die Zellinseln keine Epithelzellen mit myogener Differenzierung, sondern lediglich duktale Epithelien mit Desmosomen und prominenten Tonofilamentbündeln. Die Abgrenzung der Inseln erfolgt durch eine 5 µm dicke Basalmembran. Das hyaline Material innerhalb der Zellinseln zeigt einen analogen Aufbau wie Basalmembranmaterial. Die Infiltratzellen mit perinukleärem hellen Hof sind große lymphoide Zellen.

13.8.4.7 Pathogenese

Beim Sjögren-Syndrom handelt es sich um eine lymphoproliferative progressive Autoimmunkrankheit mit multifaktorieller Pathogenese (Tabelle 19). Als disponierende Faktoren für den autoimmunen Entzündungsprozeß kommen sowohl exogene Agentien als auch genetische Konstellationen in Betracht.

Die pathogenetische Rolle eines Nachweises von *Virusantigenen* wird unterschiedlich beurteilt. Dies gilt speziell für das Vorkommen von *EBV* bei Patienten mit Sjögren-Syndrom. So wurde EBV-DNA mit verschiedenen Methoden (In-situ-Hybridisierung, PCR) in unterschiedlicher Häufigkeit (15% bis über 50%) zwar in Lippen- und Parotisbiopsien, im Speichel und im peripheren Blut bei Sjögren-Patienten nachgewiesen (Fox et al. 1986b; SAITO et al. 1989; MARIETTE et al. 1991), jedoch auch bei Patienten ohne Sjögren-Syndrom und in Kontrollgruppen beobachtet (VENABLES et al. 1989; SYRJÄNEN et al. 1990; DEACON et al. 1991b; DiGIUSEPPE et al. 1994). Mittels der PCR-Methode („polymerase chain reaction") war EBV-DNA in 64% der Untersuchungsfälle in der Submandibularis, in 46% in der Parotis und in 80% in den kleinen Speicheldrüsen vorhanden, ohne daß Unterschiede zwischen Sjögren-Patienten und Kontrollfällen bestanden (DEACON et al. 1991b). Eine weitere Vergleichsstudie an Lippenbiopsien von Patienten mit und ohne Sjögren-Syndrom ergab mit der PCR-Methode, daß keine Unterschiede in der Häufigkeit des Nachweises von EBV oder CMV in den Lippendrüsen bei beiden Versuchsgruppen bestanden (MAITLAND et al. 1995). Die Persistenz der beiden Viren wird als Folge einer früheren Primärinfektion und nicht als Hinweis auf eine mitgestaltende pathogenetische Rolle einer Virusinfektion beim Sjögren-Syndrom interpretiert (SCULLY 1990). Obwohl sich aus

Tabelle 19. Pathogenese der myoepithelialen Autoimmun-Sialadenitis

Disponierende Faktoren
- Exogene Faktoren: EBV
- Genetische Faktoren: HLA-DR
- Endogene Faktoren: Interferon

Speichelgangepithelien
- Abnorme Expression von HLA-DR-Antigenen
- Expression von EBV-Antigenen
- Produktion von Interleukin 1 und Interferon

Erkennung der veränderten Epithelien durch T-Zellen und Ag-präsentierende Histiozyten

Aktivierung der T-Lymphozyten
- Dominanz der T-Helferzellen über die T-Suppressorzellen
- Präsenz von B-Zell-Growth-Faktoren

Polyklonale B-Zell-Aktivierung

Autoimmunantwort
- Zerstörung der Speichelgangepithelien

Autoimmune myoepitheliale Sialadenitis

diesen differenten Befunden kein Beweis für die mögliche Bedeutung einer latenten EBV-Infektion für den Ablauf des Sjögren-Syndroms erbringen läßt, gibt es andererseits Hinweise auf eine *Mitwirkung von EBV-Antigenen* bei der komplexen Auto-Immunreaktion (ANDRADE et al. 1988; FLESCHER u. TALAL 1991). Diese basieren auf der stimulierenden Wirkung von EBV auf Lymphozyten bei einer Reihe von Erkrankungen (Mononucleosis infectiosa, Burkitt-Lymphom, Nasopharynxkarzinom, B-Zell-Lymphome, Graft-versus-host-Reaktion und AIDS; HAMILTON-DUTOIT u. PALLESEN 1994). Speziell beim Sjögren-Syndrom sind nach einer EBV-induzierten B-Zellaktivierung B-Zellinien mit Expression von EBV-nukleären Antigenen beobachtet worden, wobei diese B-Zellen einen autostimulierenden Wachstumsfaktor erzeugen. Durch diese fortbestehende Stimulierung wird die Autoimmunreaktion unterhalten und führt zu einer nicht mehr regulierten Proliferation der B-Zellen und der Disposition zu einer neoplastischen Transformation.

Ein weiteres Argument für die Mitwirkung von EBV-Antigenen ergibt sich aus der Expression von EBV-DNA in Verbindung mit einer *HLA-DR*-Antigenexpression, wobei angenommen wird, daß EBV-DNA eine Induktion der Typ II-MHC-Antigene in infizierten Zellen ausübt. In Biopsien von Sjögren-Patienten und auch bei der Hashimoto-Thyreoditis ist eine abnorme Expression von HLA-DR-Antigenen in den Epithelzellen zu beobachten, während normalerweise die Expression weniger in Epithelzellen, sondern mehr in zahlreichen anderen Zellen (Endothelzellen, B-Zellen, Makrophagen, aktivierte T-Zellen und antigenpräsentierende Histiozyten) stattfindet. Diese abnorme Expression ist ausschließlich in den Entzündungsbezirken lokalisiert. Im Rahmen dieser komplexen Entzündungsreaktion kommt es auch zu einer lokalen Freisetzung von Interleukin und Interferon mit Auslösung einer T-Zellaktivierung. Eine zusätzliche *genetische Disposition* wird bezüglich der HLA-DR-Antigene angenommen. Dies gilt besonders für das erhöhte Vorkommen beim primären Sjögren-Syndrom (MOUTSOPOULOS et al. 1979; HARLEY et al. 1986a). Als bester genetischer Marker wurde neben HLA-DR3 und HLA-DR2 (REVEILLE et al. 1984) HLA-DRw52 nachgewiesen (ARNETT et al. 1989), während HLA-DQ-Allele für die abnorme Produktion der Autoantikörper Ro(SS-A) und La(SS-B) von Bedeutung sein sollen (HARLEY et al. 1986b). Daraus ergibt sich, daß möglicherweise ein getrenntes Risiko für die Entstehung des Sjögren-Syndroms und der Entwicklung der Autoantikörper vorliegt.

Die Annahme eines Zusammenhanges zwischen *HIV-Infektion* und Sjögren-Syndrom basierte zunächst auf klinischen Beobachtungen (Parotisschwellungen, Xerostomie), ließ sich jedoch durch weitere Befunde nicht bestätigen (s. Kap. 13.7.4). So fanden sich bei HIV-Patienten mit Sjögren-ähnlichen Symptomen weder die Sjögren-typischen Autoantikörper noch der Immunphänotypus der lymphozytären Infiltrate.

Zielorgan der Immunreaktion ist das Gangepithel der Speicheldrüsen mit einer Infiltration durch aktivierte T- und B-Lymphozyten, wobei eine deutliche Dominanz der T-Helfer-Lymphozyten besteht. Die Autoantikörperantwort gegen Ro(SS-A) und La(SS-B) steht in Beziehung zu den HLA-DR-Antigenen. In den Zentren der B-Zellaktivierung, die sekundären Lymphfollikeln der Lymphknoten entsprechen, kommt der klonalen Expansion der B-Zellen eine pathogenetische Bedeutung zu.

So ergibt sich als Resultat dieses komplexen pathogenetischen Mechanismus, daß aus dem Zusammenwirken zwischen den alterierten Epithelzellen der Speicheldrüsen, den antigenpräsentierenden Zellen, den B-Zellproliferationszentren und den interfollikulär angeordneten aktivierten T-Zellen eine Autoantikörpervermittelte Zerstörung der Speichelgangepithelien resultiert (Tabelle 19).

13.8.4.8 Experimentelle Modelle

Nach der ersten Beschreibung eines Laboratoriummodells für das Sjögren-Syndrom (KESSLER 1968) sind zahlreiche experimentelle Studien sowohl an autoimmunen krankheitsanfälligen Mäusestämmen als auch an primär nichtimmunen Labortieren durchgeführt worden.

Zu den *autoimmunen Mäusestämmen* gehören:

- (NZB/NFW)F1-Mäuse (KESSLER 1968; SCOTT et al. 1990),
- MRL/Mp-Ipr/-Mäuse (TANAKA et al. 1988; SCOTT et al. 1990; JONSSON u. HOLMDAHL 1990),
- SL/Ni-Mäuse (TAKEDA u. ISHIKAWA 1983),
- NOD-Mäuse (MIYAGAWA et al. 1986).

Pathohistologisch findet sich speziell in der Submandibularis eine fokale lymphozytäre Sialadenitis, welche bei weiblichen Tieren stärker ausgeprägt ist (SCOTT et al. 1990; WOLF et al. 1991). Bei älteren Tieren waren die Lymphozytenherde am stärksten entwickelt, wobei auch eine fokale Parenchymatrophie und interstitielle Fibrose vorlag. Immunzytochemisch waren mehr als 50% der Lymphozyten CD4-T-Lymphozyten, 1–5% Zellen mit Expression des Interleukin-2-Rezeptors (IL-2R) und Produktion von Interferon-γ (IFN-γ) und mehr als 50% der Zellen in den Entzündungsregionen mit Expression von HLA-DR-Antigenen (JONSSON u. HOLMDAHL 1990). Elektronenmikroskopisch ließen sich neben einer Infiltration durch T-Lymphozyten, Makrophagen und andere lymphoide Zellen Azinuszelldegenerationen mit Zytoplasmavakuolen und Nekrosen beobachten (TANAKA et al. 1988). Bei SL/Ni-Mäusen lag eine sehr ausgeprägte lymphoide Zellinfiltration besonders in der Nachbarschaft der Speichelgänge vor, welche in fortgeschrittenen Stadien zu einer Aufhebung der Läppchenstruktur mit interstitieller Fibrose und Erweiterung der verbliebenen Speichelgänge führte (TAKEDA u. ISHIKAWA 1983). Analoge Veränderungen wurden auch bei NOD-Mäusen („non-obese diabetic mouse") registriert (MIYAGAWA et al. 1986). Beim autoimmunen Mäusestamm MRL/1 wurden die Veränderungen in den kleinen Speicheldrüsen mit denen der großen Speicheldrüsen verglichen (BARBEAU u. DESLAURIERS 1995). Dabei ergab sich, daß lediglich in den vorderen Wangendrüsen, welche an die großen Speicheldrüsen angrenzen, bei 90% der über 20 Wochen alten Tiere eine charakteristische Sialadenitis analog dem Sjögren-Syndrom mit mononukleären Zellinfiltraten um das Gangsystem ausgeprägt war, während in den übrigen kleinen Speicheldrüsen lediglich eine neutrophile Zellansammlung in der Peripherie der Drüsenläppchen vorlag. Diese Diskrepanz der Befunde wird auf Einflüsse des biologischen Mikroenvironments zurückgeführt.

Bei anderen primär *nichtautoimmunen* Mäusen, teilweise auch bei Ratten, konnte durch zusätzliche Manipulationen eine autoallergische Sialadenitis erzeugt werden. Hierzu gehören folgende Modelle:

- Autoallergische Sialadenitis der Submandibularis bei Ratten nach Immunisierung mit Submandibularishomogenaten (WHITE u. CASARETT 1974; SHARAWY u. WHITE 1978; DEAN u. HIRAMOTO 1984) oder der Parotis mit Parotishomogenaten (WHITE 1973). Pathohistologisch fand sich eine ausgeprägte lymphoidzellige Sialadenitis mit Parenchymdegeneration.
Neben einer lymphoidzelligen Infiltration kam es zur Zerstörung von Drüsenazini und Gangepithelien sowie zu Gangproliferationen als Ausdruck einer zellvermittelten hyperergischen Reaktion.
- Autoallergische Sialadenitis bei jungen C3H/He-Mäusen nach Thymektomie und Sensibilisierung mit Submandibularishomogenaten (HAYASHI et al. 1985; HAYASHI u. HIROKAWA 1989). Die ausgeprägte lymphozytäre Sialadenitis ging auch hier mit einer T-Prävalenz einher.

Eine *spontane Autoimmun-Sialadenitis* wurde auch bei nichtautoimmunen Mäusestämmen dann beobachtet, wenn es sich um *ältere* Tiere handelte (HAYASHI et al. 1988 u. 1990). Daraus wird abgeleitet, daß Alterungsprozesse für die Entstehung einer Autoimmunität bedeutsam sein können. Neue Modelle sind mit der Erzeugung einer lymphozytären Sialadenitis bei Mäusen in Assoziation mit *viralen Faktoren* entwickelt worden. Bei Induktion durch das Mäuseretrovirus (SUZUKI et al. 1993) entwickelt sich in der Submandibularis und in den Tränendrüsen eine vorwiegend periduktale lymphozytäre Sialadenitis mit einer CD4-T-Zelldominanz sowie analogen Infiltraten auch in anderen Organen (Leber, Niere, Lunge, Pankreas). Bei HTLV-1-tax-transgenen Mäusen (GREEN et al. 1989) kommt es erst nach den Veränderungen des Gangsystems zu einer lymphozytären Infiltration, wobei ein genetischer Intrinsicfaktor als Auslöser der Immunreaktion angesehen wird.

Literatur

Abenoza P, Wick MR (1985) The nature of the „epimyoepithelial islands" of Mikulicz's disease: an immunohistochemical study. Lab Invest 52:1 A
Aggarwal AP, Jayaram G, Mandal AK (1989) Sarcoidosis diagnosed on fine-needle aspiration cytology of salivary glands. A report of three cases. Diagn Cytopathol 5:289–292
Andrade RE, Hagen KA, Manivel JC (1988) Distribution and immunophenotype of the inflammatory cell population in the benign lymphoepithelial lesion (Mikulicz's disease). Hum Pathol 19:932–941
Arnett FC, Bias WB, Reveille JD (1989) Genetic studies in Sjögren's syndrome and systemic lupus erythematosus. J Autoimmunol 2:403–413
Athreya BH, Norman ME, Myers AR, South NA (1977) Sjögren's syndrome in children. Pediatrics 59:931–938
Atkinson JC, Royce LS, Wellner R, Pillemer SR, Bermudez D, Fox PC (1995) Anti-salivary antibodies in primary Sjögren's syndrome. J Oral Pathol Med 24:206–212

Barbeau J, Deslauriers N (1995) Murine autoimmune exocrinopathy: the minor salivary gland network shows a dichotomous pattern of histopathologic involvement. J Oral Pathol Med 24:49-55

Basu MK, Price JD, Matthews JB (1983) Benign lymphoepithelial lesion in a patient with Sjögren's disease and an IgG paraprotein. J Oral Pathol 12:515-526

Batsakis JG (1982) The pathology of head and neck tumors: The lymphoepithelial lesion and Sjögren's syndrome. XVI Head Neck Surg (NY) 5:150-163

Baudet-Pommel M, Albuisson E, Kemeny JL et al. (1994) Early dental loss in Sjögren's syndrome. Histologic correlates. Oral Surg Oral Med Oral Pathol 78:181-186

Bedrossian CWM, Martinez F, Silverberg AB (1988) Fine needle aspiration. In: Gnepp DR (ed) Pathology of the head and neck. Churchill Livingstone, New York, pp 25-99

Bernier JL, Bhaskar SN (1958) Lymphoepithelial lesion of salivary glands: histogenesis and classification based on 186 cases. Cancer 11:1156-1179

Bertram U, Halberg PA (1964) A specific antibody against the epithelium of the salivary ducts in sera from Sjögren's syndrome. Acta Allergol Kbh 19:458-466

Bhaskar SN, Bernier JL (1960) Mikulicz's disease: clinical features, histology, and histogenesis; report of seventy-three cases. Oral Surg Oral Med Oral Pathol 13:1387-1399

Bhoola KD, McNicol MW, Oliver S, Foran J (1969) Changes in salivary enzymes in patients with sarcoidosis. N Engl J Med 281:877-879

Bloch KJ, Buchanan WW, Wohl MJ, Bunim JJ (1965) Sjögren's syndrome. A clinical, pathological, and serological study of sixty-two cases. Medicine 44:187-231

Bodeutsch C, Wilde PCM de, Kater L et al. (1992) Quantitative immunohistologic study of lip biopsies. Evaluation of diagnostic and prognostic value in Sjögren's syndrome. Pathol Res Pract 188:599-602

Boquist L, Kumlien A, Ostberg Y (1970) Ultrastructural findings in a case of benign lymphoepithelial lesion (Sjögren's syndrome). Acta Otolaryngol 70:216-226

Boss JH, Rosenmann E, Sela J (1977) Experimental allergic sialoadenitis. X. Chronic destructive parotitis induced in immunized rats by intraductal challenges with antigen. J Oral Pathol 6:96-105

Bradley G, Main JHP, Birt BD, From L (1987) Benign lymphoid hyperplasia of the palate. J Oral Pathol 16:18-26

Brauneis J, Schröder M, Laskawi R, Droese M (1989) Bedeutung und Grenzen der zytologischen Diagnostik bei der myoepithelialen Sialadenitis. Laryngorhinootologie 68:208-211

Brito PA de, Ayala GE, Montgomery EA, Sioutos N, Bagg A (1994) Fine needle aspiration (FNA) cytology of benign lymphoepithelial lesions of major salivary glands: The role of immunophenotypic and immunogenotypic analysis. Acta Cytol 38:853 (Abstract 108)

Byrne MN, Spector JG, Garvin CF, Gado MH (1989) Preoperative assessment of parotid masses: A comparative evaluation of radiologic techniques to histopathologic diagnosis. Laryngoscope 99:284-292

Cahn LR, Eisenbud L, Blake MN, Stern D (1964) Biopsies of normal-appearing palates of patients with known sarcoidosis. A preliminary report. Oral Surg Oral Med Oral Pathol 18:342-345

Caselitz J, Osborn M, Wustrow J, Seifert G, Weber K (1986) Immunohistochemical investigations on the epimyoepithelial islands in lymphoepithelial lesions. Use of monoclonal keratin antibodies. Lab Invest 55:427-432

Caselitz J, Lichtenthäler D, Wustrow J (1992) Verteilungsmuster lymphoider Zellen in menschlichen Speicheldrüsen. Eine immunhistologische Studie an der Glandula Parotis, Submandibularis sowie bei der myoepithelialen Sialadenitis. Verh Dtsch Ges Pathol 76:312-313

Cataggio H, Gallagher P, Maddison P (1989) Salivary gland biopsy in sarcoidosis. Sarcoidosis 6:47-50

Chaudhry AP, Cutler LS, Yamane GM, Satchidanand S, Labay G, Sunderraj M (1986) Light and ultrastructural features of lymphoepithelial lesions of the salivary glands in Mikulicz's disease. J Pathol 146:239-250

Chisholm DM, Lyell A, Haroon TS, Mason DK, Beeley JA (1971) Salivary gland function in sarcoidosis. Report of a case. Oral Surg Oral Med Oral Pathol 31:766-771

Chisholm D, Mason D (1968) Labial salivary gland biopsy in Sjögren's disease. J Clin Pathol 21:656-660

Chomette G, Auriol M, VanCat N, Szpirglas H, Tranbaloc P, Vaillant JM (1981) Biopsie des glandes salivaires labiales dans le syndrome de Gougerot-Sjögren. Etude clinico-pathologique, histoenzymologique et ultrastructurale. Virchows Arch A Pathol Anat 392:339-354

Chomette G, Laudenbach P, Auriol M, Szpirglas H (1983) Les glandes salivaires accessoires dans le syndrome de Sjögren. Etude histologique et ultrastructurale. - Correlations avec les modifications des sialographies dans les glandes principales. Rev Stomatol Chir Maxillofac 84:121-127

Chudwin DS, Daniels TE, Wara DW, et al. (1981) Spectrum of Sjögren's syndrome in children. J Pediatr 98:213-217

Clark PM, Gamble JW (1978) Mikulicz's disease of a minor salivary gland. J Oral Surg 36:895-897

Cleland-Zamudio S, Demuth M, Trune DR (1993) Pathology of labial salivary gland cellular aggregates in Sjögren's syndrome. Otolaryngol Head Neck Surg 108:44-50

Cruickshank AH (1965) Benign lymphoepithelial lesion to be distinguished from adenolymphoma. J Clin Pathol 18:391-400

Daniele RD, Dauber JH, Rossman MD (1981) Immunologic abnormalities in sarcoidosis. Ann Int Med 92:406-416

Daniels TE (1984) Labial salivary gland biopsy in Sjögren's syndrome: assessment as a diagnostic criterion in 362 suspected cases. Arthritis Rheumat 27:147-156

Daniels TE (1986) Salivary histopathology in diagnosis of Sjögren's syndrome. Scand J Rheumatol 61 [Suppl]:36-43

Daniels TE, Silverman S, Michalski JP, Greenspan JS, Sylvester RA, Talal N (1975) The oral component of Sjögren's syndrome. Oral Surg Oral Med Oral Pathol 39:875-885

Daniels T, Whitcher J (1994) Association of patterns of inflammation in labial salivary glands with keratoconjunctivitis sicca: Analysis of 618 patients suspected of having Sjögren's syndrome. Oral Surg Oral Med Oral Pathol 78:773

Dardick I, Nostrand AW van, Rippstein P, Skimming L, Hoppe D, Dairkee SH (1988) Characterization of epimyoepithelial islands in benign lymphoepithelial lesions of major salivary gland: an immunohistochemical and ultrastructural study. Head Neck Surg 10:168-178

Deacon EM, Matthews JB, Potts AJC, Hamburger J, Mageed RA, Jefferis R (1991a) Expression of rheumatoid factor associated cross-reactive idiotopes by glandular B cells in Sjögren's syndrome. Clin Exp Immunol 83:280-285

Deacon EM, Matthews JB, Potts AJC, Hamburger J, Bevan IS, Young LS (1991b) Detection of Epstein-Barr virus antigens and DNA in major and minor salivary glands using immunocytochemistry and polymerase chain reaction: possible relationship with Sjögren's syndrome. J Pathol 163:351-360

Dean DH, Hiramoto RN (1984) Experimental auto-allergic sialoadenitis in male rats. J Oral Pathol 13:63-68

DeClerck LS, Corthouts R, Francx L, et al. (1988) Ultrasonograhy and computer tomography by the salivary glands in the evaluation of Sjögren's syndrome. Comparison with parotid sialography. J Rheumatol 15:1777-1781

Denišlič M, Meh D (1994) Neurophysiological assessment of peripheral neuropathy in primary Sjögren's syndrome. Clin Invest 72:822-829

Dijkstra PF (1980) Classification and differential diagnosis of sialographic characteristics in Sjögren's syndrome. Semin Arthritis Rheum 10:10-17

Dishon T, Sela J, Ulmansky M, Rosenmann E, Boss JH (1973) Experimental allergic sialoadenitis. VI. Prevention by antihistamine and induction by intraductal installation of performed immune complexes. Virchows Arch A Pathol Anat 359:283-288

Donath K, Seifert G (1972) Ultrastruktur und Pathogenese der myoepithelialen Sialadenitis. Virchows Arch A Pathol Anat 356:315-329

Esposito M, Hirschfield LS, Kahn LB, Grossman A (1991) Gene rearrangement in benign lymphoepithelial lesions. Lab Invest 64:64A

Fava-de-Moraes F, Friedman H, Egami MI, Bevilacqua EMAF, Cossermelli W (1978) Histochemical study of labial salivary glands in Sjögren's syndrome. J Oral Pathol:135-142

Feltkamp TEW, Rossum AL van (1968) Antibodies to salivary duct cells, and other autoantibodies in patients with Sjögren's syndrome and other idiopathic autoimmune diseases. Clin Exp Immunol 3:1-16

Ferlito A, Cattai N (1980a) The so-called benign lymphoepithelial lesion. Part I. Explanation of the term and its synonyms and related terms. J Laryngol Otol 94:1189-1197

Ferlito A, Cattai N (1980b) The so-called benign lymphoepithelial lesion. Part II. Clinical and pathological considerations with regard to evolution. J Laryngol Otol 94:1283-1301

Fishleder A, Tubbs R, Hesse B, Levine H (1987) Uniform detection of immunoglobulin-gene rearrangement in benign lymphoepithelial lesions. N Engl J Med 316:1118-1121

Flescher E, Talal N (1991) Do viruses contribute to the development of Sjögren's syndrome? Am J Med 90:283-285

Fox R, Howell F (1986) Oral problems in patients with Sjögren's syndrome. Scand J Rheumatol [Suppl] 61:194-200

Fox RI, Bumol T, Fantozzi R, Bone R, Schreiber R (1986a) Expression of histocompatibility antigen HLA-DR by salivary gland epithelial cells in Sjögren's syndrome. Arthritis Rheumat 29:1105-1111

Fox RI, Pearson G, Vaughan JH (1986b) Detection of Epstein-Barr virus associated antigens and DNA in salivary gland biopsies from patients with Sjögren syndrome. J Immunol 137:3162-3168

Fox RI, Robinson CA, Curd JG, Kozin F, Howell FV (1986c) Sjögren's syndrome. Proposed criteria for classification. Arthritis Rheum 29:577-585

Freimark B, Fantozzi R, Bone R et al. (1989) Detection of clonally expanded salivary gland lymphocytes in Sjögren's syndrome. Arthritis Rheum 32:859-869

Frizzera G (1993) Atypical immunoproliferative disorders: when of age? Virchows Arch A Pathol Anat 422:261-263

Frizzera G (1994) Immunosuppression, autoimmunity, and lymphoproliferative disorders. Hum Pathol 25:627-629

Garfunkel AA, Roller NW, Nichols C, Ship II (1974) Phenylbutazone-induced sialadenitis. Oral Surg Oral Med Oral Pathol 38:223-226

DiGiuseppe JA, Wu T-Ch, Corio RL (1994) Analysis of Epstein-Barr virus-encoded small RNA 1 expression in benign lymphoepithelial salivary gland lesions. Mod Pathol 7:555-559

Gleeson MJ, Cawson RA, Bennett MH (1986) Benign lymphoepithelial lesion: A less than benign disease. Clin Otolaryngol 11:47-51

Godwin JT (1952) Benign lymphoepithelial lesion of the parotid gland (adenolymphoma, chronic inflammation, lymphoepithelioma, lymphocytic tumor, Mikulicz disease). Report of 11 cases. Cancer 5:1089-1103

Green JE, Hinrichs SH, Vogel J, Jay G (1989) Exocrinopathy resembling Sjögren's syndrome in HTLV-1 tax transgenic mice. Nature 341:72-74

Greenberg G, Anderson R, Sharpstone P, James DJ (1964) Enlargement of parotid gland due to sarcoidosis. Br Med J 2:861-862

Greenspan JS, Daniels TE, Talal N, Sylvester RA (1974) The histopathology of Sjögren's syndrome in labial salivary gland biopsies. Oral Surg Oral Med Oral Pathol 37:217-229

Griffin JP, Penn RG (1982) Nitrofurantoin-induced parotitis. Br Med J 285:654

Gross L (1969) Oxyphenbutazone-induced parotitis. Ann Intern Med 70:1229-1230

Gumberz Chr v, Seifert G (1980) Immunoglobulin-containing plasma cells in chronic parotitis and malignant lymphomas of the parotid gland. Comparing immunocytochemical observations of frequency and localization. Virchows Arch A Pathol Anat 389:79-92

Günhan Ö, Celasun B, Doğan N, Önder T, Pabuscu Y, Finci R (1992) Fine needle aspiration cytologic findings in a benign lymphoepithelial lesion with microcalcifications. A case report. Acta Cytol 36:744-747

Hamilton-Dutoit SJ, Pallesen GP (1994) Detection of Epstein-Barr virus small RNAs in routine paraffin sections using non-isotopic RNA/RNA in situ hybridization. Histopathology 25:101-111

Harley JB, Alexander EL, Bias WB et al. (1986a) Anti-Ro (SS-A) and anti-La (SS-B) in patients with Sjögren's syndrome. Arthritis Rheumat 29:196-206

Harley JB, Reichlin M, Arnett FC, Alexander EL, Bias WB, Provost TT (1986b) Gene interaction at HLA-DQ enhances autoantibody production in primary Sjögren's syndrome. Science 232:1145-1147

Hayashi Y, Hirokawa K (1989) Immunopathology of experimental autoallergic sialadenitis in C3H/He mice. Clin Exp Immunol 75:471–476
Hayashi Y, Sato M, Hirokawa K (1985) Induction of experimental allergic sialadenitis in mice. Am J Pathol 118:476–483
Hayashi Y, Kurashima Ch, Itsuyama M, Hirokawa K (1988) Spontaneous development of autoimmune sialadenitis in aging BDF1 mice. Am J Pathol 132:173–179
Hayashi Y, Deguchi H, Nakahata A, Kurashima C, Utsuyama M, Hirokawa K (1990) Autoimmune sialadenitis: Possible models for Sjögren's syndrome and a common aging phenomenon. Autoimmunity 5:215–228
Heerfordt CF (1909) Über ein „Febris uveo-parotidea subchronica" an der Glandula parotis und der Uvea des Auges lokalisiert und häufig mit Paresen cerebrospinaler Nerven kompliziert. Arch Klin Exp Ophthalmol 70:254–261
Hernandez YL, Daniels TE (1989) Oral candidiasis in Sjögren's syndrome: Prevalence, clinical correlations, and treatment. Oral Surg Oral Med Oral Pathol 68:324–329
Hong S-S, Ogawa Y, Yagi T, et al. (1990) Benign lymphoepithelial lesion with large cysts: case report. J Oral Pathol Med 19:266–270
Iko BO, Chinwuba CE, Myers EM, Teal JS (1986) Sarcoidosis of the parotid gland. Br J Radiol 59:547–552
Isenberg DA, Rowe D, Tookman A, et al. (1984) An immunohistological study of secondary Sjögren's syndrome. Ann Rheum Dis 43:470–476
James DG, Williams WJ (1985) Sarcoidosis and other granulomatous disorders. Saunders, Philadelphia
Johannessen AC, Jacobsen H, Johnsson R (1994) The presence of T-cell receptor expressing lymphocytes and a heat shock protein (HSP 65) in salivary glands from patients with Sjögren's syndrome. Abstract P28. Congress International Association of Oral Pathologists IAOP, York
Jonsson R, Holmdahl R (1990) Infiltrating mononuclear cells in salivary glands and kidney in autoimmune MRL/Mp-Ipr/Ipfr mice express IL-2 receptor and produce interferon. J Oral Pathol Med 19:330–334
Jonsson R, Klareskog L, Bäckman K, Tarkowski A (1987) Expression of HLA-D-locus (DP, DQ, DR)-coded antigens, beta 2-microglobulin, and the interleukin 2 receptor in Sjögren's syndrome. Clin Immunol Immunopathol 45:235–243
Jonsson JR, Mountz J, Koopman W (1990) Elucidating the pathogenesis of autoimmune disease: recent advances at the molecular level and relevance to oral mucosal disease. J Oral Pathol Med 19:341–350
Jordan RCK, Pringle JH, Speight PM (1995) High frequency of light chain restriction in labial gland biopsies of Sjögren's syndrome detected by in situ hybridization. J Pathol 177:35–40
Kahn LB (1979) Benign lymphoepithelial lesion (Mikulicz's disease) of the salivary gland: An ultrastructural study. Hum Pathol 10:99–104
Kay S (1956) „Mikulicz's" disease of salivary glands. Am J Clin Pathol 26:291–296
Kessler HS (1968) A laboratory model for Sjögren's syndrome. Am J Pathol 52:671–685
Kilpi A, Konttinen YT, Malmström M, Bergroth V, Reitamo S, Helve T (1983) Immunocompetent cells in labial salivary glands in secondary Sjögren's syndrome associated with SLE. J Oral Pathol 12:465–472
Kjörell U, Östberg Y (1984) Distribution of intermediate filaments and actin microfilaments in parotid autoimmune sialadenitis of Sjögren syndrome. Histopathology 8:991–1011
Kjörel U, Östberg Y, Virtanen I, Thornell L-E (1988) Immunohistochemical analyses of autoimmune sialadenitis in men. J Oral Pathol 17:374–380
Kondratowicz GM, Smallman LA, Morgan DW (1988) Clinicopathological study of myoepithelial sialadenitis and chronic sialadenitis (sialolithiasis). J Clin Pathol 41:403–409
Lee STS, Raman R, Tay A (1987) Benign lymphoepithelial lesion of the submandibular glands. Otolaryngol Head Neck Surg 97:580–582
Lindahl G, Hedfors E, Klareskog L, Forsum U (1985) Epithelial HLA-DR expression and T lymphocyte subsets in salivary glands in Sjögren's syndrome. Clin Exp Immunol 61:475–482
Lindvall AM, Jonsson R (1986) The salivary gland component of Sjögren's syndrome: An evaluation of diagnostic methods. Oral Surg Oral Med Oral Pathol 62:32–42

Maier H, Bihl H, Born IA, Adler D (1985) Sarkoidose (Morbus Boeck) der Glandula parotis. Laryngorhinootologie 64:537–541

Mair S, Leimen G, Levinsohn D (1989) Fine needle aspiration cytology of parotid sarcoidosis. Acta Cytol 33:169–172

Maitland N, Flint St, Scully C, Crean StJ (1995) Detection of cytomegalovirus and Epstein-Barr virus in labial salivary glands in Sjogren's syndrome and non-specific sialadenitis. J Oral Pathol Med 24:293–298

Manganelli P, Salaffi F, Nervetti A, Raffaini N, Olivetti G (1989) Morphometric study of salivary glands in primary Sjögren's syndrome. Clin Exp Rheumatol 7:273–276

Manthorpe R, Oxholm P, Prause JV, Schiødt M (1986) The Copenhagen criteria for Sjögren's syndrome. Scand J Rheumat 61 (Suppl):19–21

Mariette X, Gozlan J, Clerc D, Bisson M, Morinet F (1991) Detection of Epstein-Barr virus DNA by in situ hybridization and polymerase chain reaction in salivary gland biopsy specimens from patients with Sjögren's syndrome. Am J Med 90:286–294

Marker P (1983) A case of benign lymphoepithelial lesion of the hard palate. Int J Oral Surg 12:348–354

Marx RE, Hartman KS, Rethman KV (1988) A prospective study comparing incisional labial to incisional parotid biopsies in the detection and confirmation of sarcoidosis, Sjögren's disease, sialosis, and lymphoma. J Rheumatol 15:621–629

Matthews JB, Deacon EM, Kitas GD, et al. (1991) Primed and naive helper T cells in labial glands from patients with Sjögren's syndrome. Virchows Arch A Pathol Anat 419:191–197

Matthews JB, Deacon EM, Wilson C, Potts AJC, Hamburger J (1993) Plasma cell populations in labial salivary glands from patients with and without Sjögren's syndrome. Histopathology 23:399–407

Mayock RL, Bertrand P, Morrison CE, Scott JH (1963) Manifestations of sarcoidosis. Analysis of 145 patients with a review of 9 series selected from the literature. Am J Med 35:67–69

Mikulicz JV (1892) Über eine eigenartige symmetrische Erkrankung der Tränen- und Mundspeicheldrüsen. Beitr Z Chir Festschr Theodor Billroth 2:610–630

Miyagawa J-I, Hanafusa T, Miyazaki A et al. (1986) Ultrastructural and immunocytochemical aspects of lymphocytic submandibulitis in the non-obese diabetic (NOD) mouse. Virchows Arch B Cell Pathol 51:215–225

Mizuno Y, Hara T, Hatae K, et al. (1989) Recurrent parotid gland enlargement as an initial manifestation of Sjögren syndrome in children. Eur J Pediatr 148:414–416

Morgan WS, Castleman BA (1953) A clinicopathologic study of „Mikulicz's disease". Am J Pathol 29:471–504

Moutsopoulos HM, Talal N (1987) Immunologic abnormalities in Sjögren's syndrome. In: Talal N, Moutsopoulos HM, Kassan SS (eds) Sjögren's syndrome: Clinical and immunological aspects. Springer, Berlin Heidelberg New York Tokyo, S 258–265

Moutsopoulos HM, Mann DL, Johnson AH, Chused TM (1979) Genetic differences between primary and secondary sicca syndrome. N Engl J Med 301:761–763

Moutsopoulos HM, Hooks JJ, Chan CC, Dalavanga YA, Skopouli FN, Detrick B (1986) HLA-DR expression by labial minor salivary gland tissues in Sjögren's syndrome. Ann Rheum Dis 45:677–683

Müller-Hermelink HK, Greiner A (1992) Autoimmunerkrankungen und maligne Lymphome. Verh Dtsch Ges Pathol 76:96–109

Nagao K, Matsuzaki O, Saiga H et al. (1983) A histopathologic study of benign and malignant lymphoepithelial lesions of the parotid gland. Cancer 52:1044–1052

Nasu M, Matsubara O, Yamamoto H (1984) Post-mortem prevalence of lymphocytic infiltration of the lacrymal gland: A comparative study in autoimmune and non-autoimmune diseases. J Pathol 143:11–15

Nelson WR, Kay S, Sally JJ (1963) Mikulicz's disease of the palate. Ann Surg 157:152–156

Nessan VJ, Jacoway JR (1979) Biopsy of minor salivary glands in the diagnosis of sarcoidosis. N Engl J Med 301:922–924

Ohyama Y, Nakamura S, Matsuzaki G, Shinohara M, Hiroki A, Nomoto K (1995) T-cell receptor V alpha and V beta gene use by infiltrating T cells in labial glands of patients with Sjögren's syndrome. Oral Surg Oral Med Oral Pathol 79:730-737

Oxholm P, Manthorpe R, Oxholm A, Schiødt M (1985) Langerhans cells in labial minor salivary glands in primary Sjögren's syndrome. Acta Pathol Microbiol Immunol Scand Sect A 93:105-107

Palmer RM, Eveson JW, Gusterson BA (1986) „Epimyoepithelial" islands in lymphoepithelial lesions. An immunocytochemical study. Virchows Arch A Pathol Anat 408:603-609

Pellinen TJ, Kalske J (1982) Nitrofurantoin-induced parotitis. Br Med J 285:344

Pérez-Guillermo M, Pérez JS, Parra FJE (1992) Asteroid bodies and calcium oxalate crystals: Two infrequent findings in fine-needle aspirates of parotid sarcoidosis. Diagn Cytopathol 8:248-252

Pfeiffer K (1968) Die Röntgendiagnostik der Speicheldrüsen und ihrer Ausführungsgänge. In: Diethelm L, Olsson O, Strand F, Vieten H, Zuppinger A (Hrsg) Handbuch der medizinischen Radiologie, Bd VIII. Springer, Berlin Heidelberg New York, S 308ff

Purtilo DT, Strobach RS, Okano M, Davis JR (1992) Biology of disease. Epstein-Barr virus-associated lymphoproliferative disorders. Lab Invest 67:5-23

Raphael M, Bellefqih S, Piette JCh, Le Hoang Ph, Debre P, Chomette G (1988) Conjunctival biopsy in Sjögren's syndrome: correlations between histological and immunohistochemical features. Histopathology 13:191-202

Reveille JD, Wilson RW, Provost TT, Bias WB, Arnett FC (1984) Primary Sjögren's syndrome and other autoimmune diseases in families. Ann Intern Med 101:748-756

Saito T, Fukuda H, Arisue M, et al. (1991a) Relationship between sialographic findings of parotid glands and histopathologic findings in labial glands in Sjögren's syndrome. Oral Surg Oral Med Oral Pathol 72:675-680

Saito T, Fukuda H, Arisue M, et al. (1991b) Perducital lymphocytic infiltration of salivary glands in Sjögren's syndrome with relation to clinical and immunologic findings. Oral Surg Oral Med Oral Pathol 71:179-183

Saito T, Fukuda H, Takashi N, Horikawa M, Shindoh M, Amemiya A (1994) Sjögren's syndrome in the adolescent. Report of four cases. Oral Surg Oral Med Oral Pathol 77:368-372

Saito I, Servenius B, Compton T, Fox RI (1989) Detection of Epstein-Barr virus by polymerase chain reaction in blood and tissue biopsies from patients with Sjögren's syndrome. J Exp Med 169:2191-2198

Saku T, Okabe H (1984) Immunohistochemical and ultrastructural demonstration of keratin in epi-myoepithelial islands of autoimmune sialadenitis in man. Arch Oral Biol 29:687-689

Saku T, Shibata Y, Cheng J, Okabe H, Ikari N, Yagi Y (1990) Autoantibodies to keratin in Sjögren's syndrome. J Oral Pathol Med 19:45-48

Sapiro SM, Eisenberg E (1978) Sjögren's syndrome (sicca complex). Oral Surg Oral Med Oral Pathol 45:591-599

Sato T, Matsubara O, Tanaka Y, Kasuga T (1993) Association of Sjögren's syndrome with pulmonary hypertension: Report of two cases and review of the literature. Hum Pathol 24:199-205

Schall GL, Anderson LG, Wolf RO et al. (1971) Xerostomia in Sjögren's syndrome: evaluation by sequential salivary scintigraphy. JAMA 216:2109-2116

Schmid U, Lennert K, Gloor F (1989) Immunosialadenitis (Sjögren's syndrome) and lymphoproliferation. Clin Exp Rheumatol 7:175-180

Scott J, Wolff A, Fox PC (1990) Histologic assessment of the submandibular glands in autoimmune disease-prone mice. J Oral Pathol Med 19:131-135

Scully C (1986) Sjögren's syndrome: clinical and laboratory features, immunopathogenesis, and management. Oral Surg Oral Med Oral Pathol 62:510-523

Scully C (1990) Sjögren's syndrome: no demonstrable association by serology of secondary Sjögren's syndrome with cytomegalovirus. J Oral Pathol Med 19:43-44

Segal GH, Clough JD, Tubbs RR (1993) Autoimmune and iatrogenic causes of lymphadenopathy. Semi Oncol 20:611-626

Seifert G (1993) The pathology of the salivary gland immune system. Diseases and correlations with other organ systems. Surg Pathol 5:161-180

Seifert G, Geiler G (1957) Vergleichende Untersuchungen der Kopfspeichel- und Tränendrüsen zur Pathogenese des Sjögren-Syndroms und der Mikulicz-Krankheit. Virchows Arch A Pathol Anat 330:402–424

Seifert G, Miehlke A, Haubrich J, Chilla R (1984) Speicheldrüsenkrankheiten. Pathologie-Klinik-Therapie-Fazialischirurgie. Thieme, Stuttgart New York

Sela J, Ulmansky M, Dishon T, Rosenmann E, Boss JH (1972) Experimental allergic sialoadenitis. I. Acute sialoadenitis induced by a local immune reaction. Virchows Arch A Pathol Anat 355:213–219

Sela J, Bab JA, Dishon T, Rosenmann E, Boss JH (1975) Experimental allergic sialoadenitis. VII. Reactivity of the parotid gland to antigenic challenge in passively immunized rats. J Oral Pathol 4:11–18

Sela J, Bab JA, Rosenmann E, Boss JH (1976) Experimental allergic sialoadenitis. VIII. Acute parotitis following intraductal installation of antiserum to salivary antigens in rat. J Pathol 119:129–133

Sharawy M, White SC (1978) Morphometric and fine structural study of experimental autoallergic sialadenitis in rat submandibular glands. Virchow Arch B Cell Pathol 25:255–273

Sjögren H (1933) Zur Kenntnis der Keratoconjunctivitis sicca (Keratitis filiformis bei Hypofunktion der Tränendrüsen). Acta Ophthalmol (Kbh) [Suppl] II:1–151

Speight PM, Cruchley A, Williams DM (1989) Epithelial HLA-DR expression in labial salivary glands in Sjögren's syndrome and non-specific sialadenitis. J Oral Pathol Med 18:178–183

Speight PM, Cruchley A, Williams DM (1990) Quantification of plasma cells in labial salivary glands: increased expression of IgM in Sjögren's syndrome. J Oral Pathol Med 19:126–130

Strand V, Talal N (1980) Advances in the diagnosis and concept of Sjögren's syndrome (autoimmune exocrinopathy). Bull Rheum Dis 30:1046–1052

Suzuki K, Makino M, Okada Y et al. (1993) Exocrinopathy resembling Sjögren's syndrome induced by a murine retrovirus. Lab Invest 69:430–435

Syrjänen S, Kärjä V, Chang F, Johansson B, Syrjänen K (1990) Epstein-Barr virus involvement in salivary gland lesions associated with Sjögren's syndrome. ORL 52:254–259

Takeda Y, Ishikawa G (1983) Experimental autoallergic sialadenitis in mice. Histopathological and ultrastructural studies. Virchows Arch A Pathol Anat 400:143–154

Takeda Y, Ozeki M, Komori A, Ishikawa G (1980) Autopsy cases with Sjögren's syndrome. - Report of two cases and a review of the cases in Japan. Jpn J Oral Biol 47:359–371

Takeda Y, Suzuki A, Kuroda M, Fujioka Y, Takayama K (1987) Minor salivary gland swelling in patient with Sjögren's syndrome. Acta Pathol Jpn 37:1603–1609

Talal N, Moutsopoulos HM, Kassan SS (1987) Sjögren's syndrome. Clinical and immunological aspects. Springer, Berlin Heidelberg New York Tokyo

Tanaka A, O'Sullivan FX, Koopman WJ, Gay S (1988) Ultrastructural study of Sjögren's syndrome-like disease in MRL/l mice. J Oral Pathol 17:460–465

Thorn JJ, Prause JU, Oxholm P (1989) Sialochemistry in Sjögren's syndrome: a review. J Oral Pathol Med 18:457–468

Tomich ChE, Shafer WG (1975) Lymphoproliferative disease of the hard palate: A clinicopathologic entitiy. Oral Surg Oral Med Oral Pathol 39:754–768

Trucco M (1992) Molecular mechanisms involved in the etiology and pathogenesis of autoimmune diseases. Clin Invest 70:756–765

Vázquez JJ, Vázquez M, Idoate MA, Montuenga L (1995) Anion exchanger immunoreactivity in human salivary glands in health and Sjögren's syndrome. Am J Pathol 146:1422–1432

Venables PJW, Teo CG, Baboonian C, Griffin BE, Hughes RA, Maini RN (1989) Persistence of Epstein-Barr virus in salivary gland biopsies from healthy individuals and patients with Sjögren's syndrome. Clin Exp Immunol 75:359–364

Vieillefond A, Quillard J, Fabre M, Deboise A, Laudenbach P (1986) Benign lymphoepithelial lesion of the parotid gland (Godwin's tumor). An observation with cystic ectasis and calcinosis. Ann Pathol 6:197–200

Vogel Ch, Wittenburg A, Reichart P (1980) The involvement of the liver in Sjögren's syndrome. Oral Surg Oral Med Oral Pathol 50:26–29

Walt JD van der, Leake J (1987) Granulomatous sialadenitis of the major salivary glands. A clinicopathological study of 57 cases. Histopathology 11:131–144

Warfvinge G, Larsson A, Henricsson V, Erisson U-B, Hansen B, Manthorpe R (1992) Salivary gland involvement in autoimmune thyroiditis, with special reference to the degree of association with Sjögren's syndrome. Oral Surg Oral Med Oral Pathol 74:288-293

Werning JT (1991) Infectious and systemic diseases. In: Ellis GL, Auclair PL, Gnepp DR (eds) Surgical pathology of the salivary glands. Saunders, Philadelphia London Toronto Montreal Sydney Tokyo, pp 39-59

White StC (1973) Experimental autoallergic parotitis. J Oral Pathol 2:341-343

White StC, Casarett GW (1974) Induction of experimental autoallergic sialadenitis. J Immunol 112:178-185

Wilde PCM de, Slootweg PJ, Hené RJ, Baak JPA, Kater L (1984) Multinucleate giant cells in sublabial salivary gland tissue in Sjögren's syndrome. A diagnostic pitfall. Virchows Arch A Pathol Anat 403:247-256

Wilde PCM de, Vooys GP, Baak JPA, et al. (1989) Quantitative immunohistologic and histomorphometric diagnostic criteria for Sjögren's syndrome. Pathol Res Pract 185:778-780

Wolf A, Scott J, Woods K, Fox PC (1991) An investigation of parotid gland function and histopathology in autoimmune disease-prone mice of different age groups. J Oral Pathol Med 20:486-489

Wright JM, Dunsworth AR (1983) Follicular lymphoid hyperplasia of the hard palate: A benign lymphoproliferative process. Oral Surg Oral Med Oral Pathol 55:162-168

Wustrow J, Nölle B, Gross WL (1992) Humorale und zelluläre Analyse bei Sjögren-Syndrom. Eur Arch Otorhinolaryngol [Suppl] II:299

13.9 Sonstige granulomatöse Formen der Sialadenitis

13.9.1 Granulomatöse Sialadenitis

Die Differentialdiagnose granulomatöser Reaktionen der Speicheldrüsen ist sehr umfangreich und muß zahlreiche Veränderungen mit unterschiedlicher Ätiologie berücksichtigen (SEIFERT et al. 1980; HAMPER u. SEIFERT 1987; VAN DER WALT u. LEAKE 1987; BATSAKIS 1991). Die wichtigsten differentialdiagnostischen Merkmale der Granulombildung und ihre Zuordnung zu bestimmten Krankheiten sind in Tabelle 20 zusammengefaßt.

Tuberkulose

Eine tuberkulöse Infektion im Bereich der Speicheldrüsen ist sehr selten. Dabei handelt es sich meist um eine Tuberkulose der intra- oder periglandulären Lymphknoten (COLLINS u. SHUCKSMITH 1953; STANLEY et al. 1983), während eine primäre Parenchymtuberkulose eine Rarität darstellt (BERMAN u. FEIN 1932; PATEY u. THACKRAY 1954; SEIFERT et al. 1984; VAN DER WALT u. LEAKE 1987). Bei den vereinzelten Beobachtungen von Parenchymtuberkulose der Parotis, seltener der Submandibularis, handelt es sich um eine postprimäre Tuberkulose mit einem lympho- oder hämatogenen Entstehungsweg. Bei den mehr produktiven Formen finden sich Epitheloidzellgranulome mit Einschluß von Lymphozyten und mehrkernigen Riesenzellen vom Langhans-Typ, bei den verkäsenden Formen größere nekrotische Areale mit Parenchymzerstörung und Fistelbildung. Von diagnostischer Bedeutung ist der Nachweis von Mykobakterien. Die Lymphknotentuberkulose im Bereich der Speicheldrüsen entsteht in der Regel lymphogen und kann bei Vergrößerung der Lymphknoten zu einer begleitenden fokalen

Tabelle 20. Differentialdiagnosen granulomatöser Reaktionen der Speicheldrüsen nach HAMPER u. SEIFERT (1987)

Diagnose	Merkmale der Granulombildung
Zustand nach Sialographie	Kontrastmittelnachweis mit doppelbrechenden Partikeln im Gangsystem und periduktal Periduktale Entzündung und Fremdkörpergranulome
Schleimextravasation	Schleimgranulome mit Einschluß PAS-positiver Makrophagen und Riesenzellen
Cholesterinausfällungen bei Gangobstruktion (Tumoren, Entzündungen)	Cholesterinkristalle, Makrophagen, Schaumzellen
Tuberkulose	Fokale Verkäsungen, Epitheloidzellgranulome mit Langhans-Riesenzellen, Nachweis von Mykobakterien
Morbus Boeck	Epitheloidzellgranulome ohne Verkäsung, Schaumannkörper
Heerfordt-Syndrom	Nichtverkäsende Granulome aus Epitheloidzellen, Lymphozyten und vereinzelten Langhans-Riesenzellen
Sjögren-Syndrom	Myoepitheliale Zellinseln, interstitielle Infiltration aus Lymphozyten, Histiozyten und Plasmazellen
Melkersson-Rosenthal-Syndrom	Granulome aus Plasmazellen, Histiozyten und Epitheloidzellen
Wegener-Granulomatose	Granulome in Verbindung mit einer nekrotisierenden Vaskulitis
Churg-Strauss-Granulomatose	Granulome mit Einschluß eosinophiler Granulozyten, oftmals Vaskulitis
Granulomatöse Entzündung nach Ethibloc-Verödung	Granulome aus Lymphozyten, Histiozyten, Plasmazellen, Langhans-Zellen und Fremdkörperriesenzellen, ausgedehnte Parenchymzerstörungen

obstruktiven Sialadenitis führen, beim Übergreifen auf das Drüsengewebe zu einer Kombination von Lymphknoten- und Parenchymtuberkulose. Eine tuberkulöse Sialadenitis der kleinen Speicheldrüsen ist vereinzelt bei einer oralen Schleimhauttuberkulose oder beim Lupus vulgaris mit speziellem Befall der Gaumen- oder Lippendrüsen beobachtet worden.

Morbus Crohn

Neben einer Beteiligung der Mundschleimhaut sind vereinzelt auch granulomatöse Reaktionen speziell in den kleinen Speicheldrüsen beschrieben worden (SCHNITT et al. 1987). Dabei finden sich im periduktalen Gewebe nichtverkäsende Granulome aus Epitheloidzellen, Histiozyten und vereinzelten Riesenzellen vom Langhans-Typ ohne Einschluß von Erregern. Bei fokaler Zerstörung des Gangepithels kann es zu sekundären Schleimaustritten in das Interstitium mit Ausbildung von Schleimgranulomen kommen. Sialochemisch finden sich ein Anstieg der Proteinkonzentration und eine Abnahme der Sialinsäure, mikrobiologisch eine Vermehrung von Streptokokken und Laktobazillen, woraus eine erhöhte Kariesfrequenz bei Patienten mit Morbus Crohn abgeleitet wird (SUNDH u. EMILSON 1989).

Cheilitis granulomatosa bei Melkersson-Rosenthal-Syndrom

Das Melkersson-Rosenthal-Syndrom ist durch die Trias „Makrocheilie, Lingua plicata und unilaterale Fazialisparese" definiert (HANEKE 1985). Bei Beteiligung der kleinen Speicheldrüsen (besonders der Lippen- und Gaumendrüsen) finden sich innerhalb der Drüsenläppchen (Abb. 193) sowohl Epitheloidzellgranulome mit Einschluß von Langhans-Riesenzellen als auch granulomartige Infiltrate aus Histiozyten, Plasmazellen und Lymphozyten (RINTALA et al. 1973; MORTON u. EAD 1984; HERNANDEZ et al. 1986; SHAIKH et al. 1989). In den angrenzenden Lymphgefäßen kommt es zu einer zusätzlichen endovasalen granulomatösen Lymphangitis mit Granulomen aus Lymphozyten, Histiozyten, Epitheloidzellen und tuberkuloiden Riesenzellen (NOZICKA 1985). Durch die granulomatöse Obstruktion der Lymphgefäße entwickelt sich eine Lymphstauung mit Erweiterung der vorgeschalteten Lymphbahnen. Neuerdings wird auch auf Beziehungen zwischen dem Melkersson-Rosenthal-Syndrom und dem Morbus Crohn hingewiesen (BROOK et al. 1983). Die granulomatöse Reaktion beim Melkersson-Rosenthal-Syndrom ist durch eine sehr ausgeprägte Entzündung mit Einschluß zahlreicher Granulome gekennzeichnet, während beim Morbus Crohn

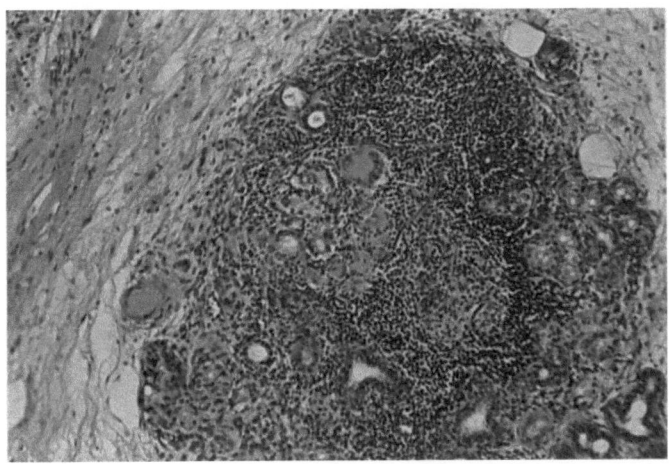

Abb. 193. Oberlippendrüsen: Cheilitis granulomatosa. Granulomatöse Infiltration der Drüsenläppchen mit Plasmazellen, Histiozyten, Lymphozyten und vereinzelten Riesenzellen vom Langhanstyp. HE ×160

mehr eine plasmazelluläre Entzündung mit Einschluß nur vereinzelter Granulome vorliegt (HANEKE 1985).

Granulomatöse Riesenzell-Sialadenitis

Hierbei handelt es sich um eine besonders in der Submandibularis (THERKILDSEN et al. 1989) oder Sublingualis (BAGNOLI 1957) vorkommende Sonderform der obstruktiven Sialadenitis (s. Kap. 13.6), die durch massive Schleimaustritte in das Interstitium mit Entwicklung von Schleimgranulomen unter Einschluß zahlreicher großer Fremdkörperriesenzellen analog einer Mukozele vom

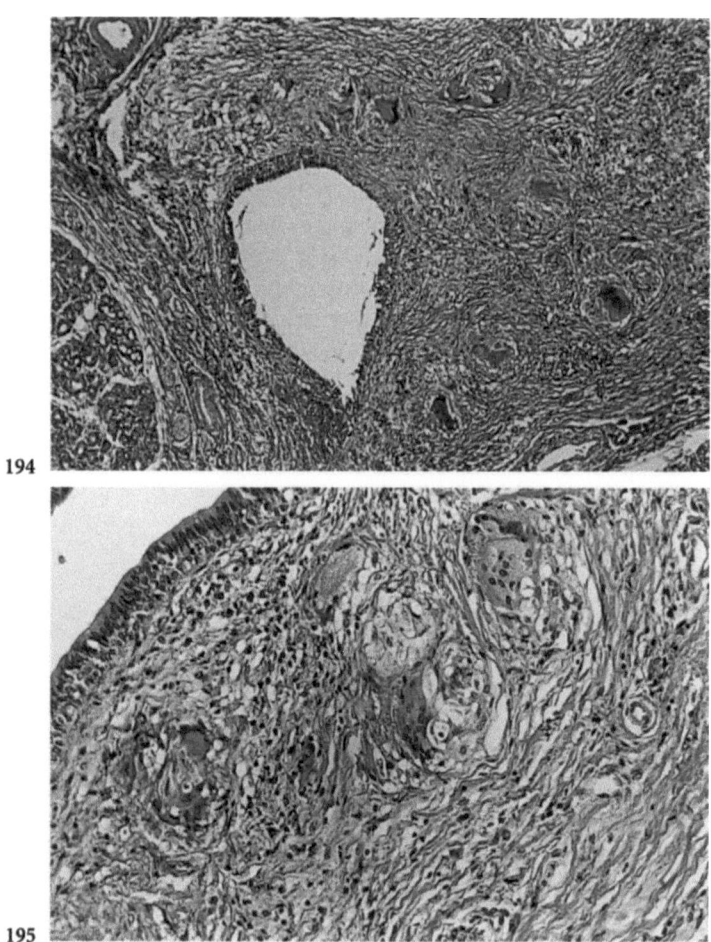

Abb. 194. Submandibularis: Granulomatöse Riesenzell-Sialadenitis. Periduktale Infiltrate mit Einschluß zahlreicher Fremdkörperriesenzellen. HE ×60 (Aus SEIFERT et al. 1984)

Abb. 195. Submandibularis (Fall wie Abb. 194): Granulomatöse Riesenzell-Sialadenitis. Fibröse periduktale Reaktion mit Einschluß von Fremdkörperriesenzellen und Histiozyten. HE ×160

Extravasationstyp gekennzeichnet ist (Abb. 194 u. 195). Die Riesenzellen enthalten PAS-positive Schleimmassen und Vakuolen (SEIFERT et al. 1984).

Xanthogranulomatöse Sialadenitis

Diese seltene, sonst mehr im Nierenbecken, in der Gallenblase oder in der Appendix beobachtete Entzündungsform wurde vereinzelt in der Parotis beschrieben (DALE u. ROBINSON 1988; PADFIELD et al. 1993). Pathohistologisch finden sich entzündliche Infiltrate aus Histiozyten, lipidhaltigen Makrophagen und Riesenzellen vom Fremdkörper- oder Toutontyp, außerdem auch gelapptkernige und eosinophile Leukozyten sowie Lymphozyten und Plasmazellen. Der destruierende, zuweilen als Tumor imponierende Entzündungsprozeß geht mit Gewebseinschmelzungen und interstitiellen Vernarbungen einher. Die Makrophagenmarker CD68 und MAC387 zeigen eine deutlich positive Reaktion. Ultrastrukturell enthalten die Makrophagen lipidbeladene Vakuolen, Reste des endoplasmatischen Retikulum, Golgilamellen und Myelinfiguren, dagegen keine Bakterien.

In einem Fall (DALE u. ROBINSON 1988) wurden auch Histiozyten mit Einschluß von konzentrisch geschichteten verkalkten und eisenhaltigen Korpuskeln nachgewiesen, welche von Lymphozyten umgeben waren. Dieser Befund entspricht den Michaelis-Gutmann-Körpern bei der *Malakoplakie*. Dabei handelt es sich um eine intrazelluläre Verminderung des c-GMP-Spiegels mit einem unvollständigen lysosomalen Abbau von Kolibakterienmaterial.

Wegener-Granulomatose

Bei dieser systemischen Granulomatose kommt es in ca. 10% der Fälle zu einer meist unilateralen tumorartigen Schwellung vor allem der Parotis, etwas seltener auch der Submandibularis (KOWARSKY 1978; BACHMAYER et al. 1984; KAVANAUGH u. HUSTON 1988; MURTY et al. 1990; SPECKS et al. 1991; LUSTMANN et al. 1994). Die Einbeziehung der Speicheldrüsen wird mehr in der Spätphase der Erkrankung und vermehrt beim männlichen Geschlecht beobachtet. Die granulomatösen Infiltrate durchsetzen die Drüsenläppchen und gehen mit Nekrosen sowie Riesenzellbildungen einher. Typisch ist die Assoziation der Granulome mit einer nekrotisierenden Vaskulitis (SEIFERT et al. 1980; HAMPER u. SEIFERT 1987).

Sonstige Granulombildungen

Bei der myoepithelialen Immun-Sialadenitis (s. Kap. 13.8.4) sind vereinzelt in den Lippenspeicheldrüsen Granulome mit vielkernigen Riesenzellen beobachtet worden (DE WILDE et al. 1984). Bezüglich der Granulombildung bei der epitheloidzelligen Sialadenitis wird auf Kap. 13.8.3 verwiesen.

Bei einer Reihe von systemischen Granulomatosen ist vereinzelt eine Mitbeteiligung der Speicheldrüsen beobachtet worden (SEIFERT et al. 1980; HAMPER u. SEIFERT 1987). Hierzu gehört die *Churg-Strauss-Granulomatose* (Abb. 196), bei der eosinophile Leukozyten in die Granulome eingeschlossen sind. Oftmals ist auch eine Vaskulitis vorhanden.

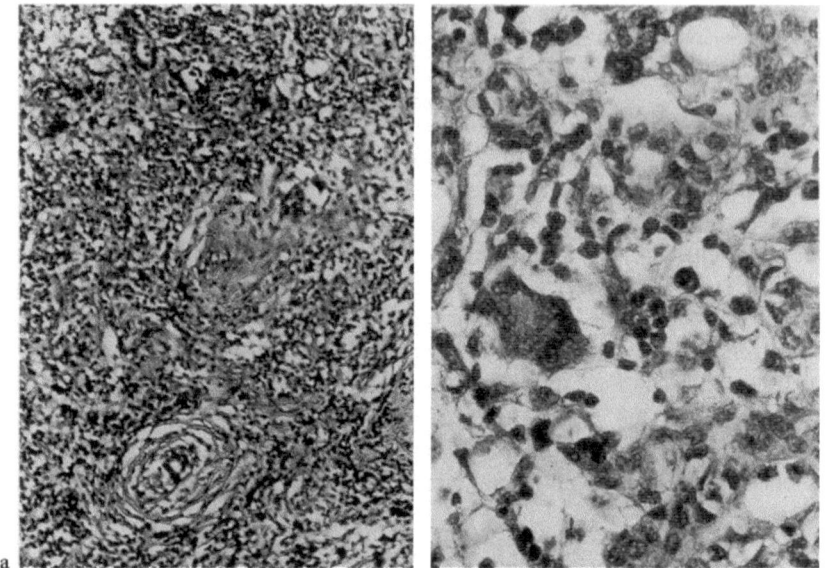

Abb. 196 a, b. Parotis: Churg-Strauss-Granulomatose. Interstitielle granulomatöse Infiltrate aus Plasmazellen, Histiozyten, mehrkernigen Riesenzellen und eosinophilen Granulozyten; fokale Vaskulitis. HE a ×100, b × 400. (Aus HAMPER u. SEIFERT 1987)

Beim *eosinophilen Granulom* als prognostisch günstigster Form der Histiozytosis X kommt es neben der bevorzugten Entstehung im Knochen und der gelegentlichen Lokalisation in anderen Organen (Lymphknoten, Haut, Lunge) auch zu einer Manifestation in der Kopf-Hals-Region (Granuloma eosinophilicum faciei). Hierzu gehören die Gesichtshaut, die Kieferknochen, die Mundschleimhaut und selten auch die Speicheldrüsen (DOMBROWSKI 1980; APPLING et al. 1983; DINARDO u. WETMORE 1989). Die Granulome treten besonders bei Männern in der 2.-3. Lebensdekade auf. Histologisch handelt es sich um histiozytäre Infiltrate, welche von eosinophilen Leukozyten, Plasmazellen und Lymphozyten durchsetzt sind (Abb. 197-199). Bezüglich weiterer entzündlicher Pseudotumoren mit Granulombildung wird auf Kap.14.38.1.6 verwiesen.

Die *Granulombildungen durch Gangobstruktion* und *Schleimaustritte* enthalten PAS-positive Makrophagen und Schaumzellen (s. Kap. 10.6). Bei zusätzlicher Cholesterinausfällung können auch Cholesterinkristalle vorkommen. Bei Ausschaltung und Verödung der Speicheldrüsen durch Verschluß des Gangsystems mit Aminosäurelösungen (sog. Ethibloc-Verödung; RETTINGER et al. 1981; SCHRÖDER et al. 1982) entwickelt sich eine granulomatöse Reaktion (Abb. 200). Die periduktale entzündliche Infiltration geht mit einer Sklerosierung und Parenchymverödung einher. Die Granulome enthalten Lymphozyten, Histiozyten, Plasmazellen und Fremdkörperriesenzellen vom Langhans-Typ. Eine seltene Besonderheit stellt die Ausbildung eines kristalloiden Granuloms in der Parotis dar (TAKEDA 1991). Das Granulom enthielt neben Epitheloidzellen,

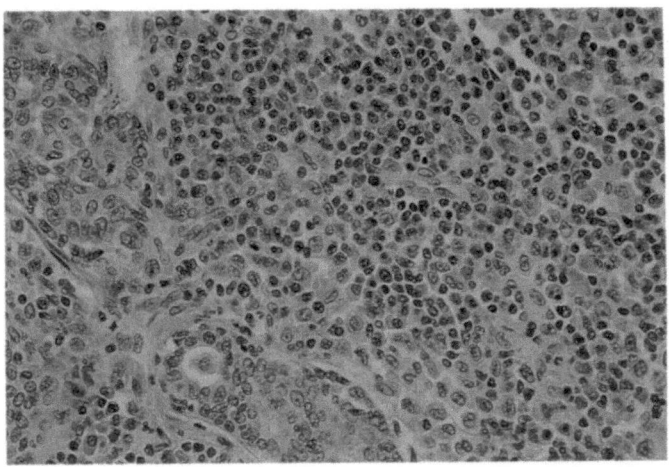

Abb. 197. Parotis: Eosinophiles Granulom. Infiltration der Drüsenläppchen mit eosinophilen Leukozyten und Histiozyten. HE ×250

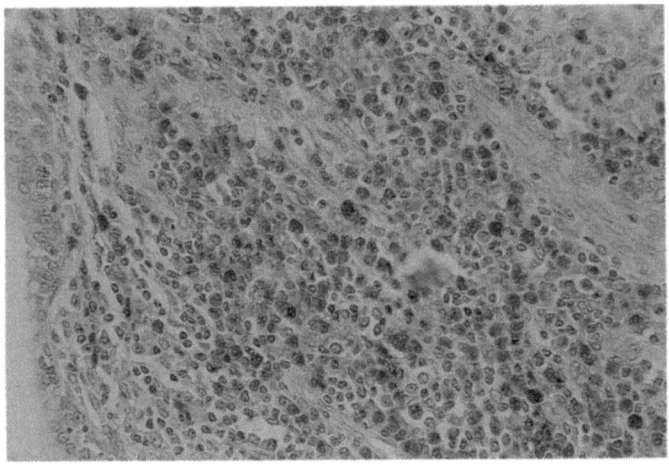

Abb. 198. Parotis: Eosinophiles Granulom (Fall wie Abb. 197). Lysozym-Expression in den Histiozyten. Immunperoxydase ×250

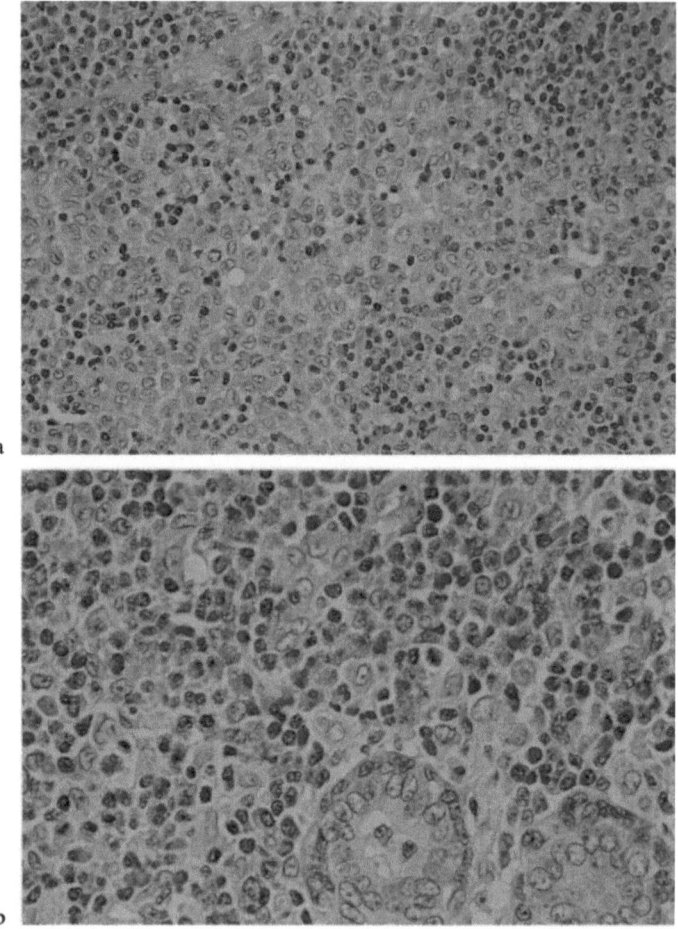

Abb. 199 a, b. Parotis: Eosinophiles Granulom (Fall wie Abb. 197). Histiozytäre Zellverbände, durchsetzt von eosinophilen Leukozyten; Reste von Speichelgängen inmitten des Infiltrates. HE **a** ×250, **b** ×400

Riesenzellen und Histiozyten zahlreiche dicht gepackte und unregelmäßig angeordnete Kristalle mit nadelartiger oder polyedrischer Struktur und eosinophiler Beschaffenheit.

Extrem selten sind granulomatöse Reaktionen in den Speicheldrüsen bei spezifischen Infektionen (Lues u.a.) oder Aktinomykose (NORMAN 1970; MAIR 1989).

13.9.2 Sialadenitis nach Sialographie

Die Sialographie stellt ein wichtiges diagnostisches Mittel zur radiologischen Darstellung des Gangsystems speziell der Parotis und Submandibularis dar

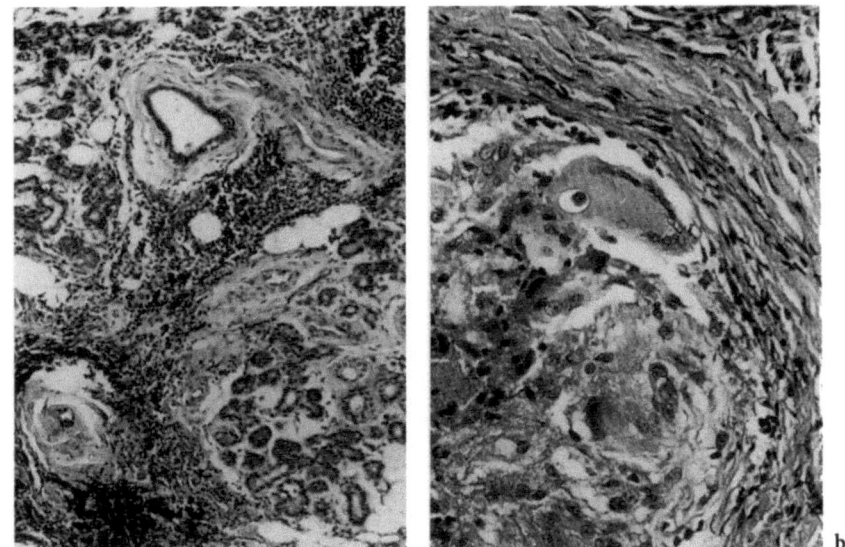

Abb. 200 a, b. Parotis: Zustand nach Ethibloc-Verödung. Periduktale sklerosierende Entzündung mit Parenchymreduktion; Fremdkörpergranulome mit Riesenzellen. HE a ×100, b ×250. (Aus HAMPER u. SEIFERT 1987)

(MANDEL u. BAURMASH 1962; COOK u. POLLACK 1966; MANASHIL 1976). Bei korrekter Durchführung werden keine Nebenwirkungen beobachtet. Es kann jedoch auch durch einen Kontrastmittelaustritt aus dem Gangsystem in das Drüseninterstitium zu einer ausgeprägten resorptiv-entzündlichen Gewebsreaktion kommen (Abb. 201-204), besonders dann, wenn bereits stenosierende Gangveränderungen vorliegen oder zuviel Kontrastmittel unter zu hohem Druck appliziert wird (HAMPER u. SEIFERT 1987). In der Frühphase lassen sich Kontrastmittelpartikel im Gangsystem und im periduktalen Bindegewebe nachweisen, die bei Untersuchung im polarisierten Licht eine typische Doppelbrechung ergeben. Im weiteren Verlauf führt der Kontrastmittelaustritt zu einer zellulären Reaktion mit Granulozyten, Lymphozyten und Histiozyten sowie zu einer periduktalen Fibrose. Außerdem können Fremdkörpergranulome mit Makrophagen, Epitheloidzellen und mehrkernigen Riesenzellen entstehen. Bei bereits vorbestehender Gangobstruktion können auch zusätzliche Schleimextravasationen mit Einwicklung von Schleimgranulomen erfolgen.

Weitere Einblicke in den Ablauf der Sialographie ergeben sich aus *tierexperimentellen Befunden*. Bei intraduktaler Instillation von wässrigen Lösungen (Kochsalzlösung, Rinderalbuminserum) in das Gangsysten der Rattenparotis kommt es zu einer Schwellung der Azinuszellen und zu einer vakuolären Umwandlung des Zytoplasmas mit Verdrängung der Zellkerne (SELA et al. 1977). Die intraduktale Drucksteigerung führt zu einer Permeabilitätsstörung der

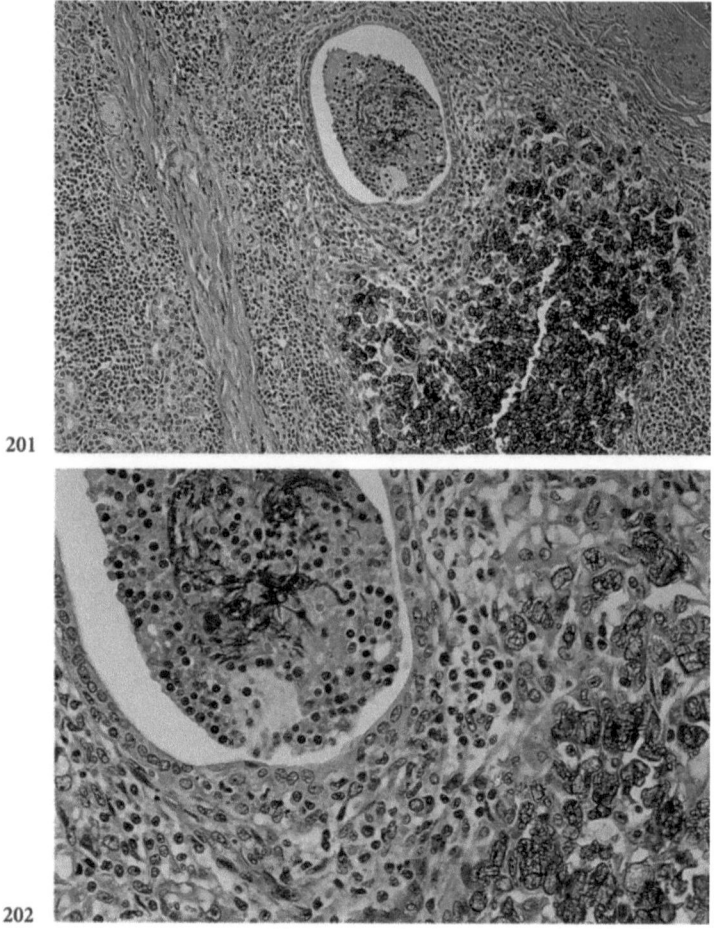

Abb. 201. Parotis: Zustand nach Sialographie. Kristalline Kontrastmittelpartikel in einem erweiterten Speichelgang; Ablagerung von Partikeln im angrenzenden Interstitium mit entzündlicher Reaktion. HE ×100

Abb. 202. Parotis (Fall wie Abb. 201): periduktale Kontrastmittelablagerungen. HE ×250

Azinuszellmembranen mit verstärktem Einstrom von Wasser und Entwicklung eines Zellhydrops. Eine Druckerhöhung im Gangsystem der Rattensubmandibularis bewirkt beim Überschreiten eines bestimmten Druckniveaus eine Extravasation von Sekret oder Kontrastmittel (YOSHIDA et al. 1985; QWARNSTRÖM 1986). Bei retrograder Infusion von wasserlöslichen oder ölhaltigen radiographischen Kontrastmitteln kommt es primär zu einer Dilatation des Gangsystems, welche mit der Dauer der Infusion zunimmt und bei ölhaltigen Mitteln stärker ausgeprägt ist (QWARNSTRÖM u. HAND 1982a u. b). Im weiteren Verlauf greift der Prozeß auch auf die Drüsenazini über. Das Kontrastmittel tritt sowohl

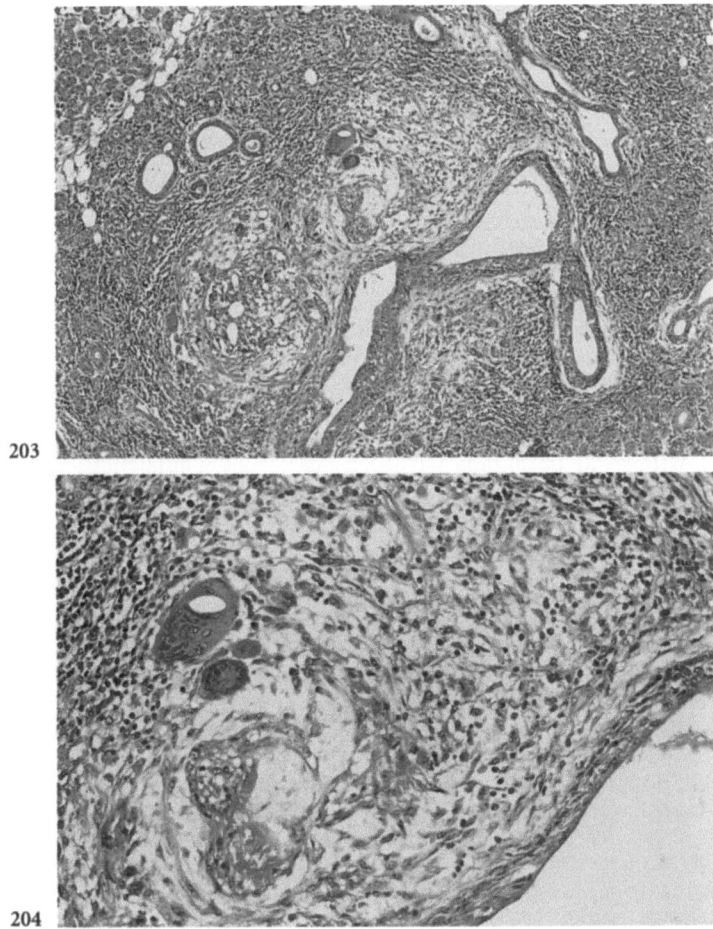

Abb. 203. Parotis: Zustand nach Sialographie. Periduktale Sekretaustritte mit granulomatöser Fremdkörperreaktion. HE ×60

Abb. 204. Parotis (Fall wie Abb. 203): Fremdkörpergranulom mit mehrkernigen Riesenzellen. HE ×160

durch die interzellulären Spalträume der Azini als auch durch die Gangepithelien aus. Elektronenoptisch bestehen die Veränderungen der Azinuszellen in einer Konfluenz und Vakuolisierung der Sekretgranula, im Auftreten autophager Vakuolen und in einer granulomatösen Gewebsreaktion. Bei lang andauernder Infusion kommt es zu einer Atrophie des Drüsenparenchyms und zu einer interstitiellen Bindegewebsproliferation. Eine partielle Rückbildung der Veränderungen ist möglich in Abhängigkeit von der Dauer der Infusion und der Schwere der Gewebsschädigung (QWARNSTRÖM et al. 1983; QWARNSTRÖM u. HAND 1983).

Literatur

Appling D, Jenkins HA, Patton GA (1983) Eosinophilic granuloma in the temporal bone and skull. Otolaryngol Head Neck Surg 91:358–365

Bachmayer K, Ludwig H, Radaskiewicz T (1984) Eine 60jährige Patientin mit Sialadenitis, Lungenrundherden und Ulcus vulvae. Wien Klin Wochenschr 96:289–294

Bagnoli S (1957) Singolare variant histopatologica del cosidetto tumore inflammatorio de Kuttner della sottolinguale; sialadenite cronica scleroatrofica giganto-cellulare. Arch De Vecchi Anat Patol 26:655–661

Batsakis JG (1991) Granulomatous sialadenitis. Ann Otol Rhinol Laryngol 100:166–169

Berman H, Fein MJ (1932) Primary tuberculosis of the parotid gland. Ann Surg 95:52–57

Brook IM, King J, Miller ID (1983) Chronic granulomatous cheilitis and its relationship to Crohn's disease. Oral Surg Oral Med Oral Pathol 56:405–408

Collins DH, Shucksmith HS (1953) Tuberculosis of parotid andenolymphoma and of lymph glands incorporating salivary ducts. J Pathol Bacteriol 66:399–405

Cook TJ, Pollack J (1966) Sialography: Pathologic-radiologic correlation. Oral Surg Oral Med Oral Pathol 21:559–573

Dale JC, Robinson RA (1988) Malakoplakia of the parotid gland. J Laryngol Otol 102:737–740

DiNardo LJ, Wetmore RF (1989) Head and neck manifestations of histiocytosis-X in children. Laryngoscope 99:721–724

Dombrowski ML (1980) Eosinophilic granuloma of bone manifesting mandibular involvement. Oral Surg Oral Med Oral Pathol 50:116–123

Hamper K, Seifert G (1987) Speicheldrüsenveränderungen nach Sialographie. Differentialdiagnose granulomatöser Reaktionen. Pathologe 8:65–72

Haneke E (1985) Cheilitis granulomatosa bei Morbus Crohn und Melkersson-Rosenthal-Syndrom. Dtsch Z Mund Kiefer Gesichtschir 9:232–234

Hernandez G, Hernandez F, Lucas M (1986) Miescher's granulomatous cheilitis: literature and report of a case. J Oral Maxillofac Surg 44:474–478

Kavanaugh AF, Huston DP (1988) Wegener's granulomatosis presenting with unilateral parotid enlargement. Am J Med 85:741–742

Kowarsky J (1978) Parotid nodules in Wegener's granulomatosis. Arthritis Rheum 21:864–865

Lustmann J, Segal N, Markitziu A (1994) Salivary gland involvement in Wegener's granulomatosis. A case report and review of the literature. Oral Surg Oral Med Oral Pathol 77:254–259

Mair S (1989) Curschmann's spirals and actinomycosis in a fine needle aspiration of the parotid. Acta Cytologica 33:903–906

Manashil GB (1976) Sialography – A simple procedure. Med Radiogr Photogr 52:34–42

Mandel L, Baurmash H (1962) Pathologic changes from sialographic media: Report of case. J Oral Maxillofac Surg 20:341–344

Morton ME, Ead RD (1984) Granulomatous cheilitis. A report of three cases. Br Dent J 156:247–249

Murty GE, Mains BT, Bennett MK (1990) Salivary involvement in Wegener's granulomatosis. J Laryngol Otol 104:259–261

Norman JEB de (1970) Cervicofacial actinomycosis. Oral Surg Oral Med Oral Pathol 29:735–745

Nozicka Z (1985) Endovasal granulomatous lymphangiitis as a pathogenetic factor in cheilitis granulomatosa. J Oral Pathol 14:363–365

Padfield CJH, Choyce MQ, Eveson JW (1993) Xanthogranulomatous sialadenitis. Histopathology 23:488–491

Patey DH, Thackray AC (1954) Tuberculous disease of the parotid gland. Arch Middlesex Hosp 4:256–262

Qwarnström EE (1986) Experimental sialography: The effects of retrograde infusion of radiographic contrast media on salivary gland morphology and function. Oral Surg Oral Med Oral Pathol 62:668–682

Qwarnström EE, Hand AR (1982a) A light and electron microscopic study of the effects of retrograde infusion of lipid-soluble radiographic contrast medium into the rat submandibular gland. Arch Oral Biol 27:705–714

Qwarnström EE, Hand AR (1982b) A light and electron microscopic study of the distribution and effects of water-soluble radiographic contrast medium after retrograde infusion into the rat submandibular gland. Arch Oral Biol 27:117–127

Qwarnström EE, Hand AR (1983) A morphologic study of the recovery of the rat submandibular gland after retrograde infusion. II. Lipidsoluble radiographic contrast medium. J Oral Pathol 12:430–445

Qwarnström EE, Omnell K-AH, Hand AR (1983) A morphologic study of the recovery of the rat submandibular gland after retrograde infusion. I. Water-soluble radiographic contrast medium. J Oral Pathol 12:417–429

Rettinger G, Stolte M, Bäumler C (1981) Ausschaltung von Speicheldrüsen durch temporäre Okklusion mit einer Aminosäurelösung. Tierexperimentelle Studie zu einem neuen Therapieverfahren. HNO 29:294–299

Rintala A, Alhopuro S, Ritsila V (1973) Cheilitis granulomatosa: the Melkersson-Rosenthal syndrome. Scand J Plast Reconstr Surg 7:130–136

Schnitt StJ, Antonioli DA, Jaffe B, Peppercorn MA (1987) Granulomatous inflammation of minor salivary gland ducts: A new oral manifestation of Crohn's disease. Hum Pathol 18:405–407

Schröder M, Chilla R, Arglebe C, Droese M (1982) Occlusion of Stenon's duct by prolamine: a possible treatment of chronic parotitis? Preliminary experience from animal experiments. ORL J 44:1–5

Seifert G, Donath K, Gumberz C v (1980) Granulomatöse Reaktionen der Speicheldrüsen. Klassifikation und Pathogenese. Ver Dtsch Ges Pathol 64:250–256

Seifert G, Miehlke A, Haubrich J, Chilla R (1984) Speicheldrüsenkrankheiten. Pathologie-Klinik-Therapie-Fazialischirurgie. Thieme, Stuttgart New York

Sela J, Schechter D, Rosenmann E, Boss JH (1977) Acinar cell hydropic degeneration induced by intraductal instillation of solutions into the parotid glands of the rats. Virchows Arch A Pathol Anat Histol 374:63–69

Shaikh AB, Arendorf TM, Darling MR, Philips VM (1989) Granulomatous cheilitis. A review and report of a case. Oral Surg Oral Med Oral Pathol 67:527–530

Specks U, Colby TV, Olsen KD, DeRemee RA (1991) Salivary gland involvement in Wegener's granulomatosis. Arch Otolaryngol Head Neck Surg 117:218–223

Stanley RB, Fernandez JA, Peppard SB (1983) Cervicofacial mycobacterial infections presenting as major salivary gland disease. Laryngoscope 93:1271–1275

Sundh B, Emilson C-G (1989) Salivary and microbial conditions and dental health in patients with Crohn's disease: A 3-year study. Oral Surg Oral Med Oral Pathol 67:286–290

Takeda Y (1991) Crystalloid granuloma of the parotid gland: a previously undescribed salivary gland lesion. J Oral Pathol Med 20:234–236

Therkildsen HM, Nielsen BA, Krogdahl A (1989) A case of granulomatous sialadenitis of the submandibular gland. APMIS 97:75–78

Walt JD van der, Leake J (1987) Granulomatous sialadenitis of the major salivary glands. A clinicopathological study of 57 cases. Histopathology 11:131–144

Wilde PCM de, Slootweg PJ, Hene RJ, Baak JPA, Kater L (1984) Multinucleate giant cells in sublabial salivary gland tissue in Sjögren's syndrome – a diagnostic pitfall. Virchows Arch A Pathol Anat 403:247–256

Yoshida Y, Takai N, Uchihashi K, Kakudo Y (1985) Sialographic damage in rat submandibular gland. Oral Surg Oral Med Oral Pathol 59:426–430

13.10 Sialadenitis der kleinen Speicheldrüsen

Für die Sialadenitis der kleinen Speicheldrüsen gelten analoge ätiologische und pathogenetische Prinzipien wie bei den Entzündungen der großen Speicheldrüsen. Bei der Auslösung des Entzündungsprozesses lassen sich lokale Faktoren und Mitreaktionen bei systemischen Erkrankungen unterscheiden (Tabelle 21).

Tabelle 21. Ätiologische Faktoren der Sialadenitis der kleinen Speicheldrüsen

---

Traumatische Sialadenitis

Cheilitis glandularis apostematosa

Obstruktive Sialadenitis
- Prothesenträger
- Tabakabusus
- Diuretika

Mitreaktion bei systemischen Erkrankungen
- Graft-versus-host-Reaktion
- Lupus erythematosus
- Progressive systemische Sklerose
- Rheumatoide Arthritis
- Myasthenia gravis
- Glossodynie
- Sjögren-Syndrom

13.10.1 Sialadenitis durch lokale Faktoren

Traumatische Einwirkungen können Ursache einer akuten Sialadenitis sein, wobei die Lippen- und Wangendrüsen am häufigsten betroffen sind (HANEKE 1986). Als akute Traumen kommen vor allem Biß- und Stichverletzungen in Frage, daneben auch schlecht sitzende Prothesen mit scharfen Rändern. Durch eine Gangruptur kann Sekretmaterial in das Interstitium austreten. Das entzündliche Infiltrat enthält gelapptkernige und eosinophile Leukozyten und ähnelt damit einem sog. benignen eosinophilen Schleimhautulkus.

Eine Sonderform stellt die *Cheilitis glandularis apostematosa* dar (SEIFERT 1966). Nach der Erstbeschreibung durch VON VOLKMANN (1870) liegen zahlreiche weitere Beobachtungen vor (EVERETT u. HOLDER 1955; DOKU et al. 1965; OLIVER u. PICKETT 1980). Die meist an der Unterlippe lokalisierte entzündliche Schwellung ist makroskopisch durch eine Erweiterung der Ausführungsgänge der kleinen Speicheldrüsen mit Schleimaustritten gekennzeichnet. In dem stadienartigen Ablauf kommt es nach der anfänglichen Schwellung zu einer zunehmenden Induration des Lippengewebes mit Krustenbildung und Ulzeration, in der Spätphase zu einer tieferreichenden Entzündung mit Abszeßbildung und Fisteln. Die Lippenschwellung beruht auf einer Heterotopie kleiner Speicheldrüsen im Saumgebiet der Unterlippe und einer zusätzlichen traumatischen Einwirkung durch Bißverletzungen mit Schleimaustritten ins Interstitium wie bei Mukozelen vom Extravasationstyp (Abb. 205–207). Außerdem spielen auch solare Ursachen eine Rolle, worauf das erhöhte Krebsrisiko bei Patienten mit Cheilitis glandularis apostematosa zurückgeführt wird (MICHALOWSKI 1962). Eine seltene Beobachtung ist das gleichzeitige Vorkommen einer Cheilitis glandularis der Unterlippe und einer sog. Doppellippe im Bereich der Oberlippe (COHEN et al. 1988). Die mitunter mit einem Ascher-Syndrom assoziierte Doppellippe ist nicht entzündlicher Natur, sondern beruht auf einer Hyperplasie des mukösen Drüsengewebes.

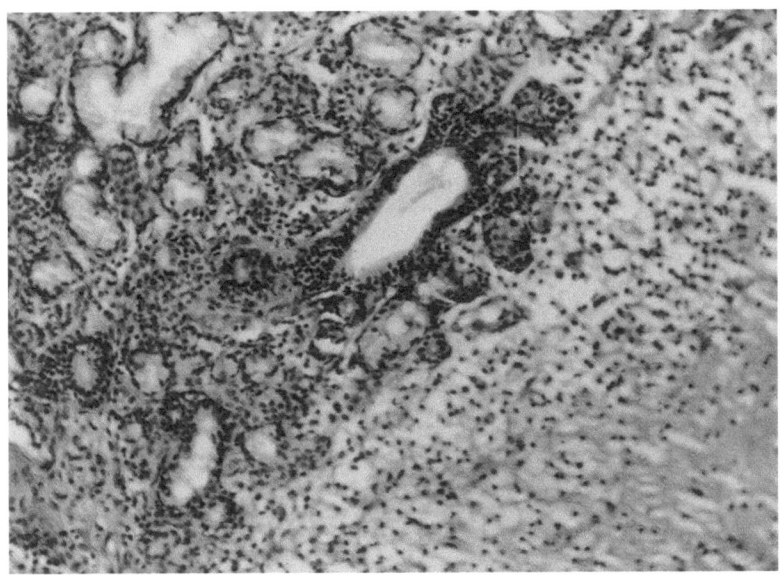

Abb. 205. Unterlippendrüsen: Cheilitis glandularis apostematosa. Schleimextravasation ins Drüseninterstitium mit entzündlicher Reaktion. HE × 160

Die Erkrankung tritt bevorzugt bei Männern auf. Mitunter kann auch die Oberlippe betroffen sein (WINCHESTER et al. 1986). Bei zusätzlicher Ausbreitung der Sialadenitis auf andere kleine Speicheldrüsen (Wange und Gaumen) wird die Erkrankung als eitrige „*Stomatitis glandularis*" bezeichnet (DOKU et al. 1965; WILLIAMS u. WILLIAMS 1969; LEDERMAN 1994).

Die *subakute nekrotisierende Sialadenitis* wurde speziell bei jungen Rekruten als schmerzhafte Entzündung der Gaumenspeicheldrüsen beobachtet (WERNING et al. 1990). Die darüber gelegene Schleimhaut ist gerötet, jedoch nicht ulzeriert. Pathohistologisch finden sich ausgedehnte Nekrosen der mukösen Drüsenazini mit Schleimaustritten in das Interstitium und zelliger Infiltration durch Leukozyten und Histiozyten. Im Gegensatz zur nekrotisierenden Sialometaplasie (s. Kap. 10.1) zeigen die Speichelgänge keine Plattenepithelmetaplasien, sondern eine Atrophie und teilweise auch Nekroseherde. Da Bakterien nicht nachgewiesen werden konnten, bleibt die Ätiologie vorläufig ungeklärt.

Die *obstruktive Sialadenitis* stellt die häufigste Entzündungsform dar (s. Kap. 13.6). Sie findet sich relativ konstant im Ausbreitungsgebiet von Tumoren (Abb. 208), außerdem bei lokalen Sekretstauungen durch Prothesen, schlecht sitzende Zahnkronen oder bei Zysten des Speicheldrüsengewebes. Durch Austritt von gestautem Sekret aus den dilatierten Speichelgängen in das Interstitium resultieren fokal betonte Entzündungsprozesse mit Vernarbungen innerhalb der Drüsenläppchen (ICHIKAWA 1989).

Die *Gaumenspeicheldrüsen* sind Gegenstand größerer Untersuchungsserien am autoptischen und bioptischen Material gewesen (MÜLLER et al. 1988;

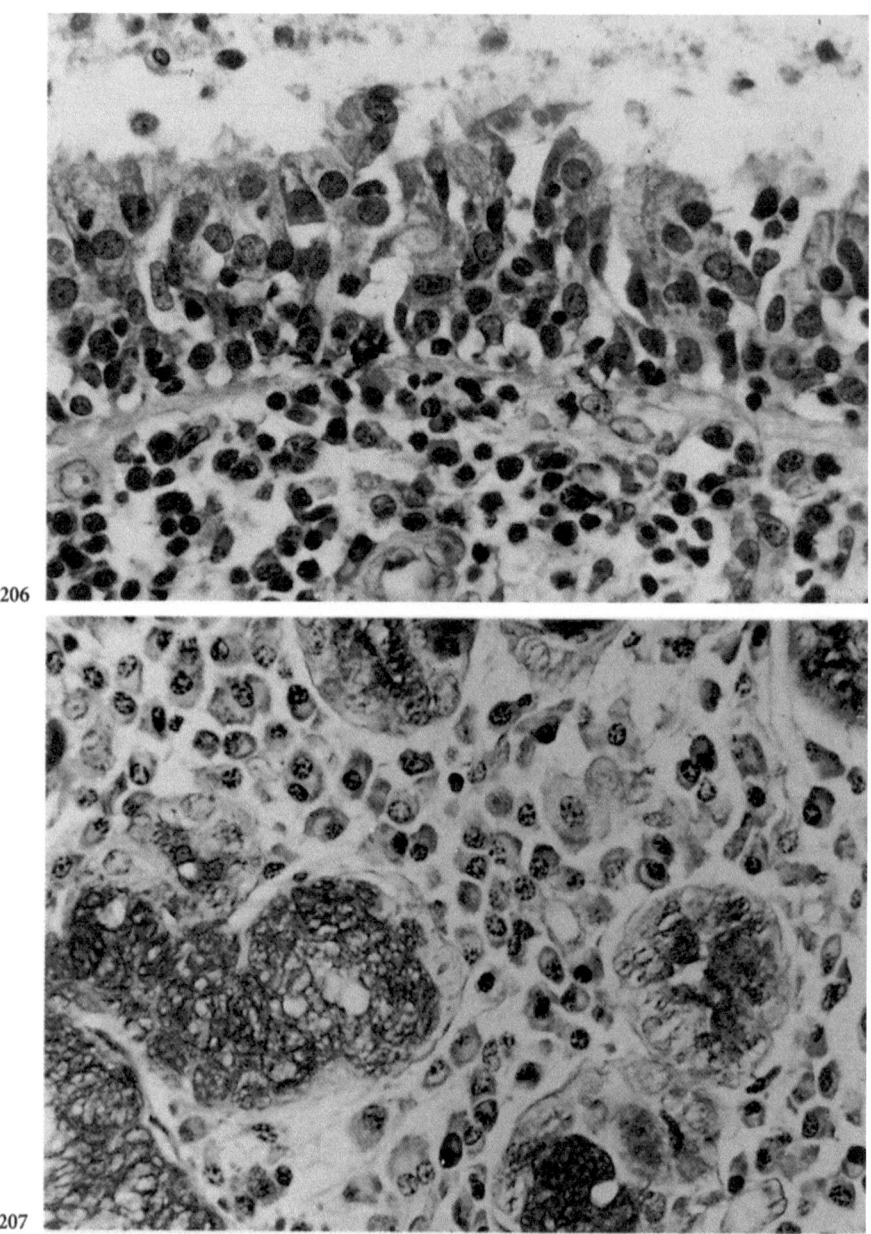

Abb. 206. Unterlippendrüsen: Cheilitis glandularis apostematosa. Kleiner Ausführungsgang mit Einschluß interepithelialer Lymphozyten und ausgeprägter periduktaler Infiltration. HE ×400 (Aus SEIFERT et al. 1984)

Abb. 207. Unterlippendrüsen (Fall wie Abb. 206): dichte plasmazelluläre und lymphozytäre Infiltration des Drüsengewebes. PAS-Reaktion ×400

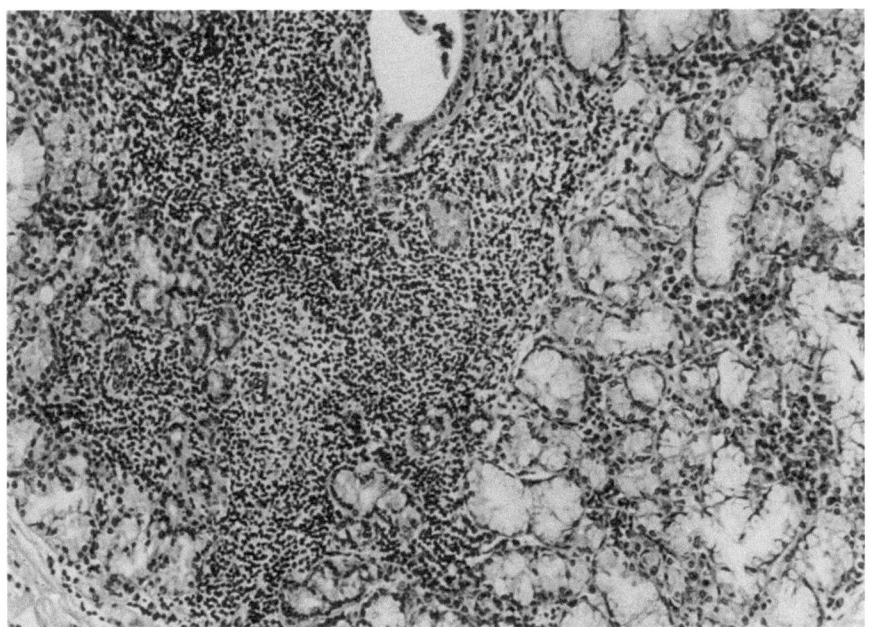

Abb. 208. Unterlippendrüsen: Obstruktive Sialadenitis bei Unterlippenkarzinom. HE ×60

VIGNESWARAN et al. 1988; MÜLLER et al. 1991). Ein Vergleich zwischen *Prothesenträgern* (Abb. 209) und Nichtprothesenträgern hat ergeben, daß es an den Gaumendrüsen bei Prothesenträgern zu Schwundvorgängen am Drüsengewebe kommt, welches morphometrisch von anterior nach posterior und von lateral nach medial fortschreitet. Die Veränderungen entsprechen einer chronischen obstruktiven Sialadenitis mit Atrophie des sezernierenden Drüsenparenchyms, Ektasie und Proliferation des terminalen Gangsystems, interstitieller Fibrose und lymphozytärer Infiltration. Die Veränderungen des Drüsengewebes sind mit zunehmendem Lebensalter und bei Hypertonie verstärkt ausgeprägt.

Die Gaumendrüsen zeigen auch bei Einwirkung von *Tabak* in 40 % eine chronische Sialadenitis (ELIASSON et al. 1991). Neben einer deutlichen Entzündung der Ausführungsgänge weist das tiefer gelegene Drüsengewebe eine interstitielle lymphozytäre Infiltration, Gangerweiterungen und auch Schleimaustritte ins Interstitium auf. Zwischen den atrophischen mukösen Drüsenazini kommt es zu einer Lipomatose. Die Veränderungen entsprechen teilweise einer obstruktiven Sialadenitis, wobei jedoch auch die potenzierende Rolle einer nikotininduzierten Vasokonstriktion von Bedeutung sein kann: Analoge Befunde sind auch nach Einwirkung von Schnupftabak beobachtet worden (HIRSCH et al. 1982). Bei einer langdauernden Medikation von *Diuretika* zeigen die Gaumendrüsen ebenfalls eine obstruktive Sialadenitis, die auf die reduzierte Flußrate mit Sekreteindickung zurückgeführt wird (ELIASSON et al. 1991).

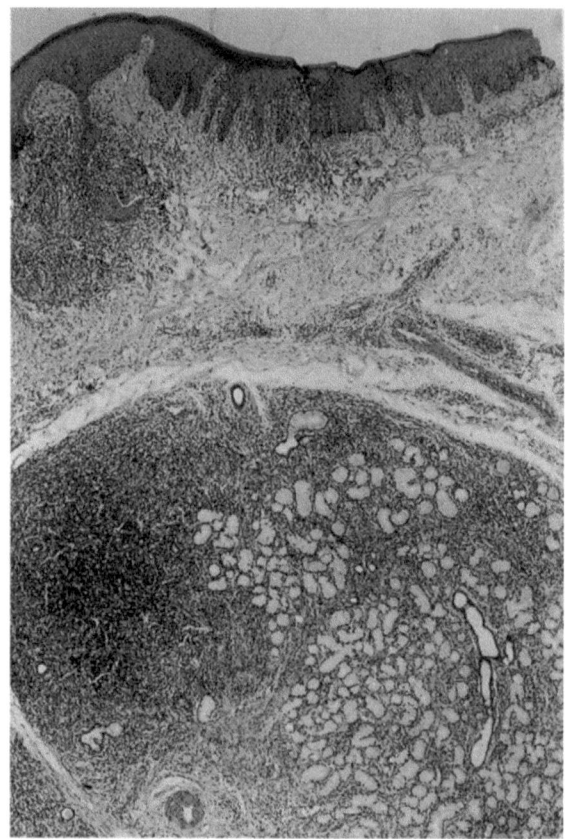

Abb. 209. Gaumendrüsen: Obstruktive Sialadenitis bei Prothesenträger. HE ×25

13.10.2 Sialadenitis als Mitreaktion bei systemischen Erkrankungen

Eine chronische, vorwiegend lymphozytäre Sialadenitis der kleinen Speicheldrüsen ist bei einer Reihe von systemischen Erkrankungen beschrieben worden. Wegen der relativ komplikationslosen Gewebsentnahme basieren die meisten Befunde auf einer pathohistologischen Analyse von Lippenbiopsien.

Graft-versus-host-Reaktion: Das häufigste Vorkommen einer Graft-versus-host-Reaktion findet sich bei Patienten nach einer Knochenmarktransplantation. Eine klinische Manifestation besteht in der Entwicklung eines *Sikka-Syndroms* vom Sjögren-Typ (GRATWOHL et al. 1977; SALE et al. 1981; HIROKI et al. 1994). Die Xerostomie wird bei über 70% der Patienten mit einer Graft-versus-host-Reaktion beobachtet und ist durch eine deutliche Abnahme der Speichelflußrate gekennzeichnet. Die Parotis zeigt keine Schwellung und weist ein normales Sialogramm auf. Histologisch findet sich nur eine fokale lymphozytäre Infiltration und eine mäßige Azinusatrophie. Aus Analysen der Speichelsekretion bei Patienten mit Knochenmarktransplantation geht hervor, daß es in den ersten Wochen nach der Transplantation zu einer Reduzierung der Speichelflußrate und danach zu einer allmählichen Normalisierung der Speichelfunktion kommt (CHAUSHU et al. 1995). Bei einer Reihe von Patienten, die eine Lymphknotenbestrahlung oder Chemotherapie erhalten hatten, entwickelte sich eine Graft-versus-host-Reaktion. Nach einer Ganzkörperbestrahlung erfolgte eine irreversible Schädigung der Speicheldrüsenfunktion mit Xerostomie (s. auch Kap. 13.5).

Bei der lymphozytären Sialadenitis der Lippendrüsen werden 2 Schweregrade unterschieden und zu Veränderungen der Mundschleimhaut in Beziehung gesetzt (SALE et al. 1981; NAKHLEH et al. 1989):

Bei Grad 1 besteht sowohl eine lymphozytäre Infiltration der Lippenmukosa als auch eine chronische lymphozytäre Sialadenitis der Lippendrüsen.

Bei Grad 2 kommt es in der Lippenschleimhaut zusätzlich zu Epithelveränderungen (Basalzelldegeneration, Dyskeratosen, Epithelnekrosen), in den Speicheldrüsen zu Nekrosen des Gangepithels, zu Gangerweiterungen und zu einer lymphozytären Invasion in das Gangepithel. Als Spätkomplikation resultiert eine fibröse Umwandlung der Drüsenläppchen mit Azinusatrophie (SLOANE u. NORTON 1993).

Immunzytochemisch handelt es sich bei den Lymphozyten meist um $CD3^+$-T-Zellen mit einer Dominanz von $CD8^+$ über $CD4^+$ (HIROKI et al. 1994). Außerdem kommt es zu einer Expression von HLA-DR-Antigenen in den Gangepithelien in Assoziation zu den lymphozytären Infiltraten (LINDAHL et al. 1988). Die zellige Infiltration erreicht ein Maximum nach 26–52 Wochen. Allerdings sind auch 2 Jahre nach Beginn der Graft-versus-host-Reaktion noch lymphozytäre Infiltrate und eine HLA-DR-Expression nachweisbar. Es besteht keine Korrelation zwischen dem immunzytochemischen Befund und einer frühen oder persistierenden Graft-versus-host-Reaktion, desgleichen auch nicht zur immunsuppressiven Therapie. Die Veränderungen der kleinen Speicheldrüsen werden mit denen bei der Sklerodermie oder beim Sjögren-Syndrom verglichen.

Im Tiermodell läßt sich in der Submandibularis von Mäusen eine lymphozytäre Sialadenitis analog der Graft-versus-host-Reaktion erzeugen (FUJIWARA et al. 1991). Die Zellinfiltrate um die Speichelgänge bestehen überwiegend aus T-Lymphozyten ($CD4^+ : CD8^+ = 2-6:1$). Vereinzelt finden sich auch Plasmazellen und Makrophagen. Das Parenchym weist eine Destruktion auf.

Systemischer Lupus erythematosus: Analog zur Graft-versus-host-Reaktion kommt es bei 40% der Patienten zum Auftreten eines Sikka-Syndroms mit Reduktion der Speichelflußrate und Veränderung der Natrium-, Protein- und Karbohydratkonzentration im Speichel (JONSSON et al. 1982). Vor allem in den Lippendrüsen, teilweise auch in den Gaumendrüsen, findet sich eine lymphozytäre Infiltration, teilweise auch eine fokale Vaskulitis (KATZ u. EHRLICH 1972; MATTHEWS et al. 1986; SKOPOULI et al. 1991). Als Initialstadium wird eine vorwiegend perivaskuläre lymphozytäre Infiltration angesehen. Die lymphozytäre Infiltration ist in 25% der Fälle deutlich und in 25% geringgradig ausgeprägt. 50% der Patienten zeigten keine Veränderungen der Speicheldrüsen.

Progressive systemische Sklerose: Im Rahmen der Kollagenkrankheiten sind bei der Sklerodermie und anderen systemischen Sklerosen Veränderungen der Lippendrüsen beobachtet worden (SEIFERT 1971; JANIN et al. 1990; RICHARDS et al. 1992; NAGY et al. 1994). In ca. 30 % der Fälle findet sich eine fokale lymphozytäre Sialadenitis analog wie beim Sjögren-Syndrom, welche mit einer interstitiellen Fibrose und einer Parenchymatrophie einhergeht. Die Gefäßveränderungen zeigen die jeweils bei der Grundkrankheit auftretenden Merkmale. Die Fibrose wird auf einen endogenen Fibroblastendefekt und nicht auf eine entzündliche Ursache wie beim Sjögren-Syndrom zurückgeführt. Für diese Annahme spricht der Nachweis von Antikörpern gegen Prolin-4-Hydroxylase als Fibroblastenmarker (JANIN et al. 1990).

Chronische rheumatoide Arthritis: Die an den Lippendrüsen beobachteten Veränderungen entsprechen weitgehend denen beim systemischen Lupus erythematodes (MATTHEWS et al. 1986; JONSSON et al. 1988; MARKKANEN et al. 1989; GREVERS et al. 1990). In ca. 20 % der Fälle besteht ein sekundäres Sjögren-Syndrom mit Xerostomie und einer lymphozytären Sialadenitis mit partieller interstitieller Fibrose und Azinusatrophie. Die Anzahl und die Dichte der IgG-Zellen ist vermehrt (Abb. 210), während die IgA- und IgM-Zellen keine Unterschiede zur Kontrollgruppe aufweisen (MATTHEWS et al. 1986). Histomorphometrisch geht die Zunahme der lymphoiden Komponente mit einer Abnahme des Parenchyms einher. Ein Vergleich der Häufigkeit der lymphozytären Sialadenitis bei rheumatoider Arthritis und Lupus erythematodes ergibt, daß eine entzündliche Infiltration der Gaumendrüsen bei 28 % der Patienten mit rheumatoider Arthritis vorliegt, beim Lupus erythematodes dagegen in 56 % (JONSSON et al. 1982).

Myasthenia gravis: In einer Untersuchungsserie von 11 Fällen zeigten 8 Fälle eine fokale periduktale lymphozytäre Sialadenitis. Ein Sjögren-Syndrom lag klinisch nicht vor. Obwohl es sich bei der Myasthenia gravis um eine organspezifische Autoimmunkrankheit handelt, werden gleichartige immunpathologische Reaktionen in den Speicheldrüsen angenommen (LINDAHL et al. 1986).

Glossodynie: Die Glossodynie ist durch die Trias „Zungenbrennen, Mundtrockenheit und atypische Depressionen" gekennzeichnet (HANEKE 1981; LUHN et al. 1981) und wird wesentlich häufiger bei Frauen beobachtet. In 10% der Fälle liegen Überschneidungen mit dem Sjögren-Syndrom vor. Bei reiner Glossodynie ohne Sjögren-Syndrom sind die morphologischen Veränderungen geringer ausgeprägt. Die Lippendrüsen zeigen in ca. 50% der Fälle eine fokale oder auch diffuse lymphozytäre Sialadenitis mit Reduktion des Drüsenparenchyms, Gangerweiterungen, duktalen Proliferationen und interstitieller Fibrose. In 50% der Fälle besteht nur eine leichte Drüsenatrophie oder auch ein normaler Befund des Drüsengewebes. Zwischen der Schwere der Mundtrockenheit und den pathohistologischen Veränderungen besteht keine Korrelation, vor allem nicht mit zunehmendem Lebensalter.

Sjögren-Syndrom: Über die diagnostische Bedeutung der Sialadenitis bei der myoepithelialen Immun-Sialadenitis liegt ein umfangreiches Untersuchungsgut vor. Darauf wird im Kap. 13.8.4 ausführlich eingegangen. Zugleich muß jedoch

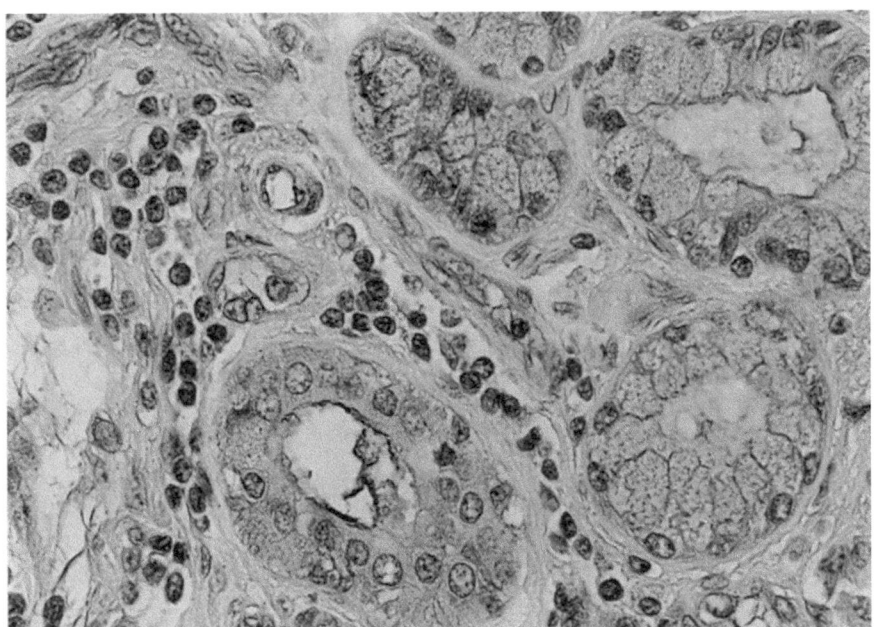

Abb. 210. Oberlippendrüsen: Chronische Sialadenitis bei rheumatoider Arthritis mit Vermehrung von IgG-enthaltenden Plasmazellen. Immunperoxydasereaktion PAP (IgG) ×400

auch kritisch bemerkt werden, daß die fokale lymphozytäre Sialadenitis der Lippendrüsen auch ohne Vorliegen eines Sjögren-Syndroms oder einer Immunkrankheit keineswegs sehr selten ist. In einer postmortalen Studie von 190 Lippenbiopsien ergab sich, daß bei Männern in 22,5 % und bei Frauen in 35,5 % ein derartiger Befund erhoben werden konnte (TAKEDA u. KOMORI 1986), so daß beim Sjögren-Syndrom besonders schwere Formen der chronischen Sialadenitis der Lippendrüsen und entsprechende immunpathologische Reaktionen gefordert werden müssen.

Literatur

Chaushu G, Itzkovitz-Chaushu St, Yefenof E, Slavin S, Or R, Garfunkel AA (1995) A longitudinal follow-up of salivary secretion in bone marrow transplant patients. Oral Surg Oral Med Oral Pathol 79:164–169

Cohen DM, Green JG, Dieckmann SL (1988) Concurrent anomalies: Cheilitis glandularis and double lip. Oral Surg Oral Med Oral Pathol 66:397–399

Doku HC, Shklar G, McCarthy PL (1965) Cheilitis glandularis. Oral Surg Oral Med Oral Pathol 20:563–571

Eliasson L, Heyden G, Landahl S, Steen B (1991) Effects to tobacco and diuretics on human palatal salivary glands. J Oral Pathol Med 20:126–129

Everett FG, Holder TD (1955) Cheilitis glandularis apostematosa. Oral Surg Oral Med Oral Pathol 8:405–413

Fujiwara K, Sakaguchi N, Watanabe T (1991) Sialoadenitis in experimental graft-versus-host disease. An animal model of Sjögren's syndrome. Lab Invest 65:710–718

Gratwohl AA, Moutsopoulos HM, Chused TM, et al. (1977) Sjögren-type sydrome after allogeneic bone-marrow transplantation. Ann Intern Med 87:703–706

Grevers G, Späth M, Krüger K, Schattenkirchner M (1990) Immundiagnostische Befunde beim „sekundären" Sjögren-Syndrom bei chronischer Polyarthritis. Laryngorhinootologie 69: 605–607

Haneke E (1981) Über die diagnostische Aussage von Biopsien der kleinen Lippenspeicheldrüsen bei Mundtrockenheit. Dtsch Z Mund Kiefer Gesichtschir 5:26–29

Haneke E (1986) Akute traumatische Sialadenitis der kleinen Lippen- und Wangenspeicheldrüsen. Dtsch Z Mund Kiefer Gesichtschir 10:291–293

Hiroki A, Nakamura S, Shinohara M, Oka M (1994) Significance of oral examination in chronic graft-versus-host disease. J Oral Pathol Med 23:209–215

Hirsch J-M, Heyden G, Thilander H (1982) A clinical, histomorphological and histochemical study of snuff-induced lesions of varing severity. J Oral Pathol 11:387–398

Ichikawa MM (1989) Extratubular efflux and sialoadenopathy in labial gland. Matsumoto Shigaku 15:46–50

Janin A, Konttinen YT, Grönblad M, Karhunen P, Gosset D, Malmström M (1990) Fibroblast markers in labial salivary gland biopsies in progressive systemic sclerosis. Clin Exp Rheum 8:237–242

Jonsson R, Bratthall D, Nyberg G (1982) Histologic and sialochemical findings indicating sicca syndrome in patients with systemic lupus erythematosus. Oral Surg Oral Med Oral Pathol 54:635–639

Jonsson R, Kronfeld U, Tarkowski A (1988) Histological and functional features of salivary glands in rheumatic patients with oral sicca syndrome. Scand J Rheumatol 17:387–391

Katz WA, Ehrlich GE (1972) Acute salivary gland inflammation associated with systemic lupus erythematosus. Ann Rheum Dis 31:384–387

Lederman DA (1994) Suppurative stomatitis glandularis. Oral Surg Oral Med Oral Pathol 78:319–322

Lindahl G, Lefvert AK, Hedfors E (1986) Periductal lymphocytic infiltrates in salivary glands in myasthenia gravis patients lacking Sjögren's syndrome. Clin Exp Immunol 66:95–102

Lindahl G, Lönnquist B, Hedfors E (1988) Lymphocytic infiltration and HLA-DR expression of salivary glands in bone marrow transplant recipients: a prospective study. Clin Exp Immunol 72:267–273

Luhn JP, Donath K, Haneke E (1981) Veränderungen der Lippenspeicheldrüsen bei Glossodynie. Pathohistologische und morphometrische Analyse. HNO 29:10–16

Markkanen SO, Syrjänen SM, Lappalainen R, Markkanen H (1989) Assessment of labial salivary gland changes to patients with rheumatoid arthritis by subjective and quantitative methods. Appl Pathol 7:233–240

Matthews JB, Potts AJC, Hamburger J, Struthers G, Scott DGI (1986) Immunoglobulin-producing cells in labial salivary glands of patients with rheumatoid arthritis and systemic lupus erythematodes. J Oral Pathol 15:520–523

Michalowski R (1962) Cheilitis glandularis, heterotopic salivary glands and squamous cell carcinoma of the lip. Br J Dermatol 74:445–449

Müller N, Niedermeier W, Bartz K (1988) Morphometrie und Verteilung der Glandulae palatinae bei Prothesenträgern und Nicht-Prothesenträgern. Dtsch Z Mund Kiefer Gesichtschir 12:481–487

Müller N, Diepgen TL, Niedermeier W, Hornstein OP (1991) Pathohistologische Untersuchungsbefunde der Glandula palatinae an autoptischem und bioptischem Material. Dtsch Z Mund Kiefer Gesichtschir 15:16–23

Nagy G, Kovács J, Zeher M, Czirják L (1994) Analysis of the oral manifestations of systemic sclerosis. Oral Surg Oral Med Oral Pathol 77:141–146

Nakhleh RE, Miller W, Snover DC (1989) Significance of mucosal vs salivary gland changes in lip biopsies in the diagnosis of chronic graft-vs-host disease. Arch Pathol Lab Med 113:932–934

Oliver ID, Pickett AB (1980) Cheilitis glandularis. Oral Surg Oral Med Oral Pathol 49:526–529

Richards A, Mutlu S, Scully C, Maddison P (1992) Complications associated with labial salivary gland biopsy in the investigation of connective tissue disorders. Ann Rheum Dis 51:996-997
Sale GE, Shulman HM, Schubert MM et al. (1981) Oral and ophthalmic pathology of graft versus host disease in man: predictive value of the lip biopsy. Hum Pathol 12:1022-1030
Seifert G (1966) Mundhöhle, Mundspeicheldrüsen, Tonsillen und Rachen. In: Doerr W, Uehlinger E (Hrsg) Spezielle pathologische Anatomie, Bd 1. Springer, Berlin Heidelberg New York
Seifert G (1971) Die Pathologie der Speicheldrüsen im Rahmen der Kollagenkrankheiten. HNO 19:193-200
Seifert G, Miehlke A, Haubrich J, Chilla R (1984) Speicheldrüsenkrankheiten. Pathologie-Klinik-Therapie-Fazialischirurgie. Thieme, Stuttgart New York
Skopouli F, Siouna-Fatourou H, Dimou GS, Galanopoulou D, Papadimitriou CS, Moutsopoulos HM (1991) Histologic lesion in labial salivary glands of patients with systemic lupus erythematosus. Oral Surg Oral Med Oral Pathol 72:208-212
Sloane JP, Norton J (1993) The pathology of bone marrow transplantation. Histopathology 22: 201-209
Takeda Y, Komori A (1986) Focal lymphocytic infiltration in the human labial salivary glands: a postmortem study. J Oral Pathol 15:83-86
Vigneswaran N, Niedermeier W, Gruschwitz M (1988) Immunhistochemische Untersuchungen an palatinen Speicheldrüsen. Dtsch Z Mund Kiefer Gesichtschir 12:141-148
Volkmann R von (1870) Einige Fälle von Cheilitis glandularis apostematosa (Myxadenitis labialis). Virchows Arch 50:142-144
Werning JT, Waterhouse JP, Mooney JW (1990) Subacute necrotizing sialadenitis. Oral Surg Oral Med Oral Pathol 70:756-759
Williams HK, Williams DM (1969) Persistent sialadenitis of the minor salivary glands: stomatitis glandularis. Br J Oral Maxillofac Surg 27:212-216
Winchester L, Scully C, Prime SS, Eveson JW (1986) Cheilitis glandularis: a case affecting the upper lip. Oral Surg Oral Med Oral Pathol 62:654-656

13.11 Sialadenitis im Kindesalter

Von den zahlreichen Entzündungen der Speicheldrüsen sind 2 Formen für das Kindesalter bedeutsam:

- die chronisch-rezidivierende Parotitis des Kindesalters,
- die Virusinfektionen der Speicheldrüsen.

Andere Entzündungsformen - so der Küttner-Tumor der Submandibularis oder die myoepitheliale Autoimmunsialadenitis - sind dagegen im Kindesalter ausgesprochen selten.

Die *chronisch-rezidivierende Parotitis* stellt im Kindesalter ein großes therapeutisches Problem dar. Die Entzündung tritt besonders bei Knaben im 2.-15. Lebensjahr auf und ist durch immer wiederkehrende Entzündungsschübe gekennzeichnet, die oft mit eitriger Einschmelzung und Abszeßbildung im Parotisparenchym einhergehen (SEIFERT et al. 1984). Die zeitlichen Intervalle variieren zwischen Wochen und Monaten, in seltenen Fällen auch Jahren. Obwohl sich mitunter die Entzündung um die Zeit der Pubertät spontan zurückbildet, sind andere Fälle therapeutisch schwer zu beeinflussen, so daß beim Versagen der konservativen medikamentösen Behandlung ein operativer Eingriff erforderlich ist. Bezüglich der Pathohistologie und Pathogenese wird auf Kap. 13.3 verwiesen.

Die *Virusinfektionen* der Speicheldrüsen spielen im Kindesalter eine dominierende Rolle.

Bei der *Speicheldrüsen-Viruskrankheit* durch das Zytomegalievirus (CMV) gilt dies besonders für die pränatale CMV-Infektion, die zu den häufigsten diaplazentar übertragenen Virusinfektionen des Neugeborenen gehört. Neunzig Prozent verlaufen asymptomisch, während es in 10 % zu einer schweren generalisierten Zytomegalie kommt, welche in 12 % einen letalen Ausgang nimmt. In den anderen Fällen treten schwere Organveränderungen und auch Spätschäden auf (s. Kap. 13.7.2). Die postnatale CMV-Infektion kann durch infiziertes Zervixsekret oder auch durch die Muttermilch übertragen werden und verläuft in 10 % unter dem klinischen Bild einer Mononucleosis infectiosa. Ein positiver CMV-Antikörpernachweis kann bis zum 15. Lebensjahr bei 30 % der Jugendlichen gefunden werden. Die übrigen Formen der Zytomegalie betreffen mehr das Erwachsenenalter.

Die *Parotitis epidemica* ist die häufigste Virusinfektion der Speicheldrüsen im Kindesalter. Betroffen sind vorwiegend Knaben im Schulkindesalter von 6–10 Jahren. Im Rahmen der Virämie können auch andere Organe – vor allem Gehirn und Gonaden – erkranken. Der Infektionsmodus und die Pathohistologie sind in Kap. 13.7.3 abgehandelt.

Die *HIV-Infektion* ist mit Veränderungen der Speicheldrüsen assoziiert (s. Kap. 13.7.4). Bei Erkrankungen im Kindesalter übertragen HIV-infizierte Mütter die Krankheit auf das Kind. Die fluktuierende Speicheldrüsenschwellung geht mit einer Xerostomie einher. Der charakteristische pathohistologische Befund ist eine zystische lymphoepitheliale Läsion mit Ausbildung von bis zu 4 cm im Durchmesser großen Zysten, welche von Plattenepithel und lymphoidem Gewebe begrenzt werden. Mitreaktionen der Speicheldrüsen im Kindesalter finden sich bei zahlreichen weiteren Virusinfektionen. Hierzu gehören:

Coxsackie-A, Parainfluenza Typ 3, EBV, Masern und Keuchhusten. Pathohistologisch findet sich meist eine interstitielle lymphozytäre Sialadenitis, die mit Azinusnekrosen einhergehen kann (s. auch Kap. 13.7.5).

Literatur

Seifert G, Miehlke A, Haubrich J, Chilla R (1984) Speicheldrüsenkrankheiten. Pathologie-Klinik-Therapie-Fazialischirurgie. Thieme, Stuttgart New York

14 Speicheldrüsentumoren

14.1 Prinzipien der Klassifikation

Eine Klassifikation der Speicheldrüsentumoren kann nach mehreren Gesichtspunkten erfolgen. Zu den *klinischen Daten* gehören:
- Häufigkeit des Vorkommens,
- Lokalisation in den großen und kleinen Speicheldrüsen,
- Alters- und Geschlechtsverteilung,
- geographische Faktoren,
- Risikofaktoren,
- klinische Stadieneinteilung (TNM-System),
- Krankheitsverlauf und Überlebensraten,
- therapeutische Aspekte und Prognosekriterien,
- Ätiologische Faktoren.

Eine *morphologische Klassifikation* muß zahlreiche Strukturprinzipien berücksichtigen. Diese umfassen:
- feingeweblicher Aufbau,
- zelluläre Differenzierung („Grading"),
- morphogenetische Kriterien (Zyto- und Histogenese),
- zusätzliche morphologische „Tumormarker" (Immunhistochemie, Ultrastruktur, Proliferationsmarker, zytogenetische Marker),
- morphologische Stadieneinteilung (TNM-System).

Für die Anwendung in der klinischen Diagnostik haben sich 2 Klassifikationsprinzipien besonders bewährt:
- die pathohistologische Klassifikation, insbesondere die WHO-Klassifikation, und
- die Stadieneinteilung (TNM-Klassifikation).

Morphogenetische Gesichtspunkte (EVERSOLE 1971; SEIFERT u. DONATH 1976; REGEZI u. BATSAKIS 1977; SEIFERT 1978; BATSAKIS 1980; BROCHERIOU et al. 1986; SEIFERT et al. 1986; DARDICK u. VAN NOSTRAND 1987; BATSAKIS et al. 1989; DARDICK 1991) sind für weitere Einblicke in die Tumorentstehung auf der zellulären Ausgangsebene von großer Bedeutung für die Tumorforschung, insbesondere auf der Basis tierexperimenteller Modelle, haben sich jedoch für die Routinediagnostik und die klinische Praxis bisher nicht ausreichend bewährt. Aus diesem Grunde sollen zyto- und histogenetische Befunde im Hinblick auf die Klassifikation erörtert werden, ohne sie bereits als allgemein verbindliches Einteilungsprinzip zu verwenden.

14.1.1 WHO-Klassifikation

Die pathohistologische Klassifikation basiert auf dem Grundprinzip, daß die zelluläre Differenzierung und das Bauprinzip eines Tumors mit der jeweiligen normalen Gewebsstruktur verglichen werden. Aus diesem Vergleich resultiert nicht unbedingt, daß damit auch der Ursprung einer Tumorzelle oder eines Tumorgewebsverbandes erklärt ist. In der revidierten WHO-Klassifikation der Speicheldrüsentumoren (SEIFERT et al. 1990; SEIFERT 1991; SEIFERT u. SOBIN 1992) wurden nicht nur eine getrennte Klassifikation seltener, jedoch pathohistologisch klar definierter Tumoren vorgenommen, sondern zusätzlich auch Aussagen zur differenten Prognose oder Behandlung einbezogen. Daraus resultiert gegenüber der 1. Fassung der WHO-Klassifikation (THACKRAY u. SOBIN 1972) eine erheblich größere Zahl von definierten Tumorentitäten (Tabelle 22).

Im Material des Speicheldrüsen-Registers Hamburg entfallen 36,6 % der Fälle auf die Gruppe der Tumoren. Aus der pathohistologischen WHO-Klassifikation (Tabelle 23) geht hervor, daß es sich in 57 % um Speicheldrüsenadenome und in 28 % um Speicheldrüsenkarzinome handelte. In je 4 % lagen nichtepitheliale Tumoren und maligne Lymphome vor, in 5 % Tumormetastasen.

Tabelle 22. Pathohistologische WHO-Klassifikation der Speicheldrüsentumoren. (Aus SEIFERT 1991)

Tumortyp	ICD-O und SNOMED-Schlüssel[a]
1 Adenome	
1.1 Pleomorphes Adenom	8940/0
1.2 Myoepitheliom (myoepitheliales Adenom)	8982/0
1.3 Basalzelladenom	8147/0
1.4 Warthin-Tumor (Zystadenolymphom)	8561/0
1.5 Onkozytom (onkozytäres Adenom)	8290/0
1.6 Kanalikuläres Adenom	
1.7 Talgdrüsenadenom	8410/0
1.8 Duktales Papillom	8503/0
– Invertes duktales Papillom	8053/0
– Intraduktales Papillom	8503/0
– Sialadenoma papilliferum	8260/0
1.9 Zystadenom	8440/0
– Papilläres Zystadenom	8450/0
– Muzinöses Zystadenom	8470/0
2 Karzinome	
2.1 Azinuszellkarzinom	8550/3
2.2 Mukoepidermoidkarzinom	8430/3
2.3 Adenoid-zystisches Karzinom	8200/3
2.4 Polymorphes low-grade Adenokarzinom (Terminales Gangadenokarzinom)	
2.5 Epithelial-myoepitheliales Karzinom	
2.6 Basalzell-Adenokarzinom	8147/3

[a] Nach ICD-O (International Classification of Diseases for Oncology) und SNOMED (Systematized Nomenclature of Medicine).

Tabelle 22 (Fortsetzung)

Tumortyp	ICD-O und SNOMED-Schlüssel
2.7 Talgdrüsenkarzinom	8410/3
2.8 Papilläres Zystadenokarzinom	8450/3
2.9 Muzinöses Adenokarzinom	8480/3
2.10 Onkozytäres Karzinom	8290/3
2.11 Speichelgangkarzinom	8500/3
2.12 Adenokarzinom	8140/3
2.13 Malignes Myoepithelium (myoepitheliales Karzinom)	8982/3
2.14 Karzinom im pleomorphen Adenom (maligner Mischtumor)	8941/3
2.15 Plattenepithelkarzinom	8070/3
2.16 Kleinzelliges Karzinom	8041/3
2.17 Undifferenziertes Karzinom	8020/3
2.18 Andere Karzinome	
3 Nichtepitheliale Tumoren	
4 Maligne Lymphome	
5 Sekundäre Tumoren	
6 Unklassifizierbare Tumoren	
7 Tumorähnliche Läsionen	
7.1 Sialadenose	71000
7.2 Onkozytose	73050
7.3 Nekrotisierende Sialometaplasie (Speicheldrüseninfarkt)	73220
7.4 Benigne lymphoepitheliale Läsion	72240
7.5 Speicheldrüsenzysten	33400
7.6 Chronische sklerosierende Sialadenitis der Submandibularis (Küttner-Tumor)	45000
7.7 Zystische lymphoide Hypoplasie bei AIDS (Acquired immune deficiency syndrome)	

Tabelle 23. Pathohistologische Klassifikation der Speicheldrüsentumoren (Speicheldrüsen-Register Hamburg 1965–1994)

Tumorform	n	%
Adenome	3797	57
Karzinome	1863	28
Nichtepitheliale Tumoren	291	4
Maligne Lymphome	255	4
Tumormetastasen	316	5
Nichtklassifizierbare Tumoren	36	1
Periglanduläre Tumoren	88	1
Gesamtzahl	6646	100

Bezüglich des histologischen „*Grading*" wurden 2 Tumortypen eindeutig als *Karzinome* eingestuft: die *Azinuszell-* und *Mukoepidermoidkarzinome*. Beide Tumoren zeigen maligne Wachstumseigenschaften mit der Fähigkeit zur Metastasierung. Allerdings läßt sich aus dem Grading beim Azinuszellkarzinom keine sichere prognostische Aussage treffen. Diese ist vielmehr vom Ausmaß der lokalen Invasion und der vollständigen chirurgischen Tumorentfernung weit im Gesunden abhängig. Beim Mukoepidermoidkarzinom lassen sich zwar hoch- und niedrigdifferenzierte Tumoren mit unterschiedlicher Prognose im Bezug auf Rezidive und Metastasen unterscheiden, ohne daß das pathohistologische Grading im Einzelfall einen absoluten Aussagewert besitzt. Der prognostisch entscheidene Faktor ist auch hier neben dem Tumorstadium die vollständige chirurgische Entfernung des Primärtumors.

Bei den *adenoid-zystischen Karzinomen* stellt das pathohistologische Grading einen wichtigen Faktor für den Tumorablauf und die Überlebensrate dar. Es muß jedoch festgestellt werden, daß alle adenoid-zystischen Karzinome – unabhängig vom Grading – eine biologische Aggressivität mit der Tendenz zur Metastasierung noch viele Jahre nach Entfernung des Primärtumors besitzen. Prognostisch wichtige Faktoren sind bei diesem Karzinomtyp die Lokalisation, das klinische Stadium und auch die eindeutig tumorfreien Randgebiete.

Aus Studien über eine *Reklassifikation* der Speicheldrüsentumoren nach der revidierten WHO-Klassifikation ergibt sich, daß das polymorphe low-grade Adenokarzinom früher teils als Azinuszellkarzinom, teils auch als Adenokarzinom oder Karzinom im pleomorphen Adenom eingruppiert und das papilläre Zystadenokarzinom oder Speichelgangkarzinom als Adenokarzinom klassifiziert wurden (CESINARO et al. 1995).

Im *geweblichen Aufbau* berücksichtigt die WHO-Klassifikation folgende Formationen zur Subklassifikation:
- solid, trabekulär,
- papillär,
- tubulär (kanalikulär),
- zystisch,
- azinär,
- muzinös.

Die *zelluläre Differenzierung* weist eine große Vielgestaltigkeit auf. Analog dem histologischen Aufbau der Speicheldrüsen (s. Kap. 1.2) lassen sich 3 zelluläre Grundmuster in den Speicheldrüsentumoren unterscheiden:
- azinäre Zellen,
- modifizierte myoepitheliale Zellen,
- unterschiedlich differenzierte duktale Zellen.

Azinäre Zellen bilden die Hauptkomponente in den Azinuszellkarzinomen, kommen jedoch vereinzelt auch in pleomorphen Adenomen und Basalzelladenomen vor (SUZUKI 1982; DARDICK et al. 1983; DARDICK et al. 1984). Das Zytoplasma enthält in unterschiedlicher Menge PAS-positive Sekretgranula, kann jedoch auch eine vakuoläre oder hellzellige Beschaffenheit aufweisen, so in der hellzelligen Variante des Azinuszellkarzinoms. Der immunhistochemische Nachweis von Amylase ist ein wichtiger diagnostischer Marker für die Klassifikation (CASELITZ et al. 1983). Außerdem können azinäre Zellen immunhistochemisch folgende Markersubstanzen enthalten: Zytokeratin, epitheliales Membranantigen (EMA), Laktoferrin, Lysozym, sekretorische Komponente, karzinoembryonales Antigen (CEA) und Blutgruppensubstanzen (SEIFERT u. CASELITZ 1989).

Modifizierte myoepitheliale Zellen sind ein Strukturelement zahlreicher Speicheldrüsentumoren und gegenüber den Myoepithelzellen des normalen Speicheldrüsengewebes durch eine große morphologische Variationsbreite ausgezeichnet (DARDICK u. VAN NOSTRAND 1985; PALMER 1986; CASELITZ 1987; GUSTAFSSON et al. 1989; DARDICK et al. 1989; DARDICK 1991; TAKAI et al. 1995). Es können spindelzellige, plasmazytoide (hyaline), epithelähnliche und hellzellige glykogenhaltige myoepitheliale Zellen unterschieden werden. Zu den Tumorformen mit modifizierten Myoepithelzellen gehören sowohl Adenome (insbesondere pleomorphe Adenome und Myoepitheliome) als auch Karzinome (insbesondere adenoid-zystische Karzinome, epithelial-myoepitheliale Karzinome und polymorphe low-grade Adenokarzinome). Immunhistochemisch ergibt sich ein positiver Nachweis von Aktin, Myosin und S-100-Protein sowie teilweise eine Doppelexpression von Keratin und Vimentin (MORI et al. 1986, 1987 u. 1989; CASELITZ 1987; ALÓS et al. 1995). Die mehr peripher gelegenen, nichtluminalen Zellen in pleomorphen Adenomen und die unterschiedlich differenzierten modifizierten neoplastischen Myoepithelzellen in Myoepitheliomen zeigen ein weitgehend übereinstimmendes Markerprofil für Vimentin, muskelspezifisches Aktin, Zytokeratin 14 und saures Gliafaserprotein (TAKAI et al. 1995). Allerdings ist nur die Expression von Vimentin generell nachweisbar, während die Expression von muskelspezifischem Aktin und Zytokeratin 14 unabhängig von der zytologischen Differenzierung unterschiedlich und variabel ausfällt (s. auch Kap. 14.7.7 u. 14.8.4). Die myoepithelialen Zellen zeigen eine besondere räumliche Assoziation zu Basalmembransubstanzen, vor allem zu Fibronektin.

Die *duktalen Zellen* liegen meist luminal und können sowohl analog den verschiedenen Abschnitten des Speichelgangsystems differenziert sein (Gangepithelien der Schalt- oder Streifenstücke sowie der größeren Ausführungsgänge) als auch basaloide Zellgruppen bilden und damit den mehr basal gelegenen Basalzellen bzw. Reserve- oder Stammzellen des Gangsystems ähneln. Duktale Zellen bilden das zelluläre Strukturelement sowohl in zahlreichen Adenomen (insbesondere in pleomorphen Adenomen, Warthin-Tumoren, Onkozytomen, kanalikulären Adenomen, duktalen Papillomen und Zystadenomen), als auch in verschieden differenzierten Karzinomen (insbesondere in Azinuszellkarzinomen, Mukoepidermoidkarzinomen, epithelial-myoepithelialen Karzinomen, polymorphen low-grade Adenokarzinomen). Immunhistochemisch besitzen die duktalen Zellen ein breites Reaktionsmuster (verschiedene Zytokeratine, EMA, CEA, Laktoferrin, Lysozym, Immunglobulin A, Lektine und Blutgruppensubstanzen; SEIFERT u. CASELITZ 1989). Die *Basalzellen* sind durch eine relativ große Isomorphie mit palisadenartiger polarer Ausrichtung der Zellkerne und durch die deutliche Ausbildung von Basalmembransubstanzen an der Außenseite gekennzeichnet. Das Hauptvorkommen von basaloiden Zellen findet sich in Basalzelladenomen, Basalzell-Adenokarzinomen und im soliden Typ des adenoid-zystischen Karzinoms (SEIFERT 1995, 1996).

Weitere Zellformen, welche ebenfalls bereits im normalen Speichelgangsystem vorkommen, sind Talgdrüsenzellen, schleimbildende Zellen und modifizierte Plattenepithelien. Ein spezielles diagnostisches Problem stellen sog. *Helle Zellen* dar (SEIFERT u. DONATH 1978; SEIFERT et al. 1984, SEIFERT 1995, 1996). Die lichtmikroskopisch helle Beschaffenheit des Zytoplasma kann auf sehr unterschiedlichen Ursachen beruhen, so auf dem Verlust an Zellorganellen, der Speicherung von Stoffen im Zytoplasma (Glykogen, Lipide, unreife Sekretgranula oder Schleimsubstanzen), oder auch durch einen Fixationsartefakt bedingt sein. Durch weitere immunhistochemische oder ultrastrukturelle Befunde muß jeweils abgeklärt werden, welchem Zelltypus die sog. hellen Zellen zugeordnet werden können. Hellzellige Formationen kommen mehr in Karzinomen als in Adenomen vor. Dabei handelt es sich teils um modifizierte myoepitheliale Zellen (so in pleomorphen Adenomen, myoepithelialen Tumoren und epithelial-myoepithelialen Karzinomen), teils um hellzellige onkozytäre Zellen (hellzellige Onkozytome), hellzellige Talgdrüsenzellen (Talgdrüsentumoren), hellzellige azinäre Zellen (Azinuszellkarzinome) oder um hellzellige modifizierte Plattenepithelzellen (so in Mukoepidermoidkarzinomen). In jedem Fall muß die Metastase eines hellzelligen Karzinoms (insbesondere eines Nierenzell- oder Schilddrüsenkarzinoms) ausgeschlossen werden.

14.1.2 TNM-Klassifikation

Die TNM-Klassifikation der Speicheldrüsentumoren basiert auf den Grundprinzipien des TNM-Systems (HERMANEK u. SOBIN 1987; SCHWAB et al. 1987; SCHWAB u. CLASEN 1988; BEAHRS et al. 1988; SPIESSL et al. 1990), wobei allerdings in der Klassifikation der Speicheldrüsen nur die Parotis, Submandibularis und Sublingualis berücksichtigt werden, nicht dagegen die kleinen Speicheldrüsen. Die Kategorien werden durch klinische Befunde und bildgebende Verfahren festgelegt, während der mikroskopische Nachweis (Kategorien pTNM) kein Klassifikationsmerkmal darstellt. Mit zunehmender Tumorausdehnung steigen die T-Kategorien von T1–T4 an. Die N-Kategorien beziehen sich bei den Speicheldrüsen vorwiegend auf die regionären Halslymphknotenmetastasen (CHILLA u. ROLOFF 1986), seltener auf Lymphknotenmetastasen im übrigen Kopfbereich. Die M-Kategorien erfassen die Fernmetastasen, welche bei den Speicheldrüsentumoren am häufigsten in der Lunge, daneben auch im Skelettsystem anzutreffen sind.

Für die Festlegung der Tumorausdehnung in T-Stadien werden unterschiedliche Regelungen vorgeschlagen. Nach der 4. Revision der TNM-Klassifikation (HERMANEK u. SOBIN 1987) wird folgende Einteilung für den *Primärtumor T* vorgenommen (SEIFERT et al. 1984; SEIFERT 1991):

T1 Tumor 2 cm oder weniger in der größten Ausdehnung,
T2 Tumor mehr als 2 cm, aber nicht mehr als 4 cm in der größten Ausdehnung,
T3 Tumor mehr als 4 cm, aber nicht mehr als 6 cm in der größten Ausdehnung,
T4 Tumor mehr als 6 cm in der größten Ausdehnung.

Sämtliche T-Kategorien werden nochmals unterteilt in:

a) keine lokale Ausbreitung,
b) lokale Ausbreitung. Diese wird durch die klinische oder makroskopische Infiltration von Haut, Weichteilen, Knochen oder Nerven definiert. Der mikroskopische Nachweis ist kein Klassifikationsmerkmal.

Zu dieser T-Kategorisierung liegen von anderen Autoren modifizierte Vorschläge vor, speziell für die Tumoren der Parotis (SPIRO et al. 1975), der Submandibularis (SPIRO et al. 1976) sowie die malignen Tumoren aller großen Speicheldrüsen (LEVITT et al. 1981). Dabei werden auch die Tumorbeweglichkeit (T1), die Infiltration der Haut (T2) oder die Funktionsstörung des N. facialis (T3) in die Beurteilung einbezogen (SPIRO et al. 1975 u. 1976). In einer anderen Einteilung (LEVITT et al. 1981) wird beim T4-Stadium (Tumorgröße über 6 cm) zwischen einem noch lokal begrenzten Tumor (T4a) und einem Tumor mit Infiltration der benachbarten Gewebe (T4b) unterschieden. Entscheidend für alle Klassifikationen ist die Übereinstimmung zwischen Tumorstadium und Prognose (CHILLA u. ROLOFF 1986). Speziell die Infiltration in das angrenzende Gewebe und den N. facialis sind prognostisch ungünstig (HAYASAKI et al. 1985). Die zusätzliche Einbeziehung des pathohistologischen Tumorbefundes verbessert die prognostische Aussage des TNM-Stadiums (JOHNS 1985).

Für die regionären *Lymphknoten* werden folgende *N-Kategorien* vorgeschlagen:

N0 Keine Metastasen,
N1 Metastasen in einem ipsilateralen Lymphknoten (3 cm oder weniger im größten Durchmesser),
N2 Metastasen in einem ipsilateralen Lymphknoten (mehr als 3 cm, aber nicht mehr als 6 cm im größten Durchmesser),
    oder in bilateralen oder kontralateralen Lymphknoten (nicht mehr als 6 cm im größten Durchmesser),
N2a Metastasen in einem ipsilateralen Lymphknoten (mehr als 3 cm, aber nicht mehr als 6 cm im größten Durchmesser),
N2b Metastasen in multiplen ipsilateralen Lymphknoten (keiner mehr als 6 cm im größten Durchmesser),
N2c Metastasen in bilateralen oder kontralateralen Lymphknoten (nicht mehr als 6 cm im größten Durchmesser),
N3 Metastasen in einem Lymphknoten (mit mehr als 6 cm im größten Durchmesser).

Lymphknoten in der Mittellinie werden jeweils als ipsilaterale Lymphknoten eingeordnet.

Die *Fernmetastasen* werden in der *M1-Kategorie* erfaßt (M0 = keine Fernmetastasen). Neben der Lunge ist das Skelettsystem der häufigste Ort für hämatogene Metastasen von Speicheldrüsentumoren.

Die *pTNM-Klassifikation* ist eine pathohistologische Einteilung und korrespondiert mit den klinischen T-, N- und M-Kategorien.

Die TNM-Klassifikation wird in folgende *4 Stadien (Stages)* eingeteilt:

Stadium I	T1a*	N0	M0
	T2a	N0	M0
Stadium II	T1b*	N0	M0
	T2b	N0	M0
	T3a	N0	M0
Stadium III	T3b	N0	M0
	T4a	N0	M0
	Alle T (außer T4b)	N1	M0
Stadium IV	T4b	Alle N	M0
	Alle T	N2, N3	M0
	Alle T	Alle N	M1

* a = keine lokale Ausbreitung, b = lokale Ausbreitung (Infiltration).

14.1.3 Zyto- und histogenetische Klassifikation

Zum Ausgangspunkt und zur zellulären Differenzierung der Speicheldrüsentumoren sind unterschiedliche Konzepte und Hypothesen entwickelt worden. Die aufgestellten Hypothesen basieren teils auf dem Vergleich der Architektur, Wuchsform und zellulären Struktur der Tumoren mit dem normalen Speicheldrüsengewebe, teils auch auf Daten der Entwicklung der Speicheldrüsen in der Embryonal- und Fetalzeit. Hinzu kommen neuere Untersuchungen zur proliferativen Kapazität des Speicheldrüsengewebes bei Erwachsenen und tierexperimentelle Befunde vorwiegend an der Ratten-Submandibularis unter Einsatz moderner Methoden (DNS-Syntheserate, Autoradiographie, Elektronenmikroskopie u.a.).

Die bisherigen Konzepte zur Histogenese der Speicheldrüsentumoren gehen gemeinsam davon aus, daß bestimmte „*Reservezellen*" des Speichelgangsystems als Ursprung der Tumoren in Frage kommen (EVERSOLE 1971; REGEZI u. BATSAKIS 1977; BATSAKIS 1980; BATSAKIS et al. 1989). Dabei lassen sich bezüglich der *Reservezellhypothese* eine Reihe von Modifikationen unterscheiden. In vereinfachter Form besagt diese Hypothese, daß von basal gelegenen Zellen, die auch als Stammzellen bezeichnet werden, die proliferative Aktivität bei der Tumorbildung ausgeht, wobei als Ausgangspunkt sowohl die Basalzellen der Schaltstücke als auch des angrenzenden exkretorischen Speichelgangsystems angesehen werden. Die *pluripotente unizelluläre Reservezellhypothese* geht davon aus, daß alle Tumorzellen von basal gelegenen Stammzellen (Progenitorzellen) des exkretorischen Gangabschnittes abstammen. Demgegenüber vertritt die *semipluripotente bizelluläre Reservezellhypothese* (EVERSOLE 1971) die Auffassung, daß auch in den Schaltstücken Stammzellen lokalisiert sind, wobei aus diesem Vorläuferzelltyp kubische und azinäre Zellkomponenten entstehen können, während die Stammzellen des exkretorischen Gangsystems eine Transformation zu Plattenepithelien, schleimbildenden und zylindrischen Zellen durchlaufen können. Nach dieser bizellulären Theorie werden die Tumoren teils von den Schaltstückreservezellen abgeleitet (Warthin-Tumoren, Onkozytome, kanalikuläre Adenome, Azinuszellkarzinome und adenoid-zystische Karzinome), teils von den Stammzellen des exkretorischen Gangsystems (pleomorphe Adenome, intraduktale Papillome, Plattenepithelkarzinome und Mukoepidermoidkarzinome).

Eine weitere Modifikation des histogenetischen semipluripotenten bizellulären Konzepts resultiert aus der Einbeziehung der *myoepithelialen Zellen* (BATSAKIS et al. 1989; MORI et al. 1992). Dabei werden die myoepithelialen Zellen ebenfalls von den duktalen basal gelegenen Reservezellen abgeleitet. Das Expressionsmuster für verschiedene Zytokeratine ist in den duktalen Basalzellen und Myoepithelzellen ähnlich (MORI et al. 1992). Zum anderen unterscheiden sich die neoplastischen modifizierten Myoepithelzellen von den Myoepithelzellen des normalen Speicheldrüsengewebes durch eine große strukturelle Variation und eine immunhistochemische Mehrfachexpression von Keratin, Vimentin, saurem Gliafaserprotein (GFAP), S-100-Protein und neuronspezifischer Enolase (NSE). Die große Potenz der neoplastischen Myoepithelzellen tritt in den pleomorphen Adenomen besonders deutlich in Erscheinung.

Im Gegensatz zu der uni- oder bizellulären Reservezelltheorie steht das Konzept der *multizellulären Theorie* (DARDICK u. VAN NOSTRAND 1987; DARDICK et al. 1990; DARDICK 1991; DARDICK u. BURFORD-MASON 1993; BURFORD-MASON et al. 1993). Nach dieser Hypothese sind alle differenzierten Zellen der Speicheldrüsen einschließlich der Azinuszellen zur Zellteilung und damit zur Tumorbildung befähigt. Das Konzept basiert vorwiegend auf experimentellen Befunden an der Parotis oder Submandibularis der Ratte nach Gangunterbindung mit Parenchymatrophie und danach folgender Drüsenregeneration (BURGESS et al. 1994). Bei Doppelmarkierung mit Aktin und PCNA zeigen die Myoepithelzellen eine höhere und frühere Proliferationsrate als azinäre Zellen oder Schaltstück- und Streifenstückepithelien, ein Befund, der als Hinweis auf die Bedeutung der Myoepithelzellen bei der Tumorbildung in den Speicheldrüsen interpretiert wird. Bei der experimentellen Speicheldrüsenvergrößerung nach Einwirkung noradrenergischer Substanzen wie Isoproterenol lassen sich Zellteilungen in allen Zellen der Speicheldrüsen nachweisen, wobei auch Azinuszellen einen hohen autoradiographischen Markierungsindex zeigen.

Es ist jedoch bisher nicht exakt erwiesen, ob sich besonders die tierexperimentellen Befunde auf die Tumorentstehung in den menschlichen Speicheldrüsen übertragen lassen. Das Konzept der multizellulären Theorie bedarf somit noch der weiteren Bestätigung.

Ein weiteres Prinzip der Morphogenese stellt das Konzept der *duktalazinären Einheit ("ducto-acinar unit")* dar (DARDICK et al. 1983; DARDICK u. BURFORD-MASON 1993). Danach umfaßt die duktal-azinäre Einheit alle sekretorischen und duktalen Drüsenabschnitte – mit Ausnahme der Gangbezirke mit doppelreihiger Zellanordnung – sowohl im normalen Drüsengewebe als auch in den Speicheldrüsentumoren, wobei verschiedenartige Kombinationen von duktal-luminalen Zellen und azinären Zellen vorliegen und zusätzlich myoepitheliale und basale Zellen in den Differenzierungsprozeß der Speicheldrüsentumoren einbezogen werden. Nach diesem Konzept werden in pleomorphen Adenomen gangartige Strukturen von duktal-luminalen Zellen gebildet und von mehr irregulär angeordneten modifizierten Myoepithelzellen umgeben, so daß diese Gewebsarchitektur eine Karikatur des normalen Drüsengewebes darstellt. Einschränkend wird jedoch auch bei diesem Modell der Morphogenese betont, daß damit weder ein Beweis für den histogenetischen Mechanismus noch eine definitive Aussage über die Herkunft der einzelnen Tumorzellen gemacht wird.

Literatur

Alós LL, Ribé A, Bombi JA, et al. (1995) Myoepithelial tumors of major and minor salivary glands. A clinicopathologic, immunohistochemical, ultrastructural and flow cytometric study. Pathol Res Pract 191:606

Batsakis JG (1980) Salivary gland neoplasia: An outcome of modified morphogenesis and cytodifferentiation. Oral Surg Oral Med Oral Pathol 49:229–232

Batsakis JG, Regezi JA, Luna MA, El-Naggar A (1989) Histogenesis of salivary gland neoplasms: a postulate with prognostic implications. J Laryngol Otol 103:939–944

Beahrs O, Henson DE, Hutter RVP, Myers MH (eds) (1988) Manual for Staging of Cancer, 3rd ed. Lippincott, Philadelphia, pp 51–56

Brocheriou C, d'Agay MF, Roquancourt A de (1986) Histogenese des tumeurs des glandes salivaires. Arch Anat Cytol Pathol 34:69–78

Burford-Mason AP, Cummins MM, Brown DH, MacKay AJ, Dardick I (1993) Immunohistochemical analysis of the proliferative capacity of duct and acinar cells during ligation-induced atrophy and subsequent regeneration of rat parotid gland. J Oral Pathol Med 22:440–446

Burgess K, Dardick I, Burford-Mason A, MacKay A (1994) Myoepithelial cell: Another possible progenitor cell for neoplastic induction of salivary gland tumors? Oral Surg Oral Med Oral Pathol 78:780

Caselitz J (1987) Das pleomorphe Adenom der Speicheldrüsen. Histogenese, zelluläre Differenzierung, Tumormarker. Veröff Pathol 126:1–253. Fischer, Stuttgart New York

Caselitz J, Seifert G, Grenner G, Schmidtberger R (1983) Amylase as an additional marker of salivary gland neoplasms. An immunoperoxidase study. Pathol Res Pract 176:276–283

Cesinaro AM, Criscuolo M, Collina G, Galetti R, Migaldi M, Lo Bianco F (1995) Salivary gland tumours: revision of 391 cases according to the new WHO classification. Pathologica 86:602–605

Chilla R, Roloff A (1986) Über die prognostische Wertigkeit von TNM-Klassifizierungen und Histologie maligner Parotistumoren. Laryngorhinootologie 65:123–126

Dardick I (1991) Histogenesis and morphogenesis of salivary gland neoplasms. In: Ellis GL, Auclair PL, Gnepp DR (eds) Surgical pathology of the salivary glands. Saunders, Philadelphia London Toronto Montreal Syndney Tokyo, pp 108–128

Dardick I, Burford-Mason AP (1993) Current status of histogenetic and morphogenetic concepts of salivary gland tumorigenesis. Crit Rev Oral Biol Med 4:639–677

Dardick I, Nostrand AWP van (1985) Myoepithelial cells in salivary gland tumours – revisited. Head Neck Surg 7:395–408

Dardick I, Nostrand AWP van (1987) Morphogenesis of salivary gland tumors. A prerequisite to improving classification. Pathol Annu 22:1–53

Dardick I, Nostrand AWP van, Jeans MTD, Rippstein P, Edwards V (1983) Pleomorphic adenoma: I. Ultrastructural organization of "epithelial" regions. Hum Pathol 14:780–797

Dardick I, Kahn HJ, Nostrand AWP van, Baumal R (1984) Salivary gland monomorphic adenoma. Ultrastructural, immunoperoxidase, and histogenetic aspects. Am J Pathol 115:334–348

Dardick I, Thomas MJ, Nostrand AWP van (1989) Myoepithelioma – New concepts of histology and classification. A light and electron microscopic study. Ultrastruct Pathol 13:187–224

Dardick I, Byard RW, Carnegie JA (1990) A review of the proliferative capacity of major salivary glands and the relationship to current concepts of neoplasia in salivary gland. Oral Surg Oral Med Oral Pathol 69:53–67

Eversole LH (1971) Histogenetic classification of salivary gland tumors. Arch Pathol 92:433–443

Gustafsson H, Bergman F, Virtanen I, Thornell LE (1989) Myoepithelial cells in salivary gland neoplasms. APMIS 97:49–55

Hayasaki K, Kaneko T, Fujita Y, Suzuki H, Sunami S (1985) A proposal of TNM classification system for cancer of the salivary gland – comprehensive retrospective study. Auris Nasus Larynx 12 [Suppl 2]:132–134

Hermanek P, Sobin LH (eds) (1987) TNM classification of malignant tumours, 4th edn. International Union Against Cancer. Springer, Berlin Heidelberg New York

Johns ME (1985) Staging of salivary gland cancers. In: Chretien PS, Johns ME, Shedd DD, Strong EW, Ward PH (eds) Head and Neck Cancer, vol 1. Decker, Philadelphia, pp 100–105

Levitt SH, McHugh RB, Gomez-Martin O, et al. (1981) Clinical staging system for cancer of the salivary gland: A retrospective study. Cancer 47:2712–2724

Mori M, Sumitomo S, Iwai Y, Meenaghan MA (1986) Immunolocalization of keratins in salivary gland pleomorphic adenoma using monoclonal antibodies. Oral Surg Oral Med Oral Pathol 61:611–616

Mori M, Tsukitani K, Ninomiya T, Okada Y (1987) Various expressions of modified myoepithelial cells in salivary gland pleomorphic adenomas. Immunohistochemical studies. Pathol Res Pract 182:632–646

Mori M, Ninomiya T, Okada Y, Tsukitani K (1989) Myoepitheliomas and myoepithelial adenomas of salivary gland origin. Immunohistochemical evaluation of filament proteins, S-100 alpha and beta, glial fibrillary acidic proteins, neuron-specific enolase, and lactoferrin. Pathol Res Pract 184:168–178

Mori M, Takai Y, Sumitomo S (1992) Salivary gland tumours: a possible origin of modified myoepithelial cells is ductal basal cells. Cancer J 5:316–320

Palmer RM (1986) The identification of myoepithelial cells in human salivary glands. A review and comparison of light microscopical methods. J Oral Pathol Med 15:221–229

Regezi JA, Batsakis JG (1977) Histogenesis of salivary gland neoplasms. Otolaryngol Clin North Am 10:297–307

Schwab W, Clasen BPE (1988) TNM-Klassifikation maligner Tumoren der Kopfspeicheldrüsen. In: Weidauer H, Maier H (Hrsg) Speicheldrüsenerkrankungen. Aktuelle Diagnostik und Therapie. Springer, Berlin Heidelberg New York Tokyo, S 155–165

Schwab W, Clasen BPE, Steinhoff H-J (1987) Neue und geänderte Richtlinien zum TNM-System im Kopf-Hals-Bereich. HNO 35:112–118

Seifert G (1978) Klassifikation der epithelialen Speicheldrüsentumoren. Verh Dtsch Ges Pathol 62:549–551

Seifert G (1991) Histologic typing of salivary gland tumours, 2nd edn. Springer, Berlin Heidelberg New York Tokyo

Seifert G (1995) Differential diagnosis of clear cell and basal cell tumours of the salivary glands. Pathol Res Pract 191:714

Seifert G (1996) Classification and differential diagnosis of clear cell and basal cell tumours of the salivary glands. Semin Oncol 23: in Druck

Seifert G, Caselitz J (1989) Epithelial salivary gland tumours. Tumour markers. Prog Surg Pathol 9:157–187

Seifert G, Donath K (1976) Die Morphologie der Speicheldrüsenerkrankungen. Arch Otorhinolaryngol 213:111–208

Seifert G, Donath K (1978) Über das Vorkommen sog. heller Zellen in Speicheldrüsentumoren. Ultrastruktur und Differentialdiagnose. Z Krebsforsch 91:165–182

Seifert G, Sobin LH (1992) WHO histological classification of salivary gland tumours. A commentary on the second edition. Cancer 70:79–85

Seifert G, Miehlke A, Haubrich J, Chilla R (1984) Speicheldrüsenkrankheiten. Pathologie-Klinik-Therapie-Fazialischirurgie. Thieme, Stuttgart New York

Seifert G, Miehlke A, Haubrich J, Chilla R (1986) Diseases of the salivary glands. Pathology-diagnosis-treatment-facial nerve surgery. Thieme, Stuttgart New York

Seifert G, Brocheriou C, Cardesa A, Eveson JW (1990) WHO international histological classification of tumours. Tentative histological classification of salivary gland tumours. Pathol Res Pract 186:555–581

Spiessl B, Beahrs OH, Hermanek P, et al. (eds) (1989) TNM Atlas. Illustrated guide to the TNM/pTNM-classification of malignant tumors, 3rd edn. Springer, Berlin Heidelberg New York Tokyo, pp 4 and 51–54

Spiro RH, Huvos AG, Strong EW (1975) Cancer of the parotid gland: A clinicopathologic study of 288 primary cases. Am J Surg 130:452–459

Spiro RH, Hajda SI, Strong EW (1976) Tumors of the submexillary gland. Am J Surg 132: 463–468

Suzuki J (1982) Basal cell adenoma with acinic differentiation. Acta Pathol Jpn 32:1085–1092

Takai Y, Dardick I, Mackay A, Burford-Mason A, Mori M (1995) Diagnostic criteria for neoplastic myoepithelial cells in pleomorphic adenomas and myoepitheliomas. Immunocytochemical detection of muscle-specific actin, cytokeratin 14, vimentin, and glial fibrillary acidic protein. Oral Surg Oral Med Oral Pathol 79:330–341

Thackray AC, Sobin LH (1972) Histological typing of salivary gland tumours. WHO international classification of tumours. World Health Organization, Genova

14.2 Zusätzliche Methoden zur Klassifikation und Prognose

14.2.1 Immunzytochemische Marker (Tumormarker)

Unter Hinweis auf die immunhistochemischen Befunde im normalen Speicheldrüsengewebe (s. Kap. 1.4.2) soll in diesem Kapitel ein kurzer Überblick über die Wertigkeit der immunzytochemischen Befunde für eine zusätzliche Klassifikation der Speicheldrüsentumoren vermittelt werden (Tabelle 24). Die sehr umfangreichen Ergebnisse zur allgemeinen morphologischen Charakterisierung und diagnostischen Relevanz von morphologischen Tumormarkern und Zellrezeptoren sind in Monographien zusammengefaßt (SEIFERT 1987 u. 1991b), spezielle Daten zu den Speicheldrüsentumoren in weiteren Monographien (SEIFERT et al. 1984; MORI 1991) und Übersichtsreferaten (SEIFERT u. CASELITZ 1985; OTTO et al. 1988; SEIFERT u. CASELITZ 1989; HERRERA 1990). Zusätzlich wird auch auf die immunzytochemischen Befunde bei den einzelnen Tumorentitäten verwiesen (s. Kap. 14.7 ff).

Die morphologischen Tumormarker sind keine Klassifikationsmarker zur Unterscheidung von benignen oder malignen Tumoren, sondern vermitteln Informationen über die zelluläre Differenzierung der Tumoren und den Funktionszustand der Tumorzellen (MOLL 1993). Sie ermöglichen somit eine exaktere und verfeinerte Klassifikation der Tumoren und zuätzlich auch Aussagen zur Prognose, insbesondere in Verbindung mit weiteren morphologischen Methoden zur Bestimmung der proliferativen Aktivität, zur Analyse der Ultrastruktur und zur Erfassung zytogenetischer Faktoren.

Für die Routinediagnostik haben sich speziell folgende immunzytochemische Nachweisreaktionen zur Klassifikation der Speicheldrüsentumoren bewährt (SEIFERT 1991a):

- Amylase für die Klassifikation der hellzelligen Variante des Azinuszellkarzinoms,

- S-100-Protein, Aktin und Myosin für die Identifikation von modifizierten myoepithelialen Zellen,
- Zytokeratine für die Unterscheidung undifferenzierter Karzinome von malignen Lymphomen oder Sarkomen,
- CEA und Thyreoglobulin für die Differentialdiagnose zwischen primären drüsig differenzierten Speicheldrüsenkarzinomen und Metastasen von Schilddrüsenkarzinomen.

Tabelle 24. Übersicht über das Spektrum der immunzytochemischen Tumormarker in Speicheldrüsentumoren[a]

1. Intrazytoplasmatische Filamentsysteme:
- Zytokeratine (analog auch TPA):
vorwiegend luminal gelegene epitheliale Tumorzellen in gangartigen Strukturen (meist CK 8, CK 18 und CK 19; CKB 1 für spindelförmige Myoepithelzellen)
- Saures Gliafaserprotein (GFAP):
vorwiegend in modifizierten neoplastischen Myoepithelzellen (z.B. pleomorphe Adenome)
- Vimentin:
vorwiegend in modifizierten Myepithelzellen
Doppelexpression mit Zytokeratin (Azinuszellkarzinome, adenoid-zystische Karzinome)
Mehrfachexpression mit Zytokeratin und GFAP (pleomorphe Adenome)
- Aktin und Myosin:
vorwiegend in modifizierten Myoepithelzellen (pleomorphe Adenome, epithelial-myoepitheliale Karzinome)

2. Epitheliale Differenzierungsmarker:
- EMA (analog monoklonale Antikörper MAM-3 und MAM-6):
luminale Seite gangartiger oder zystischer Tumorareale (pleomorphe Adenome, Warthin-Tumoren)
mehr diffus-intrazytoplasmatisch in Karzinomen (Azinuszellkarzinome, Mukoepidermoidkarzinome, Karzinome in pleomorphen Adenomen)

3. Zellmembranantigene:
- CEA:
luminal in gangartigen Strukturen und Sekretprodukte in Ganglumen; stärkere Reaktion in Karzinomen als in Adenomen, jedoch negative Reaktion in niedrig differenzierten Karzinomen
- CA 19-9:
luminal und intrazytoplasmatisch (pleomorphe Adenome, Warthin-Tumoren, adenoid-zystische Karzinome)
- TAG-72:
luminal und intrazytoplasmatisch
diffuse Expression als Malignitätsindikator
- Lektine:
PNA, HPA, Con A, WGA vorwiegend luminal in gangartigen Strukturen (pleomorphe Adenome, Warthin-Tumoren) und drüsigen Karzinomen (adenoid-zystische Karzinome, epithelial-myoepitheliale Karzinome, Mukoepidermoidkarzinome, Azinuszellkarzinome)
- Blutgruppensubstanzen (ABH, Lewis-System):
vorwiegend in drüsig-zystischen und gangartigen Formationen (pleomorphe Adenome, Warthin-Tumoren) und hochdifferenzierten Karzinomen (adenoid-zystische Karzinome, Mukoepidermoidkarzinome, epithelial-myoepitheliale Karzinome)
Expressionsverlust bei Entdifferenzierung

[a] Siehe auch Tabelle 1.

Tabelle 24 (Fortsetzung)

4. Zellspezifische Sekretionsprodukte:
- Amylase:
  überwiegend in Azinuszellkarzinomen
- Laktoferrin und Lysozym:
  apikal in duktalen Formationen (pleomorphe Adenome, adenoid-zystische Karzinome, epithelial-myoepitheliale Karzinome)
- α_1-Antitrypsin und α_1-Antichymotrypsin:
  in pleomorphen Adenomen und Warthin-Tumoren
- Ferritin:
  analog wie α_1-Antitrypsin
- Sekretorische Komponente (SC):
  Korrelation mit drüsiger Differenzierung
  Expression analog Laktoferrin
- IgA:
  in Verbindung mit SC (pleomorphe Adenome, Warthin-Tumoren, Mukoepidermoidkarzinome, adenoid-zystische Karzinome)
- S-100-Protein:
  vorwiegend modifizierte Myoepithelzellen (besonders myxoide oder chondroide Areale in pleomorphen Adenomen)

5. Basalmembran-assoziierte Substanzen:
- Laminin:
  vorwiegend an der Außenseite gangartiger Strukturen (pleomorphe Adenome); in adenoid-zystischen Karzinomen an der Innenseite von Pseudozysten; Assoziation mit Myoepithelzellen
  Isoformen: Laminin-2 (Merosin) in Myoepithelzellen, Laminin-5 (Kalinin) in Basalmembranen normaler Azinus- und Gangepithelien sowie in Tumoren (Warthin-Tumoren, Onkozytome, Azinuszellkarzinome, Mukoepidermoidkarzinome, dagegen nicht in myoepithelialen Tumoren)
  Laminin-2 und Laminin-5 in Basalzelladenomen und adenoid-zystischen Karzinomen (Hinweis auf biphasische Differenzierung)
- Kollagentyp IV und Fibronektin:
  analog wie Laminin
  erhöhte Synthese von Typ IV-Kollagenase als Indikator für Tumorinvasion und Metastasierung
- Tenascin:
  Basalmembranzone von Warthin-Tumoren
  Stroma von pleomorphen Adenomen
  große Variationen des Nachweises in Karzinomen
  keine Expression in undifferenzierten Karzinomen
- Integrine:
  α_2- und α_6-Untereinheiten positiv in pleomorphen Adenomen, Warthin-Tumoren, Basalzelladenomen – α_5-Untereinheit dagegen negativ
- Elastin:
  Produkt der Myoepithelzellen in pleomorphen Adenomen und adenoid-zystischen Karzinomen, nicht in Warthin-Tumoren, Onkozytomen und Mukoepidermoidkarzinomen

6. Zellrezeptoren:
- EGF-Rezeptor:
  nachweisbar in zahlreichen Tumoren (pleomorphe Adenome, Myoepitheliome, Warthin-Tumoren, Mukoepidermoidkarzinome, Plattenepithelkarzinome), nicht in adenoid-zystischen Karzinomen
  Markierung der Proliferations- und Wachstumszonen
- Transferrinrezeptor:
  vorwiegend in Karzinomen

Tabelle 24 (Fortsetzung)

7. Onkogene:
- c-erbB-2-Onkogene:
  erhöhte Expression an der Zellmembran wenig differenzierter drüsiger Karzinome
- Ras-Onkogene:
  verstärkte Expression von p21ras in pleomorphen Adenomen und Karzinomen
- HER-2/neu:
  Amplifikation und Überexpression in Mukoepidermoidkarzinomen
- Fos-Onkogene (c-fos):
  verminderte Expression gegenüber normalem Speicheldrüsengewebe in benignen und malignen Speicheldrüsentumoren
- bcl-2-Onkogen:
  Expression in Basalzelladenomen, Warthin-Tumoren und pleomorphen Adenomen
- c-met-Onkogen:
  verstärkte Expression in pleomorphen Adenomen und polymorphen low-grade Adenokarzinomen
- p53-Onkoprotein:
  verstärkte Expression in Speicheldrüsenkarzinomen (Korrelation zur Prognose)

8. Hormone und hormonartige Substanzen:
- Prolaktin:
  Expression in duktal differenzierten Zellen von pleomorphen Adenomen und adenoidzystischen Karzinomen
- Kathepsin-D:
  Expression vermehrt in Karzinomen in pleomorphen Adenomen, Mukoepidermoidkarzinomen und adenoid-zystischen Karzinomen
- DF 3-Antigen (CA 15-3):
  intensive Expression in Mukoepidermoidkarzinomen und Karzinomen in pleomorphen Adenomen
- NSE und Leu-7:
  Expression meist in pleomorphen Adenomen, Warthin-Tumoren und adenoid-zystischen Karzinomen
  analoge Expression wie S-100-Protein und GFAP
- Neuropeptide:
  Somatostatin in Warthin-Tumoren
  Vasoaktives Polypeptid (VIP) in Azinuszellkarzinomen
- Prostata-spezifisches Antigen (PSA) und Prostata-spezifische saure Phosphatase (PSAP):
  Expression mitunter bei Männern in pleomorphen Adenomen und adenoid-zystischen Karzinomen
- Steroid-C 21-Hydroxylase:
  in duktal differenzierten Arealen von pleomorphen Adenomen und Warthin-Tumoren
- Vitamin B 12-bindendes Protein:
  Expression luminal-duktal in pleomorphen Adenomen, Warthin-Tumoren, adenoid-zystischen Karzinomen
- HLA-DR-Antigene:
  Expression in Stromazellen mit Angrenzung an Tumorepithelien (Warthin-Tumoren, nicht Onkozytome)

14.2.1.1 Intermediärfilamente des Zytoskelettes

Hierbei handelt es sich um zelluläre Gerüststrukturen, wobei 4 intrazytoplasmatische Filamentsysteme unterschieden werden:
- Mikrofilamente (vorwiegend Aktine; Durchmesser 5–7 nm),
- Myosinfilamente (Durchmesser 15 nm),
- Mikrotubuli (Durchmesser 15 nm) und
- Intermediärfilamente (Durchmesser 7–11 nm).

Von den *Intermediärfilamenten* sind für die Diagnostik vor allem die *Zytokeratine* (MOLL 1993) und das *Vimentin* als zelluläre Strukturproteine bedeutungsvoll, daneben auch das *saure Gliafaserprotein (GFAP)*, dagegen kaum das Desmin oder die Neurofilamente.

Zytokeratine: Die epithelialen Tumorzellen, insbesondere die luminal gelegenen Tumorzellen in gangartigen Strukturen sind generell Zytokeratin-positiv (CASELITZ et al. 1982; MORI et al. 1985; LEONCINI et al. 1988; GUSTAFSSON et al. 1988; SEIFERT u. CASELITZ 1989). Insgesamt findet sich jedoch ein sehr komplexes Zytokeratinmuster, so daß ein direkter Vergleich mit dem normalen Speicheldrüsengewebe kaum möglich ist. Am häufigsten sind die Zytokeratine CK 8 und CK 18 nachweisbar, weniger oft die Zytokeratine CK 7, CK 17 oder CK 19 (GUSTAFSSON et al. 1988). Der monoklonale Zytokeratinantikörper CK B1 markiert speziell die spindelförmigen myoepithelialen Zellen in pleomorphen Adenomen, die meisten Zellen in adenoid-zystischen Karzinomen und basal gelegenen Zellen in Warthin-Tumoren, nicht dagegen die onkozytären Zellen (CASELITZ et al. 1986).

Von besonderer Bedeutung ist die *Mehrfachexpression* von Intermediärfilamenten. Anzuführen sind die Expression von Zytokeratin, Vimentin und GFAP in pleomorphen Adenomen, vor allem in modifizierten myoepithelialen Zellen, welche mehr peripher außen im Bereich gangartiger Strukturen lokalisiert sind (CASELITZ 1987a; LEONCINI et al. 1988; GUSTAFSSON et al. 1988 u. 1989, DRAEGER et al. 1991; GUPTA et al. 1992). Eine Doppelexpression von Zytokeratin und Vimentin ist jedoch auch in Azinuszellkarzinomen, adenoid-zystischen Karzinomen und vereinzelt auch in anderen Speicheldrüsentumoren beobachtet worden. Die Mehrfachexpression von Intermediärfilamenten kann speziell in pleomorphen Adenomen auch mit der zusätzlichen Expression von S-100-Protein oder Aktin einhergehen. Die Expression von TPA („tissue polypeptide antigen") entspricht in der Lokalisation der Expression von Zytokeratin (CASELITZ et al. 1983a; ZIMMER et al. 1985)

Aktin als Marker vorwiegend von glatten Muskelzellen ist speziell auch in modifizierten myoepithelialen Zellen nachweisbar, insbesondere in pleomorphen Adenomen (CASELITZ u. LÖNING 1981c, HIRANO et al. 1990) und in epithelial-myoepithelialen Karzinomen (JONES et al. 1992), desgleichen auch in den glandulären Subtypen des adenoid-zystischen Karzinoms (DE ARAUJO et al. 1994). Aus vergleichenden immunzytochemischen, ultrastrukturellen und immunelektronenmikroskopischen Studien an pleomorphen Adenomen und Myoepitheliomen geht jedoch hervor, daß muskelspezifisches Aktin immunzytochemisch nur in 60% der Myoepitheliome und in 36% der pleomorphen Adenome exprimiert wird (TAKAI et al. 1994; DARDICK 1995). Mittels der Immunelektronenmikroskopie sind Aktinfilamente allerdings vereinzelt auch dann noch vorhanden, wenn ultrastrukturell keine oder minimale Myofilamente erkennbar sind. Konstant ist dagegen die Expression von Vimentin und GFAP sowohl in pleomorphen Adenomen als auch in Myoepitheliomen (s. Kap. 14.7.7 und 14.8.4).

Myosin ist analog wie Aktin in myoepithelialen Tumorzellen lokalisiert, besonders in epithelial-myoepithelialen Karzinomen (LUNA et al. 1985; PALMER 1985), jedoch auch in pleomorphen Adenomen und in adenoid-zystischen Karzinomen (SAKU et al. 1984).

14.2.1.2 Epitheliale Differenzierungsmarker

Zu den *generellen Epithelmarkern* gehören das *epitheliale Membranantigen (EMA)* und Desmosomenbestandteile (insbesondere Desmoplakine), zu den *selektiven Epithelmarkern*, die eine Subklassifikation der epithelialen Tumoren ermöglichen, *Zellmembranantigene* und *zellspezifische Sekretionsprodukte*.

Epitheliales Membranantigen (EMA)

Eine positive Reaktion für EMA ist vorwiegend an der luminalen Seite gangartiger oder zystischer Tumorstrukturen nachweisbar (GUSTERSON et al. 1982; TATEMOTO et al. 1987; SEIFERT u. CASELITZ 1989), insbesondere in pleomorphen Adenomen und Warthin-Tumoren. In Azinuszellkarzinomen, Mukoepidermoidkarzinomen oder Karzinomen in pleomorphen Adenomen findet sich dagegen eine mehr diffuse intrazytoplasmatische Reaktion (TATEMOTO et al. 1987). Die modifizierten myoepithelialen Tumorzellbezirke sind EMA-negativ. Mit monoklonalen Antikörpern (MAM-3 und MAM-6) ergibt sich ein ähnliches Reaktionsmuster an der luminalen Seite duktaler Tumorstrukturen (YAMADA et al. 1989a), speziell mit dem Antikörper MAM-6 eine besondere Darstellung der basal gelegenen Zellen in Warthin-Tumoren und der epidermoiden Zellen der Mukoepidermoidkarzinome.

Zellmembranantigene

Das *karzinoembryonale Antigen (CEA)* ist besonders luminal in gangartigen Tumorstrukturen vorhanden, daneben auch in sekretorischem Material innerhalb von Ganglichtungen (McDICKEN u. SCOTT 1981; CASELITZ et al. 1981a; SUMITOMO et al. 1987; ALFARO u. CARROZZA 1990). Ein positiver CEA-Nachweis liegt sowohl in benignen Speicheldrüsentumoren (pleomorphe Adenome, Warthin-Tumoren) als auch in Karzinomen (Azinuszellkarzinome, adenoid-zystische Karzinome, Plattenepithelkarzinome) vor, so daß CEA kein absolut sicherer Marker zur Unterscheidung von benignen und malignen Tumoren darstellt. Bei den Karzinomen ergibt sich jedoch ein stärkerer Reaktionsausfall als bei benignen Tumoren, desgleichen bei Karzinomen mit höherer Differenzierung. Undifferenzierte Karzinome sind dagegen CEA-negativ. In epithelial-myoepithelialen Karzinomen zeigen nur die luminalen Tumorzellen eine positive Reaktion, nicht dagegen die außen gelegenen myoepithelialen Tumorzellen. Gleichartige Reaktionsmuster finden sich auch in den Tumoren der kleinen Speicheldrüsen (SAITO et al. 1984).

Bei einem Vergleich zwischen CEA-Immunszintigraphie und CEA-Immunhistochemie ergeben sich Übereinstimmungen besonders bei malignen Speicheldrüsentumoren (KAIREMO u. HOPSU 1990).

Das tumorassoziierte Zellmembranantigen *CA 19-9* ist sowohl luminal als auch intrazytoplasmatisch in pleomorphen Adenomen, Warthin-Tumoren und adenoid-zystischen Karzinomen nachgewiesen worden (PRANTL 1987). Ein weiteres tumorassoziiertes onkofetales Glykoprotein *TAG-72* zeigt sowohl eine intraluminale als auch intrazytoplasmatische Lokalisation, wobei eine diffuse Expression im Tumorgewebe als Malignitätsindikator angesehen wird, speziell bei der Abgrenzung pleomorpher Adenome von Karzinomen in pleomorphen Adenomen (BRANDWEIN et al. 1992).

Lektine, welche als Glykoproteine normalerweise im Bereich der Glykokalix der Zellmembran lokalisiert sind (CASELITZ 1987c), zeigen ein charakteristisches Verteilungsmuster in Speicheldrüsentumoren (RAVASIO et al. 1980; CASELITZ u. SEIFERT 1981; HSU u. RAINE 1982; DALEY et al. 1985; GAO 1991; STEUER et al. 1993). Der Lektinnachweis für *PNA* („Peanut agglutinin"), *HPA* („Helix pomatia agglutinin"), *ConA* („Concanavalin A") oder *WGA* („Wheat germ agglutinin") markiert vorwiegend die luminalen apikalen Zellmembranen gangartiger Strukturen in pleomorphen Adenomen, Warthin-Tumoren und hochdifferenzierten drüsigen Karzinomen (adenoid-zystische Karzinome, epithelial-myoepitheliale Karzinome, Mukoepidermoidkarzinome, Azinuszellkarzinome), während undifferenzierte Karzinome eine negative Lektinreaktion aufweisen. Das veränderte Reaktionsmuster für Lektine ist somit ein Indikator für eine neoplastische Transformation.

Blutgruppensubstanzen, zu denen die Blutgruppenantigene des ABH- und Lewis-System gehören, sind ebenfalls an der Zellmembran angeordnet und markieren drüsig-zystische und gangartige Tumorstrukturen (WOLTERING et al. 1983; HAMPER et al. 1985; CASELITZ 1987; SEIFERT u. CASELITZ 1989), und zwar sowohl in benignen Tumoren (pleomorphe Adenome, Warthin-Tumoren) als auch in dochdifferenzierten Karzinomen (adenoid-zystische Karzinome, Mukoepidermoidkarzinome, epithelial-myoepitheliale Karzinome). Mit zunehmender Entdifferenzierung kommt es zu einem Verlust der Expression von Blutgruppensubstanzen. Der Blutgruppennachweis im Tumorgewebe korreliert in der Regel mit der serologisch nachweisbaren Blutgruppe.

Von den einfachen *Muzintyp-Kohlenhydratantigenen* (T, Tn, Sialosyl-Tn) wurde speziell *Tn* in pleomorphen Adenomen (THERKILDSEN et al. 1993) und Mukoepidermoidkarzinomen (FONSECA et al. 1994) nachgewiesen. In Speicheldrüsenkarzinomen mit myoepithelialer Zellkomponente (adenoid-zystische Karzinome, epithelial-myoepitheliale Karzinome, polymorphe low-grade Adenokarzinome, Basalzell-Adenokarzinome) findet sich eine geringere Tn-Expression in tubulär-cribriformen Arealen als in soliden Tumorbezirken (FONSECA et al. 1995). Außerdem besteht bei Speicheldrüsenkarzinomen eine positive Korrelation zwischen der Tn-Expression und der 5-Jahres-Überlebensrate sowie dem rezidivfreien Intervall (THERKILDSEN et al. 1995a). Das *T*-Antigen (Thomsen-Friedenreich-Antigen), welches im normalen Speicheldrüsengewebe sowohl in myoepithelialen Zellen als auch in Basalzellen exprimiert wird, ist in den modifizierten myoepithelialen Zellen der pleomorphen Adenome und adenoid-zystischen Karzinome in gleicher Weise nachweisbar (THERKILDSEN et al. 1995b). Daraus ergibt sich, daß eine sichere Unterscheidung zwischen modifizierten Myoepithelzellen und Basalzellen mit dem T-Antigen allein nicht möglich ist (s. Kap. 1.4.2 u. 14.1.3).

Zellspezifische Sekretionsprodukte

Amylase ist speziell in Azinuszellkarzinomen nachweisbar (CASELITZ et al. 1983b), wobei die Intensität des Reaktionsausfalls innerhalb des Tumorgewebes sehr unterschiedlich ist und in gangartigen Strukturen oder hellzelligen Verbänden eine schwächere oder sogar fehlende Reaktion gegenüber den azinär differenzierten Tumorabschnitten beobachtet werden kann. In anderen Speicheldrüsentumoren sind mitunter einzelne oder kleine, in Gruppen angeordnete Tumorzellen Amylase-positiv, so vereinzelt in pleomorphen Adenomen, Warthin-Tumoren und Mukoepidermoidkarzinomen (SUMITOMO et al. 1986; EGAN et al. 1988) oder embryonalen Karzinomen (DONATH et al. 1984). Der negative Ausfall der Amylasereaktion in Speicheldrüsentumoren kann auf einer mangelnden Transskription des Amylasegens beruhen (MORLEY et al. 1983; MORLEY u. HODES 1988).

Über den Nachweis von *Laktoferrin* und *Lysozym* liegen zahlreiche Untersuchungen vor (CASELITZ et al. 1981b; KORSRUD u. BRANDTZAEG 1984; OGAWA et al. 1984; TAKATA et al. 1985; SEHESTED et al. 1985; ROGNUM et al. 1987). Laktoferrin ist vorwiegend an der apikalen Zellmembran in duktal differenzierten Tumorzellen lokalisiert, so in pleomorphen Adenomen, adenoid-zystischen Karzinomen oder in epithelial-myoepithelialen Karzinomen, wobei der Reaktionsausfall in Relation zum Differenzierungsgrad der Tumoren steht. Das Expressionsmuster von Lysozym ist weitgehend mit dem des Laktoferrin identisch, wobei allerdings Lysozym weniger häufig exprimiert wird. In Plattenepithelkarzinomen und anaplastischen Karzinomen lassen sich immunzytochemisch weder Laktoferrin noch Lysozym nachweisen. Die Expression von α_1-*Antitrypsin* und α_1-*Antichymotrypsin*, welche im normalen Parotisgewebe nicht vorkommen, ist in pleomorphen Adenomen, teilweise auch in Warthin-Tumoren beobachtet worden (SEHESTED et al. 1985), desgleichen auch die Expression von *Ferritin*.

Die *sekretorische Komponente (SC)* zeigt ein ähnliches Verteilungsmuster wie Laktoferrin und korreliert mit dem Grad der glandulären Tumordifferenzierung (HARRIS u. SOUTH 1981). Daher ist SC vorwiegend an der luminalen Seite duktaler Tumorstrukturen lokalisiert, insbesondere auch in pleomorphen Adenomen oder Warthin-Tumoren (FANTASIA u. LALLY 1984; SAITO et al. 1984; KORSRUD u. BRANDTZAEG 1984; SEIFERT u. CASELITZ 1989). Myoepitheliale Tumorzellen zeigen keine Expression von SC.

Immunglobulin A (IgA) ist meist in Verbindung mit SC nachweisbar, so in pleomorphen Adenomen, Warthin-Tumoren, Mukoepidermoidkarzinomen und adenoid-zystischen Karzinomen (KORSRUD u. BRANDTZAEG 1984; SAITO et al. 1984).

S-100-Protein gilt als Marker für modifizierte myoepitheliale Tumorzellen (HARA et al. 1983; NAKAZATO et al. 1985; CROCKER et al. 1985; BATSAKIS et al. 1986;

CAMPBELL et al. 1988; BARRETT u. SCULLY 1994). Lokalisationsorte sind besonders die myxoiden und chondroiden Areale und die peripheren basalen Zellen in gangartigen Formationen pleomorpher Adenome, daneben auch die trabekulären Formationen in adenoid-zystischen Karzinomen. Nur selten läßt sich S-100-Protein in Warthin-Tumoren, Basalzelladenomen, Azinuszellkarzinomen oder Mukoepidermoidkarzinomen nachweisen.

14.2.1.3 Basalmembran-assoziierte Substanzen

Marker für die Substanzen der Basalmembranen und der interzellulären Matrix sind von diagnostischer Bedeutung für die Analyse benigner oder maligner Wachstumsprozesse in Tumoren (CASELITZ 1987b).

Das Glykoprotein *Laminin*, welches an der Basalmembran lokalisiert ist und die epitheliale Zelladhärenz an der Basalmembran bewirkt, findet sich in linearer Anordnung an der Außenseite gangartiger Strukturen in pleomorphen Adenomen, besonders intensiv aber in adenoid-zystischen Karzinomen, wobei in den cribriformen Arealen die Innenseite von Pseudozysten deutlich markiert ist (TOIDA et al. 1984; CASELITZ et al. 1988). In anderen malignen Tumoren (Mukoepidermoidkarzinome, Plattenepithelkarzinome u.a.) ist die Lamininstruktur irregulär angeordnet, unterbrochen oder völlig zerstört (SKALOVA u. LEIVO 1992a). Die Lokalisation von Laminin weist eine enge Assoziation zu modifizierten myoepithelialen Zellen auf. Bei der Expression der Isoformen von Laminin ergeben sich Unterschiede zwischen myoepithelialen Zellen einerseits und azinären oder duktalen Epithelzellen andererseits (LEIVO u. SKALOVA 1995). Die a2-Kette von Laminin-2 (Merosin) wird ausschließlich in normalen und neoplastischen Myoepithelzellen exprimiert, die a3-Kette von Laminin-5 (Kalinin) dagegen in der Basalmembran von normalen Azinuszellen und Gangepithelien sowie in Warthin-Tumoren, Onkozytomen, Azinuszellkarzinomen und Mukoepidermoidkarzinomen, nicht dagegen in myoepithelialen Tumoren. Die Expression sowohl von Laminin-2 als auch Laminin-5 in Basalzelladenomen und dem soliden Typ des adenoid-zystischen Karzinoms dokumentiert die biphasische Differenzierung dieser beiden Tumoren.

Kollagentyp IV und *Fibronektin* zeigen ein analoges Reaktionsmuster wie Laminin (CASELITZ et al. 1988; NARA et al. 1991; SKALOVA u. LEIVO 1992a, b; SKALOVA et al. 1992c). Die erhöhte Synthese von Typ IV-Kollagenase in malignen Speicheldrüsentumoren stellt einen Indikator für Tumorinvasion und Metastasierung dar (SOINI u. AUTIO-HARMAINEN 1993).

Tenascin, welches für die epithelial-mesenchymale Verbindung funktionell bedeutsam ist, ist in der Basalmembranzone von Warthin-Tumoren nachweisbar (SOINI et al. 1992b), daneben im Stroma von pleomorphen Adenomen (insbesondere in stromadichten und chondroiden Arealen, weniger in myxoiden Arealen). In Speicheldrüsenkarzinomen wurde eine Expression von Tenascin in folgenden Tumorentitäten beobachtet (SHRESTHA et al. 1994): adenoid-zystische Karzinome (an der Außenseite glandulärer Strukturen und der Innenseite von Pseudozysten), Mukoepidermoidkarzinome (große Variation der Expressionsmuster), polymorphe low-grade Adenokarzinome (Expression im Tumorstroma), epithelial-myoepitheliale Karzinome (Expression an der Innenseite der duktalen Formationen und an der Außenseite von Tumorzellverbänden) und papilläre Zystadenokarzinome (Expression im Stroma um die Epithelverbände und in den Zystenlichtungen). Undifferenzierte Karzinome zeigen dagegen fast keine Tenascinexpression.

Integrine (s. auch Kap. 1.4.2.) zeigen in Adenomen ein charakteristisches Verteilungsmuster (FRANCHI et al. 1994). In pleomorphen Adenomen sind die α_2- und α_6-Untereinheiten am basalen Pol der tubulärduktalen und soliden Formationen lokalisiert, nicht dagegen um die spindelförmigen modifizierten Myoepithelzellen der myxoiden und chondroiden Matrix, welche eine positive Reaktion für die α_2-Untereinheit aufweisen. In Warthin-Tumoren war die α_6-Untereinheit kontinuierlich an der Basalmembran der onkozytären Zellen entwickelt, desgleichen auch die α_2-Untereinheit, welche zusätzlich auch zwischen den onkozytären Zellen lokalisiert war. Die Reaktion der α_5-Untereinheit war dagegen negativ. Ein analoges Verteilungsmuster an der Basis der tubulären und soliden Formationen für die α_2- und α_6-Untereinheit lag auch in Basalzelladenomen vor.

Elastin findet sich besonders in pleomorphen Adenomen und adenoid-zystischen Karzinomen, nicht dagegen in Warthin-Tumoren, Onkozytomen oder Mukoepidermoidkarzinomen (DAVID u. BUCHNER 1980). Dabei ist Elastin mit Basalmembransubstanzen und myoepithelialen Zellen assoziiert, so daß Elastin als Produkt der myoepithelialen Zellen interpretiert wird (NIKAI et al. 1983).

Extrazelluläre kollagenreiche Kügelchen („Spherules") kommen vorwiegend in pleomorphen Adenomen, Myoepitheliomen und adenoid-zystischen Karzinomen vor (SKALOVA u. LEIVO 1992b). Auf Grund der immunzytochemischen Zusammensetzung (Elastin, Laminin, Kollagentyp I und III) und der Nachbarschaft zu myoepithelialen Zellen handelt es sich um zelluläre Abscheidungen von myoepithelialen Zellen. Extrazelluläre kollagenreiche Kristalloide in pleomorphen Adenomen und Myoepitheliomen enthalten radiär angeordnete kollagene Faserstrukturen mit Kollagentyp I und III und sind von Basalmembransubstanzen (Laminin und Kollagentyp IV) umgeben (SKALOVA et al. 1992). Auch diese Kristalloide sind Produkte myoepithelialer Zellen.

14.2.1.4 *Zellrezeptoren und Onkogene*

Zellrezeptoren

In den letzten Jahren sind zahlreiche Beiträge der Molekularpathologie zur Expression oder Amplifikation von Rezeptoren und Onkogenen in Karzinomen der Kopf-Hals-Region erschienen (BRACHMAN 1994). Zu den Rezeptoren und Onkogenen, die im Mittelpunkt der Untersuchungen standen, gehören:

- der EGF-Rezeptor,
- das c-erbB-2-Onkoprotein,
- die c-myc-Genfamilie,
- das E-Cadherin als epithelspezifisches Zelladhäsionsmolekül,
- die ras-Onkogene,

- das bcl-2-Onkogen mit Lokalisation im Chromosom 11 (q13),
- das Tumorsuppressorgen p53.

Soweit Befunde zur Expression in Speicheldrüsentumoren vorliegen, sind sie in der folgenden Übersicht zusammengefaßt. Weitere Einzelheiten finden sich auch in den speziellen Tumorkapiteln 14.7–14.37.

Der *Rezeptor* für den *epidermalen Wachstumsfaktor (EGF-Rezeptor)* wurde in zahlreichen Speicheldrüsentumoren nachgewiesen (SEIFERT et al. 1987; MORI et al. 1987; TSUKITANI et al. 1987; YAMADA et al. 1989b; SEIFERT 1991b). Hierzu gehören pleomorphe Adenome, Myoepitheliome, Warthin-Tumoren, Mukoepidermoidkarzinome und Plattenepithelkarzinome, nicht dagegen adenoidzystische Karzinome. In pleomorphen Adenomen sind besonders die luminalen Oberflächen gangartiger Strukturen, modifizierte Myoepithelzellen und metaplastische Plattenepithelbezirke markiert, in Myoepitheliomen die spindeligen Myoepithelzellen, in Warthin-Tumoren die onkozytären Zellen, in Mukoepidermoidkarzinomen die epidermoiden Zellen, nicht die schleimbildenden Zellen, und in Plattenepithelkarzinomen die Zellmembranen. Die verstärkte Expression des EGF-Rezeptors markiert speziell die Proliferations- und Wachstumszonen von Tumoren.

Der *Transferrinrezeptor* zeigt nur in malignen Speicheldrüsentumoren eine ausgeprägt verstärkte Expression (HAMPER et al. 1986).

Der *Östrogenrezeptor* weist im Immunassay in 80% der drüsig differenzierten Speicheldrüsenkarzinome einen deutlich erhöhten Wert auf (DIMERY et al. 1987).

Onkogene

Zur Expression von *c-erbB-2-Onkogenen* in Speicheldrüsentumoren liegen zahlreiche Untersuchungen vor (SEMBA et al. 1985; RIVIÈRE u. LÖNING 1989; STENMAN et al. 1991; KERNOHAN et al. 1991; SEIFERT 1991c; SHRESTHA et al. 1992). Eine erhöhte Expression findet sich in der oberflächlichen Zellmembran von wenig differenzierten drüsigen Karzinomen, wobei jedoch keine direkte Korrelation zwischen der Höhe der Expression und dem klinischen Verlauf beobachtet werden konnte. Bei der malignen Transformation von pleomorphen Adenomen wird c-erbB-2-Onkogen nur im Karzinomgewebe, nicht dagegen im restlichen Adenomgewebe exprimiert (SUGAWARA et al. 1990). Bei der Demonstration von c-erbB-2 zellulärer mRNS mittels der In-situ-Hybridisierung ergeben sich folgende deutlich erhöhte Expressionswerte bezüglich der Silberkorndichte pro Zelle im Vergleich zum normalen Speicheldrüsengewebe (JORDAN et al. 1994): normales Speicheldrüsengewebe 4,11, pleomorphe Adenome 16,29, Mukoepidermoidkarzinome 31,52 und Azinuszellkarzinome 44,24. Analoge Befunde sind auch mit anderen Methoden (PCR) erhoben worden (BIREK et al. 1994).

Ras-Onkogene, insbesondere *p21ras* weisen eine verstärkte Expression sowohl in pleomorphen Adenomen als auch in Speicheldrüsenkarzinomen auf (STENMAN et al. 1989). Dabei ist die Expression in den Adenomen stärker erhöht als in den Karzinomen und korreliert mit einer chromosomalen Aberration (Rearrangement am proximalen langen Arm des Chromosoms 8 zu 8q12).

Bezüglich der Amplifikation und Überexpression von *HER-2/neu* in Mukoepidermoidkarzinomen wird auf Kap. 14.20 verwiesen.

Fos-Onkogene (c-fos) zeigen im Vergleich zum normalen Speicheldrüsengewebe eine verminderte Expression sowohl in benignen als auch malignen Speicheldrüsentumoren (BIREK et al. 1993). Dieser Befund wird mit einem Verlust der zellulären Differenzierung in den Tumoren interpretiert.

Das *bcl-2-Onkogen*, welches die Apoptose (MAJNO u. JORIS 1995) verhindert und damit das Überleben von Stammzellen begünstigt, wird im normalen Speicheldrüsengewebe vorwiegend in den basalen Zellen der Streifenstücke und exkretorischen Gänge exprimiert, während Azinuszellen, myoepitheliale Zellen und luminale Gangzellen meist eine negative Reaktion aufweisen (PAMMER et al. 1995). In den benignen Speicheldrüsentumoren zeigen vor allem die palisadenförmig angeordneten Zellen der Basalzelladenome, die basal gelegenen Zellen der Warthin-Tumoren und die außen gelegenen basalen Zellen in gangartigen Formationen der pleomorphen Adenome eine positive Reaktion.

Das *c-met-Onkogen*, welches den Tyrosinkinase-Rezeptor für den Hepatozytenwachstumsfaktor (HGF) kodiert, wird im normalen Speicheldrüsengewebe geringgradig in Gangepithelien und serösen Drüsenzellen exprimiert und zeigt in pleomorphen Adenomen sowie in polymorphen low-grade Adenokarzinomen eine deutich verstärkte Expression sowohl in der epithelialen Komponente als auch im Stroma (KAPADIA et al. 1995). In den adenoid-zystischen Karzinomen ist die Expression schwächer ausgeprägt, besonders auch in den Metastasen.

Die Expression des *p53-Proteins* wurde in zahlreichen Speicheldrüsentumoren analysiert. Pleomorphe Adenome und Zellinien von pleomorphen Adenomen exprimieren p53-Protein (AZUMA et al. 1992; DEGUCHI et al. 1993; RIGHI et al. 1994). Karzinome in pleomorphen Adenomen zeigen im Vergleich zu benignen pleomorphen Adenomen eine deutlich erhöhte Expression von p53-Protein (DEGUCHI et al. 1993; RIGHI et al. 1994; GALLO et al. 1995), woraus der Schluß gezogen wird, daß eine p53-Mutation für die maligne Transformation von Bedeutung sein kann. Eine verstärkte Expression von p53-Protein wurde in verschiedenen Speicheldrüsenkarzinomen nachgewiesen, so in Mukoepidermoidkarzinomen (SOINI et al. 1992), Speichelgangkarzinomen (HELLQUIST et al. 1994; ISHII u. NAKAJIMA 1994; LI et al. 1995a) sowie in adenoid-zystischen Karzinomen, polymorphen low-grade Adenokarzinomen, epithelial-myoepithelialen Karzinomen und Plattenepithelkarzinomen (GALLO et al. 1995). Die Höhe der Expression korrelierte teilweise mit mehreren Prognosefaktoren (fortgeschrittenes Tumorstadium, Tumorgröße, lokale Metastasen und Fernmetastasen, geringe Überlebensrate). Ein Vergleich der Expressionsrate bei Speicheldrüsen- und Lungenkarzinomen ergab niedrigere Werte in den Speicheldrüsen- als Lungentumoren (SOINI et al. 1992a). Neben einer nukleären p53-Proteinexpression fand sich auch eine zytoplasmatische Expression im normalen, an den Tumor angrenzenden Speicheldrüsengewebe (LI et al. 1995). Es muß somit in weiteren Untersuchungen abgeklärt werden, ob der Nachweis des p53-Proteins ein Indikator für die klinische Aggressivität darstellt.

14.2.1.5 *Hormone und sonstige Markersubstanzen*

Prolaktin wurde in pleomorphen Adenomen und adenoid-zystischen Karzinomen nachgewiesen (ABBEY u. WITORSCH 1985; NINOMIYA et al. 1988). Die Prolaktinbindung erfolgt besonders in duktal differenzierten Tumorzellen sowohl apikal als auch intrazytoplasmatisch und perinukleär. Warthin-Tumoren sind Prolaktin-negativ.

Kathepsin-D – eine östrogenregulierte lysosomale Protease, welche die lokale Tumorinvasion und die Metastasierung begünstigt, – wird statistisch signifikant vermehrt in Speicheldrüsenkarzinomen exprimiert, besonders in Karzinomen in pleomorphen Adenomen, in Mukoepidermoidkarzinomen und adenoid-zystischen Karzinomen (VIGNESWARAN et al. 1994). Azinuszellkarzinome und polymorphe low-grade Adenokarzinome sind dagegen meist negativ.

Das zytoplasmatische *DF 3-Antigen (CA 15-3)* – ein tumorassoziiertes Glykoprotein, welches in der Brustdrüse die maligne epitheliale Proliferation von benignen epithelialen Veränderungen unterscheiden kann – zeigt eine intensive immunzytochemische Reaktion besonders in Mukoepidermoidkarzinomen und Karzinomen in pleomorphen Adenomen, während andere Karzinomformen entweder negativ oder fokal schwach positiv reagierten (VIGNESWARAN et al. 1994).

Als Marker für Tumoren mit neuroendokriner Differenzierung wurden die *neuronspezifische Enolase (NSE), Leu-7* und *Neuropeptide* in Speicheldrüsentumoren untersucht (HAYASHI et al. 1989 u. 1990; HUANG et al. 1992). *NSE* und *Leu-7* wurden vorwiegend in pleomorphen Adenomen, Myoepitheliomen, Warthin-Tumoren und adenoid-zystischen Karzinomen beobachtet, seltener in Azinuszellkarzinomen und Mukoepidermoidkarzinomen. Bevorzugte Lokalisation ist die Außenseite duktaler Tumorstrukturen und modifizierter Myoepithelzellen. Das Markierungsmuster ist weitgehend mit dem von S-100-Protein und saurem Gliafaserprotein (GFAP) identisch. Onkozytome, Basalzelladenome und Plattenepithelkarzinome waren NSE-negativ. Von den *Neuropeptiden* wurden *Somatostatin* in Warthin-Tumoren (HAYASHI et al. 1986) und *vasoaktives intestinales Polypeptid (VIP)* in Azinuszellkarzinomen (HAYASHI et al. 1987) nachgewiesen. Andere Neuropeptide (Glukagon, Cholezystokinin, Kalzitonin u. a.) waren mit immunzytochemischen Methoden nicht vorhanden.

Das *Prostata-spezifische Antigen (PSA)* und die *Prostata-spezifisch saure Phosphatase (PSAP)* sind mitunter in pleomorphen Adenomen und adenoid-zystischen Karzinomen beobachtet worden, selten auch in Mukoepidermoidkarzinomen (VAN KRIEKEN 1993), allerdings nur bei männlichen Tumorpatienten und nicht bei Frauen mit Speicheldrüsentumoren. Diesem Befund kommt eine Bedeutung für die Differentialdiagnose zwischen der Metastase eines Prostatakarzinoms im Bereich der Speicheldrüsen und einem primären drüsig differenzierten Speicheldrüsentumor zu.

Die *Steroid-C 21-Hydroxylase*, welche im normalen Speicheldrüsengewebe nur in den Gangepithelien, nicht dagegen in den Azinuszellen lokalisiert ist, findet sich in Speicheldrüsentumoren mit duktaler Differenzierung, so in pleomorphen Adenomen oder Warthin-Tumoren (SASANO et al. 1968). Dieser Befund deutet darauf hin, daß das Speichelgangsystem mit seiner Funktion in der

Wasser- und Elektrolytregulation ein Zielgewebe für Mineralkortikoide analog der Niere darstellt.

Das *Vitamin B 12-bindende Protein* (Transcobalamin I = R-binder) läßt sich immunzytochemisch in pleomorphen Adenomen, Warthin-Tumoren und adenoid-zystischen Karzinomen nachweisen (OGAWA et al. 1990), wobei das Protein speziell in duktal differenzierten Tumorzellen am luminalen Pol lokalisiert ist. Azinuszellkarzinome, Myoepitheliome und myoepitheliale Karzinome waren negativ.

Antigene gegen menschliche Lungen- und Magenkarzinome zeigten in Speicheldrüsentumoren ein ähnliches Verteilungsmuster wie EMA (TSUZI et al. 1989). Dargestellt waren insbesondere die luminalen Seiten duktaler Tumorstrukturen in pleomorphen Adenomen, Warthin-Tumoren und adenoid-zystischen Karzinomen.

HLA-DR-Antigene werden vorwiegend in Stromazellen von Speicheldrüsentumoren exprimiert, welche an das Tumorepithel angrenzen (ZARBO et al. 1987), so insbesondere in Warthin-Tumoren, dagegen nicht in Onkozytomen. Das Zytokin *Interleukin-6* (IL-6), welches die Immunantwort und Entzündungsreaktionen (insbesondere die akute Phasereaktionen) reguliert und im normalen Speicheldrüsengewebe immunzytochemisch im Zytoplasma der Schalt- und Streifenstücke, nicht dagegen in den Azinuszellen nachweisbar ist, wird in benignen Speicheldrüsentumoren in stärkerer Intensität exprimiert als in Speicheldrüsenkarzinomen (GANDOUR-EDWARDS et al. 1995). Der Reaktionsausfall – gemessen an der Färbeintensität und der Prozentzahl markierter Zellen – liegt in pleomorphen Adenomen am höchsten, während der Stärkegrad des Reaktionsausfalles bei Basalzelladenomen oder Myoepitheliomen deutlich geringer ist. Die untersuchten Karzinome (Karzinome in pleomorphen Adenomen, adenoid-zystische Karzinome, Mukoepidermoid- und Azinuszellkarzinome, polymorphe low-grade Adenokarzinome) exprimieren IL-6 in nur geringer Intensität mit Ausnahme der polymorphen low-grade Adenokarzinome, deren Reaktionsstärke der der pleomorphen Adenome entspricht. Die Bedeutung dieser inversen Relation zwischen Stärkegrad des Reaktionsausfalles und biologischer Tumoraggressivität ist noch unklar. In einer Zellinie eines pleomorphen Parotisadenoms wurde die Produktion von IL-6 als autokriner Wachstumsfaktor nachgewiesen (GALLO et al. 1992).

Bei *Elementaranalysen* an menschlichem Parotistumorgewebe ergibt sich, daß in den tumorbefallenen Arealen eine 3fach höhere Konzentration der Natrium-, Kalium-, Kalzium-, Magnesium-, Kupfer- und Phosphorkonzentration als in den nichttumorbefallenen Drüsenbezirken vorhanden ist (HAHN et al. 1994).

14.2.2 Proliferationsmarker

Die Methoden zur Erfassung der proliferativen Tumorkapazität ermöglichen wichtige Aussagen zur Prognose und Therapie von Speicheldrüsentumoren. Unter Hinweis auf die Proliferationskinetik und Regenerationspotenz in nichttumorösem Speicheldrüsengewebe (Kap. 1.5) und die Ausführungen zur zyto-

und histogenetischen Klassifikation (Kap. 14.1.3) soll auf 3 Proliferationsmarker eingegangen werden:

- *Ki-67*,
- *NORs* = nukleoläre Organisationsregionen („nucleolar organizer regions"),
- *PCNA* = proliferatives Zellkernantigen („proliferating cell nuclear antigen").

Ki-67: erfaßt alle proliferierenden Zellen der Zellzyklusphase mit Ausnahme der GO-Phase. Der Markierungsindex beträgt in pleomorphen Adenomen ca. 1%, in malignen Speicheldrüsentumoren dagegen durchschnittlich 18,3% (MURAKAMI et al. 1992). Bei einer Subklassifikation der adenoid-zystischen Karzinome wiesen die soliden Subtypen mit 34,7% eine wesentlich höhere Proliferationsfrequenz auf als die tubulären Subtypen mit 15,3% und die cribriformen Subtypen mit 13,6%.

NORs: Das Ag-NORs-Verteilungsmuster in Interphasekernen ist ein wichtiger diagnostischer und prognostischer Marker zur Erfassung der Proliferationsrate und zur Unterscheidung zwischen benignen und malignen Tumoren (DERENZINI u. TRERÉ 1991). Der mit der argyrophilen Färbetechnik (AgNOR) durchgeführte Nachweis der Transskription von nukleärer rDNA in rRNA läßt Unterschiede zwischen benignen und malignen Speicheldrüsentumoren erfassen (MORGAN et al. 1988; MATSUMURA et al. 1989; LANDINI 1990; VAN HEERDEN u. RAUBENHEIMER 1991; FUJITA et al. 1992). So liegt die Anzahl markierter Zellen bei benignen Tumoren (pleomorphe Adenome, Warthin-Tumoren) unter 2, die Markierungsrate bei malignen Tumoren dagegen bei Werten von über 2-5, so 2,2 in Mukoepidermoidkarzinomen, 2,5 in adenoid-zystischen Karzinomen und Talgdrüsenkarzinomen, 4 in Karzinomen in pleomorphen Adenomen, 4,5 in Speichelgangkarzinomen und 4,6 in onkozytären Karzinomen (FUJITA et al. 1992). In adenoid-zystischen Karzinomen ist der Markierungsindex bei den soliden Subtypen am höchsten.

PCNA: Der prozentuale Markierungsindex für PCNA-positive Zellkerne liegt im normalen Speicheldrüsengewebe bei 1,1, in Myoepitheliomen bei 4,2, in Warthin-Tumoren bei 4,9, in pleomorphen Adenomen bei 6,9, in Azinuszellkarzinomen und Mukoepidermoidkarzinomen bei 5,9 und in adenoid-zystischen Karzinomen bei 8,9 (YANG et al. 1993). Zusätzliche Unterschiede ergeben sich bei einer weiteren Differenzierung der Tumoren. So beträgt der PCNA-Index in den glandulär-tubulären Subtypen der adenoid-zystischen Karzinome 8,9, der Index in den soliden Subtypen dagegen 24,9. In gleicher Weise unterscheiden sich die hochdifferenzierten Mukoepidermoidkarzinome mit einem Index von 5,9 von den niedrig differenzierten Mukoepidermoidkarzinomen mit einem Index von 25,8. In pleomorphen Adenomen lag der PCNA-Index in den soliden und duktalen Formationen höher als in den myxomatösen und chondroiden Arealen (OGAWA et al. 1993).

14.2.3 Zytogenetische und ultrastrukturelle Marker

Zytogenetische Marker

Das Chromosomenmuster wurde sowohl an menschlichen Speicheldrüsentumoren (STENMAN et al. 1984) als auch an experimentellen Speicheldrüsentumoren (SANDROS et al. 1990) untersucht. Die meisten Mitteilungen betreffen die Karyotpyen in pleomorphen Adenomen (SCAPPATCI et al. 1973; MARK et al. 1980; MARK u. DAHLENFORS 1986; BULLERDIEK et al. 1987, 1988; MARK et al. 1988; BULLERDIEK et al. 1989). Dabei wurden in ca. 50 – 75 % der pleomorphen Adenome chromosomale Abweichungen gefunden (MARK u. GNEPP 1994). Hierzu gehören einerseits einfache reziproke Translokationen oder Deletionen, zum anderen strukturelle Rearrangements im Bereich der Chromosomen 8 (Translokation des langen Arms distal zur Bande 8q12; BULLERDIEK et al. 1987, 1988) und 12 (Translokation des langen Arms distal zur Bande 12q13 – 15; STENMAN et al. 1984), seltener auch im Bereich des Chromosoms 3 (Translokation oder Deletion des langen oder kurzen Arms). Das Rearrangement von Chromosom 8 geht mit einer verstärkten Expression des c-ras-Onkogen-kodierten p21 einher (MARK u. DAHLENFORS 1986), so daß eine Onkogenaktivierung mit der chromosomalen Aberration in Zusammenhang gebracht wird. Andere chromosomale Aberrationen (Trisomie 8, Verlust des Y-Chromosoms u.a.) sind uncharakteristisch. Eine weitere Beobachtung liegt darin, daß pleomorphe Adenome mit dem Karyoptyp 8q12 vor allem bei jüngeren Patienten auftreten und vorwiegend stromareiche Subtypen betreffen (BULLERDIEK et al. 1989). Mit zentromer-spezifischen DNS-Proben, die chromosomale Aberrationen auch in den Interphasekernen ermöglichen, konnte eine Polysomie der Chromosomen 3 und 17 in pleomorphen Adenomen und adenoid-zystischen Karzinomen in folgender Häufigkeit nachgewiesen werden (LI et al. 1995b): eine Polysomie des Chromosoms 3 in 15,5 % der pleomorphen Adenome sowie 22,9 % der adenoid-zystischen Karzinome und eine Polysomie des Chromosoms 17 in 10,3 % der pleomorphen Adenome sowie 23,1 % der adenoid-zystischen Karzinome.

Abweichungen im Karyotyp wurden auch bei malignen Speicheldrüsentumoren beobachtet(SANDROS et al. 1988; STENMAN u. MARK 1983; MARK u. GNEPP 1994). Am häufigsten wurden chromosomale Aberrationen beim Mukoepidermoidkarzinom gefunden (BULLERDIEK et al. 1990; NORDKVIST et al. 1992, 1994), insbesondere ein Rearrangemet von 6q22 – 25 und 11q14 – 24. Beim adenoidzystischen Karzinom lag ebenfalls ein Rearrangement von 6q vor (STENMAN et al. 1989; SANDROS et al. 1990), außerdem eine Polysomie der Chromosomen 3 und 17 (LI et al. 1995). Weitere zytogenetische Untersuchungen wurden bei polymorphen low-grade Adenokarzinomen (MARK et al. 1991 und 1992), Azinuszellkarzinomen, Plattenepithelkarzinomen und undifferenzierten Karzinomen vorgenommen. Dabei lag in 50% der Tumoren eine terminale Deletion des langen Armes von Chromosom 6 im Bereich der Bande q22 – 25 vor. Insgesamt geht jedoch aus den bisherigen Resultaten hervor, daß eine breite Variation der zytogenetischen Befunde und eine starke Heterogenität der Tumortypen vorliegt. Eine spezifizierte Zuordnung der chromosomalen Aberrationen zu einem bestimmten Karzinomtyp ist daher abschließend noch nicht möglich.

Die gefundenen karyotypischen Abnormalitäten erlauben keine Aussage zur malignen Transformation oder zur Tumorprogression. Sie sind daher auf Grund der bisherigen Resultate noch keine verläßlichen Marker für die Tumorklassifikation oder den klinischen Tumorverlauf.

Ultrastrukturelle Marker

Ultrastrukturelle Marker charakterisieren Zellorganellen (Mitochondrien, endoplasmatisches Retikulum, Golgiapparat u. a.), Zytofilamente (Mikrotubuli, Intermediärfilamente) oder Zelleinschlüsse (Lysosomen, Muzin- oder Zymogengranula, Glykogen, Fette, Kristalloide oder lamelläre Einschlußkörper). Sie ermöglichen damit eine Zuordnung der Tumorzellen zu einem bestimmten Typ des normalen Speicheldrüsengewebes (s. Kap. 1.3).

Im Gegensatz zu den lichtmikroskopischen Befunden ergeben sich bei einer ultrastrukturellen Analyse der Speicheldrüsentumoren stärkere Variationen in der zellulären Differenzierung und auch zusätzliche Einblicke in die Beziehungen zwischen extrazellulärer Matrix und Tumorzellen (DARDICK u. BURFORD-MASON 1994). Dies gilt besonders auch für die Subklassifikation luminaler Epithelzellen in den gangartigen Tumorstrukturen, für die Gruppe der modifizierten Myoepithelzellen und die sog. Basalzellen. Als diagnostischer Marker spielt die Ultrastruktur besonders auch bei wenig differenzierten Tumoren eine wichtige Rolle (DONATH 1983; SCIUBBA 1984; DARDICK 1985). So lassen sich niedrig differenzierte Plattenepithelkarzinome ultrastrukturell von anderen undifferenzierten Speicheldrüsenkarzinomen unterscheiden (DONATH et al. 1982). Jeder Zelltyp in den Speicheldrüsentumoren besitzt eine Reihe ultrastruktureller Merkmale. Undifferenzierte duktale Zellen sind arm an Organellen und Tonofilamenten, besitzen lumenbegrenzende Mikrovilli und enthalten zuweilen Glykogen. Myoepithelzellen sind durch Mikrofilamente gekennzeichnet, epidermoide Zellen durch Tonofilamente und Desmosomen, onkozytäre Zellen durch den Mitochondrienreichtum, schleimbildende Zellen durch Schleimvakuolen und azinäre Zellen durch Sekretgranula. Auf die ultrastrukturellen Merkmale der Speicheldrüsentumoren wird jeweils bei der Klassifikation der einzelnen Tumorentitäten eingegangen (s. Kap. 14.7-14.37).

Weitere Untersuchungen betreffen die Ultrastruktur der extrazellulären Matrix in Speicheldrüsentumoren (HALÁSZ u. ORMOS 1989), insbesondere in adenoid-zystischen Karzinomen und pleomorphen Adenomen. Die ultrastrukturelle Unterscheidung verschiedener Kerneinschlüsse in benignen und malignen Speicheldrüsentumoren ist kein Malignitätsmerkmal (DOUROV u. DUQUENE 1991). Die ultrastrukturell in Adenokarzinomen nachgewiesenen Kristalloide unterscheiden sich von Kristalloiden im normalen Parotisgewebe, in pleomorphen Adenomen oder Speichelgangzysten, so daß eine Produktion abnormer Speicheldrüsenproteasen durch die Tumorzellen angenommen wird (Ro et al. 1987).

14.2.4 DNS-Zytophotometrie

Die Bestimmung des DNS-Gehaltes, der DNS-Euploidie oder Aneuploidie und der S-Phasefraktion sind wichtige Parameter bei der Klassifikation und Prognosebeurteilung maligner Tumoren. Speziell für die Plattenepithelkarzinome der Kopf-Hals-Region liegen hierzu ausgedehnte Untersuchungen vor (ENSLEY u. MACIOROWSKI 1994). In Beziehung zu den Befunden der DNS-Flußzytophotometrie stehen molekulargenetische Prozesse, insbesondere das Vorkommen des Tumorsuppressorgens p53 oder der EGF-Rezeptoren.

Bezüglich der Speicheldrüsentumoren werden die bisher mitgeteilten Ergebnisse der DNS-Bestimmung in den einzelnen Tumorkapiteln abgehandelt (s. Kap. 14.7–14.37). Die Angaben zur Bedeutung der Befunde als Prognosemarker sind teilweise widersprüchlich. Dies kann sowohl auf methodischen Gründen beruhen, teils auch darauf, daß keine exakte Klassifikation der Tumoren vorliegt. Zu den methodischen Gründen gehören weniger die initiale Behandlung der Gewebe und die Dauer sowie Art der Formalinfixation der in Paraffin eingebetteten Gewebsstücke als vielmehr die Unterschiede in der enzymatischen Disaggregation bei der Durchführung der Feulgen-Färbung, so daß eine strenge Standardisierung der DNS-Zytophotometrie erforderlich ist (SCHIMMELPENNING et al. 1989, 1990).

Als Resumee aus den umfangreichen Mitteilungen des Schrifttums lassen sich folgende Feststellungen treffen:

- Die DNS-Bestimmung ist eine wertvolle Zusatzmethode bei der Bestimmung des Malignitätsgrades eines Tumors. Sie sollte jedoch nur in Verbindung mit anderen Proliferationsmarkern eingesetzt werden.
- Euploide Tumoren haben in der Regel eine bessere Prognose als aneuploide Tumoren. Speziell bei den Mukoepidermoidkarzinomen und anderen Adenokarzinomen besteht eine Korrelation zwischen atypischen aneuploiden Histogrammen und schlechter Prognose. Bei den adenoid-zystischen Karzinomen haben euploide Tumoren eine längere Überlebenszeit als aneuploide Tumoren (SEIFERT 1991a).
- Eine zusätzliche Bestimmung der S-Phasefraktion speziell bei euploiden Tumoren erweist sich als Prognosemarker (BANG et al. 1994). Tumoren mit einer S-Phasefraktion unter 9% haben eine signifikant bessere Prognose als Tumoren mit Werten über 9%. Dies gilt besonders für die Gruppe der Azinuszellkarzinome, Mukoepidermoidkarzinome und adenoid-zystischen Karzinome.

Literatur

Abbey LM, Witorsch RJ (1985) Prolactin binding in minor salivary gland tumors. Oral Surg Oral Med Oral Pathol 60:44–49

Alfaro M, Carrozza M (1990) Immunohistochemical localization of carcinoembryonic antigen (CEA) in salivary gland tumors. Oral Surg Oral Med Oral Pathol 69:479–482

Araujo VC de, Carvalho YR, Araujo NS de (1994) Actin versus vimentin in myoepithelial cells of salivary gland tumors. A comparative study. Oral Surg Oral Med Oral Pathol 77:387–391

Azuma M, Kasai Y, Tamatani T, Sato M (1992) Involvement of p53 mutation in the development of human salivary gland pleomorphic adenomas. Cancer Letters 53:61–67

Bang G, Donath K, Thoresen S, Clausen OPF (1994) DNA flow cytometry of reclassified subtypes of malignant salivary gland tumors. J Oral Pathol Med 23:291–297

Barrett AW, Scully C (1994) S100 protein in oral biology and pathology. J Oral Pathol Med 23:433–440

Batsakis JG, Ordonez NG, Ro J, Meis JM, Bruner JM (1986) S-100 protein and myoepithelial neoplasms. J Laryngol Otol 100:687–698

Birek C, Lui E, Dardick I (1993) C-fos oncogene underexpression in salivary gland tumors as measured by in situ hybridization. Am J Pathol 142:917–923

Birek C, Lui E, Jordan RCK, Dardick I (1994) Analysis of c-erbB-2 amplification in salivary gland tumours by differential polymerase chain reaction. Oral Oncol, Eur J Cancer 30B:47–50

Brachman DG (1994) Molecular biology of head and neck cancer. Semin Oncol 21:320–329

Brandwein MS, Huvos AG, Patil J, Jagirdar J (1992) Tumor-associated glycoprotein distribution detected by monoclonal antibody B 72.3 in salivary neoplasia. Cancer 69:2623–2630

Bullerdiek J, Boschen C, Bartnitzke S (1987) Aberrations of chromosome 8 in mixed salivary gland tumors – cytogenetic findings on seven cases. Cancer Genet Cytogenet 24:205–212

Bullerdiek J, Chilla R, Haubrich J, Meyer K, Bartnitzke S (1988) A causal relationship between chromosomal rearrangements and the genesis of salivary gland pleomorphic adenoma. ORL 245:244–249

Bullerdiek J, Takla G, Bartnitzke S, Brandt G, Chilla R, Haubrich J (1989) Relationship of cytogenetic subtypes of salivary gland pleomorphic adenomas with patient age and histologic type. Cancer 64:876–880

Bullerdiek J, Vollrath M, Wittekind C, Caselitz J, Bartnitzke S (1990) Mucoepidermoid tumor of the parotid gland showing a translocation (3; 8)(p21; q12) and a deletion (5) (q22) as sole chromosome abnormalities. Cancer Genet Cytogenet 50:161–164

Campbell JB, Crocker J, Shenoi PM (1988) S-100 protein localization in minor salivary gland tumours: an aid to diagnosis. J Laryngol Otol 102:905–908

Caselitz J (1987a) Das pleomorphe Adenom der Speicheldrüsen. Histogenese, zelluläre Differenzierung, Tumormarker. Veröff Pathol 126:1–253

Caselitz J (1987b) Basal membrane antigens as tumor markers. In: Seifert G (ed) Morphological tumor markers. General aspects and diagnostic relevance. Springer, Berlin Heidelberg New York Tokyo (Current topics in pathology, vol 77, pp 223–243)

Caselitz J (1987c) Lectins and blood group substances as „tumor markers". In: Seifert G (ed) Morphological tumor markers. General aspects and diagnostic relevance. Springer, Berlin Heidelberg New York Tokyo (Current topics in pathology, vol 77, pp 245–277)

Caselitz J, Löning Th (1981) Specific demonstration of actin and keratin filaments in pleomorphic adenomas by means of immunoelectron microscopy. Virchows Arch A Pathol Anat 393:153–158

Caselitz J, Seifert G (1981) Immunhistologische Untersuchungen zum Verteilungsmuster von intrazytoplasmatischen Antigenen und Lektinrezeptoren bei Parotiskarzinomen. Verh Dtsch Ges Pathol 65:378

Caselitz J, Jaup T, Seifert G (1981a) Immunohistochemical detection of carcinoembryonic antigen (CEA) in parotid gland carcinomas. Virchows Arch A Pathol Anat 394:49–60

Caselitz J, Jaup T, Seifert G (1981b) Lactoferrin and lysozyme in carcinomas of the parotid gland. A comparative immunocytochemical study with the occurrence in normal and inflamed tissue. Virchows Arch A Pathol Anat 394:61–73

Caselitz J, Osborn M, Wustrow W, Seifert G, Weber K (1982) The expression of different intermediate-sized filaments in human salivary glands and their tumours. Pathol Res Pract 175:266–278

Caselitz J, Seifert G, Björklund B, Björklund V (1983a) Detection of tissue polypeptide antigen in salivary glands and salivary gland tumors. Appl Pathol 1:115–121

Caselitz J, Seifert G, Grenner G, Schmidtberger R (1983b) Amylase as an additional marker of salivary gland neoplasms. An immunoperoxidase study. Pathol Res Pract 176:276–283

Caselitz J, Osborn M, Hamper K, Wustrow J, Rauchfuss A, Weber K (1986) Pleomorphic adenomas, adenoid cystic carcinomas and adenolymphomas of salivary glands analysed by a monoclonal antibody against myoepithelial/basal cells. An immunohistochemical study. Virchows Arch A Pathol Anat 409:805–816

Caselitz J, Schmitt P, Seifert G, Wustrow J, Schuppan D (1988) Basal membrane associated substances in human salivary glands and salivary gland tumours. Pathol Res Pract 183:386–394

Crocker J, Jenkins R, Campbell J, Fuggle WJ, Shah VM (1985) Immunohistochemical demonstration of S-100 protein in salivary gland neoplasms. J Pathol 146:115–121

Daley TD, Tolson ND, Wysocki GP (1985) Lectin probes of glycoconjugates in human salivary gland neoplasms: 2. J Oral Pathol 14:531–538

Dardick I (1985) A role for electron microscopy in salivary gland neoplasms. Ultrastruct Pathol 9:151–161

Dardick I (1995) Myoepithelioma: definitions and diagnostic criteria. Ultrastruct Pathol 19:335–345

Dardick I, Burford-Mason AP (1994) Pathology of the salivary glands: The contribution of electron microscopy. Microscopy Res Techn 27:46–60

David R, Buchner A (1980) Elastosis in benign and malignant salivary gland tumors. A histochemical and ultrastructural study. Cancer 45:2301–2310

Deguchi H, Hamano H, Hayashi Y (1993) c-myc, ras p21 and p53 expression in pleomorphic adenomas and its malignant form of the human salivary glands. Acta Pathol Jpn 43:413–422

Derenzini M, Treré D (1991) Importance of interphase nucleolar organizer regions in tumor pathology. Virchows Arch B Cell Pathol 61:1–8

Dimery IW, Jones IA, Verjan RP, Raymond AK, Goepfert H, Hong WK (1987) Estrogen receptors in normal salivary gland and salivary gland carcinoma. Arch Otolaryngol Head Neck Surg 113:1082–1085

Donath K (1983) Ultrastrukturelle Marker bei Speicheldrüsentumoren. Dtsch Z Mund-Kiefer-Gesichtschir 7:119–126

Donath K, Seifert G, Sunder-Plassmann E (1982) Ultrastrukturelle Subklassifikation undifferenzierter Parotiscarcinome. – Analyse von 11 Fällen –. J Cancer Res Clin Oncol 103:75–92

Donath K, Seifert G, Lentrodt J (1984) The embryonal carcinoma of the parotid gland. A rare example of an embryonal tumour. Virchows Arch A Pathol Anat 403:425–440

Dourov N, Duquene L (1991) Nuclear ultrastructure of human parotid gland tumors with special focus on nuclear bodies. J Oral Pathol Med 20:490–492

Draeger A, Nathrath WBJ, Lane EB, Sundström BE, Stigbrand TI (1991) Cytokeratins, smooth muscle actin and vimentin in human normal salivary gland and pleomorphic adenomas. APMIS 99:405–415

Egan M, Crocker J, Nar P (1988) Localization of salivary amylase and epithelial membrane antigen in salivary gland tumours by means of immunoperoxidase and immunogold-silver techniques. J Laryngol Otol 102:242–247

Ensley JF, Maciorowski Z (1994) Clinical applications of DNA content parameters in patients with squamous cell carcinomas of the head and neck. Semin Oncol 21:330–339

Fantasia JE, Lally ET (1984) Localization of free secretory component in pleomorphic adenomas of salivary gland origin. Cancer 53:1786–1789

Fonseca I, Costa Rosa J, Félix A, Therkildsen MH, Mandel U, Soares J (1994) Simple mucin-type carbohydrate antigens (T, Tn and sialosyl-Tn) in mucoepidermoid carcinoma of the salivary glands. Histopathology 25:537–543

Fonseca I, Mandel U, Therkildsen MH, Soares J (1995) Simple mucin-type carbohydrate antigens (T, Tn and sialosyl-Tn) in salivary gland adenocarcinomas with myoepithelial participation. A study of 85 cases. Pathol Res Pract 191:665–666

Franchi A, Santoro R, Paglierani M, Bondi R (1994) Immunolocalization of α_2, α_5 and α_6 integrin subunits in salivary tissue and adenomas of the parotid gland. J Oral Pathol Med 23:457–460

Fujita S, Takahashi H, Okabe H (1992) Nucleolar organizer regions in malignant salivary gland tumors. Acta Pathol Jpn 42:727–733

Gallo O, Bani D, Toccafondi G (1992) Characterization of a novel cell line from pleomorphic adenoma of the parotid gland with myoepithelial phenotype and producing interleukin-6 as an autocrine growth factor. Cancer 70:559–568

Gallo O, Franchi A, Bianchi S, Boddi V, Giannelli E, Alajmo E (1995) p53 oncoprotein expression in parotid gland carcinoma is associated with clinical outcome. Cancer 75:2037–2044

Gandour-Edwards R, Kapadia SB, Gumerlock PH, Barnes L (1995) Immunolocalization of interleukin-6 in salivary gland tumors. Hum Pathol 26:501–503

Gao J (1991) Preliminary study on the lectin affinity histochemistry for diagnosis and histogenesis of salivary gland carcinoma. Chin J Oncol 13:126–128

Gupta RK, Naran S, Dowle C, Simpson JS (1992) Coexpression of vimentin, cytokeratin and S-100 in monomorphic adenoma of salivary gland: value of marker studies in the differential diagnosis of salivary gland tumours. Cytopathology 3:303–309

Gusterson BA, Lucas RB, Ormerod MG (1982) Distribution of epithelial membrane antigen in benign and malignant lesions of the salivary glands. Virchows Arch A Pathol Anat 397:227–233

Gustafsson H, Virtanen I, Thornell L-E (1988) Expression of cytokeratins and vimentin in salivary gland carcinomas as revealed with monoclonal antibodies. Virchows Arch A Pathol Anat 412:515–524

Gustafsson H, Virtanen I, Thornell L-E (1989) Glial fibrillary acidic protein and desmin in salivary neoplasms. Expression of four different types of intermediate filament proteins within the same cell type. Virchows Arch B Cell Pathol 57:303–313

Hahn P, Schindler K, Martens N (1994) Die Na-, K-, Ca-, Mg-, Cu-, Zn-, P-Konzentrationen in tumorbefallenen und tumorfreien Arealen der menschlichen Parotis. Eur Arch Otorhinolaryngol [Suppl] II: 323, Nr 307

Halász A, Ormos J (1989) Electron microscopy of the extracellular substances in salivary gland tumors. Pathol Res Pract 185:69

Hamper K, Caselitz J, Seifert G, Seitz C, Poschmann A (1985) Blutgruppenantigene bei Speicheldrüsentumoren. Verh Dtsch Ges Pathol 69:435

Hamper K, Caselitz J, Rauchfuss A, Seifert G (1986) Zum Verhalten des Transferrin-Rezeptors in menschlichen Tumoren. Eine immunhistologische Studie. Verh Dtsch Ges Pathol 70:580

Hamper K, Brügmann M, Caselitz J, et al. (1989) Prognosis of salivary adenocarcinomas. A retrospective study of 52 cases with special regard to cytochemically assessed nuclear DNA content. Virchows Arch A Pathol Anat 416:57–64

Hara K, Ito M, Takeuchi J, Iijima S, Endo T, Hidaka H (1983) Distribution of S-100b protein in normal salivary glands and salivary gland tumors. Virchows Arch A Pathol Anat 401:237–249

Harris JP, South MA (1981) Secretory component. A glandular epithelial cell marker. Am J Pathol 105:47–53

Hayashi Y, Saito H, Saito S, et al. (1986) Immunoreactive somatostatin in Warthin's tumor. Am J Pathol 123:250–255

Hayashi Y, Nishida T, Yoshida H, Yanagawa T, Yura Y, Sato M (1987) Immunoreactive vasoactive intestinal polypeptide in acinic cell carcinoma of the parotid gland. Cancer 60:962–968

Hayashi Y, Takemura T, Hirokawa K (1989) Expression of neuron-specific enolase, Leu-7 and neuropeptides in human fetal salivary gland epithelium. J Histochem Cytochem 37:1147–1152

Hayashi Y, Deguchi H, Nakahata A, Kurashima C, Hirokawa K (1990) Immunopathological study of neuropeptide expression in human salivary gland neoplasms. Pathobiology 58:212–220

Heerden WFP van, Raubenheimer EJ (1991) Evaluation of the nucleolar organizer region associated proteins in minor salivary gland tumors. J Oral Pathol Med 20:291–295

Hellquist HB, Karlsson MG, Nilsson C (1994) Salivary duct carcinoma – a highly aggressive salivary gland tumour with overexpression of c-erbB-2. J Pathol 172:35–44

Herrera GA (1990) Light microscopic, ultrastructural and immunocytochemical spectrum of malignant lacrimal and salivary gland tumors, including malignant mixed tumors. Pathobiology 58:312–322

Hirano T, Gluckman JL, Vries EJ de (1990) The expression of vascular smooth-muscle actin in salivary gland tumors. Arch Otolaryngol Head Neck Surg 116:692–696

Hsu SM, Raine L (1982) Warthin's tumor – epithelial cell differences. Am J Clin Pathol 77:78–81

Huang JW, Sakamoto F, Kunikata M, Yamada K, Mori M (1992) Immunohistochemical study of neuron specific enolase expression in salivary gland tumors. Int J Oncol 1:593–600

Ishii K, Nakajima T (1994) Evaluation of malignant grade of salivary gland tumors: studied by cytofluorometric nuclear DNA analysis, histochemistry for nucleolar organizer regions and immunohistochemistry for p53. Pathol Int 44:287–296

Jones H, Moshtael F, Simpson RHW (1992) Immunoreactivity of alpha smooth muscle actin in salivary gland tumours: a comparison with S-100 protein. J Clin Pathol 45:939–940

Jordan R, Dardick I, Lui E, Birek C (1994) Demonstration of c-erbB-2 oncogene overexpression in salivary gland neoplasms by in situ hybridization. J Oral Pathol Med 23:226–231

Kairemo KJ, Hopsu EV (1990) Diagnosis of tumors of the parotid gland with anti-CEA immunoscintigraphy. Am J Roentgenol 154:1259–1262

Kapadia SB, Gandour-Edwards R, Barnes L (1995) Use of paraffin section immunohistochemical techniques to assess c-MET receptor expression and proliferative rate in salivary gland tumors. Mod Pathol 8:102A (Abstract 588)

Kernohan NM, Blessing K, King G, Corbett IP, Miller ID (1991) Expression of c-erbB-2 oncoprotein in salivary gland tumours: An immunohistochemical study. J Pathol 163:77–80

Korsrud FR, Brandtzaeg P (1984) Immunofluorescence study of secretory epithelial markers in pleomorphic adenomas. Virchows Arch A Pathol Anat 403:291–300

Krieken JHJM van (1993) Prostate marker immunoreactivity in salivary gland neoplasms. A rare pitfall in immunohistochemistry. Am J Surg Pathol 17:410–414

Landini G (1990) Nucleolar organizing regions (NORs) in pleomorphic adenomas of the salivary glands. J Oral Pathol Med 19:257–260

Leivo I, Skalova A (1995) Expression of laminin a2 chain corresponds to myoepithelial and a3 chain to epithelial differentiation in salivary glands and tumors of salivary gland origin. Mod Pathol 8:102A (Abstract 590)

Leoncini P, Cintorino M, Vindigni C et al. (1988) Distribution of cytoskeletal and contractile proteins in normal and tumour bearing salivary and lacrimal glands. Virchows Arch A Pathol Anat 413:329–337

Li X, Tsuji T, Wen S, Sobhan F, Wang Z, Shinozaki F (1995a) Cytoplasmic expression of p53 protein and its morphological features in salivary gland lesions. J Oral Pathol Med 24:201–205

Li X, Tsuji T, Wen S, et al. (1995b) A fluorescence in situ hybridization (FISH) analysis with centromere-specific DNA probes of chromosomes 3 and 17 in pleomorphic adenomas and adenoid cystic carcinomas. J Oral Pathol Med 24:398–401

Luna MA, Ordonez NG, MacKay B, Batsakis JG, Guillamondegui O (1965) Salivary epithelialmyoepithelial carcinomas of intercalated ducts: A clinical, electron microscopic, and immunocytochemical study. Oral Surg Oral Med Oral Pathol 9:482–490

Majno G, Joris I (1995) Apoptosis, oncosis, and necrosis. An overview of cell death. Am J Pathol 146:3–15

Mark HFL, Gnepp DR (1994) Cytogenetic analysis of salivary gland tumors. Congress International Association of Oral Pathologists, York. Abstract P32

Mark J, Dahlenfors R (1986) Cytogenetical observations in 100 human benign pleomorphic adenomas: Specificity of the chromosomal aberrations and their relationship to sites of localized oncogenes. Anticancer Res 6:299–308

Mark J, Dahlenfors R, Ekedahl C, Stenman G (1980) The mixed salivary gland tumor - a normally benign human neoplasm frequently showing specific chromosomal abnormalities. Cancer Genet Cytogenet 2:231–241

Mark J, Dahlenfors R, Stenman G, Bende M, Melen I (1992) Cytogenetical observations in two cases of polymorphous low-grade adenocarcinoma of the salivary gland. Anticancer Res 12:1195–1198

Mark J, Sandros J, Wedell B, Stenman G, Ekedahl C (1988) Significance of the choice of tissue culture technique on the chromosomal patterns in human mixed salivary gland tumors. Cancer Genet Cytogenet 33:229–244

Mark J, Wedell B, Dahlenfors R, Stenman G (1991) Karyotype variability and evolutionary characteristics of a polymorphous low-grade adenocarcinoma in the parotid gland. Cancer Genet Cytogenet 55:19–29

Matsumura K, Sasaki K, Tsuji T, Shinozaki F (1989) The nucleolar organizer regions associated protein (AgNORs) in salivary gland tumors. J Oral Maxillofac Surg 18:76–78

McDicken JW, Scott J (1981) The presence and distribution of carcinoembryonic antigen in tumors of human minor salivary glands. J Oral Pathol 10:296–303

Moll R (1993) Cytokeratine als Differenzierungsmarker: Expressionsprofile von Epithelien und epithelialen Tumoren. Veröff Pathol 142:1–197

Morgan DW, Crocker J, Watts A, Shenoi PM (1988) Salivary gland tumours studied by means of the AgNOR technique. Histopathology 13:553-559

Mori M (1991) Histochemistry of the salivary glands. CRC Press, Boca Raton Ann Arbor Boston

Mori M, Murase N, Hyun KH, Sumitomo S, Kawamura K (1985) Immunohistochemical studies of keratin distribution in salivary gland tumors. Acta Histochem Cytochem 18:21-32

Mori M, Naito R, Tsukitani K, Okada Y, Hayashi T, Kato K (1987) Immunohistochemical distribution of human epidermal growth factor in salivary gland tumours. Virchows Arch A Pathol Anat 411:499-507

Morley DJ, Hodes ME (1988) Amylase expression in human parotid neoplasms: Evidence by in situ hybridization for lack of transcription of the amylase gene. J Histochem Cytochem 30: 487-491

Morley DJ, Hodes JE, Calland J, Hodes ME (1983) Immunohistochemical demonstration of ribonuclease and amylase in normal and neoplastic parotid glands. Hum Pathol 14:969-973

Murakami M, Ohtani I, Hojo H, Wakasa H (1992) Immunohistochemical evaluation with Ki-67: an application to salivary gland tumours. J Laryngol Otol 106:35-38

Nakazato Y, Ishida Y, Takahashi K, Suzuki K (1985) Immunohistochemical distribution of S-100 protein and glial fibrillary acidic protein in normal and neoplastic salivary glands. Virchows Arch A Pathol Anat 405:299-310

Nara Y, Takeuchi J, Yoshida K, et al. (1991) Immunohistochemical characterization of extracellular matrix components of salivary gland tumours. Br J Cancer 64:307-314

Nikai H, Ogawa I, Ijuhin N, Yamasaki A, Takata T, Elbardaie A (1983) Ultrastructural cytochemical demonstration of elastin in the matrix of salivary gland tumors. Acta Pathol Jpn 33: 1171-1181

Ninomiya T, Orito T, Tsukitani K, Mori M, Imanishi Y (1988) Immunoreactive prolactin in lesions and tumours of salivary glands. Acta Histochem 84:41-50

Nordkvist A, Edström S, Mark J, Stenman G (1992) Multiple unrelated chromosome abnormalities in a metastatic mucoepidermoid carcinoma of the parotid gland. Cancer Genet Cytogenet 61:158-161

Nordkvist A, Gustafsson H, Juberg-Ode M, Stenman G (1994) Recurrent rearrangements of 11q14-22 in mucoepidermoid carcinoma. Cancer Genet Cytogenet 74:77-83

Ogawa I, Takata T, Nikai H, Ogura M, Ijuhin N, Ito H (1984) Immunohistochemical studies on salivary gland tumors. II. Localization of secretory epithelial markers in various benign tumors. Jpn J Oral Biol 26:1200-1209

Ogawa I, Miyaichi M, Takata T, Vuhahula E, Ijuhin N, Nikai H (1993) Proliferative activity of salivary gland pleomorphic adenomas and myoepitheliomas as evaluated by the proliferating cell nuclear antigen (PCNA) labeling index (LI). J Oral Pathol Med 22:447-450

Ogawa K, Ogawa O, Koshiba M et al. (1990) Immunohistochemical localization of Vitamin B_{12} R-binder in salivary gland tumors. Implications for cell differentiation. Pathol Res Pract 186:751-758

Otto HF, Born IA, Schwechheimer K (1988) Immunhistologische Charakterisierung maligner Speicheldrüsentumoren. In: Weidauer H, Maier H (Hrsg) Speicheldrüsenerkrankungen. - Aktuelle Diagnostik und Therapie. Springer, Berlin Heidelberg New York Tokyo, S 53-67

Palmer RM (1985) Epithelial-myoepithelial carcinoma: An immunocytochemical study. Oral Surg Oral Med Oral Pathol 59:511-515

Pammer J, Horvat R, Weninger W, Ulrich W (1995) Expression of bcl-2 in salivary glands and salivary gland adenomas. A contribution to the reserve cell theory. Pathol Res Pract 191:35-41

Prantl F (1987) Expression des tumorassoziierten Antigens CA 19-9 in benignen und malignen Tumoren der Glandula parotis. Tumor Diagnostik Therapie 8:64-68

Ravasio RA, Fonseca MM, Gendelmann H, Morris B (1980) Histochemistry of glycoconjugates of pleomorphic adenomas of minor salivary glands, with special reference to glycocalyx of tubular areas. Oral Surg Oral Med Oral Pathol 50:58-61

Righi PD, Li YQ, Deutsch M et al. (1994) The role of the p53 gene in the malignant transformation of pleomorphic adenomas of the parotid gland. Anticancer Res 14:2253-2258

Rivière A, Löning Th (1989) Erb-B-2(neu)-Expression in Speichel- und Schweißdrüsen-Tumoren. Verh Dtsch Ges Pathol 73:625
Ro JY, Mackay B, Batsakis JG, Cartwright J (1987) Intraluminal crystalloids in malignant salivary gland tumors – electron microscopic and X-ray microanalytic studies. J Laryngol Otol 101:1175–1181
Rognum TO, Thrane PS, Korsrud FR, Brandtzaeg P (1987) Epithelial tumor markers: special markers of glandular differentiation. In: Seifert G (ed) Morphological tumor markers. General aspects and diagnosis relevance. Springer, Berlin Heidelberg New York Tokyo (Current topics in pathology, vol 77, pp 133–153)
Saito I, Teratani K, Inoue M, Saito A, Funatsu K, Moro I (1984) Immunohistochemical characterization of functional markers in human minor salivary gland tumors. J Oral Pathol 13: 525–534
Saku T, Okabe H, Yagi Y, Sato E, Tsuda N (1984) A comparative study on the immunolocalization of keratin and myosin in salivary gland tumors. Acta Pathol Jpn 34:1031–1040
Sandros J, Mark J, Happonen RG, Stenman G (1988) Specificity of 6q-markers and other recurrent deviations in human malignant salivary gland tumors. Anticancer Res 8:637–644
Sandros J, Stenman G, Mark J (1990) Cytogenetic and molecular observations in human and experimental salivary gland tumors. Cancer Genet Cytogenet 44:153–167
Sasano H, Ohkubo T, Sasano N (1968) Immunohistochemical demonstration of steroid C-21 hydroxylase in normal and neoplastic salivary glands. Cancer 61:750–753
Scappatici S, Lo Curto F, Mira E (1973) Karyotypic variation in benign pleomorphic adenoma of the parotid and in normal salivary glands. Acta Otolaryngol 76:221–228
Schimmelpenning H, Hamper K, Falkmer UG, Caselitz J, Seifert G, Auer GU (1989) Methodologic aspects of DNA assessment by means of image cytometry in tumors of the salivary glands. A comparison between the results obtained using sections and cytospin preparations from the same paraffin-embedded specimens. Anal Quant Cytol Histol 11:379–383
Schimmelpenning H, Falkmer UG, Hamper K, Seifert G, Auer GU (1990) Variations in Feulgen stainability of epithelial parenchymal cells extracted from paraffin-embedded salivary gland specimens. Cytometry 11:475–480
Sciubba JJ (1984) Diagnostic electron microscopy of salivary gland tumors. Cancer Bulletin Univ Texas 36:95–105
Sehested M, Barfoed C, Krogdahl A, Bretlau P (1985) Immunohistochemical investigation of lysozyme, lactoferrin, a_1-antitrypsin, a_1-antichymotrypsin and ferritin in parotid gland tumors. J Oral Pathol 14:459–465
Seifert G (Hrsg) (1987) Morphological tumor markers. General aspects and diagnostic relevance. Springer, Berlin Heidelberg New York Tokyo (Current topics in pathology, vol 77, pp 1–398)
Seifert G (1991a) WHO Histologial typing of salivary gland tumours, 2nd edn. Springer, Berlin Heidelberg New York Tokyo
Seifert G (Hrsg) (1991b) Cell receptors. Morphological characterization and pathological aspects. Springer, Berlin Heidelberg New York Tokyo (Current topics in pathology, vol 83, pp1–522)
Seifert G (1991c) The expression of the epidermal growth factor and oncogenes in human tumours of the head and neck region. J Tumor Marker Oncol 6:125–134
Seifert G, Caselitz J (1985) Markers of oral and salivary gland tumors: immunocytochemical investigations. Cancer Detect Prev 8:23–34
Seifert G, Caselitz J (1989) Epithelial salivary gland tumors: Tumor markers. In: Fenoglio-Preiser CM, Wolff M, Rilke F (eds): Progr Surg Pathol 9:157–189
Seifert G, Miehlke A, Haubrich J, Chilla R (1984) Speicheldrüsenkrankheiten. Pathologie-Klinik-Theraie-Fazialischirurgie. Thieme, Stuttgart New York
Seifert G, Caselitz J, Hamper K (1987) Receptors and proliferative markers in salivary gland tumors. J Tumor Marker Oncology 2:291–303
Semba K, Kamata N, Toyoshima K, Yamamoto T (1985) A v-erbB-related protooncogene, c-erbB-2, is distinct from the c-erbB-1/epidermal growth factor-receptor gene and is amplified in a human salivary gland adenocarcinoma. Proc Natl Acad Sci USA 82:6497–6501
Shrestha P, Huang JW, Tsuji T et al. (1992) Rare expression of the c-erbB-2 oncoprotein in salivary gland tumors: an immunohistochemical study. J Oral Pathol Med 21:477–480

Shrestha P, Sumitomo S, Ogata K, et al. (1994) Immunoreactive tenascin in tumours of salivary glands: Evidence for enhanced expression in tumour stroma and production by tumour cells. Oral Oncol, Eur J Cancer 30B:393-399

Skalova A, Leivo I (1992a) Basement membrane proteins in salivary gland tumours. Distribution of type IV collagen and laminin. Virchows Arch A Pathol Anat 420:425-431

Skalova A, Leivo I (1992b) Extracellular collagenous spherules in salivary gland tumors. Immunohistochemical analysis of laminin and various types of collagen. Arch Pathol Lab Med 116:649-653

Skalova A, Leivo I, Michal M, Saksela E (1992) Analysis of collagen isotypes in crystalloid structures of salivary gland tumors. Hum Pathol 23:748-754

Soini Y, Autio-Harmainen H (1993) Synthesis and degradation of basement membranes in benign and malignant salivary gland tumours. A study by in situ hybridization. J Pathol 170:291-296

Soini Y, Kamel D, Nuorva K, Lane DP, Vahakangas K, Pääkkö P (1992a) Low p53 expression in salivary gland tumours compared with lung carcinomas. Virchows Arch A 421:415-420

Soini Y, Pääkkö P, Virtanen I, Lehto V-P (1992b) Tenascin in salivary gland tumours. Virchows Arch A Pathol Anat 421:217-222

Stenman G, Mark J (1983) Loss of the Y-chromosome in a cultured human salivary-gland adenocarcinoma. J Oral Pathol 12:458-464

Stenman G, Mark J, Ekedhal C (1984) Relationships between chromosomal patterns and proto-oncogenes in human benign salivary gland tumors. Tumour Biol 5:103-117

Stenman G, Sandros J, Mark K, Nordkvist A (1989a) High p21ras expression levels correlate with chromosome 8 rearrangements in benign human mixed salivary gland tumors. Genes Chromosom Cancer 1:59-66

Stenman G, Sandros J, Mark J, Edström S (1989b) Partial 6q deletion in a human salivary gland adenocarcinoma. Cancer Genet Cytogenet 39:153-156

Stenman G, Sandros J, Nordkvist A, Mark J, Sahlin P (1991) Expression of the erbB2 protein in benign and malignant salivary gland tumors. Genes Chromosom Cancer 3:128-135

Steuer MK, Graw W, Steuer M, Bardosi A, Gabius H-J (1993) Glykohistochemische Charakterisierung endogener Lektine bei Parotistumoren. Eur Arch Otorhinolaryngol II:199-200

Sugawara K, Mori S, Morita M (1990) Expression of c-erbB-2 protein detected in adenocarcinoma arising from parotid pleomorphic adenoma. Auris Nasus Larynx 17:115-120

Sumitomo S, Kumasa S, Tatemoto Y, Ookusa Y, Mori M (1986) Immunohistochemical localization of amylase in sialadenitis and salivary gland tumours. J Oral Pathol 15:381-385

Sumitomo S, Kumasa S, Mitani H, Mori M (1987) Comparison of CEA distribution in lesions and tumors of salivary glands as determined with monoclonal and polyclonal antibodies. Virchows Archiv B Cell Pathol 53:122-139

Takai Y, Mori M, Dardick I et al. (1994) Myofilament localization and immunoelectron microscopic detection of muscle-specific actin in neoplastic myoepithelial cells in pleomorphic adenomas and myoepitheliomas. Ultrastruct Pathol 18:575-591

Takata T, Ogawa I, Nikai H, Ogura M, Ijuhin N, Ito H (1985) Immunohistochemical studies on salivary gland tumors. III. Localization of secretory epithelial markers in various malignant tumors. Jpn J Oral Biol 27:611-620

Tatemoto Y, Kumasa S, Watanabe Y, Mori M (1987) Immunohistochemical expression of monoclonal antibody against epithelial membrane antigen in salivary gland tumors. Acta Histochem Cytochem 20:113-124

Therkildsen MH, Mandel U, Christensen M, Dabelsteen E (1993) Simple mucin-type carbohydrate antigens in pleomorphic adenomas. APMIS 101:242-248

Therkildsen MH, Andersen LJ, Christensen M, Mandel U, Dabelsteen E (1995a) The prognostic value of simple mucin-type antigens in salivary gland carcinomas. Pathol Res Pract 191:796

Therkildsen MH, Mandel U, Christensen M, Dabelsteen E (1995b) Thomsen-Friedenreich (T) antigen as marker of myoepithelial and basal cells in the parotid gland, pleomorphic adenomas and adenoid cystic carcinomas. An immunohistological comparison between T and sialosyl-T-antigens, α-smooth muscle actin and cytokeratin 14. APMIS 103:558-567

Toida M, Takeuchi J, Hara K et al. (1984) Histochemical studies of intercellular components of salivary gland tumors with special reference to glycosaminoglycan, laminin and vascular elements. Virchows Arch A Pathol Anat 403:15-26

Tsukitani K, Tatemoto Y, Noda Y, Mori M, Hayashi T, Kato K (1987) Immunohistochemical detection of human epidermal growth factor in submandibular glands and their tumors using a polyclonal antiserum and a monoclonal antibody. Histochemistry 87:293-300

Tsuzi T, Shinozaki F, Yamada K, Mori M (1989) Immunohistochemical detection of human lung and gastric cancer antigen in human salivary gland tumors. Anticancer Res 9: 327-339

Vigneswaran N, Müller S, DeRose P, Cohen C (1994) Cathepsin-D and tumor associated antigen DF3 in salivary gland neoplasia. Differential diagnostic and prognostic applications. Pathol Res Pract 190:1174-1184

Woltering EA, Tuttle SE, James AG, Sharma HM (1983) Abo (H) cell surface antigens in benign and malignant parotid neoplasms. J Surg Oncol 24:177-179

Yamada K, Tanaka T, Mori M, et al. (1989a) Immunohistochemical expression of MAM-3 and MAM-6 antigens in salivary gland tumours. Virchows Arch A Pathol Anat 415:509-521

Yamada K, Iwai K, Okada Y, Mori M (1989b) Immunohistochemical expression of epidermal growth factor receptor in salivary gland tumours. Virchows Arch A Pathol Anat 415: 523-531

Yang L, Hashimura K, Qin Ch, Shrestha P, Sumitomo S, Mori M (1993) Immunoreactivity of proliferating cell nuclear antigen in salivary gland tumours: an assessment of growth potential. Virchows Arch A Pathol Anat 422:481-486

Zarbo RJ, Regezi JA, Lloyd RV, Crissman JD, Batsakis JG (1987) HLA-DR antigens in normal, inflammatory, and neoplastic salivary glands. Oral Surg Oral Med Oral Pathol 64:577-584

Zimmer KP, Caselitz J, Seifert G (1985) Subcellular localization of tissue polypeptide antigen and cytokeratins in epithelial cells (salivary and mammary glands). Combined use of the cryoultra-microtomy and the protein A-gold technique. Virchows Arch A Pathol Anat 49:161-173

14.3 Klinische und statistische Daten

14.3.1 Klinische Befunde

Bei der klinischen Feststellung eines Speicheldrüsentumors sind zunächst die Erhebung anamnestischer Daten, die Inspektion und der lokale Tastbefund sowie die vom Patienten angegebenen Symptome von diagnostischer Bedeutung (SEIFERT et al. 1984; SEIFERT et al. 1992).

Benigne Tumoren wachsen in der Regel langsam und machen kaum Beschwerden, so daß die Entdeckung des Tumors mitunter zufällig erfolgt. Oberflächlich gelegene Tumoren lassen sich gut abgrenzen, tiefer gelegene dagegen kaum. Der Tastbefund ergibt einen meist derben, verschieblichen Knoten unterschiedlicher Größe, wobei sehr große Tumoren weit bis hinter den aufsteigenden Unterkieferast reichen (sog. Eisbergtumoren) und eine enge Lagebeziehung zur A. carotis interna eingehen können.

Maligne Tumoren gehen oft mit Schmerzen und, soweit es sich um Parotistumoren handelt, mit partiellen oder kompletten Fazialisparesen einher. Der Tastbefund ergibt einen mehr diffus ausgebreiteten, fixierten Tumor. Insbesondere die Fazialisparese läßt wichtige Rückschlüsse auf die Dignität des Tumors zu.

Zusätzliche *klinische Untersuchungsmethoden* mit besonderer Berücksichtigung der bildgebenden Verfahren können die präoperative Verdachtsdiagnose untermauern. Hierzu gehören die Ultraschalldiagnostik (A-Scan und B-Scan) und die native Röntgenübersichtsdiagnostik. Die Sialographie kann Verdrängungen oder Zerstörungen des Gangsystems sichtbar machen. Weitere Aufschlüsse ergeben sich aus den Befunden der Computertomographie (CT) und der Kernspintomographie (KST). Die Szintographie erbringt den Nachweis einer Radionuklidspeicherung innerhalb der Tumoren. Die Magnetresonanzspektroskopie ermöglicht eine Analyse des Phosphor- und Protonenstoffwechsels bei oberflächlich gelegenen Tumoren insbesondere der Parotis.

Auf die Bedeutung des *TNM-Systems* für den klinischen Verlauf und die Prognose wurde bereits hingewiesen (s. Kap. 14.1.2).

Pathohistologische Malignitätskriterien sind infiltratives Wachstum, Gefäßinvasion, perineurale Ausbreitung und progressive Metastasierung. Hinzu kommen die zytologischen Merkmale der zellulären Anaplasie und die erhöhte pathologische Mitoserate. Andere Kriterien wie Kapseleinbrüche, Rezidive oder multifokale Tumorherde sind kein sicherer Malignitätsbeweis. Dies gilt insbesondere für die früher relativ hohe Rezidivrate bei pleomorphen Adenomen, die auf einer unzureichenden Operationstechnik mit Implantation von Tumorgewebe beruhte und zu der mißverständlichen Bezeichnung der „Semimalignität" führte.

14.3.2 Tumorinzidenz

Zur Häufigkeit der Speicheldrüsentumoren liegen zahlreiche größere Sammelstatistiken vor (THACKRAY u. LUCAS 1974; SEIFERT u. DONATH 1976; SEIFERT et al. 1984; EVESON u. CAWSON 1985; SPIRO 1986; ELLIS et al. 1991). Die unterschiedlichen Häufigkeitsangaben beruhen teils auf einer speziellen Selektion des Krankengutes, teils auch auf geographischen Faktoren (s. Kap. 14.3.6).

Die Inzidenz der Speicheldrüsentumoren beträgt ca. 1–2 Tumorfälle, bezogen auf eine Population von 100 000. Der prozentuale Anteil der Speicheldrüsentumoren am Gesamtkollektiv aller menschlicher Tumoren liegt unter 1 %, wobei auf die malignen Speicheldrüsentumoren nur ca. 0,3 % entfallen (ENEROTH 1976). In der Kopfhalsregion sind ohne Berücksichtigung der Hauttumoren ca. 5–6 % der Tumoren in den Speicheldrüsen lokalisiert (FRAZELL 1954; SPIRO 1986; MUIR u. WEILAND 1995). Im Material des Speicheldrüsen-Registers in Hamburg entfielen ca. 35 % der Untersuchungsfälle auf die Gruppe der Tumoren.

Bei einer pathohistologischen Klassifikation der Speicheldrüsentumoren ergibt sich im Material des Speicheldrüsen-Registers in Hamburg folgende prozentuale Häufigkeitsverteilung (SEIFERT et al. 1992):

- benigne epitheliale Tumoren ca. 66,0 %
- maligne epitheliale Tumoren 26,0 %
- nichtepitheliale Tumoren 4,5 %
- sekundäre Tumoren und
- periglanduläre Tumoren 3,5 %.

In anderen Sammelstatistiken werden für die benignen epithelialen Tumoren Prozentzahlen von 54–79% angegeben, für die malignen epithelialen Tumoren von 21–45,5% (BONORDEN u. MACHTENS 1987; ELLIS et al. 1991). Trotz der etwas differenten Zahlenangaben liegt insgesamt der Anteil der epithelialen Speicheldrüsentumoren bei ca. 90% (MARIN et al. 1989).

Die Unterschiede in der prozentualen Häufigkeit beruhen zum Teil darauf, daß im Untersuchungsmaterial der Anteil der in den kleinen Speicheldrüsen lokalisierten Tumoren zwischen 9–23% schwankt, die Lokalisation der Tumoren in den kleinen Speicheldrüsen jedoch mit einem höheren Malignitätsanteil einhergeht. So ergeben sich im Material des Armed Forces Institute of Pathology in Washington folgende prozentuale Anteile maligner epithelialer Tumoren (ELLIS et al. 1991):

- Gaumen   46,8%,
- Wange   50,5%,
- Unterlippe 60,2%,
- Zunge   85,7%,
- Mundboden   88,2%.

14.3.3 Alters- und Geschlechtsverteilung

Altersverteilung

Die Kurve der Altersverteilung für alle Speicheldrüsentumoren zeigt für die benignen epithelialen Tumoren einen Altersgipfel in der 3.–4. Lebensdekade und für die malignen epithelialen Tumoren in der 6.–7. Lebensdekade (ELLIS et al. 1991). Bezüglich der Altersverteilung ergeben sich Unterschiede bei den einzelnen Tumorentitäten. So liegt der Altersgipfel bei den pleomorphen Adenomen bereits in der 4.–5. Lebensdekade, bei den anderen Adenomen (Warthin-Tumoren, Basalzelladenome u. a.) erst in der 7. Lebensdekade und bei den Onkozytomen sogar erst in der 8.–9. Lebensdekade. Bei den malignen epithelialen Tumoren weisen die Mukoepidermoidkarzinome und Azinuszellkarzinome einen früheren Altersgipfel auf als die übrigen Karzinome. Auf weitere Einzelheiten der Altersverteilung soll in den speziellen Tumorkapiteln eingegangen werden.

Geschlechtsverteilung

Bezogen auf alle Speicheldrüsentumoren ergibt sich insgesamt eine leichte Dominanz des weiblichen Geschlechts von ca. 60%. Unter Berücksichtigung der einzelnen Tumorentitäten liegen jedoch Abweichungen vor (s. Kap. 14.7–14.37). So werden beispielsweise die Warthin-Tumoren deutlich vermehrt beim männlichen Geschlecht beobachtet.

Speicheldrüsentumoren im Kindes- und Jugendalter: Im Kindes- und Jugendalter bis 20 Jahre sind Speicheldrüsentumoren insgesamt selten und machen nur 4–5% aller Tumoren der Speicheldrüsen aus (BYARS et al. 1957; BHASKAR u. LILLY 1963; SEIFERT 1965; BIANCHI u. CUDMORE 1978; MCKELVIE 1988; HERRMANN 1988; LACK u. UPTON 1988; ANDERS et al. 1989; FONSECA et al. 1991). Die

Tumoren sind überwiegend in den großen Speicheldrüsen lokalisiert (KAUFFMAN u. STOUT 1963; CASTRO et al. 1972; SHIKHANI u. JONES 1988), und zwar in über 80 % in der Parotis (HOWARD et al. 1950; JAQUES et al. 1976; NAGAO et al. 1980), in maximal 10 % in der Submandibularis, in den restlichen Fällen am Gaumen. In ²/₃ der Fälle handelt es sich um benigne Tumoren, in ¹/₃ um maligne Tumoren (DAHLQUIST u. ÖSTBERG 1982; BYERS et al. 1984; BAKER u. MALONE 1985). Bei den benignen Tumoren entfallen ca. ²/₃ auf die Gruppe der Angiome (kavernöse oder kapilläre Hämangiome, Lymphangiome; s. auch Kap. 14.43). Die zweithäufigste benigne Tumorgruppe sind die pleomorphen Adenome. Bei den malignen epithelialen Tumoren liegen vorwiegend Mukoepidermoidkarzinome vor, daneben auch Azinuszellkarzinome (SEIFERT et al. 1986; CAMACHO et al. 1989), seltener jedoch adenoid-zystische Karzinome und andere Karzinomformen. Der häufigste maligne mesenchymale Tumor ist das embryonale Rhabdomyosarkom (MCKELVIE 1988). Bei den epithelialen Tumoren sind embryonale Adenome und embryonale Karzinome extreme Seltenheiten (DONATH et al. 1984). Ungewöhnlich sind auch Karzinome der Parotis bei Neugeborenen (MCKNIGHT 1939; DICK 1954).

14.3.4 Multiple Tumoren

Speicheldrüsentumoren sind in der Regel als Einzeltumor in einer Speicheldrüse entwickelt. Doppel- oder Mehrfachtumoren sind dagegen sehr selten. Bei einer Analyse der meist kasuistischen Mitteilungen des Schrifttums (SEIFERT u. DONATH 1996a) lassen sich verschiedene Gruppen von multiplen Tumoren in bezug auf die histologische Klassifikation, die Lokalisation und das zeitliche Auftreten unterscheiden (Tabelle 25).

Multiple Tumoren mit *identischer histologischer Klassifikation:* Sie können *unilateral* oder *bilateral* sowohl *synchron* als auch *metachron* auftreten. Multiple Tumoren werden besonders in der *Parotis* beobachtet, wobei ein *bilaterales* Vorkommen häufiger ist als ein unilaterales (KROGDAHL et al. 1983; WALLENREITER 1985; GNEPP et al. 1989; TOIDA et al. 1990).

Nach größeren Sammelstatistiken, in denen zahlreiche kasuistische Beobachtungen erfaßt sind (GNEPP et al. 1989; TOIDA et al. 1990), ergibt sich für *bilaterale Parotistumoren* folgende Häufigkeitsskala:

- Warthin-Tumoren (ca. 100 Fälle),
- pleomorphe Adenome (ca. 34 Fälle,
- Azinuszellkarzinome (ca. 12 Fälle),
- Onkozytome (ca. 12 Fälle),
- Basalzelladenome (ca. 6 Fälle).

Einzelbeobachtungen betreffen folgende weitere bilaterale Parotistumoren: epithelial-myoepitheliales Karzinom (SCHRÖDER u. DROESE 1977), adenoidzystisches Karzinom (ARSAC et al. 1973) und Mukoepidermoidkarzinom (CATANIA et al. 1975).

Multiple *unilaterale* Speicheldrüsentumoren sind meist Warthin-Tumoren (29 Fälle), seltener pleomorphe Adenome. Multiple Tumorknoten in der gleichen

Tabelle 25. Multiples Vorkommen von Speicheldrüsentumoren[a]

1. **Multiple Tumoren mit identischer histologischer Klassifikation**
   Bilaterale Parotistumoren:
   - Häufiger:
   Warthin-Tumoren, pleomorphe Adenome, Azinuszellkarzinome, Onkozytome, Basalzelladenome
   - Seltener:
   Epithelial-myoepitheliale Karzinome, adenoid-zystische Karzinome, Mukoepidermoidkarzinome

   Unilaterale Parotistumoren:
   - Warthin-Tumoren, pleomorphe Adenome, Onkozytome

2. **Multiple Tumoren mit unterschiedlicher histologischer Klassifikation**
   - Pleomorphe Adenome mit:
   Warthin-Tumoren, Onkozytomen, Basalzelladenomen, Talgdrüsenadenomen, Mukoepidermoidkarzinomen, adenoid-zystischen Karzinomen, epithelial-myoepithelialen Karzinomen, onkozytären Karzinomen
   - Warthin-Tumoren mit:
   Pleomorphen Adenomen, Onkozytomen, Basalzelladenomen, Talgdrüsenadenomen, Mukoepidermoidkarzinomen, Azinuszellkarzinomen, adenoid-zystischen Karzinomen

3. **Syntropie von Speicheldrüsentumoren mit anderen oralen Tumoren:**
   - Warthin-Tumor mit Ameloblastom
   Warthin-Tumor mit Plattenepithelkarzinom
   Warthin-Tumor mit malignem Lymphom
   - Pleomorphes Adenom mit Hämangioperizytom
   - Onkozytäres Karzinom mit malignem Lymphom

4. **Syntropie von Speicheldrüsentumoren mit extraoralen Karzinomen:**
   - Schilddrüsenkarzinome
   - Mammakarzinome
   - Larynxkarzinome
   - Kolonkarzinome

[a] Bezüglich weiterer Angaben wird auf die entsprechenden Tumorkapitel verwiesen.

Speicheldrüse sind beim kanalikulären Adenom in der Oberlippe (KHULLAR u. BEST 1992) und beim adenoid-zystischen Karzinom ebenfalls in der Lippe (APPEL et al. 1976) beobachtet worden.

Multiple Tumoren mit *unterschiedlicher histologischer Klassifikation:* Sie kommen in verschiedenen Kombinationen vor. Am häufigsten ist die Assoziation zwischen pleomorphen Adenomen und Warthin-Tumoren (ASTACIO 1974). Seltener ist das gemeinsame Vorkommen pleomorpher Adenome mit einem Mukoepidermoidkarzinom (PONTINELA u. RANKOW 1979), epithelial-myoepithelialen Karzinom (DONATH et al. 1972), Onkozytom (TREJO et al. 1972), onkozytären Karzinom (LEVENTON et al. 1976) oder adenoid-zystischen Karzinom (KWITTKEN et al. 1966). Beim Warthin-Tumor ist das gemeinsame Vorkommen mit folgenden anderen Speicheldrüsentumoren beobachtet worden: pleomorphe Adenome (ca. 20 Fälle: LEFOR u. ORD 1993), Onkozytome (ca. 9 Fälle; GOODWIN

1980), Basalzelladenome (SCHILLING et al. 1989), Azinuszellkarzinome (ASSOR 1974; GNEPP et al. 1989), Mukoepidermoidkarzinome (GADIENT u. KAFAYAN 1975; LUMERMAN et al. 1975) und adenoid-zystische Karzinome (GNEPP et al. 1989).

Eine weitere Kategorie stellt das Vorkommen von *Speicheldrüsentumoren* mit anderen *oralen Tumoren* dar, so die Syntropie eines mandibulären Ameloblastom mit einem Warthin-Tumor bzw. Azinuszellkarzinom (NAKAMURA et al. 1988) oder eines oralen Plattenepithelkarzinoms mit einem Warthin-Tumor oder eines pleomorphen Adenoms mit einem Hämangioperizytom (VOLMER 1982).

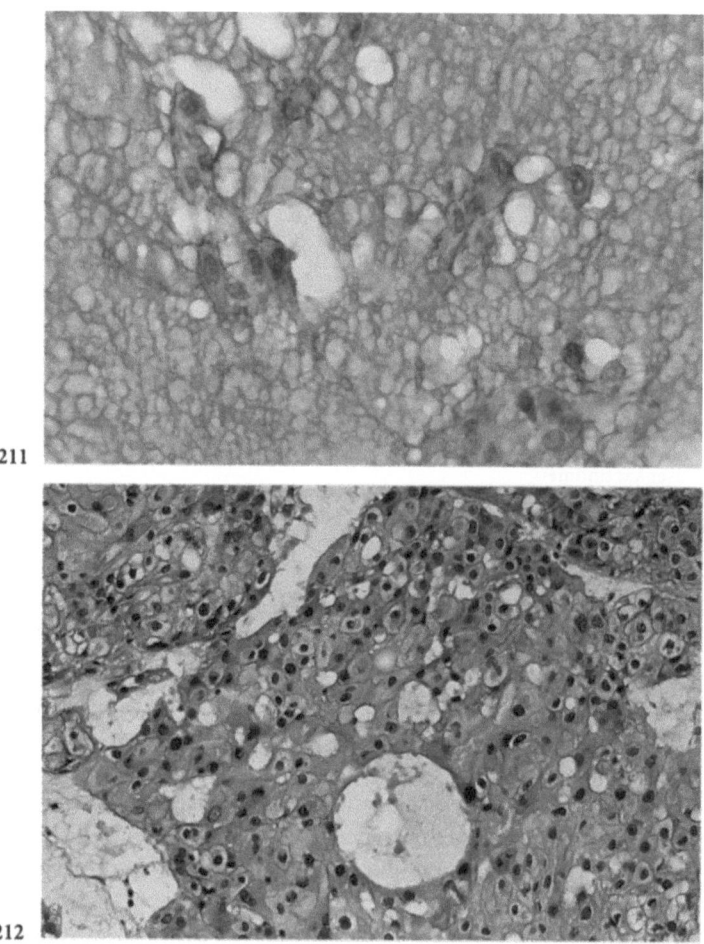

Abb. 211. Parotis: Karzinom im pleomorphen Adenom. Reste des pleomorphen Adenoms mit spindelförmigen Myoepithelzellen in einem mukoiden Stroma. Abstrablau ×250

Abb. 212. Parotis (Fall wie Abb. 211): Mukoepidermoidkarzinom in einem pleomorphen Adenom. HE ×160

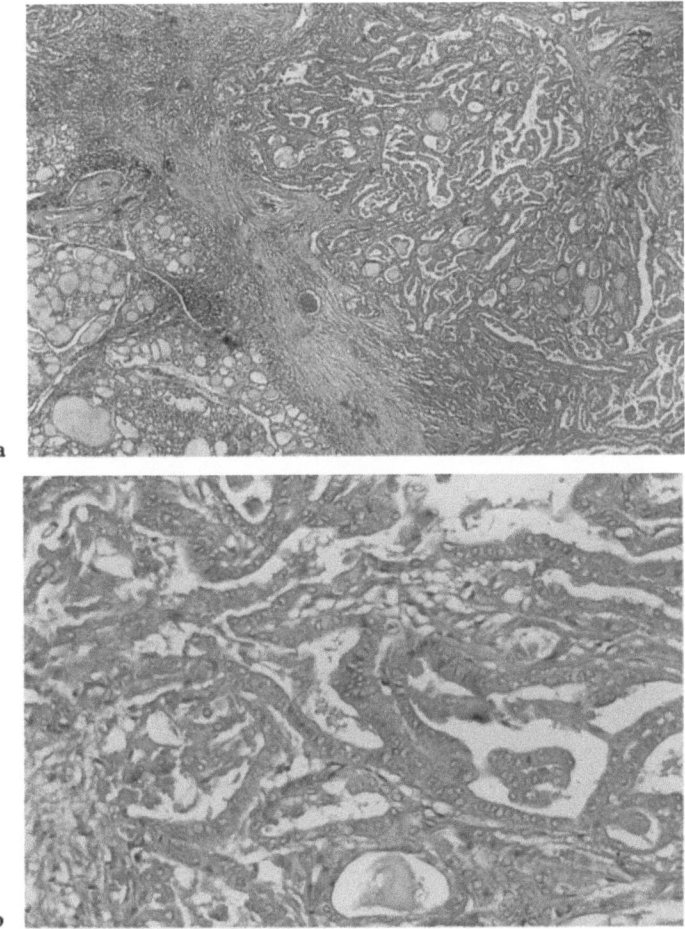

Abb. 213 a, b. Schilddrüse (Fall wie Abb. 211): Papilläres Schilddrüsenkarzinom. HE **a** ×60, **b** ×250

Speicheldrüsentumoren treten auch in Verbindung mit *extraoralen Tumoren* auf. Zu den sekundären Karzinomen bei primären Schilddrüsentumoren (BIGGAR et al. 1983) gehören insbesondere Speicheldrüsenkarzinome (IANNACONE 1975; POGREL u. HANSEN 1984; JOHNS et al. 1986; DELBRIDGE et al. 1989) und Mammakarzinome (ABBEY et al. 1984), außerdem Larynx- und Kolonkarzinome (JOHNS et al. 1986). Im Speicheldrüsen-Register Hamburg wurde ein papilläres Schilddrüsenkarzinom 5 Jahre nach einem operierten und bestrahlten Karzinom in einem pleomorphen Adenom (Abb. 211–213) beobachtet. Bezüglich der Bedeutung einer vorausgegangenen Strahlenbehandlung wird auf Kap. 14.5 verwiesen.

14.3.5 Hybridtumoren

Die sehr seltenen *Hybridtumoren* sind aus zwei unterschiedlich differenzierten Tumorentitäten aufgebaut, wobei jeder dieser Tumoren a priori einer exakt definierten Tumorkategorie entspricht (SEIFERT u. DONATH 1996b). Die beiden Tumoren sind nicht getrennt voneinander entwickelt, sondern entstehen primär gleichzeitig innerhalb einer identischen topographischen Region. Im Gegensatz zu den Hybridtumoren handelt es sich bei den *Kollisionstumoren* nach der Definition von R. MEYER (1919) um maligne Tumoren, die sich unabhängig voneinander in zwei primär topographisch getrennten Regionen entwickeln und erst durch weiteres Wachstum miteinander verschmelzen. Kollisionstumoren sind meist Adenokarzinome in Verbindung mit verschieden differenzierten Sarkomen

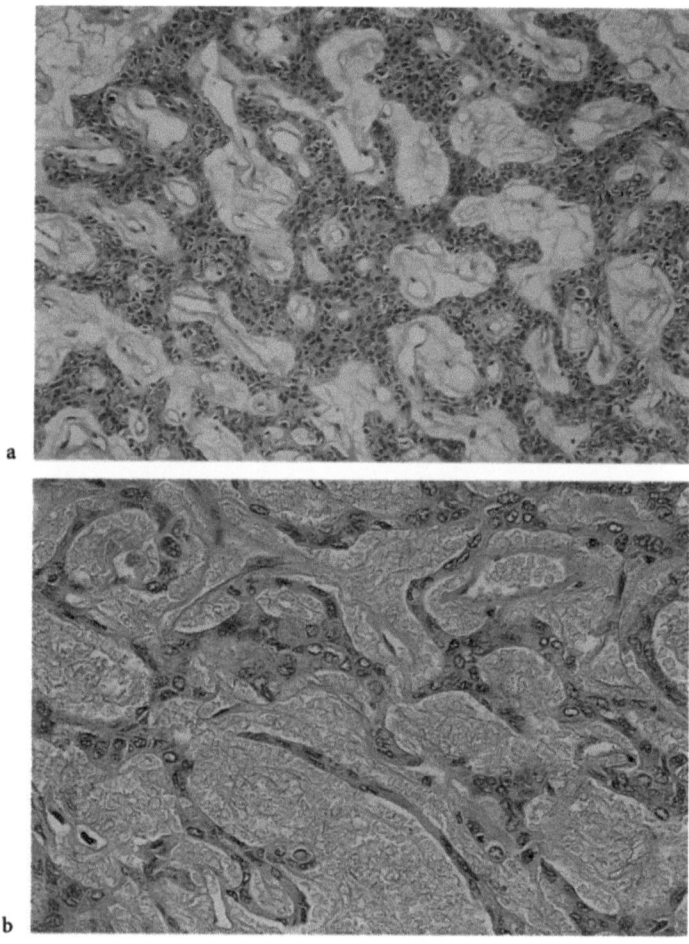

Abb. 214a, b. Parotis: hybrides Adenom. **a** Basalzelladenom mit trabekulären Formationen. **b** Kanalikuläres Adenom mit schmalen anastomosierenden Zellverbänden und vaskularisiertem Stroma. HE **a** × 100, **b** × 250

oder malignen Lymphomen. Kollisionstumoren kommen in zahlreichen Organregionen vor, so insbesondere auch der Magenkardia (GÖTTING 1931; BATTAGLIA 1951; WANKE 1972; SPAGNOLO et al. 1989).

Von den Hybridtumoren müssen auch *biphasisch differenzierte Tumoren* abgegrenzt werden. Sie sind durch einen regelmäßig wiederkehrenden Aufbau aus 2 Zelltypen und durch eine exakte Definition in der histologischen Tumorklassifikation gekennzeichnet. Zur Gruppe der biphasisch differenzierten Speicheldrüsentumoren gehören:

- epithelial-myoepitheliale Karzinome (Kap. 14.23),
- Mukoepidermoidkarzinome (Kap. 14.20),
- basaloid-squamöse Karzinome (Kap. 14.37.3),
- adeno-squamöse Karzinome (Kap. 14.37.4),
- Karzinosarkome bzw. sarkomatoide Karzinome (Kap. 14.36)

Hybridtumoren der Speicheldrüsen sind extrem selten. Im Schrifttum liegen nur vereinzelte kasuistische Mitteilungen vor (BERNACKI et al. 1974; DALEY u. DARDICK 1983; SIMPSON et al. 1986; ADKINS 1990; ELLIS u. AUCLAIR 1991; ELLIS et al. 1991; KRATOCHVIL 1991; DREYER et al. 1993). Zu den im Speicheldrüsen-Register Hamburg gesammelten Beobachtungen gehören folgende Fälle:

- Basalzelladenom (Kap. 14.9) und kanalikuläres Adenom (Kap. 14.12):
  Hierbei handelt es sich um einen Parotistumor eines 70 Jahre alten Mannes, der sowohl die Differenzierung eines Basalzelladenoms vom trabekulären Typ (Abb. 214) als auch eines kanalikulären Adenoms mit anastomosierenden schmalen Zellverbänden und stark vaskularisierten Stroma (Abb. 214) aufweist. Eine analoge Kasuistik stammt von KRATOCHVIL (1991).
- Basalzelladenom und adenoid-zystisches Karzinom (Kap. 14.21):
  Der in der Parotis lokalisierte Tumor wies abschnittsweise teils die Differenzierung eines Basalzelladenoms vom trabekulären Typ auf (Abb. 215 u. 216),

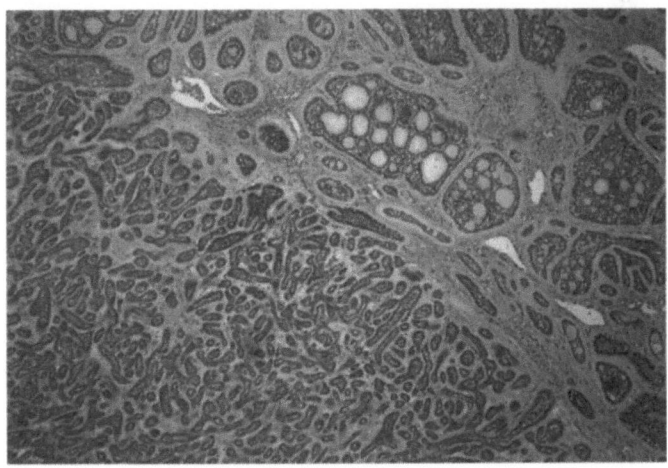

Abb. 215. Parotis: Syntropie von Basalzelladenom (*linke Bildhälfte*) und adenoid-zystischem Karzinom (*rechte Bildhälfte*). HE ×40

wobei an der Außenseite palisadenförmig angeordnete Zellen und innerhalb der trabekulären Verbände etwas hellere aufgelockerte Zellelemente entwickelt waren, teils auch die Struktur eines adenoid-zystischen Karzinoms vom glandulär-cribriformen Typ (Abb. 215 u. 216). Analoge Beobachtungen wurden von BERNACKI et al. (1974), DALEY u. DARDICK (1983), SIMPSON et al. (1986), ADKINS (1990) sowie ELLIS u. AUCLAIR (1991) mitgeteilt (s. auch Kap. 14.21 u. 14.24).
- Warthin-Tumor (Kap. 14.10) und Talgdrüsenadenom (Kap. 14.13):
Bei einem Warthin-Tumor der Parotis eines 59 Jahre alten Mannes waren innerhalb des Warthin-Tumors ausgedehnte Talgdrüsenherde mit typischen vakuolären Zellen vorhanden (Abb. 217). Innerhalb des Tumors waren die bei-

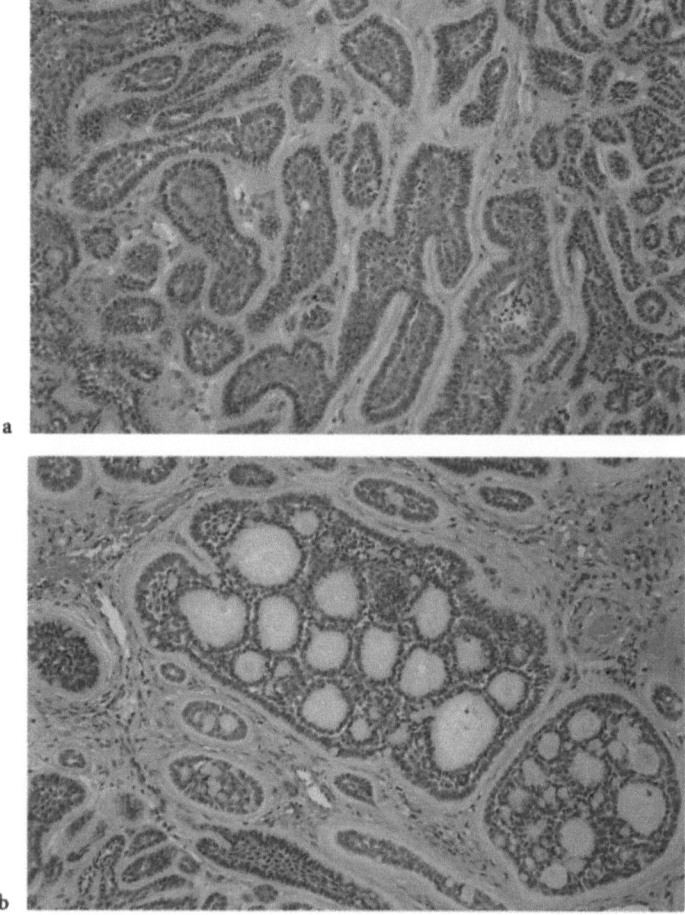

Abb. 216 a, b. Parotis (Fall wie Abb. 215): **a** trabekuläres Basalzelladenom, **b** glandulärer Typ des adenoid-zystischen Karzinoms. HE ×100

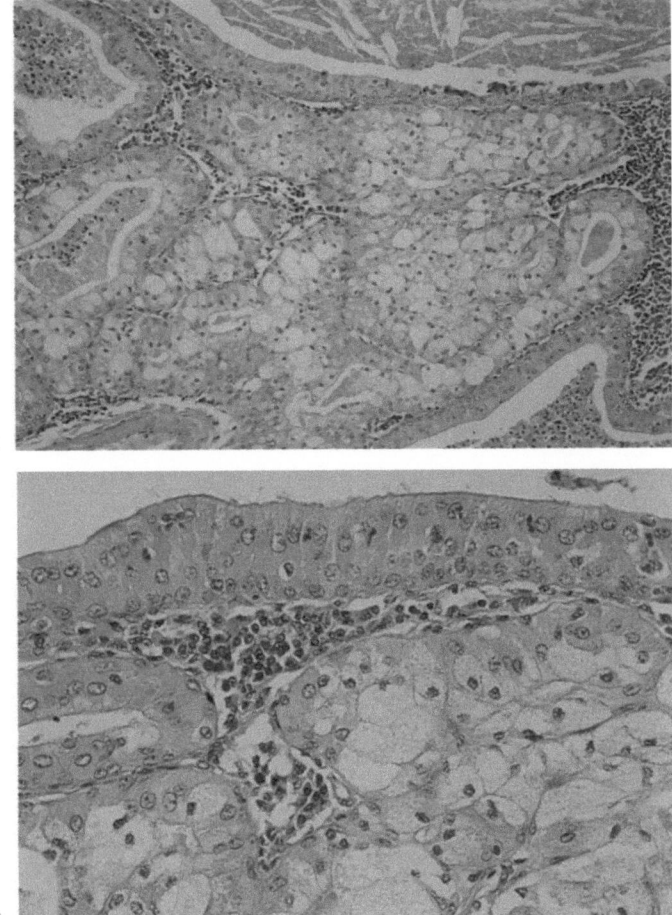

Abb. 217 a, b. Parotis: Warthin-Tumor mit typischen onkozytären Zellen und Einschluß von vakuolären Talgdrüsenherden. HE a ×100, b ×250

den Zellelemente unterschiedlich verteilt. Eine analoge Beobachtung stammt von DREYER et al. (1993), wobei allerdings eine mehr separate Lokalisation der beiden Differenzierungsformen vorlag.
- Azinuszellkarzinome (Kap. 14.19) und Speichelgangkarzinom (Kap. 14.29): Bei diesem in der Parotis lokalisierten Tumor fand sich eine typische Differenzierung teils als Azinuszellkarzinom, welches durch azinäre Zellverbände mit aufgehelltem, etwas wabigem Zytoplasma gekennzeichnet war (Abb. 218), teils mit soliden und cribriformen Arealen unter Einschluß sog. Komedonekrosen (Abb. 218). Hochdifferenzierte azinäre Zellgruppen mit PAS-positiven Zytoplasmaarealen liegen oft in unmittelbarer Nachbarschaft der soliden Verbände des Speicheldrüsenkarzinoms.

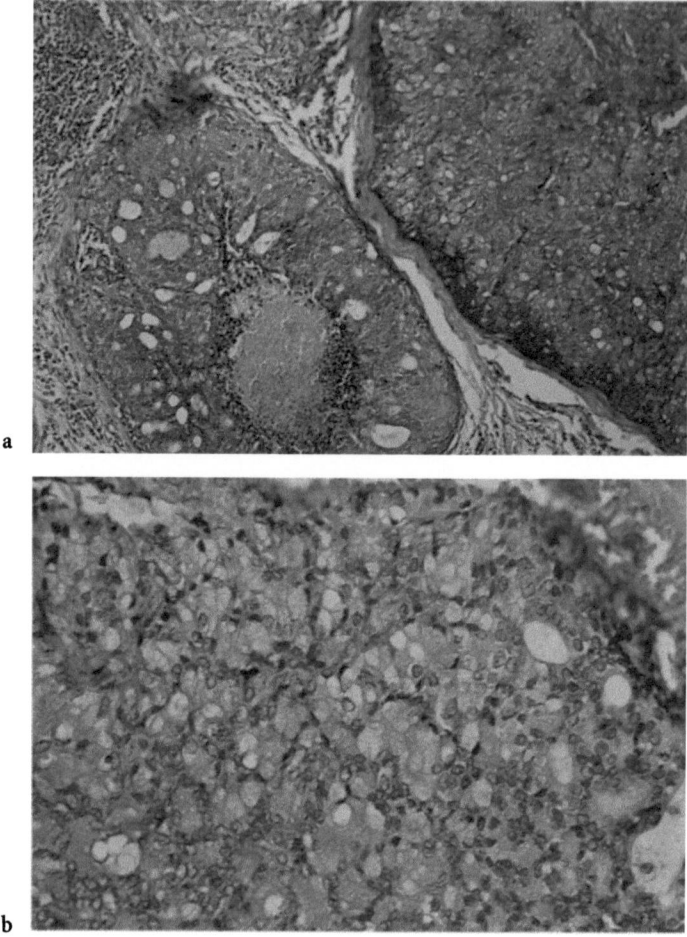

Abb. 218a, b. Parotis: hybrides Karzinom. **a** Speichelgangkarzinom mit Komedonekrosen (*linke Bildhälfte*) und Azinuszellkarzinom (*rechte Bildhälfte*). PAS-Reaktion ×100, **b** Azinuszellkarzinom mit solid angeordneten azinären Strukturen. HE ×250

- Adenoid-zystisches Karzinom (Kap. 14.21) und epithelial-myoepitheliales Karzinom (Kap. 14.23):
  Dieser Parotistumor zeigt einerseits die typischen Strukturen eines epithelial-myoepithelialen Karzinoms mit tubulären Formationen, welche an der Innenseite von kleineren dunklen schaltstückartigen Zellen und außen von hellen myoepithelialen Zellen begrenzt werden (Abb. 219), andererseits glandulär-kribriforme Verbände eines adenoid-zystischen Karzinoms (Abb. 219).
- Eine weitere seltene Beobachtung des Schrifttums betrifft ein Talgdrüsen-lymph-Adenokarzinom, in welchem zusätzlich weitere Differenzierungsrichtungen vorhanden waren, so als niedrig differenziertes Karzinom, als solider

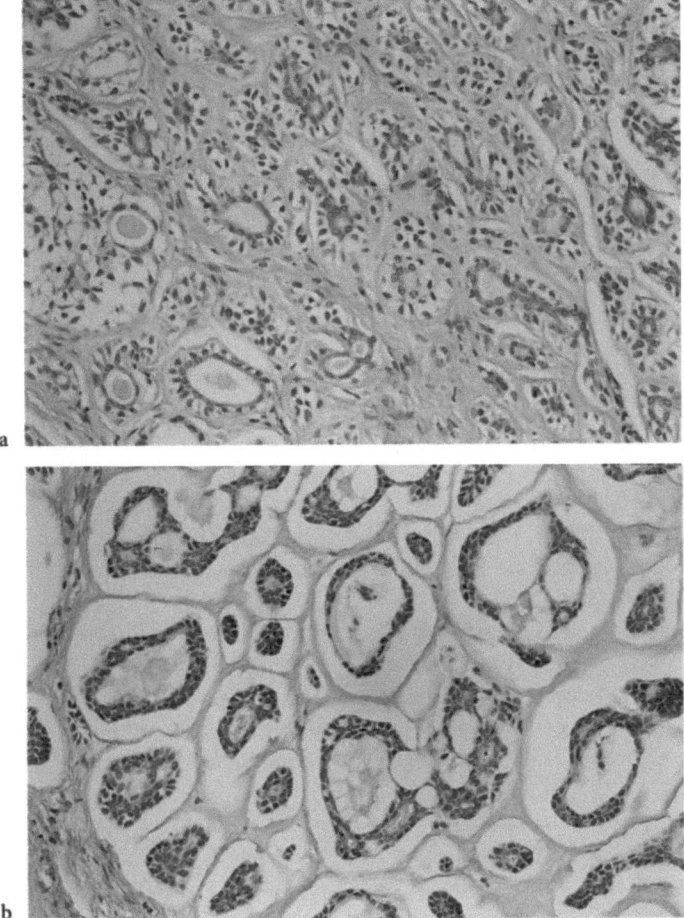

Abb. 219a, b. Gaumen: hybrides Karzinom. **a** epithelial-myoepitheliales Karzinom mit duktalen Formationen. HE ×160. **b** glandulärer Typ des adenoid-zystischen Karzinoms. PAS-Reaktion ×160

Subtyp des adenoid-zystischen Karzinoms und als epithelial-myoepitheliales Karzinom (ELLIS et al. 1991).

14.3.6 Geographische Faktoren

Ein Häufigkeitsvergleich der Speicheldrüsentumoren in verschiedenen Ländern ist dadurch erschwert, daß in den Tumorregistern die malignen Tumoren besser berücksichtigt sind als die benignen und auch bezüglich der Lokalisation der Tumoren in den großen oder kleinen Speicheldrüsen sehr unterschiedliche Daten vorliegen. Hinzu kommen noch Probleme der pathohistologischen

Klassifikation. Trotz dieser Einschränkung lassen sich einige Unterschiede in der Häufigkeitsverteilung feststellen (ELLIS et al. 1991).

Die Inzidenz der Speicheldrüsentumoren liegt in den meisten europäischen Ländern und in Nordamerika durchschnittlich bei 1 Fall, bezogen auf eine Population von 100.000 (EVESON u. CAWSON 1985).

Soweit die Mitteilungen aus Afrika (HIGGINSON u. OETTLE 1960; LAKHOO et al. 1989; ABIOSE et al. 1990; VAN HEERDEN u. RAUBENHEIMER 1991) verläßliche statistische Daten enthalten, liegt die Inzidenz niedriger, so bei 0,7 in Uganda (DAVIES et al. 1964) oder sogar nur bei 0,4 in Malawi (THOMAS et al. 1980). Die Inzidenz in Malaysien ist unterschiedlich bei den einzelnen Rassen (LOKE 1967): 1,7% bei Indern, 2,3% bei Chinesen und 4,1% bei Malaysiern.

Besonders hoch liegt die Inzidenzrate bei den Eskimos in Alaska und Kanada (WALLACE et al. 1963; NIELSEN et al. 1978; KRISHNAMURTHY et al. 1987). Sie beträgt bis zu 13,5:100.000, wobei es sich vorwiegend um anaplastische Karzinome handelt (s. Kap. 14.34.4). Die Inzidenz der Tumoren ist bei Frauen noch höher als bei Männern, wobei auch ein familiäres Vorkommen gelegentlich beobachtet worden ist (MERRICK et al. 1986). Für die auffallende Häufung bei Eskimos werden sowohl genetische Faktoren als auch die Assoziation mit dem Epstein-Barr-Virus diskutiert.

Eine erhöhte Inzidenzrate wurde auch in Schottland mit 4,2:100.000 (LENNOX et al. 1978) und auf der Insel Fünen/Dänemark mit 5,8:100.000 (POULSEN et al. 1987) registriert, wobei sich auf Fünen eine relativ hohe Inzidenz von Warthin-Tumoren (27,5%) ergab. Bei einem Vergleich zwischen Schottland und Kanada ließ sich eine höhere Frequenz benigner Tumoren in Schottland (88,7% der Parotistumoren, 62,2% der Tumoren der kleinen Speicheldrüsen) als in Kanada (51,9% der Parotistumoren, 34,9% der Tumoren der kleinen Speicheldrüsen) beobachten (MAIN et al. 1976).

Unterschiede in der Inzidenz und Lokalisation der einzelnen Tumorentitäten können auf unterschiedlichen Faktoren beruhen. Hierzu gehören insbesondere auch ethnische Unterschiede in der Bevölkerung. In einer Studie von 164 Tumoren der kleinen Speicheldrüsen aus Brasilien wurden 62% als benigne und 38% als maligne Geschwülste eingruppiert (LOYOLA et al. 1995). Am häufigsten waren die Tumoren am Gaumen lokalisiert, danach an der Wange und Oberlippe. Bei den benignen Tumoren handelte es sich überwiegend (in 86%) um pleomorphe Adenome, bei den malignen Tumoren um Mukoepidermoidkarzinome (44%) und adenoid-zystische Karzinome (35%). Aus einer geographischen Studie über 206 pleomorphe Adenome in Zimbabwe geht hervor, daß 62% der Adenome in den großen Speicheldrüsen (Parotis 39,8%, Submandibularis 22,3%), 38% in den kleinen Speicheldrüsen (Gaumen 26,7%, Lippen 6,8%, Wange 4,4%) lokalisiert waren und eine Dominanz des weiblichen Geschlechts mit 58,3% bestand (CHIDZONGA et al. 1995). Der prozentuale Anteil der pleomorphen Adenome am Gesamtkollektiv der Speicheldrüsentumoren betrug 73%. Der Altersgipfel lag in der 4. Dekade.

14.3.7 Prognosefaktoren

Zur Beurteilung des Verlaufs und damit der Prognose von malignen Speicheldrüsentumoren liegen zahlreiche Untersuchungen vor. Die Unterschiede in der Aussage basieren darauf, daß verschiedene Parameter zur Prognosebewertung herangezogen wurden.

Aus statistischen Erhebungen ergibt sich, daß die *Tumorgröße*, die *Rezidivquote* oder die *Fazialiskomplikationen* die Überlebensrate wesentlich beeinflussen (SPIRO et al. 1993). Bei einer Tumorgröße von über 4 cm liegen in ca. 20 % bereits okkulte Tumormetastasen vor, bei kleineren Tumoren nur in ca. 4 % (ARMSTRONG et al. 1992). Von großer prognostischer Bedeutung sind auch die *tumorfreien Randabschnitte* bei der Primäroperation (BONORDEN 1987; CROWE et al. 1993). Die Qualität und Quantität des operativen Ersteingriffes mit vollständiger Tumorentfernung ergibt retrospektiv die besten Ergebnisse.

Mit Zunahme der *Tumordauer* nimmt auch die Metastasenfrequenz bei malignen Speicheldrüsentumoren zu (CHILLA et al. 1983a). Die Häufigkeit von Metastasen steigt dabei von anfänglich durchschnittlich 20 % auf 40 % an, wobei auch die lokalen Rezidive zunehmen, und beträgt bei Plattenepithelkarzinomen und undifferenzierten Karzinomen ca. 60 %. Bei Fernmetastasen wird der Anstieg von anfänglich 2 % bis auf 60 % im weiteren Krankheitsverlauf angegeben, besonders auch bei adenoid-zystischen Karzinomen. Bezüglich der Organmanifestation sind die Metastasen vorwiegend in der Lunge sowie in weiter absteigender Häufigkeit im Skelett, in der Leber und im Gehirn lokalisiert.

Die Kombination des chirurgischen Eingriffes mit einer postoperativen *Strahlenbehandlung* trägt vor allem bei fortgeschrittenen Tumorstadien (Stadium III und IV) und beim Vorliegen von Metastasen zur Verbesserung der Überlebenszeit bei (ARMSTRONG et al. 1990). Bei zusätzlicher Strahlenbehandlung beträgt die Überlebensrate bei Patienten mit Tumorstadium III und IV 51,2 %, dagegen nur 9,5 % bei alleiniger chirurgischer Behandlung. Bei Einbeziehung von Autopsiedaten in den Tumorverlauf von Parotiskarzinomen ergibt sich, daß in der Tumorgruppe mit postoperativer Bestrahlung die Überlebenszeit 9,5 Jahre gegenüber der Tumorgruppe ohne Bestrahlung mit nur 4,5 Jahren betrug (LUNA u. LEE 1991).

Der Einfluß der *pathohistologischen Klassifikation* auf die Beurteilung der Tumorprognose ist in zahlreichen Studien mit unterschiedlichem Ergebnis analysiert worden (CHILLA et al. 1983b; SEIFERT et al. 1984; HICKMAN et al. 1984; JOHNS 1985; YU u. MA 1987; ARMSTRONG et al. 1992; SEIFERT et al. 1992). In einer Follow-up-Studie von 2298 malignen Speicheldrüsentumoren (HICKMAN et al. 1984) wird eine Prognoseeinteilung mit einer Überlebensrate von 5 Jahren und 10 Jahren in 4 Gruppen vorgenommen:

- Azinuszellkarzinome   82 % bzw. 68 %
- Mukoepidermoidkarzinome   71 % bzw. 50 %,
- adenoid-zystische Karzinome   62 % bzw. 39 %,
- Karzinome in pleomorphen Adenomen   56 % bzw. 31 %.

In der gleichen Studie betrug die Rezidivrate bei pleomorphen Adenomen nach 5 Jahren 3,4 % und nach 10 Jahren 6,8 %.

In einer anderen Untersuchungsserie von über 200 malignen Speicheldrüsentumoren (CHILLA et al. 1983b; SEIFERT et al. 1984) werden nach der pathohistologischen Differenzierung an Hand der Überlebenskurven 4 unterschiedliche Prognosegruppen definiert:

- Die günstigste Prognose haben tubuläre adenoid-zystische Karzinome und hochdifferenzierte Azinuszell- und Mukoepidermoidkarzinome mit einer 5-Jahres-Überlebensrate von 100%.
- Die 2. Gruppe bilden die glandulären adenoid-zystischen Karzinome, die niedrig differenzierten Azinuszellkarzinome und epithelial-myoepithelialen Karzinome mit einer 5-Jahres-Überlebensrate von 65%.
- Zur 3. Gruppe gehören niedrig differenzierte Mukoepidermoidkarzinome und Plattenepithelkarzinome mit einer 5-Jahres-Überlebensrate von nur 40%.
- In der 4. Gruppe finden sich Karzinome in pleomorphen Adenomen und undifferenzierte Karzinome mit einer 5-Jahres-Überlebensrate von nur 25%.

Die *Lokalisation* der Tumoren wird ebenfalls als Prognosekriterium herangezogen, wobei jedoch die Aussagen deutlich differieren. Die Angabe, daß Tumoren der kleinen Speicheldrüsen die höchste Überlebensrate besitzen und Tumoren der Submandibularis die niedrigste Rate (ENEROTH 1979; YU u. MA 1987), wird von anderen Autoren (CHILLA et al. 1983b) relativiert und mehr auf den feingeweblichen Tumoraufbau und das Tumorstadium bezogen.

Konsequenzen für die Prognosebeurteilung resultieren auch aus einer *Reklassifizierung* der Tumoren (BIENENGRÄBER et al. 1989; TISCHENDORF et al. 1991; VAN DER WAL et al. 1993).

Weitere Daten zur Prognose der Tumoren finden sich in den einzelnen Tumorkapiteln (Kap. 14.7ff).

14.3.8 Tumorassoziierte lymphoide Proliferation

Eine ausgeprägte lymphoide Komponente ist ein Merkmal zahlreicher Speicheldrüsenveränderungen. Hierzu gehören:

- lymphoepitheliale Zysten,
- Speicheldrüsenentzündungen,
  - chronisch-rezidivierende Parotitis,
  - Küttner-Tumor der Submandibularis,
  - myoepitheliale Autoimmun-Sialadenitis,
- HIV-assoziierte Speicheldrüsenveränderungen,
- Speicheldrüsenadenome,
  - Warthin-Tumoren,
  - Talgdrüsen-Lymphadenome,
- Speicheldrüsenkarzinome,
  - Azinuszellkarzinome,
  - Talgdrüsen-Lymphadenokarzinome,
  - undifferenzierte Karzinome mit lymphoidem Stroma,
  - Karzinome in Warthin-Tumoren,

- entzündliche Pseudotumoren,
- maligne Lymphome,
- Tumormetastasen.

Eine tumorassoziierte lymphoide Proliferation speziell in der Parotis konnte im Material des Armed Forces Institute of Pathology in 16% aller Fälle nachgewiesen werden (AUCLAIR 1994). Hierzu rechnen nicht nur die bereits aufgeführten Speicheldrüsenkrankheiten, sondern auch weitere Tumorentitäten. Dies gilt in der Gruppe der Adenome besonders für Onkozytome mit Einschluß lymphoider Infiltrate und einzelner Keimzentren. In der Gruppe der Karzinome finden sich vor allem bei Mukoepidermoidkarzinomen fokal sehr ausgeprägte lymphoide Infiltrate mit Einschluß von Lymphfollikeln. Die Infiltrate sind entweder in der Invasionsfront der Tumorperipherie ausgebildet oder grenzen das Tumorgewebe vom übrigen Drüsenparenchym ab. Analoge Befunde mit geringerer Intensität konnten auch in anderen Karzinomen (onkozytäre Karzinome, Plattenepithelkarzinome, Zystadenokarzinome) erhoben werden. Ob die tumorassoziierte lymphoide Proliferation durch analoge Mechanismen wie bei der Immun-Sialadenitis (s. Kap. 13.8) ausgelöst wird, ist noch unklar, desgleichen auch, ob die Tumorzellen Mediatoren enthalten, welche eine Stimulation des lymphoiden Gewebes bewirken. Die Kenntnis der tumorassoziierten lymphoiden Proliferation ist insbesondere im Hinblick auf die Abgrenzung von Tumormetastasen bedeutsam.

Literatur

Abbey LM, Schwab BH, Landau GC, Perkins ER (1984) Incidence of second primary breast cancer among patients with a first primary salivary gland tumor. Cancer 54:1439–1442

Abiose BO, Oyejide O, Ogunniyi J (1990) Salivary gland tumours in Ibadan, Nigeria: a study of 295 cases. Afr J Med Med Sci 19:195–199

Adkins GF (1990) Low-grade basaloid adenocarcinoma of salivary gland in childhood: the so-called hybrid basal cell adenoma – adenoid cystic carcinoma. Pathology 22:187–190

Anders M, Lorenz G, Koch B (1989) Kliniko-Pathologie der Kopfspeicheldrüsentumoren im Kindes- und Jugendalter. Pädiatr Grenzgeb 28:395–402

Appell BN, Al Attar AM, Paladino TR, Verbin RS (1976) Multifocal adenoid cystic carcinoma of the lip. Oral Surg Oral Med Oral Pathol 41:764–771

Armstrong JG, Harrison LB, Spiro RH, Fass DE, Strong EW, Fuks ZY (1990) Malignant tumors of major salivary gland origin. A matched-pair analysis of the role of combined surgery and postoperative radiotherapy. Arch Otolaryngol Head Neck Surg 116:290–293

Armstrong JG, Harrison LB, Thaler HT et al. (1992) The indications for elective treatment of the neck in cancer of the major salivary glands. Cancer 69:615–619

Arsac M, Delavierre P, Diebold N (1973) Cylindrome bilateral et successif de la parotide. Sem Hopitaux Paris 49:2031–2033

Assor D (1974) Bilateral carcinoma of the parotid, one case arising in a Warthin's tumor. Am J Clin Pathol 61:270–274

Astacio JN (1974) Papillary cystadenoma lymphomatosum associated with pleomorphic adenoma of the parotid gland. Oral Surg Oral Med Oral Pathol 38:91–95

Auclair PL (1994) Tumor-associated lymphoid proliferation in the parotid gland. A potential diagnostic pitfall. Oral Surg Oral Med Oral Pathol 77:19–26

Baker SR, Malone B (1985) Salivary gland malignancies in children. Cancer 55:1730–1736

Battaglia S (1951) Zur Kenntnis der Kollisionstumoren des Magens. Krebsarzt 6:129–138

Bernacki EG, Batsakis JG, Johns ME (1974) Basal cell adenoma: Distinctive tumor of salivary glands. Arch Otolaryngol 99:84–87

Bhaskar SN, Lilly GE (1963) Salivary gland tumors in infancy. Report of 27 cases. Oral Surg Oral Med Oral Pathol 21:305-313

Bianchi A, Cudmore RE (1978) Salivary gland tumors in children. J Pediatr Surg 13:519-521

Bienengräber V, Tiede D, Handreg W (1989) Tumoren der Mundspeicheldrüsen - Ergebnisse einer retrospektiven Studie aus 8 kieferchirurgischen Kliniken. Z Klin Med (ZKM) 44: 1233-1238

Biggar RJ, Curtis RE, Hoffman DA, Flannery JT (1983) Second primary malignancies following salivary gland cancers. Br J Cancer 47:383-386

Bonorden StW (1987) Bedeutung und Differenzierung der malignen Speicheldrüsentumoren. Eine therapieorientierte katamnestische Erhebung. Dtsch Z Mund Kiefer Gesichtschir 11:403-407

Bonorden StW, Machtens E (1987) Maligne Speicheldrüsentumoren. Eine Untersuchung über die Verteilung bei großen Patientenkollektiven. Dtsch Z Mund Kiefer Gesichtschir 111:361-367

Brousset P, Durroux R, Bouissou H (1989) Association d'un épithélioma adénoide kystique et d'un carcinome à cellules claires du palais. Ann Pathol 9:351-354

Byars LT, Ackerman LV, Peacock E (1957) Tumors of the salivary gland origin in children. A clinical pathologic appraisal of 24 cases. Am J Surg 146:40-51

Byers RM, Piorkowski R, Luna MA (1984) Malignant parotid tumors in patients under 20 years of age. Arch Otolaryngol 110:232-235

Camacho AE, Goodman ML, Eavey RD (1989) Pathologic correlation of the unknown solid parotid mass in children. Otolaryngol Head Neck Surg 101:566-571

Castro EB, Havos AG, Strong EW, Foote FW (1972) Tumors of the major salivary glands in children. Cancer 29:312-317

Catania VC, Brandieramonte G, Salvadori B (1975) Tumori bilateral della parotide. Tumori 61:39-44

Chidzonga MM, Lopez Perez VM, Portilla Alvarez AL (1995) Pleomorphic adenoma of the salivary glands. Clinicopathologic study of 206 cases in Zimbabwe. Oral Surg Oral Med Oral Pathol 79:747-749

Chilla R, Casjens R, Eysholdt U, Droese M (1983a) Maligne Speicheldrüsentumoren. Früherkennung, Nachsorge und Therapie. Arch Otolaryngol 237:227-241

Chilla R, Casjens R, Eysholdt U, Droese M (1983b) Maligne Speicheldrüsentumoren. Der Einfluß von Histologie und Lokalisation auf die Prognose. HNO 31:286-290

Crowe DR, Anderson JN jr, Beenken SW, et al. (1993) Prognostic factors in minor salivary gland tumors. Lab Invest 68:80A/457

Dahlquist A, Östberg Y (1982) Malignant salivary gland tumors in children. Acta Otolaryngol 94:175-179

Daley TD, Dardick I (1983) An unusual parotid tumor with histogenetic implications for salivary gland neoplasms. Oral Surg Oral Med Oral Pathol 55:374-381

Davies JNP, Dodge OG, Burkitt DP (1964) Salivary-gland tumors in Uganda. Cancer 17:1310-1322

Delbridge L, Poole AG, Eckstein R, Lim K, Posen S (1989) Simultaneous presentation of parathyroid, thyroid and parotid tumours 44 years after neck irradiation. Aust N Z J Surg 59:187-190

Dick A (1954) Carcinoma in a newborn. Am J Surg 87:673-675

Donath K, Seifert G, Schmitz R (1972) Zur Diagnose und Ultrastruktur des tubulären Speichelgangcarcinoms. Epithelial-myoepitheliales Schaltstückcarcinom. Virchows Arch A Pathol Anat 356:16-31

Donath K, Seifert G, Lentrodt J (1984) The embryonal carcinoma of the parotid gland: a rare example of an embryonal tumor. Virchows Arch A Pathol Anat 403:425-440

Dreyer Th, Battmann A, Silberzahn J, Glanz H, Schulz A (1993) Unusual differentiation of a combination tumor of the parotid gland. A case report. Pathol Res Pract 189:577-581. Critical Commentaries: Rühl GH, Morgenroth K: 581-584, Kleinsasser O: 585

Ellis GL, Auclair PL (1991) Basal cell adenocarcinoma. In: Ellis GL, Auclair PL, Gnepp DR (eds) Surgical pathology of the salivary glands. Saunders, Philadelphia London Toronto Montreal Sydney Tokyo, pp 441-454

Ellis GL, Auclair PL, Gnepp DR (eds) (1991) Surgical pathology of the salivary glands. Saunders, Philadelphia London Toronto Montreal Sydney Tokyo

Ellis GL, Auclair PL, Gnepp DR, Goode RK (1991) Other malignant epithelial neoplasms. In: Ellis GL, Auclair PL, Gnepp DR (eds) Surgical pathology of the salivary glands. Saunders, Philadelphia London Toronto Montreal Sydney Tokyo, pp 455–488

Eneroth C-M (1970) Incidence and prognosis of salivary-gland tumours at different sites. A study of parotid, submandibular and palatal tumours in 2632 patients. Acta Otolaryngol 263:174–178

Eneroth C-M (1976) Die Klinik der Kopfspeicheldrüsentumoren. Arch Otorhinolaryngol 213:61–110

Eveson JW, Cawson RA (1985) Salivary gland tumours: A review of 2410 cases with particular reference to histological types, site, age, and sex distribution. J Pathol 146:51–58

Ferlito A (1978) Bilateral synchronous trabecular adenocarcinoma of the parotid gland. ORL 40:120–126

Fonseca I, Martins AG, Soares J (1991) Epithelial salivary gland tumors of children and adolescents in southern Portugal. A clinicopathologic study of twenty-four cases. Oral Surg Oral Med Oral Pathol 72:696–701

Frazell EL (1954) Clinical aspects of tumors of the major salivary glands. Cancer 7:637–659

Gadient StE, Kalfayan B (1975) Mucoepidermoid carcinoma arising within a Warthin's tumor. Oral Surg Oral Med Oral Pathol 40:391–398

Gnepp DR, Schroeder W, Heffner D (1989) Synchronous tumors arising in a single major salivary gland. Cancer 63:1219–1224

Götting P (1931) Über Kollisionstumoren. Beitrag zur Folge des Carcinosarkoms. Frankfurt Z Pathol 41:107–119

Goodwin RE (1980) Synchronous cystadenoma lymphomatosum and oncocytoma in the parotid gland. Ear Nose Throat J 59:30–34

Heerden WFP van, Raubenheimer EJ (1991) Intraoral salivary gland neoplasms: A retrospective study of seventy cases in an African population. Oral Surg Oral Med Oral Pathol 71:579–582

Herrmann VP (1988) Speicheldrüsentumoren des Kindes- und Jugendalters. Eine klinisch-pathologische Analyse. Zahn Mund Kieferheilkd 76:47–51

Hickman RE, Cawson RA, Duffy SW (1984) The prognosis of specific types of salivary gland tumors. Cancer 54:1620–1624

Higginson J, Oettle AG (1960) Cancer incidence in Bantu and „Cape coloured" races of South Africa: report of cancer survey in Transvaal (1953–1955) J Natl Cancer Inst 24:589–671

Howard JM, Rawson AJ, Koop CE, Horn RC, Royster HP (1950) Parotid tumors in children. Surg Gynecol Obstet 90:307–319

Iannacone P (1975) Multiple primary tumors. Four distinct head and neck tumors. Arch Pathol 99:270–272

Jaques DA, Krolls SO, Chambers RG (1976) Parotid tumors in children. Am J Surg 132:469–471

Johns ME (1985) Staging of salivary gland cancers. In: Chretien PB, Johns ME, Shedd DP, Strong EW, Ward PH (eds) Head and neck cancer 1. Decker, Philadelphia, pp 100–105

Johns ME, Shikhani AH, Kashima HK, Matanoski GM (1986) Multiple primary neoplasms in patients with salivary gland or thyroid gland tumors. Laryngoscope 96:718–721

Kauffman SL, Stout AP (1963) Tumors of the major salivary glands in children. Cancer 16:1317–1331

Khullar SM, Best PV (1992) Adenomatosis of minor salivary glands. Report of a case. Oral Surg Oral Med Oral Pathol 74:783–787

Kratochvil FJ (1991) Canalicular adenoma and basal cell adenoma. In: Ellis GL, Auclair PL, Gnepp DR (eds) Surgical pathology of the salivary glands. Saunders, Philadelphia London Toronto Montreal Sydney Tokyo, pp 202–204

Krishnamurthy S, Lanier AP, Dohan P, Lanier JF, Henle W (1987) Salivary gland cancer in Alaskan natives, 1966–1980. Hum Pathol 18:986–996

Krogdahl AS, Bretlau P, Hastrup N (1983) Multiple tumours of the parotid gland. J Laryngol Otol 97:1035–1037

Kwittken J, Ober WB, Mannheim HL (1966) Bilateral salivary gland tumors. N J State J Med 66:649–651

Lack EE, Upton MP (1988) Histopathologic review of salivary gland tumors in childhood. Arch Otolaryngol Head Neck Surg 114:898–906

Lakhoo K, Mannell A, Becker PJ (1989) Parotid tumours in black patients. The Baragwanath Hospital experience, 1981–1986. S Afr J Surg 27:13–15

Lefor AT, Ord RA (1993) Multiple synchronous bilateral Warthin's tumors of the parotid glands with pleomorphic adenoma. Oral Surg Oral Med Oral Pathol 76:19–24

Lennox B, Clarke JA, Drake F, Evan SWB (1978) Incidence of salivary gland tumors in Scotland: accuracy of national records. Br Med J 1:687–689

Leventon G, Katz DR, Bell CD (1976) Malignant oncocytic tumour of the parotid salivary gland. J Laryngol Otol 90:289–293

Loke YW (1967) Salivary gland tumors in Malaysia. Br J Cancer 21:665–674

Loyola AM, Araújo VC de, Sousa SOM de, Araújo NS de (1995) Minor salivary gland tumours. A retrospective study of 164 cases in a Brazilian population. Oral Oncol, Eur J Cancer 31B: 197–201

Lumerman H, Freedman P, Caracciolo P, Remigio PS (1975) Synchronous malignant mucoepidermoid tumor of the parotid gland and Warthin's tumor in adjacent lymph node. Oral Surg Oral Med Oral Pathol 39:953–958

Luna M, Lee S (1991) Changing causes of death in patients with parotid gland carcinomas. Lab Invest 64:66A

Main JHP, Orr JA, McGurk FM, McComb RJ, Mock D (1976) Salivary gland tumors: review of 643 cases. J Oral Pathol 5:88–102

Marin V-W, Salmaso R, Onnis GL (1989) Tumors of salivary glands. Review of 479 cases with particular reference to histological types, site, age and sex distribution. App Pathol 7: 154–160

McKelvie PA (1988) Salivary gland tumours in children. Pediatr Surg Int 4:21–24

McKnight HA (1939) Malignant parotid tumors in the newborn. Am J Surg 45:128–130

Merrick Y, Albeck H, Nielsen NH, Hansen HS (1986) Familial clustering of salivary gland carcinoma in Greenland. Cancer 57:2097–2102

Meyer R (1919) Beitrag zur Verständigung über die Namensgebung in der Geschwulstlehre. Zbl Allg Pathol Pathol Anat 30:291–296

Muir C, Weiland L (1995) Upper aerodigestive tract cancers. Cancer 75:147–153

Nagao K, Matsuzaki O, Saiga H, et al. (1980) Histopathological studies on parotid gland tumors in Japanese children. Virchows Arch A Pathol Anat 388:263–272

Nakamura N, Higuchi Y, Tashiro H, Shiratsuchi Y (1988) Mandibular ameloblastoma associated with salivary gland tumor. Int J Oral Maxillofac Surg 17:103–105

Nielsen NH, Mikkelsen F, Hansen JPI (1978) Incidence of salivary gland neoplasms in Greenland with special reference to an anaplastic carcinoma. Acta Pathol Microbiol Scand (A) 86: 185–193

Pogrel MA, Hansen LS (1984) Second primary tumor associated with salivary gland cancer. Oral Surg Oral Med Oral Pathol 58:71–75

Pontilena N, Rankow RM (1979) Coexisting benign mixed tumor and mucoepidermoid carcinoma of the parotid gland. Ann Otol 88:327–330

Poulsen P, Jørgensen K, Grøntved A (1987) Benign and malignant neoplasms of the parotid gland: Incidence and histology in the Danish county of Funen. Laryngoscope 97:102–104

Schilling JA, Black BL, Spiegel JC (1989) Synchronous unilateral parotid neoplasms of different histologic types. Head Neck 11:179–183

Schröder M, Droese M (1977) Doppelseitiges tubuläres Speichelgangkarzinom der Glandula parotis. Laryngorhinootologie 56:907–911

Seifert G (1965) Die Speicheldrüsengeschwülste im Kindesalter. Z Kinderchir 2:285–303

Seifert G, Donath K (1996a) Multiple tumours of the salivary glands. Terminology and nomenclature. Oral Oncol, Eur J Cancer 32B:3–7

Seifert G, Donath K (1966b) Hybrid tumours of the salivary glands. Definition and classification of five cases. Oral Oncol, Eur J Cancer 32B: in Druck

Seifert G, Donath K (1976) Die Morphologie der Speicheldrüsenerkrankungen. Arch Otorhinolaryngol 213:111–208

Seifert G, Miehlke A, Haubrich J, Chilla R (1984) Speicheldrüsenkrankheiten. Pathologie-Klinik-Therapie-Fazialischirurgie. Thieme, Stuttgart New York

Seifert G, Okabe H, Caselitz J (1986) Epithelial salivary gland tumors in children and adolescents. Analysis of 80 cases (Salivary Gland Register 1965-1984). ORL J Otorhinolaryngol Relat Spec 48:137-149

Seifert G, Steinbach E, Holtmann S, Kastenbauer E (1992) Tumoren der Kopfspeicheldrüsen. In: Naumann HH, Helms J, Herberhold C, Kastenbauer E (Hrsg) Oto-Rhino-Laryngologie in Klinik und Praxis, Bd 2. Thieme, Stuttgart New York, S 750-766

Shikhani AH, Jones ME (1988) Tumors of the major salivary glands in children. Head Neck Surg 10:257-263

Simpson PR, Rutledge JC, Schaefer SD, Anderson RC (1986) Congenital hybrid basal cell adenoma - adenoid cystic carcinoma of the salivary gland. Pediatr Pathol 6:199-208

Spagnolo DV, Heenan PJ (1980) Collision carcinoma at the esophagogastric junction: Report of two cases. Cancer 46:2702-2708

Spiro RH (1986) Salivary neoplasms. Overview of a 35-year experience with 2.807 patients. Head Neck Surg 8:177-184

Spiro IJ, Wang CC, Montgomery WW (1993) Carcinoma of the parotid gland. Analysis of treatment results and patterns of failure after combined surgery and radiation therapy. Cancer 71:2699-2705

Thackray AC, Lucas RB (1974) Tumors of the major salivary glands. Armed Forces Institute of Pathology, Washington

Thomas KM, Hutt MSR, Borgstein J (1980) Salivary gland tumors in Malawi. Cancer 46:2328-2334

Tischendorf L, Herrmann PK, Luttermann Th (1991) Konsequenzen aus Studien zur Reklassifizierung von Geschwülsten der Kopfspeicheldrüsen. Dtsch Z Mund Kiefer Gesichtschir 15:35-37

Toida M, Mukai K, Shimosato Y, Ebihara S (1990) Simultaneous occurrence of bilateral Warthin's tumors and pleomorphic adenoma in the parotid glands. J Oral Maxillofac Surg 48:1109-1113

Trejo IH, Harwood TR, Goldstein JC, Summers GW (1972) Oxyphil adenoma four years after a benign mixed tumor. Arch Otolaryngol 96:570-572

Volmer J (1982) Multiple unilaterale Tumoren der Glandula parotis. Zentralbl Allg Pathol Pathol Anat 126:327-334

Wal JE van der, Carter RL, Klijanienko J, et al. (1993) Histological re-evaluation of 101 intraoral salivary gland tumors by an EORTC-study group. J Oral Pathol Med 22:21-22

Wallace AC, MacDougall JT, Hilders JA, Lederman JM (1963) Salivary gland tumours in Canadian Eskimos. Cancer 16:1338-1353

Wallenreiter R (1985) Über bilaterale Parotistumoren. Arch Otorhinolaryngol [Suppl] II:268-269

Wanke M (1972) Collision-tumour of the cardia. Virchows Arch A Pathol Anat 357:81-86

Yu GY, Ma DQ (1987) Carcinoma of the salivary gland: A clinicopathologic study of 405 cases. Semin Surg Oncol 3:240-244

14.4 Lokalisation

Die Angaben über die Lokalisation der Speicheldrüsentumoren weisen auch in größeren Statistiken von Tumorkollektiven erhebliche Unterschiede auf (SEIFERT et al. 1984; ELLIS et al. 1991). Diese beruhen vorwiegend darauf, daß im Untersuchungsmaterial von Spezialkliniken für Oralmedizin erheblich mehr Tumoren aus dem Bereich der kleinen Speicheldrüsen vorkommen (GALLAGHER u. KABANI 1994), während im Operationsgut von HNO-Kliniken oder Kliniken für Kieferchirurgie Tumoren der großen Speicheldrüsen überwiegen (GIUNTA 1984; FITZPATRICK u. BLACK 1985; LANGDON 1985; FRIED 1986; LIVOLSI u. MERINO 1987; JOHNS u. GOLDSMITH 1989). So sind im Speicheldrüsen-Register Hamburg 9% aller Speicheldrüsentumoren in den kleinen Speicheldrüsen lokalisiert (SEIFERT et al. 1984), im englischen „Salivary Gland Panel" dagegen 14,0 % (EVESON u. CAWSON 1985a) und im Tumor-Register des Armed Forces Institute of Pathology in Washington sogar 23,2 % (ELLIS et al. 1991). Aus dem Untersuchungsgut des Speicheldrüsen-Registers in Hamburg ergibt sich folgende *prozentuale Häufigkeitsverteilung in den großen und kleinen Speicheldrüsen:*

- Parotis   ca. 80 %,
- Submandibularis   ca. 10 %,
- Sublingualis   unter 1 %,
- kleine Speicheldrüsen ca. 9 %

In den *kleinen Speicheldrüsen* liegt folgende Häufigkeitsverteilung vor:

- Gaumen   ca. 50 %,
- Oberlippe   ca. 15 %,
- Wange   ca. 12 %,
- Mundboden   ca. 5 %,
- Zunge   ca. 5 %,
- sonstige Regionen ca. 13 %.

Aus der Statistik des Armed Forces Institute of Pathology gehen folgende Prozentangaben der Lokalisation in den großen und kleinen Speicheldrüsen hervor:

- Parotis   ca. 64,0 %,
- Submandibularis   ca. 9,5 %,
- Sublingualis   ca. 0,3 %,
- kleine Speicheldrüsen ca. 23,0 %,
  - – Gaumen   ca. 50 %,
  - – Oberlippe   ca. 20 %,
  - – Wange   ca. 15 %,
  - – Zunge   ca. 5 %,
  - – Mundboden   ca. 4 %,
  - – andere Regionen   ca. 6 %.

Aus der Beobachtung, daß die Tumoren der kleinen Speicheldrüsen in einem höheren Prozentsatz maligne sind, resultieren auch die Unterschiede in der *Häufigkeit von benignen und malignen Tumoren.* Das Verhältnis benigne : maligne Tumoren beträgt

- im Hamburger Register   74,3 % : 25,7 % (SEIFERT et al. 1984),
- im englischen Register   78,2 % : 21,8 % (EVESON u. CAWSON 1985b),
- im Washingtoner Register 63,2 % : 36,8 % (ELLIS et al. 1991).

Die prozentuale Häufigkeit *maligner Speicheldrüsentumoren* zeigt folgende Unterschiede (ELLIS et al. 1991):

- Parotis   32,3 %,
- Submandibularis 41,3 %,
- Sublingualis   70,2 %,

- Oberlippe 22,3 %,
- Gaumen 46,8 %,
- Wange 50,5 %,
- Unterlippe 60,2 %,
- Zunge 85,7 %,
- Mundboden 88,2 %.

Von den *Karzinomen der großen Speicheldrüsen* (SPITZ u. BATSAKIS 1984) sind 81% in der Parotis lokalisiert, 18% in der Submandibularis und nur 1% in der Sublingualis (SPIRO et al. 1989).

In der *Parotis* sind ca. 80% der Tumoren im sog. Außenlappen (mittlerer und kaudaler Drüsenbezirk) und nur 20% im sog. Innenlappen medial des N. facialis lokalisiert (FLACH et al. 1991). Zugleich sind die Innenlappentumoren häufiger maligne (in 37%) als die Tumoren im Außenlappen (in 11,5%) und gehen öfters mit Fazialiskomplikationen oder Rezidiveingriffen einher. Über die Beziehung der Parotistumoren zum *Fazialisverlauf* liegen folgende Angaben vor (HARTWEIN et al. 1993):

- Lokalisation in 89% superfizial und
    in 11% unterhalb des Nervenniveaus;
  5% ohne Nachbarschaft zu Nervenästen,
  11% nur Kontakt zu den RR. zygomatici,
  84% zum Unterkieferast,
  davon 29% zum Hauptstamm.
    31% zum R. buccalis und R. marginalis mandibulae,
    24% nur zum R. marginalis mandibulae.

Eine Fazialiskomplikation durch eine Tumorinfiltration wird bei malignen Parotistumoren in ca. 25% bis über 50% angegeben (KATO et al. 1984; SULLIVAN et al. 1987; MARANDAS et al. 1990; KANE et al. 1991). Eine *Klassifikation der Parotiskarzinome* zeigt folgende prozentuale Verteilung (SULLIVAN et al. 1987; KANE et al. 1991):

- Azinuszellkarzinome ca. 20%,
- Mukoepidermoidkarzinome ca. 20%,
- adenoid-zystische Karzinome ca. 18%,
- Karzinome in pleomorphen Adenomen ca. 10%,
- Plattenepithelkarzinome ca. 8%,
- Speichelgangkarzinome ca. 6%,
- epithelial-myoepitheliale Karzinome ca. 3%,
- undifferenzierte Karzinome ca. 4%,
- sonstige Karzinome ca. 11%.

Die Tumoren der *Submandibularis* (PYPER et al. 1987; WEBER et al. 1990) sind in einem hohen Prozentsatz maligne, wobei die Angaben zwischen 33% (ENEROTH et al. 1967) und über 50% (BATSAKIS 1986; WEBER et al. 1990) schwanken. Zirka 35% entfallen auf adenoid-zystische Karzinome, ca. 15% auf Mukoepidermoidkarzinome und je ca. 10% auf Karzinome in pleomorphen Adenomen,

Plattenepithelkarzinome und undifferenzierte Karzinome. Azinuszellkarzinome sind in der Submandibularis dagegen sehr selten.

Die Tumoren der *Sublingualis* sind extrem selten und überwiegend maligne. Bei einer Übersicht über 68 Sublingualis-Karzinome des Schrifttums handelte es sich in 26 Fällen um adenoid-zystische Karzinome, in 14 Fällen um Mukoepidermoidkarzinome, in 9 Fällen um Karzinome in pleomorphen Adenomen, in den übrigen Fällen um Adenokarzinome und vereinzelt um Plattenepithelkarzinome oder undifferenzierte Karzinome (WEITZNER 1994). Insgesamt lag eine Dominanz des weiblichen Geschlechts und ein Altersgipfel in der 5.–6. Lebensdekade vor.

Über die Lokalisation der Speicheldrüsentumoren in den *kleinen Speicheldrüsen* existieren zahlreiche größere Statistiken (CHAUDHRY et al. 1961; LUCAS u. THACKRAY 1984; GREER 1984; MA u. YU 1987; EVERSOLE 1988; VAN DER WAL 1992; ECKEL et al. 1994). Die Angaben über den prozentualen *Anteil maligner Tumoren* differieren erheblich:

- 27,5 % (ISACSSON u. SHEAR 1983),
- 34,6 % (REGEZI et al. 1985),
- 36,5 % (TAKAHASHI et al. 1990),
- 37,9 % (CHAU u. RADDEN 1986),
- 42,5 % (WALDRON et al. 1988),
- 46,4 % (EVESON u. CAWSON 1985 b),
- 46,7 % (CHAUDHRY et al. 1984),
- 47,0 % (SEIFERT et al. 1980),
- 48,0 % (STENE u. KOPPANG 1978; ECKEL et al. 1994),
- 50,0 % (GALLAGHER u. KABANI 1994),
- 80,8 % (LUNA et al. 1968),
- 84,2 % (SPIRO et al. 1973).

Bei einer pathohistologischen *Klassifikation der malignen Tumoren* sind adenoid-zystische Karzinome und Mukoepidermoidkarzinome die häufigsten Karzinomtypen, wobei ihr Anteil von minimal 10 % bis maximal 36 % angegeben wird. Danach folgen mit weiter absteigender Häufigkeit Karzinome in pleomorphen Adenomen, Azinuszellkarzinome und andere Adenokarzinome, insbesondere polymorphe low-grade Adenokarzinome (TAKAHASHI et al. 1990).

Bei den *benignen Tumoren* kommen pleomorphe Adenome am häufigsten vor, danach vor allem Basalzelladenome und kanalikuläre Adenome (TAKAHASHI et al. 1990).

Bezüglich der *Lokalisation* der Tumoren in den kleinen Speicheldrüsen liegen folgende Prozentangaben vor (TAKAHASHI et al. 1990):

- Gaumen   zwischen 42,4 % und 66,0 %,
- Lippen   zwischen 3,4 % und 26,6 %,
- Wange   zwischen 4,4 % und 16,1 %.

Tumoren der Lippen lassen eine weitere Differenzierung erkennen (NEVILLE et al. 1988); 84,5 % sind an der Oberlippe lokalisiert, 15,5 % an der Unterlippe. Ein weiterer Unterschied liegt in der Malignitätsverteilung; 92 % der Oberlippentumoren sind benigne (vorwiegend pleomorphe Adenome und kanalikuläre

Adenome) und nur 8% maligne (insbesondere adenoid-zystische Karzinome und Azinuszellkarzinome). An der Unterlippe entfallen dagegen 93,8% auf maligne Tumoren (vorwiegend Mukoepidermoidkarzinome).

Tumoren der Zunge zeigen zusätzliche Unterschiede bezüglich der Lokalisation. Die benignen Tumoren machen nur 10% aus und sind vorwiegend im vorderen und mittleren Drittel der Zunge lokalisiert, wobei es sich meist um pleomorphe Adenome oder Myoepitheliome handelt (GOLDBLATT u. ELLIS 1987). Auf die malignen Tumoren entfallen fast 90% mit einer Lokalisation vorwiegend an der Zungenbasis (WEITMORE u. FAN 1980; ROPER et al. 1987; DE VRIES et al. 1987). Pathohistologisch liegen in über 50% Mukoepidermoidkarzinome vor (GOLDBLATT u. ELLIS 1987; DE VRIES et al. 1987), daneben adenoid-zystische Karzinome, papilläre Zystadenokarzinome oder Azinuszellkarzinome.

Vereinzelt sind Speicheldrüsentumoren auch *zentral* in der Mandibula (BRETON et al. 1990; LUNA 1995) und etwas seltener in der *Maxilla* (BROOKSTONE u. HUVOS 1992) beobachtet worden, wobei es sich meist um Mukoepidermoidkarzinome und adenoid-zystische Karzinome gehandelt hatte, seltener um Azinuszellkarzinome, epithelial-myoepitheliale Karzinome oder Karzinome in pleomorphen Adenomen. In einem Teil der Fälle lagen gleichzeitig eine odontogene Zyste oder ein Zustand nach lokaler Zahnextraktion vor, sehr häufig auch eine Nerveninfiltration mit entsprechenden klinischen Ausfallserscheinungen.

Bezüglich der Speicheldrüsentumoren in *heterotopen Speicheldrüsen* wird auf Kap. 6.2 verwiesen.

Literatur

Batsakis JG (1986) Carcinomas of the submandibular and sublingual glands. Ann Otol Rhinol Laryngol 95:211–212

Breton P, Paulus C, Bancel B, Bejni-Thivolet F, Patricot LM, Freidel M (1990) Les tumeurs salivaires intramandibulaires. A propos de 3 observations de tumeurs malignes. Rev Stomatol Chir Maxillofac 91:266–270

Brookstone MS, Huvos AG (1992) Central salivary gland tumours of the maxilla and mandible: A clinicopathologic study of 11 cases with an analysis of the literature. J Oral Maxillofac Surg 50:229–236

Chau MNY, Radden BG (1986) Intra-oral salivary gland neoplasms: a retrospective study of 98 cases. J Oral Pathol 15:339–342

Chaudhry AP, Vickers RA, Gorlin RJ (1961) Intraoral minor salivary gland tumors. An analysis of 1414 cases. Oral Surg Oral Med Oral Pathol 14:1194–1226

Chaudhry AP, Labay GR, Yamana GM, Jacobs MS, Cutler LS, Watkins KV (1984) Clinicopathologic and histogenetic study of 189 intraoral minor salivary gland tumors. J Oral Med 39:58–78

Eckel HE, Schröder U, Volling P, Stennert E (1994) Zur Malignität der Tumoren der kleinen Speicheldrüsen. Laryngorhinootologie 73:461–471

Ellis GL, Auclair PL, Gnepp DR (1991) Surgical pathology of the salivary glands. Saunders, Philadelphia London Toronto Montreal Sydney Tokyo

Eneroth C-M, Hjertman L, Moberger G (1967) Malignant tumours of the submandibular gland. Acta Otolaryngol 64:514–536

Eversole LR (1988) Tumors of the intraoral minor salivary glands: A demographic and histologic study of 426 cases. Oral Surg Oral Med Oral Pathol 323–333

Eveson JW, Cawson RA (1985a) Tumours of the minor (oropharyngeal) salivary glands: a demographic study of 336 cases. J Oral Pathol 14:500–509

Eveson JW, Cawson RA (1985b) Salivary gland tumours: A review of 2410 cases with particular reference to histological types, site, age, and sex distribution. J Pathol 146:151–158

Fitzpatrick PJ, Black KM (1985) Salivary gland tumors. J Otolaryngol 14:296–300

Flach M, Helm Chr, Tölle D (1991) Zur Problematik tiefgelegener Parotistumoren. Laryngorhinootologie 70:571–574

Fried MP (1986) Neoplasms of the salivary glands. Dev Oncol 36:201–229

Gallagher G, Kabani S (1994) Oral salivary gland neoplasms: A clinicopathologic study of 284 cases. Congress International Association of Oral Pathologists, York. Abstract 045

Giunta JL (1984) Tumors of salivary glands. In: Shklar G (ed) Oral cancer. The diagnosis, therapy, management and rehabilitation of the oral cancer patient. Saunders, Philadelphia, pp 98–112

Goldblatt LI, Ellis GL (1987) Salivary gland tumors of the tongue. Analysis of 55 new cases and review of the literature. Cancer 60:74–81

Greer RO (1984) Clinicopathologic perspectives on intraoral minor salivary gland tumors. Cancer Bulletin Univ. Texas 36:82–94

Hartwein J, Jecker P, Pau H-W (1993) Untersuchungen zur Lokalisation von Parotistumoren und ihre Beziehung zum Fazialisverlauf. Eur Arch Otorhinolaryngol [Suppl] II:193–194

Isacsson G, Shear M (1983) Intraoral salivary gland tumors: a retrospective study of 201 cases. J Oral Pathol 12:57–62

Johns ME, Goldsmith MM (1989) Incidence, diagnosis, and classification of salivary gland tumors. Oncology 3:47–56

Kane WJ, McCaffrey TV, Olsen KD, Lewis JE (1991) Primary parotid malignancies: a clinical and pathologic review. Arch Otolaryngol Head Neck Surg 117:307–315

Katoh T, Ishige T, Kasai H, et al. (1984) Malignant parotid gland tumor and facial nerve paralysis. Arch Otorhinolaryng 240:139–144

Langdon JD (1985) Tumors of the salivary glands: clinical analysis of 68 cases. J Oral Maxillofac Surg 43:688–692

LiVolsi VA, Merino MJ (1987) Salivary gland tumors. In: Ariyan S (ed) Cancer of the head and neck. Mosby, Washington, pp 603–665

Lucas RB, Thackray AC (1984) Tumors of the minor salivary glands: clinical and histological aspects. Dev Oncol 20:79–105

Luna MA (1995) Central salivary gland carcinomas of mandible. Pathol Res Pract 191:717

Luna MA, Stimson PG, Bardwil JM (1968) Minor salivary gland tumors of the oral cavity. A review of sixty-eight cases. Oral Surg Oral Med Oral Pathol 25:71–86

Ma DQ, Yu GY (1987) Tumours of the minor salivary glands. A clinicopathologic study of 243 cases. Acta Otolaryngol 103:325–331

Marandas P, Dharkar D, Davis A et al. (1990) Malignant tumours of the parotid: a study of 76 patients. Clin Otolaryngol 15:103–109

Neville BW, Damm DD, Weir JC, Fantasia JE (1988) Labial salivary gland tumours. Cancer 61:2113–2116

Pyper PC, Beverland DE, Bell DM (1987) Tumours of the submandibular gland. J R Coll Surg Edinb 32:233–236

Regezi JA, Lloyd RV, Zarbo RJ, McClatchey KD (1985) Minor salivary gland tumors. A histologic and immunohistochemical study. Cancer 55:108–115

Roper PR, Wolf PF, Luna MA, Goepfert H (1987) Malignant salivary gland tumors of the base of the tongue. South Med J 80:605–608

Seifert G, Rieb H, Donath K (1980) Klassifikation der Tumoren der kleinen Speicheldrüsen. Pathohistologische Analyse von 160 Tumoren. Z Laryngol Rhinol 59:379–400

Seifert G, Miehlke A, Haubrich J, Chilla R (1984) Speicheldrüsenkrankheiten. Pathologie-Klinik-Therapie-Fazialischirurgie. Thieme, Stuttgart New York

Spiro RH, Koss LG, Hajdu SI, Strong EW (1973) Tumors of minor salivary gland origin. A clinicopathologic study of 492 cases. Cancer 31:117–129

Spiro RH, Armstrong J, Harrison L, Geller NL, Lin S-Y, Strong EW (1989) Carcinoma of major salivary glands. Recent trends. Arch Otolaryngol Head Neck Surg 115:316–321

Spitz MR, Batsakis JG (1984) Major salivary gland carcinoma: Descriptive epidemiology and survival of 498 patients. Arch Otolaryngol 110:45–49

Stene T, Koppang HSt (1978) Carcinomas of intraoral salivary glands. Histopathology 2:19–29
Sullivan MJ, Breslin K, McClatchey KD, Laurence HO, Farrior EH, Krause CJ (1987) Malignant parotid gland tumors: a retrospective study. Otolaryngol Head Neck Surg 97:529–533
Takahashi H, Fujita S, Tsuda N, Tezuka F, Okabe H (1990) Intraoral minor salivary gland tumors: A demographic and histologic study of 200 cases. Tohoku J Exp Med 161:111–128
Vries EJ de, Johnson JT, Myers EN, Barnes EL jr, Mandell-Brown M (1987) Base of tongue salivary gland tumors. Head Neck Surg 9:329–331
Wal JE van der (1992) Neoplasms and allied lesions of intraoral salivary glands. A clinicopathologic study. Thesis Vrije Universiteit, Amsterdam
Waldron CA, el-Mofty SK, Gnepp DR (1988) Tumors of the intraoral minor salivary glands: A demographic and histologic study of 426 cases. Oral Surg Oral Med Oral Pathol 66: 323–333
Weber RS, Byers RM, Petit B, Wolf P, Ang K, Luna M (1990) Submandibular gland tumors. Adverse histologic factors and therapeutic implications. Arch Otolaryngol Head Neck Surg 116:1055–1060
Weitzner S (1994) Carcinoma of the sublingual gland: Report of three cases. Oral Surg Oral Med Oral Pathol 78:775
Wetmore SJ, Fan K (1980) Tongue base minor salivary gland tumor: Report of a case with mucoepidermoid and acinous cell component. Otolaryngol Head Neck Surg 88:391–396

14.5 Ätiologie

14.5.1 Menschliche Speicheldrüsentumoren

Für die Entstehungsursache menschlicher Speicheldrüsentumoren existieren bisher nur wenige gesicherte Hinweise.

Exogene chemische Noxen: In Industriezweigen mit Gummi- und Kautschukverarbeitung (z. B. Schuhfabriken) sind neben Gallenblasenkarzinomen auch Speicheldrüsenkarzinome vermehrt beobachtet worden (MANCUSO u. BRENNAN 1970). Als weitere Faktoren werden auch Expositionen mit Asbest oder Blei erwähnt (ELLIS et al. 1991). Statistisch besteht auch ein erhöhter Risikofaktor für die Entstehung von Speicheldrüsentumoren nach Alkoholabusus und Einwirkung von Haarspray besonders bei Frauen, nicht dagegen bei Nikotinabusus (SPITZ et al. 1984; SPITZ et al. 1990a).

Virale Faktoren: Das vermehrte Vorkommen von Speicheldrüsentumoren bei Eskimos, insbesondere von anaplastischen Parotiskarzinomen (s. Kap. 14.34.4), geht mit einem Nachweis von *Epstein-Barr-Virusprodukten* im Tumorgewebe einher (SAEMUNDSEN et al. 1982), so daß ein Zusammenhang mit einer virusassoziierten Tumorentstehung diskutiert wird. Analog kann auch die Existenz von Epstein-Barr-Virusprodukten in vereinzelten Parotiskarzinomen des Kindesalters interpretiert werden (KÄRJA et al. 1988). Neuerdings ist auch über den Nachweis von Epstein-Barr-Virus DNA in den epithelialen Zellen von Warthin-Tumoren mittels der In-situ-Hybridisierung (SANTUCCI et al. 1993) oder der Polymerasekettenreaktion (TAIRA et al. 1992) berichtet worden. Dies könnte auf eine EBV-assoziierte Entwicklung der Warthin-Tumoren und auf Beziehungen zu Autoimmunkrankheiten hindeuten, zumal EBV-DNA auch in Speicheldrüsenbiopsien von Sjögren-Patienten beobachtet wurde (DEACON et al. 1991) und in gleicher Weise die Expression von MHC-Class II-Antigenen sowohl im Epithel der

Warthin-Tumoren als auch beim Sjögren-Syndrom vorliegt (OGAWA et al. 1990). Die bisher erhobenen Befunde werden jedoch dadurch eingeschränkt, daß sie lediglich auf dem Nachweis von EBV-DNA mittels der PCR-Analyse und der In-situ-Hybridisierung (ISH) beruhen. Bei gleichzeitiger Untersuchung der Virusreplikation, der Viruslatenz oder der Persistenz von viraler DNA mittels der EBER-Methode (ISH zum Nachweis EBV-kodierter RNA) und der LMP-Methode (immunzytochemischer Nachweis des latenten Membranproteins LMP) ergibt sich jedoch, daß zwar 25% der Speicheldrüsentumoren und 30% des gesunden Speicheldrüsengewebes EBV-DNA bei der PCR-Analyse enthalten, während in allen Tumoren und auch im gesunden Speicheldrüsengewebe weder EBER noch LMP nachweisbar sind. Der fehlende Nachweis einer Virusreplikation in den Tumoren und das Vorkommen von EBV-DNA sowohl in Tumoren als auch im gesunden Speicheldrüsengewebe spricht gegen eine EBV-Assoziation in den Tumoren und muß eher als eine EBV-DNA-Persistenz in Speicheldrüsenzellen interpretiert werden (VÖLKER et al. 1995).

Ob auch *andere Viren* (Polyomavirus, Zytomegalievirus oder Papillomaviren) eine ätiologische Rolle bei menschlichen Speicheldrüsentumoren spielen, ist bisher nicht erwiesen (SEIFERT 1984; SCULLY 1988). Speziell für das Epstein-Barr-Virus und das Zytomegalievirus besteht eine Viruslatenz in den Speicheldrüsen. Zahlreiche andere Viren werden über den Speichel ausgeschieden (Poliomyelitis, Hepatitis, Rabies, Röteln, Virusgrippe, Lyssa, Coxsackie, Masern, EMC- und ECHO-Viren). Zusätzlich werden auch Interaktionen zwischen Virus, Immunsystem und Umweltfaktoren (Lebensweise und Ernährung) diskutiert.

Strahlenexposition: Vorausgegangene Strahleneinwirkungen auf die Kopf-Hals-Region mit Einschluß der Schilddrüse sind von ätiologischer Bedeutung für die spätere Entstehung von Speicheldrüsentumoren (SMITH u. LEVITT 1974; SCHNEIDER et al. 1977; PALMER et al. 1980; SCANLON u. SENER 1981; SHORE-FREEDMAN et al. 1983; KATZ u. PRESTON-MARTIN 1984; SPITZ et al. 1984; SCHNEIDER et al. 1985). Das Intervall zwischen Bestrahlung und Tumorentstehung beträgt mitunter mehr als 20 Jahre. Das Risiko für die Entwicklung eines Speicheldrüsentumors steht in direkter Relation zur Strahlendosis und ist um ein Vielfaches gegenüber einer nichtbestrahlten Kontrollgruppe erhöht. In gleicher Weise liegt die Frequenz von Speicheldrüsentumoren (Karzinome und auch pleomorphe Adenome) bei Überlebenden der Atombombenexplosion von Hiroshima/Japan wesentlich höher als bei einem Vergleichskollektiv (TAKEICHI et al. 1983). Bei Behandlung von Hyperthyreosen mit radioaktivem J^{131} ist das Risiko für das Auftreten von Speicheldrüsentumoren um mehr als das 6fache erhöht (HOFFMANN et al. 1982), ein Befund, der auf das Jodkonzentrationsvermögen der Speicheldrüsen zurückgeführt wird. Auch radiologische Einwirkungen bei zahnärztlichen Behandlungen erhöhen das Risiko für die Entstehung von Parotistumoren (PRESTON-MARTIN et al. 1988; PRESTON-MARTIN u. WHITE 1990). Bei Ultraviolettstrahlenexposition besteht eine deutliche Assoziation zwischen Haut- und Speicheldrüsenkarzinomen (SPITZ et al. 1988; SPITZ et al. 1990b). Eine Rarität stellt ein strahleninduziertes, 45 Jahre bestehendes Thorotrastom der Parotis dar (STEINHARDT 1979).

Hormoneinwirkungen: Hierzu liegen kaum verläßliche Daten vor. Östrogenrezeptoren wurden speziell bei Frauen in einer Reihe von Speicheldrüsenkarzinomen nachgewiesen (DIMERY et al. 1987), eine Prolaktinbindung in Tumoren der kleinen Speicheldrüsen (ABBEY u. WITORSCH 1985).

Genetische Faktoren: Chromosomale Aberrationen wurden sowohl in pleomorphen Adenomen als auch in einer Reihe von Speicheldrüsenkarzinomen beobachtet und betreffen besonders die Chromosomen 8 und 12. Bezüglich weiterer Einzelheiten wird auf das Kap. 14.2.3 verwiesen.

Bisher nicht bekannte genetische Risikofaktoren werden beim familiären Vorkommen von Speicheldrüsentumoren diskutiert, so bei einem familiär aufgetretenen Submandibulariskarzinom (NEWMAN et al. 1981), bei einem anaplastischen Parotiskarzinom in Grönland (NIELSEN et al. 1978) oder einem Warthin-Tumor bei Mutter und Sohn (NOYEK et al. 1980).

Auf einer genetischen Basis beruht auch das vermehrte Vorkommen der Blutgruppe A bei Patienten mit Speicheldrüsentumoren (GARRETT et al. 1971).

Koinzidenz mit anderen Tumoren: Das Risiko von Sekundärkarzinomen nach vorausgegangenen Speicheldrüsenkarzinomen ist bei Männern und Frauen unterschiedlich (SPITZ et al. 1985; ELLIS et al. 1991). Bei Frauen sind besonders Mamma- und Ovarialkarzinome beobachtet worden, bei Männern Kehlkopf- und Darmkarzinome sowie auch Prostata-, Haut- und Lungenkarzinome. Weitere Details finden sich im Kap. 14.3.4.

14.5.2 Tierexperimentelle Tumoren

Chemische Kanzerogene: Insbesondere durch aromatische Kohlenwasserstoffe wie Methylcholanthren, Dimethylbenzanthrazen (DMBA) oder Benzpyren kommt es in den Kopfspeicheldrüsen vorwiegend der Submandibularis von Mäusen oder Ratten zu ausgeprägten Veränderungen im Gangsystem (SEIFERT 1966; CATALDO u. REIF 1982; TAKAI et al. 1984a, u. 1984b; MORI et al. 1984; TAKAI et al. 1986; WATANABE et al. 1987). Hierzu gehören im Anfang Plattenepithelmetaplasien, Gangzysten und Gangepithelproliferationen, außerdem eine Degranulierung der granulären Tubuli mit deutlicher Zytokeratinexpression (TAKAI et al. 1984b u. 1986). Später entwickeln sich Plattenepithelkarzinome und Fibrosarkome, daneben auch adenoid-zystische Karzinome oder Karzinome in pleomorphen Adenomen. Der Nachweis des epidermalen Wachstumsfaktors nimmt bei den prämalignen Veränderungen ab und fehlt in den Plattenepithelkarzinomen (MORI et al. 1984). Die Lektinbindung in den experimentellen Submandibulariskarzinomen der Maus zeigt ein unterschiedliches Muster (MURASE et al. 1984; HOSAKA et al. 1984; TAKAI et al. 1984c).

Tumortransplantation: Die erzeugten Tumoren zeigen bei einer Transplantation auf bestimmte Mäusestämme eine verstärkte Wachstumsrate und Anaplasie (CATALDO u. REIF 1982). Bei der Übertragung von normalem menschlichem Speicheldrüsengewebe der Parotis oder Submandibularis auf die thymusaplastische Nacktmaus kommt es nach einer anfänglichen entzündlichen Reaktion zu einer allmählichen Adaptation an das neue Milieu innerhalb von 4–5 Wochen (SENDLER et al. 1984). Auf die thymusaplastische Nacktmaus transplantierte menschliche Tumoren (pleomorphe Adenome, Karzinome) behalten ihre Originalstruktur bei und können somit im Transplantat auf ihr funktionelles Verhalten untersucht werden (CASELITZ et al. 1982). Weitere transplantable Speicheldrüsentumoren sind bei verschiedenen Spezies beschrieben worden, so bei C3H-Mäusen (CASTELLI et al. 1973), BW1081-Mäusen (SHAFER 1962) und BALB/c-Mäusen (EL-ASFAHANI et al. 1979).

In einer transgenen Mäuselinie wird in den adenosquamösen Speicheldrüsenkarzinomen das humane Ha-ras Onkogen p21 exprimiert, so daß sich dieses Modell zum Studium der ras-assoziierter Tumorgenese eignet (NIELSEN et al. 1991).

Bei transgenen Mäusen, welche von einer embryonalen Zellinie nach Injektion eines hybriden Gens (PSA-rasT24) abstammen, kommt es bei Tieren mit einem Alter über 44 Wochen zur Ausbildung von Tumoren in den Speicheldrüsen und im Gastrointestinaltrakt, nicht dagegen in anderen Organen (SCHAFFNER et al. 1995). Die Speicheldrüsentumoren zeigen teils eine drüsig-duktale Differenzierung, teils auch den Aufbau niedrig differenzierter solider Karzinome. Die Entwicklung der Tumoren speziell in der Submandibularis wird darauf zurückgeführt, daß das ras-Onkogen mit dem PSA (prostataspezifisches Antigen) fusioniert ist und PSA immunzytochemisch speziell in den Speichelgangepithelien der Submandibularis exprimiert wird. Zugleich läßt sich bei der In-situ-Hybridisierung im Zytoplasma der Speicheldrüsentumoren eine intensive Anreicherung von ras-mRNS nachweisen. Zwischen der Nukleotidsequenz des PSA als Promotor und dem in der Mäusesubmandibularis gebildeten Kallikrein besteht eine Identität.

Radioaktive Isotope: Nach Injektionen von radioaktivem kolloidalem Chromphosphat p^{32} (ESPINAL et al. 1984) konnten bei Ratten Speicheldrüsentumoren induziert werden. 7 Monate nach den Injektionen fanden sich in 50% Sarkome, in 35% Karzinome und in 14,5% Karzinosarkome.

Virusinduzierte Speicheldrüsentumoren: Nach Einwirkung von Polyomaviren konnten bei Mäusen Speicheldrüsentumoren erzeugt worden (SEIFERT 1966; FASSKE u. THEMANN 1969; FASSKE et al. 1969; VANDEPUTTE et al. 1974; LAMEY et al. 1982 u. 1985). Die Tumoren bei der CFLP-Maus sind mit einem pleomorphen Adenom vergleichbar (LAMEY et al. 1982) und enthalten gangartige Strukturen, Myoepithelzellen und myxoide Stromabezirke. Auch Adenoviren und das Simianvirus 40 können Speicheldrüsentumoren induzieren (WELLS et al. 1966).

Zellinien von Speicheldrüsentumoren: Die Übertragung menschlicher Speicheldrüsenzellen auf die Zellkultur eröffnet neue Aspekte zum Studium der Zelldifferenzierung unter normalen oder pathologischen Bedingungen (SENS et al. 1985; YOSHIDA et al. 1986; BROWN et al. 1989; KURTH et al. 1989). Veränderungen im Kulturmedium können die Funktion und Struktur der Zellen verändern, wobei der zusätzliche Einsatz von immunzytochemischen oder ultrastrukturellen Methoden eine exakte Zytodifferenzierung ermöglichen (AZUMA et al. 1993 u. 1994).

Die neoplastische Zellinie *HSG* („human salivary gland") aus einer menschlichen Speicheldrüse (SHIRASUNA et al. 1981 u. 1988) und die myoepitheliale Zellinie *HPA* („human pleomorphic adenoma") aus einem menschlichen pleomorphen Adenom (SHIRASUNA et al. 1980) lassen sich auch in der Zellkultur deutlich unterscheiden. Die neoplastischen duktalen HSG-Zellen sind immunzytochemisch durch die Expression von CEA, sekretorischer Komponente und Laktoferrin gekennzeichnet, die myoepithelialen HPA-Zellen durch die Expression von S-100-Protein und Myosin (SATO et al. 1984). Bei einer Mischkultur beider Zellinien kommt es zu Interaktionen des immunzytochemischen Reaktionsmusters. Nach Transplantation der neoplastischen HSG-Linie auf die thymusaplastische Nacktmaus entstehen Adenokarzinome mit Expression von CEA, nach Transplantation der myoepithelialen HPA-Linie Myoepitheliome mit Expression von S-100-Protein und Myosin (HAYASHI et al. 1985 a). Bei einer Mischung beider Zellinien unter Zusatz von Polyäthylenglykol kommt es zu einem Strukturverlust und zur Entwicklung anaplastischer Karzinome mit Keratinexpression, während die Expression der vorher in den Zellinien vorhandenen immunzytochemischen Marker nicht mehr nachweisbar ist.

Zahlreiche Studien betreffen die Veränderungen einer menschlichen *Adenokarzinomzellinie HSG* in verschiedenen Kulturmedien nach Transplantation auf die thymusaplastische Nacktmaus (HAYASHI et al. 1985 b; SHIRASUNA et al. 1986; YANAGAWA et al. 1986; YOSHIDA et al. 1986; SHIRASUNA et al. 1989). Aus den Befunden lassen sich Rückschlüsse auf Regulationsmechanismen bei der Zytodifferenzierung in Speicheldrüsentumoren ziehen, insbesondere zur Transformation von basal gelegenen duktalen Zellen und myoepithelialen Zellen. Unter der Einwirkung von zyklischem AMP kommt es zu einer verstärkten Induktion von myoepithelialen Zellformen mit Expression von S-100-Protein und Myosin, ein Befund, der auf die Möglichkeit der Umdifferenzierung von basalen duktalen Zellen in myoepitheliale Zellen hindeuten kann. Der Vorgang der Umdifferenzierung ist reversibel, da nach Entfernung von zyklischem AMP aus dem Kulturmedium wieder die ursprüngliche Zellpopulation vorhanden ist (YOSHIDA et al. 1986; AZUMA et al. 1988 b). In der Adenokarzinomzellinie HSG wurden ein autokriner Wachstumsfaktor (KUROKAWA et al. 1989) und eine Expression von Ha-ras-Onkogen p21 (SATO et al. 1986 a) nachgewiesen.

Spezielle Untersuchungen betreffen das Verhalten der neoplastischen duktalen HSG-Linie unter verschiedenen Versuchsbedingungen (HATAKEYAMA et al. 1987 u. 1988; SATO et al. 1987; AZUMA et al. 1988 a; IGA et al. 1989; HATAKEYAMA u. SUZUKI 1990). So läßt sich nach Einwirkung von Phorbolazetat eine Induktion zu einem azinären Zelltyp mit intrazellulärer Amylaseproduktion beobachten (HAYASHI et al. 1987 a, b) sowie umgekehrt eine Umwandlung von azinären Zellen in chondrozytenartige Zellen bei Einwirkung von 25-Dihydrovitamin D3 (AZUMA et al. 1989). Die Differenzierung von Subklonen und deren Umkehr tritt auch nach Einwirkung von Natriumbutyrat auf (AZUMA et al. 1986). Die Testung der Chemosensitivität gegenüber Zytostatika eröffnet neue Aspekte für die Behandlung menschlicher Speicheldrüsenkarzinome (SUGIYAMA et al. 1989).

Aus allen Versuchen ergibt sich somit, daß die Zellinien eine große induktive Plastizität besitzen und eine Transformation zu einem anderen Zelltyp einen reversiblen Vorgang darstellt. Veränderungen im Kulturmedium können sowohl eine höhere Differenzierung als auch eine Entdifferenzierung bewirken. Wenn auch eine direkte Übertragung der Ergebnisse in der Zellkultur auf die Ätiologie und Pathogenese der menschlichen Speicheldrüsentumoren nicht möglich ist, so tragen sie doch zu einem besseren Verständnis für die Differenzierungsvorgänge in menschlichen Speicheldrüsentumoren bei.

Literatur

Abbey LM, Witorsch RJ (1985) Prolactin binding in minor salivary gland tumors. Oral Surg Oral Med Oral Pathol 60:44-49

Azuma M, Hayashi Y, Yoshida H, et al. (1986) Emergence of differentiated subclones from a human salivary adenocarcinoma cell clone in culture after treatment with sodium butyrate. Cancer Res 46:770-777

Azuma M, Kawamata H, Kasai Y, et al. (1988a) Effects of retinoic acid on morphological features and biological markers of a neoplastic human salivary intercalated duct cell line in culture. Cancer Res 48:7219-7225

Azuma M, Yoshida H, Kawamata H, Yanagawa T, Furumoto N, Sato M (1988b) Cellular proliferation and ras oncogene of p21 21,000 expression in relation to the intracellular cyclic adenosine 3′:5′-monophosphate levels of a human salivary gland adenocarcinoma cell line in culture. Cancer Res 48:2898-2903

Azuma M, Kawamata H, Kasai Y, Yanagawa T, Yoshida H, Sato M (1989) Induction of cells with a chondrocyte-like phenotype by treatment with 1 alpha,25-dihydroxyvitamin D3 in a human salivary acinar cell line. Cancer Res 49:5435-5442

Azuma M, Tamatani T, Kasai Y, Sato M (1993) Immortalization of normal human salivary gland cells with duct-, myoepithelial-, acinar-, or squamous phenotype by transfection with SV40 Ori-mutant deoxyribonucleic acid. Lab Invest 69:24-42

Azuma M, Tamatani T, Fukui K, Bando T, Sato M (1994) Enhanced proteolytic activity is responsible for the aberrant morphogenetic development of SV40-immortalized normal-human salivary gland cells grown on basement membrane components. Lab Invest 70: 217-227

Brown AM, Rusnock EJ, Sciubba J, Baum BJ (1989) Establishment and characterization of an epithelial cell line from the rat submandibular gland. J Oral Pathol Med 18:206-213

Caselitz J, Becker K, Wustrow J, Thayssen G (1982) Analyse von menschlichen Speicheldrüsentumoren nach Transplantation auf thymusaplastische Mäuse. Immunhistochemische und elektronenoptische Untersuchungen. Verh Dtsch Ges Pathol 66:466

Castelli L, Marcante M, Caputo A (1973) Further investigations on the behaviour of cultivated salivary gland adenocarcinomas of the mouse. Z Krebsforsch 79:224-233

Cataldo E, Reif AE (1982) An explanation for the proportion of carcinomas and sarcomas seen in chemically induced murine submaxillary gland tumors. Cancer 50:531-542

Deacon EM, Matthews JB, Potts AJ, Hamburger J, Bevan IS, Young LS (1991) Detection of Epstein-Barr virus antigens and DNA in major and minor salivary glands using immunocytochemistry and polymerase chain reaction: possible relationship with Sjögren syndrome. J Pathol 163:351-360

Dimery IS, Jones LA, Verjan RP, Raymond AK, Goepfert H, Hong WH (1987) Estrogen receptors in normal salivary gland and salivary gland carcinoma. Arch Otolaryngol Head Neck Surg 113:1082-1085

El-Asfahani A, Higashi GI, Ahmed MA (1979) Chemical carcinogenesis of submandibular salivary gland in BALB/c mice and syngenetic passage of the tumor. Oral Surg Oral Med Oral Pathol 48:47-52

Ellis GL, Auclair PL, Gnepp DR (1991) Surgical pathology of the salivary glands. Saunders, Philadelphia London Toronto Montreal Sydney Tokyo

Espinal EG, Ubios AM, Cabrini RL (1984) Salivary gland tumors induced by ^{32}P. J Oral Pathol 13:686-691

Fasske E, Themann H (1969) Stromamastozytose in virogenen transplantierbaren Speicheldrüsencarcinomen der Ratte. Z Krebsforsch 73:75-86
Fasske E, Fetting R, Pokorny J, Themann H (1969) Standardisierung Polyomavirus-induzierter Rattentumoren. Z Krebsforsch 73:122-135
Garrett JV, Nicholson A, Whittaker JS et al. (1971) Blood group and secretor status in patients with salivary-gland tumours. Lancet 2:1177-1179
Hatakeyama S, Suzuki A (1990) S-phase accumulation of human salivary adenocarcinoma cells by cycloheximide. Cell Biol Int Rep 14:1133-1141
Hatakeyama S, Kurokawa R, Satoh M, Suzuki A, Ota M, Shirasuna K (1987) Glucocorticoid-induced growth inhibition of human neoplastic salivary gland duct cell line (HSG). Acta Pathol Jpn 37:587-595
Hatakeyama S, Sashima M, Shirasuna K, Satoh M, Suzuki A (1988) Glucocorticoid-induced growth inhibition with enhanced expression of ductal epithelium of human salivary gland adenocarcinoma cells transplanted into athymic nude mice. Cancer 62:716-722
Hayashi Y, Yanagawa T, Yoshida H, Yura Y, Nitta T, Sato M (1985a) Induction of other differentiation stages in neoplastic epithelial duct and myoepithelial cells from human salivary gland grown in athymic nude mice. Cancer 55:2575-2583
Hayashi Y, Yanagawa T, Azuma M, Yura Y, Yoshida H, Sato M (1985b) Induction of cells with a myoepithelial cell phenotype by treatment with dibutyryl cyclic AMP in human salivary adenocarcinoma cells grown in athymic nude mice. Virchows Arch B Cell Pathol 50:1-11
Hayashi Y, Yoshida H, Nagamine Sh, et al. (1987a) Induction of cells with acinar cell phenotype including presence of intracellular amylase. - Treatment with 12-o-tetradecanoylphorbol-13-acetate in a neoplastic human salivary intercalated duct cell line grown in athymic nude mice. Cancer 60:1000-1008
Hayashi Y, Yanagawa T, Yoshida H, et al. (1987b) Expression of vasoactive intestinal polypeptide and amylase in a human parotid gland adenocarcinoma cell line in culture. INCI 79:1025-1037
Hoffmann DA, McConahey WM, Fraumeni JF, Kurland LT (1982) Cancer incidence following treatment of hyperthyroidism. Int J Epidemiol 1:218-224
Hosaka M, Takai Y, Murase N, Asano K, Mori M (1984) Histochemical observations of lectin-binding in experimental carcinomas in mouse submandibular glands. J Oral Pathol 13:585-594
Iga H, Azuma M, Nagamine S et al. (1989) Expression of neurofilaments in a neoplastic human salivary intercalated duct cell line or its derivatives and effect of nerve growth factor on the cellular proliferation and phenotype. Cancer Res 49:6708-6719
Kärja J, Syrjänen S, Usenius S, Vornanen M, Collan Y (1988) Oral cancer in children under 15 years of age: A clinicopathologic and virologic study. Acta Otolaryngol 449:145-149
Katz AD, Preston-Martin S (1984) Salivary gland tumors and previous radiotherapy to the head or neck. Report of a clinical series. Am J Surg 147:345-348
Kurokawa R, Kyakumoto S, Ota M (1989) Autocrine growth factor in defined serum-free medium of human salivary gland adenocarcinoma cell line HSG. Cancer Res 49:5136-5142
Kurth BE, Hazen-Martin DJ, Sens MA, DeChamplain RW, Sens DA (1989) Cell culture and characterization of human minor salivary gland duct cells. J Oral Pathol Med 18:214-219
Lamey P-J, Ferguson MM, Marshall W (1985) Sex hormone involvement in the development of experimental virally induced mucine salivary gland tumors. J Oral Pathol 14:414-421
Lamey P-J, Waterhouse JP, Ferguson MM (1982) Pleomorphic salivary adenoma. Virally induced pleomorphic salivary adenoma in the CFLP mouse. Am J Pathol 109:129-132
Mancuso TF, Brennan MJ (1970) Epidemiological considerations of cancer of the gallbladder, bile ducts and salivary glands in the rubber industry. J Occup Med 12:333-341
Mori M, Takai Y, Naito R, Hosaka M, Noriyasu M (1984) Immunohistochemical demonstration of epidermal growth factor and nerve growth factor in experimental carcinogenesis in the mouse submandibular gland. Virchows Arch B Cell Pathol 45:431-441
Murase N, Takai Y, Hosaka M, Asano K, Mori M (1984) Lectin-binding in premalignant lesions during submandibular gland carcinogenesis. J Oral Pathol 13:505-515
Newman AN, Calcaterra ThC, Bhuta S (1981) Familiar carcinoma of the submandibular gland. A case report and an epidemiologic review. Arch Otolaryngol 107:169-171

Nielsen LL, Discafani CM, Gurnani M, Tyler RD (1991) Histopathology of salivary and mammary gland tumors in transgenic mice expressing a human Ha-ras oncogene. Cancer Res 51: 3762–3767

Nielsen NH, Flemming M, Hansen JPH (1978) Incidence of salivary gland neoplasms in Greenland with special reference to an anaplastic carcinoma. Acta Pathol Microbiol Scand 86: 185–193

Noyek AM, Pritzker KPH, Greyson ND, Blackstein M, Chapnik JS, Shapiro BJ (1980) Familial Warthin's tumor. I. Its synchronous occurrence in mother and son. J Otolaryngol 9:90

Ogawa Y, Hong S, Toyosawa S, Chang CK, Yagi T (1990) Expression of major histocompatibility complex class II antigens and interleukin-1 by epithelial cells of Warthin's tumor. Cancer 66: 2111–2117

Palmer JA, Mustard RA, Simpson WJ (1980) Irradiation as an etiologic factor in tumours of the thyroid, parathyroid and salivary glands. Can J Surg 23:39–42

Preston-Martin S, White SC (1990) Brain and salivary gland tumors related to prior dental radiography: Implications for current practice. JADA 120:151–158

Preston-Martin S, Thomas DC, White SC, Cohen D (1988) Prior exposure to medical and dental X-rays related to tumors of the parotid glands. J Natl Cancer Inst 80:943–949

Saemundsen AK, Albeck H, Hansen JPH, et al. (1982) Epstein-Barr virus in nasopharyngeal and salivary gland carcinomas of Greenland Eskimos. Br J Cancer 46:721–728

Santucci M, Gallo O, Calzolari A, Bondi R (1993) Detection of Epstein-Barr viral genome in tumor cells of Warthin's Tumor of parotid gland. Am J Clin Pathol 100:662–665

Sato M, Hayashi Y, Yoshida H, Yanagawa T, Yura Y, Nitta T (1984) Search for specific markers of neoplastic epithelial duct and myoepithelial cell lines established from human salivary gland and characterization of their growth in vitro. Cancer 54:2959–2967

Sato M, Azuma M, Hayashi Y, et al. (1986a) Expression of HA-ras oncogene p21 in the human salivary gland adenocarcinoma cell line (meeting abstract). Proc Annu Meet Jpn Cancer Assoc 45:520

Sato M, Hayashi Y, Yanagawa T, et al. (1986b) Intermediate-sized filaments and specific markers in a human salivary gland adenocarcinoma cell line and its nude mouse tumors. Cancer Res 45:3878–3890

Sato M, Azuma M, Hayashi Y, Yoshida H, Yanagawa T, Yura Y (1987) 5-Azacytidine induction of stable myoepithelial and acinar cells from a human salivary intercalated duct cell clone. Cancer Res 47:4453–4459

Scanlon EF, Sener SF (1981) Head and neck neoplasia following irradiation for benign conditions. Head Neck Surg 4:139–145

Schaffner DL, Barrios R, Shaker MR et al. (1995) Transgenic mice carrying A PSArasT24 hybrid gene develop salivary gland and gastrointestinal tract neoplasms. Lab Invest 72:283–290

Schneider AB, Favus MJ, Stachura ME, Arnold MJ, Frohman LA (1977) Salivary gland neoplasms as a late consequence of head and neck irradiation. Ann Intern Med 87:160–164

Schneider AB, Shore-Freedman E, Ryo UY, Bekerman C, Favus MJ, Pinsky S (1985) Radiation-induced tumors of the head and neck following childhood irradiation: Prospective studies. Medicine 64:1–15

Scully C (1988) Viruses and salivary gland disease: Are there associations? Oral Surg Oral Med Oral Pathol 66:179–183

Seifert G (1966) Mundhöhle, Mundspeicheldrüsen, Tonsillen und Rachen. In: Doerr W, Uehlinger E (Hrsg) Spezielle pathologische Anatomie, Bd 1. Springer, Berlin Heidelberg New York

Seifert G (1984) Virale Erkrankungen der Speicheldrüsen. Dtsch Z Mund Kiefer Gesichtschir 8:187–194

Sendler A, Caselitz J, Seifert G, Schmiegelow P (1984) Reaction pattern of xenograft human salivary glands in nude mice. An immunohistological and autoradiographical study. Virchows Arch A Pathol Anat 403:1–13

Sens DA, Hintz DS, Rudisill MT, Sens MA, Spicer SS (1985) Methods in laboratory investigation. – Explant culture of human submandibular gland epithelial cells: Evidence for ductal origin. Lab Invest 52:559–567

Shafer WG (1962) Experimental salivary gland tumorigenesis. J Dent Res 41:117–124

Shirasuna K, Sato M, Miyazaki T (1980) A myoepithelial cell line established from a human pleomorphic adenoma arising in a minor salivary gland. Cancer 45:297–305

Shirasuna K, Sato M, Miyazaki T (1981) A neoplastic epithelial duct cell line established from an irradiated human salivary gland. Cancer 48:745–752

Shirasuna K, Watatani K, Sugiyama M, Morioka S, Miyazaki T (1986) Isolation and characterization of different clones including myoepithelial-like variants from a clonal neoplastic epithelial duct cell line of human salivary gland origin. Cancer Res 46:1418–1426

Shirasuna K, Morioka S, Watatani K et al. (1988) Growth inhibition and differentiation of human salivary adenocarcinoma cells by medium conditioned with normal human fibroblasts. Cancer Res 48:2819–2824

Shirasuna F, Furusawa H, Morioka S, Watatani K, Matsuya T (1989) Different contents of glycosaminglycans in a human neoplastic salivary duct cell line and its subclone with a myoepithelial phenotype. Virchows Arch B Cell Pathol 57:175–180

Shore-Freedman E, Abrahams C, Recant W, Schneider AB (1983) Neurilemomas and salivary gland tumors of the head and neck following childhood irradiation. Cancer 51:2159–2163

Smith DB, Levitt SH (1974) Radiation carcinogenesis: An unusual familial occurrence of neoplasia following irradiation in childhood for benign disease. Cancer 34:2069–2071

Spitz MR, Tilley BC, Batsakis JG, Gibeau JM, Newell GR (1984) Risk factors for major salivary gland carcinoma. A case-comparison study. Cancer 54:1854–1859

Spitz MR, Newell GR, Gibeau JM, Byers RM, Batsakis JG (1985) Multiple primary cancer risk in patients major salivary gland carcinoma. Ann Otol Rhinol Laryngol 94:129–132

Spitz MR, Sider JG, Newell GR, Batsakis JG (1988) Incidence in salivary gland cancer in the United States relative to ultraviolet radiation exposure. Head Neck Surg 10:305–308

Spitz MR, Fueger JJ, Goepfert H, Newell GR (1990a) Salivary gland cancer. A case-control investigation of risk factors. Arch Otolaryngol Head Neck Surg 116:1163–1166

Spitz MR, Sider JG, Newell GR (1990b) Salivary gland cancer and risk of subsequent skin cancer. Head Neck Surg 12:254–256

Steinhardt G (1979) 45 Jahre bestehendes Thorotrastom der Parotis. Dtsch Z Mund Kiefer Gesichtschir 3:189–192

Sugiyama M, Shirasuna K, Okura M, Watatani K, Matsuya T (1989) Chemosensitivity of a human salivary adenocarcinoma cell line to several anti-cancer drugs and enhancement of the antitumor effects by combination with filipin or verapamil. Gan To Kagaku Ryoho 16:89–94

Taira S, Okuda M, Osato T, Mizuno F (1992) Detection of Epstein-Barr virus DNA in salivary gland tumors. Nippon-Jibiinkoka-Gakkai-Kaiho 95:860–868

Takai Y, Hyun K-H, Murase N, Hosaka M, Mori M (1984a) Histopathologic studies of DMBA-induced mouse submandibular-gland tumors with or without cryoprobe treatment. J Oral Pathol 13:419–428

Takai Y, Murase N, Hosaka M, Kawamura K, Mori M (1984b) Keratin distribution in precancerous stages of experimental carcinogenesis in mouse submandibular glands. Virchows Arch B Cell Pathol 47:183–187

Takai Y, Hyun K-H, Hosaka M, Murase N, Mori M (1984c) Histochemical studies on concanavalin A-binding in experimental carcinoma of the mouse submandibular gland. J Oral Pathol 13:419–437

Takai Y, Murase N, Hosaka M, Kawamura K, Mori M (1986) Immunohistochemical localization of keratin in experimental carcinoma of the mouse submandibular gland. J Oral Pathol 15:5–10

Takeichi N, Hirose F, Yamamoto H, Ezaki H, Fujikura T (1983) Salivary gland tumors in atomic bomb survivors, Hiroshima, Japan. II. Pathologic study and supplementary epidemiologic observations. Cancer 52:377–385

Vandeputte M, Eyssen H, Sobis H, Se Somer P (1974) Induction of polyoma tumors in athymic nude mice. Int J Cancer 14:445–450

Völker U, Brabletz Th, Kirchner Th (1995) Examination of salivary gland tumours for EBV-association. Pathol Res Pract 191:216 (Abstract 39)

Watanabe Y, Ozono S, Sato K, Hisada T, Heyden G (1987) The application of microspectrocytofluorometric measurement of Feulgen nuclear DNA content to experimental tumors of rat submandibular gland. 1. Pathogenesis and nuclear DNA content. J Oral Pathol 16:1–7

Wells SA jr, Rabson AS, Malmgren RA, Ketcham AS (1966) In vitro neoplastic transformation of newborn hamster salivary gland tissue by oncogenic DNA viruses. Cancer 19:1411–1415

Yanagawa T, Hayashi Y, Nagamine S, Yoshida H, Yura Y, Sato M (1986) Generation of cells with phenotypes of both intercalated duct-type and myoepithelial cells in human parotid gland adenocarcinoma clonal cells grown in athymic nude mice. Virchows Arch B Cell Pathol 51:187–195

Yoshida H, Azuma M, Yanagawa T, Yura Y, Hayashi Y, Sato M (1986) Effect of dibutyryl cyclic AMP on morphologic features and biologic markers of a human salivary gland adenocarcinoma cell line in culture. Cancer 57:1011–1018

14.6 WHO-Klassifikation der Adenome

In der 1972 erschienenen WHO-Klassifikation der Speicheldrüsentumoren (THACKRAY u. SOBIN 1972) wurden bei den Adenomen lediglich 2 Hauptgruppen unterschieden: pleomorphe und monomorphe Adenome. Bei den monomorphen Adenomen wurden die Warthin-Tumoren und Onkozytome gesondert klassifiziert und alle übrigen Adenomformen in die Rubrik „andere Adenome" ohne nähere Differenzierung eingeordnet. Diese WHO-Klassifikation wurde von anderen Tumorzentren übernommen, so vom Armed Forces Institute of Pathology in Washington (THACKRAY u. LUCAS 1974), vom Speicheldrüsen-Register in Hamburg (SEIFERT et al. 1986) und in etwas abgewandelter Form auch vom Tumorzentrum in Houston (BATSAKIS 1979). Aus weiteren klinischen Studien und dem Einsatz zusätzlicher Untersuchungsmethoden (Tumormarker, Elektronenmikroskopie u.a.) ergaben sich jedoch neue Gesichtspunkte zur pathohistologischen Klassifikation der Adenome. Dies gilt insbesondere für den Begriff „monomorph", da eine Reihe der so eingeordneten Adenome weder rein „monomorph" noch rein „monozellulär" aufgebaut sind. Auf die Besonderheiten der zellulären und histologischen Differenzierung wird bei den einzelnen Adenomformen näher eingegangen. Hinzu kommt die Beobachtung, daß eine Reihe von sehr seltenen Adenomen einen so typischen morphologischen Aufbau aufweist, so daß eine exakte separate Klassifikation möglich ist (SEIFERT 1992).

In der Klassifikation von EVANS u. CRUICKSHANK (1970) werden zwar bereits mehrere zusätzliche Adenomformen unterschieden (Basalzelladenome, hellzellige Adenome, Talgdrüsenadenome, intraduktale Papillome), zugleich jedoch Tumoren als Adenome aufgeführt, die entweder unscharf definiert sind (solide Adenome, tubuläre Adenome) oder in die Gruppe der malignen Tumoren gehören („Mukoepidermoidtumoren", „Azinuszelladenome").

In der neuen WHO-Klassifikation (SEIFERT et al. 1990; SEIFERT 1991; SEIFERT u. SOBIN 1992) sind daher histomorphologisch eindeutig charakterisierte Adenome als separate Adenomentitäten definiert worden (Tabelle 26), und zwar unabhängig von der Häufigkeit ihres Vorkommens. Die neue revidierte Klassifikation basiert auf der jahrelangen Zusammenarbeit von Pathologen verschiedener Tumorzentren speziell in Europa und Nordamerika. Die Berücksichtigung auch der seltenen Adenomformen soll dazu dienen, die Routinediagnostik des Pathologen für spezialisierte Kliniken zu fördern. Mit geringen Modifikationen hat auch das Armed Forces Institute of Pathology die neue WHO-Nomenklatur übernommen (ELLIS et al. 1991).

Tabelle 26. Pathohistologische WHO-Klassifikation der Adenome der Speicheldrüsen. (Aus Seifert 1992)

1. Pleomorphe Adenome	8940/0 [a]
2. Myoepitheliome (myoepitheliale Adenome)	8982/0
3. Basalzelladenome	8147/0
4. Warthin-Tumoren (Zystadenolymphome)	8561/0
5. Onkozytome (onkozytäre Adenome)	8290/0
6. Kanalikuläre Adenome	
7. Talgdrüsenadenome	8410/0
8. Duktale Papillome	8503/0
– Inverte duktale Papillome	8053/0
– Intraduktale Papillome	8503/0
– Sialadenoma papilliferum	8260/0
9. Zystadenome	8440/0
– Papilläre Zystadenome	8450/0
– Muzinöse Zystadenome	8470/0

[a] Nach ICD-O (International Classification of Diseases for Oncology) und SNOMED (Systematized Nomenclature of Medicine).

Tabelle 27. Pathohistologische Klassifikation der Speicheldrüsenadenome (Speicheldrüsen-Register Hamburg 1965–1994)

Tumorart	n	[%]
Pleomorphe Adenome	2563	67,5
Myoepitheliome	21	0,6
Basalzelladenome	146	3,9
Warthin-Tumoren	842	22,2
Onkozytome	41	1,0
Kanalikuläre Adenome	9	0,2
Talgdrüsenadenome	7	0,2
Duktale Papillome	10	0,3
Zystadenome	64	1,6
Sonstige Adenome	94	2,5
Gesamtzahl	3797	100,0

Die *Häufigkeit des Vorkommens* der Speicheldrüsenadenome im Speicheldrüsen-Register Hamburg (1965–1994) geht aus Tabelle 27 hervor. Die pleomorphen Adenome bilden die Hauptgruppe mit 67,5%. An zweiter Stelle folgen die Warthin-Tumoren mit 22,2%. Die dritthäufigste Adenomform stellen die Basalzelladenome mit 3,9% dar, die übrigen Adenomformen sind relativ selten. Auf die Zystadenome entfallen 1,6%, auf die Onkozytome 1,0%. Unter 1% liegt der Anteil der Myoepitheliome (0,6%), der duktalen Papillome (0,3%) sowie der kanalikulären Adenome (0,2%) und Talgdrüsenadenome (0,2%).

Literatur

Batsakis JG (1979) Tumors of the head and neck: Clinical and pathological considerations, 2nd edn. Williams & Wilkens, Baltimore

Ellis GL, Auclair PL, Gnepp DR (1991) Surgical pathology of the salivary glands. Saunders, Philadelphia London Toronto Montreal

Evans RW, Cruickshank AH (1970) Epithelial tumours of the salivary glands. Saunders, Philadelphia London Toronto Montreal

Seifert G (1991) WHO Histological typing of salivary gland tumours, 2nd edn. Springer, Berlin Heidelberg New York Tokyo

Seifert G (1992) Die neue pathohistologische WHO-Klassifikation der Speicheldrüsenadenome. Pathologe 13:322–335

Seifert G, Sobin LH (1992) The World Health Organization's histologic classification of salivary gland tumors. A commentary on the second edition. Cancer 70:379–385

Seifert G, Miehlke A, Haubrich J, Chilla R (1986) Diseases of the salivary glands. Pathology-diagnosis-treatment-facial surgery. Thieme, Stuttgart New York

Seifert G, Brocheriou C, Cardesa A, Eweson JW (1990) WHO international histological classification of tumours. Tentative histological classification of salivary gland tumours. Pathol Res Pract 186:555–581

Thackray AC, Lucas RB (1974) Tumors of the major salivary glands. Fascicle 10, 2nd Series. Armed Forces Institute of Pathology: Washington

Thackray AC, Sobin LH (1972) Histologic typing of salivary gland tumours. World Health Organization, Geneva

14.7 Pleomorphe Adenome

14.7.1 Definition

Pleomorphe Adenome sind durch einen vielgestaltigen Aufbau gekennzeichnet, wobei zwischen den epithelialen und modifizierten myoepithelialen Zellelementen unscharf abgegrenzte Stromaareale mit mukoider, myxoider oder chondroider Differenzierung entwickelt sind. Die epithelialen und myoepithelialen Zellen bilden gangartige, solide oder auch „bienenschwarmartig" angeordnete Strukturen. In 25 % der Adenome liegen Plattenepithelmetaplasien vor. Nach dem Stromaanteil lassen sich stromareiche und zellreiche Subtypen unterscheiden.

14.7.2 Historischer Rückblick

Eine erste ausführliche pathohistologische Beschreibung des pleomorphen Adenoms stammt von BILLROTH aus dem Jahre 1859 in einem Beitrag in Virchows Archiv mit dem Titel „Beobachtungen über Geschwülste der Speicheldrüsen". Der jahrzehntelang verwendete Terminus „Speicheldrüsen-Mischtumor" geht auf MINSSEN zurück, welcher 1874 in einer Dissertation der Universität Göttingen „Über gemischte Geschwülste der Parotis" berichtete. Der Begriff des „Mischtumor" blieb über Jahrzehnte die allgemein gebrauchte Bezeichnung für diesen häufigsten Speicheldrüsentumor. In größeren zusammenfassenden Fallstudien der 50er und 60er Jahre dieses Jahrhunderts stand die Diskussion um den Übergang der epithelialen Zellelemente in die Formierung der myxoiden und chondroiden Matrix im Vordergrund (FOOTE u. FRAZELL 1953; GARDNER et al. 1964).

Auf der Basis neuerer histochemischer, ultrastruktureller und immunhistologischer Befunde setzte sich mehr und mehr die Auffassung durch, daß die sog. „mesenchymalen" Matrixareale vorwiegend auf einer Einwirkung von myoepithelialen Zellelementen beruhten (AZZOPARDI u. SMITH 1959; HÜBNER et al. 1971; MYLIUS 1960; THACKRAY u. LUCAS 1974). Auf der Grundlage dieser neuen Erkenntnisse wurde der Terminus „pleomorphes Adenom" zuerst von WILLIS (1960) geprägt und in der Zwischenzeit weitgehend von allen Autoren übernommen. Lediglich eine Minderheit von Untersuchern vertrat weiterhin die Auffassung, daß es sich um echte Mischtumoren handelt, welche sowohl epitheliale als auch mesenchymale Zellen enthalten (WELSH u. MEYER 1968). Bezüglich weiterer Einzelheiten der historischen Daten wird auf CASELITZ (1987), bezüglich der Histogenese auf Kap. 14.7.11 verwiesen.

14.7.3 Klinische und statistische Daten

Über die biologische Dignität des pleomorphen Adenom wurde über viele Jahrzehnte eine kontroverse Diskussion geführt, wobei auf Grund der Rezidivneigung immer wieder der Begriff der „Semimalignität" herangezogen wurde (CASELITZ 1987). Inzwischen hat sich auf der Basis großer Untersuchungsserien und einem Vergleich der operativen Taktik ergeben, daß es sich beim pleomorphen Adenom um eine primär benigne epitheliale Geschwulst handelt (SEIFERT et al. 1984). Speziell die Operationstechnik ist entscheidend für die *Rezidivquote* (VON GLASS et al. 1989; TISCHENDORF et al. 1992; HÖRMANN et al. 1979; WUSTROW et al. 1987; WENNMO et al. 1988; TAKAHASHI et al. 1991; SCHROEDER et al. 1994). Bei Enukleation oder kapselnaher Exstirpation betrug die Rezidivquote über 10 %. Bei subtotaler lateraler Parotidektomie wurden nur noch in weniger als 5 % Rezidive beobachtet, bei totaler Parotidektomie in weniger als 3 % bis 0 %. Die Rezidivrate bei lateraler Parotidektomie läßt sich darauf zurückführen, daß sich im makroskopisch geschwulstfreien inneren Lappen bei systematischer Untersuchung der Operationspräparate noch in 11 % Tumorgewebe nachweisen ließ (VON GLASS et al. 1989). Ein Anstieg der Rezidivquote beruht zusätzlich auch auf einer zunehmenden Tumorgröße und einer großen mukoiden Stromakomponente mit der Gefahr der Kapselverletzung unter der Operation und der Implantation von Geschwulstgewebe in das angrenzende Stroma (BATSAKIS 1986).

Eine wichtige Rolle bei der Rezidivneigung der pleomorphen Adenome spielt die sog. *Tumorkapsel* (PATEY u. THACKRAY 1957; DONOVAN u. CONLEY 1984; LAWSON 1989; FARMAND u. FARMAND 1981). Hierbei handelt es sich um eine unterschiedlich dicke bindegewebige Pseudokapsel, welche das Tumorgewebe vom Drüsenparenchym abgrenzt (Abb. 220). Das Adenomgewebe kann in die Kapsel einbrechen (Kapselpenetration) oder die Kapsel durchdringen (Kapselperforation) und in das angrenzende Gewebe vorwachsen (Abb. 221). Besonders im tiefen Parotislappen wurde eine Kapselperforation in der Nachbarschaft des N. facialis beobachtet. Dabei kann das Adenomgewebe satellitenartige Ausläufer bilden, die nur durch feine Gewebsbrücken mit dem Haupttumor in Verbindung stehen oder eine weitere diskontinuierliche lymphangische Ausbreitung zeigen

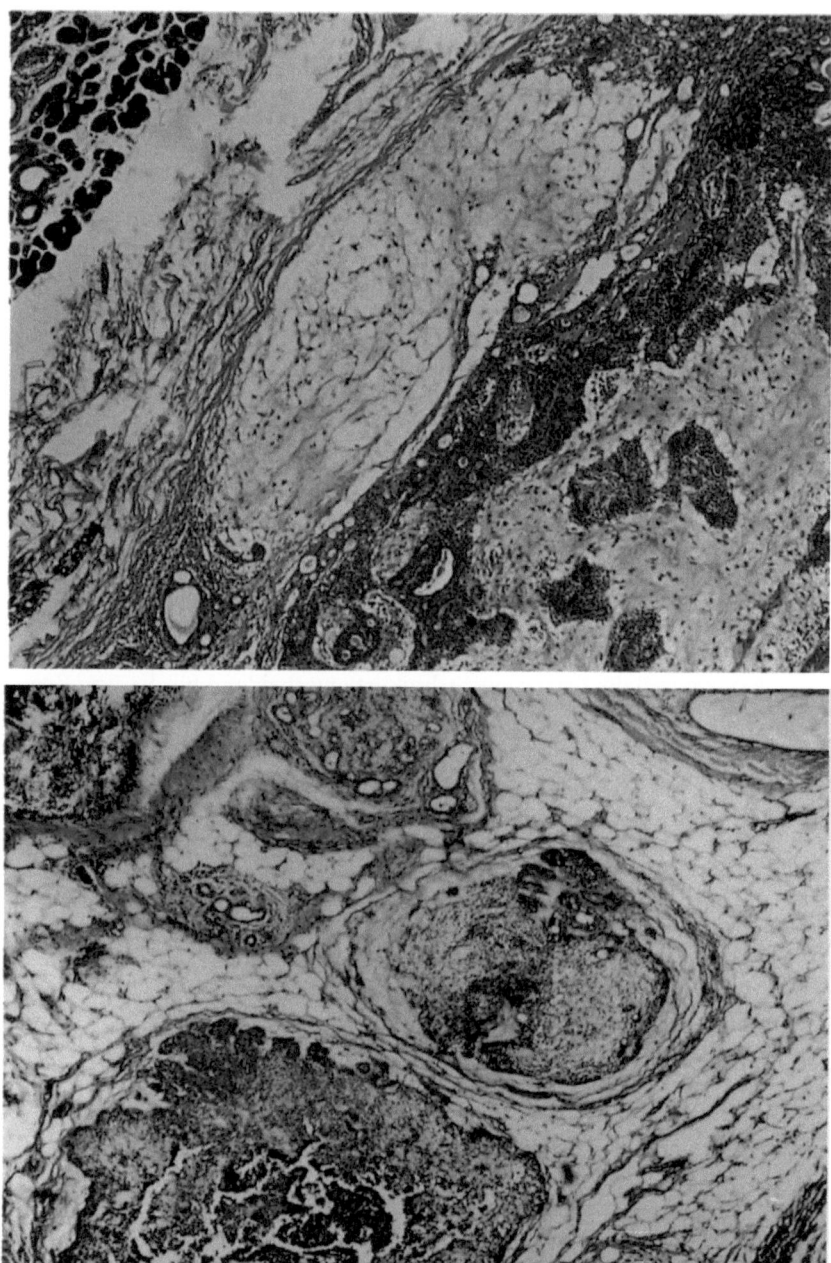

Abb. 220. Pleomorphes Adenom der Parotis: dünne bindegewebige Pseudokapsel mit Kapselinvasion, jedoch ohne Kapselpenetration. HE ×60 (Aus SEIFERT 1992)

Abb. 221. Pleomorphes Adenom der Parotis: lokales Tumorrezidiv mit multifokaler Ausbreitung in das angrenzende Fettbindegewebe. Tumorimplantation infolge Kapselruptur bei Erstoperation. PAS-Reaktion ×40 (Aus SEIFERT 1992)

können. Ein echtes multifokales Tumorwachstum ist dagegen extrem selten (ENEROTH 1964).

Aus großen Sammelstatistiken ergibt sich für die pleomorphen Adenome eine geringe Geschlechtspräferenz für das weibliche Geschlecht. Der Altersgipfel des Vorkommens liegt in der 4.-6. Lebensdekade.

Die *Tumorgröße* unterliegt starken Schwankungen, wobei bei einer Tumorgröße über 5 cm die Rezidivrate stark ansteigt. Es existieren jedoch auch Fallbeobachtungen über pleomorphe Riesenadenome mit einem Gewicht von 1 kg bis maximal 26,5 kg (SCHULZ-COULON 1989). In Relation zur Tumorgröße und der langen Anamnesezeit von über 20 Jahren beträgt der Anteil von Karzinomen in pleomorphen Riesenadenomen 10% und liegt damit wesentlich höher als die Häufigkeitsquote von Karzinomen in pleomorphen Adenomen mit 3-4% (SEIFERT u. DONATH 1976). Diese Beobachtung unterstreicht die Feststellung, daß die Gefahr der Karzinomentstehung in pleomorphen Adenomen mit der Dauer und Größe des Adenoms zunimmt.

Zystische pleomorphe Adenome der Submandibularregion können mit einer Ranula verwechselt werden (IDE et al. 1980).

Makroskopisch besitzen die pleomorphen Adenome in der Regel an der Oberfläche eine dünne bindegewebige Pseudokapsel, wobei eine Penetration in diese Pseudokapsel oder eine Perforation oft erst mikroskopisch eindeutig nachgewiesen werden kann. Die Schnittfläche der Tumoren (Abb. 221-226) zeigt ein buntes Bild mit weißlich-gelben Knoten, Einblutungen, Zysten und knorpelartigfesten Bezirken neben mehr weichen schleimigen Gewebsabschnitten. In großen, länger bestehenden Tumoren können die Zysten über die Hälfte der Tumormasse ausmachen (TOIDA et al. 1992). Die Zysten finden sich bei 5% der pleomorphen Adenome, und zwar vorwiegend bei Tumoren mit gangartigen Strukturen (TOIDA et al. 1994). Sie erreichen eine Größe bis zu 3 cm und enthalten schleimiges oder nekrotisches Material. Besonders die stromareichen Formen enthalten reichlich schleimiges Material. Verkalkungen oder Verknöcherungen sind dagegen selten.

Ein *Mehrfachvorkommen* von pleomorphen Adenomen (s. Kap. 14.3.4) ist vereinzelt beschrieben worden. Hierzu gehören die synchrone bilaterale Entwicklung in der Parotis (NORLIN 1965; TURNBALL u. FRAZELL 1969; WEIMERT u. WORK 1976; SATALOFF et al. 1987) oder die simultane Entstehung in der Parotis und Submandibularis (YAJIN et al. 1987). Gelegentlich wurde auch über ein familiäres Vorkommen von pleomorphen Adenomen der Parotis berichtet (HAYTER u. ROBERTSON 1990).

Zusätzlich ist auch die *Syntropie* von pleomorphen Adenomen mit *anderen Tumoren* beschrieben worden (s. Kap. 14.3.4). Hierzu gehören die Syntropie mit Onkozytomen (TREJO et al. 1972), Basalzelladenomen (TURNBALL u. FRAZELL 1969), Warthin-Tumoren (TOIDA et al. 1990; LEFOR u. ORD 1993), Azinuszellkarzinomen (WILLIAMS 1980), Mukoepidermoidkarzinomen (PONTILENA u. RANKOW 1979) sowie adenoid-zystischen Karzinomen (KWITTEN et al. 1966). Eine seltene Besonderheit stellt die Beobachtung der Metastase eines malignen Melanoms in einem pleomorphen Adenom der Submandibularis dar (COCHRANE u. KENNY 1993).

222

223

224

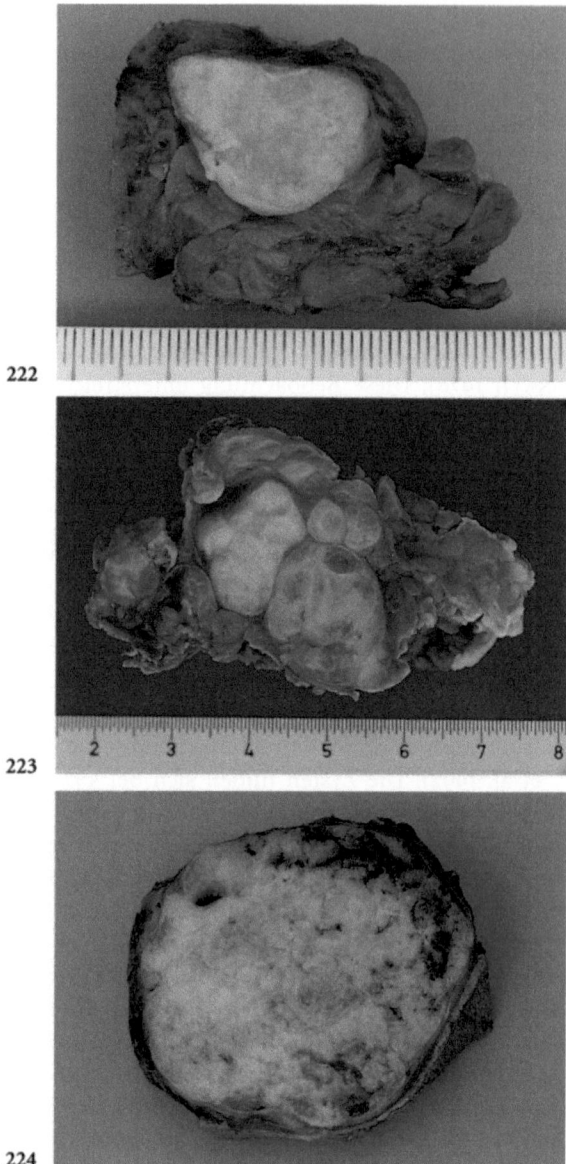

Abb. 222. Pleomorphes Adenom der Parotis: Schnittfläche des 2,3 cm großen soliden Tumorknotens mit kapselartiger Begrenzung

Abb. 223. Pleomorphes Adenom der Parotis: 3 cm großer Tumor mit multiplen Knoten und Zysten

Abb. 224. Pleomorphes Adenom der Submandibularis: kapselbegrenzter Tumor mit Einschluß knorpelartiger Bezirke und kleinen Einblutungen

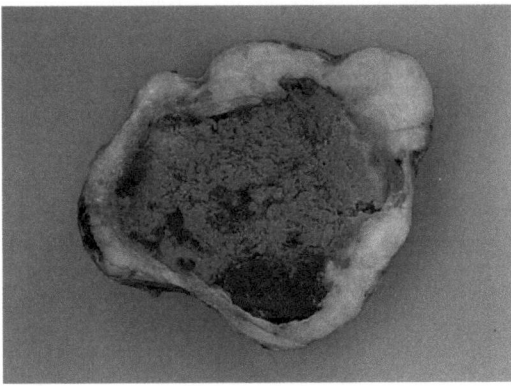

Abb. 225. Pleomorphes Adenom der Parotis: Infarzierung des Tumorzentrums mit ausgedehnten Einblutungen und Nekrosen; intaktes Adenomgewebe an der Außenseite

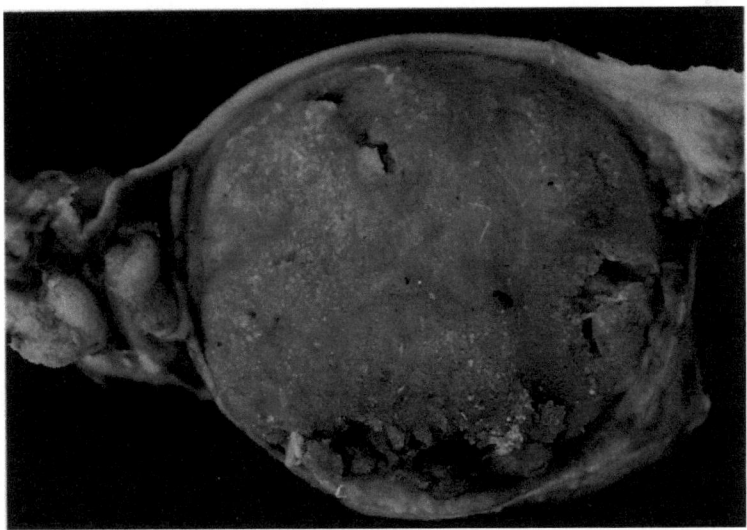

Abb. 226. Pleomorphes Adenom der Gaumendrüsen: Lupenbild eines Tumorquerschnittes mit glatter kapselartiger Begrenzung

Die statistischen Daten des *Speicheldrüsen-Registers* (1965–1994) sind in den Tabellen 28 u. 29 zusammengefaßt. Daraus ergibt sich ein Altersgipfel in der 5.–6. Lebensdekade mit einer Dominanz des weiblichen Geschlechts mit 59%. Bezüglich der Lokalisation entfallen 78,3% auf die Parotis, 5,8% auf die Submandibularis und nur 0,1% auf die Sublingualis. 9% sind in den kleinen Speicheldrüsen des Gaumens (5,9%), der Lippe (1,7%) und der Wange (1,4%) lokalisiert. Die übrigen Fälle verteilen sich ohne exakte Angaben auf die sonstigen Regionen der Mundhöhle.

Tabelle 28. Alters- und Geschlechtsverteilung der pleomorphen Adenome (Speicheldrüsen-Register Hamburg 1965–1994)

Altersgruppe (Jahre)	Männlich n	Weiblich n	Insgesamt n	[%]
0–10	–	8	8	0,3
11–20	45	49	94	3,7
21–30	146	191	337	13,2
31–40	201	213	414	16,2
41–50	232	282	514	20,1
51–60	178	306	484	18,8
61–70	147	246	393	15,3
71–80	85	163	248	9,6
Über 80	18	33	51	2,0
Ohne Alters- oder Geschlechtsangabe	–	–	20	0,8
Gesamtzahl	1052	1491	2563	100,0
Prozentsatz	41 %	59 %	100 %	

Tabelle 29. Lokalisation der pleomorphen Adenome. (Speicheldrüsen-Register Hamburg 1965–1994)

Lokalisation	n	[%]
Parotis	2006	78,3
Gaumen	152	5,9
Submandibularis	146	5,8
Lippe	43	1,7
Wange	36	1,4
Sublingualis	3	0,1
Ohne exakte Angaben (Unter- bzw. Oberkiefer, Vestibulum)	177	6,8
Gesamtzahl	2563	100,0

14.7.4 Lokalisation

Aus größeren Sammelstatistiken ergibt sich folgendes Verteilungsmuster der pleomorphen Adenome in den Speicheldrüsen (SEIFERT 1966; SEIFERT et al. 1984):

- Parotis ca. 85 %,
- Submandibularis ca. 5 %,
- Sublingualis ca. 0,1 %,
- kleine Speicheldrüsen ca. 10 %.

Im Bereich der Parotis sind die Adenome überwiegend im äußeren Lappen und mehr zum unteren Drüsenpol lokalisiert. Die übrigen Tumoren sind entweder vor dem Ohr (kranial bis zum Jochbein, ventral bis zum Masseterrand, kaudal bis zum medialen Halsdreieck) oder retromandibulär (durch Lücken der Parotisfaszie bis zur seitlichen Pharynxwand) entwickelt. Bei Lokalisation in der Submandibularis ist eine Ausbreitung von extrem großen Tumoren submandibulär bis zur Klavikula beschrieben worden.

Bezüglich der Lokalisation in den kleinen Speicheldrüsen lassen sich folgende Angaben machen:

- Gaumen ca. 65% (FEINMESSER u. GAY 1983; MCILVEEN et al. 1987),
- Oberlippe ca. 15% (WILLIAMSON u. MESKIN 1965),
- Wange (VYAS u. MATHUR 1984; YAMAMOTO et al. 1986; COHEN 1986), Zunge (GREWAL et al. 1984) und Mundboden ca. 10–20%.

Speziell im Bereich der Oberlippe kommen chondroide Syringome vor, deren histologischer Aufbau mit einem pleomorphen Adenom weitgehend identisch ist (ADLAM u. WOOD 1986). Seltene Lokalisationen sind das Vorkommen in der Wand einer odontogenen Zyste (BREITENECKER u. WEPNER 1973) oder die isolierte Entwicklung in einem Parotislymphknoten (TAKEDA u. SUZUKI 1982). Weitere seltene *extraorale* (ektopische) *Lokalisationen* von pleomorphen Adenomen sind Mittelohr und Mastoid (PETERS et al. 1988), Gehörgang, Nase und Nebenhöhlen (LEUNIG u. GREVERS 1994), oberer Respirationstrakt, Lunge (MORAN et al. 1994) und Brustdrüse (MORAN et al. 1990; HULBERT 1978; WARRINGTON et al. 1981). Als Ausgangspunkt der Tumorbildung ist in der Regel das ortsständige Drüsengewebe der Schleimhäute anzusehen, daneben auch heterotopes aberrierendes Speicheldrüsengewebe (s. Kap. 6.2.3). Bei den in der Haut (HARA 1995) oder an den Extremitäten lokalisierten pleomorphen Adenomen handelt es sich um besondere Differenzierungsmuster in Schweißdrüsentumoren (chondroide Syringome) und nicht um ektopisches Speicheldrüsengewebe.

Bezogen auf die Gesamtzahl aller Speicheldrüsentumoren ergibt sich eine unterschiedliche Häufigkeit des Vorkommens der pleomorphen Adenome in den einzelnen Speicheldrüsen. In der Parotis entfallen 70% aller Tumoren auf die Gruppe der pleomorphen Adenome, in der Submandibularis 50%, in den kleinen Speicheldrüsen 45% und in der Sublingualis nur 6% (SEIFERT et al. 1980).

14.7.5 Pathohistologie

Die Vielgestaltigkeit im geweblichen Aufbau (Abb. 227) beruht auf 2 Bauprinzipien: der unterschiedlichen Differenzierung von Epithelzellen und modifizierten Myoepithelzellen sowie der Menge und Beschaffenheit des Stromas (SEIFERT et al. 1984; CASELITZ 1987).

Die *epithelialen* und *myoepithelialen Zellkomplexe* bilden gangartige, solide oder zystische Formationen und zeigen oft eine netzartige Auflockerung mit einer bienenschwarmartigen Ausbreitung ins Stroma (Abb. 228–231). In 25% der pleomorphen Adenome kommt es zu einer inselartigen Ausbildung von Plattenepithelmetaplasien (Abb. 232–234), jedoch meist ohne Hornbildung. Als seltenere epitheliale Differenzierung finden sich Streifenstückepithelien, Onkozyten, Basalzellen oder Talgdrüsenepithelien. Eine besonders große Modifikation

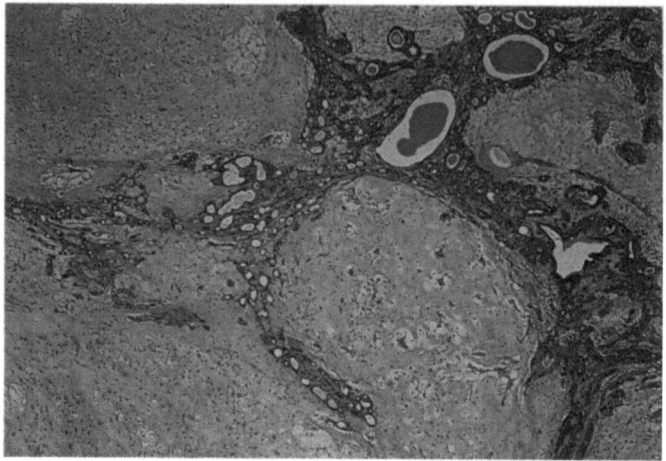

Abb. 227. Pleomorphes Adenom der Parotis: vielgestaltiger Aufbau mit duktalen Formationen und myxochondroiden Arealen. HE ×60 (Aus SEIFERT 1991)

weisen die Myoepithelzellen auf (MORI et al. 1987, Abb. 235 u. 236). Sie können eine polygonale oder auch spindelförmige Struktur besitzen. Das Zytoplasma ist teils eosinophil, teils auch aufgehellt (sog. helle Zellen). Eine besondere Modifikation stellt die hyaline oder plasmazytoide Myoepithelzelle dar (LOMAX-SMITH u. AZZOPARDI 1978; BUCHNER et al. 1981; SCHULTENOVER et al. 1985; CHAU u. RADDEN 1989). Sie ist durch einen exzentrischen Kern und durch ein homogenes, hyalin-eosinophiles Zytoplasma gekennzeichnet und enthält ultrastrukturell dichtgepackte Intermediärfilamente. Hyaline Zellen sind in pleomorphen Adenomen der kleinen Speicheldrüsen in 38% und in pleomorphen Adenomen der großen Speicheldrüsen in 21% beobachtet worden (BUCHNER et al. 1981).

Sehr selten sind Infarzierungen in pleomorphen Adenomen mit atypischen Epithelmetaplasien, die zu Verwechslungen mit malignen Tumoren führen können (LAYFIELD et al. 1992; ALLEN et al. 1994; GOTTSCHALK-SABAG u. GLICK 1995). Die Nekrosen sind im Tumorzentrum lokalisiert und an der Tumoraußenseite von einem schmalen Saum von intaktem Adenomgewebe umgeben. Im Gegensatz zu Nekrosen in Karzinomen fehlen die Kriterien der Malignität (zelluläre Atypie, invasives Wachstum, Rezidive oder Metastasen).

Das *Stroma* weist vorwiegend eine mukoide, myxoide oder chondroide Differenzierung auf (Abb. 237–239). Seltener sind hyaline, fibröse oder faszikuläre Stromaanteile (Abb. 240). Extrem selten sind speziell in pleomorphen Adenomen der kleinen Speicheldrüsen (Oberlippe, Gaumen) umschriebene ossäre oder lipomatöse Stromabezirke beobachtet worden (Abb. 241 u. 242). Ein kasuistischer Bericht beschreibt eine intensive lipomatöse Metaplasie in einem pleomorphen Adenom der Submandibularis (NG u. MA 1995). Zwischen den tubulären Formationen war ein lipomatöses Stroma entwickelt, welches neben univakuolären Fettzellen auch spindelförmige modifizierte Myoepithelzellen enthielt. Die

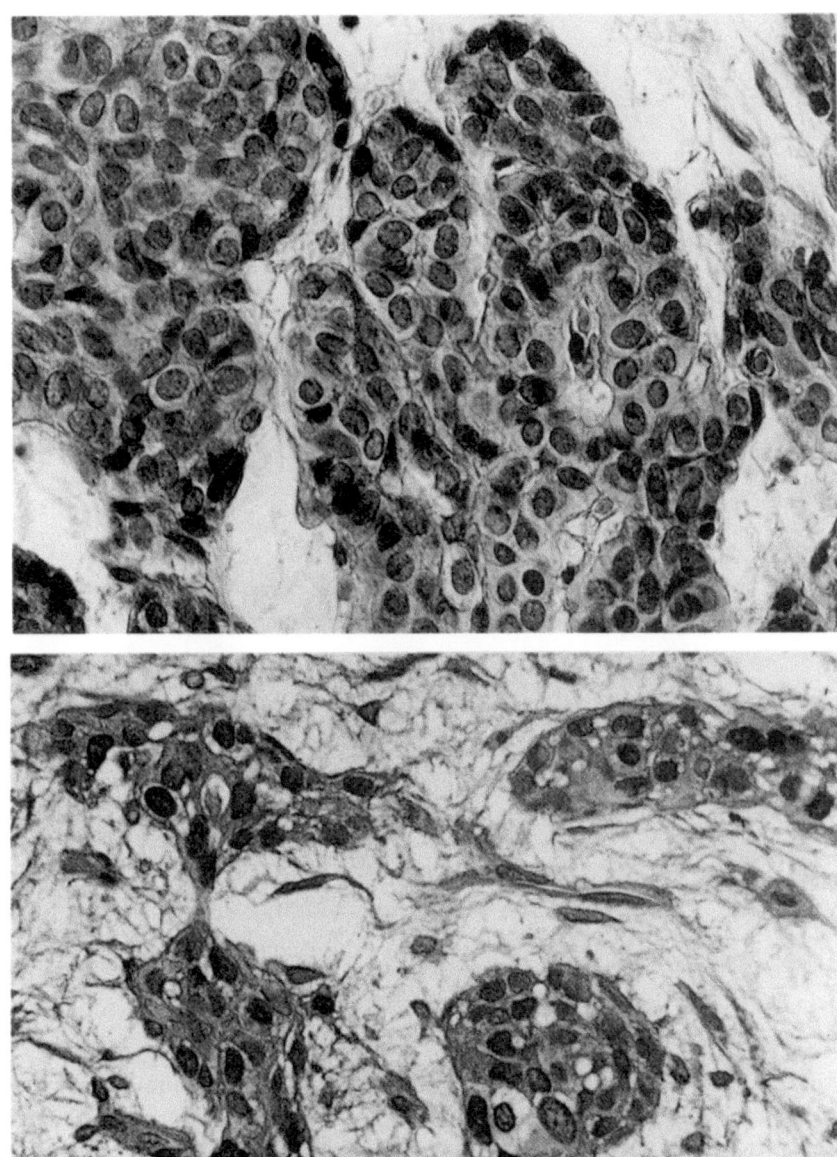

Abb. 228. Pleomorphes Adenom der Parotis: solide gangartige Zellkomplexe. HE ×400 (Aus SEIFERT u. DONATH 1976)

Abb. 229. Pleomorphes Adenom der Parotis: unscharf begrenzte Epithelnester inmitten eines mukoiden Stroma. Astrablau ×400

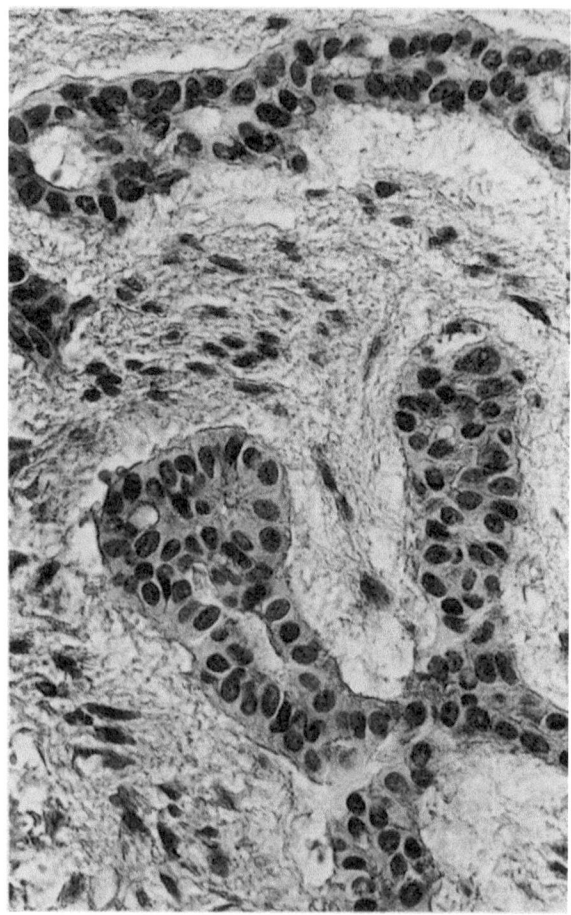

Abb. 230. Pleomorphes Adenom der Parotis: tubuläre Formationen mit Lumenbildung. Astrablau ×400 (Aus SEIFERT et al. 1976)

Myoepithelzellen exprimierten Zytokeratin, Vimentin und S-100-Protein. Ultrastrukturell konnte eine Transformation der Myoepithelzellen in Fettzellen beobachtet werden, wobei die modifizierten Myoepithelzellen neben Filamenten auch große Lipidtropfen enthielten. Charakteristisch ist in allen Tumoren die unscharfe Abgrenzung von epithelialen Anteilen und Stromabezirken.

Unter Berücksichtigung des Mengenverhältnisses von Epithel und Stroma lassen sich *stromareiche* (Abb. 243) und *stromaarme* (Abb. 244) *pleomorphe Adenome* unterscheiden (SEIFERT et al. 1976; TAKEUCHI et al. 1975). Rezidive – insbesondere Erstrezidive (WEISS et al. 1994) – werden häufiger in den stromareichen Subtypen beobachtet (GOUDOT et al. 1989). Außerdem kommen stromareiche Subtypen häufiger in der Altersgruppe von 21–40 Jahren als in der Altersgruppe von 51–70 Jahren vor (WEISS et al. 1994). Die stromaarmen Subtypen neigen dagegen eher zu einer malignen Transformation (SEIFERT et al. 1976).

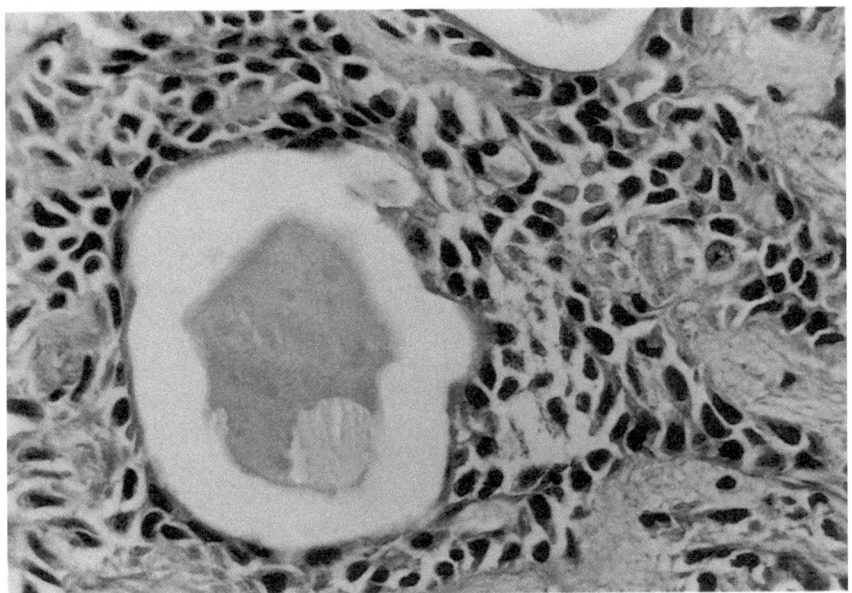

Abb. 231. Pleomorphes Adenom der Parotis: zystische gangartige Strukturen, umgeben vorwiegend von modifizierten Myoepithelzellen. HE ×400 (Aus SEIFERT u. DONATH 1976)

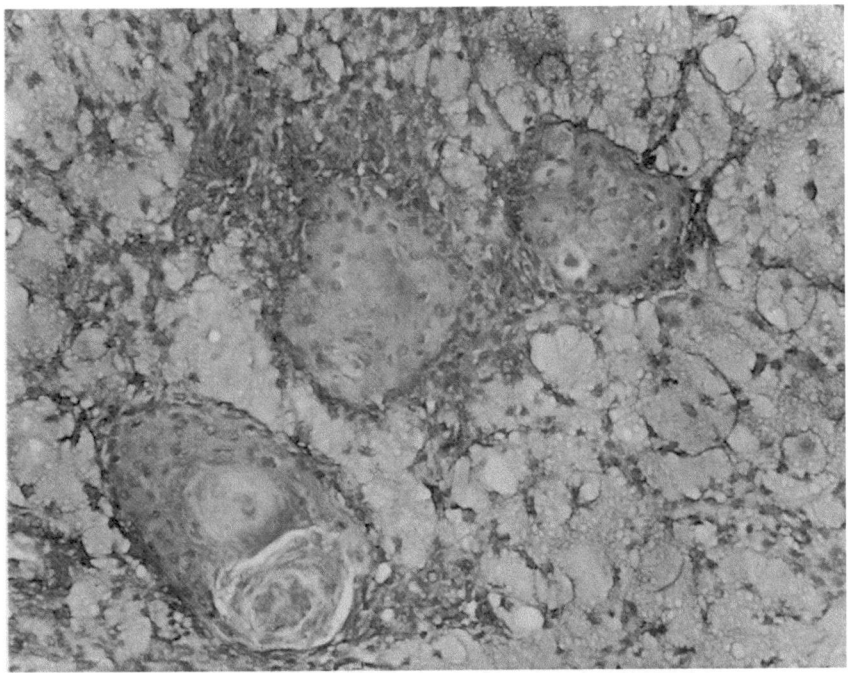

Abb. 232. Pleomorphes Adenom der Parotis: stromareiche mukoide Bezirke mit Einschluß spindelförmiger Myoepithelzellen und Inseln von Plattenepithelmetaplasien. Astrablau ×160 (Aus SEIFERT 1992)

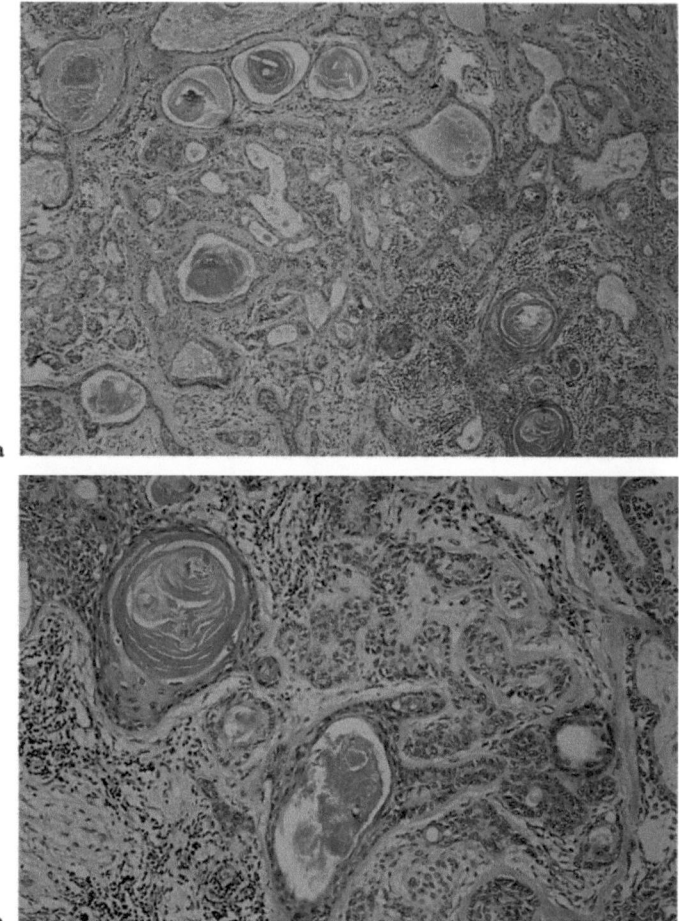

Abb. 233 a, b. Pleomorphes Adenom der Gaumendrüsen: multiple Plattenepithelmetaplasien mit zentraler Keratinisierung. HE **a** ×40, **b** ×100

Ein zusätzlicher Befund stellt der Nachweis von *Kristalloiden* in pleomorphen Adenomen dar. Seit der ersten Beschreibung von tyrosinreichen Kristallen in einem pleomorphen Adenom der Parotis (BULLOCK 1953) liegen weitere analoge Beobachtungen vor (NOCHOMOVITZ u. KAHN 1974; CHAPLIN et al. 1983; BOTTLES et al. 1984; CAMPBELL et al. 1985; VALENTI et al. 1988; HUMPHREY et al. 1989). Dabei lassen sich zwei Subtypen von Kristalloiden unterscheiden. Die tyrosinreichen Kristalloide finden sich in nur 1,5% aller pleomorphen Adenome und enthalten neben Tyrosin auch Tryptophan, Arginin und Sulfhydrylgruppen. Sie zeigen lichtmikroskopisch eine strahlenförmige Konfiguration. In der Röntgenanalyse enthalten sie Kalzium, Phosphor und Magnesium. Sie sind sowohl intraduktal als auch in der myxoiden Matrix nachweisbar und mitunter rosetten-

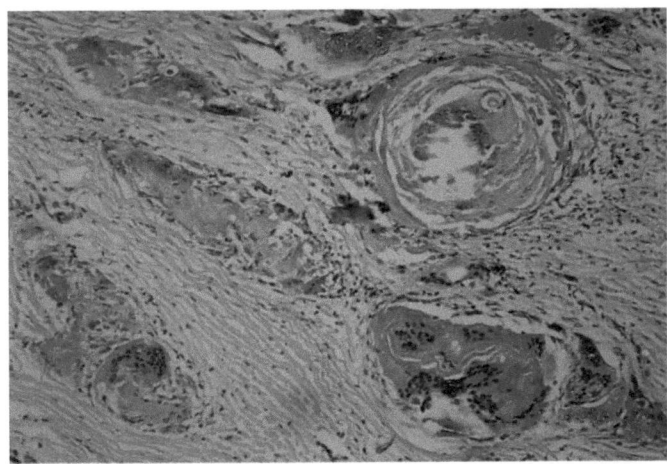

Abb. 234. Pleomorphes Adenom der Gaumendrüsen (Fall wie Abb. 233): regressiv veränderte Reste von Plattenepithelmetaplasien mit Fremdkörperriesenzellen im Randgebiet. HE ×100

förmig von spindeligen Myoepithelzellen umgeben. Der zweite Typ wurde nur intraduktal in 12,5% der pleomorphen Adenome beobachtet und besteht aus sternförmig angeordneten Gruppen von eosinophilen nadelförmigen kollagenen Faserstrukturen. Weder histochemisch noch durch die Röntgenanalyse konnte eine bestimmte chemische Zusammensetzung nachgewiesen werden. Wegen der räumlichen Beziehungen der Kristalloide speziell zu Myoepithelzellen wird ihre Entstehung auf Sekretionsprodukte der Myoepithelzellen zurückgeführt.

Über die histochemische Zusammensetzung von *Mukosubstanzen* in pleomorphen Adenomen liegen zahlreiche detaillierte Untersuchungen vor (ROVASIO et al. 1980; NAKANISHI et al. 1990; HARRISON u. AUGER 1991). Im Bereich der duktalen Lumina und in den Gangepithelien lassen sich neutrale, karboxylierte und gelegentlich auch sulfatierte Glykoproteine nachweisen. Glykosaminglykane – speziell Hyaluronsäure und Chondroitinsulfat – sind dagegen interzellulär und in der Matrix konzentriert. Sie bilden vorwiegend die myxoide Matrix und zusammen mit Kollagen die chondroide Matrix. Durch die interzelluläre Sekretion verursachen sie die Auflösung der Epithelverbände und die Umgestaltung zu einer myxoiden oder chondroiden Matrix. Sehr selten sind Kalziumablagerungen in pleomorphen Adenomen (HARRISON et al. 1993) mit Lokalisation in den luminalen Anteilen duktaler Strukturen und in Zellen mit Assoziation zum myxoiden oder chondroiden Stroma. Weitere histochemisch identifizierbare Stromakomponenten sind Kollagen (LINE et al. 1989) und Elastin (AZZOPARDI u. ZAYID 1972; TRIANTAFYLLOU et al. 1986; CASELITZ 1987; DAVID u. BUCHNER 1982). Bei stromareichen pleomorphen Adenomen mit spindelförmigen modifizierten Myoepithelzellen können differentialdiagnostische Probleme in der Abgrenzung zu neuralen Tumoren (Schwannome) auftreten (CHOMETTE et al. 1987; MAIR u. LEIMAN 1989).

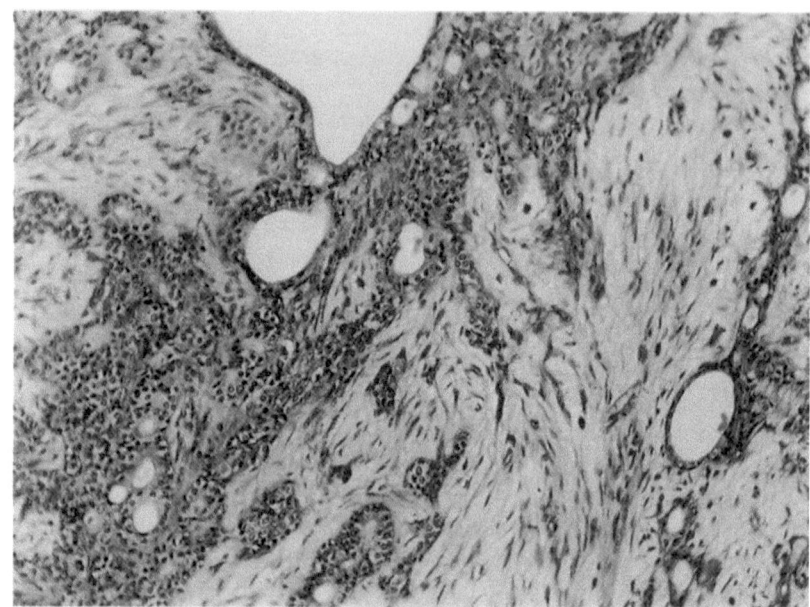

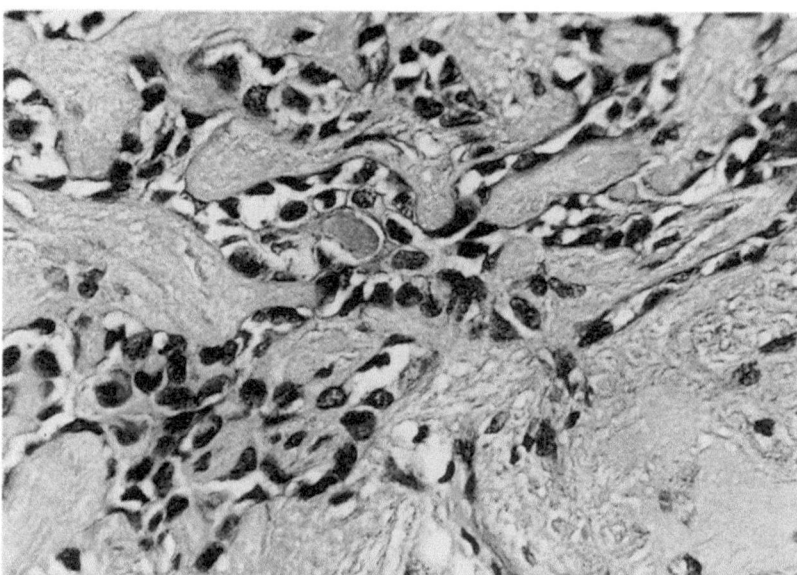

Abb. 235. Pleomorphes Adenom der Gaumendrüsen: hellzellige und spindelförmige Myoepithelzellen in der Umgebung duktal-zystischer Formationen. HE ×160

Abb. 236. Pleomorphes Adenom der Parotis: hellzellige myoepitheliale Zellkomplexe inmitten eines mukoiden und hyalinen Stroma. Astrablau ×400 (Aus SEIFERT et al. 1976)

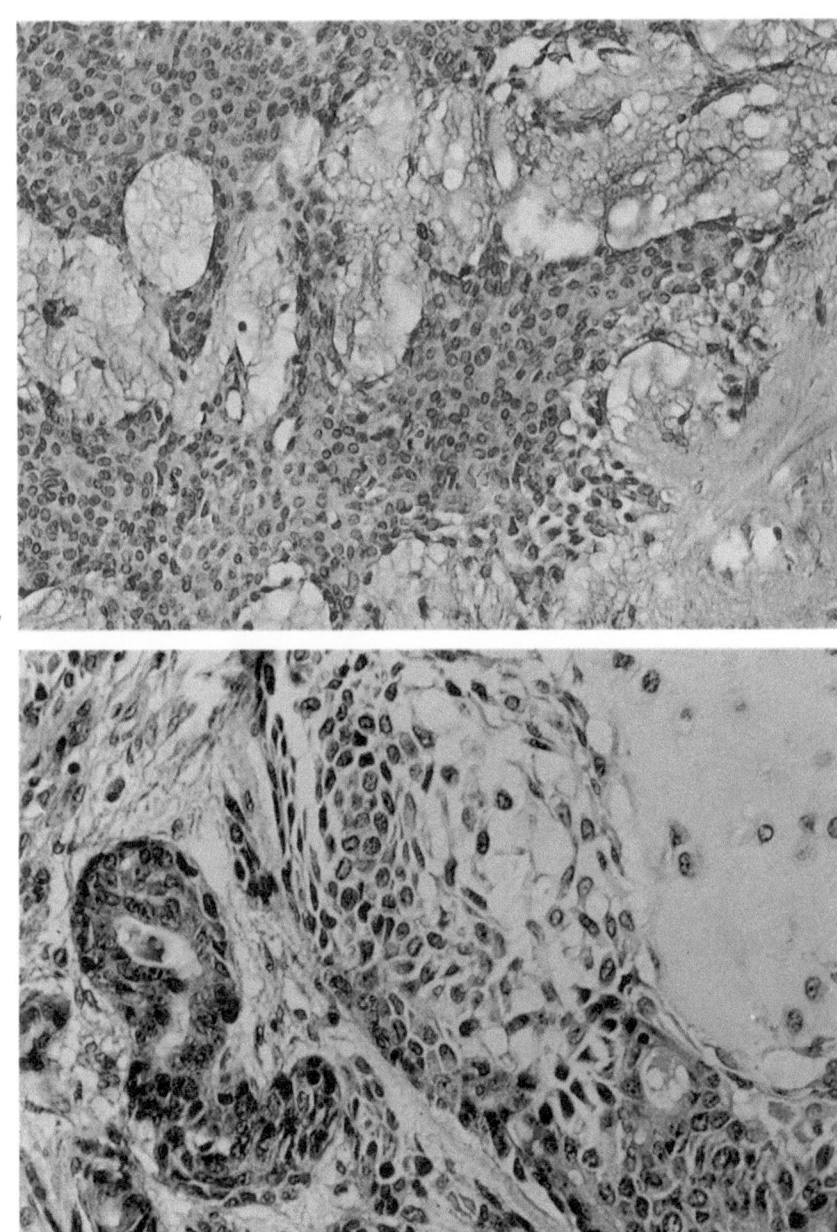

Abb. 237. Pleomorphes Adenom der Gaumendrüsen: mukoides Stroma mit Einschluß unscharf begrenzter Epithelkomplexe. Astrablau ×150

Abb. 238. Pleomorphes Adenom der Gaumendrüsen: Übergang der Epithelkomplexe in ein chondroides Stroma. HE ×250

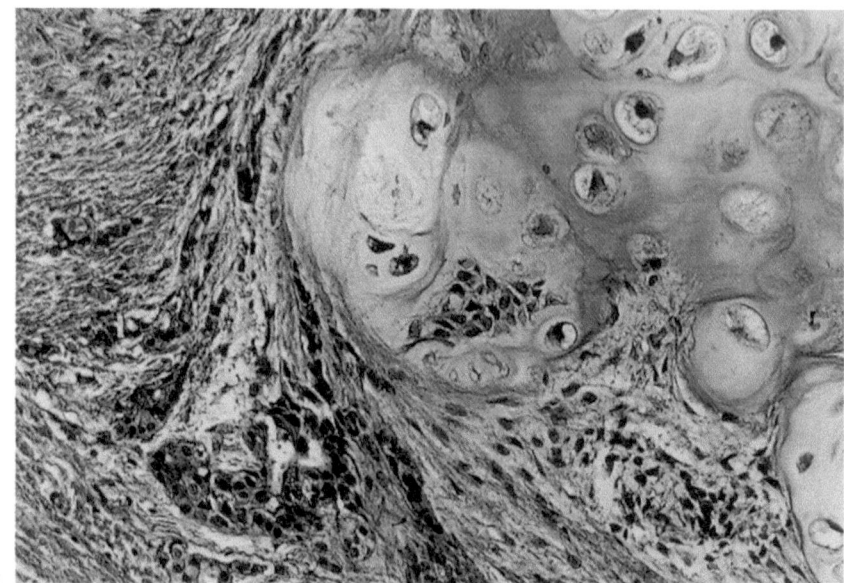
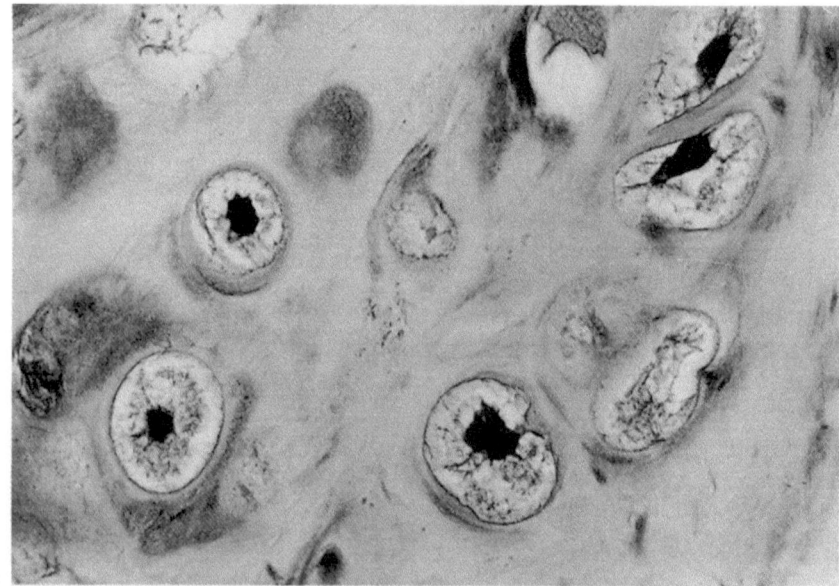

Abb. 239. Pleomorphes Adenom der Gaumendrüsen: chondroide Areale in unmittelbarer Nachbarschaft von epithelialen Zellkomplexen. HE **a** ×160, **b** ×400 (Aus SEIFERT et al. 1976)

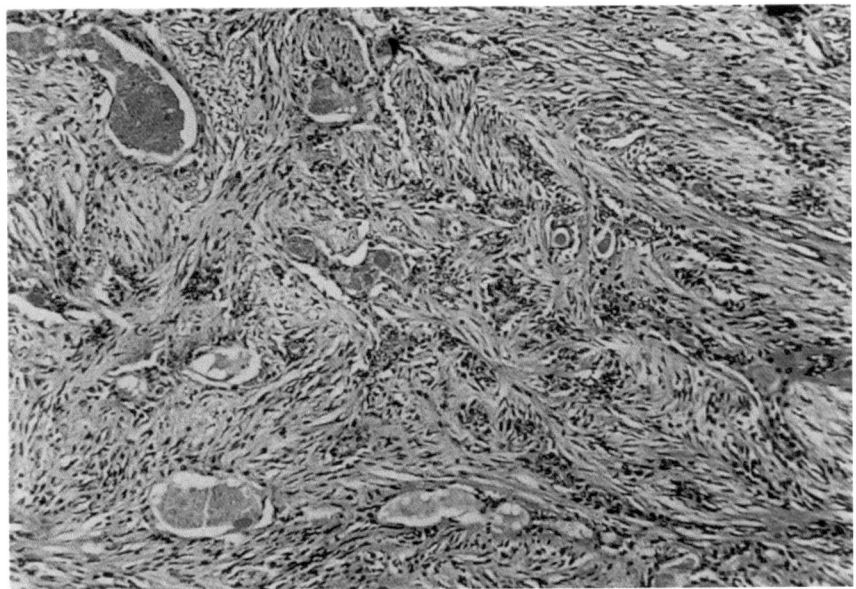

Abb. 240. Pleomorphes Adenom der Parotis: faszikuläres Stroma mit Einschluß duktaler Formationen. HE ×60

In der *Feinnadel-Aspirationsbiopsie* läßt sich die Diagnose dann sicher stellen, wenn neben schwarmartig angeordneten epithelialen Zellen auch myoepitheliale Zellen sowie myxoides oder hyalines Stroma vorhanden sind (KAPADIA u. DEKKER 1994). Die Myoepithelzellen sind meist als peripherer Saum in den Zellverbänden lokalisiert. Bei mehr dissoziierten Zellgruppen und deutlicher Kernatypie muß ein Karzinom in einem pleomorphen Adenom in Erwägung gezogen werden. Differentialdiagnostische Probleme können in der Feinnadel-Aspirationsbiopsie auch dann entstehen, wenn neben umschriebenen atypischen Zellgruppen zystische Strukturen vorliegen oder fokale metachromatische mukoide Kügelchen, welche analogen zylinderförmigen Befunden in adenoidzystischen Karzinomen ähneln (JIMÉNEZ et al. 1995). Eine seltene Beobachtung stellt die Entstehung einer Nekrose vom Typus eines hämorrhagischen Infarktes in einem pleomorphen Adenom im unmittelbaren Anschluß an eine Feinnadel-Aspirationsbiopsie dar (GOTTSCHALK-SABAG u. GLICK 1995). Im Randgebiet der Nekrosezone fanden sich Plattenepithelmetaplasien.

Eine *präoperative Probeexzision* von enoral lokalisierten pleomorphen Adenomen zur differentialdiagnostischen Abgrenzung zu malignen Tumoren hat keine erhöhte Rezidivrate zur Folge, wenn die anschließende chirurgische Tumorentfernung mit einem ausreichenden Sicherheitsabstand und nicht mit einer „Enukleation" erfolgt (GERHARDS u. WAGNER 1994).

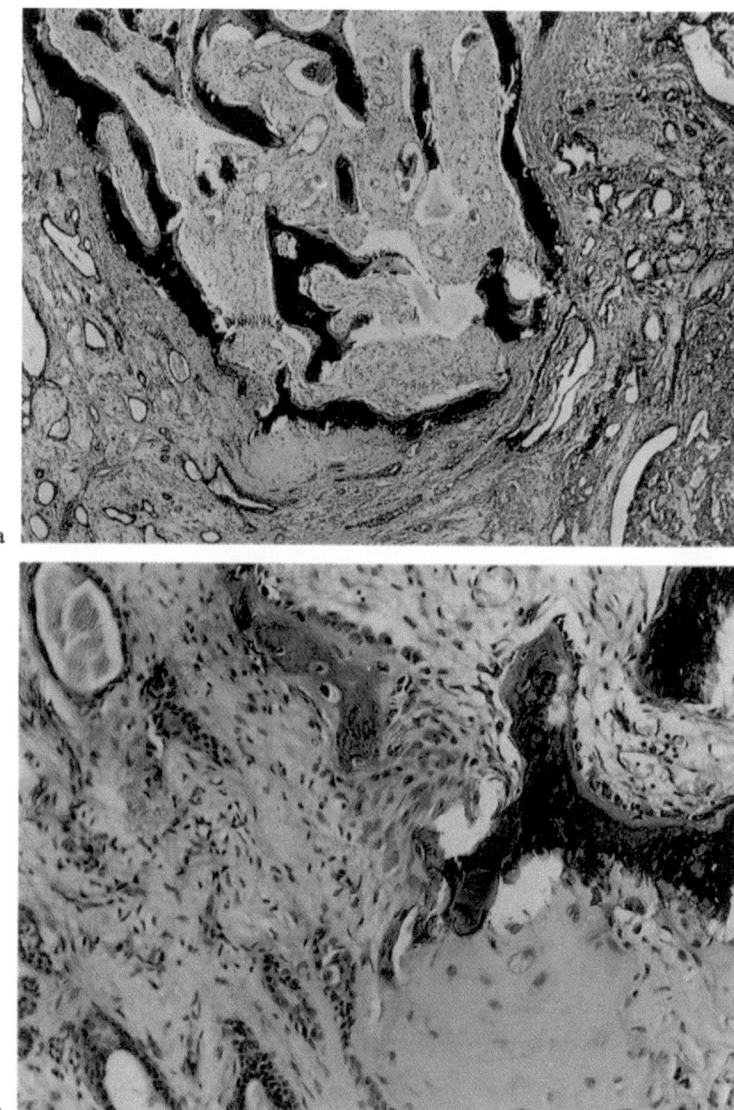

Abb. 241 a, b. Pleomorphes Adenom der Oberlippendrüsen: chondroide Stromaareale mit Übergang in ossäre Formationen. HE **a** ×30, **b** ×160

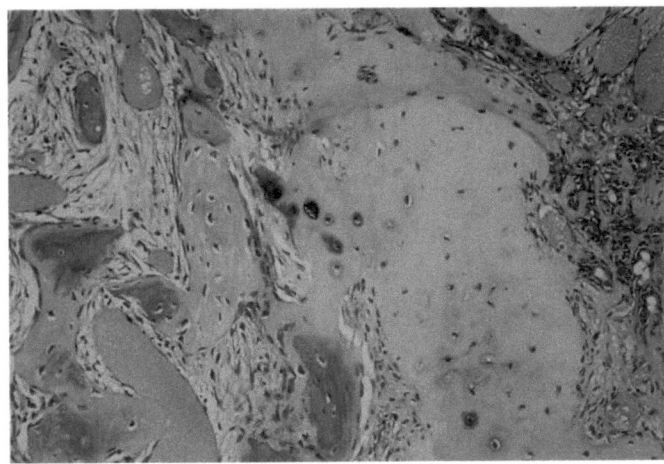

Abb. 242. Pleomorphes Adenom der Submandibularis: chondroide und ossäre Stromaareale mit Einschluß epithelial-duktaler Formationen. HE ×100

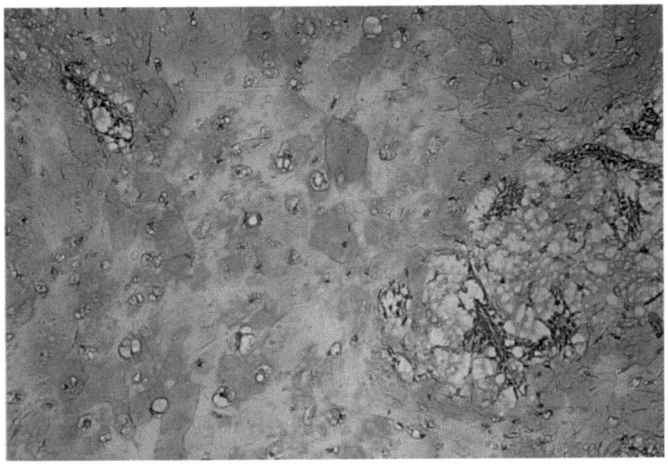

Abb. 243. Pleomorphes Adenom der Parotis: stromareicher Subtyp mit myxochondroiden Arealen und Einschluß spindelförmiger Myoepithelzellkomplexe. Astrablau ×160 (Aus SEIFERT 1991)

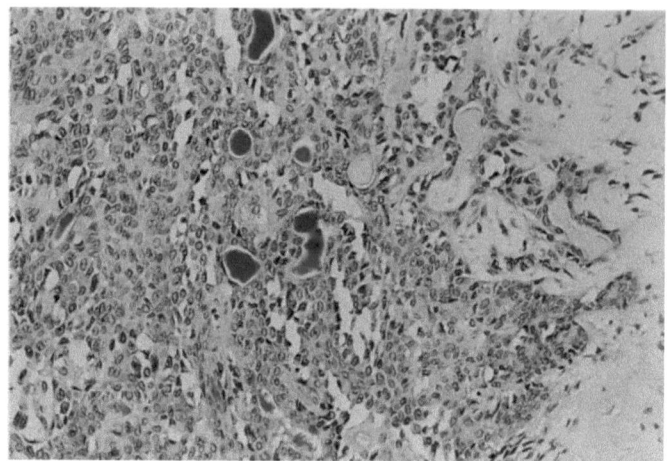

Abb. 244. Pleomorphes Adenom der Parotis: zellreicher Subtyp mit Einschluß duktaler Formationen. Masson-Goldner ×160 (Aus SEIFERT 1991)

14.7.6 Immunzytochemie

Aus einer Zusammenschau der immunhistologischen Befunde ergibt sich eine große Variationsbreite nicht nur innerhalb des einzelnen pleomorphen Adenoms, sondern auch bei einem Vergleich eines größeren Kollektivs von pleomorphen Adenomen (BURNS et al. 1988).

Die an der Innenseite der gangartigen Strukturen gelegenen Epithelzellen zeigen eine positive *Zytokeratinreaktion* (Abb. 245) (insbesondere für KL 1 und CK 8, 18 und 19), während die an der Außenseite der gangartigen Strukturen lokalisierten modifizierten Myoepithelzellen neben einer positiven Zytokeratinreaktion (insbesondere CK 14) auch eine positive *Vimentinreaktion* (Abb. 246) aufweisen (CASELITZ et al. 1986; MORI et al. 1986; YAMADA et al. 1988; SHINOHARA et al. 1989; YAMADA et al. 1989; DRAEGER et al. 1991). Die *Keratinexpression* in pleomorphen Adenomen zeigt deutliche Unterschiede zwischen der Keratin-mRNA-Expression und der Proteinexpression (SU et al. 1993). Neben der Expression von K 8 und K 18 ist die Expression von K 7 und K 19 sehr variabel. Starke Schwankungen der Keratinexpression zeigen auch die sternförmigen modifizierten myoepithelialen Zellen im mukoiden Stroma. Als Besonderheit ergibt sich eine sehr hohe Expression von Keratin 14-mRNA, die möglicherweise die genetische Information für eine Tendenz zur epidermoiden Metaplasie darstellt.

Das *saure Gliafaserprotein* (GFAP = „glial fibrillary acid protein") markiert speziell myoepitheliale Zellen an der Außenseite gangartiger Strukturen und in myxomatösen oder chondromatösen Matrixzonen (STEAD et al. 1988; GUSTAFSSON et al. 1989b; ANDERSON et al. 1990; WITTCHOW u. LANDAS 1991; NISHIMURA et al. 1991).

S-100-Protein ist vor allem in den modifizierten Myoepithelzellen an der Außenseite der gangartigen Strukturen und in den spindelförmigen myoepithe-

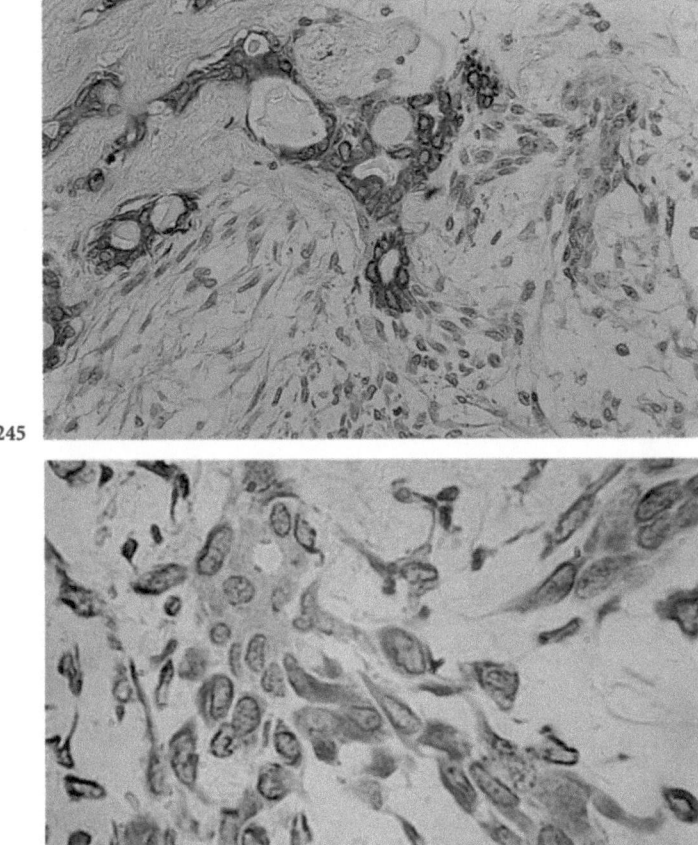

Abb. 245. Pleomorphes Adenom der Parotis: Expression von Zytokeratin in duktalen Formationen. Immunperoxydasereaktion PAP ×250 (Nach CASELITZ 1987)

Abb. 246. Pleomorphes Adenom der Parotis: Expression von Vimentin vorwiegend in den spindelförmigen Myoepithelzellen. Immunperoxydasereaktion PAP ×400 (Nach CASELITZ 1987)

lialen Zellen des myxomatösen Stromas lokalisiert (TOTO u. HSU 1985; NINOMIYA et al. 1989), wobei eine große Heterogeneität in der S-100-Proteinexpression besteht. Vielfach ist auch eine Koexpression von Zytokeratin, Vimentin und saurem Gliafaserprotein in den modifizierten Myoepithelzellen beobachtet worden (DOMAGALA et al. 1988; MORI et al. 1990; NAKAZATO et al. 1982).

Antikörper für *Aktin* und *glatte Muskulatur* ergeben ein heterogenes Expressionsmuster in modifizierten Myoepithelzellen (DARDICK et al. 1992; ZARBO et al. 1991), wobei die Differenz der Ergebnisse auch auf den angewendeten Fixationsmethoden beruht und bei einem Vergleich mit elektronenmikroskopischen

Befunden keine Korrelation zwischen der Antigenexpression und dem Nachweis von myofilamentären Zytoplasmastrukturen besteht. Lediglich beim zusätzlichen Einsatz der Immunelektronenmikroskopie gelingt noch ein Aktinnachweis, auch wenn immunzytochemisch die Reaktion negativ ausfällt oder elektronenmikroskopisch keine Myofilamente erkennbar sind (TAKAI et al. 1994). Der Zelltypus (plasmazytoid, spindelzellig) und die Expression von Vimentin und GFAP sind daher bessere diagnostische Marker zur Identifizierung modifizierter myoepithelialer Zellen als der sehr unterschiedliche Nachweis von Aktin (DARDICK et al. 1994; DARDICK 1995).

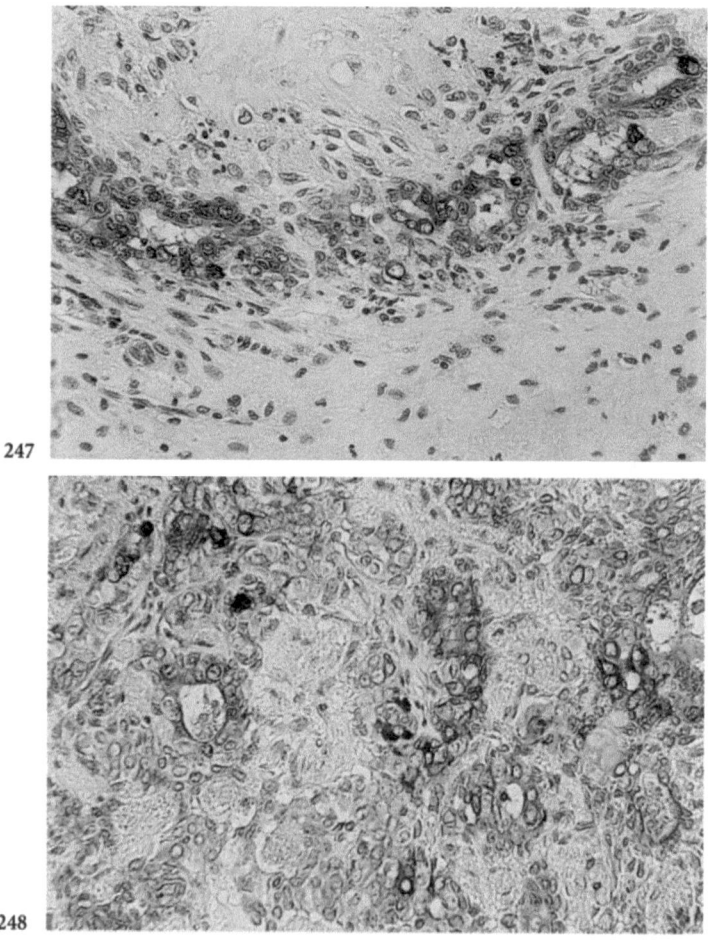

Abb. 247. Pleomorphes Adenom der Parotis: Expression von Laktoferrin in duktalen Formationen. Keine Expression in den spindelförmigen Myoepithelzellen. Immunperoxydasereaktion PAP ×300 (Nach CASELITZ 1987)

Abb. 248. Pleomorphes Adenom der Parotis: Expression der sekretorischen Komponente in den duktalen Strukturen. Keine Expression in den Myoepithelzellen. Immunperoxydasereaktion PAP ×160 (Nach CASELITZ 1987)

Eine *Mehrfachexpression* findet sich speziell in den mehr peripher gelegenen, nichtluminalen Zellen der pleomorphen Adenome (TAKAI et al. 1995). Dabei wird Vimentin nahezu konstant exprimiert, während die Expression von Zytokeratin 14, saurem Gliafaserprotein und muskelspezifischem Aktin unterschiedlich ausfällt. Bei einer plasmazytoiden zytologischen Differenzierung liegt auch bei negativem Ausfall der Aktinexpression eine modifizierte neoplastische Myoepithelzelle vor. Die plasmazytoiden Zellen zeigen in pleomorphen Adenomen und Myoepitheliomen ein weitgehend übereinstimmendes Expressionsmuster (s. auch Kap. 14.8.4).

Ein positiver Nachweis *sekretorischer epithelialer Marker* findet sich vorwiegend in den epithelialen Strukturen der gangartigen Formationen der pleomorphen Adenome. Hierzu gehören Laktoferrin (Abb. 247) und Lysozym (MITANI et al. 1989), sekretorische Komponente (Abb. 248) (KORSRUD u. BRANDTZAEG 1984; FANTASIA u. LALLY 1984) sowie IgA (KORSRUD u. BRANDTZAEG 1984). Die variable Koexpression dieser Marker steht in Korrelation zum glandulären Differenzierungsgrad des Adenomgewebes und auch zum Expressionsmuster der Schaltstücke des normalen Drüsengewebes.

Die *Proteinaseinhibitoren* α_1-Antitrypsin und α_1-Antichymotrypsin zeigen ein unterschiedliches Verteilungsmuster sowohl in den modifizierten myoepithelialen Zellen als auch in den gangartigen Formationen des pleomorphen Adenoms (MURASE et al. 1985; TAKAHASHI et al. 1990). Weitere Beobachtungen liegen über das Vorkommen von dendritischen Zellen mit Expression von HLA-DR vor (DAVID u. BUCHNER 1980; THRANE et al. 1990). Außerdem konnten in den epithelialen Strukturen der pleomorphen Adenome Antigene von menschlichem Speichel nachgewiesen werden (VIGLIANI u. STRAMIGNONI 1981). Von den *Blutgruppenantigenen* kommen Tn-Antigene vorwiegend in den gangartigen Formationen und T-Antigene in den modifizierten Myoepithelzellen vor (THERKILDSEN et al. 1993). Zugleich besteht jedoch auch ein Verlust an A-Antigenen. Die Karboanhydrase findet sich lediglich in den luminalen Zellen der gangartigen Formationen, nicht jedoch in den Myoepithelzellen (NODA et al. 1986).

Immunhistologische Studien über das Vorkommen von *Basalmembransubstanzen* in pleomorphen Adenomen haben den Nachweis von Laminin (Abb. 249). Kollagentyp IV und Fibronektin (Abb. 250) (CASELITZ et al. 1988; SAKU et al. 1990) sowie Tenascin (SUNARDHI-WIDYAPUTRA u. VAN DAMME 1993) erbracht. Diese Substanzen sind vorwiegend in der Nachbarschaft von Myoepithelzellen und im daran angrenzenden myxoiden und chondroiden Stroma vorhanden und sprechen für die Produktion durch die Myoepithelzellen. Zwischen den Tumorzellverbänden lassen sich im Stroma reichlich elastische Fasern nachweisen (Abb. 251). Von den Integrinen, deren Rezeptoren über die Zellmembran die Regulation zwischen extrazellulärer Matrix und Zellmilieu vermitteln, sind speziell die VLA-Integrine („very late activation integrin antigens") im Hinblick auf ihr Vorkommen in pleomorphen Adenomen untersucht worden (SUNHARDI-WIDYAPUTRA u. VAN DAMME 1994a). Eine VLA-Integrinexpression findet sich vorwiegend in den zystischen und gangartigen Formationen ohne spindelförmige Zellelemente in der Außenzone. Im Gegensatz hierzu exprimieren im normalen Speicheldrüsengewebe die Myoepithelzellen und basal gelegenen

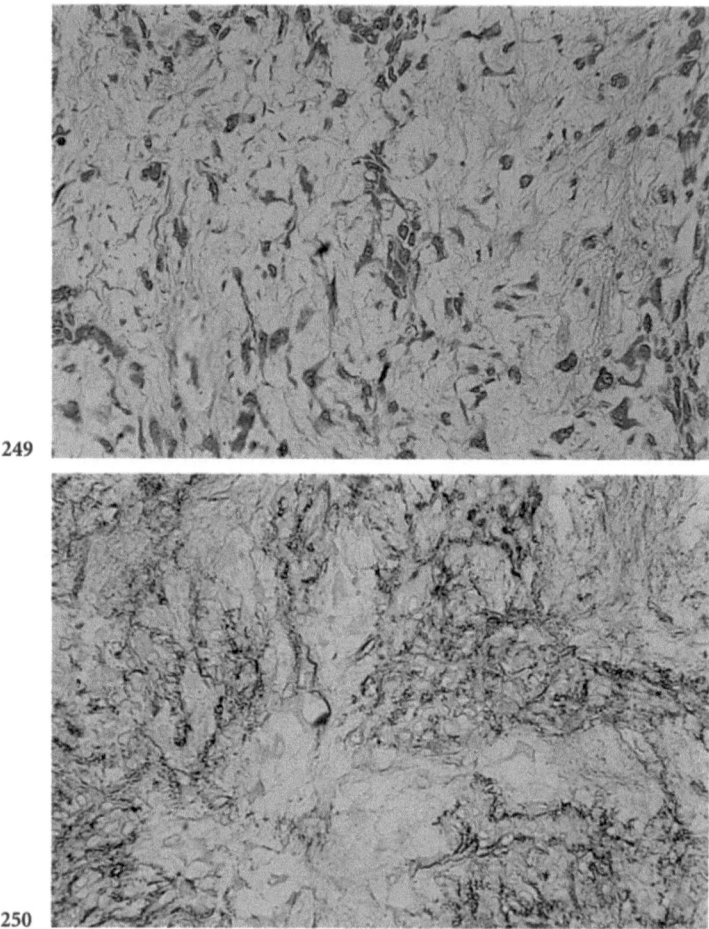

Abb. 249. Pleomorphes Adenom der Parotis: Expression von Laminin in und in der Umgebung von spindelförmigen Myoepithelzellen. Immunperoxydasereaktion PAP ×250 (Nach CASELITZ 1987)

Abb. 250. Pleomorphes Adenom der Parotis: Expression von Fibronektin. Fädige und teilweise granuläre verdichtete Markierungen zwischen den Tumorzellverbänden. Immunperoxydasereaktion PAP ×120 (Nach CASELITZ 1987)

Gangzellen VLA-Integrine. Speziell die Lokalisation von VLA-2- und VLA-6-Integrinen wird in Beziehung zu der Unterbrechung der Basalmembran und dem Ausschwärmen der Tumorzellen in das Stroma gebracht. Bezüglich der Kollagenexpression ergibt sich eine große Variabilität in der Menge, dem Verteilungsmuster und der Zusammensetzung des Kollagens (LINE et al. 1989). Mittels monoklonaler Antikörper wurde eine exakte Lokalisation der Glykosaminglykane im myxomatösen und chondroiden Stroma der pleomorphen Adenome ermittelt und ebenfalls die Beziehung dieser Substanzen zu den Myoepithelzellen bestätigt

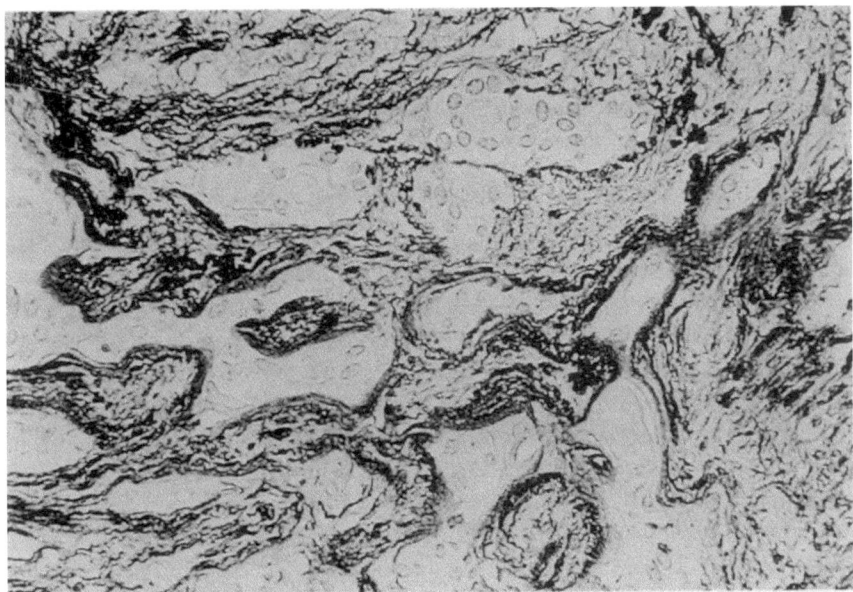

Abb. 251. Pleomorphes Adenom der Parotis: elastische Fasern im Stroma zwischen den tubulär angeordneten Tumorzellen. Elastikareaktion ×300 (Aus CASELITZ 1987)

(SHIBUTANI et al. 1990). Ein weiterer immunhistochemischer Befund ist der Nachweis eines spezifischen Proteins („*bone morphogenetic protein*") in pleomorphen Adenomen (LIANJIA et al. 1993; YANG et al. 1993; HATAKEYAMA et al. 1994). Dieses Protein stellt einen Induktionsfaktor bei der ektopen Knochen- und Knorpelbildung dar und wird in 87 % der pleomorphen Adenome als monoklonaler Antikörper exprimiert. Das Protein ist in 88 % der modifizierten Myoepithelzellen, in 78 % der luminalen Zellen von duktalen Strukturen und in 22 % im chondroid-hyalinen Stroma lokalisiert. Das gleichzeitige Vorkommen von Glykosaminglykanen und S-100-Protein in modifizierten Myoepithelzellen deutet darauf hin, daß diesem speziellen Protein in den Myoepithelzellen eine Bedeutung bei der Bildung von metaplastischen chondroiden Strukturen in pleomorphen Adenomen zukommt.

Parathormon-verwandte Peptide wurden in pleomorphen Adenomen in den innen gelegenen Zellverbänden gangartiger und zystischer Strukturen nachgewiesen (SUNHARDI-WIDYAPUTRA u. VAN DAMME 1994b), teilweise auch in den Zellen der myxoiden oder chondroiden Stromaareale.

Hinsichtlich der *Subtypen* des pleomorphen Adenoms (SEIFERT et al. 1976) ergeben sich Unterschiede im immunhistochemischen Reaktionsmuster zwischen den stromareichen und den stromaarmen Subtypen (ARONI et al. 1991). In den stromareichen Subtypen sind Lysozym, Laktoferrin, α_1-Antichymotrypsin und α_1-Antitrypsin vorwiegend in den inneren Zellschichten der gangartigen Strukturen nachweisbar, während die stromaarmen Subtypen kein Lysozym enthalten. Die Befunde der Immunzytochemie werden auch für die differentialdiagnostische Abgrenzung zwischen pleomorphen Adenomen und anderen Speicheldrüsentumoren (NISHIMURA et al. 1991) sowie zu einem Vergleich mit normalem oder fetalem Speicheldrüsengewebe eingesetzt (YOSHIHARA et al. 1984).

14.7.7 Ultrastruktur

Ultrastrukturelle Analysen (Abb. 252–254) haben weitere Einblicke in die zelluläre Differenzierung und die Stromastruktur erbracht (SEIFERT u. DONATH 1976; DARDICK et al. 1983; CASELITZ 1987). In den gangartigen Formationen läßt sich sekretorisches Material und eine Kommunikation zum angrenzenden Stroma nachweisen (HARRISON u. AUGER 1989a). Die sekretorischen Granula lassen sich in ihrem Aufbau am ehesten mit Sekretprodukten der Schaltstücke im normalen Speicheldrüsengewebe vergleichen (HARRISON u. AUGER 1989b), im gleichen Sinne auch der positive ultrastrukturelle Enzymnachweis von Pyrophosphatase im Golgiapparat und von saurer Phosphatase im rauhen endoplasmatischen Retikulum gangartiger Formationen (HARRISON u. AUGER 1982). Vereinzelt sind auch Verkalkungen im Lumen gangartiger Strukturen beobachtet worden, wobei es sich vorwiegend um Apatitkristalle mit Gehalt an Kalzium und Phosphor handelt (HARRISON 1991). Desgleichen wurde der ultrastrukturelle Nachweis von elastischen Fasern (DAVID u. BUCHNER 1982) oder Amyloid (TANDLER 1981) im Stroma von pleomorphen Adenomen erbracht.

Die ultrastrukturelle Organisation der epithelialen Komponente wird von unterschiedlich differenzierten Epithelzellen und modifizierten Myoepithelzellen gestaltet (DARDICK et al. 1983). Die früheste Entwicklung einer interzellulären Matrix findet im Bereich modifizierter Myoepithelzellen statt. Im weiteren Verlauf lösen sich die myoepithelialen Zellen aus den soliden Formationen und gehen über eine Transitionalzone kontinuierlich in das mukoide oder chondroide Stroma über. Bezüglich der immer wieder kontrovers diskutierten Frage, ob undifferenzierte „Reservezellen", „Transitionalzellen" oder modifizierte Myoepithelzellen die dominierende Rolle in der Entwicklung pleomorpher Adenome spielen (MILLS u. COOPER 1981; DARDICK et al. 1981; PALMER et al. 1985a, b), haben die Ergebnisse der Immunzytochemie weitere Erkenntnisse erbracht (s. Kap. 14.2. und 14.5).

14.7.8 Sonstige Tumormarker

Proliferationsmarker vermitteln zusätzliche Einblicke in die zelluläre Aktivität pleomorpher Adenome, besonders auch im Hinblick auf die frühe Erfassung einer malignen Transformation. Die Methode der Auszählung der nukleolären Organisationsregion (*NORs* = „nucleolar organizing regions") ergibt eine höhere zelluläre Aktivität in den soliden und gangartigen Formationen der pleomorphen Adenome als in den chondroiden Matrixbezirken (LANDINI 1990; FUJITA et al. 1992). Bei einer AgNOR-Analyse mittels eines computergesteuerten Bildanalysesystems finden sich keine Unterschiede zwischen rezidivierenden und nichtrezidivierenden pleomorphen Adenomen, wenn lediglich die AgNOR-Markierungen

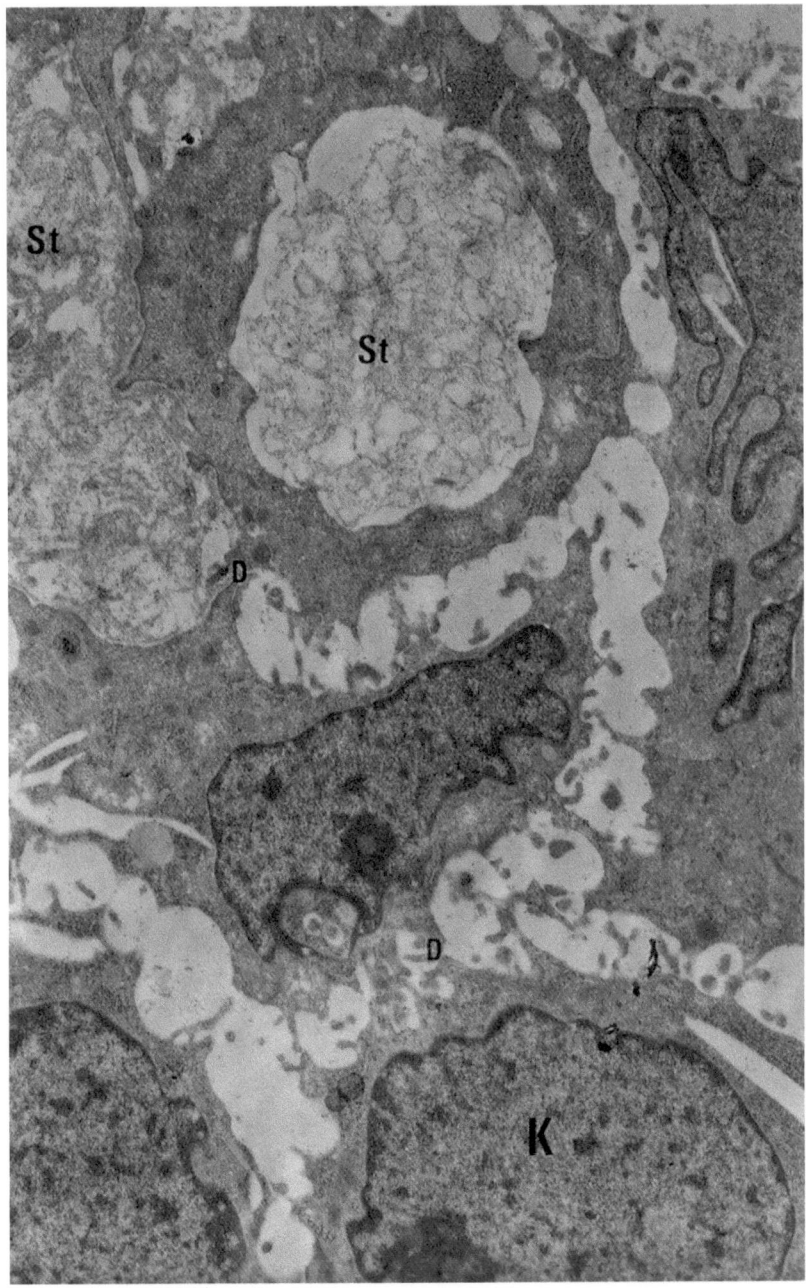

Abb. 252. Pleomorphes Adenom der Parotis: Ultrastruktur von wenig differenzierten epidermoiden Epithelzellen. Interzellularbrücken mit Desmosomen (*D*), Zellkern (*K*), Mukoides Stroma (*St*). ×10400. (Aus Seifert u. Donath 1976)

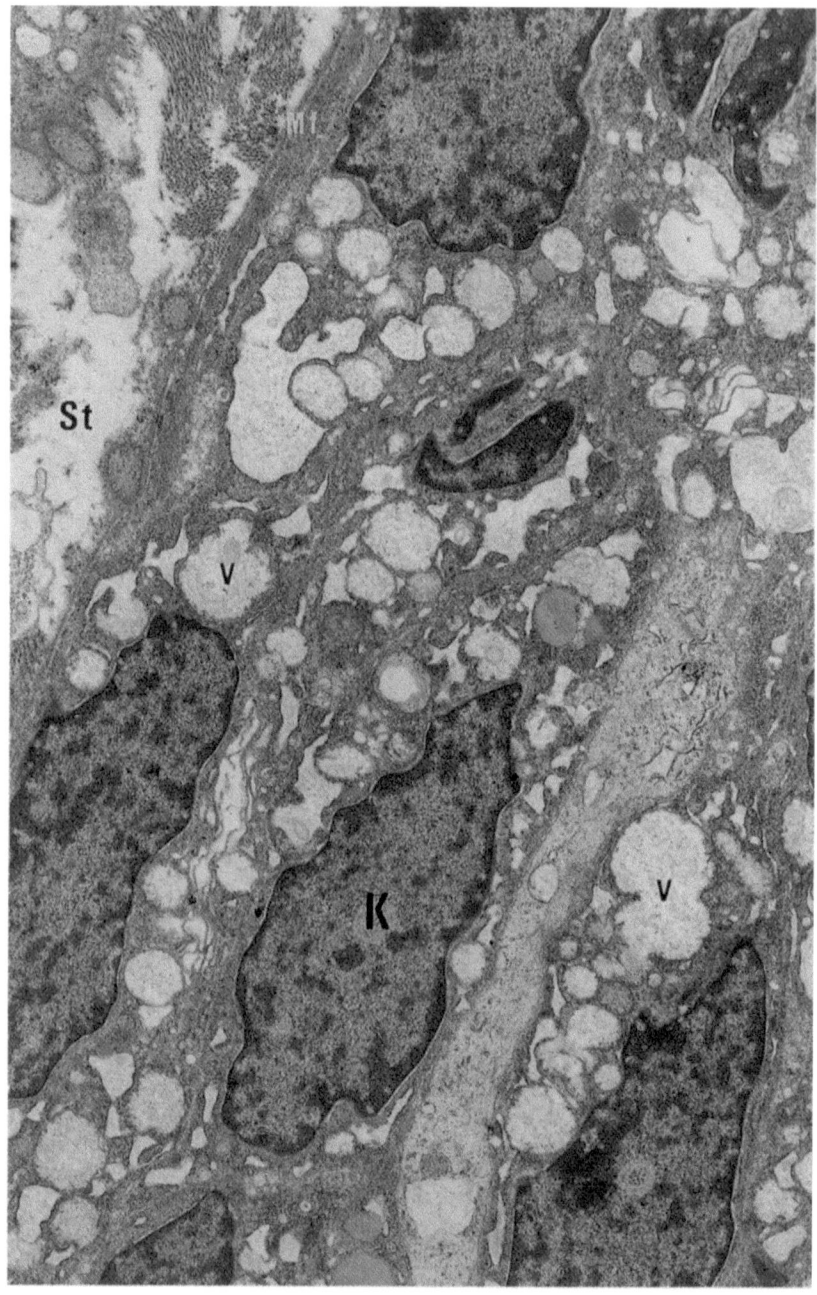

Abb. 253. Pleomorphes Adenom der Parotis: Ultrastruktur von regressiv veränderten Myoepithelzellen. Myofilamente (*Mf*), Zytoplasmavakuolen (*V*), Zellkern (*K*), Mukoides Stroma (*St*) mit Einschluß von Kollagenfasern. ×7500 (Aus SEIFERT u. DONATH 1976)

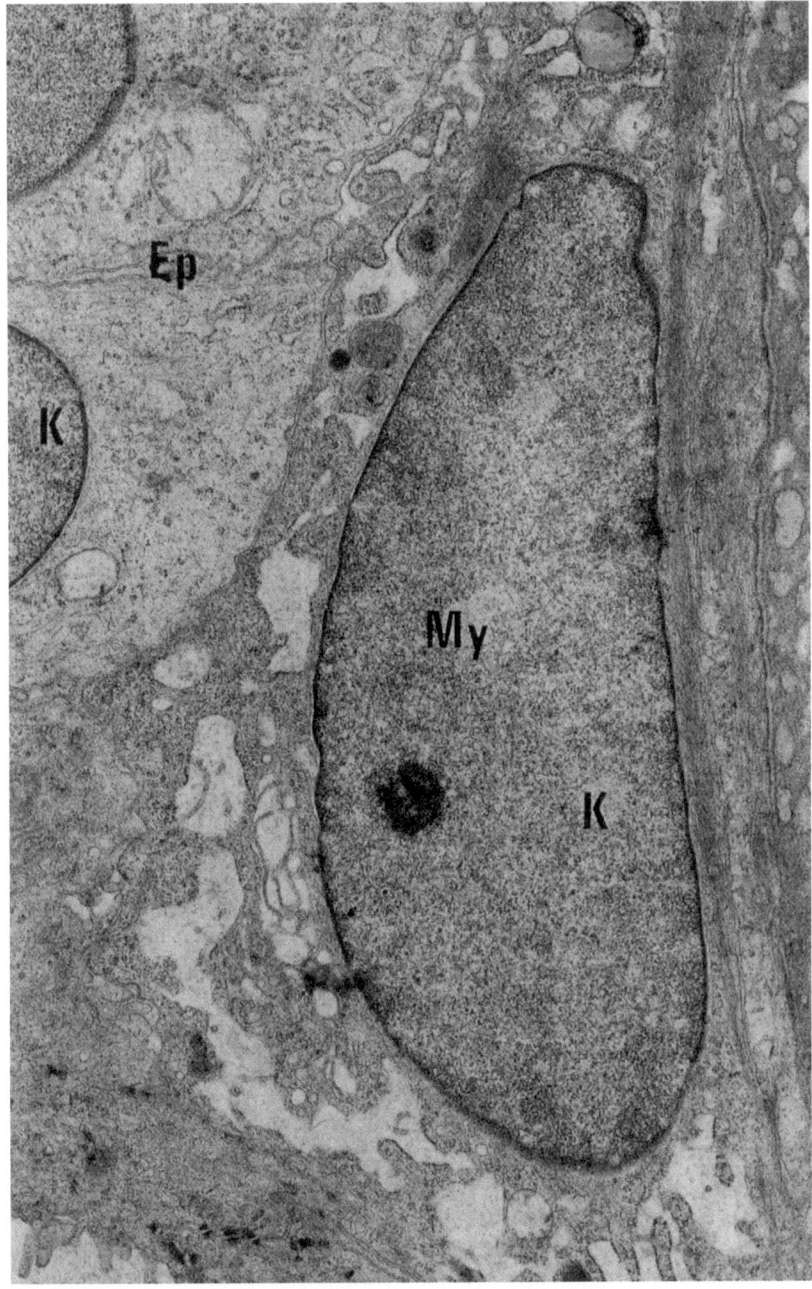

Abb. 254. Pleomorphes Adenom der Parotis: Ultrastruktur einer duktalen Formation. Gangepithelzelle (*Ep*), Zellkern (*K*), Myoepithelzelle (*My*) mit Myofilamenten. ×12500 (Aus Seifert u. Donath 1976)

pro Zelle oder die AgNOR-Bezirke pro Zelle ausgezählt werden. Bei einer Untersuchung der Zahl und Größe der AgNOR-Partikel pro Flächeneinheit ergibt sich jedoch ein signifikanter Unterschied, wobei die größere Anzahl kleiner AgNOR-Partikel bei rezidivierenden pleomorphen Adenomen mit dem Wert bei Karzinomen in pleomorphen Adenomen korreliert und als Ausdruck der malignen Potenz interpretiert wird (CRISCUOLO et al. 1995). Bei Anwendung der *DNS-Zytophotometrie* sind die pleomorphen Adenome überwiegend diploid (SAKA et al. 1991; WELKOBORSKY et al. 1993). Eine polyploide Zellrate liegt nur in 1–2% vor, wobei sich kein Unterschied der Werte im Vergleich zum pathohistologischen Aufbau (gangartige Formationen, mukoid, myxoid, chondroid) beachten läßt. Die digitale Bildanalyse ermöglicht bei Ermittlung der Variationsbreite des nukleären Pleomorphismus innerhalb eines pleomorphen Adenoms eine Abgrenzung zu Formen mit maligner Transformation (LAYFIELD et al. 1989).

Quantitative morphometrische zytologische Analysen ergaben, daß in pleomorphen Adenomen lediglich das Zytoplasma- oder Zellvolumen geringer ist als im normalen Drüsengewebe, nicht dagegen das Kernvolumen oder der Kerndurchmesser (GO et al. 1994). Allerdings ergibt sich ein Unterschied zwischen pleomorphen Adenomen mit oder ohne Rezidiv, wobei in rezidivierenden pleomorphen Adenomen der Kerndurchmesser signifikant erhöht ist (GENTILE et al. 1994).

Mittels der *DNS-Flußzytometrie* zeigten zwar ca. 70% der pleomorphen Adenome diploide Histogramme, während jedoch in ca. 30% auch aneuploide Werte gemessen wurden, besonders bei rezidivierenden pleomorphen Adenomen (MARTIN et al. 1994). Die S-Phasefraktion beträgt in pleomorphen Adenomen 3,6% gegenüber 1,7% im normalen Speicheldrüsengewebe, wobei keine Unterschiede zwischen epithelialen Strukturen und Stromaarealen bestehen. Die höchste S-Phasefraktion fand sich in rezidivierenden pleomorphen Adenomen und in Karzinomen in pleomorphen Adenomen.

Der *PCNA-Index* weist eine etwas höhere Markierung von Zellkernen in den tuboduktalen Strukturen gegenüber myxoiden oder chondroiden Arealen auf, dagegen keine Differenzen im Hinblick auf das Alter, Geschlecht, die Lokalisation und Tumorgröße oder die S-Phasefraktion. Der PCNA-Index zeigt deutliche Unterschiede zwischen pleomorphen Adenomen und adenoid-zystischen Karzinomen sowie zwischen pleomorphen Adenomen und Karzinomen in pleomorphen Adenomen (YANG et al. 1994). Der prozentuale Anteil markierter Zellkerne lag in typischen pleomorphen Adenomen bei 6,9%, in zellreichen pleomorphen Adenomen bei 8,8% und in Karzinomen in pleomorphen Adenomen bei 22,9%. Ein Anstieg der PCNA-Werte über 7–8% kann ein Indikator für eine mögliche maligne Transformation sein. Eine Analyse der einzelnen Tumorregionen ergab einen höheren PCNA-Index in den tubulären, trabekulären oder soliden Arealen als in den myxoiden und chondroiden Stromabezirken, ein Befund, der auf die besondere proliferative Potenz der gangartigen Strukturen hinweist (OGAWA et al. 1993).

Der *epidermale Wachstumsfaktor* (EGF) ist in 86% der pleomorphen Adenome nachweisbar (YAMAHARA et al. 1988), und zwar speziell in den gangartigen Formationen und myxoid-chondroiden Arealen (Abb. 255). Eine *Amplifikation*

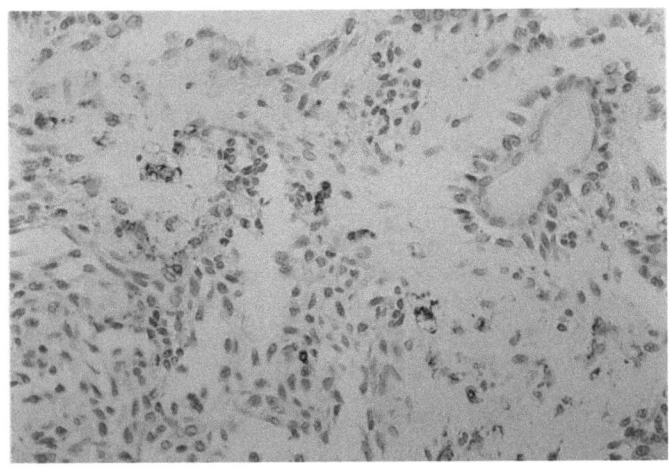

Abb. 255. Pleomorphes Adenom der Parotis: Expression von EGFR in Myoepithelzellen des Stroma. Immunperoxydasereaktion PAP ×160 (Aus CASELITZ 1987)

von *c-erbB-2-Onkogenen* (neu- und HER-2-Onkogenen) wird nur ganz vereinzelt in pleomorphen Adenomen gefunden (KAHN et al. 1992; BIREK et al. 1994). Die Mehrzahl der pleomorphen Adenome weist dagegen bei der PCR-Technik („polymerase chain reaction") analoge Onkogenwerte wie das normale Speicheldrüsengewebe auf (MÜLLER et al. 1994). Beim Vorliegen einer c-erbB-2-Onkogenamplifikation besteht jedoch die Möglichkeit eines mehr aggressiven Tumorverhaltens (BIREK et al. 1994).

Die Expression der Protoonkogene *bcl-2* und *c-myc* erfolgt in pleomorphen Adenomen bevorzugt in der äußeren Zellschicht der tuboduktalen Formationen, teilweise auch in Zellen der myxoiden oder chondroiden Matrix sowie herdförmig in soliden Arealen (SUNARDHI-WIDYAPUTRA 1995). Die bcl-2-positiven Zellen exprimieren auch PCNA und kommen besonders zahlreich im stromareichen myxoiden Subtyp des pleomorphen Adenoms vor, wobei sie meist in der Tumorperipherie sowie der Tumorkapsel lokalisiert sind. Dieser Befund kann darauf hindeuten, daß der bcl-2-Zelltyp bei lokalen Rezidiven nach inkompletter Operation oder bei der malignen Transformation eine wichtige Rolle spielt.

Die Expression des *p53-Proteins* ist ebenfalls in pleomorphen Adenomen nachgewiesen worden, wobei in Fällen mit maligner Transformation (s. auch Kap. 14.31) eine deutlich erhöhte Expressionsrate besteht (AZUMA et al. 1992; DEGUCHI et al. 1993; RIGHI et al. 1994). Ein gleichartiger Anstieg der AgNOR-Werte findet sich auch bei einem Vergleich zwischen pleomorphen Adenomen und Karzinomen in pleomorphen Adenomen (LANGE et al. 1995a und 1995b).

Zytogenetische Studien (s. Kap. 14.2.3) an pleomorphen Adenomen haben chromosomale Aberrationen speziell an den Chromosomen 8 und 12 erbracht (STENMAN u. MARK 1983; MARK et al. 1983a u. 1983b; MARK et al. 1988). Diese bestehen in einer Translokation oder Deletion von Segmenten distal zu 8q12 bzw.

einer Langarmanomalie von Chromosom 12 mit Translokation von Segmenten distal von 12q13-15, seltener auch in einer Translokation von Segmenten distal von 3p21 und 3q21-25. Zwischen dem Karyotyp und dem Subtyp der pleomorphen Adenome bestehen Korrelationen (BULLERDIEK et al. 1989). Das 8q12 Rearrangement findet sich in 58% der pleomorphen Adenome des Subtyps 1, das 12q14-15 Rearrangement in 70% der pleomorphen Adenome des Subtyps 2 (SEIFERT et al. 1976). Eine weitere Korrelation konnte zwischen der Höhe der p21-ras-Onkogenexpression und dem Chromosom 8-Rearrangement nachgewiesen werden (STENMAN et al. 1989), worauf die Hypothese aufgestellt wurde, daß die Chromosomenaberration in die Regulation der ras-Genexpression eingeschaltet ist. Die Befunde über eine Korrelation zwischen dem Rearrangement von Chromosom 8q11-12 und dem c-mos-Protoonkogen (STENMAN et al. 1991) sind noch umstritten (ROMMEL et al. 1990).

Die *Transplantation* von pleomorphen Adenomen auf die athymische Maus ergibt, daß die Zellen der transplantierten Tumoren ein analoges immunhistochemisches Reaktionsmuster wie die Primärtumoren besitzen (CASELITZ et al. 1985; ROZELL et al. 1985). Dies gilt auch für die biologische Aktivität bei Anwendung der H3-Thymidinautoradiographie (BARFOED et al. 1986). Fibronektin war speziell in der Nachbarschaft myoepithelialer Zellen entwickelt. Im Tumortransplantat ließen sich sowohl myoepitheliale als auch duktale Zellen beobachten. In Zellkulturen von pleomorphen Adenomen konnte eine Zellinie mit myoepithelialem Phänotyp charakterisiert werden (SHIRASUNA et al. 1980). Diese neue Zellinie produzierte Interleukin-6 als autokrinen Wachstumsfaktor (GALLO et al. 1992).

Als *Tiermodell* zum menschlichen pleomorphen Adenom eignet sich das virusinduzierte pleomorphe Adenom der CFLP-Maus (LAMEY et al. 1982). Das Polyomavirus (A2LP) wird im Tumor exprimiert und führt zur Entwicklung eines pleomorphen Adenoms, dessen Wachstum und histologischer Aufbau (duktale und myoepitheliale Zellen, Stromamatrix) dem menschlichen pleomorphen Adenom weitgehend entspricht.

14.7.9 Metastasierende pleomorphe Adenome

Eine Zuordnung zu dieser sehr seltenen Sonderform des pleomorphen Adenoms erfordert nicht nur eine exakte Definition und Klassifikation des Primärtumors, sondern auch den Nachweis gleichartiger benigner Strukturen in der Metastase wie im Primärtumor und einen entsprechenden klinischen Verlauf ohne die Kriterien einer raschen malignen Tumorprogression. Aus den bisher mitgeteilten Beobachtungen des Schrifttums lassen sich folgende Kriterien für eine Klassifikation als metastasierendes pleomorphes Adenom ableiten (YOUNGS u. SCHEUER 1974; HECKMAYR u. SEIFERT 1977; CHEN 1978; MORRISON u. MCMULLIN 1984; DRINKARD u. SCHOW 1986; EL-NAGGAR et al. 1988; WERMUTH et al. 1988; COLLINA et al. 1989; SIM et al. 1990; CRESSON et al. 1990; WENIG et al. 1992):

Das primäre pleomorphe Adenom ist meistens in der Parotis lokalisiert, selten in der Submandibularis. Bei der Mehrzahl der Beobachtungen waren vor der Metastasierung lokale Rezidive des Primärtumors aufgetreten. Zwischen dem

Auftreten des Primärtumors und der Metastasierung liegen längere Zeiträume, die im Extremfall 52 Jahre betragen, ohne daß Zeichen der Tumorprogression vorhanden sind. Die Metastasen sind meist in der Lunge (SIM et al. 1990), im Skelettsystem oder der Leber (YOUNGS u. SCHEUER 1974) lokalisiert, seltener in den regionären Lymphknoten (COLLINA et al. 1989), in der Mandibula (DRINKARD u. SCHOW 1986), der Haut (EL-NAGGAR et al. 1988), der Niere, dem Retroperitoneum (CRESSON et al. 1990; EL-NAGGAR et al. 1988) und anderen Organen (WENIG et al. 1992). Zwischen dem lokalen Tumorrezidiv und der Metastase liegt ein Zeitraum von 5-29 Jahren. Die DNS-Zytometrie ergibt in den Metastasen überwiegend eine diploide Zellpopulation (HÖING u. DELANK 1994), selten auch eine Aneuploidie (CRESSON et al. 1990). Histologisch sind die metastasierenden pleomorphen Adenome in der Mehrzahl stromareich. Das myxoide Stroma enthält spindelförmige modifizierte myoepitheliale Zellen (CRESSON et al. 1990). Als Ausgangspunkt für die Metastasierung wird die Implantation von Geschwulstgewebe beim vorausgehenden chirurgischen Eingriff angesehen. Dabei kann es besonders im tiefen Lappen und bei retropharyngealer Ausbreitung des Adenoms zu einer Verschleppung von Geschwulstgewebe in die angrenzenden Gefäße kommen mit einer daraus resultierenden hämatogenen Metastasierung.

Bei einem Teil der Mitteilungen des Schrifttums handelt es sich um eine Fehlinterpretation (HECKMAYR u. SEIFERT 1977; EL-NAGGAR et al. 1988) oder auch um eine ungenügende Dokumentation. Die Fehlinterpretation kann darauf beruhen, daß ein kleiner Karzinomherd im pleomorphen Adenom übersehen worden ist, von dem dann die Metastasierung ausging (s. Kap. 14.31). In anderen Fällen liegt ein Myoepitheliom vor, welches ohnehin zu einer stärkeren Progression und einer höheren malignen Transformation neigt.

14.7.10 Kongenitale pleomorphe Adenome („Speicheldrüsen-Anlagetumor")

Eine seltene neue Tumorentität stellt das kongenitale pleomorphe Adenom dar (DEHNER et al. 1994). Die auch als „Speicheldrüsen-Anlagetumor" definierte Geschwulst ist als polypöse Tumormasse in der Mittellinie der hinteren Pharynxwand entwickelt und wird von kleinen Speicheldrüsen des Nasopharynx abgeleitet. Die Tumoren bestehen bereits bei der Geburt und zeigen eine Größenzunahme in den ersten Lebenstagen oder Lebenswochen. Die Tumorgröße beträgt durchschnittlich 3 cm. Durch die Tumorlokalisation im Nasopharynx kommt es zu deutlichen Atemstörungen. Pathohistologisch findet sich eine biphasische zelluläre Differenzierung mit gangartigen Strukturen und Plattenepithelnestern. Dazwischen liegen Stromabezirke mit spindeligen Zellelementen.

Immunzytochemisch exprimieren die epithelialen Zellverbände Zytokeratin und EMA, die Stromabezirke dagegen Vimentin, Aktin und auch Zytokeratin. In beiden Komponenten läßt sich zusätzlich eine positive Reaktion für Amylase nachweisen.

Ultrastrukturell finden sich vielfach die Kriterien myoepithelialer Zellen mit Mikrofilamenten, Basalmembranen und Desmosomen.

Ob es sich um eine Hamartom (Speicheldrüsen-Anlagetumor) handelt oder um ein kongenitales pleomorphes Adenom, muß vorerst offen gelassen werden, zumal in der embryonalen Kopf-Darm-Region zahlreiche Hamartomformen entwickelt sind. Ganz vereinzelt wurde das kongenitale pleomorphe Adenom bereits in früheren Arbeiten beschrieben (STILLWATER u. FEE 1980; HAR-EL et al. 1985).

14.7.11 Histogenese

Die histogenetische Klassifikation des pleomorphen Adenoms wurde in den letzten 100 Jahren sehr kontrovers diskutiert (s. Kap. 14.7.2). Die Zuordnung als echter „Mischtumor" mit epithelialen und mesenchymalen Zellen ist durch die neuen Ergebnisse speziell auch der Immunhistochemie nicht mehr relevant. Stattdessen besteht übereinstimmend die Auffassung, daß es sich um ein echtes Adenom handelt, dessen Merkmal durch die Vielgestaltigkeit der epithelialen Zellelemente bestimmt wird.

Im Hinblick auf den Ausgangspunkt des pleomorphen Adenoms sind jedoch nach wie vor zwei unterschiedliche Hypothesen in der Diskussion. In der Mehrzahl wird die Auffassung vertreten, daß *modifizierte Myoepithelzellen* die entscheidende Rolle spielen (PALMER et al. 1985a, b; KAHN et al. 1985; DARDICK u. VAN NOSTRAND 1985; MORI et al. 1987; MORI et al. 1992). Die Problematik der zytologischen Zuordnung liegt in der großen Variationsbreite der myoepithelialen Zellen. Es werden reaktive, transformierte und neoplastische modifizierte Zellen unterschieden (MORI et al. 1987). Die reaktiven Myoepithelzellen sind spindelförmige, im Stroma lokalisierte Zellen mit intensiver Reaktion für S-100-Protein. Die transformierten Myoepithelzellen liegen als spindelförmige Zellen an der Außenseite der gangartigen Strukturen und sind weitgehend negativ für S-100-Protein. Die neoplastischen Myoepithelzellen sind plasmazytoid und positiv für S-100-Protein und Vimentin. Zu den Modifikationen der myoepithelialen Zellen gehört auch die Plattenepithelmetaplasie sowie die Synthese und Organisation der myxoiden und chondroiden Matrix.

Die derzeitige kontroverse Diskussion betrifft die Herkunft der *modifizierten Myoepithelzellen*. Nach der *Reservezelltheorie* gehen die pleomorphen Adenome von Reserve- oder Basalzellen des Gangsystems – speziell von den Schaltstücken – aus (ERLANDSON et al. 1984). Nach dieser Theorie stammen auch die modifizierten Myoepithelzellen aus der Reservezellpopulation und durchlaufen in der weiteren Entwicklung mannigfache Variationen sowohl in der zytologischen Struktur als auch hinsichtlich der immunhistochemischen Reaktion und der Ultrastruktur. Danach ist die duktale Basalzelle auch Ausgangspunkt für die modifizierten Myoepithelzellen (MORI et al. 1992). Im Gegensatz hierzu postulieren andere Untersucher, daß die neoplastische Transformation und Proliferation in pleomorphen Adenomen von einer *duktal-azinären Einheit* ausgeht (DARDICK et al. 1983), da nach autoradiographischen und experimentellen Befunden sowohl Azinuszellen als auch Gangepithelien die Fähigkeit zur Selbsterneuerung besitzen (DARDICK et al. 1982). Angesichts dieser nach wie vor umstrittenen Herkunft der epithelialen Tumorzellen in pleomorphen Adenomen wird von anderen

Untersuchern vorgeschlagen, auf eine Aussage zur vermutlichen Histogenese zu verzichten und stattdessen lediglich eine Charakterisierung der Zellelemente auf der Basis der Struktur und der Immunhistochemie vorzunehmen (GUSTAFSSON et al. 1989a). Unstrittig bleibt die Tatsache, daß verschieden differenzierte Gangepithelien und modifizierte Myoepithelzellen die zellulären Bausteine der pleomorphen Adenome bilden.

Literatur

Adlam DM, Wood GA (1986) The chondroid syringoma (mixed tumor of skin). Report of a case in the upper lip. Oral Surg Oral Med Oral Pathol 61:69-72

Allen CM, Damm D, Neville B, Rodu B, Page D, Weathers DR (1994) Necrosis in benign salivary gland neoplasms. Not necessarily a sign of malignant transformation. Oral Surg Oral Med Oral Pathol 78:455-461

Anderson C, Knibbs DR, Abbott SJ, Pedersen C, Krutchkoff D (1990) Glial fibrillary acidic protein expression in pleomorphic adenoma of salivary gland: an immunoelectron microscopic study. Ultrastruct Pathol 14:263-271

Aroni K, Fotiou G, Liossi A, Bazopoulou E, Kyrkou K (1991) Immunohistochemical study of four histologic types of parotid gland pleomorphic adenoma. J Oral Pathol Med 20:37-40

Azzopardi JG, Smith OD (1959) Salivary gland tumours and their mucins. J Pathol Bacteriol 77:131-140

Azzopardi JG, Zayid I (1972) Elastic tissue in tumours of salivary glands. J Pathol 107:149-156

Azuma M, Kasai Y, Tamatani T, Sato M (1992) Involvement of p53 mutation in the development of human salivary gland pleomorphic adenomas. Cancer Letters 65:61-67

Barfoed C, Graem N, Bretlau P, Rygaard J (1986) Human pleomorphic adenomas transplanted to nude mice. Arch Otolaryngol Head Neck Surg 112:946-948

Batsakis JG (1986) Recurrent mixed tumor. Ann Otol Rhinol Laryngol 95:543-544

Billroth T (1859) Beobachtungen über Geschwülste der Speicheldrüsen. Virchows Arch Pathol Anat 17:357-375

Birek C, Lui E, Jordan RCK, Dardick I (1994) Analysis of c-erbB2 amplification in salivary gland tumours by differential polymerase chain reaction. Oral Oncol, Eur J Cancer 30B: 47-50

Bottles K, Ferrell LD, Miller TR (1984) Tyrosine crystals in fine needle aspirates of a pleomorphic adenoma of the parotid gland. Acta Cytol 28:490-492

Breitenecker G, Wepner F (1973) A pleomorphic adenoma (so-called mixed tumor) in the wall of a dentigerous cyst. Oral Surg Oral Med Oral Pathol 36:63-71

Buchner A, David R, Hansen L (1981) "Hyaline cells" in pleomorphic adenoma of salivary gland origin. Oral Surg Oral Med Oral Pathol 52:506-512

Bullerdiek J, Takla G, Bartnitzke S, Brandt G, Chilla R, Haubrich J (1989) Relationship of cytogenetic subtypes of salivary gland pleomorphic adenomas with patient age and histologic type. Cancer 64:876-880

Bullock WK (1953) Mixed tumor of parotid gland with tyrosine-rich crystals in the matrix. Am J Clin Pathol 23:1238-1239

Burns BF, Dardick I, Parks WR (1988) Intermediate filament expression in normal parotid glands and pleomorphic adenomas. Virchows Arch A Pathol Anat 413:103-112

Campbell WG jr, Priest RE, Weathers DR (1985) Characterization of two types of crystalloids in pleomorphic adenomas of minor salivary glands. A light-microscopic, electron-microscopic, and histochemical study. Am J Pathol 118:194-202

Caselitz J (1987) Das pleomorphe Adenom der Speicheldrüsen. Histogenese, zelluläre Differenzierung, Tumormarker. Veröff Pathol 126:1-253

Caselitz J, Lunau U, Hamper K, Walther B, Schmiegelow P (1985) The pleomorphic adenoma of salivary glands transplanted on athymic mice. A lightmicroscopical and immunohistochemical investigation. Virchows Arch A Pathol Anat 408:191-209

Caselitz J, Osborn M, Hamper K, Wustrow J, Rauchfuss A, Weber K (1986) Pleomorphic adenomas, adenoid cystic carcinomas and adenolymphomas of salivary glands analysed by a monoclonal antibody against myoepithelial/basal cells. Virchows Arch A Pathol Anat 409:805-816

Caselitz J, Schmitt P, Seifert G (1988) Basal membrane associated substances in human salivary glands and salivary gland tumors. Pathol Res Pract 183:386-394

Chaplin AJ, Darke P, Patel S (1983) Tyrosine-rich crystals in pleomorphic adenomas of parotid glands. J Oral Pathol 12:342-346

Chau MN, Radden BG (1989) A clinical-pathological study of 53 intra-oral pleomorphic adenomas. Int J Oral Maxillofac Surg 18:158-162

Chen KTK (1978) Metastasizing pleomorphic adenoma of salivary gland. Cancer 42:2407-2411

Chomette G, Auriol M, Guilbert F (1987) Adénome pléomorphe. Difficultés diagnostiques. Intérèt de l'étude ultrastructurale et immunohistochimique. A propos de deux observations. Rev Stomatol Chir Maxillofac 88:356-358

Cochrane HR, Kenny RA (1993) Metastatic malignant melanoma in a submandibular pleomorphic salivary adenoma. Histopathology 23:483-484

Cohen MA (1986) Pleomorphic adenoma of the cheek. Int J Oral Maxillofac Surg 15:777-779

Collina G, Eusebi V, Carasoli PT (1989) Pleomorphic adenoma with lymph node metastases. Report of two cases. Pathol Res Pract 184:188-193

Cresson DH, Goldsmith M, Askin FB, Reddick RL, Postma DS, Siegal GP (1990) Metastasizing pleomorphic adenoma with myoepithelial cell predominance. Pathol Res Pract 186:795-800

Criscuolo M, Migaldi M, Collina G (1995) Prognostic significance of nucleolar organizer regions in recurrent pleomorphic adenomas of salivary glands. Pathologica 86:606-611

Dardick I (1995) Myoepitheliomea: definitions and diagnostic criteria. Ultrastruct Pathol 19:335-345

Dardick I, Nostrand AWP van (1985) Myoepithelial cells in salivary gland tumors-revisited. Head Neck Surg 7:395-408

Dardick I, Nostrand AWP van, Phillips MJ (1981) Histogenesis of salivary gland pleomorphic adenoma (mixed tumor) with an evaluation of the role of the myoepithelial cell. Hum Pathol 13:62-75

Dardick I, Nostrand AWP van, Jeans MTD, Rippstein P, Edwards V (1983) Pleomorphic adenoma: I. Ultrastructural organization of "epithelial" regions. II. Ultrastructural organization of "stromal" regions. Hum Pathol 14:780-809

Dardick I, Ostrynski VL, Ekem JK, Leung R, Burford-Mason AP (1992) Immunohistochemical and ultrastructural correlates of muscle-actin expression in pleomorphic adenomas and myoepitheliomas based on comparison of formalin and methanol fixation. Virchows Arch A Pathol Anat 421:95-104

Dardick I, Takai Y, Mori M, Leung R, Wattamina D, Burford-Mason A (1994) Muscle-specific actin (MSA) and myofilament expression as markers for modified myoepithelial cells in pleomorphic adenomas and myoepitheliomas. Lab Invest 70:98A

David R, Buchner A (1980) Langerhans' cells in a pleomorphic adenoma of submandibular salivary gland. J Pathol 131:127-135

David R, Buchner A (1982) Tannic acid-glutaraldehyde fixative and pleomorphic adenomas of the salivary gland: An ultrastructural study. J Oral Pathol 11:26-38

Deguchi H, Hamano H, Hayashi Y (1993) c-myc, ras p21 and p53 expression in pleomorphic adenomas and its malignant form of the human salivary glands. Acta Pathol Jpn 43:413-422

Dehner LP, Valbuena L, Perez-Atayde A, Reddick RL, Askin FB, Rosai J (1994) Salivary gland anlage tumor ("Congenital pleomorphic adenoma"). A clinicopathologic, immunohistochemical and ultrastructural study of nine cases. Am J Surg Pathol 18:25-36

Domgala W, Helczy-Kowalik L, Weber K, Osborn M (1988) Coexpression of glial fibrillary acid protein, keratin and vimentin. A unique feature useful in the diagnosis of pleomorphic adenoma of the salivary gland in fine needle aspiration biopsy smears. Acta Cytol 32:403-408

Donovan DT, Conley JJ (1984) Capsular significance in parotid tumor surgery: reality and myths of lateral lobectomy. Laryngoscope 94:324-329

Draeger A, Nathrath WB, Lane EB, Sundström BE, Stigbrand TI (1991) Cytokeratins, smooth muscle actin and vimentin in human normal salivary gland and pleomorphic adenomas. Immunohistochemical studies with particular reference to myoepithelial and basal cells. APMIS 99:405-415

Drinkard DW, Schow CE (1986) Benign mixed tumor of the mandible 17 years after the occurrence of a similar lesion in the parotid gland. Oral Surg Oral Med Oral Pathol 62:381-384

El-Naggar A, Batsakis JG, Kessler S (1988) Benign metastatic mixed tumours or unrecognized salivary carcinomas? J Laryngol Otol 102:810-812

Eneroth CM (1964) Histological and clinical aspects of parotid tumors. Acta Otolaryngol [Suppl] 191:1-99

Erlandson RA, Cardon-Cardo C, Higgins PJ (1984) Histogenesis of benign pleomorphic adenoma (mixed tumor) of the major salivary glands. An ultrastructural and immunohistochemical study. Am J Surg Pathol 8:803-820

Fantasia JE, Lally ET (1984) Localization of free secretory component in pleomorphic adenomas of minor salivary gland origin. Cancer 53:1786-1789

Farmand A, Farmand M (1981) Multifokalität bei pleomorphen Adenomen der Kopfspeicheldrüsen. Dtsch Z Mund Kiefer Gesichtschir 5:282-291

Feinmesser R, Gay I (1983) Pleomorphic adenoma of the hard palate: an invasive tumour. J Laryngol 97:1169-1171

Foote FW jr, Frazell EL (1953) Tumors of the major salivary glands. Cancer 6:1065-1133

Fujita S, Takahashi H, Okabe H (1992) Proliferative activity in normal salivary gland and pleomorphic adenoma: a study by argyrophilic nucleolar organizer region (AgNOR) staining. Acta Pathol Jpn 42:573-578

Gallo O, Bani D, Toccafondi G, Almerigogna F, Storchi OF (1992) Characterization of a novel cell line from pleomorphic adenoma of the parotid gland with myoepithelial phenotype and producing interleukin-6 as an autocrine growth factor. Cancer 70:559-568

Gardner AF, Siegler HR, Spire ED (1964) A study of one hundred and seventy-three instances of pleomorphic adenomas of the salivary glands. Am Surg 30:539-548

Gentile R, Zeppa P, Zabatta A, Vertrani A (1994) Il ruolo della morfometria nella citologia degli adenomi pleomorfi delle ghiandole salivari. Pathologica 86:167-169

Gerhards F, Wagner W (1994) Zur Frage der Probeexzision bei pleomorphen Adenomen. Dtsch Z Mund Kiefer Gesichtschir 18:136-137

Glaß W von, Pesch H-J, Braun R, Krause J (1989) Zur Chirurgie des pleomorphen Adenoms der Ohrspeicheldrüse. HNO 37:426-431

Go YY, Dockery P, Zhou ZY, White FH (1994) Quantitative investigations of pleomorphic salivary adenoma. J Pathol 173 (Suppl):163 A

Gottschalk-Sabag S, Glick T (1995) Necrosis of parotid pleomorphic adenoma following fine needle-aspiration. A case report. Acta Cytol 39:252-254

Goudot P, Auriol M, Chomette G, Vaillant JM, Guilbert F (1989) Adenomes pleomorphes des glandes salivaires. Incidence de la composante myxoide sur le prognostic. Rev Stomatol Chir Maxillofac 90:119-122

Grewal DS, Pusalkar AG, Phatak AM (1984) Pedunculated pleomorphic adenoma of the tongue base manifesting with dyspnea. A case report. J Laryngol Otol 98:425-427

Gustafsson H, Bergman F, Virtanen I, Thornell LE (1989a) Myoepithelial cells in salivary gland neoplasms. APMIS 97:49-55

Gustafsson H, Virtanen I, Thornell LE (1989b) Glial fibrillary acidic protein and desmin in salivary neoplasms. Expression of four different types of intermediate filament proteins within the same cell type. Virchows Arch B Cell Pathol 57:303-313

Hara K (1995) Mixed tumours of the skin: a histopathological, enzymehistochemical and immunohistochemical study. Histopathology 25:145-152

Har-El G, Zirkin HY, Tovi F, Sidi J (1985) Congenital pleomorphic adenoma of the nasopharynx. J Laryngol Otol 99:1281-1287

Harrison JD (1991) Ultrastructural observation of calcification in a pleomorphic adenoma of the parotid gland. Ultrastruct Pathol 15:185-188

Harrisson JD, Auger DW (1982) Ultrastructural cytochemistry of phosphatase in the ductal component of pleomorphic adenoma of human parotid and submandibular salivary glands. Histochem J 14:703–711

Harrison JD, Auger DW (1989a) Ultrastructural observations on luminal structures of pleomorphic adenoma of parotid and submandibular salivary glands of man. Virchows Arch A Pathol Anat 415:559–563

Harrison JD, Auger DW (1989b) Ultrastructural morphology of secretory granules in pleomorphic adenoma of human parotid and submandibular salivary glands. Arch Oral Biol 34:759–761

Harrison JD, Auger DW (1991) Mucosubstance histochemistry of pleomorphic adenoma of parotid and submandibular salivary glands of man: light and electron microscopy. Histochem J 23:293–303

Harrison JD, Triantafyllou A, Baldwin D, Schäfer H (1993) Histochemical and biochemical determination of calcium in pleomorphic adenoma. Virchows Arch B Cell Pathol 64:123–125

Hatakeyama S, Satoh M, Yoshimura N, Otsu T (1994) Immunocytochemical localization of bone morphogenetic proteins (BMPs) in salivary gland pleomorphic adenoma. J Oral Pathol Med 23:232–236

Hayter JP, Robertson JM (1990) Familial occurrence of pleomorphic adenoma of the parotid gland. Br J Oral Maxillofac Surg 28:333–334

Heckmayr M, Seifert G (1977) Hämatogene Metastasen bei pleomorphen Speicheldrüsenadenomen. Laryngorhinootologie 56:19–27

Höing R, Delank K-W (1994) Zur Metastasierung gutartiger pleomorpher Adenome. Laryngorhinootologie 73:98–101

Hörmann K, Lemke Th, Pirsig W (1979) Komplikationslast und Rezidivhäufigkeit nach Enukleation, subtotaler sowie totaler Parotidektomie bei pleomorphen Adenomen. Arch Otorhinolaryngol [Suppl] II:200–203

Hübner G, Klein JH, Kleinsasser O, Schiefer HG (1971) Role of myoepithelial cells in the development of salivary gland tumors. Cancer 27:1255–1261

Hulbert JC (1978) Ectopic mixed salivary tumour in the neck. J Laryngol 92:533–536

Humphrey PA, Ingram P, Tucker A, Shelburne JD (1989) Crystalloids in salivary gland pleomorphic adenomas. Arch Pathol Lab Med 113:390–393

Ide F, Sano R, Iwase T, et al. (1980) Unusual cystic pleomorphic adenoma of the submandibular gland presenting as a ranula: Report of a case with immunohistochemical demonstration of carcinoembryonic antigen. J Nihon Univ Sch Dent 22:115–123

Jiménez Heffernan JA, Ortega P, Vicandi B, et al. (1995) Cytologic features of pleomorphic adenoma in fine needle aspiration biopsy. Review of 109 cases. Acta Cytol 39:310, Abstract 193

Kahn HJ, Baumal R, Marks A, Dardick I, Nostrand AWP van (1985) Myoepithelial cells in salivary gland tumors. An immunohistochemical study. Arch Pathol Lab Med 109:190–195

Kahn HJ, Hanna W, Auger M, Andrulis I (1992) Expression and amplification of new oncogene in pleomorphic adenomas of salivary gland. Arch Pathol Lab Med 116:80–83

Kapadia SB, Dekker A (1994) The fine needle aspiration biopsy (FNAB) diagnosis of pleomorphic adenoma vs. adenoid cystic carcinoma of salivary gland origin. Lab Invest 70:99A

Korsrud FR, Brandtzaeg P (1984) Immunofluorescence study of secretory epithelial markers in pleomorphic adenomas. Virchows Arch A Pathol Anat 403:291–300

Kwitten JM, Ober WB, Mannheim HL (1966) Bilateral salivary gland tumors. N Y State J Med 66:649–651

Lamey Ph-J, Waterhouse JP, Ferguson MM (1982) Animal model of human disease. Pleomorphic salivary adenoma. Virally induced pleomorphic salivary adenoma in CFLP mouse. Am J Pathol 109:129–132

Landini G (1990) Nucleolar organizing regions (NORs) in pleomorphic adenomas of the salivary glands. J Oral Pathol Med 19:257–260

Lange D, Smok A, Wierzgoń J, Jaworska M, Lange B (1995a) Argyrophilic nucleolar organizer regions (AgNORs) correlate with histopathological grade and clinical course of pleomorphic adenoma of the parotid glands. Pathol Res Pract 191:708

Lange D, Wierzgoń J, Jaworska M, Lange B (1995b) The prognostic value of two methods for evaluation of AgNORs in pleomorphic adenomas of the parotid glands. Pathol Res Pract 191:709

Lawson HH (1989) Capsular penetration and perforation in pleomorphic adenoma of the parotid salivary gland. Br J Surg 76:594-596

Layfield LJ, Hall ThL, Fu YS (1989) Discrimination of benign versus malignant mixed tumors of the salivary gland using digital image analysis. Cytometry 10:217-221

Layfield LJ, Reznicek M, Lowe M, Bottles K (1992) Spontaneous infarction of a parotid gland pleomorphic adenoma: report of a case with cytologic and radiographic overlap with a primary salivary gland malignancy. Acta Cytol 36:381-386

Lefor AT, Ord RA (1993) Multiple synchronous bilateral Warthin's tumors of the parotid glands with pleomorphic adenoma. Case report and review of the literature. Oral Surg Oral Med Oral Pathol 76:319-324

Leunig A, Grevers G (1994) Pleomorphes Adenom der Kieferhöhle. Laryngorhinootologie 73:595-596

Lianjia Y, Yan J, Hitoshi N, Shinichiro S, Akihide K, Masahiko M (1993) An immunohistochemical study of bone morphogenetic protein in pleomorphic adenoma of the salivary gland. Virchows Arch A Pathol Anat 422:439-443

Line SRP, Torloni H, Junqueira LCU (1989) Diversity of collagen expression in the pleomorphic adenoma of the parotid gland. Virchows Arch A Pathol Anat 414:477-483

Lomax-Smith JD, Azzopardi JG (1978) The hyaline cell: A distinctive feature of "mixed" salivary tumors. Histopathology 2:77-92

Mair S, Leiman G (1989) Benign neurilemmoma (schwannoma) masquerading as a pleomorphic adenoma of the submandibular salivary gland. Acta Cytol 33:907-910

Mark J, Dahlenfors R, Ekedahl C (1983a) Specifity and implications of ring chromosomes and dicentrics in benign mixed salivary gland tumours. Acta Pathol Microbiol Immunol Scand Sect A 91:397-402

Mark J, Dahlenfors R, Ekedahl C (1983b) Cytogenetics of the human benign mixed salivary gland tumour. Hereditas 99:115-129

Mark J, Sandros J, Wedell B, Stenman G, Ekedahl C (1988) Significance of the choice of tissue culture technique on the chromosomal patterns in human mixed salivary gland tumors. Cancer Genet Cytogenet 33:229-244

Martin AR, Mantravadi J, Kotylo PK, Mullins R, Walker S, Roth LM (1994) Proliferative activity and aneuploidy in pleomorphic adenomas of the salivary glands. Arch Pathol Lab Med 118:252-259

McIlveen LP, Sharp HK, Schuman NJ (1987) Pleomorphic adenoma of a minor salivary gland: report of a case. Quintessence Int 18:211-213

Mills StE, Cooper PhH (1981) An ultrastructural study of cartilaginous zones and surrounding epithelium in mixed tumors of salivary glands and skin. Lab Invest 44:6-12

Minssen H (1874) Über gemischte Geschwülste der Parotis. Dissertation, Göttingen

Mitani H, Murase N, Mori M (1989) Immunohistochemical demonstration of lysozyme and lactoferrin in salivary pleomorphic adenomas. Virchows Arch B Cell Pathol 57:257-265

Moran CA, Suster S, Carter D (1990) Benign mixed tumors (pleomorphic adenomas) of the breast. Am J Surg Pathol 14:913-921

Moran CA, Suster S, Askin FB, Koss MN (1994) Benign and malignant salivary gland-type mixed tumors of the lung. Cancer 73:2481-2490

Mori M, Sumitomo S, Iwai Y, Meenagham MA (1986) Immunolocalization of keratins in salivary gland pleomorphic adenoma using monoclonal antibodies. Oral Surg Oral Med Oral Pathol 61:611-616

Mori M, Tsukitani K, Ninomiya T, Okada Y (1987) Various expressions of modified myoepithelial cells in salivary pleomorphic adenomas. Immunohistochemical studies. Pathol Res Pract 182:632-646

Mori M, Yamada K, Tanaka T, Okada Y (1990) Multiple expression of keratins, vimentin and S-100 protein in pleomorphic salivary adenomas. Virchows Arch B Cell Pathol 58:435-444

Mori M, Takai Y, Sumitomo S (1992) Salivary gland tumors: a possible origin of modified myoepithelial cells in ductal basal cells. Cancer 5:316-320

Morrison PD, McMullin JP (1984) A case of metastasizing benign pleomorphic adenoma of the parotid. Clin Oncol 10:173–176

Müller S, Vigneswaran N, Gansler T, Gramlich T, DeRose PB, Cohen C (1994) C-erbB-2 oncoprotein expression and amplification in pleomorphic adenoma and carcinoma ex pleomorphic adenoma: relationship to prognosis. Mod Pathol 7:628–632

Murase N, Kobayashi K, Mitani H, Mori M (1985) Immunohistochemical localization of alpha-1-antitrypsin and alpha-1-antichymotrypsin in salivary pleomorphic adenomas. Virchows Arch A Pathol Anat 408:107–116

Mylius EA (1960) The identification and the role of myoepithelial cell in salivary gland tumours. Acta Pathol Microbiol Scand [Suppl 139] 50:1–159

Nakanishi K, Kawai T, Suzuki M, Shinmei M (1990) Glycosaminoglycans in pleomorphic adenoma and adenoid cystic carcinoma of the salivary gland. Arch Pathol Lab Med 114:1227–1231

Nakazato Y, Ishizeki J, Takahashi K, Yamaguchi H, Kamei T, Mori T (1982) Localization of S-100 protein and glial fibrillary acidic protein-related antigen in pleomorphic adenoma of the salivary glands. Lab Invest 46:621–626

Ng WK, Ma L (1995) Pleomorphic adenoma with extensive lipometaplasia. Histopathology 27:285–288

Ninomiya T, Naito R, Okada Y, Kobayashi K, Mori M, Tsukitani K (1989) Immunohistochemical localization of the alpha and beta subunits of S-100 protein in pleomorphic adenoma of the salivary glands. Virchows Arch B Cell Pathol 57:63–75

Nishimura T, Furukawa M, Kawahara E, Miwa A (1991) Differential diagnosis of pleomorphic adenoma by immunohistochemical means. J Laryngol Otol 105:1057–1060

Nochomovitz LE, Kahn LB (1974) Tyrosine crystals in pleomorphic adenomas of the salivary gland. Arch Pathol 97:141–142

Noda Y, Takai Y, Iwai Y, Meenaghan MA, Mori M (1986) Immunohistochemical study of carbonic anhydrase in mixed tumours from major salivary glands and skin. Virchows Arch A Pathol Anat 408:449–459

Norlin R (1965) Bilateral mixed tumor of the parotid initially regarded as pharyngeal neoplasm. Pract Otorhinolaryngol 27:298–301

Ogawa I, Miyauchi M, Takata T, Vuhahula E, Ijuhin N, Nikai H (1993) Proliferative activity of salivary gland pleomorphic adenomas and myoepitheliomas as evaluated by the proliferating cell nuclear antigen (PCNA) labeling index (LI). J Oral Pathol Med 22:447–450

Palmer RM, Lucas RB, Knight J, Gusterson B (1985a) Immunocytochemical identification of cell types in pleomorphic adenoma, with particular reference to myoepithelial cells. J Pathol 146:213–220

Palmer RM, Lucas RB, Langdon JD (1985b) Ultrastructural analysis of salivary gland pleomorphic adenoma, with particular reference to myoepithelial cells. Histopathology 9:1061–1076

Patey D, Thackray AC (1957) The treatment of parotid tumours in the light of a pathological study of parotidectomy material. Br J Surg 45:477–487

Peters BR, Maddox HE, Batsakis JG (1988) Pleomorphic adenoma of the middle ear and mastoid with posterior fossa extension. Arch Otolaryngol Head Neck Surg 114:676–678

Righi PD, Li YQ, Deutsch M et al. (1994) The role of the p53 gene in the malignant transformation of pleomorphic adenomas of the parotid gland. Anticancer Res 14:2253–2258

Pontilena N, Rankow RM (1979) Co-existing benign mixed tumor and mucoepidermoid carcinoma of the parotid gland. Ann Otol 88:327–330

Rommel B, Bullerdiek J, Bartnitzke S, Schloot W (1990) No rearrangement of c-mos in salivary gland pleomorphic adenomas with 8q12 aberrations. Cancer Genet Cytogenet 49:165–169

Rovasio RA, Fonseca MM, Gendelman H, Monis B (1980) Histochemistry of glycoconjugates of pleomorphic adenomas of minor salivary glands, with special reference to glycocalyx of tubular areas. Oral Surg Oral Med Oral Pathol 50:58–61

Rozell B, Stenman G, Hansson H-A, Dahl D, Hansson GK, Mark J (1985) Intermediate filaments in cultured human pleomorphic adenomas. Acta Pathol Microbiol Scand 93:335–343

Saka T, Yamamoto Y, Takahashi H (1991) Comparative cytofluorometric DNA analysis of pleomorphic adenoma and adenoid cystic carcinoma of the salivary glands. Virchows Arch B Cell Pathol 61:255–261

Saku T, Cheng H, Okabe H, Koyama Z (1990) Immunolocalization of basement membrane molecules in the stroma of salivary gland pleomorphic adenoma. J Oral Pathol Med 19:208-214
Sataloff RT, Price DB, Roberts B-R (1987) Bilateral synchronous mixed tumors of the parotid glands. Arch Otolaryngol Head Neck Surg 113:880-881
Schroeder H-G, Kleinsasser O, Rehberg E (1994) Gutartige Parotistumoren: Standardisierte Radikalchirurgie oder individualisierte befundbezogene Chirurgie. Eur Arch Otorhinolaryngol [Suppl] II:154-157, Nr. 130
Schultenover StJ, McDonald EC, Ramzy I (1985) Hyaline-cell pleomorphic adenoma. Diagnosis by fine needle aspiration biopsy. Acta Cytol 28:593-597
Schultz-Coulon H-J (1989) Pleomorphe Riesenadenome der Glandula parotis. Laryngorhinootologie 68:445-449
Seifert G (1966) Mundhöhle, Mundspeicheldrüsen, Tonsillen und Rachen. In: Doerr W, Uehlinger E (Hrsg) Spezielle pathologische Anatomie, Bd 1. Springer, Berlin Heidelberg New York, S 1-415
Seifert G (1991) WHO Histological typing of salivary gland tumours, 2nd edn. Springer, Berlin Heidelberg New York Tokyo
Seifert G (1992) Die neue pathohistologische WHO-Klassifikation der Speicheldrüsenadenome. Pathologe 13:322-335
Seifert G, Donath K (1976) Die Morphologie der Speicheldrüsenerkrankungen. Arch Otorhinolaryngol 213:111-208
Seifert G, Langrock I, Donath K (1976) Pathomorphologische Subklassifikation der pleomorphen Speicheldrüsenadenome. Analyse von 310 pleomorphen Parotisadenomen. HNO 24:415-426
Seifert G, Rieb H, Donath K (1980) Klassifikation der Tumoren der kleinen Speicheldrüsen. Pathohistologische Analyse von 160 Tumoren. Z Laryngol Rhinol 59:379-400
Seifert G, Miehlke A, Haubrich J, Chilla R (1984) Speicheldrüsenkrankheiten, Pathologie - Klinik - Therapie - Fazialischirurgie. Thieme, Stuttgart New York
Shibutani T, Iwayama Y, Tsubone M, Ando C, Yamada K, Mori M (1990) Immunohistochemical localization of glycosaminoglycans with the use of monoclonal antibodies in salivary pleomorphic adenomas. Anticancer Res 10:1553-1542
Shinohara H, Yamada K, Tanaka T, Meenaghan MA, Takai Y, Mori M (1989) Coexpression of keratin and vimentin in salivary pleomorphic adenomas. J Oral Pathol Med 18:133-139
Shirasuna K, Sato M, Miyazaki T (1980) A myoepithelial cell line established from a human pleomorphic adenoma arising in minor salivary gland. Cancer 45:297-305
Sim DW, Maran AGD, Harris D (1990) Metastatic salivary pleomorphic adenoma. J Laryngol Otol 104:45-47
Stead RH, Qizilbash AH, Kontozoglou Th, Daya AD, Riddell RH (1988) An immunohistochemical study of pleomorphic adenomas of the salivary gland: Glial fibrillary acidic protein-like immunoreactivity identifies of major myoepithelial component. Hum Pathol 19:32-40
Stenman G, Mark J (1983) Specificity of the involvement in chromosomes 8 and 12 in human mixed salivary-gland tumours. J Oral Pathol 12:446-457
Stenman G, Sandros J, Mark J, Nordkvist A (1989) High p21ras expression levels correlate wtih chromosome 8 rearrangements in benign human mixed salivary gland tumors. Genes Chromosom Cancer 1:59-66
Stenman G, Sahlin P, Mark J, Landys D (1991) Structural alterations of the c-mos locus in benign pleomorphic adenomas with chromosome abnormalities of 8q12. Oncogene 6:1105-1108
Stillwater LB, Fee WE (1980) Squamous cell proliferative lesion of the nasopharynx in a newborn. Otolaryngol Head Neck Surg 88:240-247
Su L, Morgan PR, Harrison DL, Waseem A, Lane EB (1993) Expression of keratin mRNAs and proteins in normal salivary epithelia and pleomorphic adenomas. J Pathol 171:173-181
Sunardhi-Widyaputra S (1995) Immunohistochemical studies on pleomorphic adenoma of the salivary gland. Thesis: Katholieke Universiteit Leuven, Faculteit der Geneeskunde, S 1-164, Leuven
Sunardhi-Widyaputra S, Damme B van (1993) Immunohistochemical expression of tenascin in normal human salivary glands and in pleomorphic adenomas. Pathol Res Pract 189:138-143

Sunardhi-Widyaputra S, Damme B van, (1994a) Distribution of the VLA family of integrins in normal salivary gland and in pleomorphic adenoma. Pathol Res Pract 190:600–608

Sunardhi-Widyaputra S, Damme B van (1994b) Parathyroid hormone-related peptide. Immunohistochemical localisation in salivary pleomorphic adenoma. Congress International Association of Oral Pathologists IAOP, York. Abstract P29

Takahashi H, Fujita S, Tsuda N, Tezuka F, Okabe H (1990) Immunohistochemical demonstration of alpha 1-antichymotrypsin and alpha 1-antitrypsin in salivary gland pleomorphic adenomas of children. Tohoku J Exp Med 162:79–93

Takahashi M, Kumai M, Kamito T, Uehara M, Unno T (1991) Clinico-pathological findings of recurrent pleomorphic adenomas of the parotid gland. Nippon Jibiinkoka Gakkai Kaiho 94:489–494

Takai Y, Mori M, Dardick I et al. (1994) Myofilament localization and immunoelectron microscopic detection of muscle-specific actin in neoplastic myoepithelial cells in pleomorphic adenomas and myoepitheliomas. Ultrastruct Pathol 18:575–591

Takai Y, Dardick I, Mackay A, Burford-Mason A, Mori M (1995) Diagnostic criteria for neoplastic myoepithelial cells in pleomorphic adenomas and myoepitheliomas. Immunocytochemical detection of muscle-specific actin, cytokeratin 14, vimentin, and glial fibrillary acidic protein. Oral Surg Oral Med Oral Pathol 79:330–341

Takeda Y, Suzuki A (1982) Benign pleomorphic adenoma arising in a parotid lymph node. Virchows Arch A Pathol Anat 396:351–356

Takeuchi J, Sobue M, Yoshida M, Esaki T, Katoh Y (1975) Pleomorphic adenoma of the salivary gland. With special reference to histochemical and electron microscopic studies and biochemical analysis of glycosaminoglycans in vivo and in vitro. Cancer 36:1771–1789

Tandler B (1981) Amyloid in a pleomorphic adenoma of the parotid gland. Electron microscopic observations. J Oral Pathol 10:158–163

Thackray AC, Lucas RB (1974) Tumors of the major salivary glands. Atlas of tumor pathology, ser 2 fasc 10. Armed Forces Institute of Pathology, Washington

Therkildsen MH, Mandel U, Christensen M, Clausen H, Dabelsteen E (1993) Simple mucin-type carbohydrate antigens in pleomorphic adenomas. APMIS 101:242–248

Thrane PS, Sollid LM, Brandtzaeg P (1990) Abundant dendritic cells express HLA-DR in pleomorphic adenomas. Virchows Arch B Cell Pathol 59:195–203

Tischendorf L, Luttermann Th, Herrmann PK (1992) Entartungswahrscheinlichkeit des operativ behandelten pleomorphen Adenoms. Dtsch Z Mund Kiefer Gesichtschir 16:10–12

Toida M, Mukai K, Shimosato Y, Ebihara A (1990) Simultaneous occurrence of bilateral Warthin's tumor and pleomorphic adenoma in the parotid gland. J Oral Maxillofac Surg 48:1109–1113

Toida M, Kato Y, Ohnoma T, Okuda T, Tatematsu N, Oka N (1992) Benign pleomorphic adenoma associated with large cystic cavity. Review of 26 cases in the literature and discussion of the origin of the cystic cavity. Hosp Dent (Tokyo) 4:5–8

Toida M, Shimokawa K, Ikeda T, Okada Y, Tatematsu N, Oka N (1994) Cystic cavity formation in benign pleomorphic adenomas of the salivary gland. Hosp Dent (Tokyo) 6:6–7

Toto PD, Hsu DJ (1985) Product definition of pleomorphic adenoma of minor salivary glands. J Oral Pathol 14:818–832

Trejo IM, Harwood TR, Goldstein JC, Summers GW (1972) Oxiphil adenoma four years after a benign mixed tumor. Arch Otolaryngol 96:570–572

Triantafyllou AG, Papadakou AP, Angelopoulos AP (1986) Elastic fibers in pleomorphic adenomas of the minor salivary glands. J Oral Med 41:55–61

Turnball ED, Frazell EL (1969) Multiple tumors in the major salivary glands. Am J Surg 118:787–789

Valenti PT, Hoober JK, Phillips SJ (1988) Tyrosine-rich crystalloids in pleomorphic adenoma: SEM findings and partial biochemical characterization. Ultrastruct Pathol 12:613–620

Vigliani R, Stramignoni A (1981) Cytologic localization of antigens from human saliva in pleomorphic adenomas of salivary glands. Cancer 48:293–298

Vyas KC, Mathur SP (1984) Pleomorphic salivary adenoma of cheek. A case report. J Laryngol Otol 98:421–423

Warrington G, Emery PJ, Gregory MM, Harrison DFN (1981) Pleomorphic salivary gland adenomas of the parapharyngeal space. Review of nine cases. J Laryngol 95:205–218

Weimert TA, Work WP (1976) Bilateral synchronous mixed tumors of the parotid gland. Arch Otolaryngol 102:702-705

Weiß RM, Kramp B, Putzke H-P (1994) Rezidivierung pleomorpher Adenome in Beziehung zur Subklassifizierung nach Seifert. Eur Arch Otorhinolaryngol [Suppl] II:322, Nr. 304

Welkoborsky H-J, Haibt G, Mann W, Kupka S (1993) Zytometrische und immunhistochemische Untersuchungen zur Charakterisierung und Prognosebestimmung bei pleomorphen Adenomen. Eur Arch Otorhinolaryngol [Suppl] II:198-199

Welsh RA, Meyer AT (1968) Mixed tumors of human salivary glands. Histogenesis. Arch Pathol Lab Med 85:433-447

Wenig BM, Hitchcock CL, Ellis GL, Gnepp DR (1992) Metastasizing mixed tumor of salivary glands. A clinicopathologic and flow cytometric analysis. Am J Surg Pathol 16:845-858

Wennmo C, Spandow O, Emgard P, Krouthen B (1988) Pleomorphic adenomas of the parotid gland: superficial parotidectomy or limited excision? J Laryngol Otol 102:603-605

Wermuth DJ, Mann CH, Odere F (1988) Metastasizing pleomorphic adenoma arising in the soft palate. Otolaryngol Head Neck Surg 99:505-508

Williams C (1980) Bilateral parotid neoplasms. Plast Reconstr Surg 66:448-452

Williamson JJ, Meskin LH (1965) Pleomorphic adenoma of the upper lip. Report of two cases with unusual features. Oral Surg Oral Med Oral Pathol 20:771-775

Willis RA (1960) Pathology of tumors, 3rd edn. Butterworths, London

Wittchow R, Landas SK (1991) Glial fibrillary acidic protein expression in pleomorphic adenoma, chordoma, and astrocytoma. A comparison of three antibodies. Arch Pathol Lab Med 115:1030-1033

Wustrow J, Caselitz J, Rudert H, Steuer M (1987) Das pleomorphe Adenom: Histologie und Klinik. Arch Otorhinolaryngol [Suppl] II:316-318

Yajin K, Harada Y, Omura R, et al. (1987) Simultaneous pleomorphic adenomas of the right parotid and ipsilateral submandibular glands. Auris Nasus Larynx 14:47-55

Yamada K, Shinohara H, Takai Y, Mori M (1988) Monoclonal antibody-detected vimentin distribution in pleomorphic adenomas of salivary glands. J Oral Pathol 17:348-353

Yamada K, Shinohara H, Tanaka T, Okada Y, Mori M (1989) Heterogeneity of keratin distribution as revealed by monoclonal antibodies in salivary pleomorphic adenomas. Acta Histochem Cytochem 22:173-186

Yamahara M, Fujito T, Ishikawa T, et al. (1988) Phenotypic expression of human epidermal growth factor in foetal submandibular gland and pleomorphic adenoma of salivary gland. Virchows Arch A Pathol Anat 412:301-306

Yamamoto H, Fukumoto M, Yamaguchi F, Sakata K, Oikawa T (1986) Pleomorphic adenoma of the buccal gland in a child. Int J Oral Maxillofac Surg 15:474-477

Yang L, Jin Y, Nakamine H, Sumitomo S, Kamegai A, Mori M (1993) Immunohistochemical study of bone morphogenetic protein in pleomorphic adenoma of the salivary gland. Virchows Arch A Pathol Anat 422:439-443

Yang L, Liu B, Qin Ch, et al. (1994) Comparison of proliferating cell nuclear antigen index in benign and malignant salivary pleomorphic adenoma. Oral Oncol, Eur J Cancer 30B:56-60

Yoshihara T, Kanda T, Kaneko T (1984) A cytochemical study on the salivary gland pleomorphic adenoma (mixed tumor) and the fetal and adult salivary gland. Arch Otorhinolaryngol 240:231-238

Youngs GR, Scheuer PJ (1974) Histologically benign mixed parotid tumour with hepatic metastasis. J Pathol 109:171-173

Zarbo RJ, Bacchi CE, Gown AM (1991) Muscle-specific protein expression in normal salivary glands and pleomorphic adenomas: an immunocytochemical study with biochemical confirmation. Mod Pathol 4:621-626

14.8 Myoepitheliome (myoepitheliale Adenome)

14.8.1 Definition

Myoepitheliome sind eine seltene Adenomform, welche ausschließlich aus unterschiedlich differenzierten myoepithelialen Zellen aufgebaut ist und im Gegensatz zum pleomorphen Adenom keine gangartigen Strukturen enthält (SEIFERT 1991). Ein weiteres Merkmal in der Abgrenzung zum pleomorphen Adenom ist die relativ scharfe Demarkierung der myoepithelialen Zellverbände vom myxoiden vaskularisierten Stroma. Myoepitheliome zeigen ein aggressiveres Wachstum und eine stärkere proliferative Aktivität als pleomorphe Adenome und zusätzlich eine Neigung zur malignen Transformation.

14.8.2 Klinische Daten

Die Mehrzahl der Myoepitheliome ist in der Parotis lokalisiert (LEIFER et al. 1974; CHAUDHRY et al. 1982; SCIUBBA u. BRAUN 1982; TANIMURA et al. 1985; TOTO u. HSU 1986). Zahlreiche weitere Fälle sind im Bereich der Gaumendrüsen beschrieben (KAHN u. SCHOUB 1973; LUNA et al. 1973; SCIUBBA u. GOLDSTEIN 1976; NESLAND et al. 1981; LINS u. GNEPP 1986). Eine seltene Lokalisation stellt das Zahnfleisch des Oberkiefers dar (STROMEYER et al. 1975), desgleichen auch die Wange, Lippe oder Submandibularis (DARDICK et al. 1989b). Vereinzelt sind spindelzellige Myoepitheliome auch in der Nasenschleimhaut (BÉGIN et al. 1991) bzw. im Sinonasaltrakt (BÉGIN u. BLACK 1993) beobachtet worden. Eine weitere seltene Kasuistik betrifft ein plasmazytoides Myoepitheliom der Larynxregion mit Expression von S-100-Protein, Vimentin und Zytokeratin (MARTINEZ-MADRIGAL et al. 1995).

Aus den 21 Beobachtungen des Speicheldrüsen-Registers Hamburg (1965-1994) ergeben sich folgende klinische Daten:

- Lokalisation: Parotis 54%, Gaumen 33%, Oberlippe 13%,
- Geschlechtsdisposition: männlich 43%, weiblich 57%,
- Altersgipfel: 7. Lebensdekade (68 Jahre).

14.8.3 Pathohistologie

Die myoepithelialen Zellverbände (Abb. 256 u. 257) bilden solide, myxoide oder retikulär angeordnete Strukturen (SCIUBBA u. BRANNON 1982; BATSAKIS 1985; DARDICK et al. 1989a, b). Beim retikulären Subtyp (Abb. 258) sind die Zellen in schmalen, miteinander anastomisierenden Strängen angeordnet, welche durch ein myxoides und vaskularisiertes Stroma getrennt werden.

Nach dem Zelltyp (Abb. 259-261) werden spindelförmige, plasmazytoide (hyaline), epitheloide und hellzellige Myoepithelien unterschieden. Vorwiegend handelt es sich um spindelzellig oder plasmazytoid differenzierte Myoepitheliome (THOMPSON et al. 1985; SIMPSON et al. 1995), wobei die plasmazytoiden Subtypen meist ein solides Wachstumsmuster aufweisen. Charakteristisch für die plasma-

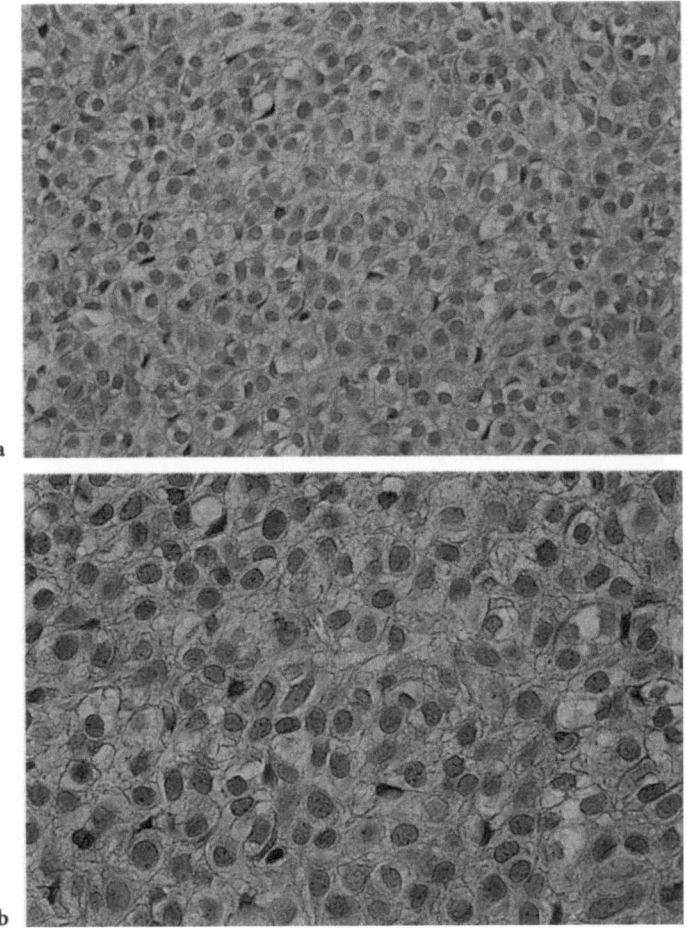

Abb. 256 a, b. Myoepitheliom der Parotis: solid angeordnete, vorwiegend epitheloide Zellnester mit relativ großen Zellkernen. Keine duktalen Formationen. HE a ×250, b ×400

zytoiden Zellen sind der exzentrisch gelegene Zellkern und das homogen-hyaline eosinophile Zytoplasma. Der spindelförmige Subtyp ist durch teils spindelige, teils auch sternförmige Zellen charakterisiert, welche in ein mukoides Stroma eingelagert sind. Das Zytoplasma ist zuweilen von Vakuolen durchsetzt, so daß Verwechslungen mit verschiedenen myxoiden Tumoren (myxoides Liposarkom, Fibromyxom u.a.) möglich sind. Sehr selten sind vorwiegend hellzellige myoepitheliale Adenome, welche von anderen hellzelligen Tumoren (s. Kap. 14.37.5) abgegrenzt werden müssen (SIMPSON et al. 1995). Entscheidend für die Differentialdiagnose ist der Ausfall der Immunhistochemie oder Elektronenmikroskopie. In vereinzelten Fällen fanden sich Einschlüsse von kollagenen Kristalloiden, welche aus radiär angeordneten Aggregaten aus nadelförmigen

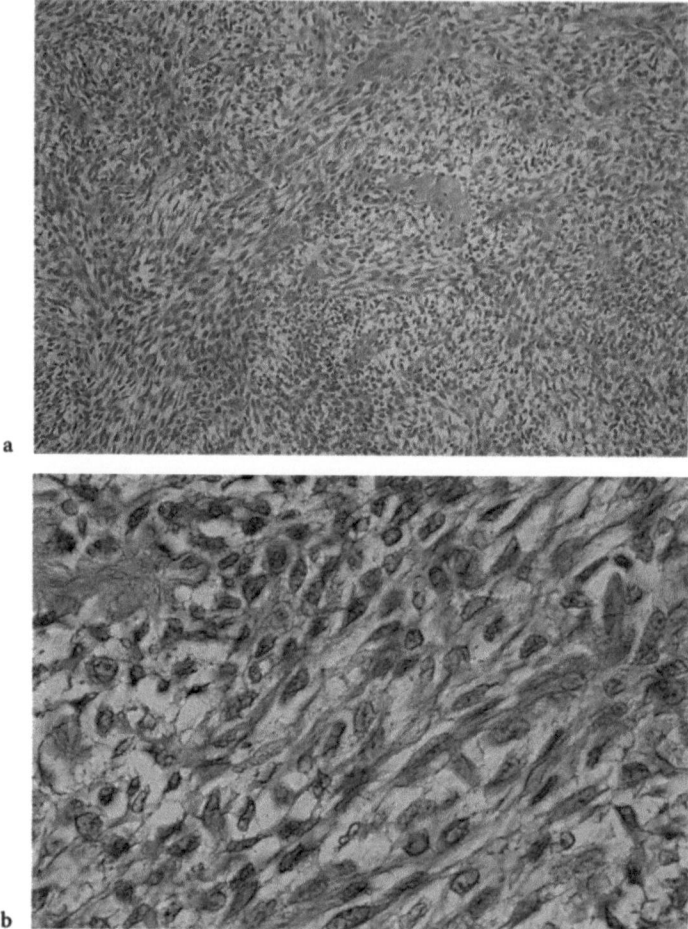

Abb. 257 a, b. Myoepitheliom der Parotis: aufgelockerte myxoide Zellverbände vorwiegend spindelförmiger myoepithelialer Zellen. HE **a** ×100, **b** ×250

Fibrillen bestanden (SKÁLOVA u. MICHAL 1994; SIMPSON et al. 1995). Die Kristalloide hatten einen Durchmesser von 20–60 µm und zeigten eine Doppelbrechung bei Untersuchung im polarisierten Licht.

In der *Feinnadel-Aspirationsbiopsie* sind die Myoepitheliome aus schmalen, uniformen Zellen mit ovalen Zellkernen und spärlichem Zytoplasma aufgebaut (DODD et al. 1994). Die zytologische Diagnose eines Myoepithelioms kann dann gestellt werden, wenn im Gegensatz zu den pleomorphen Adenomen weder duktale Strukturen noch eine direkte Assoziation der Myoepithelzellen mit mukoiden Stromasubstanzen vorhanden ist (KIYOMIHARA et al. 1995). Immunzytochemisch sind die plasmazytoiden oder spindelförmigen Myoepithelzellen durch eine deutliche Expression von S-100-Protein und elektronen-

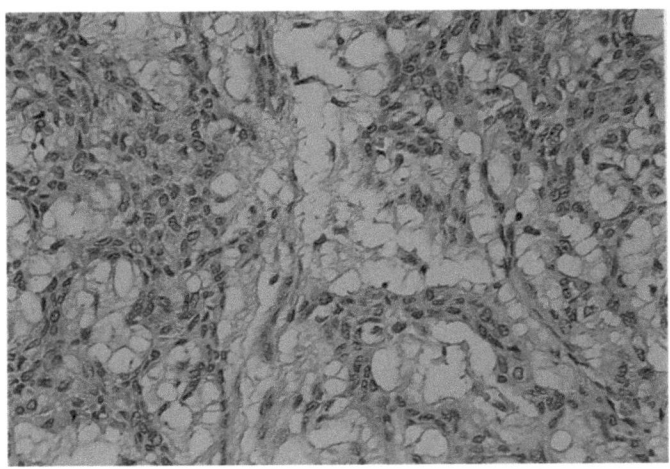

Abb. 258. Myoepitheliom der Parotis: retikulär angeordnete, teilweise anastomosierende myoepitheliale Zellverbände mit myxoidem Stroma. HE ×250

mikroskopisch durch Mikrofilamente und Desmosomen gekennzeichnet (MORIKAWA u. YAMAMOTO 1995).

Bezüglich der proliferativen Aktivität und des DNS-Gehaltes ergibt sich, daß die Mehrzahl der Myoepitheliome in der DNS-Zytometrie diploide Werte und eine S-Phase-Fraktion unter 4% aufweisen (EL-NAGGAR et al. 1989; ALÓS et al. 1995). Ein kleinerer Prozentsatz zeigt jedoch aneuploide Werte, eine S-Phase-Fraktion von über 4% (bis 9,6%) und eine stärkere Tendenz zum Rezidiv und zum lokal-aggressiven Wachstum. Hierbei handelt es sich speziell um die epitheloid-hellzellige Variante des Myoepithelioms.

Der PCNA-Index („proliferating cell nuclear antigen") ist mit 3,6% markierter Zellkerne ähnlich dem Index der pleomorphen Adenome mit 3,0% (OGAWA et al. 1993). Lediglich der Subtyp mit gemischtem Zelltyp (spindelige, plasmazytoide und epitheliale Zellen) zeigt einen höheren Index von 4,5% als Hinweis auf eine stärkere proliferative Aktivität und ein mehr aggressives Wachstum. Bei Anwendung des Proliferationsmarkers MIB-1 ergaben sich unterschiedliche Proliferationsraten in den einzelnen Tumorregionen als Hinweis auf verschieden differenzierte Zellklone (DI PALMA u. RAO 1995). Bei einem Vergleich der myoepithelialen Zellkomponenten in pleomorphen Adenomen und Myoepitheliomen zeigten die myoepithelialen Zellen in Myoepitheliomen eine höhere proliferative Aktivität als in pleomorphen Adenomen.

Weitere detaillierte Angaben über die Myoepithelzellen finden sich in Kap. 1.2, 1.3, 1.4 und 14.7.

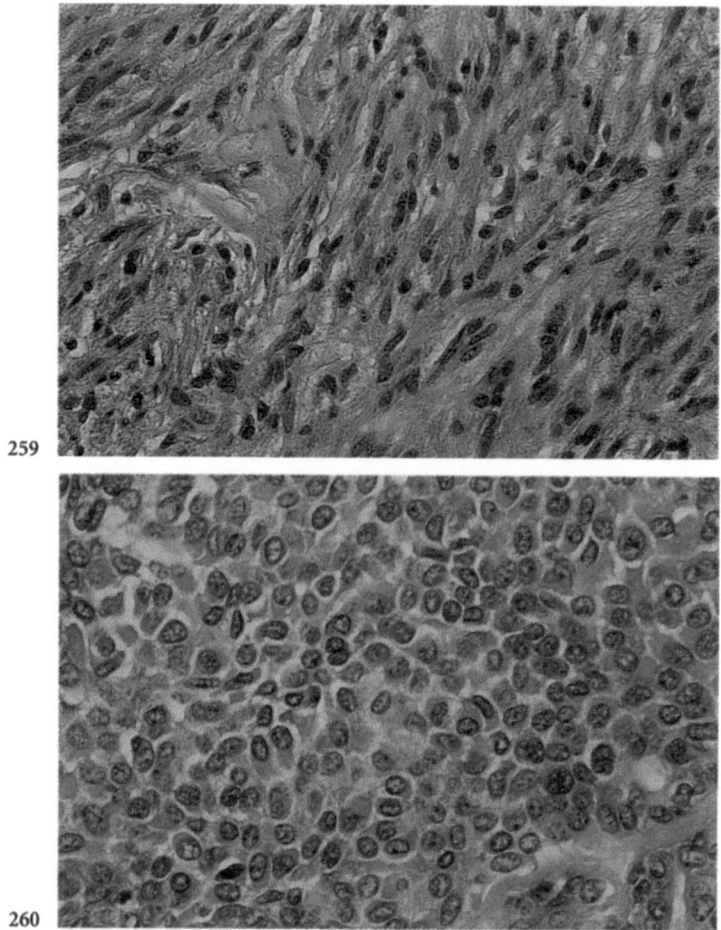

Abb. 259. Myoepitheliom der Parotis: spindelförmige Myoepithelzellen ohne Einschluß duktaler Formationen. HE ×250 (Aus SEIFERT 1991)

Abb. 260. Myoepitheliom der Parotis: Aufbau aus plasmazytoiden Zellen. HE ×250

14.8.4 Immunzytochemie

Über die immunhistologische Identifikation und Charakterisierung der myoepithelialen Zellen existiert ein umfangreiches Schrifttum (MYLIUS 1960; SATO 1984; DARDICK u. VAN NOSTRAND 1985; NIKAI et al. 1986; PALMER 1986; BATSAKIS et al. 1986; DARDICK et al. 1987, 1991; MORINAGA et al. 1987; KAHN et al. 1985; PALMER et al. 1985; MORI et al. 1987, 1989; RAUBENHEIMER 1987; GUGLIOTTA et al. 1988; GUSTAFSSON et al. 1989; TAKAI et al. 1994; SIMPSON u. KITARA-OKOT 1995). Aus den bisherigen Untersuchungen geht hervor, daß nicht nur Unterschiede im Expressionsmuster zwischen normalen Myoepithelzellen und modi-

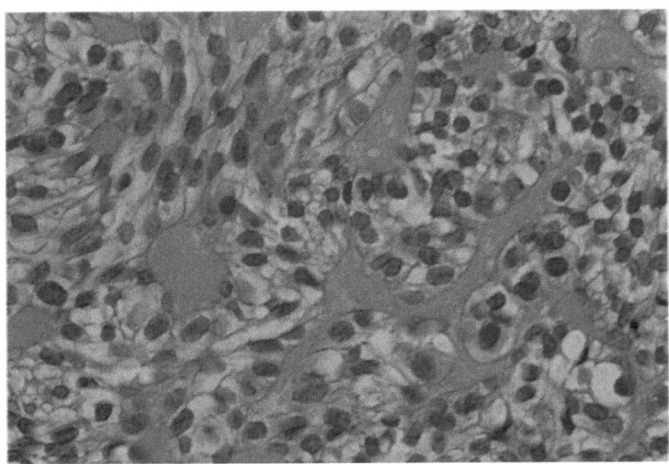

Abb. 261. Myoepitheliom der Parotis: hellzellige myoepitheliale Zellstränge, umgeben von einem hyalinen Stroma. HE ×400

fizierten myoepithelialen Zellen in den Tumoren bestehen, sondern auch innerhalb der Tumoren kein einheitliches Expressionsmuster vorliegt (s. auch Kap. 14.1, 14.2 und 14.7.6). Zu den charakteristischen Markern (Abb. 262–264) gehören Vimentin, saures Gliafaserprotein (GFAP) und S-100-Protein, welche in 100 % der Myoepitheliome exprimiert werden (DARDICK 1995), während muskelspezifisches Aktin einen weniger konstanten Marker darstellt (DE ARAUJO et al. 1994; TAKAI et al. 1995) und nur in 60 % der Tumoren nachweisbar ist (DARDICK 1995). Zyokeratin 14 wird in 40 % der Tumoren exprimiert (DARDICK 1995).

14.8.5 Ultrastruktur

Die modifizierten neoplastischen Myoepithelzellen der Myoepitheliome zeigen im Gegensatz zu den typischen Myoepithelzellen im normalen Speicheldrüsengewebe eine sehr unregelmäßige Differenzierung (LOMAX-SMITH u. AZZOPARDI 1978; BARNES et al. 1985; SCIUBBA u. BRANNON 1982; DARDICK et al. 1989; DARDICK u. BURFORD-MASON 1994; DARDICK 1995). Die spindelförmigen Zellen enthalten fast keine Myofilamente, während die plasmazytoiden Zellen durch ausgedehnte Aggregate von Intermediärfilamenten gekennzeichnet sind. Die typischen, parallel angeordneten Myofilamente haben einen Durchmesser von 6 nm. Daneben befinden sich mehr ungeordnete, im Zytoplasma verstreute fibrilläre Strukturen. Bei den hellzelligen Formen lassen sich reichlich Glykogengranula nachweisen. An der Außenseite der modifizierten Myoepithelzellen sind dünne Basalmembranen sowie desmosomale Verbindungen erkennbar. Zwischen den Zellen liegen interzelluläre Spalträume. Außerdem läßt sich eine deutliche Synthese von Glykosaminglykanen mit Abgabe in den Extrazellularraum beobachten.

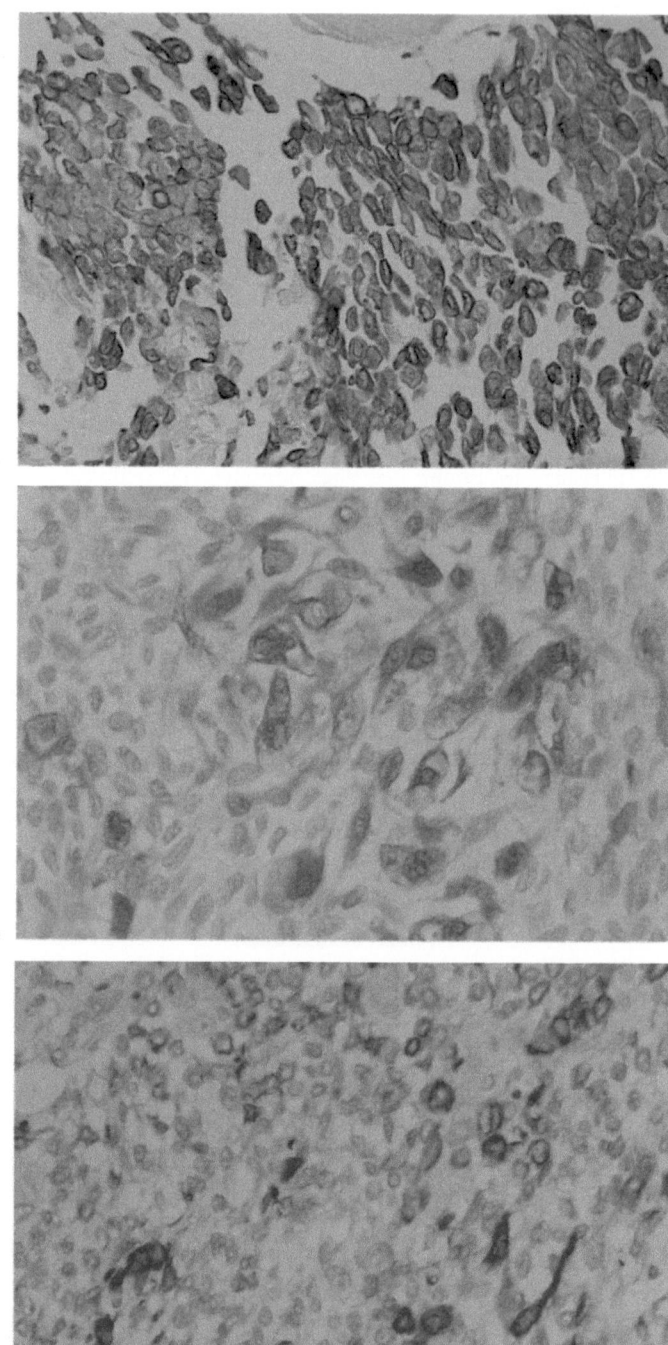

Abb. 262. Myoepitheliom der Parotis: deutliche Zytokeratinexpression in den spindelförmigen Myoepithelzellen. Immunperoxydasereaktion PAP ×250

Abb. 263. Myoepitheliom der Parotis: Expression von S-100-Protein. Immunperoxydasereaktion PAP ×400

Abb. 264. Myoepitheliom der Parotis: Expression von saurem Gliafaserprotein (GFAP). Immunperoxydasereaktion ×400

Literatur

Alós LL, Ribé A, Bombi JA, et al. (1995) Myoepithelial tumors of major and minor salivary glands. A clinicopathologic, immunohistochemical, ultrastructural and flow cytometric study. Pathol Res Pract 191:606

Araujo VC de, Carvalho YR, Araujo NS de (1994) Actin versus vimentin in myoepithelial cells of salivary gland tumors. A comparative study. Oral Surg Oral Med Oral Pathol 77: 387–391

Barnes L, Appel BN, Perez H, El-Attar AM (1985) Myoepitheliomas of the head and neck: Case report and review. J Surg Oncol 28:21–29

Batsakis JG (1985) Myoepithelioma. Ann Otol Rhinol Laryngol 94:523–524

Batsakis JG, Ordonez NG, Ro J, Meis JM, Bruner JM (1986) S-100 protein and myoepithelial neoplasms. J Laryngol (Lond) 100:687–698

Bégin LR, Black MJ (1993) Salivary-type myxoid myoepithelioma of the sinonasal tract: a potential diagnostic pitfall. Histopathology 23:283–285

Bégin LR, Rochon L, Freinkel S (1991) Spindle cell myoepithelioma of the nasal cavity. Am J Surg Pathol 15:184–190

Chaudhry AP, Satchidanand S, Peer R, Cutler LS (1982) Myoepithelial cell adenoma of the parotid gland: A light and ultrastructural study. Cancer 49:288–293

Dardick I (1995) Myoepithelioma: definitions and diagnostic criteria. Ultrastruct Pathol 19: 335–345

Dardick I, Burford-Mason AP (1994) Pathology of the salivary glands: The contribution of electron microscopy. Micros Res Techn 27:46–60

Dardick I, Nostrand AWP van (1985) Myoepithelial cells in salivary gland tumors – revisited. Head Neck Surg 7:395–408

Dardick I, Rippstein P, Skimming L, Boivin M, Parks WR, Dairkee SH (1987) Immunohistochemistry and ultrastructure of myoepithelium and modified myoepithelium of the ducts of human major salivary glands: Histogenetic implications for salivary gland tumors. Oral Surg Oral Med Oral Pathol 64:703–715

Dardick I, Cavell S, Boivin M et al. (1989a) Salivary gland myoepithelioma variants. Histological, ultrastructural and immunocytological features. Virchows Arch A Pathol Anat 416:25–42

Dardick I, Thomas MJ, Nostrand AWP van (1989b) Myoepithelioma – New concepts of histology and classification: A light and electron microscopic study. Ultrastruct Pathol 13:187–224

Dardick I, Stratis M, Parks WR, DeNardi FD, Kahn HJ (1991) S-100 protein antibodies do not label normal salivary gland myoepithelium. Histogenetic implications for salivary gland tumors. Am J Pathol 138:619–628

Di Palma S, Rao S (1995) Diverse MIB-1 staining patterns in benign salivary myoepithelial tumours. Pathol Res Pract 191:653

Dodd LG, Caraway NP, Luna MA, Byers RM (1994) Myoepithelioma of the parotid. Report of a case initially examined by fine needle aspiration biopsy. Acta Cytol 38:417–421

El-Naggar A, Batsakis JG, Luna MA, Goepfert H, Tortoledo ME (1989) DNA content and proliferative activity of myoepitheliomas. J Laryngol Otol 103:1192–1197

Gugliotta P, Sapino A, Macri L, Skalli O, Gabbiani G, Bussolati G (1988) Specific demonstration of myoepithelial cells by anti-alpha smooth muscle actin antibody. J Histochem Cytochem 36:659–663

Gustafsson H, Bergman F, Virtanen I, Thornell LE (1989) Myoepithelial cells in salivary gland neoplasms. APMIS 97:49-55

Kahn LB, Schoub L (1973) Myoepithelioma of the palate: histochemical and ultrastructural observations. Arch Pathol Lab Med 95:209-212

Kahn HJ, Baumal R, Marks A, Dardick I, Nostrand AWP van (1985) Myoepithelial cells in salivary gland tumors. An immunohistochemical study. Arch Pathol Lab Med 109: 190-195

Kiyomihara M, Harada, Ishikawa T, Ogawa K, Nakagawa H (1995) Cytologic features in two myoepitheliomas of the minor salivary gland origin. Acta Cytol 39:316-317, Abstract 219

Leifer C, Miller AS, Putong PB, Harwick RD (1974) Myoepithelioma of the parotid gland. Arch Pathol Lab Med 98:312-319

Lins JE, Gnepp DR (1986) Myoepithelioma of the palate in a child. Int J Pediatr Otorhinolaryngol 11:5-13

Lomax-Smith JD, Azzopardi JG (1978) The hyaline cell: A distinct feature of "mixed" salivary gland tumours. Histopathology 2:77-92

Luna MA, MacKay B, Gamez-Araujo J (1973) Myoepithelioma of the palate: report of a case with histochemical and electron microscopic observations. Cancer 32:1429-1435

Martínez-Madrigal F, Payán HS, Meneses A, Malagon HD, Rojas MA (1995) Plasmacytoid myoepithelioma of the laryngeal region: a case report. Hum Pathol 26:802-804

Mori M, Tsukitani K, Ninomiya T, Okada Y (1987) Various expressions of modified myoepithelial cells in salivary pleomorphic adenoma. Immunohistochemical studies. Pathol Res Pract 182:632-646

Mori M, Ninomiya T, Okada Y, Tsukitani K (1989) Myoepitheliomas and myoepithelial adenomas of salivary gland origin. Immunohistochemical evaluation of filament proteins, S-100 alpha and beta, glial fibrillary acidic proteins, neuron-specific enolase, and lactoferrin. Pathol Res Pract 184:168-178

Morikawa M, Yamamoto H (1995) A cytologic and histologic study of myoepithelioma in the minor salivary gland. Acta Cytol 39:334, Abstract 294

Morinaga S, Nakajima T, Shimosato Y (1987) Normal and neoplastic myoepithelial cells in salivary glands: an immunohistochemical study. Hum Pathol 18:1218-1226

Mylius EA (1960) The identification and the role of the myoepithelial cell in salivary gland tumours. Acta Pathol Microbiol Scand (Suppl) 139:1-59

Nesland JM, Olafsson J, Sobrinho-Simoes M (1981) Plasmacytoid myoepithelioma of the palate. A case report with ultrastructural findings and review of the literature. J Oral Pathol 10: 14-21

Nikai H, el-Bardaie AM, Takata T, Ogawa I, Ijuhin N (1986) Histologic evaluation of myoepithelial participation in salivary gland tumors. Int J Oral Maxillofac Surg 15:597-605

Ogawa I, Miyauchi M, Takata T, Vuhahula E, Ijuhin N, Nikai H (1993) Proliferative activity of salivary gland pleomorphic adenomas and myoepitheliomas as evaluated by the proliferating cell nuclear antigen (PCNA) labeling index (LI). J Oral Pathol Med 22:447-450

Palmer RM (1986) The identification of myoepithelial cells in human salivary glands. A review and comparison of light microscopical methods. J Oral Pathol 15:221-229

Palmer RM, Lucas RB, Knight J, Gusterson B (1985) Immunocytochemical identification of cell types in pleomorphic adenoma, with particular reference to myoepithelial cells. J Pathol 146:213-220

Raubenheimer EJ (1987) The myoepithelial cell: Embryology, function and proliferative aspects. Clin Labor Science 25:161-193

Sato M, Hayashi Y, Yoshida H, Yanagawa T, Yura Y, Nitta T (1984) Search for specific markers of neoplastic epithelial duct and myoepithelial cell lines established from human salivary gland and characterization of their growth in vitro. Cancer 54:2959-2967

Sciubba JJ, Brannon RB (1982) Myoepithelioma of salivary glands: Report of 23 cases. Cancer 49:562-572

Sciubba JJ, Goldstein BH (1976) Myoepithelioma. Review of the literature and report of a case with ultrastructural confirmation. Oral Surg Oral Med Oral Pathol 42:328-338

Seifert G (1991) WHO Histological typing of salivary gland tumours, 2nd edn. Springer, Berlin Heidelberg New York Tokyo

Seifert G, Donath K (1976) Die Morphologie der Speicheldrüsenerkrankungen. Arch Otorhinolaryngol 213:111-208
Simpson RHW, Jones H, Beasley P (1995) Benign myoepithelioma of the salivary glands: a true entity? Histopathology 27:1-9
Simpson RHW, Kitara-Okot P (1995) Clear cell salivary myoepithelioma. Pathol Res Pract 191: 780
Skálova A, Michal M (1994) Biphasic myoepithelioma of parotid gland with collagenous crystalloids. Histopathology 24:583-586
Stromeyer FW, Haggitt RC, Nelson JF, Hardman JM (1975) Myoepithelioma of minor salivary gland origin. Light and electron microscopical study. Arch Pathol 99:242-245
Takai Y, Dardick I, Mackay A, Burford-Mason A, Mori M (1995) Diagnostic criteria for neoplastic myoepithelioma cells in pleomorphic adenomas and myoepitheliomas. Immunocytochemical detection of muscle-specific actin, cytokeratin 14, vimentin, and glial fibrillary acidic protein. Oral Surg Oral Med Oral Pathol 79:330-341
Takai Y, Mori M, Darick I et al. (1994) Myofilament localization and immunoelectron microscopic detection of muscle-specific actin in neoplastic myoepithelial cells in pleomorphic adenomas and myoepitheliomas. Ultrasturct Pathol 18:575-591
Tanimura A, Nakamura Y, Nagayama K, Tanaka S, Hachisuka H (1985) Myoepithelioma of the parotid gland. Report of two cases with immunohistochemical technique for S-100 protein and electron microscopic observation. Acta Pathol Jap 35:409-417
Thompson SH, Bender S, Richards A (1985) Plasmacytoid myoepithelioma of a minor salivary gland. J Oral Maxillofac Surg 43:285-288
Toto PD, Hsu D-J (1986) Product definition in a case of myoepithelioma. Oral Surg Oral Med Oral Pathol 62:169-174

14.9 Basalzelladenome

14.9.1 Definition

Basalzelladenome weisen eine weitgehende zelluläre Isomorphie auf. Die charakteristischen Basalzellen zeigen überwiegend eine polare Ausrichtung mit palisadenförmiger Anordnung der Zellkerne und sind außen von einer deutlich ausgebildeten PAS-positiven basalmembranartigen Substanz umgeben. Im Gegensatz zum pleomorphen Adenom fehlt ein mukoides Stroma. Die Tumorzellen bilden solide, trabekuläre und tubuläre Formationen und imitieren damit die embryonale Entwicklung des Speichelgangsystems. Eine Sonderform stellt die membranöse Variante - auch „dermaler Anlagetyp" genannt - dar.

14.9.2 Klinische und statistische Daten

Basalzelladenome sind meist gut abgekapselte grauweiße Tumorknoten mit einem Durchmesser von 1-2 cm (BATSAKIS 1972). Ihr Anteil an den epithelialen Speicheldrüsentumoren beträgt ca. 2% (KRATOCHVIL et al. 1990). Bezüglich der Geschlechtsdisposition ergibt sich eine Dominanz (60%) des weiblichen Geschlechts und ein Altersgipfel in der 6.-7. Lebensdekade (KRATOCHVIL et al. 1990; NAGAO et al. 1982). Die Tumoren sind vorwiegend in der Parotis (ca. 90%) lokalisiert. Bei der im Schrifttum angegebenen Häufigkeit des Vorkommens in der Oberlippe (10%; CHRIST u. CROCKER 1972; STRYCHALSKI 1974; POGREL 1987; MAIR u. STALSBERG 1988) muß jedoch berücksichtigt werden, daß es sich teilweise nicht um Basalzelladenome, sondern um kanalikuläre Adenome handelt

Tabelle 30. Statistische Daten von 146 Basalzelladenomen des Speicheldrüsen-Register Hamburg (1965-1994)

Merkmal
Häufigkeit bei den Speicheldrüsenadenomen - 3,9%
Geschlechtsdisposition - 36% Männer   64% Frauen
Altersgipfel - 6.-8. Lebensdekade

Lokalisation
- 90,0% Parotis
  5,0% Oberlippe
  2,5% Wange
  2,5% Gaumen

Häufigkeit des membranösen Subtypus: - 4,5% aller Basalzelladenome

(HALLEK 1991). Vereinzelte Beobachtungen liegen über das Vorkommen in der Submandibularis, Sublingualis (YAMAZAKI et al. 1987), der Wange oder im Gaumen vor (KRATOCHVIL et al. 1990). Die statistischen Daten von 146 Basalzelladenomen des Speicheldrüsen-Registers Hamburg sind in Tabelle 30 zusammengefaßt. Für die besondere membranöse Variante ergeben sich folgende Daten (LUNA et al. 1987): Dominanz des männlichen Geschlechts (in 90%), in 90% Lokalisation in der Parotis und Submandibularis, multizentrische Tumorbildung in 50% der Fälle mit durchschnittlich 12 Tumoren pro Fall, mittlerer Tumordurchmesser 3 cm, Rezidivrate in 25% der Fälle. In zwei Fällen des Speicheldrüsen-Registers Hamburg (1965-1994) konnte die Entwicklung eines Basalzell-Adenokarzinoms auf dem Boden vorbestehender Basalzelladenome der Parotis beobachtet werden (s. Kap. 14.24.3).

14.9.3 Pathohistologie

In der ersten ausführlichen Beschreibung (KLEINSASSER u. KLEIN 1967) werden bereits solide, trabekuläre und tubuläre Subtypen unterschieden. Diese Einteilung ist in den späteren Arbeiten weitgehend beibehalten worden (BATSAKIS 1972; BERNACKI et al. 1974; THAWLEY et al. 1974; NAGAO et al. 1982; SEIFERT 1991, 1992).

Der *solide Subtyp* (Abb. 265-267) ist aus uniformen kleineren Basalzellen aufgebaut, welche größere kompakte Zellverbände bilden, wobei die außen gelegene Zellschicht eine palisadenförmige Anordnung aufweist. Mitunter finden sich interzelluläre hyaline Ablagerungen, daneben auch fokale Plattenepithelmetaplasien in wirbelartiger Anordnung an den peripheren Ausläufern inselartiger Zellkomplexe (Abb. 268).

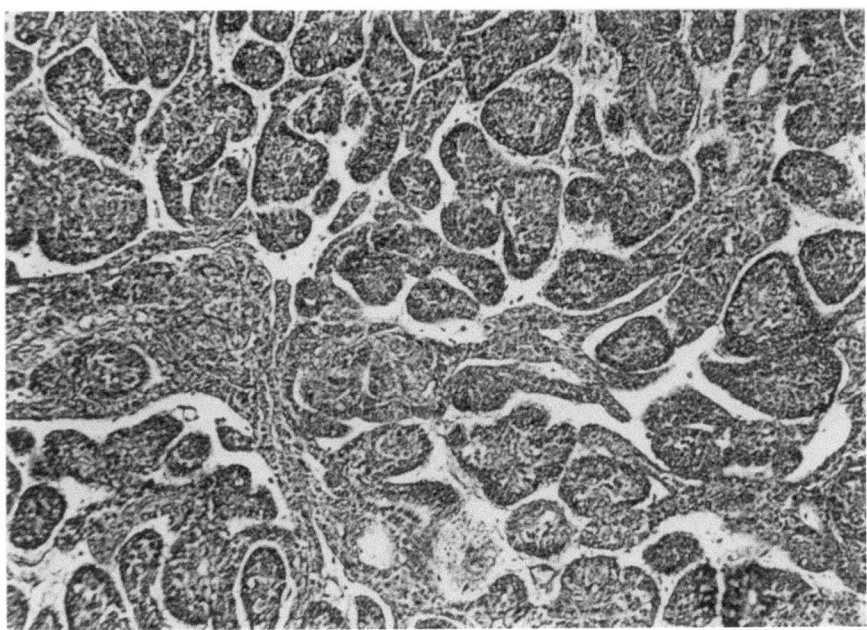

Abb. 265. Basalzelladenom der Parotis: solider Subtyp mit verzweigten Zellsträngen und deutlicher Abgrenzung zum Stroma. HE ×60 (Aus SEIFERT 1992)

Der *trabekuläre* und *tubuläre Subtyp* (Abb. 269-271) kommt sowohl in isolierter Form als auch in komplex-gemischter Form vor. Die Basalzellen bilden schmale, miteinander in Verbindung stehende Zellstränge oder Gangformationen mit deutlichen Drüsenlichtungen.

Der *membranöse Subtyp („dermal anlage type")* (Abb. 272-274) ist durch die ausgeprägte palisadenförmige Anordnung der peripher gelegenen Basalzellen und durch eine exzessive Entwicklung einer hyalinen Basalmembran gekennzeichnet (HEADINGTON et al. 1977; ALAWI et al. 1982; HERBST u. UTZ 1984; BATSAKIS et al. 1991). In den Anfangsstadien sind fokale duktale Hyperplasien mit Proliferation von Basalzellen und Entwicklung von Mikroadenomen beobachtet worden. In den späteren Stadien bestehen multifokale und multinoduläre Adenome sowohl in der Parotis als auch in der Submandibularis. Charakteristisch ist die Assoziation mit dermalen Zylindromen (sog. Turbantumoren), Trichoepitheliomen oder Syringomen der Kopfhaut. Vereinzelt ist eine maligne Transformation beobachtet worden (HYMA et al. 1988).

Besondere Beobachtungen stellen das Vorkommen von Basalzelladenomen in einer lymphoepithelialen Zyste der Parotis (EVANS u. GOLDMAN 1986) oder in einem Lymphknoten der Parotisregion (LUNA et al. 1987) dar. Als seltene ungewöhnliche Varianten werden trabekuläre und solid-cribriforme Subtypen mit stärkerer Entwicklung eines spindelzellreichen myoepithelialen Stromas als sekundäre Tumorpopulation beschrieben (DARDICK et al. 1986).

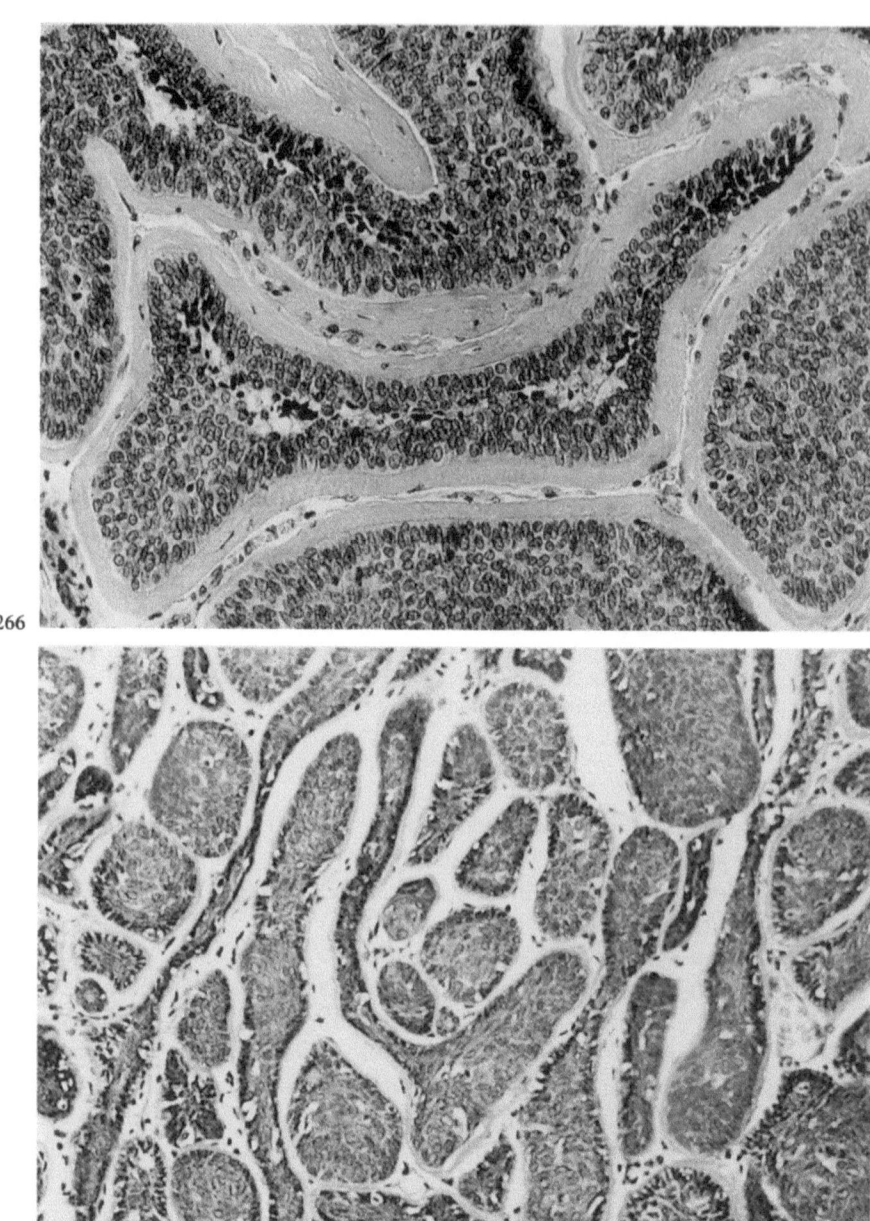

Abb. 266. Basalzelladenom der Parotis: solider Subtyp mit palisadenförmiger Zellanordnung an der Außenseite; bandförmiges hyalines Stroma. Van Gieson ×160. (Aus SEIFERT u. DONATH 1976)

Abb. 267. Basalzelladenom der Parotis: solider Subtyp dunklerer Außenzellschicht und etwas aufgehellten Zellkomplexen im Inneren der Zellstränge. HE ×160

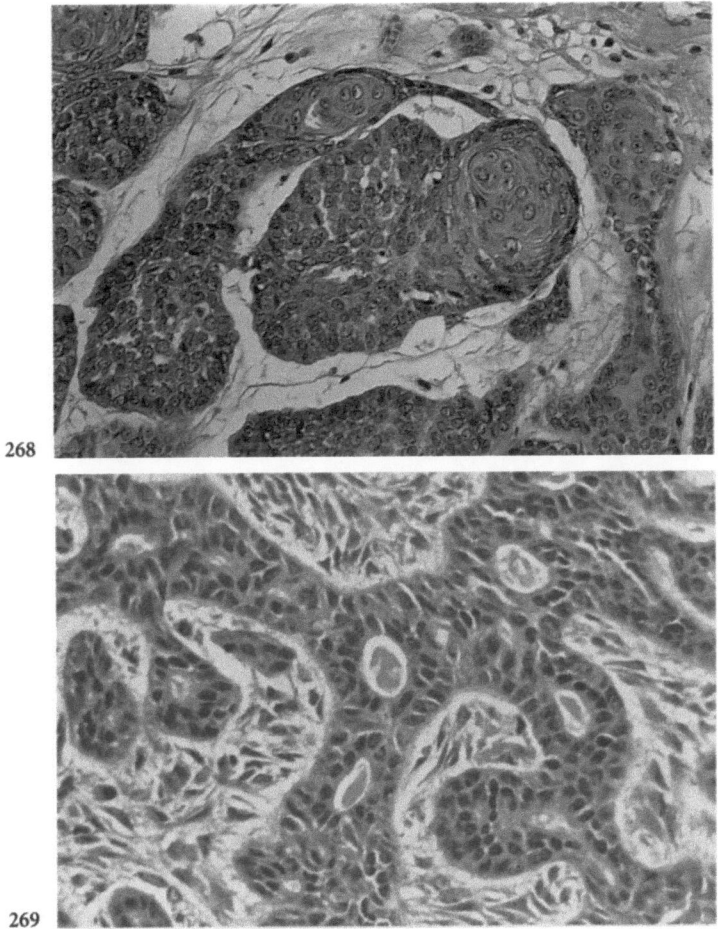

Abb. 268. Basalzelladenom der Parotis: solider Subtyp mit fokalen Plattenepithelmetaplasien in peripheren Ausläufern von soliden Zellkomplexen. HE ×250

Abb. 269. Basalzelladenom der Parotis: trabekulär-tubulärer Subtyp mit anastomosierenden Zellkomplexen unter Einschluß von Ganglichtungen. HE ×400

Eine weitere Rarität ist das Vorkommen eines Basalzelladenoms vom *kongenitalen Subtyp* in der Submandibularis (SEIFERT et al. 1986). Der bei einem 1 Monat alten Mädchen beobachtete Tumor hatte einen Durchmesser von 2 cm und war aus teils soliden Zellverbänden, teils aus tubulär-zystischen Formationen aufgebaut (Abb. 275–277). Die Zellnester waren deutlich vom Stroma abgegrenzt, welches keine mukoide Transformation aufwies. Immunhistochemisch fand sich eine fokale Expression von EMA (Abb. 278), Zytokeratin (Abb. 279) und CEA, dagegen nicht von Vimentin. Der Aufbau dieses kongenitalen Subtypes ähnelt späten Entwicklungsstadien des Speichelgangsystems (s. Kap. 14.43.7).

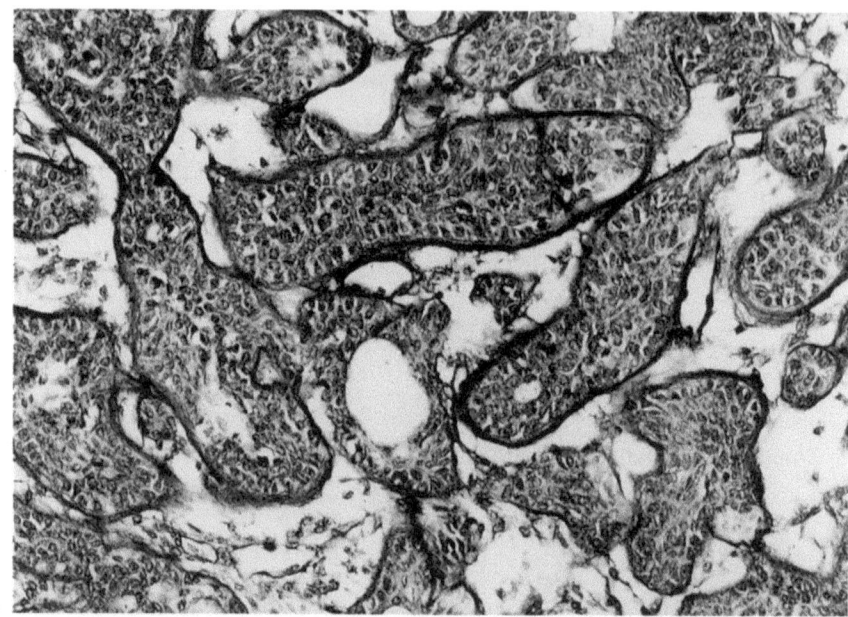

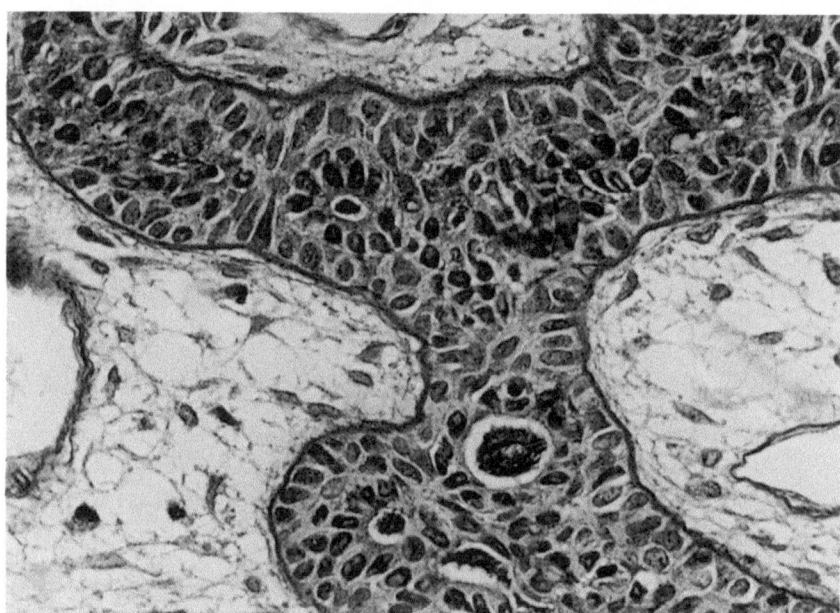

Abb. 270. Basalzelladenom der Parotis: trabekulär-tubulärer Subtyp mit deutlicher PAS-positiver Basalmembran an der Außenseite der Zellkomplexe. PAS-Reakton ×160

Abb. 271. Basalzelladenom der Parotis: trabekulär-tubulärer Subtyp mit palisadenförmiger Anordnung der Zellen zur Basalmembran; PAS-positives Sekret in den Ganglichtungen. PAS-Reaktion ×400. (Aus SEIFERT u. DONATH 1976)

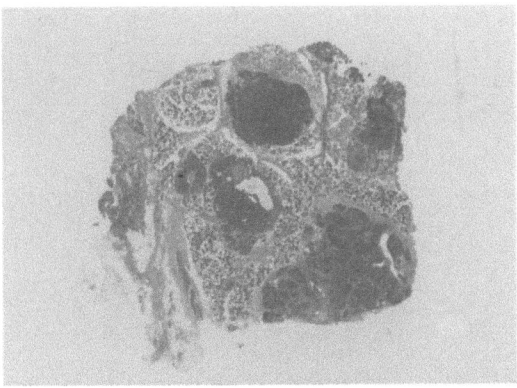

Abb. 272. Basalzelladenom der Parotis: membranöser Subtyp mit multifokalen adenomatösen Knoten innerhalb des Drüsengewebes. HE Lupenaufnahme

14.9.4 Immunzytochemie

Immunozytochemisch lassen sich in den Basalzelladenomen entsprechend den Subtypen unterschiedliche Expressionsmuster erkennen (OGAWA et al. 1990; TAKAHASHI et al. 1991; FERREIRO 1994). In den tubulären und trabekulären Subtypen zeigen die an der Innenseite gelegenen Zellelemente eine positive Reaktion für verschiedene Zytokeratine, α_1-Antichymotrypsin, karzinoembryonales Antigen (CEA), Laktoferrin und die sekretorische Komponente. Die an der Außenseite gelegenen Zellen sind dagegen positiv für Vimentin, Aktin und S-100-Protein (Abb. 280 u. 281). Im Gegensatz zum pleomorphen Adenom ist die Reaktion für GFAP negativ (MOSTAFA et al. 1994). Das basalmembranartige Material an der Außenseite der Zellverbände weist eine positive Reaktion für α_1-Antitrypsin auf.

Aus den Ergebnissen der Immunzytochemie ergibt sich, daß in den Basalzelladenomen trotz der Isomorphie in der konventionellen Histologie zwei Zelltypen am Aufbau beteiligt sind: vorwiegend Gangepithelien und dazwischen gelegene Myoepithelzellen.

14.9.5 Ultrastruktur

Die ultrastrukturellen Befunde ergeben kein einheitliches Bild über den zellulären Aufbau der Basalzelladenome. Dies gilt speziell für das Vorkommen von Myoepithelzellen. In der Mehrzahl handelt es sich um basaloide Zellen vom Typus der Gangepithelien (MIN et al. 1974; LUNA u. MACKAY 1976; YOUNGBERG u. RAO 1979; SUZUKI et al. 1984; CHOMETTE et al. 1986). Diese Zellen besitzen Desmosomen, Sekretgranula und Mikrovilli an der luminalen Seite duktaler Strukturen. Zum Stroma hin sind Replikationen von basalmembranartigem Material entwickelt. Im dilatierten rauhen endoplasmatischen Retikulum der Stromazellen sind zuweilen parallel angeordnete Tubuli beobachtet worden

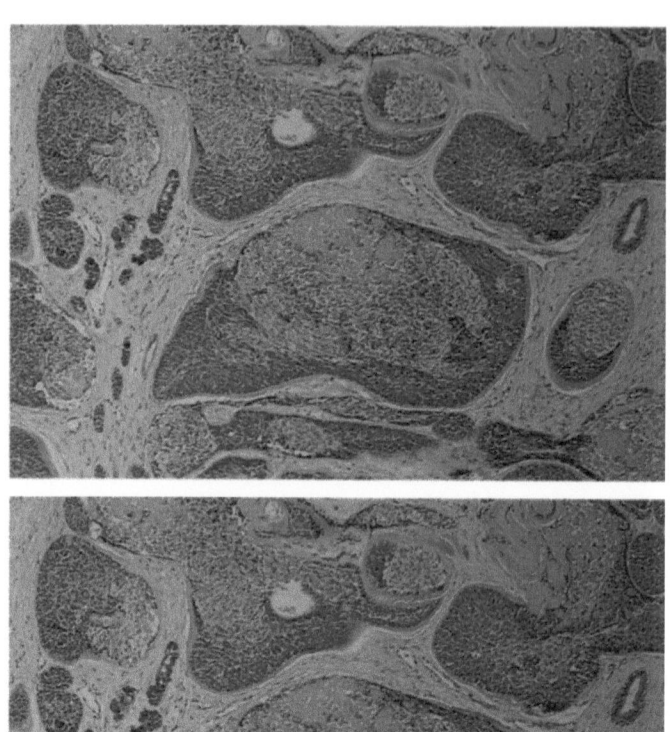

Abb. 273. Basalzelladenom der Parotis: membranöser Subtyp mit Ausbildung zahlreicher Mikroadenome im Drüsengewebe. PAS-Reaktion ×60

Abb. 274. Basalzelladenom der Parotis: membranöser Subtyp mit deutlicher Palisadenstellung der peripher gelegenen Zellen zur Basalmembran; interzelluläre PAS-positive Ablagerungen. PAS-Reaktion ×400 (Aus SEIFERT 1991)

(SUZUKI et al. 1984). Weitere Zellformen sind epidermoide Zellen in den zentralen Regionen der soliden Subtypen mit Tonofilamenten und Myoepithelzellen in der Peripherie der trabekulären und tubulären Subtypen mit Mikrofilamenten und Replikationen von Basalmembransubstanzen (JAO et al. 1976; ABIKO et al. 1989).

Auf Grund der elektronenmikroskopischen Befunde wird eine Entstehung der Basalzelladenome aus dem Bereich der Schaltstücke diskutiert und zugleich auf Analogien in den zellulären Kompartimenten bei pleomorphen Adenomen und adenoid-zystischen Karzinomen hingewiesen.

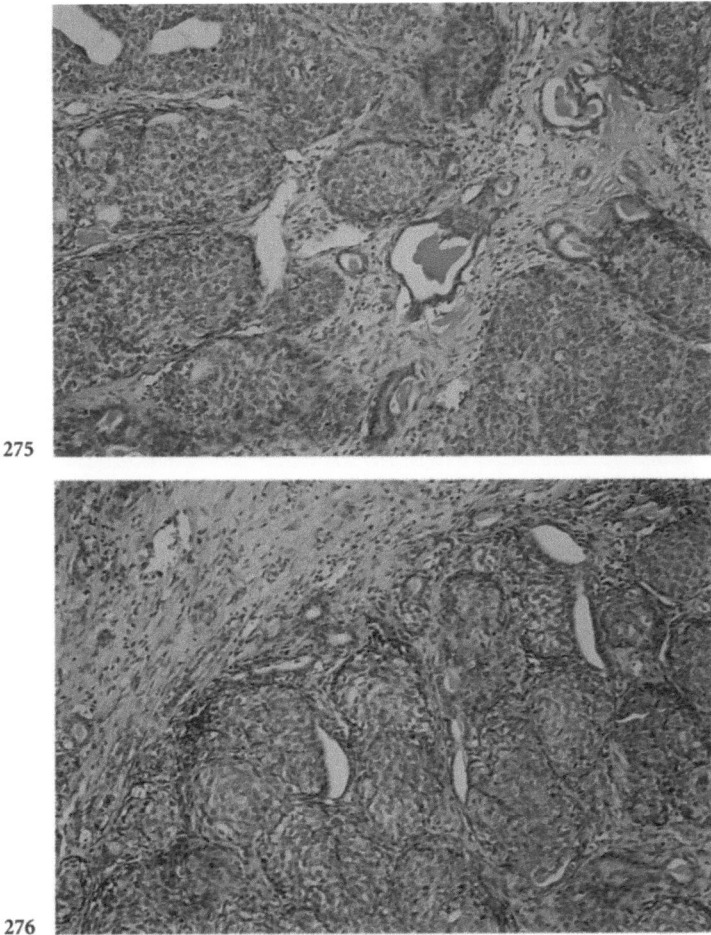

Abb. 275. Basalzelladenom der Submandibularis: kongenitaler Subtyp (1 Monat altes Mädchen). Solide Zellverbände mit deutlicher Begrenzung zum Stroma. Einschluß kleiner Gangzysten mit Sekret. HE ×100

Abb. 276. Basalzelladenom (Fall wie Abb. 275): solide, deutlich abgegrenzte Zellverbände mit angedeutet wirbelartiger Anordnung der Zellen im Inneren der Zellkomplexe. HE ×100

14.9.6 Differentialdiagnose

In der früheren WHO-Klassifikation der Speicheldrüsenadenome wurden die Basalzelladenome in die Gruppe der „monomorphen Adenome" eingereiht (THACKRAY u. SOBIN 1972). In der Klassifikation des Speicheldrüsen-Registers in Hamburg stellten die Basalzelladenome eine Sonderform des „Speichelgangadenoms" dar (SEIFERT u. SCHULZ 1979; SEIFERT et al. 1984). Anstelle des Terminus „Basalzelladenom" wurden zahlreiche andere Bezeichnungen verwendet,

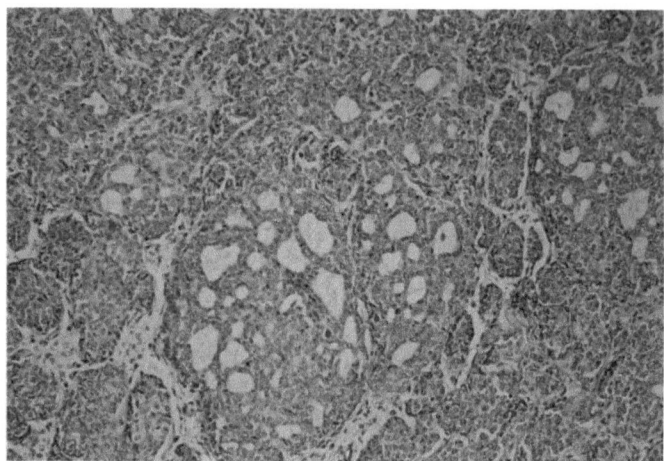

Abb. 277. Basalzelladenom (Fall wie Abb. 275): Einschluß zahlreicher kleiner tubulär-zystischer Formationen. PAS-Reaktion ×100

so trabekuläres Adenom, tubuläres Adenom, tubulär-solides Adenom, Basaliom oder auch kanalikuläres Adenom. Auf Grund immunhistologischer und ultrastruktureller Befunde wurden aus der Gruppe der „monomorphen Adenome" sowohl Basalzelladenome als auch Myoepitheliome abgegrenzt (DARDICK et al. 1984; CHO u. KIM 1989).

Bei einer Reihe von Mitteilungen über Basalzelladenome handelt es sich eher um kanalikuläre Adenome (BOLLINGER u. HIATT 1973; KLEIN u. GOLDMAN 1973; FANTASIA u. NEVILLE 1980). Bezüglich der differentialdiagnostischen Abgrenzung zum kanalikulären Adenom (BATSAKIS et al. 1991) wird auf Kap. 14.12 verwiesen, bezüglich der Abgrenzung vom adenoid-zystischen Karzinom auf Kap. 14.23. Speziell bei der Beurteilung von Aspirationsbiopsien können Schwierigkeiten in der Differentialdiagnose zum adenoid-zystischen Karzinom auftreten (HOOD et al. 1983; STANLEY et al. 1988).

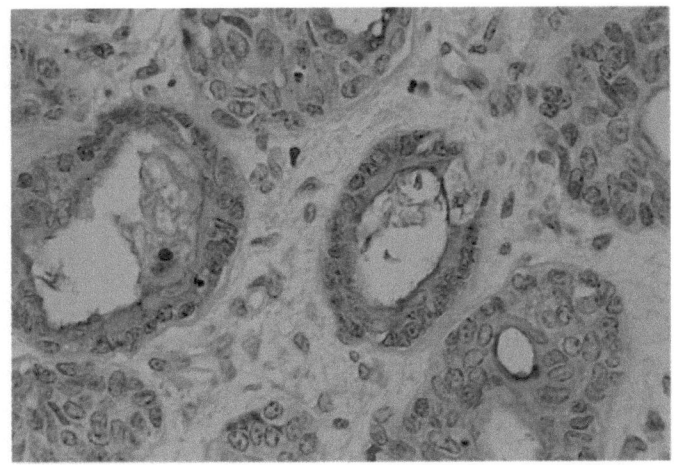

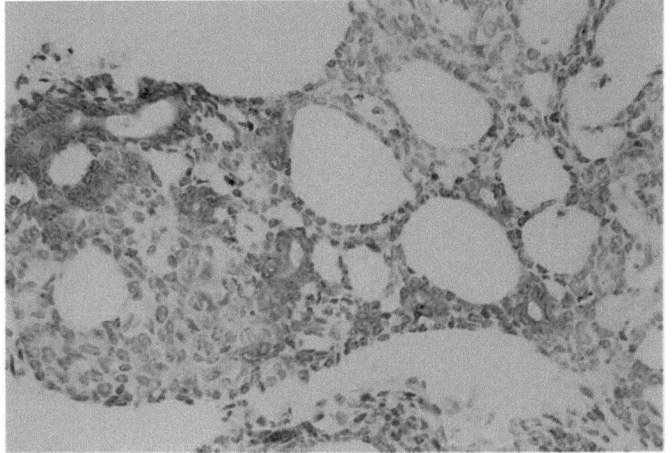

Abb. 278. Basalzelladenom (Fall wie Abb. 275): Expression von EMA an der luminalen Seite der tubulär-zystischen Formationen. Immunperoxydasereaktion PAP ×400

Abb. 279. Basalzelladenom (Fall wie Abb. 275): fokal betonte Expression von Zytokeratin. Immunperoxydasereaktion PAP ×250

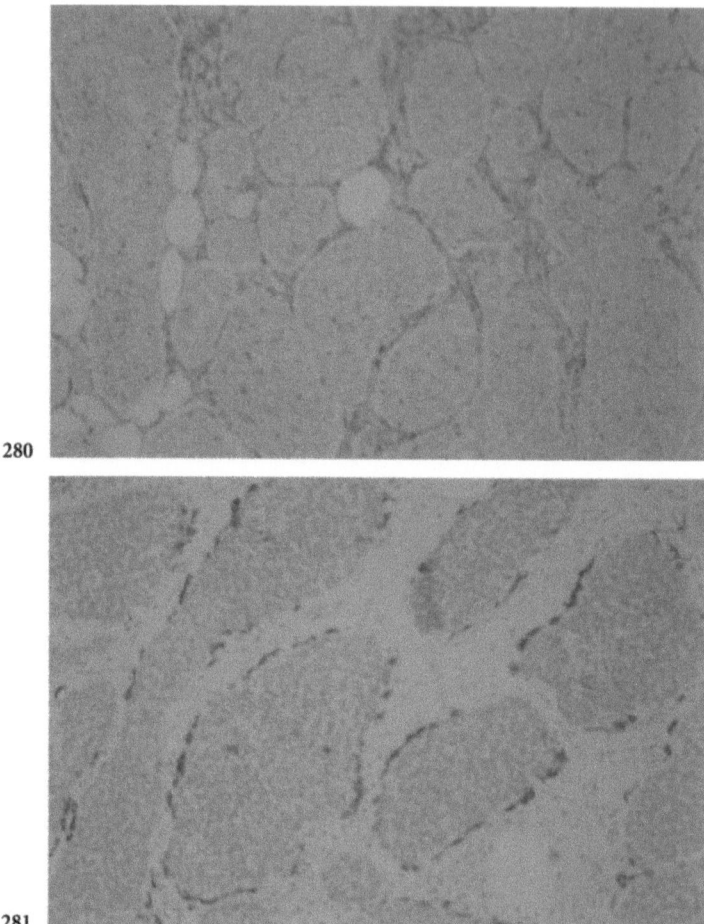

Abb. 280. Basalzelladenom der Parotis: solider Subtyp mit Expression von Vimentin in der äußeren Zellschicht. Immunperoxydasereaktion PAP ×100

Abb. 281. Basalzelladenom der Parotis: solider Subtyp mit Expression von S-100-Protein in der äußeren Zellschicht. Immunperoxydasereaktion PAP ×100

Literatur

Abiko Y, Shimono M, Hashimoto S et al. (1989) Ultrastructure of basal cell adenoma in the parotid gland. Bull Tokyo Dent Coll 30:145–153

Alawi MH, Hobby JAE, Lesna M (1982) Familial dermal cylindroma with involvement of the parotid gland. Br J Plast Surg 35:167–170

Batsakis JG (1972) Basal cell adenoma of the parotid gland. Cancer 29:226–230

Batsakis JG, Luna MA, El-Naggar AK (1991) Basaloid monomorphic adenomas. Ann Otol Rhinol Laryngol 100:687–690

Bernacki EG, Batsakis JG, Johns ME (1974) Basal cell adenoma. Distinctive tumor of salivary glands. Arch Otolaryngol 99:84–87

Bollinger TE (1973) Basal-cell adenoma of the upper lip. Report of a case. Oral Surg Oral Med Oral Pathol 35:600-605

Cho KJ, Kim YI (1989) Monomorphic adenomas of the salivary glands. A clinico-pathologic study of 12 cases with immunohistochemical observation. Pathol Res Pract 184:614-620

Chomette G, Le Charpentier Y, Karkouche B, Auriol M, Lamas (1986) Adenome a cellules basales de la parotide. Etude ultrastructurale. Rev Stomatol Chir Maxillofac 87:271-275

Christ ThF, Crocker D (1972) Basal cell adenoma of minor salivary gland origin. Cancer 30: 214-219

Dardick I, Kahn HJ, Nostrand AWP van, Baumal R (1984) Salivary gland monomorphic adenoma. Ultrastructural, immunoperoxidase, and histogenetic aspects. Am J Pathol 115:334-348

Dardick I, Daley TD, Nostrand AWP van (1986) Basal cell adenoma with myoepithelial cell-derived "stroma": A new major salivary gland tumor entity. Head Neck Surg 8:257-267

Dardick I, Lytwyn A, Bourne AJ, Byard RW (1992) Trabecular and solid-cribriform types of basal cell adenoma. A morphologic study of two cases of an unusual variant of monomorphic adenoma. Oral Surg Oral Med Oral Pathol 73:75-83

Evans ChS, Goldman RL (1986) Dermal analogue tumor arising in a lymphoepithelial cyst of the parotid gland. Arch Pathol Lab Med 110:561-562

Fantasia JE, Neville BW (1980) Basal cell adenomas of the minor salivary glands. A clinicopathologic study of seventeen new cases and a review of the literature. Oral Surg Oral Med Oral Pathol 50:433-440

Ferreiro JA (1994) Immunohistochemistry of basal cell adenoma of the major salivary glands. Histopathology 24:539-542

Hallek M (1991) Epidemiologie und Morphologie des Basalzelladenoms und des Basalzelladenokarzinoms der Speicheldrüsen. Diss. Hamburg

Headington JT, Batsakis JG, Beals TF, Campbell TE, Simmons JL, Stone WD (1977) Membranous basal cell adenoma of parotid gland, dermal cylindromas, and trichoepitheliomas. - Comparative histochemistry and ultrastructure -. Cancer 39:2460-2469

Herbst EW, Utz W (1984) Multifocal dermal-type basal cell adenomas of parotid glands with co-existing dermal cylindromas. Virchows Arch A Pathol Anat 403:95-102

Hood IC, Qizilbash AH, Salama SSS et al. (1983) Basal-cell adenoma of parotid. Difficulty of differentiation from adenoid cystic carcinoma on aspiration biopsy. Acta Cytol (St. Louis) 27:515-520

Hyma BA, Scheithauer BW, Weiland LH, Irons GB (1988) Membranous basal cell adenoma of the parotid gland. Malignant transformation in a patient with multiple dermal cylindromas. Arch Pathol Lab Med 112:209-211

Jao W, Keh PC, Swerdlow MA (1976) Ultrastructure of the basal cell adenoma of parotid gland. Cancer 37:1322-1333

Klein HZ, Goldman RL (1973) Basal cell adenoma involving the lip. Arch Pathol Lab Med 95:94-96

Kleinsasser O, Klein HJ (1967) Basalzelladenome der Speicheldrüsen. Arch Klin Exp Ohr- Nasen-Kehlkopfheilkd 189:302-316

Kratchovil F, Auclair P, Ellis G (1990) Clinical features of 160 cases of basal cell adenoma and 121 cases of canalicular adenoma. Oral Surg Oral Med Oral Pathol 70:605

Luna MA, Mackay B (1976) Basal cell adenoma of the parotid gland. Case report with ultrastructural observations. Cancer 37:1615-1621

Luna MA, Torteledo ME, Allen M (1987) Salivary dermal analogue tumors arising in lymph nodes. Cancer 59:1165-1169

Mair IW, Stalsberg H (1988) Basal cell adenomatosis of minor salivary glands of the upper lip. Arch Otorhinolaryngol 245:191-195

Min BH, Miller AS, Leifer C, Putong PB (1974) Basal cell adenoma of the parotid gland. Arch Otolaryngol 99:88-93

Mostafa KA, El-Bardaie AM, Shouman AA, Ogawa I, Takata T, Nikai H (1994) Comparative immunohistochemical study: Basal cell adenoma/adenoid cystic carcinoma versus pleomorphic adenoma. Congress International Association of Oral Pathologists, York, Abstract 049

Nagao K, Matsuzaki O, Saiga H et al. (1982) Histopathologic studies of basal cell adenoma of the parotid gland. Cancer 50:736–745

Ogawa I, Nikai H, Takata T, Miyauchi M, Ito H, Ijuhin N (1990) The cellular composition of basal cell anoma of the parotid gland: An immunohistochemical analysis. Oral Surg Oral Med Oral Pathol 70:619–626

Pogrel MA (1987) The intraoral basal cell adenoma. J Cranio Maxillofac Surg 15:372–375

Seifert G (1991) WHO Histological typing of salivary gland tumours, 2n edn. Springer, Berlin Heidelberg New York Tokyo

Seifert G (1992) Die neue pathohistologische WHO-Klassifikation der Speicheldrüsenadenome. Pathologe 13:322–335

Seifert G, Schulz C-P (1979) Das monomorphe Speichelgangadenom. Klassifikation und Analyse von 79 Fällen. Virchows Arch A Pathol Anat 383:77–99

Seifert G, Miehlke A, Haubrich J, Chilla R (1984) Speicheldrüsenkrankheiten. Pathologie-Klinik-Therapie-Fazialischirurgie. Thieme, Stuttgart New York

Seifert G, Okabe H, Caselitz J (1986) Epithelial salivary gland tumors in children and adolescents. Analysis of 80 cases (Salivary Gland Register 1965–1984). ORL 48:137–149

Stanley MW, Horwitz CA, Henry MJ, Burton LG, Lowhagen T (1988) Basalcell adenoma of the salivary gland: A benign adenoma that cytologically mimics adenoid cystic adenoma. Diagn Cytopathol 4:342–346

Strychalski J (1974) Basal cell adenoma of intraoral minor salivary gland origin. J Oral Surg 32:595–600

Suzuki K, Kawaharada U, Fukuda T, Nakazato Y (1984) Basal cell adenoma with parallel tubules in stromal cells of the parotid gland. Acta Pathol Jpn 34:1449–1458

Takahashi H, Fujita S, Okabe H, Tsuda N, Tezuka F (1991) Immunohistochemical characterization of basal cell adenomas of the salivary gland. Pathol Res Pract 187:145–156

Thackray AC, Sobin LH (1972) Histological typing of salivary gland tumours. World Health Organization, Geneva

Thawley StE, Ward SP, Ogura JH (1974) Basal cell adenoma of the salivary glands. Laryngoscope 84:1756–1766

Yamazaki T, Kotani A, Kawakami T (1987) Basal cell adenoma of the sublingual gland. J Oral Maxillofac Surg 45:270–273

Youngberg G, Rao MS (1979) Ultrastructural features of monomorphic adenoma of the parotid gland. Oral Surg Oral Med Oral Pathol 47:458–461

14.10 Warthin-Tumoren (Adenolymphome)

14.10.1 Definition

Warthin-Tumoren sind durch zwei gewebliche Komponenten gekennzeichnet: eine epitheliale Komponente mit unterschiedlich großen Zysten und intrazystischen papillären Projektionen aus doppelreihig angeordneten onkozytären Zellen und eine variable Stromakomponente mit lymphoidem Gewebe vom Typus eines Lymphknotens unter Einschluß von Lymphfollikeln. Mitunter liegen zwischen den onkozytären Zellen auch schleimbildende Becherzellen oder Talgdrüsenzellen. Eine spezielle Variante stellt der metaplastische Subtyp dar, in welchem die onkozytären Zellen durch Plattenepithelmetaplasien ersetzt sind.

Die von ALBRECHT u. ARZT (1910) erstmalig vorgenommene Bezeichnung als „Papilläre Zystadenolymphome in Lymphdrüsen" hat seit der Einführung der neuen Klassifikation der malignen Lymphome Anlaß zu Mißverständnissen und Verwechslungen gegeben, so daß in der neuen WHO-Nomenklatur der Terminus „Warthin-Tumor" vorgezogen wird, zumal von WARTHIN (1929) die erste genaue feingewebliche Beschreibung dieses Adenomtypes stammt. Allerdings hat der von WARTHIN verwendete Terminus „Papilläres Cystadenoma lymphomatosum" keine allgemeine Verbreitung gefunden.

14.10.2 Klinische und statistische Daten

Die Warthin-Tumoren sind klinisch meist am *unteren Parotispol* im Bereich eines paraglandulären Lymphknotens lokalisiert, gut begrenzt und haben eine graugelbe zystische Schnittfläche (Abb. 282 u. 283). Beim Einschneiden entleert sich von der Schnittfläche ein dickrahmiges graubraunes bis gelbliches Sekret, nach dessen Abfluß die zystische Beschaffenheit des Tumors deutlich wird. Der makroskopische Befund und die Lokalisation in der oberen Halsregion können zu einer Verwechslung mit lateralen Halszysten oder mit einer Lymphknotentuberkulose führen (SEIFERT et al. 1992). Kleinere Tumoren können klinisch als regionäre Lymphknoten imponieren. In der Vorgeschichte wird von den Patien-

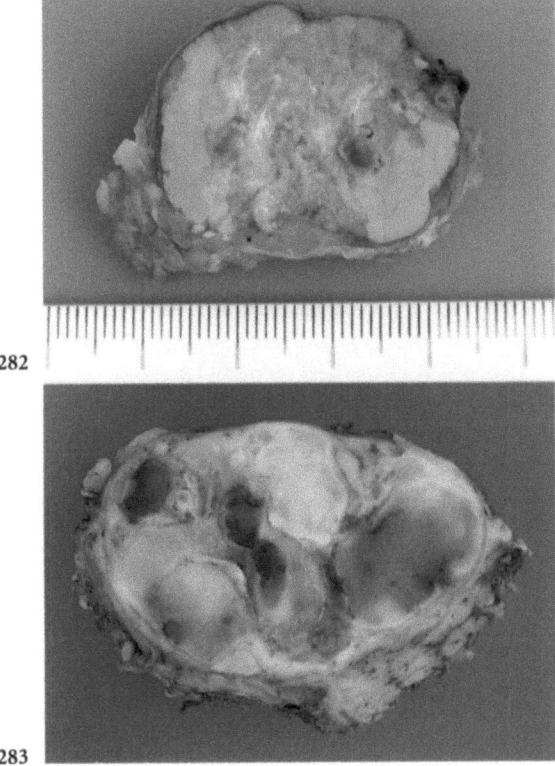

Abb. 282. Warthin-Tumor der Parotis: 3 cm großer Tumor mit dickrahmigem graubraungelblichem Sekret auf der Schnittfläche

Abb. 283. Warthin-Tumor der Parotis: Tumorschnittfläche mit multiplen sekretgefüllten Zysten

ten meist ein schmerzfreies, langsames Wachstum angegeben, mitunter auch die Aussage, der Tumor sei erst in den letzten Monaten entstanden. Vereinzelt kann der Tumor auch mehrere Knoten am unteren Parotispol bilden. Eine ungewöhnliche Beobachtung stellt ein exulzerierter Warthin-Tumor dar, der sich 10 Jahre nach der Erstoperation als Rezidiv in einer postoperativ entstandenen präaurikulären Hautfistel entwickelt hatte, jedoch histologisch die typischen Merkmale eines Warthin-Tumors und keine Zeichen der Malignität aufwies (ELLIES et al. 1995).

In 4–7,5 % der Fälle ist beim Warthin-Tumor eine *bilaterale Tumorbildung* (KAVKA 1970; HALES u. HANSEN 1977; SEIFERT et al. 1980; IBI et al. 1981; BRUNNER et al. 1986; TVETERAS u. KRISTENSEN 1986; LEFOR u. ORD 1993) und in 4 % auch ein *multilokuläres Vorkommen* (GAILLARD et al. 1981; SCHEFFER et al. 1981; LAMELAS et al. 1987; LOENNECKEN 1989; VIGLIANI 1990) beobachtet worden. Mikroskopisch kleine Warthin-Tumoren werden gar nicht selten auch als Zufallsbefund bei der histologischen Untersuchung von Operationspräparaten der Parotis entdeckt. Die *Mehrfachtumoren* können sowohl innerhalb als auch außerhalb der Parotis lokalisiert sein (SNYDERMAN et al. 1986; NISHIKAWA et al. 1989), so im Larynx. Eine weitere Beobachtung stellt das *gleichzeitige Vorkommen* von Warthin-Tumoren mit pleomorphen Adenomen (ASTACIO 1974; LEFOR u. ORD 1993), Basalzelladenomen (SCHILLING et al. 1989), Onkozytomen (GOODWIN 1980) und verschieden differenzierten Karzinomen (ASSOR 1974; GADIENT u. KALFAYAN 1975; LUMERMAN et al. 1975; SEIFERT et al. 1977, 1980; CHOMETTE et al. 1989; LEFOR u. ORD 1993) und malignen Lymphomen dar. Eine seltene Besonderheit ist die Beobachtung eines bilateralen Warthin-Tumors mit einem pleomorphen Adenom (TOIDA et al. 1990; LEFOR u. ORD 1993). Im Material des Speicheldrüsen-Registers waren 3 % aller Warthin-Tumoren mit anderen Tumoren assoziiert, wobei eine vorausgegangene Strahlentherapie der Kopf-Hals-Region zur Erklärung herangezogen werden kann (SEIFERT et al. 1984; s. Kap. 14.3.4).

Eine *Lokalisation* der Warthin-Tumoren *außerhalb der Parotis* wird in größeren Sammelstatistiken mit 5–8 % angegeben (FANTOZZI et al. 1985; SNYDERMAN et al. 1986; WARNOCK et al. 1990). Die Fallmitteilungen betreffen die kleinen intraoralen Speicheldrüsen besonders des Gaumens, der Wange und Unterlippe (VERONESI u. CORBETTA 1960; HENDRICK 1964; BADEN et al. 1976; KERPEL et al. 1978; FANTASIA u. MILLER 1981), seltener die Submandibularis (KURREJA u. JAIN 1971). Außerhalb der Mundhöhle sind Warthin-Tumoren auch im Oro- und Nasopharynx (KRISTENSEN et al. 1989; GRIFFITHS u. DEKKER 1991), den Tonsillen (FAHMY 1973), der Nasenschleimhaut und Kieferhöhle sowie im Larynx beschrieben worden (SEIFERT 1966; KRISTENSEN et al. 1989). Eine besondere Form des papillären Schilddrüsenkarzinoms – das papilläre Hürthle-Zellkarzinom mit lymphozytärem Stroma – wird auch als „Warthin-artiger Tumor" der Schilddrüse bezeichnet (APEL et al. 1995). Der Vergleich resultiert aus der Ähnlichkeit des geweblichen Aufbaues: papilläre Formationen aus onkozytären Zellen mit umgebendem lymphoidem Stroma. Die Warthin-artigen Tumoren entwickeln sich meist in Verbindung mit einer chronischen lymphozytären Thyreoiditis.

Mit einem *Anteil von über 20 %* sind die Warthin-Tumoren nach den pleomorphen Adenomen die zweithäufigste Adenomform der Speicheldrüsen. Bei

Tabelle 31. Alters- und Geschlechtsverteilung der Warthin-Tumoren (Speicheldrüsen-Register Hamburg 1965–1994)

Altersgruppe (Jahre)	Männlich n	Weiblich n	Insgesamt n	[%]
0–10	–	–	–	–
11–20	–	1	1	0,1
21–30	4	3	7	0,8
31–40	13	4	17	2,0
41–50	72	17	89	10,6
51–60	173	41	214	25,4
61–70	209	75	284	33,7
71–80	119	64	183	21,8
Über 80	18	18	36	4,3
Ohne Altersangabe	8	3	11	1,3
Gesamtzahl	616	226	842	100,0
Prozentsatz	73,2%	26,8%	100%	

Berücksichtigung aller Speicheldrüsentumoren entfallen auf die Warthin-Tumoren ca. 5% (WARNOCK et al. 1990). Charakteristisch ist das überwiegende *Vorkommen beim männlichen Geschlecht* (männlich:weiblich = 3:1) mit einem *Altersgipfel* im 6.–7. Lebensjahrzehnt (Tabelle 31). Die Warthin-Tumoren sind durchschnittlich kastaniengroße, von einer Bindegewebskapsel gut begrenzte Knoten.

Neuerdings wird auch das Rauchen als ätiologischer Faktor bei der Entstehung des Warthin-Tumors diskutiert (CADIER et al. 1992; KOTWALL 1992).

14.10.3 Pathohistologie

Nach der Menge der epithelialen und lymphoiden Gewebskomponente und der epithelialen Differenzierung lassen sich *4 Subtypen* des Warthin-Tumors unterscheiden (SEIFERT et al. 1980):

Am häufigsten (77%) findet sich der *Subtyp 1* des Warthin-Tumors mit einer Relation von Epithel und Stroma von 1:1. Die doppelreihig angeordneten *Epithelzellen* besitzen ein azidophiles, feingranuläres Zytoplasma und bilden papilläre Erhebungen in die Lichtung von Mikro- und Makrozysten hinein (Abb. 284–287). Die lumennahen Epithelien weisen eine apokrine Sekretion auf. In der Lichtung der Zysten findet sich ein azidophiles muzinöses und cholesterinhaltiges Sekret, welches abgeschilferte Epithelien, Lymphozyten und Makrophagen enthält, daneben auch kristalline doppelbrechende Ausfällungen vom Typus der Corpora amylacea (DAVID u. BUCHNER 1978), deren Entstehung auf die Polymerisation von Mikrofibrillen aus desquamierten Epithelien zurückgeführt wird.

Zwischen den onkozytären Zellen, deren Struktur den Streifenstückepithelien entspricht (MARUYAMA et al. 1985), liegen basalwärts in unregelmäßigen Abstän-

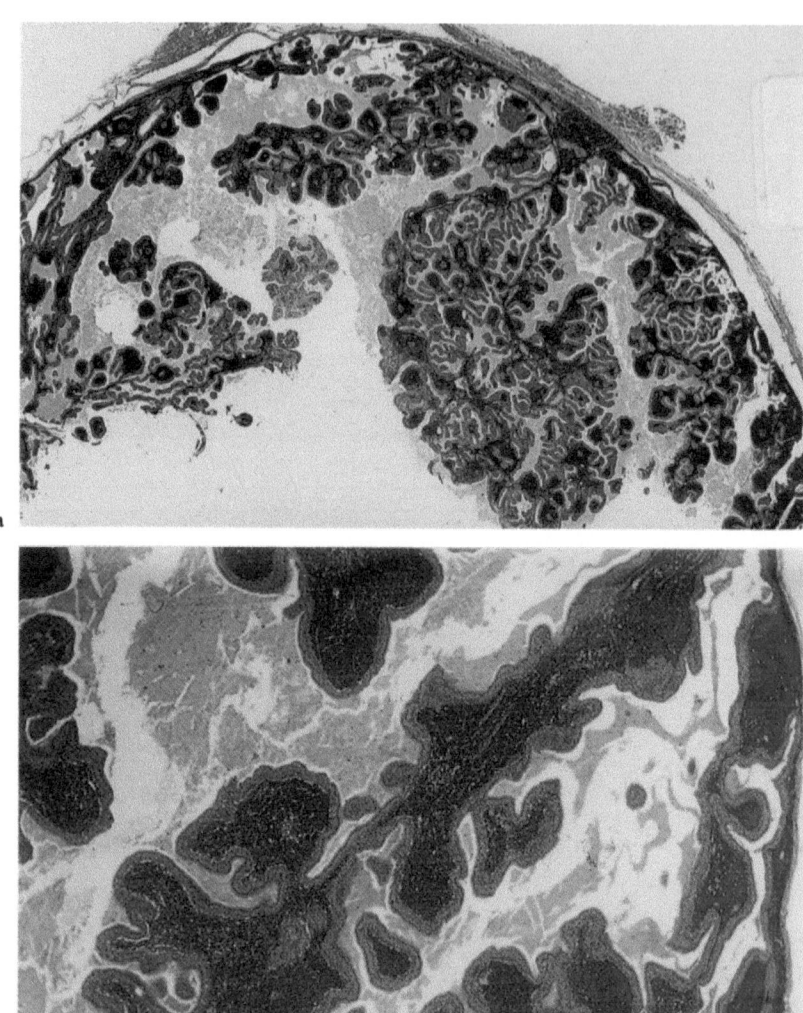

Abb. 284a, b. Warthin-Tumor der Parotis: papilläre Erhebungen in das Zystenlumen. HE a ×6, b ×30

den kleinere dreieckförmige Basalzellen mit hellem Zytoplasma (BORN et al. 1988). Außerdem lassen sich im Epithelverband auch einzelne schleimbildende Becherzellen (Abb. 288), vereinzelte Talgdrüsenzellen und auch herdförmige Plattenepithelmetaplasien nachweisen, selten auch zilientragende Flimmerepithelien (EVESON u. CAWSON 1986). Herdförmig kann es auch zu einer verstärkten onkozytären Epithelproliferation bis hin zur Entwicklung von Mikroadenomen kommen. Eine ungewöhnlich seltene Beobachtung stellt die Kombination eines Warthin-Tumors mit einem Talgdrüsen-Lymphadenom dar

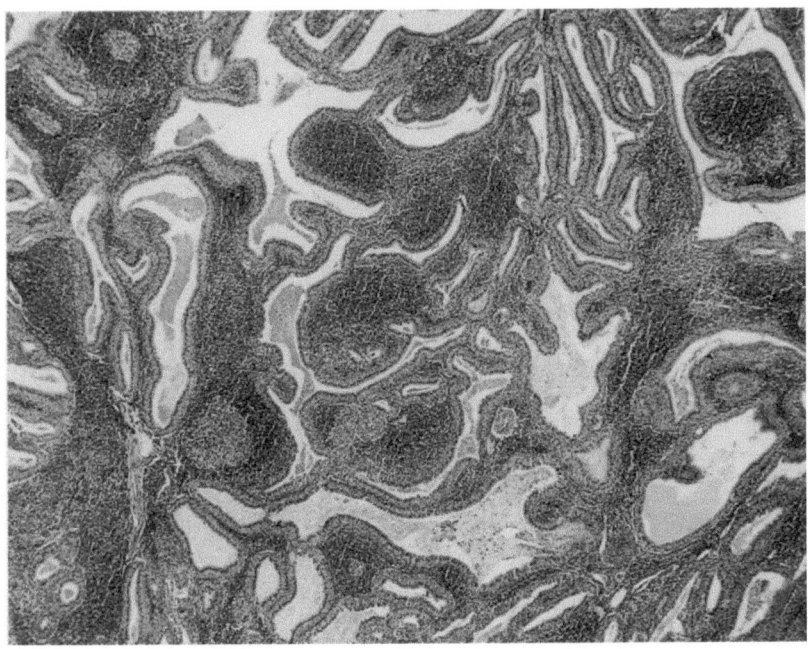

Abb. 285. Warthin-Tumor der Parotis: lymphoides Gewebe in der Umgebung der Zystenwände und papillären Erhebungen. HE ×30

(DREYER et al. 1993). Die Epithelverbände sind durch eine Basalmembran vom lymphoiden Stroma abgegrenzt.

Der *Subtyp 2* stellt mit 13,5 % eine stromaarme Variante dar, wobei die epitheliale Tumorkomponente etwa 70 – 80 % der Tumormasse ausmacht. Stellenweise ähnelt der Tumoraufbau infolge des gering entwickelten lymphoiden Stroma einem Onkozytom (Abb. 289). Die sonstigen epithelialen Strukturelemente entsprechen dem Subtyp 1.

Der mit 2 % sehr seltene *Subtyp 3* (Abb. 290) ist durch ein reichliches lymphoides Stroma gekennzeichnet, welches 70 – 80 % der Tumormasse ausmacht. Im Stroma finden sich zahlreiche aktivierte Lymphfollikel. Die epithelial-drüsigen Strukturen entsprechen dem Subtyp 1.

Der *Subtyp 4*, auf den 7,5 % aller Warthin-Tumoren entfallen, wird auch als metaplastischer Warthin-Tumor bezeichnet (SEIFERT et al. 1980). Synonyme Bezeichnungen sind „infarzierter" oder „infizierter" Warthin-Tumor (EVESON u. CAWSON 1989). Charakteristisch sind der weitgehende Ersatz der onkozytären Zellverbände durch Plattenepithelmetaplasien, das Vorkommen von ausgedehnten regressiven Veränderungen mit Nekrosen, die Ausbildung von Pseudozysten, die fokale hyaline Transformation des Stroma und die Reduktion des lymphoiden Gewebes (Abb. 291 – 294). In 20 – 50 % werden in der Anamnese Bestrahlungen der Parotisregion angegeben, so daß vaskuläre Faktoren für die Entstehung

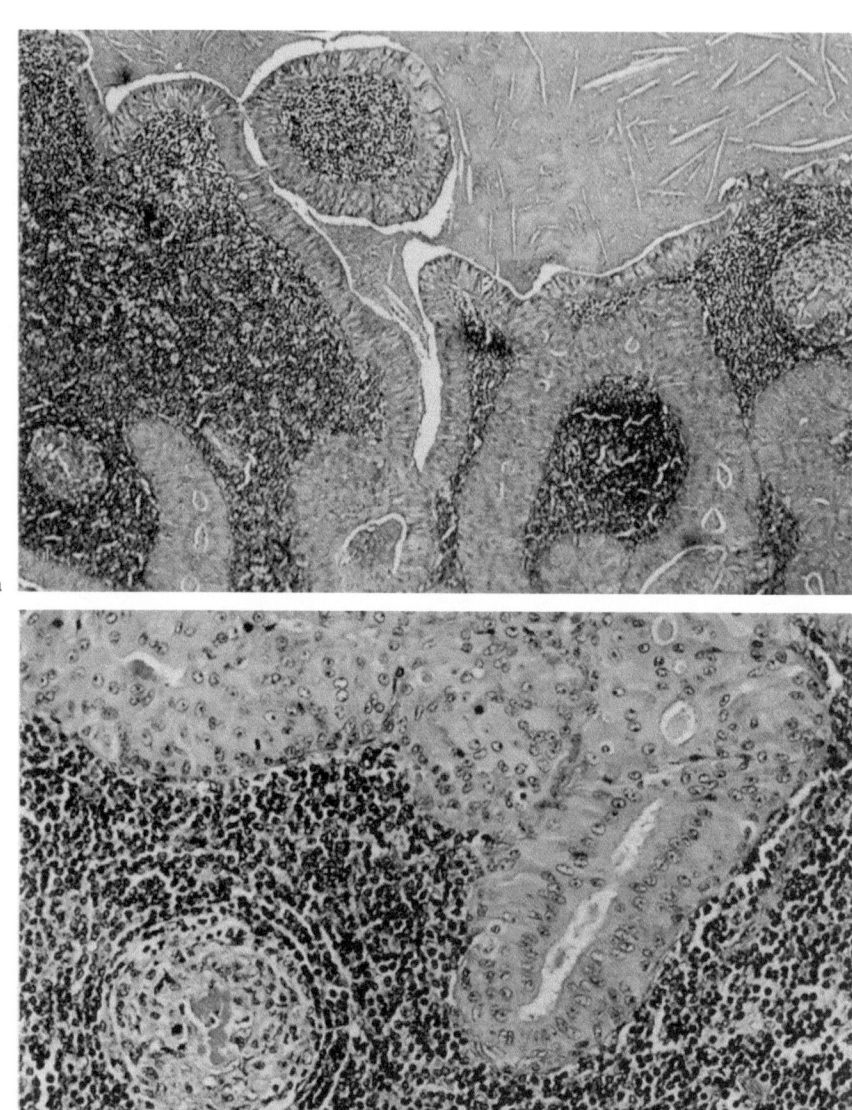

Abb. 286a, b. Warthin-Tumor der Parotis (Subtyp 1): Überkleidung der Zysten und papillären Erhebungen durch doppelreihig angeordnete onkozytäre Zellen; lymphoides Stroma mit Einschluß von Lymphfollikeln. HE **a** ×63, **b** ×160 (Aus SEIFERT et al. 1980)

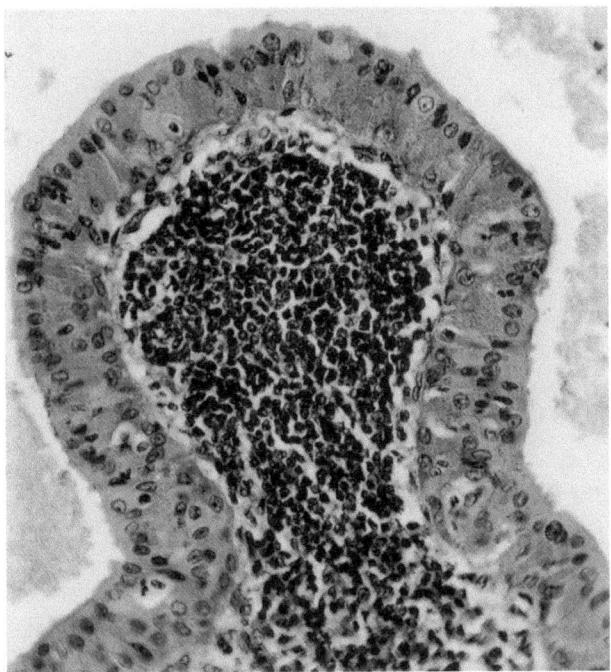

Abb. 287. Warthin-Tumor (wie Abb. 286): Papille mit intrazystischer Projektion. Überkleidung mit doppelreihig angeordneten onkozytären Zellen, begrenzt von einem lymphoiden Stroma. HE ×300

der Metaplasien angenommen werden können, in anderen Fällen auch sekundäre Infektionen. Selten sind auch Tumornekrosen nach einer vorausgegangenen Feinnadelaspiration beschrieben worden (KERN 1988). Die Plattenepithelmetaplasien können zu diagnostischen Fehlbeurteilungen als Plattenepithelkarzinom sowohl im Biopsiematerial (WEISS u. BRODSKY 1984; TAXY 1992) als auch in der Feinnadel-Aspirationsbiopsie (LAUCIRICA et al. 1989; VAN DEN BREKEL et al. 1991) führen.

Das *lymphoide Stroma* entspricht in der Architektur, zellulären Zusammensetzung und geweblichen Reaktion einem Lymphknoten (COSSMAN et al. 1977; HSU et al. 1981; HOWARD et al. 1982). Das Verteilungsmuster der Zellen zeigt bei einer stereologischen Analyse (NIKAI u. SCHROEDER 1984) folgende prozentuale Häufigkeit: 69% kleine Lymphozyten, 19% mittlere und große Lymphozyten, 5% Fibroblasten, 3% Makrophagen, 2% Plasmazellen, 2,5% blastenformierende B-Lymphozyten und 0,5% T-Lymphozyten. Von den B-Lymphozyten enthalten 48,5% IgG, 38,5% IgA, 9% IgM, 3,5% IgD und 0,5% IgE (KORSRUD u. BRANDTZAEG 1984). Insgesamt liegt ein polyklonales Verteilungsmuster leichter Ketten vor. Aktivierte Follikelzentren des lymphoiden Stroma sind verstärkt von IgE-haltigen Zellen in retikulärer Anordnung durchsetzt, wobei auch vermehrt S-100-Protein-positive dendritische Zellen vorhanden sind (MASUDA u. KASAJIMA

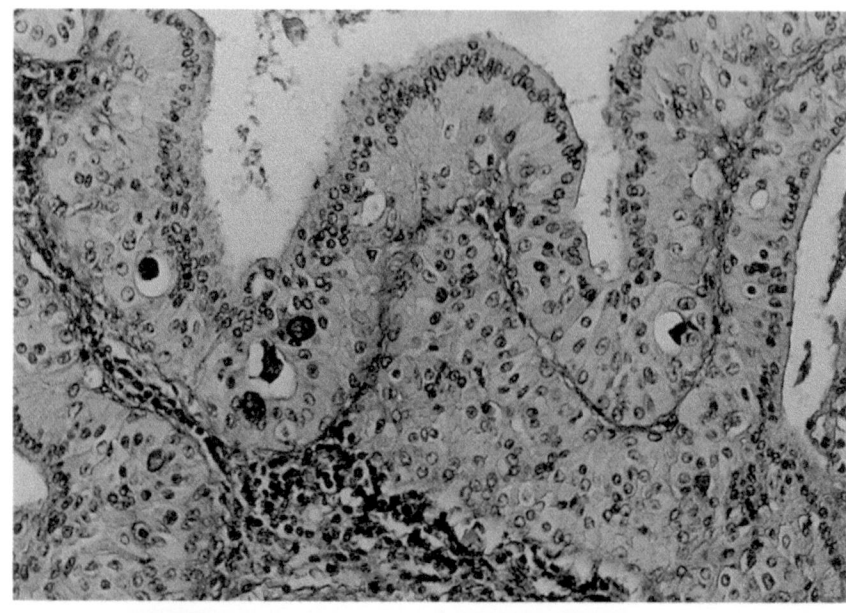
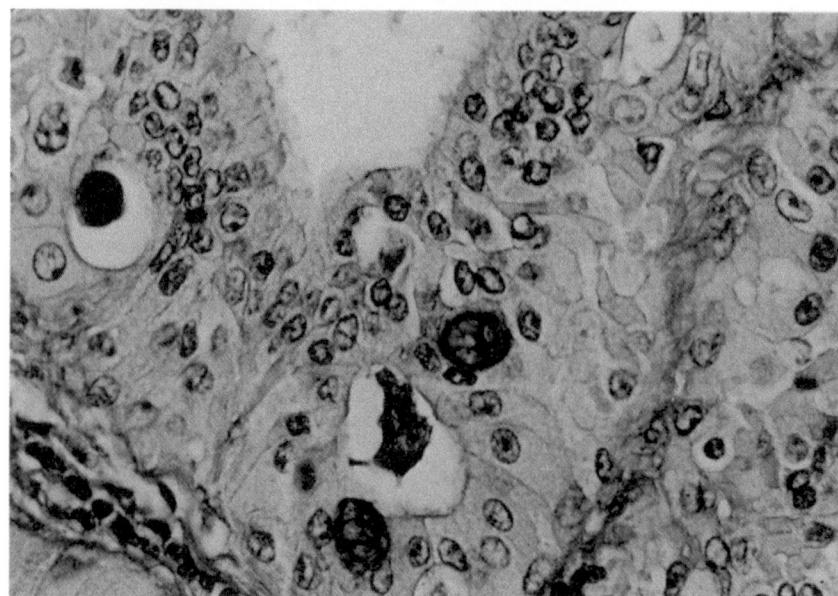

Abb. 288 a, b. Warthin-Tumor der Parotis (Subtyp 1): Ausbildung von schleimbildenden Becherzellen zwischen den onkozytären Zellen. PAS-Reaktion **a** ×160, **b** ×400 (Aus SEIFERT et al. 1980)

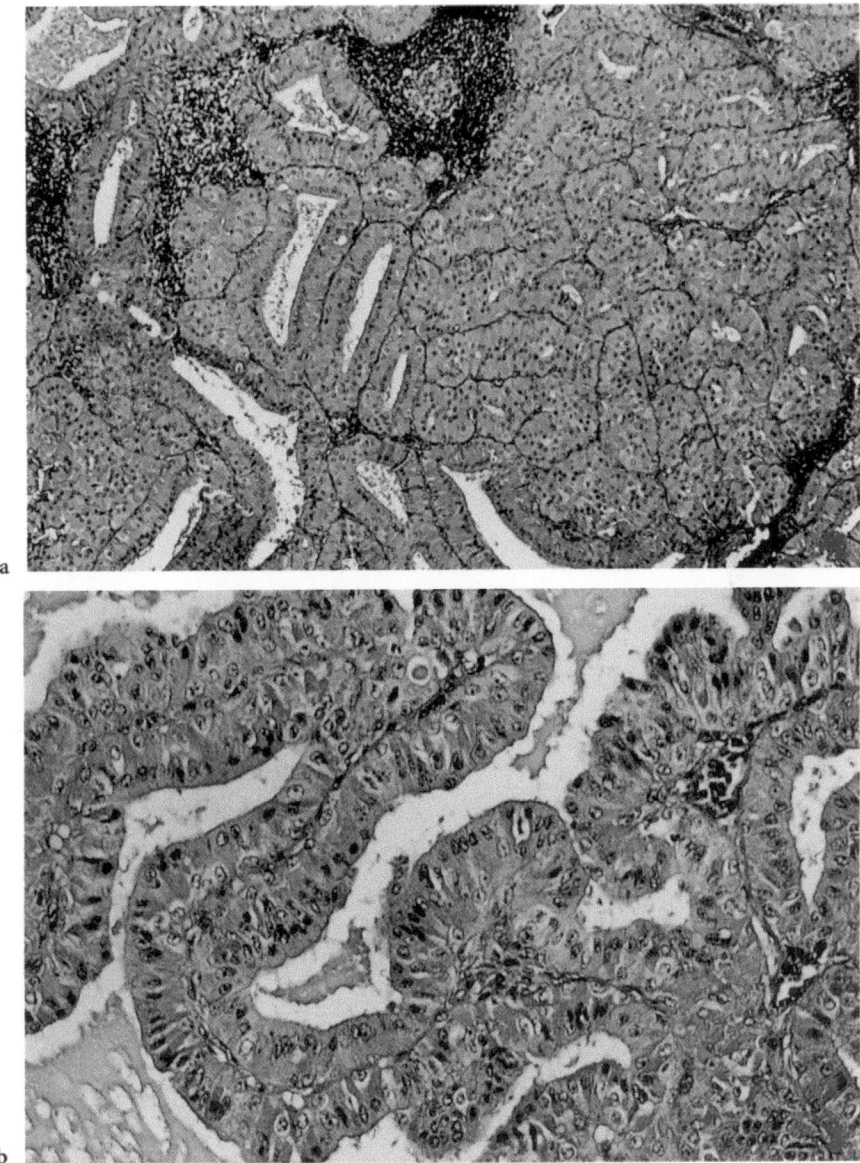

Abb. 289a, b. Warthin-Tumor der Parotis (Subtyp 2): Überwiegen der onkozytären Zellkomponente; nur vereinzelte lymphoide Stromabezirke. HE **a** ×63, **b** ×160 (Aus SEIFERT et al. 1980)

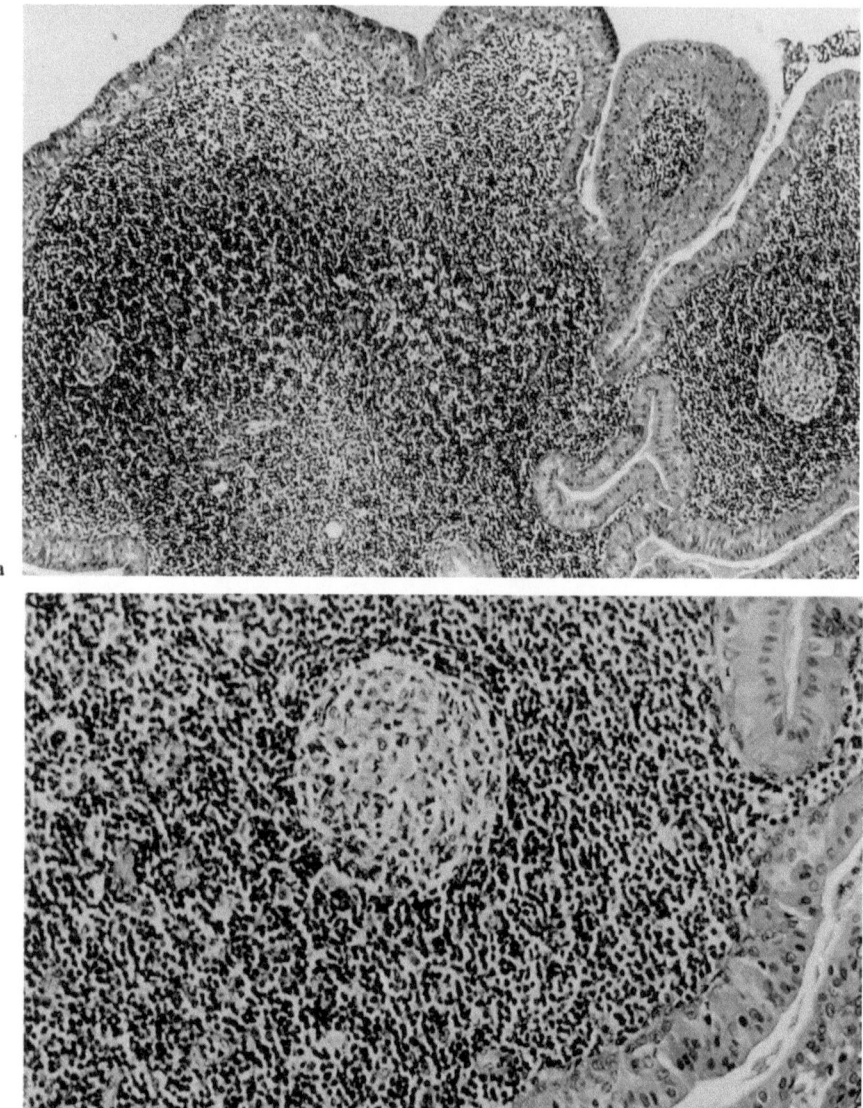

Abb. 290a, b. Warthin-Tumor der Parotis (Subtyp 3): deutliches Überwiegen der lymphoiden Stromakomponente mit Einschluß von Lymphfollikeln. HE a ×63, b ×160 (Aus SEIFERT et al. 1980)

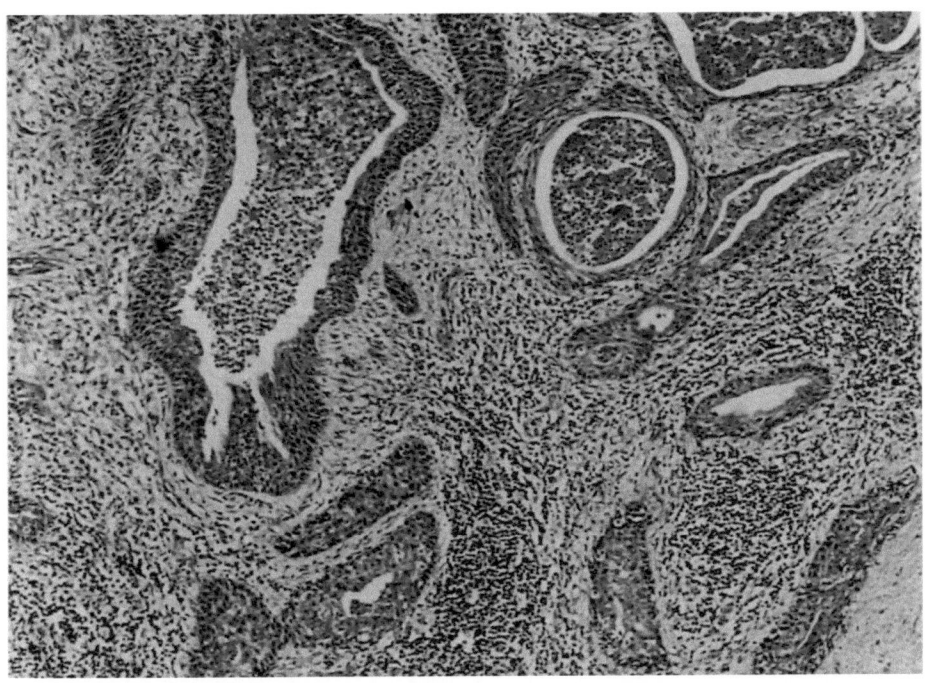

Abb. 291. Warthin-Tumor der Parotis (Subtyp 4): Ersatz der onkozytären Zellen durch Plattenepithelmetaplasien: Reduktion des lymphoiden Stroma. HE ×63

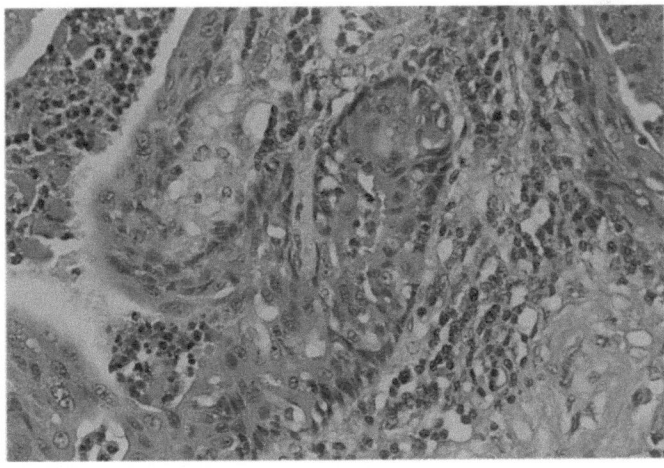

Abb. 292. Warthin-Tumor der Parotis (Subtyp 4): Übergangszone mit Transformation von regressiv veränderten Onkozyten. HE ×250

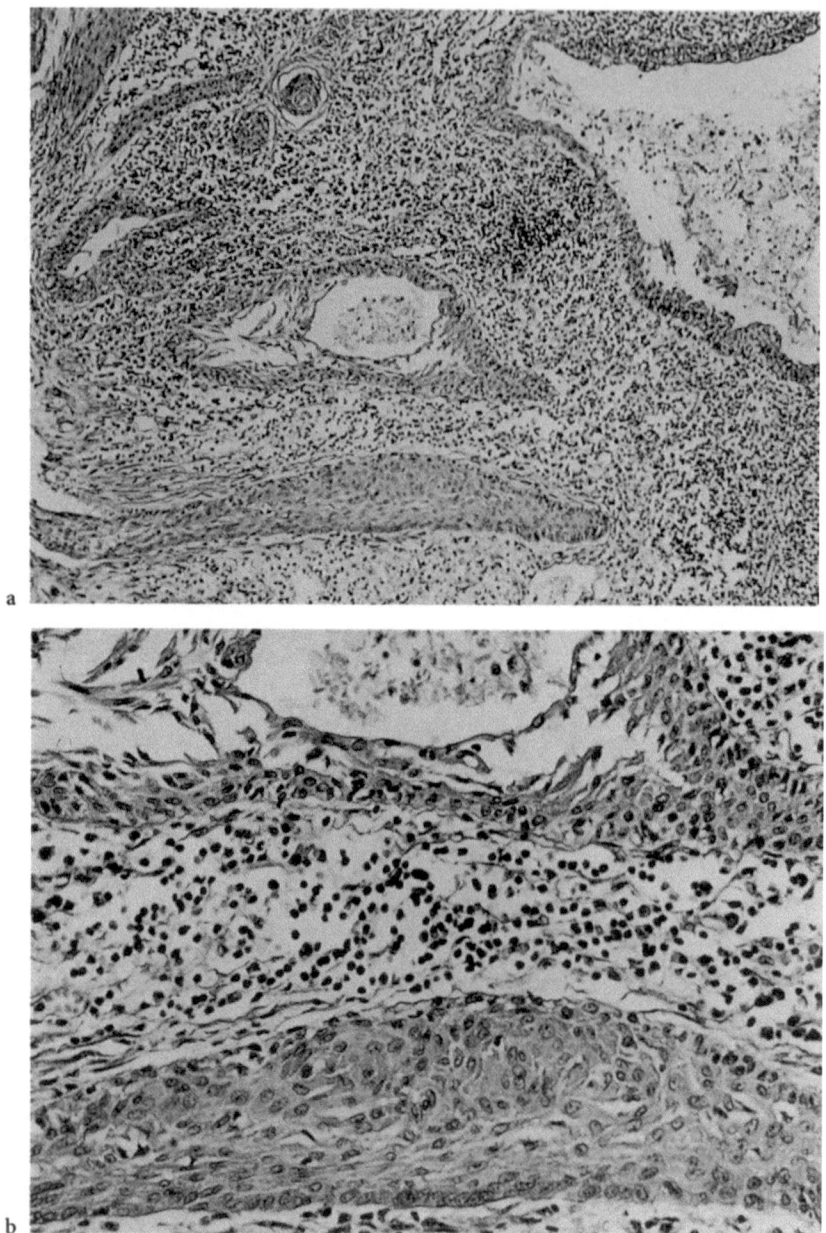

Abb. 293 a, b. Warthin-Tumor der Parotis (Subtyp 4): komplette Plattenepithelmetaplasie; regressiv verändertes lymphoides Stroma ohne Lymphfollikel. Astrablau **a** ×63, **b** ×160 (Aus SEIFERT et al. 1980)

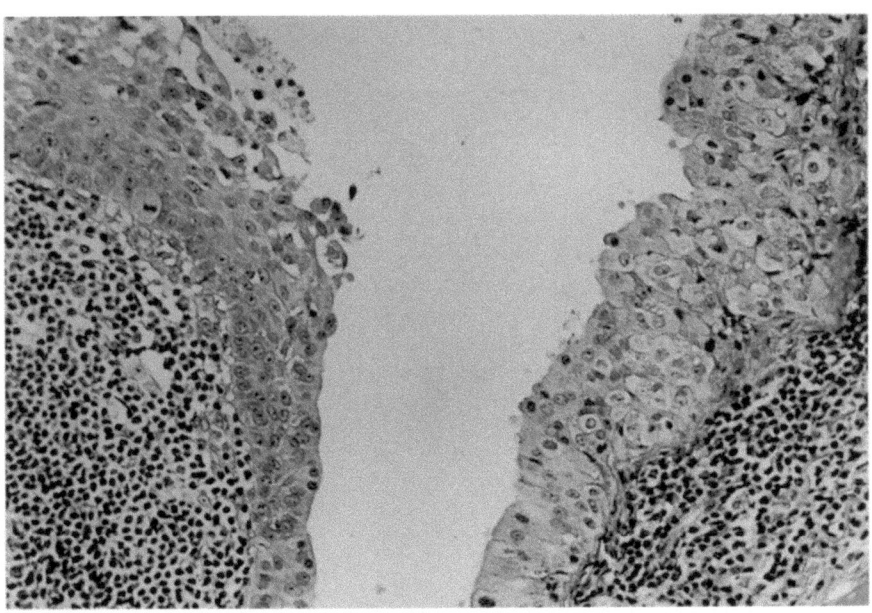

Abb. 294. Warthin-Tumor der Parotis (Subtyp 4): Plattenepithelmetaplasien als Begrenzung der Zysten. HE ×400 (Aus SEIFERT 1992)

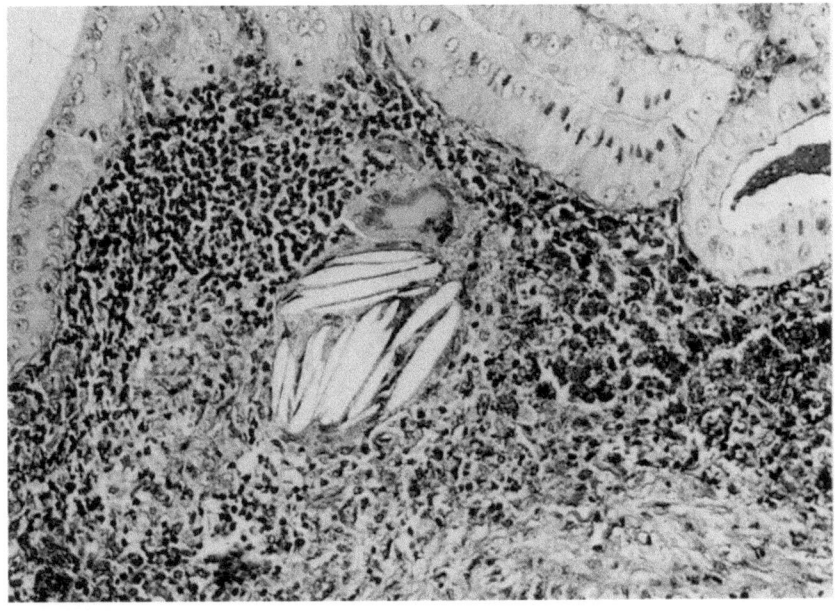

Abb. 295. Warthin-Tumor der Parotis (Subtyp 1): Riesenzellgranulom im lymphoiden Stroma mit kristallinen Cholesterinausfällungen. PAS-Reaktion ×160

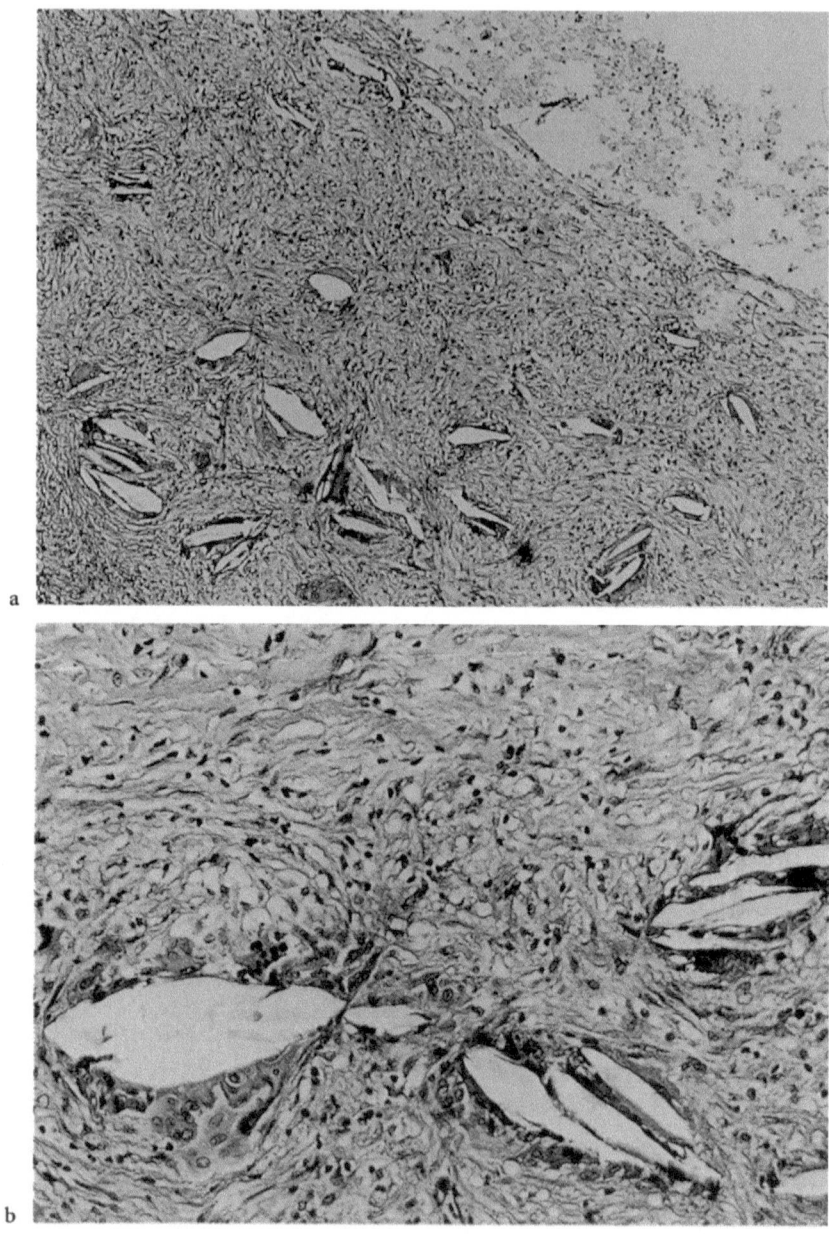

Abb. 296 a, b. Warthin-Tumor der Parotis (Subtyp 4): massive Fremdkörperreaktion im Randgebiet einer Zyste mit multiplen Fremdkörper-Riesenzellen und kristallinen Einschlüssen. HE **a** ×60, **b** ×160

1994). Bezüglich der B-Zellregionen ergibt sich, daß in stromaarmen Warthin-Tumoren (Subtyp 2) der Anteil der B-Zellregionen zunimmt, in stromareichen Tumoren (Subtyp 3) dagegen abnimmt (MASUDA u. KASAJIMA 1994). IgE-haltige Mastzellen kommen nicht nur im lymphoiden Stroma vor, sondern auch in enger Assoziation mit den onkozytären Epithelzellen (CASELITZ et al. 1984a; BOTTLES et al. 1985). In den Makrophagen läßt sich bräunliches Ceroid-haltiges Pigment nachweisen, welches sudanophil und PAS-positiv ist und im ultravioletten Licht eine Autofluoreszenz aufweist (BUCHNER u. DAVID 1977). Bei der Pigmentspeicherung handelt es sich überwiegend um lysosomale Abbauprodukte von Mitochondrien aus onkozytären Zellen. Mit monoklonalen Antikörpern läßt sich eine weitere Subklassifikation des lymphoiden Stroma vornehmen (CASELITZ et al. 1984b). Die B-Lymphozyten sind vorwiegend in den Lymphfollikeln und zwischen den onkozytären Tumorzellen lokalisiert. Bei den T-Lymphozyten sind die T-Helferzellen dreifach häufiger als die T-Suppressorzellen. T-Killerzellen oder Langhanszellen sind dagegen selten.

Die *Reaktionen des lymphoiden Stroma* entsprechen ebenfalls denjenigen eines Lymphknotens. Hierzu gehören Granulome (Abb. 295 u. 296), welche aus Riesenzellen vom Fremdkörpertyp, Makrophagen, Schaumzellen und Histiozyten bestehen und Cholesterin oder Schleimpartikel enthalten (SEIFERT et al. 1980).

Nach der zellulären Zusammensetzung handelt es sich entweder um Schleimgranulome durch Extravasation von Sekretmaterial aus der Lichtung der Zysten oder um resorptive Granulome nach vorausgegangenen Bestrahlungen oder Operationen. Die Granulome können bei ihrem tuberkuloiden Aufbau mit einer Tuberkulose verwechselt werden. Es können im lymphoiden Stroma jedoch auch produktiv-exsudative tuberkulöse Streuherde (COLLINS u. SHUCKSMITH 1953; BUCCIARELLI 1969), Tumormetastasen oder maligne Lymphome (FRANCO et al. 1986; BADVE et al. 1993) beobachtet werden (s. Kap. 14.35 und 14.39.4).

14.10.4 Immunzytochemie

Die *Zytokeratine* (Abb. 297) weisen zwar in den onkozytären Zellen ein heterogenes Expressionsmuster auf (ORITO et al. 1989), doch lassen sich charakteristische wiederkehrende immunhistochemische Reaktionen feststellen. Hierzu gehören die positive Darstellung von KL 1 als polyklonales Gesamtkeratin in den epithelialen Zellen sowie der Nachweis der monoklonalen Zytokeratine 7, 8, 18 und 19 in den typischen luminalen onkozytären Zellen und der monoklonalen Zytokeratine 13 und 16 in den mehr basal gelegenen Zellen (BORN et al. 1987), wobei die Basalzellen eine stärkere Anfärbung zeigen (GUSTAFSSON et al. 1985).

Tenascin markiert die Basalmembranzone der Onkozyten sowie die Basalmembran der angrenzenden Venolen und das retikuläre Netzwerk des lymphoiden Stroma (SUNARDHI-WIDYAPUTRA u. VAN DAMME 1993). Die Lokalisation von *Fibronektin* ist mit der von Tenascin identisch. *Epitheliale Sialomuzine* lassen sich in der luminalen Zellmembran der onkozytären Zellen und auch in den Membranen der Basalzellen nachweisen (ZOTTER et al. 1988).

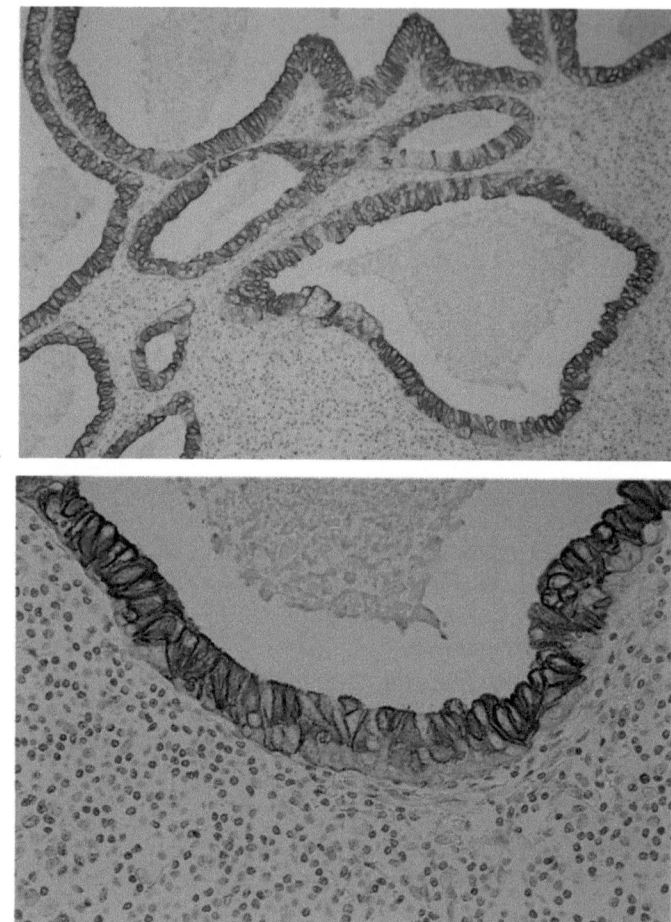

Abb. 297 a, b. Warthin-Tumor der Parotis (Subtyp 1): ausgeprägte Expression von Zytokeratin mit Aussparung einzelner basal gelegener Zellen. Immunperoxydasereaktion PAP **a** ×100, **b** ×250

Die *Immunglobuline (IgA)* (Abb. 298), *die sekretorische Komponente und das CEA* zeigen eine positive Reaktion in den onkozytären Zellen (KORSRUD u. BRANDTZAEG 1984), desgleichen auch *Laktoferrin, α_1-Antichymotrypsin und α_1-Antitrypsin* (TAKAHASHI et al. 1988), wobei die luminal gelegenen onkozytären Zellen mit 70–90% wesentlich häufiger dargestellt sind als die basal gelegenen Zellen mit einem Prozentsatz von nur 7–13%. *Transferrin* ist öfters in den basal gelegenen Zellen als luminal nachweisbar (TAKAHASHI et al. 1988), *Somatostatin* insgesamt in den onkozytären Zellen (HAYASHI et al. 1986).

Aktin ist in der apikalen Zone der luminal gelegenen Zellen vorhanden (GUSTAFSSON et al. 1985), *Fibronektin* entlang der Basalmembran der Onkozyten.

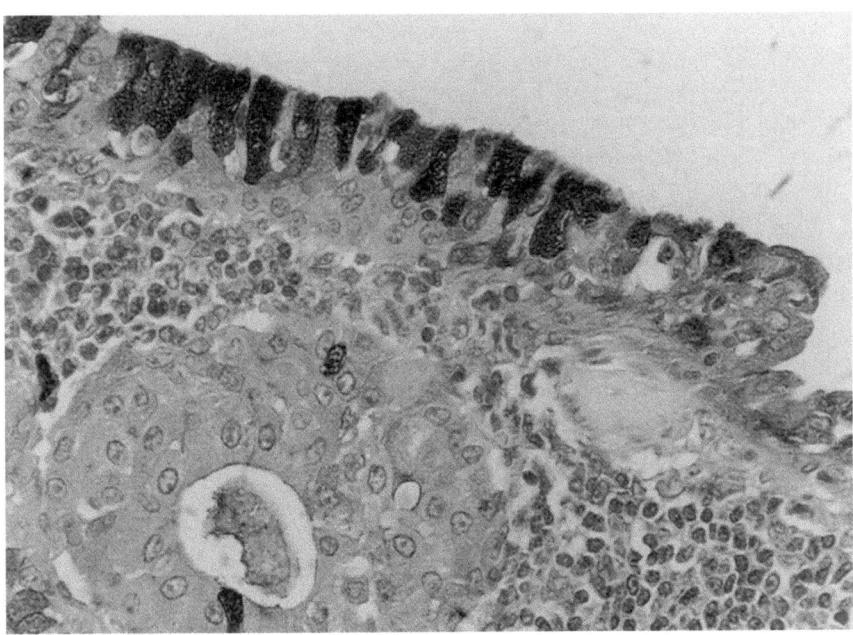

Abb. 298. Warthin-Tumor (Subtyp 1): Expression von IgA vorwiegend in den lumennahen onkozytären Zellen. Immunperoxydasereaktion PAP ×400

Der Nachweis von Vimentin oder Amylase fällt in den onkozytären Zellen negativ aus (KORSRUD u. BRANDTZAEG 1984; TAKAHASHI et al. 1988). Immunologische Interaktionen zwischen Epithel und lymphoidem Stroma ergeben sich aus einer Reihe weiterer immunhistochemischer Befunde. *Class II-Antigene des Histokompatibilitätskomplexes,* desgleichen auch *Interleukin-1* lassen sich in den luminalen onkozytären Zellen und in einigen Keratinozyten innerhalb von Plattenepithelmetaplasien nachweisen (OGAWA et al. 1990). Dieser Befund wird als Induktionswirkung der luminalen onkozytären Zellen auf das angrenzende lymphoide Gewebe interpretiert. In der subepithelialen Stromazone sind auch IgE-produzierende Plasmazellen und Mastzellen konzentriert (YAMAMOTO et al. 1985), wobei ein proliferativer Effekt speziell der Mastzellen auf die onkozytären Zellen diskutiert wird. Einen zusätzlichen Befund stellt der enge Kontakt von onkozytären Zellen zu Kapillaren dar, welche parallel zur epithelialen Basalmembran angeordnet sind und immunhistochemisch den Faktor-VIII-Antigen enthalten (RUCO et al. 1987). Diese Kapillaren sind wiederum in enger Kommunikation zu postkapillären Venolen lokalisiert, deren Endothelzellen eine positive HLA-DR-Reaktion aufweisen. Diese spezielle Architektur kann für eine modulierende Wirkung des Epithels auf das lymphoide Stroma sprechen. Für die Zusammensetzung des lymphoiden Gewebes spielen *Adhäsionsmoleküle* eine modulierende Rolle (VITOLO et al. 1994). ICAM-1 (CD 54) wird konstant in den Kapillaren der subepithelialen Gefäßspalten und den endothelialen Venolen exprimiert, nicht dagegen E-Selectin (1F11) oder VCAM-1. VCAM-1 zeigt dagegen eine positive Reaktion in fibroplastischen Retikulumzellen, welche im Lymphknotengewebe eine Rolle bei der Organisation der parakortikalen Areale spielen. Aus dieser unterschiedlichen Expression der Adhäsionsmoleküle ergibt sich, daß die Regulation der Lymphozytenpopulation in Warthin-Tumoren analog wie in den Lymphknoten erfolgt. *S-100-Protein* ist in den dendritischen Langerhans-Zellen lokalisiert, welche sowohl im Verband der onkozytären Zellen als auch vermehrt im lymphoiden Stroma angeordnet sind (TAKAHASHI et al. 1986). Bei der Untersuchung der α- und β-Subeinheiten des S-100-Proteins findet sich ein heterogenes Expressionsmuster mit Hauptlokalisation in den Langerhans-Zellen und interdigitierenden Retikulumzellen vorwiegend des lymphoiden Stroma, jedoch auch vereinzelt im apikalen Zytoplasmasaum von onkozytären Zellen (HOSAKA et al. 1989). Dieser Befund wird als Immunantwort mit Antigenpresentation als pathogenetischer Faktor bei der Entwicklung des Warthin-Tumors interpretiert. Bezüglich der weiteren zellulären Differenzierung des lymphoiden Stroma wird auf Kap. 14.10.3 verwiesen.

14.10.5 Ultrastruktur

Im Mittelpunkt der ultrastrukturellen Untersuchungen des Warthin-Tumors stehen die onkozytären Zellen (MCGAVRAN 1965; TANDLER 1966; CUTLER et al. 1977). Speziell die luminalen Zellen zeigen einen analogen Aufbau, wie die Streifenstückepithelien des normalen Drüsengewebes, und enthalten Mitochondrien mit dicht gelagerten Cristae mitochondriales sowie auch Riesenmitochondrien. In den Mitochondrien finden sich lysosomale Enzyme (TANDLER u. SHIPKEY 1964; KIM et al. 1973; BROCHERIOU et al. 1981). Die basal gelegenen Zellen weisen eine unterschiedliche Differenzierung auf und enthalten z.T. Tonofilamente sowie ein Zytokeratinmuster analog modifizierten myoepithelialen Zellen (DARDICK et al. 1988). Mitunter sind auch Kristalloide in den basalen Zellen nachweisbar (TANDLER u. SHIPKEY 1964).

Rasterelektronenmikroskopisch finden sich an der luminalen Zelloberfläche Mikrovilli und apokrine Protrusionen (HWANG et al. 1987), daneben auch Epithelzellen mit Zilienbesatz. Die Befunde bei Anwendung der Magnetresonanzmethode zeigen eine unterschiedliche Signaldichte als Hinweis auf Zysten, Nekrosen, Einblutungen oder vermehrtes lymphoides Gewebe, sind jedoch insgesamt diagnostisch uncharakteristisch (MINAMI et al. 1993).

14.10.6 Histogenese

Zahlreiche morphologische Befunde stützen die These, daß die Warthin-Tumoren von Parenchymeinschlüssen in den intra- oder periglandulären Lymphknoten der Parotis ausgehen (THOMPSON u. BRYANT 1950; AZZOPARDI u. HOU 1964; KLEINSASSER et al. 1966; SEIFERT et al. 1980).

Parenchymeinschlüsse sind in den Parotislymphknoten sehr häufig, wobei speziell die Gangformationen mit zunehmendem Lebensalter eine onkozytäre Metaplasie aufweisen (s. Kap. 5.1 und 10.3.4). Die Tumoren liegen meist am unteren Parotispol, wobei oft noch ein geweblicher Zusammenhang zwischen randlichem Drüsengewebe, Lymphknoten und Warthin-Tumor erkennbar ist. Das seltenere Vorkommen von Warthin-Tumoren in der Submandibularis, Tonsille oder Unterlippe wird darauf zurückgeführt, daß auch dort das Epithel in engem Kontakt mit dem lymphoiden Gewebe steht.

Als epithelialer Ausgangspunkt ist das ektopische Gangepithel anzusehen, insbesondere das Epithel der Streifenstücke. Für diese Annahme spricht auch der immunhistochemisch identische Vergleich zwischen dem Streifenstückepithel im normalen Drüsengewebe und dem onkozytären Epithel in den Warthin-Tumoren (BORN et al. 1988). Ein weiterer Aspekt ergibt sich aus dem häufigen Nachweis von multifokalen onkozytären Mikroadenomen in intraglandulären Parotislymphknoten (VIGLIANI 1990). Morphometrische Befunde unterstützen die Auffassung, daß die onkozytären Zellen die eigentliche neoplastische Komponente darstellen (PESCE et al. 1987) und eine reaktive Hyperplasie des lymphoiden Stromas bewirken. Es wird angenommen, daß die onkozytären Zellen ein Antigen produzieren, welches die IgA-Produktion stimuliert (BOREA et al. 1986). Das gehäufte Vorkommen von Mastzellen in den epithelreichen Arealen der Warthin-Tumoren stellt wahrscheinlich einen Faktor für die proliferative Aktivität des Tumorepithels dar, da Mastzellen einen mitogenen Effekt besitzen (CASELITZ et al. 1984a). Nach einer stereologischen Analyse zeigt das lymphoide Stroma eine immunologische Reaktion (NIKAI u. SCHROEDER 1984) analog einem Lymphknoten (s. auch Kap. 14.10.3 und 14.10.4). Dabei sind auch Vergleiche mit einer Immunreaktion vom verzögerten hypersensitiven Typ gezogen worden (ALLEGRA 1971). In Analogie zur Hashimoto-Struma werden 4 Reaktionsschritte unterschieden: 1. eine onkozytäre Metaplasie der Gangepithelien mit apokriner Sekretion, 2. eine Proliferation des Epithels mit Papillenbildung, 3. eine intensive zelluläre Infiltration der Basalmembran durch basophile Zellen, Histiozyten und Makrophagen und 4. eine immunologische Reaktion des lymphoiden Gewebes mit Auswanderung von Stammzellen, Immunoblasten, Immunozyten und anderen immunkompetenten Zellen ins lymphoide Gewebe.

Der Nachweis von *Epstein-Barr-Virus-DNS* (EBV-DNA) in den onkozytären Zellen des Warthin-Tumors (SANTUCCI et al. 1993; GALLO 1994) hat zu der Hypothese geführt, daß EBV eine pathogenetische Rolle bei der Entstehung des Warthin-Tumors spielt. Die Beobachtung von EBV auch in Speicheldrüsenbiopsien von Patienten mit Sjögren-Syndrom (SAITO et al. 1989) wird als Hinweis auf einen immunologischen Prozeß interpretiert. Durch die EBV-DNS-Infektion kommt es in Verbindung mit einer HLA-DR-Expression (OGAWA et al. 1990) und Zytokininfreisetzung zu einer Aktivierung des lymphoiden Stroma und zu einer polyklonalen B-Zellproduktion. Die Entwicklung von malignen Lymphomen sowohl beim Sjögren-Syndrom (s. Kap. 14.39.2.2) als auch in Warthin-Tumoren (s. Kap. 14.39.4) und der Nachweis von EBV bei malignen lymphoretikulären Erkrankungen kann ebenfalls darauf hindeuten, daß eine EBV-Infektion eine mitgestaltende Rolle in der Pathogenese des Warthin-Tumors spielt (GALLO 1995).

Literatur

Albrecht H, Arzt L (1910) Beiträge zur Frage der Gewebsverirrung. Papilläre Cystadenome in Lymphdrüsen. Frankfurt Z Pathol 4:47-69

Allegra SR (1971) Warthin's tumor: A hypersensitivity disease? Ultrastructural, light, and immunofluorescent study. Hum Pathol 2:403-420

Apel RL, Asa SL, LiVolsi VA (1995) Papillary Hürthle cell carcinoma with lymphocytic stroma. "Warthin-like tumor" of the thyroid. Am J Surg Pathol 19:810-814

Assor D (1974) Bilateral carcinoma of the parotid, one case arising in a Warthin's tumor. Am J Clin Pathol 61:270-274

Astacio JN (1974) Papillary cystadenoma lymphomatosum associated with pleomorphic adenoma of the parotid gland. First case report. Oral Surg Oral Med Oral Pathol 38:91-95

Azzopardi JG, Hou LT (1964) The genesis of adenolymphoma. J Pathol Bacteriol 88:213-218

Baden E, Pierce M, Selman AJ, Roberts TW, Doyle JL (1976) Intraoral papillary cystadenoma lymphomatosum. I Oral Surg 34:533-541

Badve S, Evans G, Mady S, Coppen M, Sloane J (1993) A case of Warthin's tumour with coexistent Hodgkin's disease. Histopathology 22:280-281

Borea G, Ceccarelli C, Rinaldi-Ceroni A et al. (1986) Adenolinfomi della parotide. Studio immunocitochimico. Pathologica 78:545-553

Born IA, Schwechheimer K, Maier H, Otto HF (1987) Cytokeratin expression in normal salivary glands and in cystadenolymphomas demonstrated by monoclonal antibodies against selective cytokeratin polypeptides. Virchows Arch A Pathol Anat 411:483-489

Born IA, Schwechheimer K, Maier H, Otto HF (1988) Zur Histogenese der Zystadenolymphome. In: Weidauer H, Maier H (Hrsg) Speicheldrüsenerkrankungen. - Aktuelle Diagnostik und Therapie. Springer, Berlin Heidelberg New York, S 69-84

Bottles K, Löwhagen T, Miller TR (1985) Mast cells in the aspiration cytology. Differential diagnosis of adenolymphoma. Acta Cytol 29:513-515

Brocheriou C, Auriol M, Guilbert F (1981) Cystadenolymphomes parotidiens. Etude histenzymologique et ultrastructurale. 6 observations. Rev Stomat 82:273-278

Brunner E, Türk R, Gritzmann N (1986) Bilaterale Cystadenolymphome der Ohrspeicheldrüse. Arch Otorhinolaryngol [Suppl] II:241-242

Bucciarelli E (1969) Adenolinfoma e tuberculosi clinicamente primitiva della parotide. Lav Anat Pat Perugia XXIX:139-146

Buchner A, David R (1977) Pigmented cells in adenolymphoma (Warthin's tumor). J Oral Pathol 6:106-112

Cadier M, Watkin G, Hobsley M (1992) Smoking predisposes to parotid adenolymphoma. Br J Surg 79:928-930

Caselitz J, Salfelder A, Seifert G (1984a) Mast cells in cystadenolymphomas. Klin Wochenschr 62:284-286

Caselitz J, Salfelder A, Seifert G (1984b) Adenolymphoma: An immunohistochemical study with monoclonal antibodies against lymphocyte antigens. J Oral Pathol 13:438-447

Chomette G, Auriol M, Vidal J-M, Soudant J (1989) Epithelioma of the parotid gland and cystadenolymphoma. Report on one case. Rev Stomatol Chir Maxillofac 90:293-296

Collins DH, Shucksmith HS (1953) Tuberculosis of parotid adenolymphoma and of lymph glands incorporating salivary ducts. J Pathol Bacteriol 66:399-405

Cossmann J, Deegan MJ, Batsakis JG (1977) Warthin's tumor. B-lymphocytes within the lymphoid infiltrate. Arch Pathol Lab Med 101:354-356

Cutler LS, Chaudhry A, Innes DJ (1977) Ultrastructure of the parotid duct. Cytochemical studies of the straited duct and papillary cystadenoma lymphomatosum of the human parotid gland. Arch Pathol Lab Med 101:420-424

Dardick I, Claude A, Parks WR et al. (1988) Warthin's tumor: An ultrastructural and immunohistochemical study of basilar epithelium. Ultrastruct Pathol 12:419-432

David R, Buchner A (1978) Corpora amylacea in adenolymphoma (Warthin's tumor). Am J Clin Pathol 69:173-175

Dreyer Th, Battmann A, Silberzahn J, Glanz H, Schulz A (1993) Unusual differentiation of a combination tumor of the parotid gland. A case report. Pathol Res Pract 189:577–581. Critical Commentary: Rühl GH, Morgenroth K, S 581–581 und Kleinsasser O, S 585

Ellies M, Kunze E, Laskawi R (1995) Exulzierendes Zystadenolymphom der Glandula parotis. Ein Fallbericht. Laryngorhinootologie 74:245–247

Eveson JW, Cawson RA (1986) Warthin's tumor (cystadenolymphoma) of salivary glands. A clinicopathologic investigation of 278 cases. Oral Surg Oral Med Oral Pathol 61:256–262

Eveson JW, Cawson RA (1989) Infarcted ("infected") adenolymphomas. A clinicopathological study of 20 cases. Clin Otolaryngol 14:205–210

Fahmy A (1973) Adenolymphoma of the tonsillar fossa. J Laryngol 87:675–679

Fantasia JE, Miller AS (1981) Papillary cystadenoma lymphomatosum arising in minor salivary glands. Oral Surg Oral Med Oral Pathol 52:411–416

Fantozzi RD, Bone RC, Fox R (1985) Extraglandular Warthin's tumors. Laryngoscope 95:682–688

Franco V, Aragona F, Manzella G (1986) Linfoma di Lennert insorto su cistoadenolinfoma. Pathologica 78:263–268

Gadient StE, Kalfayan B (1975) Mucoepidermoid carcinoma arising within a Warthin's tumor. Oral Surg Oral Med Oral Pathol 40:391–398

Gaillard A, Nicouleau P, Jacquemaire D, Le Neel N, Cousin L (1981) Cystadenolymphomes multiples des parotides et de la levre supérieure. Rev Stomat 82:282–285

Gallo O (1994) Is Warthin's tumor an Epstein Barr virus-related disease? Letter to the editor. Int J Cancer 58:756–757

Gallo O (1995) New insights into the pathogenesis of Warthin's tumour. Oral Oncol, Eur J Cancer 31B:211–215

Goodwin RE (1980) Synchronous cystadenoma lymphomatosum and oncocytoma in the parotid gland. Ear Nose Throat J 59:30–34

Griffiths AP, Dekker P (1991) Oncocytic metaplasia of the nasopharynx or extraparotid Warthin's tumour? J Clin Pathol 44:1030–1032

Gustafsson H, Kjörell U, Carlsöö B (1985) Cytoskeletal proteins in oncocytic tumors of the parotid gland. Arch Otolaryngol 111:99–105

Hales B, Hansen JE (1977) Bilateral simultaneous Warthin's tumor in a woman. South Med J 70:257–258

Hayashi Y, Saito H, Saito S, et al. (1986) Immunoreactive somatostatin in Warthin's tumor. Am J Pathol 123:250–255

Hendrick JW (1964) Papillary cystadenoma lymphomatosum of the palate. Arch Otolaryngol 79:15–17

Hosaka M, Orito T, Horike H, Okada Y, Mori M (1989) Heteregeneous expression of S-100-protein subunits alpha and beta in cystadenolymphomas of salivary glands. Acta Histochem (Jena) 86:15–21

Howard DR, Bagley C, Batsakis JG (1982) Warthin's tumor: A functional immunologic study of the lymphoid cell component. Am J Otolaryngol 371:15–19

Hsu S-M, Hsu P-L, Nayak RN (1981) Warthin's tumor: An immunohistochemical study of its lymphoid stroma. Hum Pathol 12:251–257

Hwang BT, Sugihara K, Kawashima K, Yamashita S (1987) Scanning electron microscopic study of Warthin's tumor. J Oral Pathol 16:118–123

Ibi A, Yokobayashi I, Kawasaki T, Nakajima T (1981) Bilateral Warthin's tumor: Report of case and review of Japanese literature. J Oral Surg 39:362–366

Kavka SJ (1970) Bilateral simultaneous Warthin's tumors. Arch Otolaryngol 91:302–303

Kern SB (1988) Necrosis of a Warthin's tumor following fine needle aspiration. Acta Cytol 32:207–208

Kerpel SM, Freedman PD, Lumerman H (1973) The papillary cystadenoma of minor salivary gland origin. Oral Surg Oral Med Oral Pathol 46:820–826

Kim SK, Weatherbee L, Nasjleti E (1973) Lysosomes in the epithelial component of Warthin's tumor. Arch Pathol (Chic) 95:56–62

Kleinsasser O, Klein HJ, Steinbach E, Hübner G (1966) Onkozytäre adenomartige Hyperplasien, Adenolymphome und Onkozytome der Speicheldrüsen. Arch Klin Exp Ohr-Nasen-Kehlkopfheilkd 186:317–336

Korsrud FR, Brandtzaeg P (1984) Immunohistochemical characterization of cellular immunoglobulins and epithelial marker antigens in Warthin's tumor. Hum Pathol 15:361–367

Kotwall CA (1992) Smoking as an etiologic factor in the development of Warthin's tumor of the parotid gland. Am J Surg 164:646–647

Kristensen S, Tveterås K, Friedmann I, Thomsen P (1989) Nasopharyngeal Warthin's tumour: a metaplastic lesion. J Laryngol Otol 103:616–619

Kurreja HK, Jain H (1971) Adenolymphoma of submandibular salivary gland. J Laryngol Otol 85:1201–1203

Lamelas J, Terry HR jr, Alfonso AE (1987) Warthin's tumor: multicentricity and increasing incidence in women. Am J Surg 154:347–351

Laucirica R, Farnum JB, Leopold SK, Kalin GB, Youngberg GA (1989) Falsepositive diagnosis in fine-needle aspiration of an atypical Warthin's tumor: histochemical differential stains for cytodiagnosis. Diagn Cytopathol 5:412–415

Lefor AT, Ord RA (1993) Multiple synchronous bilateral Warthin's tumors of the parotid glands with pleomorphic adenoma. Case report and review of the literature. Oral Surg Oral Med Oral Pathol 76:19–24

Loennecken I (1989) Multilokuläres Vorkommen eines Zystadenolymphoms (Warthin-Tumor) in Parotis und Larynx. Laryngorhinootologie 68:212–215

Lumerman H, Freedman, Caracciolo P, Remigio PS (1975) Synchronous malignant mucoepidermoid tumor of the parotid gland and Warthin's tumor in adjacent lymph node. Oral Surg Oral Med Oral Pathol 39:953–958

Maruyama T, Murakami Y, Haraguchi S, Tateno H, Fujimura A, Urao Y (1985) Characteristics of the epithelial component of parotid adenolymphoma. Auris Nasus Larynx 12 [Suppl 2]: 128–131

Masuda A, Kasajima T (1994) Morphometrical analysis of cystadenolymphoma (Warthin's tumor). Subclassification and characterization of the lymphoid stroma in comparison with gastric lymphoid follicles. Pathol Res Pract 190:457–465

McGavran MH (1965) The ultrastructure of papillary cystadenoma lymphomatosum of the parotid gland. Virchows Arch A Pathol Anat 338:195–202

Minami M, Tanioka H, Oyama K et al. (1993) Warthin tumor of the parotid gland: MR-pathologic correlation. Am J Neuroradiol (AJNR) 14:209–214

Nikai H, Schroeder HE (1984) Stereologic analysis of the lymphoid stroma in parotid adenolymphomas. J Oral Pathol 13:295–302

Nishikawa H, Kirkham N, Hogbin BM (1989) Synchronous extra-parotid Warthin's tumour. J Laryngol Otol 103:792–793

Ogawa Y, Hong S-S, Toyosawa S, Chang C-K, Yagi T (1990) Expression of major histocompatibility complex class II antigens and interleukin-1 by epithelial cells of Warthin's tumor. Cancer 66:2111–2117

Orito T, Shinohara H, Okada Y, Mori M (1989) Heterogeneity of keratin expression in epithelial tumor cells of adenolymphoma in paraffin sections. Pathol Res Pract 184:600–608

Pesce C, Ciconi M, Tanzi R (1987) A morphometric study of cystadenolymphoma (Warthin's tumor). Acta Otolaryngol (Stockh) 103:127–130

Ruco LP, Rosati S, Remotti D, Modesti A, Vitolo D, Baroni CD (1987) Immunohistology of adenolymphoma (Warthin's tumour): evidence for a role of vascularization in the organization of the lympho-epithelial structure. Histopathology 11:557–565

Saito I, Servenius B, Compton T, Fox RI (1989) Detection of Epstein-Barr virus by polymerase chain reaction in blood and tissue biopsies from patients with Sjögren syndrome. J Exp Med 169:2191–2198

Santucci M, Gallo O, Calzolari A, Bondi R (1993) Detection of Epstein-Barr viral genome in tumor cells of Warthin's tumor of parotid gland. Am J Clin Pathol 100:662–665

Scheffer P, Roucayrol AM, Schnirer MC (1981) Cystadenolymphomes parotidiens plurifocaux. Rev Stomat 82:279–281

Schilling JA, Black BL, Spiegel JC (1989) Synchronous unilateral parotid neoplasms of different histologic types. Head Neck 11:179–183

Seifert G (1966) Mundhöhle, Mundspeicheldrüsen, Tonsillen und Rachen. In: Doerr W, Uehlinger E (Hrsg) Spezielle pathologische Anatomie, Bd 1. Springer, Berlin Heidelberg New York, S 1–415

Seifert G, Heckmayr M, Donath K (1977) Carcinome in papillären Cystadenolymphomen der Parotis. Definition und Differentialdiagnose. Z Krebsforsch 90:25–36

Seifert G, Bull HG, Donath K (1980) Histologic subclassification of the cystadenolymphoma of the parotid gland. Analysis of 275 cases. Virchows Arch A Pathol Anat 388:13–38

Seifert G, Miehlke A, Haubrich J, Chilla R (1984) Speicheldrüsenkrankheiten. Pathologie-Klinik-Therapie-Fazialischirurgie. Thieme, Stuttgart New York

Seifert G, Steinbach E, Holtmann S, Kastenbauer E (1992) Speicheldrüsentumoren. In Naumann HH, Helms J, Herberhold C, Kastenbauer E (Hrsg) Oto-Rhino-Laryngologie in Klinik und Praxis, Bd 2. Thieme, Stuttgart New York, S 750–766

Snyderman C, Johnson JT, Barnes EL (1986) Extraparotid Warthin's tumor. Otolaryngol Head Neck Surg 9:169–175

Sunardhi-Widyaputra S, Damme B van (1993) Immunohistochemical staining of tenascin in Warthin's tumor and in oncocytoma. Oral Surg Oral Med Oral Pathol 76:325–329

Takahashi H, Tsuda N, Tezuka F, Okabe H (1986) An immunoperoxidase investigation of S-100 protein in the epithelial component of Warthin's tumor. Oral Surg Oral Med Oral Pathol 62:57–62

Takahashi H, Tsuda N, Tezuka F, Okabe H (1988) Difference of immunohistochemical reactions in epithelial cells of adenolymphoma. J Oral Med Pathol 17:287–292

Tandler B (1966) Warthin's tumor: electron microscopic studies. Arch Otolaryngol (Chic) 84:68–76

Tandler B, Shipkey FH (1964) Ultrastructure of Warthin's tumor: I. Mitochondria. J Ultrastruct Res 11:292–305

Taxy JB (1992) Necrotizing squamous/mucinous metaplasia in oncocytic salivary gland tumors: a potential diagnostic problem. Am J Clin Pathol 97:40–45

Thompson AS, Bryant HC (1950) Histogenesis of papillary cystadenoma lymphomatosum (Warthin's tumor) of the parotid salivary gland. Am J Pathol 26:807–829

Toida M, Mukai K, Shimosato Y, Ebihara S (1990) Simultaneous occurrence of bilateral Warthin's tumors and pleomorphic adenoma in the parotid gland. J Oral Maxillofac Surg 48:1109–1113

Tveteras K, Kristensen S (1986) Warthin's tumours with bilateral synchronous presentation. Survey of the literature and a new case. J Laryngol (Lond) 100:487–492

Van den Brekel MWM, Risse EKJ, Tiwari RM, Stel HV (1991) Letter to the Editor: False-positive fine needle aspiration cytologic diagnosis of a Warthin's tumor with squamous metaplasia as a squamous cell carcinoma. Acta Cytologica 35:477–478

Veronesi U, Corbetta L (1960) Adenolymphoma of the lower lip. Acta Otolaryngol 52:1–6

Vigliani R (1990) Adenolinfoma e microadenolinfoma. Considerazioni istomorfogenetiche. Pathologica 82:637–652

Vitolo D, Palmieri MB, Marzullo A, Ruco LP, Baroni CD (1994) Adhesion molecules and lymphocyte recruitment in lymphocytic thyroiditis, thyroid papillary carcinoma and parotid adenolymphoma. Pathol Res Pract 190:999–1004

Warnock G, Ellis G, Auclair P (1990) Report of 722 cases of papillary cystadenoma lymphomatosum from the Armed Forces Institute of Pathology. Oral Surg Oral Med Oral Pathol 70:605

Warthin AS (1929) Papillary cystadenoma lymphomatosum. A rare teratoid of the parotid region. J Cancer Res 13:116–125

Weiss LM, Brodsky GL (1984) Adenolymphoma with massive necrosis and squamous metaplasia. Acta Pathol Jap 34:1469–1474

Yamamoto H, Caselitz J, Seifert G (1985) Cystadenolymphoma: an immunohistochemical study with special reference to IgE and mastcells. Pathol Res Pract 180:364–368

Zotter S, Hageman PC, Lossnitzer A, et al. (1988) Monoclonal antibodies to epithelial sialomucins recognize epitopes at different cellular sites in adenolymphomas of the parotid gland. Int J Cancer Suppl 3:38–44

14.11 Onkozytome (onkozytäre Adenome)

14.11.1 Definition

Onkozytome sind eine seltene Adenomform, welche durch folgende Merkmale charakterisiert ist: Aufbau aus solid, trabekulär oder auch mitunter tubulär-zystisch angeordneten streifenstückähnlichen Gangepithelzellen mit eosinophilem granulärem Zytoplasma und kleinen dunklen Zellkernen.

14.11.2 Klinische und statistische Daten

Onkozytome (onkozytäre Adenome; oxyphile granularzellige Adenome) kommen bevorzugt bei Frauen im höheren Lebensalter (6.–8. Lebensdekade) vor (HAMPERL 1962a, ENEROTH 1965; EVANS u. CRUICKSHANK 1970; HASTRUP et al. 1982; SEIFERT et al. 1984).

Die Tumoren sind überwiegend in der Parotis lokalisiert (JAFFÉ 1932; HAMPERL 1936; ACKERMAN 1943; MEZA-CHAVEZ 1949; SCHAFER et al. 1956; CODINGTON 1959; CHAUDHRY u. GORLIN 1958; LANE 1962; SMOLER 1968), doch wird gelegentlich auch ein Vorkommen in der Submandibularis (BATSAKIS u. MARTZ 1960; DIBBLE u. SANFORD 1961; BONORDEN 1985; BRANDWEIN u. HUVOS 1991) und in den kleinen Speicheldrüsen erwähnt, vor allem am Gaumen (AHLBOM 1935; CROCKER et al. 1970), seltener auch in der Wangenschleimhaut (CHAU u. RADDEN 1986; DAMM et al. 1989), der Zunge (ZIPERMAN u. CAPERS 1955; DAS et al. 1976) oder akzessorischen Speicheldrüsen der Peritonsillarregion (JALISI 1968). Bezüglich der Häufigkeit des Vorkommens schwanken die Angaben zwischen 0,1 und 1,4 %, bezogen auf alle epithelialen Speicheldrüsentumoren (BATSAKIS 1979; SEIFERT et al. 1984; GOODE 1991).

Die Tumoren wachsen langsam und besitzen eine dünne bindegewebige, mitunter unvollständig ausgebildete Kapsel. Die durchschnittliche Tumorgröße beträgt 3–4 cm. Die Schnittfläche ist graugelb und durch eine etwas gelappte Beschaffenheit gekennzeichnet (Abb. 299). Onkozytome treten meist solitär auf, wobei außerhalb der Kapsel mitunter eine fokale onkozytäre Hyperplasie beobachtet werden kann. Vereinzelt ist auch ein bilaterales Vorkommen beschrieben worden (BOLEY u. ROBINSON 1954; BLANCK et al. 1970; DEUTSCH et al. 1984), desgleichen eine multiple Entwicklung (GHANDUR-MNAYMNEH 1984; BRANDWEIN u. HUVOS 1991). Bezüglich einer multifokalen Entstehung wird auf Kap. 10.2 und Kap. 14.11.6 verwiesen.

Die klinischen und statistischen Daten über die Onkozytome des Speicheldrüsen-Registers Hamburg (1965–1994) sind in Tabelle 32 zusammengefaßt.

14.11.3 Pathohistologie

Die Onkozyten der Onkozytome besitzen ein geschwollenes azidophiles feingranuläres Zytoplasma und deutliche Zellgrenzen (Abb. 300 u. 301). Die Zellkerne sind klein und mitunter etwas pyknotisch. Die granuläre Zytoplasmastruktur basiert auf dem großen Gehalt an Mitochondrien. Die Onkozyten bilden vorwie-

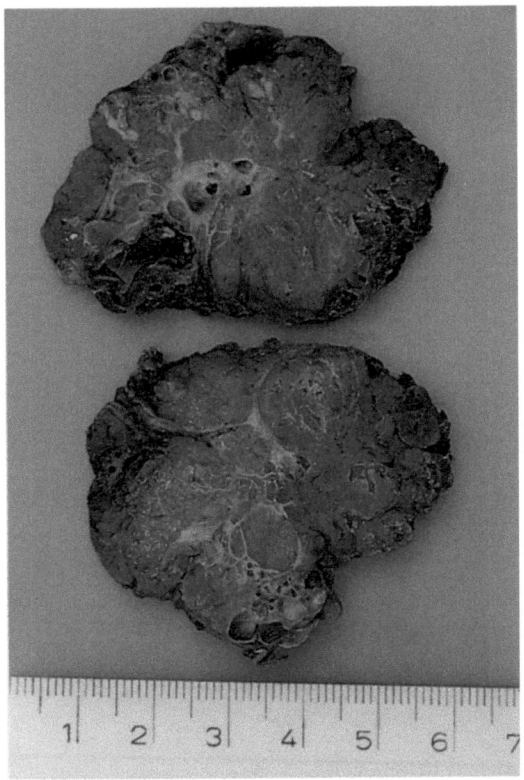

Abb. 299. Onkozytom der Parotis: 4 cm großes Adenom mit bräunlicher gelappter Schnittfläche und herdförmigen bindegewebigen Septierungen

Tabelle 32. Statistische Daten von 41 Onkozytomen (Speicheldrüsen-Register Hamburg 1965–1994)

Häufigkeit des Vorkommens:
- 1% aller Speicheldrüsenadenome

Lokalisation:
- Fast immer in der Parotis (nur 1 Fall in der Submandibularis)

Altersgipfel:
- 6.–7. Lebensdekade

Geschlechtsdisposition:
- 38% männlich, 62% weiblich

Häufigkeit der hellzelligen Variante:
- 9% der Onkozytome

Onkozytome in Verbindung mit adenomatöser onkozytärer Hyperplasie:
- In 3 Fällen

Übergang in ein onkozytäres Karzinom:
- 1 Fallbeobachtung

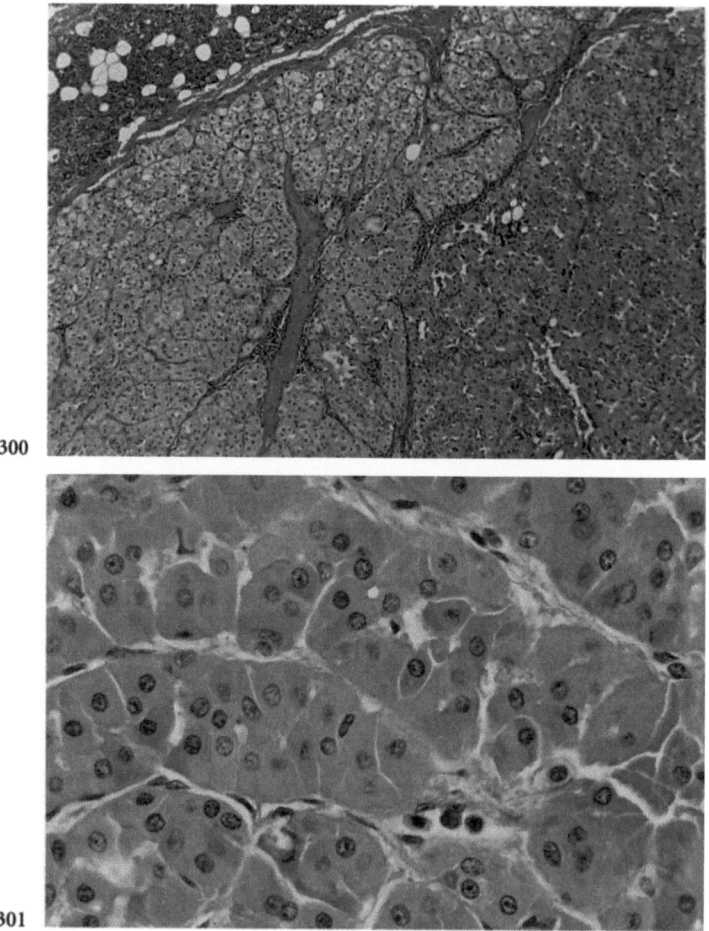

Abb. 300. Onkozytom der Parotis: solid angeordnete teils eosinophile, teils hellzellige onkozytäre Zellen; Ausbildung einer dünnen bindegewebigen Kapsel zum angrenzenden Drüsengewebe. HE ×160 (Aus SEIFERT 1991)

Abb. 301. Onkozytom der Parotis: onkozytäre Tumorzellen mit breitem eosinophil-granuliertem Zytoplasma und kleinen dunklen Zellkernen. HE ×400 (Aus SEIFERT 1991)

gend solide oder auch trabekuläre Formationen. Seltener sind mikrozystische oder gangartige Strukturen mit Einschluß von PAS-positivem Sekret. Im Stroma finden sich vereinzelt lymphozytäre Infiltrate (GRAY et al. 1976). Dagegen fehlt eine ausgeprägte lymphoide Stromakomponente, wie sie für die Warthin-Tumoren charakteristisch ist. Erwähnt werden auch regressive Stromaveränderungen mit interstitieller Fibrose sowie Tumornekrosen mit fokalen Plattenepithel- und Becherzellmetaplasien (TAXY 1992). Die Nekroseherde werden auf ischämische Faktoren zurückgeführt und können analog wie beim Speichel-

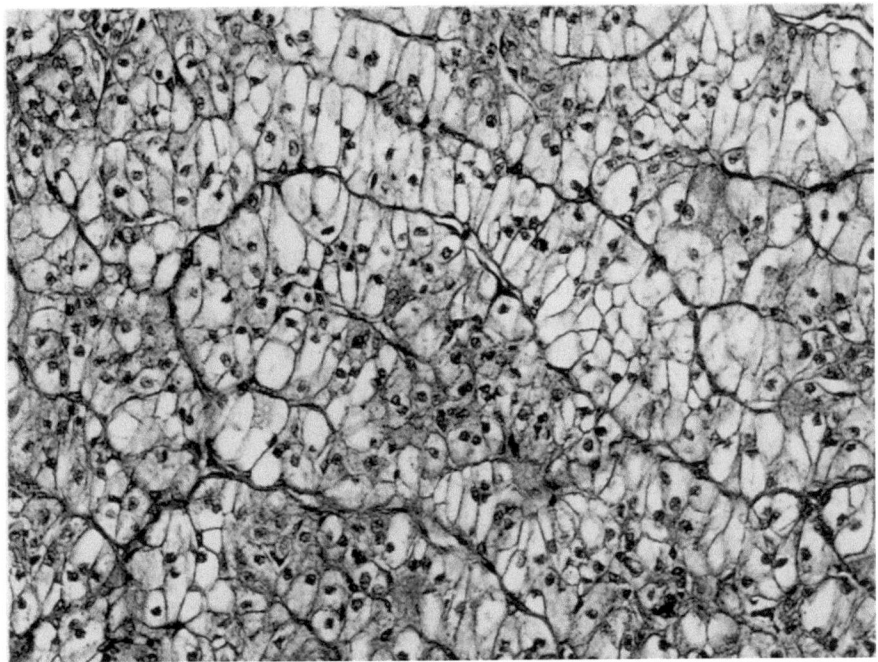

Abb. 302. Onkozytom der Parotis: hellzellige Variante. Weitgehender Verlust der onkozytären Zytoplasmastruktur; deutliche Zellgrenzen und PAS-positive schmale Septenbildung. PAS-Reaktion ×160

drüseninfarkt (nekrotisierende Sialometaplasie, s. Kap. 10.1) zu diagnostischen Fehlbeurteilungen (Plattenepithelkarzinom oder Mukoepidermoidkarzinom) führen.

Eine ungewöhnliche Beobachtung stellt das Vorkommen von verkalkten Psammomkörpern in Onkozytomen dar (FEINER et al. 1986).

Als *seltene Variante* wird das *hellzellige Onkozytom* beschrieben (ELLIS 1988). Dabei lassen sich Übergänge von typischen Onkozyten zu hellzelligen onkozytären Zellelementen beobachten (Abb. 302). Die hellzelligen Onkozyten bilden organoide solide Verbände, welche durch schmale bindegewebige vaskularisierte Septen begrenzt werden. Im Zytoplasma lassen sich sowohl Glykogen als auch Mitochondrien nachweisen. Als charakteristisch wird die Färbung mit Phosphor-Wolframsäure-Hämatoxylin angegeben (ELLIS 1988). Das hellzellige Onkozytom muß als benignes Geschwulst von anderen, in der Regel malignen hellzelligen Tumoren abgegrenzt werden (HARTWICK u. BATSAKIS 1990).

Eine relativ seltene Beobachtung stellt das Vorkommen von hellzelligen Onkozyten in Verbindung mit der multifokalen adenomatösen onkozytären Hyperplasie dar (BROCHERIOU u. DE ROQUANCOURT 1994), wobei besondere differentialdiagnostische Probleme in der Abgrenzung zu Metastasen hellzelliger Karzinome entstehen.

14.11.4 Ultrastruktur und Immunzytochemie

Elektronenmikroskopisch enthalten die Tumorzellen zahlreiche Mitochondrien mit verlängerten Cristae mitochondriales und teilweise lamellärer Innenstruktur (Abb. 303). Zugleich zeigen die Mitochondrien starke Variationen in der Größe bis hin zu Riesenmitochondrien und auch in der Form mit diskusartigem Aufbau oder Mitochondrienfusionen (TANDLER et al. 1970; JOHNS et al. 1977; SEIFERT u. DONATH 1976; YAKU et al. 1985; ISKANDER et al. 1989; WACKYM et al. 1986; KATAOKA et al. 1991). Die ultrastrukturellen Veränderungen der Mitochondrien sind in Onkozytomen und Warthin-Tumoren weitgehend identisch. Beobachtet wurden auch Invaginationen, vesikuläre Strukturen und Mitochondrienteilungen sowie Glykogeneinlagerungen. In hellzelligen onkozytären Adenomen ist das zentrale Zytoplasma mit Glykogengranula angereichert, während die Mitochondrien und andere Zellorganellen mehr randständig verdrängt sind (DAVY et al. 1994). Da sich auch Übergänge zwischen mitochondrienreichen granulären onkozytären und hellzelligen onkozytären Zellen beobachten lassen, ist die Zuordnung zur Gruppe der Onkozytome berechtigt.

Enzym- und immunzytochemisch sind die onkozytären Tumorzellen durch folgende Merkmale gekennzeichnet: reichlicher Gehalt an oxydativen und hydrolytischen Enzymen, insbesondere an Phosphatasen und Esterasen (FISCHER 1986; BALOUGH u. ROTH 1965; KOBAYASHI et al. 1972); Darstellung der Mitochondrien mit Phosphor-Wolframsäure-Hämatoxylin (ELLIS 1988); Reaktion mit Mallory-Anilinblau (ISKANDER et al. 1989); Darstellung der Zytoskelettproteine (Zytokeratin) analog den Warthin-Tumoren (GUSTAFSSON et al. 1985), jedoch negativer Ausfall der Reaktion für S-100-Protein und Aktin (HARA et al. 1983; TAKAHASHI et al. 1986). Im Gegensatz zu den Warthin-Tumoren ist Tenascin nur fokal in der Nachbarschaft der Basalmembranen nachweisbar (SUNHARDHI-WIDYAPUTRA u. VAN DAMME 1993).

14.11.5 Histogenese

Tumoren, die aussschließlich oder vorwiegend aus Onkozyten aufgebaut sind, werden als Onkozytome bezeichnet (HAMPERL 1962b), im Gegensatz zu onkozytären Veränderungen in Organen, die auf reaktiven, entzündlichen oder hyperplastischen Prozessen beruhen. Typische Onkozytome sind in zahlreichen Organen beschrieben, so besonders in den Nieren, jedoch auch in anderen Organen wie Ovarien, Magen, Pankreas, Hypophyse, Schilddrüse oder Lungen (COTTON 1990). Ätiologisch werden für die onkozytären Veränderungen meist exogen bedingte Stoffwechselstörungen der Mitochondrien angenommen, die eine kompensatorische Hyperplasie dieser Organellen nach sich zieht (ALTMANN 1990). Bei einem Teil der als Onkozytome diagnostizierten Fälle handelt es sich im Rahmen einer Reklassifikation um diffuse Onkozytosen oder fokale onkozytäre adenomatöse Hyperplasien (PALMER et al. 1990). Bezüglich der Differentialdiagnose wird auf Kap. 10.2 verwiesen.

Histogenetisch werden die Onkozytome vom Epithel der Speichelgänge, insbesondere von den Streifenstücken abgeleitet. Hierfür sprechen auch die ultra-

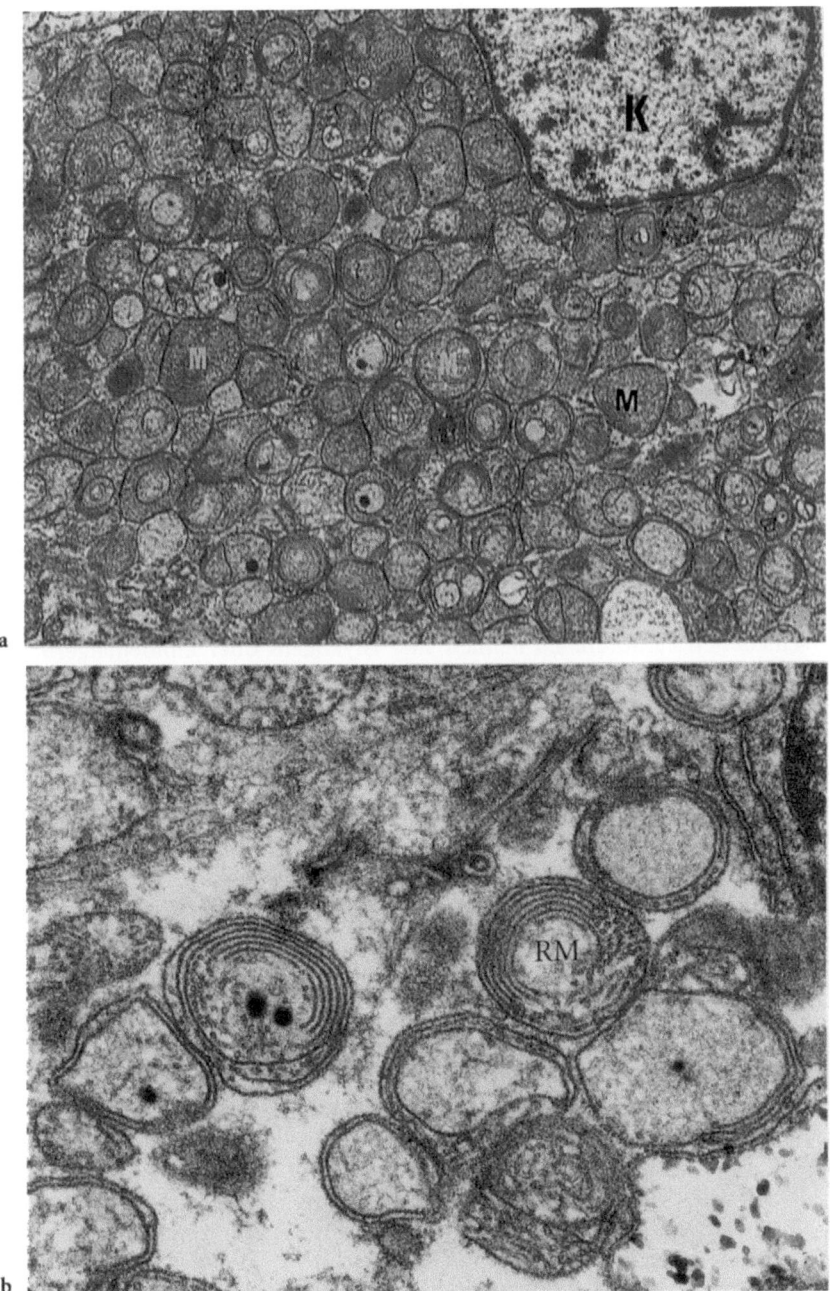

Abb. 303 a, b. Onkozytom der Parotis: ultrastruktureller Ausschnitt aus einer onkozytären Adenomzelle mit zahlreichen Mitochondrien (*M*) im Zytoplasma. Riesenmitochondrien (*RM*) mit lamellärer Innenstruktur. Zellkern (*K*). **a** ×7200, **b** ×19800 (Aus SEIFERT u. DONATH 1976)

strukturellen und immunhistochemischen Befunde. Aus Beobachtungen bei der multifokalen onkozytären adenomatösen Hyperplasie resultiert, daß eine Transformation der Onkozytose in ein Onkozytom möglich ist. In gleicher Weise geht aus tierexperimentellen Befunden bei der Ratte hervor, daß unter der Einwirkung von N-Nitrosomorpholin in der Niere Übergänge von Onkozytosen zu echten Onkozytomen auftreten (KRECH et al. 1981). Dies schließt jedoch nicht aus, daß auf dem Boden genetischer Mutationen auch Onkozytome als Tumoren einer subzellulären Organelle, d.h. der Mitochondrien entstehen.

14.11.6 Differentialdiagnose

Ein onkozytenähnliches azidophiles Zytoplasma kann auch durch andere zytoplasmatische Strukturen verursacht werden. Hierzu gehören Lysosomen, Sekretgranula, glattes endoplasmatisches Retikulum oder Filamentsysteme (ASKEW et al. 1971). Zur Sicherung der Diagnose eines Onkozytoms sind vor allem der Nachweis der Mitochondrien mittels der Phosphor-Wolframsäure-Hämatoxylinfärbung oder der Einsatz der Eletronenmikroskopie geeignet (ELLIS 1988).

Beim Vorliegen einer hellzelligen Variante des Onkozytoms muß eine Abgrenzung von anderen hellzelligen Tumoren erfolgen (SEIFERT u. DONATH 1978). Ultrastrukturell basiert die helle Beschaffenheit des Zytoplasma auf verschiedenen Faktoren. Zu nennen sind Glykogen- oder Lipideinlagerungen, unreife Sekretgranula, geringe Differenzierung der zytoplasmatischen Organellen oder auch Fixationsartefakte (BATSAKIS 1980; GRAY et al. 1976). Hellzellige Strukturen finden sich in Azinus- und Mukoepidermoidkarzinomen, in myoepithelialen Tumoren (Myoepitheliome, myoepitheliale Karzinome, epithelialmyoepitheliale Karzinome), Talgdrüsentumoren oder in Metastasen von Nierenzellkarzinomen (SEIFERT et al. 1984).

Die zytogenetische Zuordnung des sog. hellzelligen Adenoms bedarf der jeweiligen differentialdiagnostischen Abklärung (SEIFERT u. DONATH 1978; BATSAKIS 1980). Synonyme für dieses Adenom sind „hypernephroides Adenom", „Parathyreoidea-ähnliches Adenom", „glykogenreiches Adenom" und „myoepitheliales Adenom" (SEIFERT 1966; SEIFERT et al. 1984). Die Tumorzellen bilden vorwiegend solid-trabekuläre Zellverbände mit aufgehelltem Zytoplasma, deutlichen Zellgrenzen und kleinen chromatindichten Zellkernen. Auf Grund des Gehaltes an Mitochondrien, Glykogengranula oder zytoplasmatischen Filamenten lassen sich die sog. hellzelligen Adenome entweder als hellzellige Onkozytome (CORRIDAN 1956; GOLDMAN u. KLEIN 1972; YAKU et al. 1985) oder Myoepitheliome (FEYRTER 1963; SAKSELA et al. 1972; KAHN u. SCHOUB 1973; LUNA et al. 1973; STROMEYER et al. 1975; SCIUBBA u. GOLDSTEIN 1976; CHAUDHRY et al. 1982) klassifizieren.

Literatur

Ackerman LV (1943) Oncocytoma of the parotid gland. Arch Pathol Lab Med 36:508–511
Ahlbohm HE (1935) Mucous and salivary gland tumours. A clinical study with special reference to radiotherapy, based on 254 cases treated at Radiumhemmet, Stockholm. Acta Radiol (Suppl) 23:1–452

Altmann H-W (1990) Onkozytäre Hepatozyten. Pathologe 11:137–142
Askew JB jr, Bentinck DC, Jensen AB, Fechner RE (1971) Epithelial and myoepithelial oncocytes: Ultrastructural study of a salivary gland oncocytoma. Arch Otolaryngol Head Neck Surg 93:46–54
Balough K, Roth SI (1965) Histochemical and electron microscopic studies of eosinophilic granular cells (oncocytes) in tumors of the parotid gland. Lab Invest 14:310–320
Batsakis JG (1979) Tumors of the head and neck, 2nd edn. Williams & Wilkins, Baltimore, pp 1–69
Batsakis JG (1980) Clear cell tumors of salivary glands. Ann Otol Rhinol 89:196–197
Batsakis JG, Martz DG (1960) Oxyphilic cell tumor of the submaxillary gland. US Armed Forces Med J 11:1383–1386
Blanck C, Eneroth CM, Jacobsson PA (1970) Oncocytoma of the parotid gland. Neoplasm or nodular hyperplasia? Cancer 25:919–925
Boley JO, Robinson DW (1954) Bilateral oxiphilic granular cell adenoma of parotid. Report of a case. Arch Pathol Lab Med 58:564–567
Bonorden StW (1985) Das oxyphile Adenom (Onkozytom). Histomorphologie und Klinik. Dtsch Z Mund Kiefer Gesichtschir 9:444–447
Brandwein MS, Huvos AG (1991) Oncocytic tumors of major salivary glands. A study of 68 cases with follow-up of 44 patients. Am J Surg Pathol 15:514–528
Brocheriou C, Roquancourt A de (1994) Clear cell oncocytoma and multifocal oncocytic adenomatous hyperplasia of parotid glands. Report of 4 cases. Oral salivary gland neoplasms: A clinical-pathologic study of 284 cases. Congress International Association of Oral Pathologists, York
Chau MNY, Radden BG (1986) Intraoral benign solid oncocytoma. Int J Oral Maxillofac Surg 15:503–506
Chaudhry AP, Gorlin RJ (1958) Oxyphilic granular cell adenoma (oncocytoma). Oral Surg Oral Med Oral Pathol 11:896–905
Chaudhry AP, Satchidanand S, Peer R, Cutler LS (1982) Myoepithelial cell adenoma of the parotid gland. Cancer 49:288–293
Codington JB (1959) Oxyphilic granular cell adenoma of the parotid gland. Am J Surg 97:333–335
Corridan M (1956) Glycogen-rich clear-cell adenoma of the parotid gland. J Pathol 72:623–626
Cotton DWK (1990) Oncocytomas. Histopathology 16:507–509
Crocker DJ, Cavalris CJ, Finch R (1970) Intraoral minor salivary gland tumors. Report of thirty-eight cases. Oral Surg Oral Med Oral Pathol 29:60–68
Damm DD, White DK, Geissler RH, Drummond JF, Henry BB (1989) Benign solid oncocytoma of intraoral minor salivary glands. Oral Surg Oral Med Oral Pathol 67:84–86
Das S, Sengupta P, Chatterjee SK, Sarkar SK (1976) Oncocytoma of the tongue in a child. J Paediatr Surg 11:113–114
Davy CL, Dardick I, Hammond E, Thomas MJ (1994) Relationship of clear cell oncocytoma to mitochondrial-rich (typical) oncocytomas of parotid salivary gland. An ultrastructural study. Oral Surg Oral Med Oral Pathol 77:469–478
Deutsch E, Eilon A, Zelig S, Ariel I (1984) Synchronous bilateral oncocytoma of the parotid glands. ORL Otorhinolaryngol Relat Spec 46:66–68
Dibble PA, Sanford DM (1961) Submaxillary oncocytoma. Arch Otolaryngol 74:81–83
Ellis GL (1988) "Clear cell" oncocytoma of salivary gland. Hum Pathol 19:862–867
Eneroth CM (1965) Oncocytoma of major salivary glands. J Laryngol Otol 79:1064–1072
Evans RW, Cruickshank AH (1970) Epithelial tumours of major salivary glands. Saunders, Philadelphia
Feiner HD, Goldstein St, Ittman M, Pelton K, Jacobs J (1986) Oncocytic adenoma of the parotid gland with psammoma bodies. Arch Pathol Lab Med 110:640–644
Feyrter F (1963) Über das glykogenreiche retikulierte Adenom der Speicheldrüsen. Z Krebsforsch 65:446–454
Fischer R (1961) Über den histochemischen Nachweis oxydativer Enzyme in Onkocyten verschiedener Organe. Virchows Arch A Pathol Anat 334:445–452
Ghandur-Mnaymneh L (1984) Multinodular oncocytoma of the parotid gland: a benign lesion simulating malignancy. Hum Pathol 15:485–486

Goldman RL, Klein HZ (1972) Glycogen-rich adenoma of the parotid gland. An uncommon benign clear-cell tumor resembling certain clear-cell carcinoma of salivary origin. Cancer 30:749-754

Goode RK (1991) Oncocytoma. In: Ellis GL, Auclair PL, Gnepp DR (eds) Surgical pathology of the salivary glands. Saunders, Philadelphia London Toronto Montreal Sydney Tokyo, pp 225-237

Gray SR, Cornog JL jr, Seo IS (1976) Oncocytic neoplasms of salivary glands. A report of 15 cases including two malignant oncocytomas. Cancer 38:1306-1317

Gustafsson H, Kjörell U, Carlsöö B (1985) Cytoskeletal proteins in oncocytic tumors of the parotid gland. Arch Otolaryngol (Chicago) 111:99-105

Hamperl (1936) Onkocyten und Geschwülste der Speicheldrüsen. Virchows Arch A Pathol Anat 298:327-375

Hamperl H (1962a) Das Onkocytom der Speicheldrüsen. Z Krebsforsch 64:427-440

Hamperl H (1962b) Onkozyten und Onkozytome. Virchows Arch A Pathol Anat 335:452-483

Hara K, Ito M, Takeuchi J, Iijima S, Endo T, Hidaka H (1983) Distribution of S-100 protein in normal salivary glands and salivary gland tumours. Virchows Arch A Pathol Anat 401:237-249

Hartwick RW, Batsakis JG (1990) Non-Warthin's tumor oncocytic lesions. Ann Otol Rhinol Laryngol 99:674-677

Hastrup N, Bretlau P, Krogdahl A, Melchiors H (1982) Oncocytomas of the salivary glands. J Laryngol Otol 96:1027-1032

Iskander KG, Hamid S, Moussa M, Seif EI (1989) Oxyphilic granular cell adenoma (oncocytoma) - A histochemical and ultrastructural study. Egypt Dent J 35:359-368

Jaffé RH (1932) Adenolymphoma (onkocytoma) of the parotid gland. Am J Cancer 16:1414-1423

Jalisi M (1968) Oncocytoma of the accessory salivary glands. J Laryngol Otol 82:257-259

Johns ME, Regezi JA, Batsakis JG (1977) Oncocytic neoplasms of salivary glands. An ultrastructural study. Laryngoscope 87:862-871

Kahn LB, Schoub L (1973) Myoepithelioma of the palate. Histochemical and ultrastructural observations. Arch Pathol 95:209-212

Kataoka R, Hyo Y, Hoshiya T, Miyahara H, Matsunaga T (1991) Ultrastructural study of mitochondria in oncocytes. Ultrastruct Pathol 15:231-239

Kobayashi H, Hosino M, Tauchi H (1972) Ultrastructural study of cytochrome oxidase in oncocytoma. Nagoya J Med Sci 34:25-32

Krech R, Zerban H, Bannasch P (1981) Mitochondrial anomalies in renal oncocytes induced by N-nitrosomorpholone. Eur J Cell Biol 25:331-339

Lane St (1962) Oxyphilic granular cell adenoma (oncocytoma) of the parotid gland. Plast Reconstr Surg 30:88-94

Luna MA, Mackay B, Gamez-Araujo J (1973) Myoepithelioma of the palate. Report of a case with histochemical and electron microscopic observations. Cancer 32:1429-1435

Meza-Chavez L (1949) Oxyphilic granular cell adenoma of the parotid gland (oncocytoma): Report of five cases and study of the oxyphilic granular cells (oncocytes) in normal parotid glands. Am J Pathol 25:523-537

Palmer TJ, Gleeson MJ, Eveson JW, Cawson RA (1990) Oncocytic adenomas and oncocytic hyperplasia in salivary glands: A clinicopathological study of 26 cases. Histopathology 16:487-493

Saksela E, Tarkkanen J, Wartiovaara J (1972) Parotid clear-cell adenoma of possible myoepithelial origin. Cancer 30:742-748

Schafer EL, Gruet M, Jackson AS (1956) Oncocytic cell adenoma of the parotid gland. Am J Surg 91:272-278

Sciubba JJ, Goldstein BH (1976) Myoepithelioma. Review of the literature and report of a case with ultrastructural confirmation. Oral Surg Oral Med Oral Pathol 42:328-338

Seifert G (1966) Mundhöhle, Mundspeicheldrüsen, Tonsillen und Rachen. In: Doerr W, Uehlinger E (Hrsg) Spezielle pathologische Anatomie, Bd 1. Springer, Berlin Heidelberg New York, S 1-415

Seifert G (1991) WHO Histological typing of salivary gland tumours, 2nd edn. Springer, Berlin Heidelberg New York Tokyo

Seifert G, Donath K (1976) Die Morphologie der Speicheldrüsenerkrankungen. Arch Otorhinolaryngol 213:111–208
Seifert G, Donath K (1978) Über das Vorkommen sog. Heller Zellen in Speicheldrüsentumoren. Z Krebsforsch 91:165–182
Seifert G, Miehlke A, Haubrich J, Chilla R (1984) Speicheldrüsenkrankheiten. Pathologie – Klinik – Therapie – Fazialischirurgie. Thieme, Stuttgart New York
Smoler J (1968) Oxyphilic granular cell adenoma of the parotid gland. Arch Otolaryngol Head Neck Surg 87:540–542
Stromeyer FW, Haggitt RC, Nelson JF, Hardman JM (1975) Myoepithelioma of the minor salivary gland origin. Light and electron microscopic study. Arch Pathol 99:242–245
Sunhardhi-Widyaputra S, Damme B van (1993) Immunohistochemical staining of tenascin in Warthin's tumor and in oncocytoma. Oral Surg Oral Med Oral Pathol 76:325–329
Takahashi H, Tsuda N, Tezuka F, Okabe H (1986) An immunohistochemical investigation of S-100 protein in the epithelial component of Warthin's tumor. Oral Surg Oral Med Oral Pathol 62:57–62
Tandler B, Hutter RVP, Erlandson RA (1970) Ultrastructure of oncocytoma of the parotid gland. Lab Invest 23:567–580
Taxy JB (1992) Necrotizing squamous/mucinous metaplasia in oncocytic salivary gland tumors. A potential diagnostic problem. Am J Clin Pathol 97:40–45
Wackym PA, Gray GF, Rosenfeld L, Friedmann I (1986) Papillary cystic oncocytoma and Warthin's tumor of the parotid gland. J Laryngol Otol 100:679–686
Yaku Y, Mori Y, Kanda T, Kaneko T, Kitamura T (1985) Ultrastructural study of glycogen – rich oxyphilic adenoma of the nasopharyngeal minor salivary gland. Virchows Arch A Pathol Anat 407:151–158
Ziperman HH, Capers TH (1955) Oxyphil cell adenoma of the tongue. US Armed Forces Med J 6:1039–1042

14.12 Kanalikuläre Adenome

14.12.1 Definition

Kanalikuläre Adenome sind aus doppelreihig angeordneten schaltstückähnlichen Gangepithelzellen aufgebaut, welche schmale, miteinander anastomisierende Zellverbände nach Art einer Perlschnur bilden. Charakteristisch ist das dazwischen liegende lockere zellarme bindegewebige Stroma mit Einschluß zahlreicher, stark erweiterter dünnwandiger Blutgefäße.

14.12.2 Klinische und statistische Daten

Der Terminus „kanalikuläres Adenom" wurde zuerst von BAUER u. BAUER (1953) verwendet. Die erste ausführliche Beschreibung wurde von BHASKAR u. WEINMANN (1955) vorgenommen. Adenome dieses Bautyps sind zu 75–80% in der Oberlippe lokalisiert (NELSON u. JACOWAY 1973; DALEY 1984; FERREIRO 1994), daneben in der Wangenschleimhaut (ca. 12%), selten am Gaumen (ca. 3,5%) oder in der Parotis (1,7%; KRATOCHVIL et al. 1990; KRATOCHVIL 1991). Eine Rarität stellt das Vorkommen innerhalb der Mandibula dar (To u. CHAN 1990). Das Durchschnittsalter der Patienten liegt bei 65 Jahren, wobei das weibliche Geschlecht mit ca. 65% dominiert (DALEY et al. 1984; MCMILLAN et al. 1993). Die langsam wachsenden Tumoren erreichen eine durchschnittliche Größe von 1,5 cm, wobei auch häufiger eine multinoduläre oder multifokale Entwicklung beobachtet wird (DALEY 1984). Da kleinere Tumorherde keine eigene Kapsel besitzen, kann die Fehleinschätzung eines malignen Tumors entstehen. Einzelne Tumore enthalten Mikrozysten, so daß makroskopisch bei Lokalisation speziell an der Lippe der klinische Befund einer Mukozele ähnelt. Beim Einschneiden entleert sich etwas schleimiges Material.

Aus den Daten des Speicheldrüsen-Registers Hamburg (1965–1994) ergeben sich folgende statistische Hinweise:

- Häufigkeit des Vorkommens:
  - nur 0,2 % aller Speicheldrüsenadenome.
- Lokalisation:
  - über 85 % im Bereich der Oberlippe,
  - ca. 10 % am Gaumen.
- Altersgipfel:
  - 7. Lebensdekade.
- Geschlechtsdisposition:
  - 45 % männlich, 55 % weiblich.
- Multifokales Wachstum:
  - 1 Beobachtung.

14.12.3 Pathohistologie

Die Tumorzellen bilden teils solide, teils auch tubuläre und mikrozystische Formationen. Die Lumina werden von einer schmalen Zellage begrenzt (Abb. 304 u. 305). Das spärliche Sekretmaterial in den Lumina ist PAS-negativ (DALEY et al. 1984). Das zellarme Stroma enthält mukoides Material, welches eine positive Reaktion bei der Alzianblaufärbung und der Muzikarminfärbung aufweist (CHEN u. MILLER 1980) und sowohl Hyaluronsäure als auch Chondroitinsulfat vermehrt enthält. Die ausgeprägte Vaskularisation des Stromas (Abb. 306) geht mit Einblutungen und Ablagerungen von Hämosiderinpigment einher, so daß mitunter der Eindruck eines Hämangioms entsteht. Vereinzelt sind auch Psammomkörper beobachtet worden (LEVINE et al. 1981), sehr selten ausgedehnte ischämische Nekrosen (ALLEN et al. 1994). Die im Tumorzentrum gelegenen Nekrosen sind an der Tumoraußenseite von einem schmalen Saum von intaktem Adenomgewebe umgeben.

Immunhistochemisch findet sich eine deutliche Expression von Zytokeratin, Vimentin und S-100-Protein in den Tumorepithelien, wobei die Vimentinreaktion stärker in den außen gelegenen Zellen der kanalikuläen Formationen ausgeprägt ist (ZARBO et al. 1986; FERREIRO 1994). Nur vereinzelt ist eine Expression von EMA an der luminalen Oberfläche und eine fokale geringe Expression von GFAP beobachtet worden, dagegen keine Expression von Aktin oder CEA (FERREIRO 1994).

Die Mitteilungen des Schrifttums über den histologischen Aufbau der kanalikulären Adenome sind weitgehend identisch (DAVIS u. DAVIS 1971; WALDRON 1971; NELSON u. JACOWAY 1973; WEINER 1977).

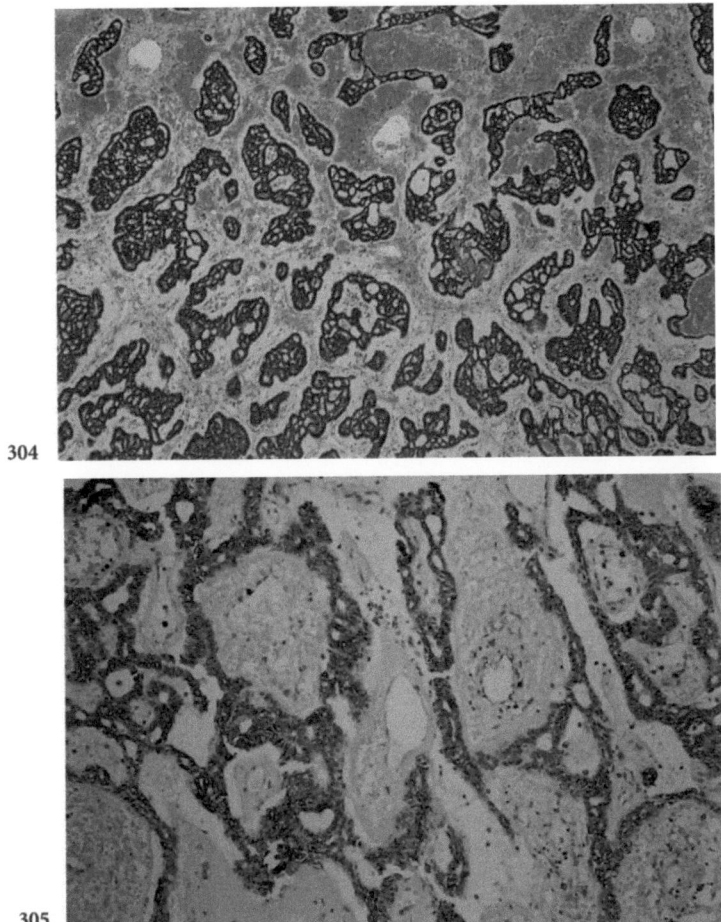

Abb. 304. Kanalikuläres Adenom der Oberlippe: schmale, miteinander anastomosierende Zellverbände, umgeben von einem gefäßreichen zellarmen Stroma mit Einblutungen. HE ×40

Abb. 305. Kanalikuläres Adenom der Oberlippe: solide und angedeutet tubuläre Zellverbände mit zellarmem lockerem Stroma. Keine mukoide Transformation, keine Basalmembransubstanzen wie in Basalzelladenomen. Zytokeratinnachweis. Immunperoxydasereaktion PAP ×100

14.12.4 Ultrastruktur

Die gangartigen Tubuli ähneln in ihrem Aufbau den Schaltstücken des Speichelgangsystems (GUCCION u. REDMAN 1986). Die Adenomzellen sind durch wenige schmale Desmosomen, eine geringe Ausbildung von Tonofilamenten und eine einschichtige Basalmembran gekennzeichnet (CHEN u. MILLER 1980; McMILLAN et al. 1993). Sie enthalten sowohl Mikrofilamente als auch in geringer Zahl andere Zellorganellen (Polysomen, endoplasmatisches Retikulum, Lysosomen). Im Bereich der luminalen Strukturen sind schmale Mikrovilli entwickelt.

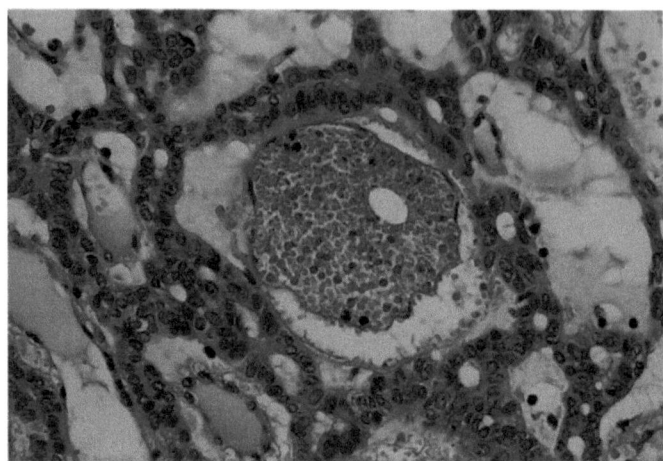

Abb. 306. Kanalikuläres Adenom (Fall wie Abb. 305): ein- bis doppelreihige solid und tubulär angeordnete Zellverbände mit Einschluß erweiterter hyperämischer Blutgefäße im Stroma. HE ×250 (Aus SEIFERT 1991)

Vereinzelt finden sich im Epithelverband auch Myoepithelzellen. Die Basalmembran um die Kapillaren zeigt eine Replikation.

14.12.5 Differentialdiagnose

In der früheren WHO-Klassifikation der Speicheldrüsentumoren (THACKRAY u. SOBIN 1972) war das kanalikuläre Adenom nicht speziell aufgeführt. Es wurde überwiegend als monomorphes Adenom in die Gruppe der Basalzelladenome eingeordnet (BOLLINGER u. HIATT 1973; KLEIN u. GOLDMAN 1973; FANTASIA u. NEVILLE 1980). Die im Schrifttum als „monomorphe Adenome" mitgeteilten Beobachtungen enthalten typische Fälle von kanalikulären Adenomen (MINTZ et al. 1982; DARDICK et al. 1984; McCOY-COLLINS et al. 1985; HRUBAN et al. 1988). Unter dem Begriff des „monomorphen Adenoms" wurden sowohl trabekuläre, tubuläre und kanalikuläre Adenome subsummiert als auch Basalzelladenome, Speichelgangadenome und andere Adenomentitäten (GARDNER u. DALEY 1983; SEIFERT u. SCHULZ 1979; CHAUDHRY et al. 1983; CHO u. KIM 1989; MAURIZI et al. 1990; BATSAKIS 1991). Bezüglich der Differentialdiagnose zum Basalzelladenom wird auf Kap. 14.9. verwiesen.

Literatur

Allen CM, Damm D, Neville B, Rodu B, Page D, Weathers DR (1994) Necrosis in benign salivary gland neoplasms. Not necessarily a sign of malignant transformation. Oral Surg Oral Med Oral Pathol 78:455–461

Batsakis JG (1991) Oral monomorphic adenomas. Ann Otol Rhinol Laryngol 11:348–350

Bauer WH, Bauer JD (1953) Classification of glandular tumors of salivary glands. Study of one hundred forty-three cases. Arch Pathol 55:328–346

Bhaskar SN, Weinmannn JP (1955) Tumors of the minor salivary glands. Oral Surg Oral Med Oral Pathol 8:1278–1297
Bollinger TE, Hiatt WR (1973) Basal cell adenoma of the upper lip. Report of a case. Oral Surg Oral Med Oral Pathol 35:600–605
Chaudhry AP, Cutler LS, Satchidanand S, Labay G, Raj MS, Lin Ch-Ch (1983) Monomorphic adenomas of the parotid glands. Their ultrastructure and histogenesis. Cancer 52:112–120
Chen S-Y, Miller AS (1980) Canalicular adenoma of the upper lip. An electron microscopic study. Cancer 46:552–556
Cho KJ, Kim YI (1989) Monomorphic adenomas of the salivary glands. A clinico-pathologic study of 12 cases with immunohistochemical observation. Pathol Res Pract 184:614–620
Daley DT (1984) The canalicular adenoma: Considerations on differential diagnosis and treatment. J Oral Maxillofac Surg 42:728–730
Daley DT, Gardner DG, Smout MS (1984) Canalicular adenoma: Not a basal cell adenoma. Oral Surg Oral Med Oral Pathol 57:181–188
Dardick I, Kahn HJ, Nostrand AWP van, Baumal R (1984) Salivary gland monomorphic adenoma. – Ultrastructural, immunoperoxidase, and histogenetic aspects. Am J Pathol 115:334–348
Davis WM, Davis WM jr (1971) Canalicular adenoma: report of a case. J Oral Surg 29:500–502
Fantasia JE, Neville BW (1980) Basal cell adenomas of the minor salivary glands. A clinicopathologic study of seventeen new cases and a review of the literature. Oral Surg Oral Med Oral Pathol 50:433–440
Ferreiro JA (1994) Immunohistochemical analysis of salivary gland canalicular adenoma. Oral Surg Oral Med Oral Pathol 78:761–765
Gardner DG, Daley TD (1983) The use of the terms monomorphic adenoma, basal cell adenoma, and canalicular adenoma as applied to salivary gland tumors. Oral Surg Oral Med Oral Pathol 56:608–615
Guccion JG, Redman RS (1986) Canalicular adenoma of the buccal mucosa. An ultrastructural and histochemical study. Oral Surg Oral Med Oral Pathol 61:173–178
Hruban RH, Erozan YS, Zinreich SJ, Kashima HS (1988) Fine-needle aspiration cytology of monomorphic adenomas. Am J Clin Pathol 90:46–51
Klein HZ, Goldman RL (1973) Basal cell adenoma involving the lip. Arch Pathol Lab Med 95:944–946
Kratochvil FJ (1991) Canalicular adenoma and basal cell adenoma. In: Ellis GL, Auclair PL, Gnepp DR (eds) Surgical pathology of the salivary glands. Saunders, Philadelphia London Toronto Montreal Sydney Tokyo, pp 202–224
Kratochvil F, Auclair P, Ellis G (1990) Clinical features of 160 cases of basal cell adenoma and 121 cases of canalicular adenoma. Oral Surg Oral Med Oral Pathol 70:605
Levine J, Krutchkoff DJ, Eisenberg E (1981) Monomorphic adenoma of minor salivary glands: A reappraisal and report of nine new cases. J Oral Surg 39:101–107
Maurizi M, Salvinelli F, Capeli A, Carbone A (1990) Monomorphic adenomas of the major salivary glands: clinicopathological study of 44 cases. J Laryngol Otol 104:790–796
McCoy-Collins RC, Calhoun NR, Redman RS, Saini N (1985) Monomorphic adenoma of the buccal mucosa. J Oral Maxillofac Surg 43:644–648
McMillan MD, Smith CJ, Smillie AC (1993) Canalicular adenoma: report of five cases with ultrastructural observations. J Oral Pathol Med 22:368–373
Mintz GA, Abrams AM, Melrose RJ (1982) Monomorphic adenomas of the major and minor salivary glands. Report of twenty-one cases and review of the literature. Oral Surg Oral Med Oral Pathol 53:375–386
Nelson JF, Jacoway JR (1973) Monomorphic adenoma (canalicular type): report of 29 cases. Cancer 13:1511–1513
Seifert G (1991) WHO Histological typing of salivary gland tumours, 2nd edn. Springer, Berlin Heidelberg New York Tokyo
Seifert G, Schulz C-P (1979) Das monomorphe Speichelgangadenom. Klassifikation und Analyse von 79 Fällen. Virchows Arch A Pathol Anat 383:77–99
Thackray AC, Sobin LH (1972) Histological typing of salivary gland tumours. WHO international classification of tumours. World Health Organization, Geneva

To EWH, Chan FFY (1990) Intra-mandibular salivary monomorphic adenoma. J Cranio Maxillofac Surg 18:122-124
Waldron CA (1971) Comment on canalicular adenoma. J Oral Surg 29:502
Weiner AP (1977) Monomorphic adenoma, canalicular variant: report of a case. J Oral Surg 35:414-415
Zarbo RJ, Regezi JA, Batsakis JG (1986) S-100 protein in salivary gland tumors: An immunohistochemical study of 129 cases. Head Neck Surg 8:268-275

14.13 Talgdrüsenadenome

14.13.1 Definition

Talgdrüsenadenome (Sebazeoadenome) sind aus läppchenförmig oder azinär angeordneten Talgdrüsenzellen aufgebaut. Die gleichmäßig differenzierten Talgdrüsenzellen besitzen ein wabig aufgehelltes Zytoplasma, mittelgroße Zellkerne und deutliche Zellgrenzen.

14.13.2 Klinische und statistische Daten

Talgdrüsenadenome sind seltene benigne Tumoren (2% aller Speicheldrüsenadenome). Sie sind vorwiegend in der Parotis lokalisiert (RAUCH u. MASSHOFF 1959; SCHMID u. ALBRICH 1973; CAMERON u. STENRAM 1979; GNEPP u. BRANNON 1984; BATSAKIS u. EL-NAGGAR 1990). Sehr selten ist ein Vorkommen in der Wangenschleimhaut (MILLER u. MCCREA 1968; EPKER u. HENNY 1971; LIPANI et al. 1983; ORLIAN et al. 1987) oder in der Submandibularis (ALBORES-SAAVEDRA u. MORRIS 1960; GNEPP u. BRANNON 1984). Die Patienten mit Talgdrüsenadenomen sind meist älter als 60 Jahre. Eine Geschlechtsdisposition liegt nicht vor. Die im Durchschnitt 2-3 cm großen Adenome sind gut abgekapselt und wachsen langsam. Makroskopisch besitzen die Adenome eine gelbe, gelbbraune oder auch gelbgraue Farbe. Die Schnittfläche ist solid oder mikrozystisch.

14.13.3 Pathohistologie

Die Talgdrüsenzellen bilden azinäre oder lobuläre Formationen, welche von dünnen bindegewebigen Septen umgeben sind. Das wabig aufgehellte Zytoplasma (Abb. 307) enthält Sudan-positive Fetteinlagerungen, jedoch im Gegensatz zu den Onkozytomen kaum Mitochondrien (GNEPP u. BRANNON 1984). Mitunter finden sich auch gangartige Strukturen und Mikrozysten, daneben metaplastische Zellherde, welche sowohl Onkozyten als auch Plattenepithelien (Abb. 308) und basaloide indifferente Zellen enthalten können. Im Stroma sind vereinzelt kleine Fremdkörpergranulome mit Schaumzellen entwickelt, welche ausgetretene Talgmassen enthalten. An der Außenseite der Adenome ist eine bindegewebige Kapsel vorhanden.

Eine Variante des Talgdrüsenadenoms stellt das *Talgdrüsen-Lymphadenom* (Lymphadenoma sebaceum, Sebazeolymphom) dar (MCGAVRAN et al. 1960; KLEINSASSER 1964; WUKETICH u. KITTINGER 1966; ASSOR 1970; WASAN 1971;

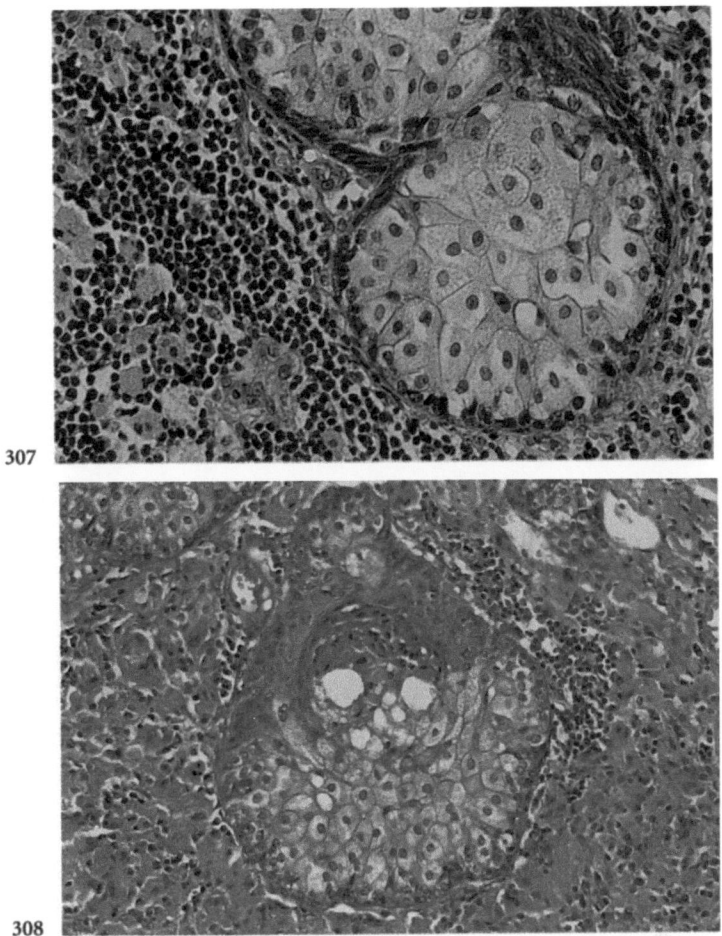

Abb. 307. Talgdrüsenadenom der Parotis: Talgdrüsenzellen in lobulärer Anordnung mit feinwabigem Zytoplasma und deutlichen Zellgrenzen. HE ×250

Abb. 308. Talgdrüsenadenom der Parotis: Talgdrüsenherd mit Übergang in fokale Plattenepithelmetaplasien; in der Umgebung histiozytäre speichernde Zellen. HE ×160

MAZA et al. 1971; FLEMING u. MORRICE 1973; BARATZ et al. 1976; KUNZE 1979). Dieses Adenom ist meist in einem paraglandulären Parotislymphknoten lokalisiert und besitzt ein ausgeprägtes lymphoides Stroma mit Einschluß von Lymphfollikeln analog dem Warthin-Tumor (Abb. 309 u. 310). Die Ähnlichkeit der adenomatösen Talgdrüsentumoren mit dem Warthin-Tumor spricht für eine analoge Entstehung aus Inklusionen von Speicheldrüsengewebe in den Parotislymphknoten, wobei sich Mikroadenome mitunter als Zufallsbefund in den Lymphknoten nachweisen lassen (Abb. 311). Besondere seltene Beobachtungen sind Kombinationen eines Warthin-Tumors mit adenomatösen Talgdrüsenherden

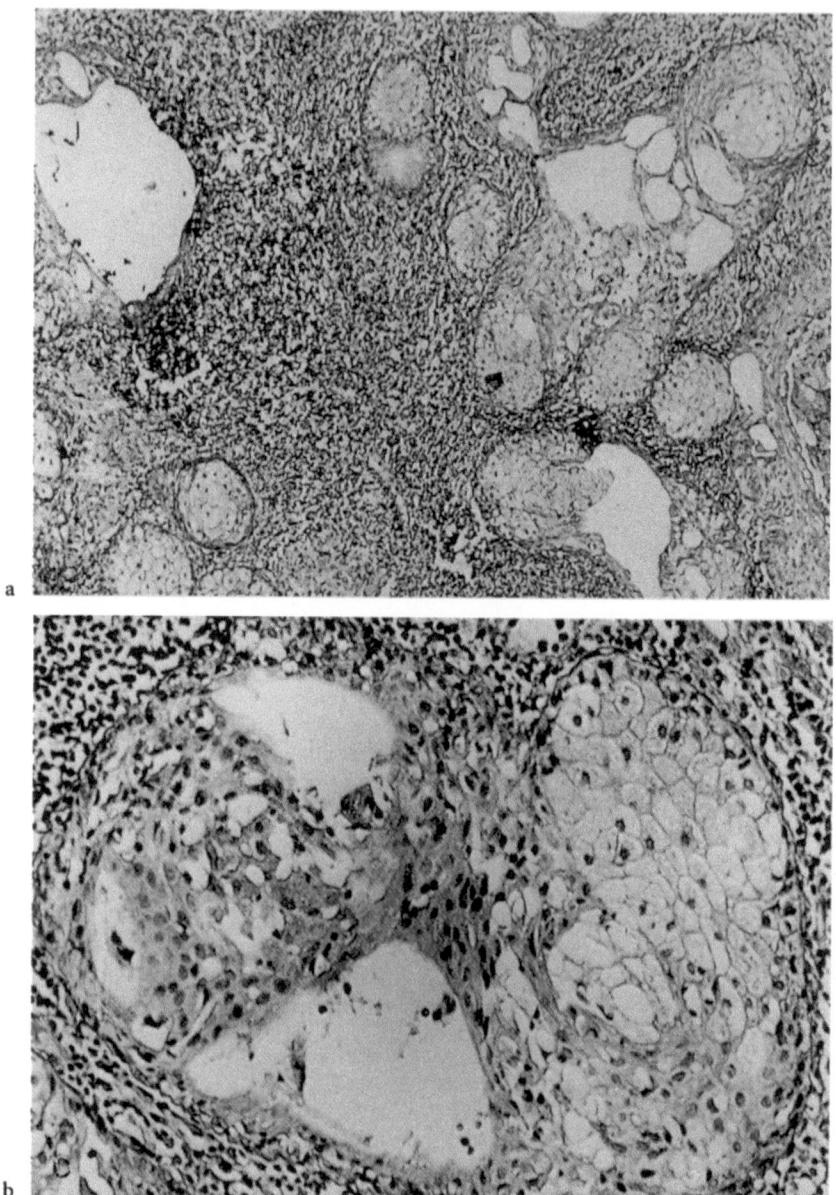

Abb. 309a, b. Talgdrüsen-Lymphadenom der Parotis: Talgdrüsenherde mit Einschluß einzelner Mikrozysten, umgeben von einer lymphoiden Stromakomponente. HE **a** ×60, **b** ×160 (Aus SEIFERT et al. 1980)

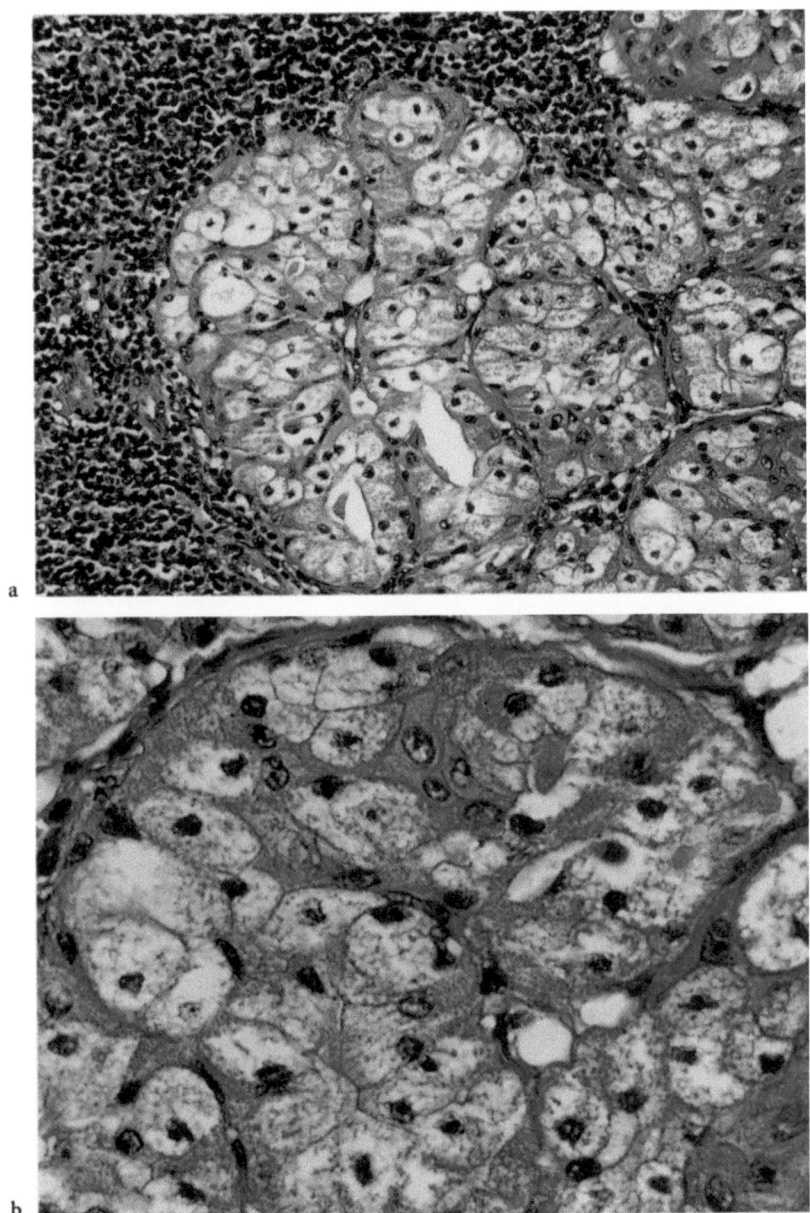

Abb. 310 a, b. Talgdrüsen-Lymphadenom (Fall wie Abb. 309): wabig aufgehellte Talgdrüsenverbände inmitten eines lymphoiden Stroma. HE a ×160, b ×400 (Aus Seifert u. Donath 1976)

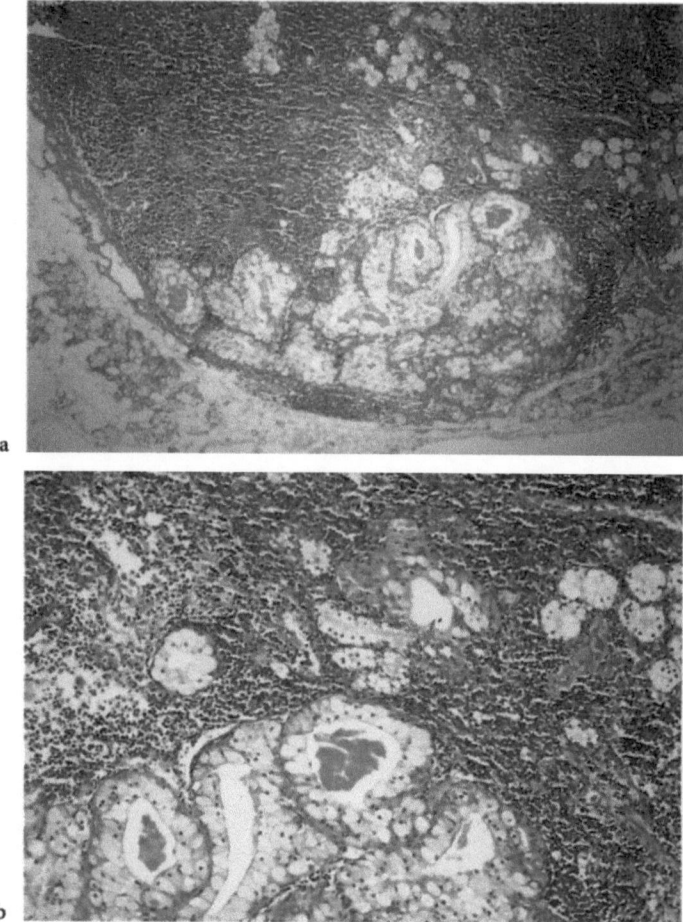

Abb. 311 a, b. Parotis-Lymphknoten mit Einschluß eines mikroskopisch kleinen Talgdrüsenadenoms. HE **a** ×40, **b** ×100

(Abb. 312) oder mit einem Talgdrüsen-Lymphadenom (DREYER et al. 1993), wobei das Tumorzentrum die Differenzierung eines Warthin-Tumors aufwies, während die peripheren kapselnahen Tumoranteile das Talgdrüsen-Lymphadenom mit multiplen Zystenbildungen enthielten.

In größeren Untersuchungskollektiven von benignen Talgdrüsentumoren entfallen $^1/_3$ der Fälle auf die Talgdrüsenadenome und $^2/_3$ auf die Talgdrüsen-Lymphadenome (GNEPP 1983).

Eine weitere, sehr seltene Variante des Talgdrüsen-Lymphadenoms stellt das *unilokuläre zystische Talgdrüsen-Lymphadenom* dar (GNEPP u. SPOREK 1980; MERWIN et al. 1985). Da das Talgdrüsenlymphadenom in der Wand einer lymphoepithelialen Parotiszyste entwickelt ist, wird diese Variante auch als

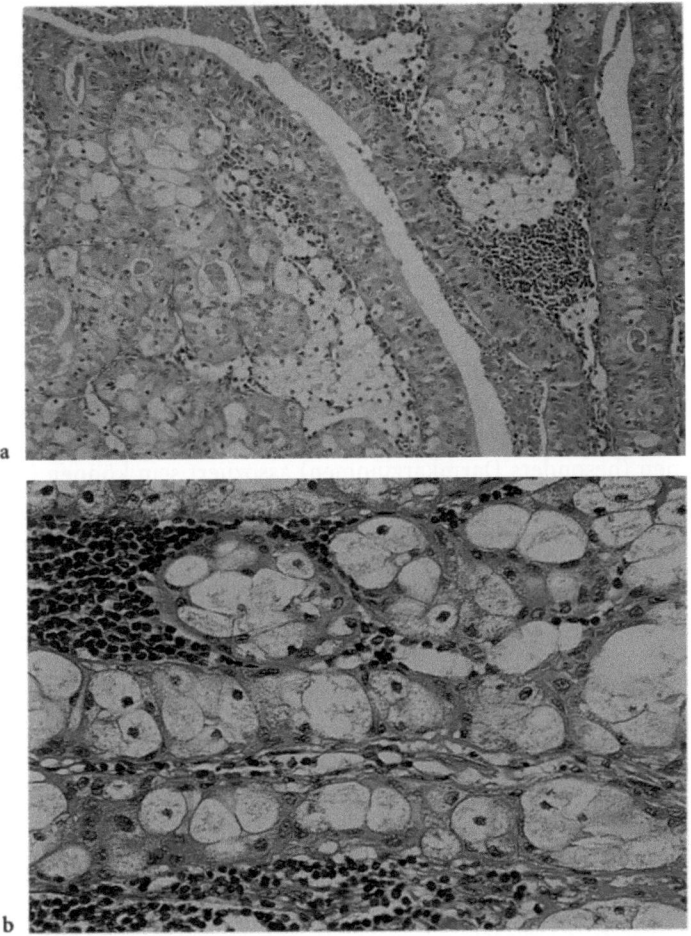

Abb. 312 a, b. Warthin-Tumor der Parotis: Kombination mit multiplen adenomatösen Talgdrüsenverbänden. HE a ×100, b ×250

„lymphoepitheliale Zyste mit Talgdrüsendifferenzierung" bezeichnet (GNEPP u. SPOREK 1980).

14.13.4 Ultrastruktur

Elektronenmikroskopisch enthalten die Adenomzellen reichlich Lipidtropfen unterschiedlicher Größe (TSCHEN u. MCGAVRAN 1979). Weitere Zellorganellen sind Desmosomen und Mikrovilli. Tonofilamente sind nur spärlich entwickelt. Die in den Adenomen eingeschlossenen Plattenepithelnester zeigen die typischen ultrastrukturellen Merkmale auf.

14.13.5 Differentialdiagnose

Talgdrüsenmetaplasien stellen einen häufigen Befund im Bereich der Speicheldrüsen dar (s. Kap. 10.3.3). Analog den Befunden in der Mundschleimhaut muß zwischen kleinen, nur mikroskopisch nachweisbaren Talgdrüsenmetaplasieherden, Talgdrüsenhyperplasien und Talgdrüsentumoren unterschieden werden (DALEY 1992, 1993). Eine Talgdrüsenhyperplasie ist dann zu diagnostizieren, wenn mehr als 15 Drüsenläppchen vorliegen, die aus regulär differenzierten Talgdrüsenzellen aufgebaut sind. Die Hyperplasien enthalten keine metaplastischen Zellherde mit Einschluß von Plattenepithelinseln, Onkozyten oder Mikrozysten. Fokale Talgdrüsenherde können auch in anderen Tumoren beobachtet werden, so in pleomorphen Adenomen (GNEPP 1983), Warthin-Tumoren, adenoid-zystischen Karzinomen (CRAMER u. GNEPP 1980) oder Mukoepidermoidkarzinomen (RÜHL u. MORGENROTH 1993).

Im Gegensatz zu den Talgdrüsentumoren der Haut, welche mit viszeralen Karzinomen (besonders Darmkarzinomen) assoziiert sein können (sog. Terre-Syndrom; RULON u. HELWIG 1973; HOUSHOLDER u. ZELIGMAN 1980; FERGUSON et al. 1987), wurden bei Talgdrüsentumoren der Speicheldrüsen derartige Syntropien nicht beobachtet.

Literatur

Albores-Saavedra J, Morris AW (1963) Sebaceous adenoma of the submaxillary gland. Arch Otolaryngol 77:500-503

Assor D (1970) Sebaceous lymphadenoma of the parotid gland. A case report. Am J Clin Pathol 53:100-104

Baratz M, Loewenthal M, Rozin M (1976) Sebaceous lymphadenoma of the parotid gland. Arch Pathol Lab Med 100:269-270

Batsakis JG, El-Naggar AK (1990) Sebaceous lesions of salivary glands and oral cavity. Ann Otol Rhinol Laryngol 99:416-418

Cameron WR, Stenram U (1979) Adenoma of the parotid gland with sebaceous and oncocytic features. Cancer 43:1429-1433

Cramer S, Gnepp DR (1980) Sebaceous differentiation in an adenoid cystic carcioma. Cancer 46:1405-1410

Daley TD (1992) Intraoral sebaceous hyperplasia. Diagnostic criteria. Oral Surg Oral Med Oral Pathol 74:343-347

Daley T (1993) Pathology of intraoral sebaceous glands. J Oral Pathol Med 22:241-245

Dreyer Th, Battmann A, Silberzahn J, Glanz H, Schulz A (1993) Unusual differentiation of a combination tumor of the parotid gland. A case report. Pathol Res Pract 189:577-581

Epker BN, Henny FA (1971) Intra-oral sebaceous gland adenoma. Cancer 27:987-989

Ferguson JW, Geary CP, MacAlister AD (1987) Sebaceous cell adenoma. Rare intra-oral occurrence of a tumour which is a frequent marker of Torre's syndrome. Pathology 19:204-208

Fleming KA, Morrice I (1973) Sebaceous lymphadenoma of the parotid gland: A report of a case. J Pathol 110:259-261

Gnepp DR (1983) Sebaceous neoplasms of salivary gland origin. A review. Pathol Annu 18:71-102

Gnepp DR, Brannon R (1984) Sebaceous neoplasms of salivary gland origin. Report of 21 cases. Cancer 53:2155-2170

Gnepp DR, Sporek FT (1980) Benign lymphoepithelial parotid cyst with sebaceous differentiation: Cystic sebaceous lymphadenoma. Am J Clin Pathol 74:683-687

Housholder MS, Zeligman I (1980) Sebaceous neoplasms with visceral carcinomas. Arch Derm 116:61-64

Kleinsasser O (1964) Über das Sebazeolymphom der Parotis. Monatsschr Ohrenheilkd Laryngol Rhinol 98:318
Kunze P (1979) Talgdrüsenlymphadenom der Glandula parotis. Zentralbl Allg Pathol Pathol Anat 123:210-213
Lipani C, Woytash JJ, Greene GW (1983) Sebaceous adenoma of the oral cavity. J Oral Maxillofac Surg 41:56-60
Maza LM De la, Schwartz MM, Soto EA (1971) Sebaceous lymphadenoma of the parotid region. Arch Pathol 92:294-295
McGavran MH, Bauer WC, Ackerman LV (1960) Sebaceous lymphadenoma of the parotid salivary gland. Cancer 13:1185-1187
Merwin WH, Barnes L, Myers EN (1985) Unilocular cystic sebaceous lymphadenoma of the parotid gland. Arch Otolaryngol (Chicago) 111:273-275
Miller AS, McCrea MW (1968) Sebaceous gland adenoma of the buccal mucosa: report of a case. J Oral Surg 26:593-595
Orlian AI, Salman L, Reddi T, Yamane GM, Chaudhry AP (1987) Sebaceous adenoma of the oral mucosa. J Oral Med 42:38-39
Rauch S, Masshoff W (1959) Die talgdrüsenähnlichen Sialome. Frankfurt Z Pathol 69:513-525
Rühl GH, Morgenroth K (1993) Critical commentary to "Unusual differentiation of a combined tumor of the parotid gland" (Dreyer et al.) Pathol Res Pract 189:581-584
Rulon DB, Helwig EB (1973) Multiple sebaceous neoplasms of the skin: An association with multiple visceral carcinomas, especially of the colon. Am J Clin Pathol 60:745-753
Schmid KO, Albrich W (1973) Die Bedeutung der Talgzellen und Talgdrüsen für Parotisgeschwülste. Virchows Arch A Pathol Anat 359:239-253
Seifert G, Donath K (1976) Die Morphologie der Speicheldrüsenerkrankungen. Arch Otorhinolaryngol 213:111-208
Seifert G, Bull HG, Donath K (1980) Histologic subclassification of the cystadenolymphoma of the parotid gland. Analysis of 275 cases. Virchows Arch A Pathol Anat 388:13-38
Seifert G, Miehlke A, Haubrich J, Chilla R (1984) Speicheldrüsenkrankheiten. Pathologie - Klinik - Therapie - Fazialischirurgie. Thieme, Stuttgart New York
Tschen JA, McGavran MH (1979) Sebaceous lymphadenoma. Ultrastructural observations and lipid analysis. Cancer 44:1388-1392
Wasan SM (1971) Sebaceous lymphadenoma of the parotid gland. Cancer 28:1019-1022
Wuketich St, Kittinger G (1966) Lymphadenoma sebaceum der Parotis. Arch Klin Exp Ohr- Nasen- Kehlkopfheilkd 187:836-844

14.14 Duktale Papillome

Die duktalen Papillome stellen eine relativ seltene benigne Tumorgruppe der Speicheldrüsen dar, wobei sich auf Grund pathohistologischer Merkmale 3 Subtypen unterscheiden lassen:

- das inverte duktale Papillom,
- das intraduktale Papillom und
- das Sialadenoma papilliferum.

Papilläre Strukturen kommen jedoch auch in anderen Speicheldrüsentumoren vor. Hierzu gehören einerseits der Warthin-Tumor als der häufigste papilläre Tumortyp, andererseits auch Tumoren mit nur fokaler Ausprägung papillärer Formationen, so papilläre Zystadenome, Azinuszellkarzinome, polymorphe lowgrade Adenokarzinome oder Zystadenokarzinome. Die Beobachtungen über duktale Papillome des Speicheldrüsen-Registers Hamburg (1965-1994) sind in Tabelle 33 zusammengefaßt.

Tabelle 33. Statistische Daten der duktalen Papillome des Speicheldrüsen-Register Hamburg (1965–1994)

Häufigkeit des Vorkommens:
– 10 Fälle (= 0,3% aller Speicheldrüsenadenome)
Inverte duktale Papillome:
– 5 Fälle (3 Männer, 2 Frauen) Durchschnittsalter 50 Jahre Lokalisation: 2mal Gaumen, 2mal Mundboden, 1mal Parotis
Intraduktale Papillome:
– 2 Fälle (2 Männer) Durchschnittsalter 7. Lebensdekade Lokalisation: 2mal Oberlippe
Sialadenoma papilliferum:
– 3 Fälle (3 Männer) Durchschnittsalter 7. Lebensdekade Lokalisation: 2mal Gaumen, 1mal Oberlippe

14.14.1 Inverte duktale Papillome

14.14.1.1 *Definition*

Das extrem seltene inverte duktale Papillom ist analog dem inverten Papillom der Nasenschleimhaut aufgebaut und wird in der Entstehung von den Ausführungsgängen der kleinen Speicheldrüsen abgeleitet. Die Plattenepithelverbände proliferieren in das tiefer gelegene angrenzende Gewebe und enthalten vereinzelt schleimbildende Zellen oder Mikrozysten.

14.14.1.2 *Klinische Daten*

Das Durchschnittsalter der Patienten liegt bei 50–60 Jahren, wobei keine Geschlechtsdisposition besteht. Die Tumoren sind 1–1,5 cm im Durchmesser groß und meist an der Unterlippe (ELLIS u. AUCLAIR 1991; HEGARTY et al. 1994) oder der Wangenschleimhaut (GETTINGER 1939; WILSON u. ROBINSON 1984) lokalisiert, seltener auch an der Oberlippe (CLARK et al. 1990), dem Mundboden und weichen Gaumen (WHITE et al. 1982) oder der Parotis (GARDINER et al. 1984). Die Tumoren imponieren klinisch als meist asymptomatische submukös gelegene Knoten mit einem kleinen kraterförmigen Defekt im Zentrum zur Schleimhautoberfläche.

14.14.1.3 *Pathohistologie*

Die endophytisch wachsenden soliden Zellverbände (Abb. 313 u. 314) bestehen aus mäßig differenzierten basaloiden oder epidermoiden Zellen mit Einschluß vereinzelt liegender Becherzellen, einzelner Mikrozysten oder Krypten (WHITE et al. 1982; MOSKOW u. MOSKOW 1966; GREER 1973). Zwischen den Epithelien

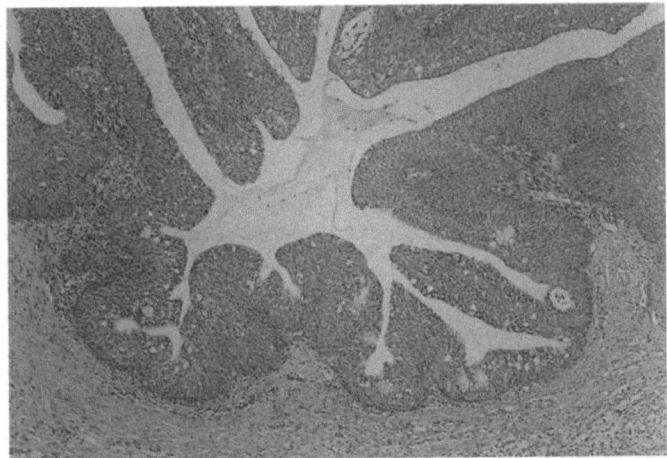

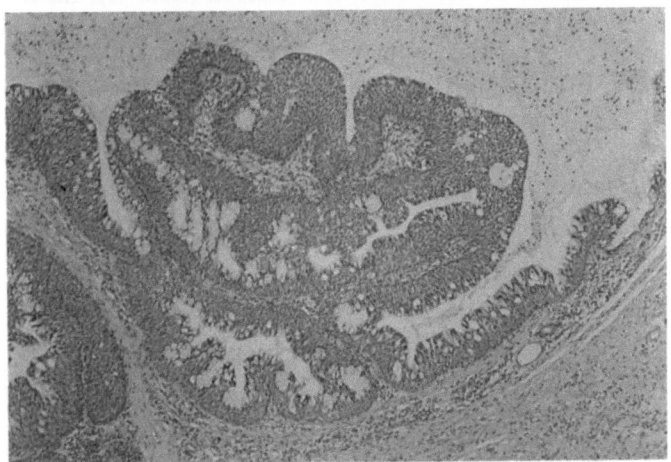

Abb. 313. Invertes duktales Papillom: invertes Wachstum von Plattenepithelverbänden ins angrenzende bindegewebige Stroma. HE ×60 (Aus SEIFERT 1991)

Abb. 314. Invertes duktales Papillom (Fall wie Abb. 313): Einschluß von schleimbildenden Becherzellen zwischen den epidermoiden Zellverbänden. HE ×160 (Aus SEIFERT 1991)

liegen vereinzelt polymorphkernige Leukozyten. An der Außenseite der Papillome ist eine bindegewebige Kapsel entwickelt.

14.14.2 Intraduktale Papillome

14.14.2.1 *Definition*

Das seltene intraduktale Papillom ähnelt im Aufbau dem intraduktalen Papillom der Brustdrüse und ist durch ein- oder doppelreihig angeordnete papilläre kubische oder zylindrische Epithelverbände gekennzeichnet, welche in die

Lichtung eines zystisch erweiterten Speichelganges proliferieren. Die papillären Zellnester sind von Bindegewebe umgeben.

14.14.2.2 *Klinische Daten*

Das Durchschnittsalter der Patienten liegt in der 6. Lebensdekade, wobei keine Geschlechtsdisposition besteht. Die Mehrzahl der Tumoren ist in der Ober- oder Unterlippe lokalisiert, daneben mit abnehmender Häufigkeit am Gaumen, der Wange oder auch vereinzelt in der Parotis und Submandibularis (ELLIS u. AUCLAIR 1991). Der Tumordurchmesser beträgt 1–1,5 cm. Die Tumoren bilden submukös gelegene Knoten.

14.14.2.3 *Pathohistologie*

Charakteristisch ist der *unizystische* Aufbau (Abb. 315) im Gegensatz zum papillären Zystadenom, welches durch multiple zystische Strukturen gekennzeichnet ist (ELLIS u. AUCLAIR 1991; ABBEY 1975). Die papillären Proliferationen liegen tiefer als beim inverten duktalen Papillom. Die kubischen bis zylindrischen Zellverbände sind jeweils von einem fibrovaskulären Stroma umgeben. Der Epithelaufbau entspricht dem Epitheltypus der Speichelgänge. Vereinzelt können Becherzellen zwischen den Gangepithelien vorhanden sein. Eine Proliferation über den bindegewebigen Zystenwall liegt nicht vor.

14.14.3 Sialadenoma papilliferum

14.14.3.1 *Definition*

Das Sialadenoma papilliferum ist ähnlich wie das papilläre Syringozystadenom der Haut aufgebaut. Charakteristisch sind das exophytische Wachstum mit papillären Formationen an der Oberfläche und tiefer gelegenen gangartigen Strukturen, welche in direkter Verbindung zur Tumoroberfläche stehen.

14.14.3.2 *Klinische Daten*

Etwa ²/₃ der Tumoren sind in der Grenzzone zwischen hartem und weichem Gaumen lokalisiert (CASTIGLIANO u. GOLD 1954; ELLIS u. AUCLAIR 1991). Weniger oft sind die Tumoren an der Wangenschleimhaut (CROCKER et al. 1972) oder in der Retromolarregion (DRUMMOND et al. 1978) beschrieben, vereinzelt auch in der Parotis (ABRAMS u. FINCK 1969). Das Durchschnittsalter liegt im 6. Lebensjahrzehnt, wobei ein Überwiegen des männlichen Geschlechts (Verhältnis Männer:Frauen = 1,5:1) besteht. Eine Besonderheit stellt das Vorkommen in Adenoiden der Rachenmandeln bei einem 2 Jahre alten Knaben dar (MASI et al. 1986). Der Tumordurchmesser ist meist geringer als 1 cm. Die Tumoren liegen entweder breitbasig an der Schleimhautoberfläche oder können auch gestielt sein. Die Oberfläche ist warzig-papillomatös.

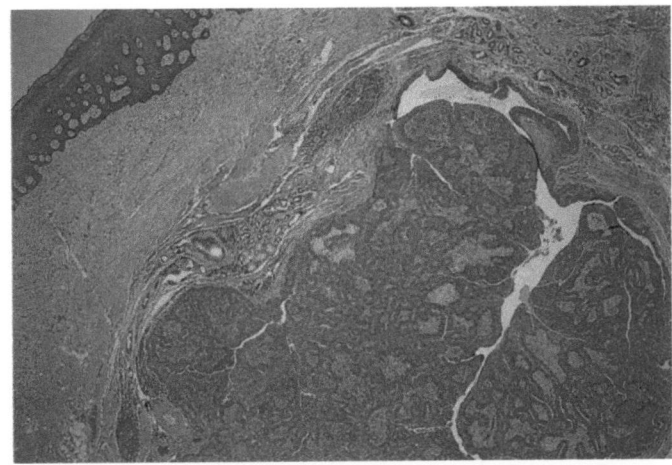

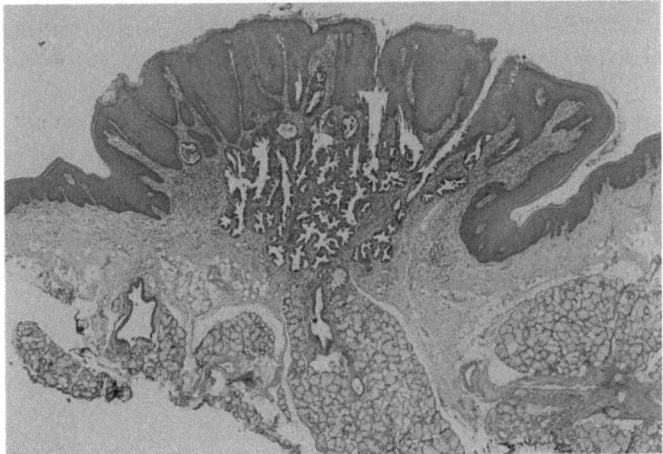

Abb. 315. Intraduktales Papillom: unizystischer Aufbau mit papillären intraduktalen Projektionen. HE ×60 (Aus SEIFERT 1991)

Abb. 316. Sialadenoma papilliferum des Gaumens: exophytische Vorwölbung des mehrschichtigen Plattenepithels mit kontinuierlichem Übergang in drüsige Gangstrukturen. HE ×60 (Aus SEIFERT 1991)

14.14.3.3 Pathohistologie

Die Oberfläche der papillären Erhebungen wird von einem mehrschichtigen Plattenepithel überkleidet, wobei am Übergang zur angrenzenden Schleimhaut pseudoepitheliomatöse Proliferationen beobachtet werden können (ABRAMS u. FINCK 1969; JENSEN u. REINGOLD 1973; DRUMMOND et al. 1978; FREEDMAN u. LUMERMAN 1978; MCCOY u. ECKERT 1980; NASU et al. 1981; WERTHEIMER et al. 1983; PUTS et al. 1984; RENNIE et al. 1984; BASS u. COSENTINO 1985; MITRE 1986; PAPANICOLAOU u. TRIANTAFYLLOU 1987; CLEARY u. BATSAKIS 1990). Zwischen den Plattenepithelverbänden sind auch vereinzelt Becherzellen und basalwärts auch Myoepithelzellen (SHIRASUNA et al. 1984) vorhanden. Die papillären Proliferationen sind von einem fibrovaskulären Stroma begrenzt, welches eine ausgeprägte entzündliche Infiltration mit Einschluß einzelner Mikroabszesse aufweist. Nach der Tiefe zu gehen die Plattenepithelverbände (Abb. 316) in gangartige Strukturen über, deren erweiterte Lichtungen von einem doppelreihigen Epithel aus kubischen und zylindrischen Zellen begrenzt werden. An der Basis der erweiterten Gänge lassen sich glanduläre Proliferationen (Abb. 317) beobachten, wobei die Drüsenzellen oft onkozytär differenziert sind (ABRAMS u. FINCK 1969). Im Hinblick auf die zystischen Strukturen wird im Vergleich zum Syringozystadenom der Haut auch der Terminus „Sialocystadenoma papilliferum" verwendet (PUTS et al. 1984). Eine bindegewebige Kapsel um die proliferierenden Gangstrukturen ist nicht entwickelt.

Immunzytochemisch findet sich in den gangartigen Strukturen eine Koexpression von Zytokeratin, Vimentin und Desmin (NAKAHATA et al. 1990). Diese Dreifachexpression stellt eine Besonderheit des Sialadenoma papilliferum dar, während in pleomorphen Adenomen oder Warthin-Tumoren nur eine Doppelexpression von Zytokeratin und Vimentin vorliegt. Das ausgeprägte Expressionsmuster ist möglicherweise ein Hinweis auf den Ausgangspunkt des Sialadenoma papilliferum von basalen Reservezellen mit der Potenz zur weiteren Differenzierung in Gangepithelien, Onkozyten und Plattenepithelien (NAKAHATA et al. 1990).

Elektronenmikroskopisch sind die epidermoiden Formationen an der Oberfläche durch Desmosomen und Tonofilamente gekennzeichnet, während die Epithelien der tiefer gelegenen gangartigen Strukturen reichlich Mitochondrien enthalten.

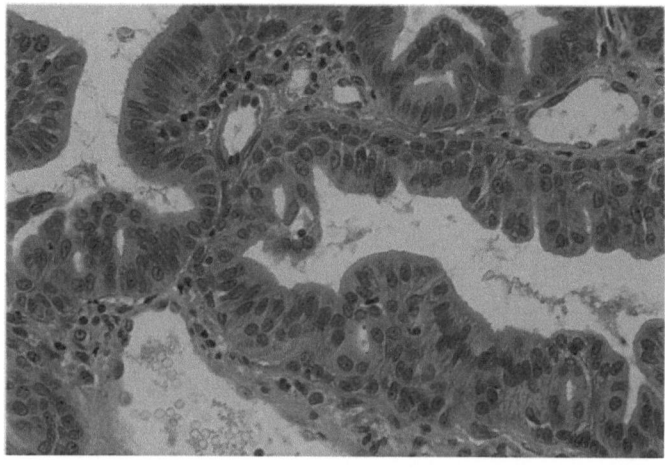

Abb. 317. Sialadenoma papilliferum des Gaumens: glandulär-papilläre Proliferationen in der Tiefe mit Auskleidung durch zylindrische onkozytenartige Zellen. HE ×250

Außerdem finden sich junktionale Verbindungen nahe der luminalen Oberfläche, desmosomale Strukturen und gelegentlich auch Mikrovilli an der luminalen Zytoplasmamembran (SHIRASUNA et al. 1984; FANTASIA et al. 1986). Teilweise zeigen die Zellen eine ausgeprägte onkozytäre Differenzierung. Die basal gelegenen Zellen sind durch eine Basalmembran vom Bindegewebe abgegrenzt.

Literatur

Abbey LM (1975) Solitary intraductal papilloma of the minor salivary glands. Oral Surg Oral Med Oral Pathol 40:135-140

Abrams AM, Finck FM (1969) Sialadenoma papilliferum. A previously unreported salivary gland tumor. Cancer 21:1057-1063

Bass KD, Cosentino BJ (1985) Sialadenoma papilliferum. J Oral Maxillofac Surg 43:302-304

Castigliano SG, Gold L (1954) Intraductal papilloma of the hard palate. Oral Surg Oral Med Oral Pathol 7:232-238

Clark DB, Priddy RW, Swanson AE (1990) Oral inverted ductal papilloma. Oral Surg Oral Med Oral Pathol 69:487-490

Cleary KR, Batsakis JG (1990) Sialadenoma papilliferum. Ann Otol Rhinol Laryngol 99:756-758

Crocker DJ, Christ TF, Cavalaris CJ (1972) Sialadenoma papilliferum. Report of a case. J Oral Surg 30:520-521

Drummond JF, Giansanti JS, Sabes WR, Smith CR (1978) Sialadenoma papilliferum of the oral cavity. Oral Surg Oral Med Oral Pathol 45:72-75

Ellis GL, Auclair PL (1991) Ductal papillomas. In: Ellis GL, Auclair PL, Gnepp DR (eds) Surgical pathology of the salivary glands. Saunders, Philadelphia London Toronto Montreal Sydney Tokyo, pp 238-244

Fantasia JE, Nocco ChE, Lally ET (1986) Ultrastructure of sialadenoma papilliferum. Arch Pathol Lab Med 110:523-527

Freedman PD, Lumerman H (1978) Sialadenoma papilliferum. Oral Surg Oral Med Oral Pathol 45:88-94

Gardiner GW, Briant TDR, Sheman L (1984) Inverted ductal papilloma of the parotid gland. J Otolaryngol 13:23-26

Gettinger R (1939) Atypical papilloma of the cheek: Case report. Arch Clin Oral Pathol 3:62-68

Greer RO (1973) Inverted oral papilloma. Oral Surg Oral Med Oral Pathol 36:400-403

Hegarty DJ, Hopper C, Speight PM (1994) Inverted ductal papilloma of minor salivary glands. Case report. J Oral Pathol Med 23:334-336

Jensen JL, Reingold IM (1973) Sialadenoma papilliferum of the oral cavity. Report of a case. Oral Surg Oral Med Oral Pathol 35:521-525

Masi JD, Hoang K-G, Sawyer R (1986) Sialadenoma papilliferum of the adenoids in a 2-year-old child. Arch Pathol Lab Med 110:558-560

McCoy JM, Eckert EF (1980) Sialadenoma papilliferum. J Oral Surg 38:691-693

Mitre BK (1986) Sialadenoma papilliferum: Report of case and review of literature. J Oral Maxillofac Surg 44:469-474

Moskow R, Moskow BS (1966) Inverted papilloma. Report of a case. Oral Surg Oral Med Oral Pathol 15:918-922

Nakahata A, Deguchi H, Yanagawa T, Yoshida H, Sato M, Hayashi Y (1990) Coexpression of intermediate-sized filaments in sialadenoma papilliferum and other salivary gland neoplasms. J Oral Pathol Med 19:313-318

Nasu M, Tagagi M, Ishikawa G (1981) Sialadenoma papilliferum. J Oral Surg 39:367-369

Papanicolaou SJ, Triantafyllou AG (1987) Sialadenoma papilliferum of the oral cavity: A case report and review of the literatue. J Oral Med 42:57-60

Puts JJG, Voorsmit RACA, Haelst UJGM van (1984) Sialocystadenoma papilliferum of the palate. J Maxillofac Surg 12:90-94

Rennie JS, MacDonald DG, Critchlow HA (1984) Sialadenoma papilliferum: A case report and review of the literature. Int J Oral Maxillofac Surg 13:452-454

Seifert G (1991) WHO Histological typing of salivary gland tumours, 2nd edn. Springer, Berlin Heidelberg New York Tokyo
Shirasuna K, Watatani K, Myazaki T (1984) Ultrastructure of a sialadenoma papilliferum. Cancer 53:468-474
Wertheimer FW, Bonk K, Ruskin WJ (1983) Sialadenoma papilliferum. J Oral Surg 12:190-193
White DK, Miller AS, McDaniel RK, Rothman BN (1982) Inverted ductal papilloma. A distinctive lesion of minor salivary gland. Cancer 49:519-524
Wilson DF, Robinson BW (1984) Oral inverted ductal papilloma. Oral Surg Oral Med Oral Pathol 57:520-523

14.15 Zystadenome

14.15.1 Papilläre Zystadenome

14.15.1.1 *Definition*

Papilläre Zystadenome sind ähnlich den Warthin-Tumoren aufgebaut, besitzen jedoch kein lymphoides Stroma. Die Tumoren sind immer multizystisch und durch eine gewisse Variabilität im Aufbau der papillären epithelialen Proliferationen gekennzeichnet.

14.15.1.2 *Klinische Daten*

Die klinischen Daten für die Zystadenome des Speicheldrüsen-Registers Hamburg (1965-1994) sind in Tabelle 34 zusammengefaßt.

Die Tumoren sind häufig in den kleinen Speicheldrüsen lokalisiert (COLLINS 1958; CHAUDHRY et al. 1960; PARNES 1966; WILSON u. MACENTREE 1974), vor allem im Bereich der Lippe (AKIN et al. 1973), Wange (KERPEL et al. 1978), Gaumen (BROOKS et al. 1956) und Tonsillarregion lokalisiert, nach anderen Autoren (AUCLAIR et al. 1991) auch häufiger in der Parotis (SKORPIL 1941; KUHN 1961;

Tabelle 34. Klinische Daten der Zystadenome (Speicheldrüsen-Register Hamburg 1965-1994)

Häufigkeit des Vorkommens:
- 1,6% aller Speicheldrüsenadenome

Papilläre Zystadenome:
- ¹/₃ aller Zystadenome
  Lokalisation vorwiegend Parotis, Gaumen und Wange
  Durchschnittsalter 6. Lebensdekade (52 Jahre)
  Geschlechtsdisposition: 40% männlich, 60% weiblich

Muzinöse Zystadenome:
- ²/₃ aller Zystadenome
  Lokalisation vorwiegend Parotis, Gaumen und Oberlippe
  Durchschnittsalter 6. Lebensdekade (57 Jahre)
  Geschlechtsdisposition: 40% männlich, 60% weiblich)

JAQUET u. HANTSCHMANN 1963; KRONENBERG et al. 1989), dagegen selten in der Submandibularis (SHER 1982) oder in der Mandibula (BERNIER 1949). Der Altersgipfel liegt in der 6.-9. Lebensdekade, wobei keine Geschlechtsdisposition besteht. Die Tumoren sind durchschnittlich 1 cm groß und imponieren bei Lokalisation in den kleinen Speicheldrüsen klinisch als Mukozele.

14.15.1.3 *Pathohistologie*

Die multizystischen Tumoren sind in der Regel von einer bindegewebigen Kapsel umgeben (Abb. 318-320). Die papillären Formationen werden sowohl von flachen oder zylindrischen Gangepithelzellen begrenzt als auch von onkozytär differenzierten Zellen (COHEN u. BATSAKIS 1958) oder Becherzellen (KERPEL et al. 1978). Vereinzelt ist auch die Ablagerung von Melaninpigment beobachtet worden (AUCLAIR et al. 1991).

Das seltene *Cystadenoma lymphomatosum* (GLÄSER 1961; AUCLAIR et al. 1991) wird von einem lymphoiden Stroma durchsetzt, unterscheidet sich jedoch vom Warthin-Tumor durch die abgeflachte Epithelauskleidung der Zysten und das Fehlen einer onkozytären Differenzierung. Bei einem Teil der Fallmitteilungen handelt es sich nicht um multizystische papilläre Zystadenome, sondern um unizystische intraduktale Papillome (CALHOUN et al. 1965; GOLDMAN 1967; AUCLAIR et al. 1991) oder auch um unizystische kanalikuläre Adenome (HARRISON 1974).

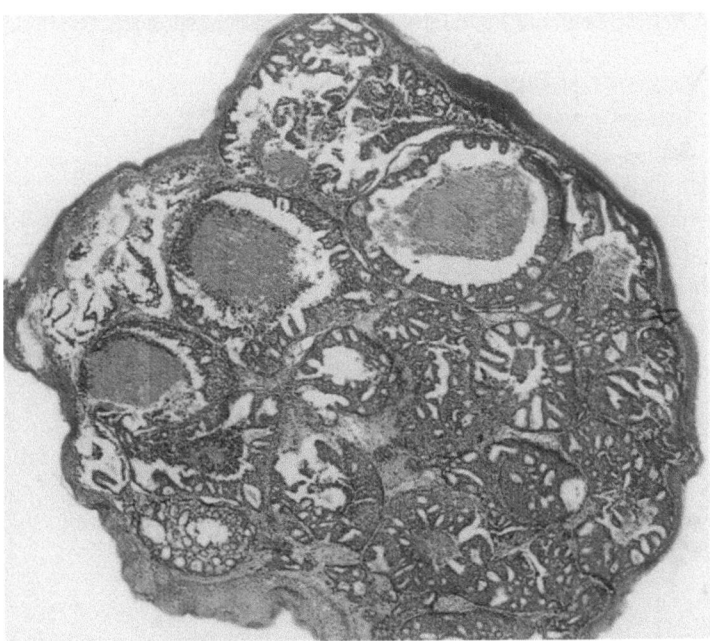

Abb. 318. Papilläres Zystadenom des Gaumens: multiple Zysten mit intrazystischen papillären Projektionen. HE ×50

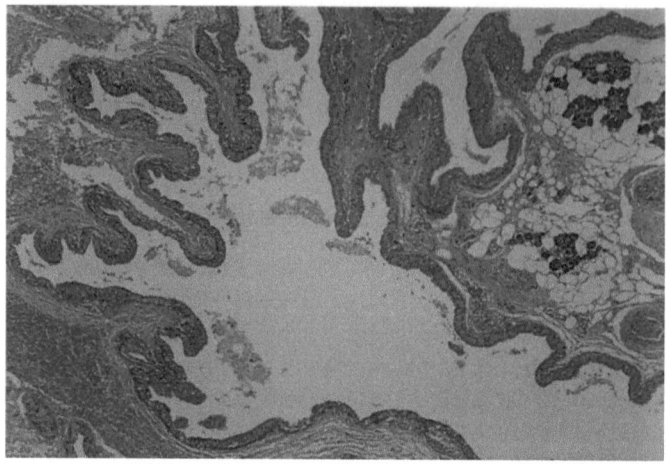

Abb. 319. Papilläres Zystadenom der Parotis: multizystische Struktur mit papillären Projektionen. HE ×100 (Aus SEIFERT 1991)

In gleicher Weise muß auch eine Abgrenzung von einfachen Speichelgangzysten und Gangektasien als Folge einer chronischen obstruktiven Sialadenitis erfolgen. Speziell die Gangektasien gehen oft mit fokalen Plattenepithelmetaplasien einher, ein Befund, welcher bei den papillären Zystadenomen fehlt.

14.15.2 Muzinöse Zystadenome

14.15.2.1 *Definition*

Das muzinöse Zystadenom ist ein multizystischer Tumor (Abb. 321 u. 322), dessen Hohlräume von schleimbildenden Zellen oder Becherzellen begrenzt werden. Zelluläre Atypien oder ein invasives Wachstum liegen nicht vor.

14.15.2.2 *Pathohistologie*

Die schleimbildenden Zellen sind gleichmäßig differenziert. Im Gegensatz zum muzinösen Adenokarzinom liegen weder zelluläre Atypien mit Mitosen noch Kriterien eines invasiven Wachstums vor (KUHN 1961; GREENE et al. 1984). Die in den Hohlräumen abgesonderten Schleimmassen enthalten sowohl saure als auch neutrale Mukopolysaccharide (Abb. 323).

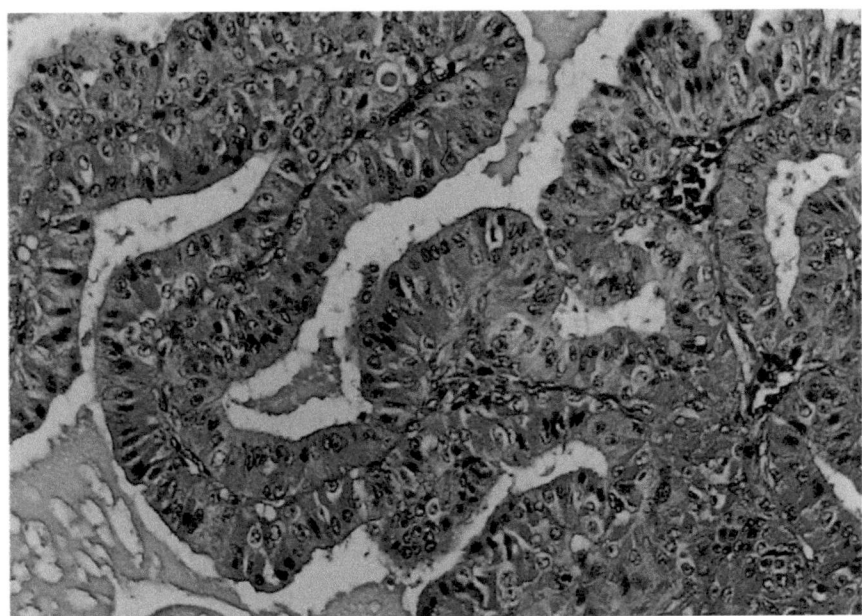

Abb. 320. Papilläres Zystadenom der Parotis: Überkleidung der Papillen durch doppelreihig angeordnete onkozytäre Zellen analog einem Warthin-Tumor, jedoch ohne lymphoides Stroma.
HE ×160

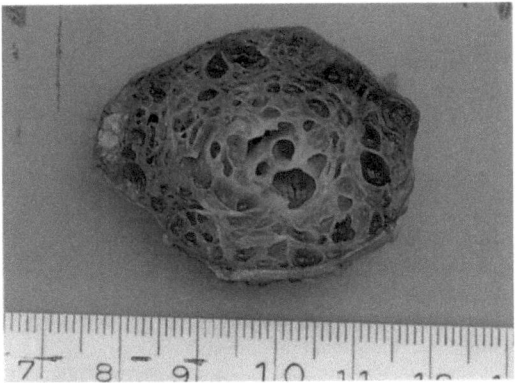

Abb. 321. Muzinöses Zystadenom der Parotis: 4 cm großes, gut begrenztes Adenom mit multiplen Zysten auf der Schnittfläche

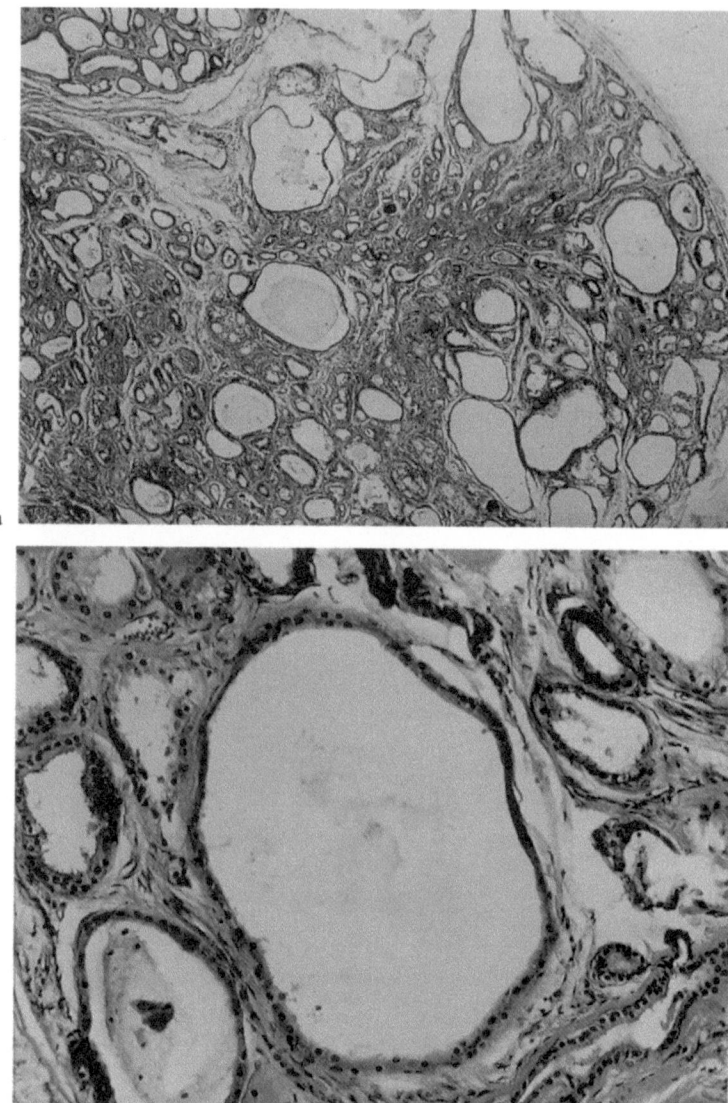

Abb. 322 a, b. Muzinöses Zystadenom der Parotis: multiple, unterschiedlich große Zystenbildungen, umgeben von einem bindegewebigen Stroma. HE **a** ×30, **b** ×150

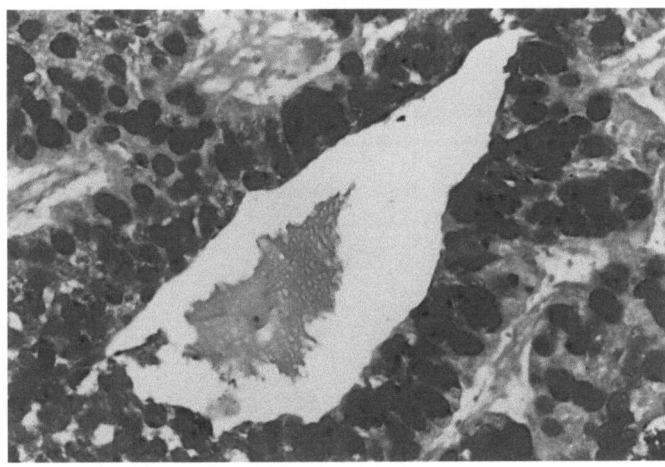

Abb. 323. Muzinöses Zystadenom der Parotis: Begrenzung der Zysten durch ein schleimbildendes Epithel. PAS-Reaktion ×160

Literatur

Akin RK, Kreller AJ, Walters PJ (1973) Papillary cystadenoma of the lower lip: Report of a case. J Oral Maxillofac Surg 31:858–860

Auclair PL, Ellis GL, Gnepp DR (1991) Other benign epithelial neoplasms. In: Ellis GL, Auclair PL, Gnepp DR (eds) Surgical pathology of the salivary glands. Saunders, Philadelphia London Toronto Montreal Sydney Tokyo, pp 252–268

Bernier JL (1949) Cystadenoma of the mandible. J Oral Surg 7:349–352

Brooks HWE, Hiebert AE, Pullman NK, Stofer BE (1956) Papillary cystadenoma of the palate: Review of the literature and report of two new cases. Cancer 9:1047–1159

Calhoun NR, Cerine FC, Mathews MJ (1985) Papillary cystadenoma of the upper lip. Report of a case. Oral Surg Oral Med Oral Pathol 20:810–813

Chaudhry AP, Gorlin RJ, Mitchell DF (1960) Papillary cystadenoma of minor salivary gland origin: Report of a case. Oral Surg Oral Med Oral Pathol 13:452–454

Cohen MA, Batsakis JG (1958) Oncocytic tumors (oncocytomas) of minor salivary glands. Arch Otolaryngol 88:97–99

Collins EM (1958) Papillary cystadenoma of accessory salivary glands. Am J Surg 96:749–750

Gläser A (1961) Die Adenolymphome. Zentralbl Chir 86:77–91

Goldman RL (1967) Melanogenic papillary cystadenoma of the soft palate. Am J Clin Pathol 48:49–52

Greene GW, Lipani C, Woytash JJ, Meenaghan MA (1984) Seromucous cystadenoma of the oral cavity. J Oral Maxillofac Surg 42:48–53

Harrison JD (1974) Cystic adenoma of a minor salivary gland: A immunohistochemical study. J Pathol 114:29–38

Jaquet GH, Hantschmann N (1963) Über das papilläre Zystadenom der Speicheldrüsen. Bruns Beitr Klin Chir 207:410–417

Kerpel StM, Freedman PD, Lumerman H (1978) The papillary cystadenoma of the minor salivary gland origin. Oral Surg Oral Med Oral Pathol 46:820–826

Kronenberg J, Horowitz A, Leventon G (1989) Sialadenoma papilliferum of the parotid gland. J Laryngol Otol 103:1089–1090

Kuhn A (1961) Cystadenoma of the parotid gland and larynx. Arch Otolaryngol 73:404–406

Parnes EI (1966) Papillary cystadenoma: Report of a case. Oral Surg Oral Med Oral Pathol 21:782–785
Seifert G (1991) WHO Histological typing of salivary gland tumours, 2nd edn. Springer, Berlin Heidelberg New York Tokyo
Sher L (1982) The papillary cystadenoma of salivary gland origin. Diastema 10:37–41
Skorpil F (1941) Über das Cystadenoma papillare der großen und kleinen Speicheldrüsen. Frankfurt Z Path 5:39–59
Wilson DF, MacEntree MI (1974) Papillary cystadenoma of minor salivary gland origin. Oral Surg Oral Med Oral Pathol 37:915–918

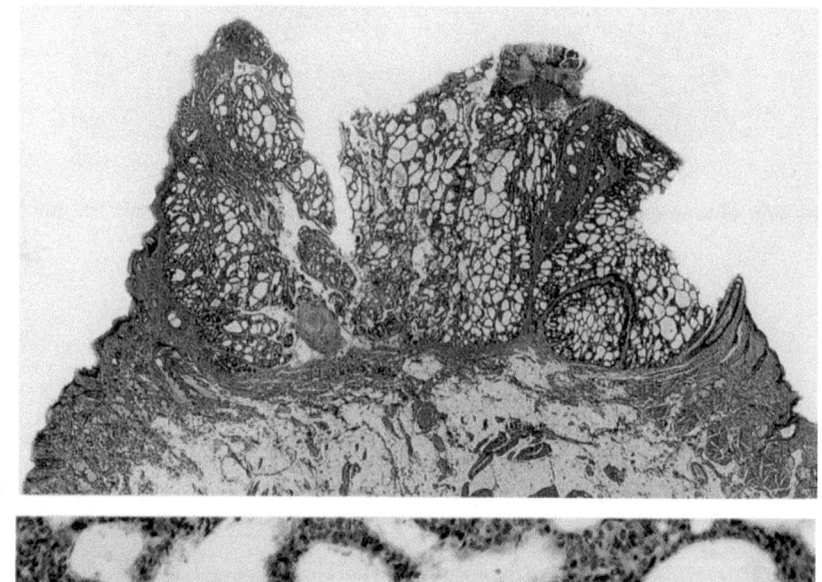
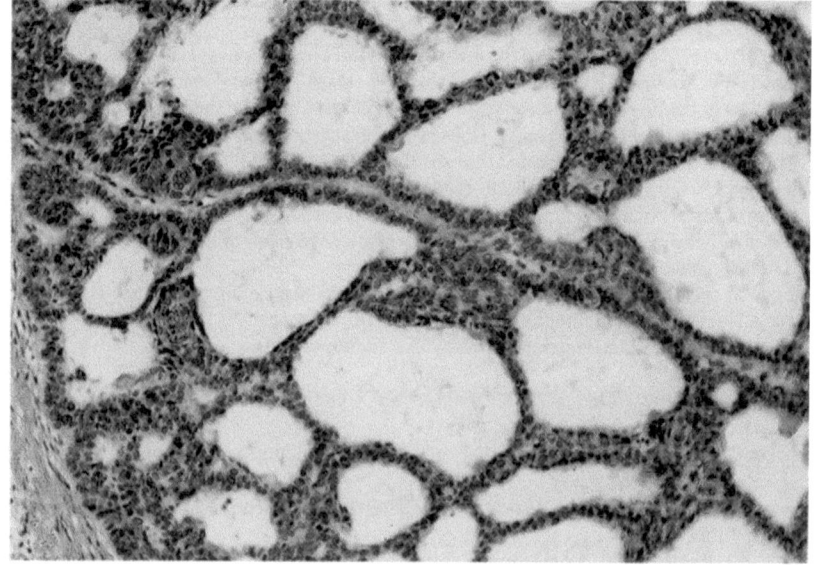

Abb. 324 a, b. Unterlippe: papillär-zystisches Adenom vom Schweißdrüsentyp. HE **a** ×10, **b** ×150

14.16 Sonstige seltene benigne epitheliale Tumoren

Vereinzelt sind *Pilomatrixome (Epithelioma Malherbe)* in der Parotisregion beschrieben worden (KARDUCK et al. 1977; GULLANE et al. 1984; BRANDNER u. BUNKIS 1986). Sie liegen als tastbare verkalkte Knoten unter der Haut und führen zu einer Schwellung sowie lividen Hautverfärbung. Präoperativ wird auf Grund der Lokalisation ein Parotistumor vermutet. Intraoperativ ergibt sich jedoch meist eine Lokalisation außerhalb der Parotiskapsel. Die Tumoren kommen speziell im Kleinkindesalter vor und zeigen den typischen Aufbau aus basoloiden Zellkomplexen mit Nekrosen, Verkalkungen und Fremdkörperriesenzellen.

Schleimbildende Adenome (SEIFERT u. SCHULZ 1979; SEIFERT et al. 1980; SEIFERT et al. 1984) imitieren den Aufbau muköser Drüsenazini und kleiner Drüsengänge. Die Lichtungen enthalten schleimiges Sekret als Absonderung der randlich gelegenen Becherzellen. Diese seltene Adenomform stellt offensichtlich die Vorstufe der muzinösen Zystadenome dar.

Bei den *schweißdrüsenartigen Tumoren* (JOHNSTON u. TOKER 1982) handelt es sich um Varianten des Sialadenoma papilliferum (Abb. 324). Eine seltene Besonderheit stellt ein *Hamartom* der Parotis dar (TSUDA et al. 1987). Der 4 cm im Durchmesser große, gut abgekapselte Tumor war aus regulär differenzierten serösen und mukösen Drüsenazini, Speichelgängen sowie aus Fettgewebe und lymphoidem Gewebe aufgebaut. Die epithelialen Anteile enthielten histochemisch Amylase, Laktoferrin und Lysozym. Elektronenoptisch waren die Azinuszellen durch eine reichliche Ansammlung von Sekretgranula gekennzeichnet.

Literatur

Brandner MD, Bunkis J (1986) Pilomatrixoma presenting as a parotid mass. Plast Reconstr Surg 78:518–521

Gullane PJ, MacClure DL, Silver MM (1984) Pilomatrixoma of the parotid in a one year old girl (Calcifying epithelioma of Malherbe). J Otolaryngol 13:180–182

Johnston CA, Toker C (1982) Syringomatous tumors of minor salivary gland origin. Hum Pathol 13:182–184

Karduck A, Richter H-J, Leder L-D (1977) Epithelioma calcificans Malherbe, einen Parotistumor vortäuschend. Laryngol Rhinol 56:716–721

Seifert G, Schulz C-P (1979) Das monomorphe Speichelgangadenom. Klassifikation und Analyse von 79 Fällen. Virchows Arch A Pathol Anat 383:77–99

Seifert G, Rieb H, Donath K (1980) Klassifikation der Tumoren der kleinen Speicheldrüsen. Pathohistologische Analyse von 160 Tumoren. Z Laryngol Rhinol 59:379–400

Seifert G, Miehlke A, Haubrich J, Chilla R (1984) Speicheldrüsenkrankheiten. Pathologie – Klinik – Therapie – Fazialischirurgie. Thieme, Stuttgart New York

Tsuda H, Moringa S, Mukai K, Nakajima T, Shimosato Y, Kaneko T, Ebihara A (1987) Hamartoma of the parotid gland: a case report with immunohistochemical and electron microscopic study. Virchows Arch A Pathol Anat 411:473–478

14.17 Differentialdiagnostische Kriterien der Adenome

Wichtige Kriterien für die Unterscheidung der einzelnen Adenome ergeben sich aus der Lokalisation, der epithelialen Differenzierung, dem Aufbau des Stroma und den Wachstumsformen (Tabelle 35).

Tabelle 35. Differentialdiagnostische Kriterien der Adenome

Art des Adenoms	Hauptvorkommen	Epitheliale Differenzierung	Stroma	Wachstum
Pleomorphes Adenom	Parotis Submand. Gaumen	pleomorph Gangepithel Myoepithel	Mukoid Chondroid Hyalin	Pseudokapsel
Myoepitheliom	Parotis Gaumen	Myoepithelien plasmazytoid spindelzellig epithelial	Mukoid	Solid, myxoid, retikulär aggressiv
Basalzelladenom	Parotis Oberlippe	Basalzellen mit Basalmembranen	Fibrös	Solid trabekulär tubulär membranös
Warthin-Tumor	Parotis	Onkozyten	Lymphoid	Zystisch-papillär
Onkozytom	Parotis	Onkozyten	Fibrös	Solid, trabekulär
Kanalikuläres Adenom	Oberlippe	Schaltstückepithelien	Reichlich locker-fibrös angiomatös	Gekapselt, perlschnurartig
Talgdrüsenadenom	Parotis	Talgdrüsenepithelien	Fibrös, lymphoid	Lobulär, gekapselt
Invertes duktales Papillom	Unterlippe Wange	Plattenepithel Becherzellen	Fibrös	Invert, gekapselt
Intraduktales Papillom	Ober- und Unterlippe	kubisch-zylindrisch	Fibrovaskulär	Unizystisch
Sialadenoma papilliferum	Gaumen	Plattenepithel Drüsenepithel	Fibrovaskulär	Exophytisch, gestielt
Papilläres Zystadenom	Lippe Wange Parotis	flach, zylindrisch	Fibrovaskulär	Multizystisch, gekapselt
Muzinöses Zystadenom	Lippe Wange Parotis	schleimbildende Zellen	Fibrös	Multizystisch, gekapselt

Differentialdiagnostische Probleme bestehen speziell bei folgenden Adenomen:

- Myoepitheliome unterscheiden sich von den pleomorphen Adenomen durch den alleinigen Aufbau aus modifizierten Myoepithelzellen und das Fehlen duktaler Strukturen.
- Basalzelladenome sind durch das basaloide Zellmuster und die deutliche Ausprägung von Basalmembransubstanzen an der Außenseite der Epithelverbände gekennzeichnet, kanalikuläre Adenome dagegen durch flache schaltstückähnliche anastomosierende Zellverbände in perlschnurartiger Anordnung und durch das reichlich entwickelte lockere bindegewebige Stroma mit ausgeprägter angiomartiger Vaskularisation.
- Die Zystadenome sind multizystisch, im Gegensatz zu den unizystischen intraduktalen Papillomen. Daher muß ein Teil der als papilläre Zystadenome mitgeteilten Fälle des Schrifttums als intraduktale Papillome reklassifiziert werden (GOLDMAN 1967; KERPEL et al. 1978; SHER 1982; ELLIS et al. 1991).
- Das Sialadenoma papilliferum zeigt ein charakteristisches exophytisches, mitunter auch gestieltes Wachstum. Bei einer Reihe von Beobachtungen des Schrifttums fehlt dieses Kriterium, so daß diese Fälle als papilläre Zystadenome eingeordnet werden müssen (KRONENBERG et al. 1989). Andererseits handelt es sich bei einzelnen Mitteilungen von intraduktalen Papillomen auf Grund des exophytischen Wachstums und der sonstigen Kriterien um ein Sialadenoma papilliferum (CASTIGLIANO u. GOLD 1954; ABBEY 1975). Einzelne Fallbeschreibungen eines Sialadenoma papilliferum sind für eine exakte Zuordnung unzureichend (GRUSHKA et al. 1984; CHAN et al. 1985).
- Vereinzelte kasuistische Mitteilungen über ein malignes Sialadenoma papilliferum (SOLOMON et al. 1978) halten einer strengen Kritik nicht stand.

Literatur

Abbey LM (1975) Solitary intraductal papilloma of the minor salivary glands. Oral Surg Oral Med Oral Pathol 40:135–140
Castigliano SG, Gold L (1954) Intraductal papilloma of the hard palate. Oral Surg Oral Med Oral Pathol 7:232–238
Chan KW, Ng WL, Lau WF (1985) Sialadenoma papilliferum. Pathology 17:119–122
Ellis GL, Auclair PL, Gnepp DR (eds) (1991) Surgical pathology of the salivary glands. Saunders, Philadelphia London Toronto Montreal Sydney Tokyo
Goldman RL (1967) Melanogenic papillary cystadenoma of the palate. Am J Clin Pathol 48: 49–52
Grushka M, Podoshin L, Boss JH, Fradis M (1984) Sialadenoma papilliferum of the parotid gland. Laryngoscope 94:231–233
Kerpel StM, Freedman PD, Lumerman H (1978) The papillary cystadenoma of the minor salivary gland origin. Oral Surg Oral Med Oral Pathol 46:820–826
Kronenberg J, Horowitz A, Leventon G (1989) Sialadenoma papilliferum of the parotid gland. J Laryngol Otol 103:1089–1090
Sher L (1982) The papillary cystadenoma of salivary gland origin. Diastema 10:37–41
Solomon MP, Rosen Y, Alfonso A (1978) Intraoral papillary squamous cell tumor of the soft palate with features of sialadenoma papilliferum? – Malignant sialadenoma papilliferum. Cancer 42:1859–1869

14.18 WHO-Klassifikation der Karzinome

In der revidierten zweiten WHO-Klassifikation der Karzinome (SEIFERT 1991, 1992; SEIFERT u. SOBIN 1992) wird im Vergleich zur ersten WHO-Klassifikation (THACKRAY u. SOBIN 1972) eine wesentlich erweiterte Aufgliederung der verschiedenen Karzinomformen vorgenommen (s. Tabelle 36), wobei neben einer exakten diagnostischen Typisierung auch Faktoren der Prognose und Therapie Berücksichtigung finden (s. Kap. 14.1.1). Die frühere WHO-Klassifikation des Jahres 1972 wurde weitgehend auch vom Armed Forces Institute of Pathology in Washington (THACKRAY u. LUCAS 1974) und vom Speicheldrüsen-Register in Hamburg (SEIFERT et al. 1984) übernommen. In weiteren Vorschlägen zur Klassifikation der Speicheldrüsenkarzinome (EVANS u. CRUICKSHANK 1970; BATSAKIS 1979) werden bereits zusätzliche Karzinomentitäten aufgeführt. Die revidierte Klassifikation des Armed Forces Institute of Pathology (ELLIS et al. 1991) ist in den Grundprinzipien mit der neuen WHO-Klassifikation identisch, wobei den in der WHO-Klassifikation verwendeten Kategorien eine größere Praktikabilität für die Diagnostik zugesprochen wird (SIMPSON 1994).

Im Material des Speicheldrüsen-Registers Hamburg (Tabelle 37) entfallen ca. 60% aller Karzinome auf folgende 4 Karzinomformen: Mukoepidermoidkarzinome, adenoid-zystische Karzinome, Azinuszellkarzinome und Karzinome in pleomorphen Adenomen. In 4,5% handelte es sich um polymorphe low-

Tabelle 36. Pathohistologische WHO-Klassifikation der Speicheldrüsenkarzinome. (Aus SEIFERT 1991)

Tumortyp	ICD-O und SNOMED-Schlüssel[a]
1 Azinuszellkarzinom	8550/3
2 Mukoepidermoidkarzinom	8430/3
3 Adenoid-zystisches Karzinom	8200/3
4 Polymorphes low-grade-Adenokarzinom (Terminales Gangadenokarzinom)	
5 Epithelial-myoepitheliales Karzinom	
6 Basalzell-Adenokarzinom	8147/3
7 Talgdrüsenkarzinom	8410/3
8 Papilläres Zystadenokarzinom	8450/3
9 Muzinöses Adenokarzinom	8480/3
10 Onkozytäres Karzinom	8290/3
11 Speichelgangkarzinom	8500/3
12 Adenokarzinom (NOS)	8140/3
13 Malignes Myoepithelium (Myoepitheliales Karzinom)	8982/3
14 Karzinom im pleomorphen Adenom (maligner Mischtumor)	8941/3
15 Plattenepithelkarzinom	8070/3
16 Kleinzelliges Karzinom	8041/3
17 Undifferenziertes Karzinom	8020/3
18 Andere Karzinome	

[a] Nach ICD-O (International Classification of Diseases for Oncology) und SNOMED (Systematized Nomenclature of Medicine).

Tabelle 37. Pathohistologische Klassifikation der Speicheldrüsenkarzinome (Speicheldrüsen-Register Hamburg 1965–1994)

Tumortyp	n	[%]
Azinuszellkarzinome	198	10,6
Mukoepidermoidkarzinome	403	21,6
Adenoid-zystische Karzinome	253	13,6
Polymorphe low-grade Adenokarzinome	84	4,5
Epithelial-myoepitheliale Karzinome	76	4,1
Basalzell-Adenokarzinome	38	2,0
Talgdrüsenkarzinome	12	0,6
Papilläre Zystadenokarzinome	59	3,2
Muzinöse Adenokarzinome	17	0,9
Onkozytäre Karzinome	11	0,6
Speichelgangkarzinome	22	1,2
Myoepitheliale Karzinome	25	1,3
Karzinome im pleomorphen Adenomen	306	16,4
Plattenepithelkarzinome	154	8,4
Kleinzellige Karzinome	12	0,6
Undifferenzierte Karzinome	36	1,9
Karzinome in Warthin-Tumoren	4	0,2
Karzinome/Karzinosarkome mit Riesenzellen	4	0,2
Endokrine Karzinome	1	0,1
Embryonale Karzinome	1	0,1
Basaloid-squamöse Karzinome	1	0,1
Adeno-squamöse Karzinome	2	0,1
Hellzellige Karzinome	8	0,4
Sonstige Adenokarzinome (NOS)	71	3,9
Sonstige Karzinome	65	3,4
Gesamtzahl	1863	100,0

grade Adenokarzinome, in 4,1% um epithelial-myoepitheliale Karzinome und in knapp 3% um papilläre Zystadenokarzinome. Die prozentuale Häufigkeit des Vorkommens der übrigen Karzinomformen geht aus der Tabelle 37 hervor.

Die *Azinuszellkarzinome* sind in der revidierten Klassifikation trotz ihrer mitunter hohen Differenzierung eindeutig als Karzinome eingestuft, wobei in der Regel ein geringer Malignitätsgrad vorliegt. Die ursprüngliche Bezeichnung als „Azinuszelltumor" wurde aufgegeben.

Bei den *Mukoepidermoidkarzinomen* wurde ebenfalls der Terminus „Mukoepidermoidtumor" nicht mehr verwendet, da alle Formen des Mukoepidermoidkarzinoms – unabhängig vom Differenzierungsgrad – einen eindeutig malignen Verlauf aufweisen. Die Unterscheidung hochdifferenzierter Subtypen mit geringem Malignitätsgrad von niedrig differenzierten Subtypen mit hohem Malignitätsgrad ist zwar statistisch relevant, ohne daß eine prognostische Aussage in jedem Einzelfall möglich ist.

Beim *adenoid-zystischen Karzinom* kommt der Subklassifikation in glanduläre, tubuläre und solide Formen eine prognostische Bedeutung zu. Allerdings wurde in der früheren Klassifikation eine differentialdiagnostische Abgrenzung zum Basalzell-Adenokarzinom noch nicht vorgenommen.

In der großen Gruppe der *Adenokarzinome* wurden das *polymorphe lowgrade Adenokarzinom*, das *Basalzell-Adenokarzinom* und das *Speichelgangkarzinom* neu definiert und als besondere Karzinomentität im Hinblick auf die unterschiedliche Prognose neu klassifiziert. Die ursprüngliche Definition des Speichelgangkarzinoms wurde durch den Terminus „*Epithelial-myoepitheliales Karzinom*" ersetzt, um diagnostische Irrtümer besonders auch im Hinblick auf die ganz unterschiedliche Prognose des Speichelgangkarzinoms (schlechte Prognose) und des epithelial-myoepithelialen Karzinoms (relativ gute Prognose) zu vermeiden. Zu den sonstigen, wenn auch seltenen Karzinomen mit drüsiger Differenzierung gehören die *Talgdrüsenkarzinome*, die *onkozytären Karzinome*, die *papillären Zystadenokarzinome* und die *muzinösen Adenokarzinome*. Bei den *Karzinomen in pleomorphen Adenomen* wurde eine zusätzliche Subklassifikation von nichtinvasiven und invasiven Karzinomen im Hinblick auf die sehr unterschiedliche Prognose vorgenommen. Außerdem wurden Karzinosarkome abgegrenzt und die seltene Gruppe der „metastasierenden pleomorphen Adenome" definiert.

Als Karzinome ohne ausgeprägte drüsige Differenzierung wurden die *myoepithelialen Karzinome* und die *kleinzelligen Karzinome* exakt klassifiziert.

In die Gruppe der *undifferenzierten Karzinome* wurden die undifferenzierten Karzinome mit lymphoidem Stroma eingeordnet und der Terminus „maligne lymphoepitheliale Läsion" vermieden, weil es sich um ein eindeutiges Karzinom und nicht um die maligne Transformation einer „benignen lymphoepithelialen Läsion" handelt.

Zu den sonstigen seltenen Karzinomen gehören sekundäre *Karzinome* in *Warthin-Tumoren* und *embryonale Karzinome*. Das Vorkommen primärer adenosquamöser Karzinome mit Entstehung in den Speicheldrüsen ist noch nicht abschließend geklärt. Desgleichen bleibt offen, ob sich in der Gruppe der Hellzelligen Karzinome vereinzelte Fälle befinden, welche weder als hellzellige Variante eines Azinuszell- oder Mukoepidermoidkarzinoms noch als myoepitheliales Karzinom oder andere Karzinomform (Plattenepithel- oder Talgdrüsenkarzinom) klassifiziert werden können (SIMPSON et al. 1990).

Literatur

Batsakis JG (1989) Tumors of the head and neck: clinical and pathological considerations, 2nd edn. Williams & Wilkens, Baltimore

Ellis GL, Auclair PL, Gnepp DR (1991) Surgical pathology of the salivary glands. Saunders, Philadelphia London Toronto Montreal Sydney Tokyo

Evans RW, Cruickshank AH (1970) Epithelial tumours of the salivary glands. Saunders, Philadelphia

Seifert G (1991) WHO Histological typing of salivary gland tumours, 2nd edn. Springer, Berlin Heidelberg New York Tokyo

Seifert G (1992) Histopathology of malignant salivary gland tumours. Oral Oncol, Eur J Cancer 28B: 49–56

Seifert G, Sobin LH (1992) The World Health Organization's histologic classification of salivary gland tumors. A commentary on the second edition. Cancer 70: 379–385

Seifert G, Miehlke A, Haubrich J, Chilla R (1984) Speicheldrüsenkrankheiten. Pathologie-Klinik-Therapie-Fazialischirurgie. Thieme, Stuttgart New York

Seifert G, Brocheriou C, Cardesa A, Eweson JW (1990) WHO international histological classification of tumours. Tentative histological classification of salivary gland tumours. Pathol Res Pract 186:555–581

Simpson RHW (1994) Classification of tumours of the salivary glands. Histopathology 24:187–191

Simpson RHW, Sarsfield PTL, Clarke T, Babajews AV (1990) Clear cell carcinoma of minor salivary glands. Histopathology 17:433–438

Thackray AC, Lucas RB (1974) Tumors of the major salivary glands. Fascicle 10, 2nd Series. Armed Forced Institute of Pathology, Washington

Thackray AC, Sobin LH (1972) Histologic typing of salivary gland tumours. World Health Organization, Geneva

14.19 Azinuszellkarzinome

14.19.1 Definition

Azinuszellkarzinome sind maligne epitheliale Tumoren mit zytologischer Differenzierung vorwiegend analog den Azinuszellen des normalen Speicheldrüsengewebes. Sie können jedoch auch duktale Strukturen enthalten. Bezüglich der Überlebensrate haben sie einen niedrigen Malignitätsgrad, führen jedoch zu lokalen Rezidiven und auch zu Metastasen.

14.19.2 Klinische und statistische Daten

Der *klinische Verlauf* ist durch ein relativ langsames Wachstum gekennzeichnet, welches sich durchschnittlich über 2–4 Jahre, mitunter auch über 2–3 Jahrzehnte erstrecken kann. Die Tumoren (Abb. 325) sind im Durchschnitt weniger als 3 cm groß, makroskopisch meist umschrieben und bilden bei der Erstbeobachtung einen einheitlichen Geschwulstknoten, während bei Rezidiven auch

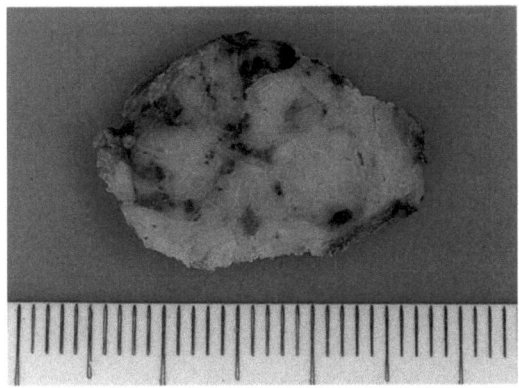

Abb. 325. Azinuszellkarzinom der Parotis: Schnittfläche eines 2 cm großen grauweißen Rezidivtumors mit einzelnen Einblutungen

ein multinodulärer Aufbau beobachtet wird. Die makroskopisch kapselartige Begrenzung ist histologisch inkomplett, wobei bereits ein invasives Wachstum in das angrenzende Gewebe vorliegt. Die Schnittfläche der Tumoren ist meist solid. Die Ausbildung von größeren Zysten ist selten und speziell beim papillär-zystischen Subtyp beobachtet worden (HANSON 1978). Präoperative Fazialisparesen sind in ca. 10% der Fälle beschrieben und prognostisch ungünstig zu beurteilen (SEIFERT et al. 1984).

Obwohl NASSE bereits 1892 in einer Arbeit über die Geschwülste der Speicheldrüsen 4 Beobachtungen von Parotistumoren mit azinärem Aufbau mitgeteilt hat, erfolgten erst Jahrzehnte später die ersten exakten Beschreibungen unter der Diagnose Azinuszellkarzinom (GODWIN et al. 1954; FOX et al. 1963).

Das Durchschnittsalter liegt in der 6.–7. Lebensdekade (Tabelle 38). Das Vorkommen im Kindesalter ist selten (JAUBERT et al. 1991). Die Tumoren werden bei Frauen häufiger beobachtet (in über 60%) als bei Männern (Tabelle 38).

Die *Häufigkeit* – bezogen auf alle Speicheldrüsentumoren – wird mit 2–4% angegeben (MICHEAU u. LACOUR 1971; SPIRO et al. 1978; PERZIN u. LIVOLSI 1979; ELLIS u. CORIO 1983; SEIFERT et al. 1984; ALLES et al. 1985). Im Speicheldrüsen-Register Hamburg entfallen 10% aller malignen epithelialen Speicheldrüsentumoren auf die Azinuszellkarzinome. Im Material des Armed Forces Institute of Pathology in Washington sind sogar 17,5% aller malignen epithelialen Speicheldrüsentumoren Azinuszellkarzinome, so daß in dieser Tumorstatistik die Azinuszellkarzinome die zweithäufigste Karzinomform nach den Mukoepidermoidkarzinomen darstellen (ELLIS u. AUCLAIR 1991).

Bezüglich der *Lokalisation* ergibt sich eine eindeutige Dominanz der *großen Speicheldrüsen* (ABRAMS et al. 1965), wobei die Parotis mit 83% (ELLIS u.

Tabelle 38. Alters- und Geschlechtsverteilung der Azinuszellkarzinome (Speicheldrüsen-Register Hamburg 1965–1994)

Altersgruppe (Jahre)	Männlich n	Weiblich n	Insgesamt n	[%]
0–10	–	1	1	0,5
11–20	2	16	18	9,1
21–30	7	10	17	8,6
31–40	5	10	15	7,6
41–50	9	9	18	9,1
51–60	13	19	32	16,2
61–70	16	28	44	22,2
71–80	9	22	31	15,6
Über 80	3	11	14	7,1
Ohne Alters- oder Geschlechtsangabe	–	–	8	4,0
Gesamtzahl	64	126	198	100,0
Prozentsatz	32,5%	67,5%	100,0%	

Tabelle 39. Lokalisation der Azinuszellkarzinome (Speicheldrüsen-Register Hamburg 1965–1994)

Lokalisation	n	[%]
Parotis	180	91,0
Submandibularis	6	3,0
Gaumen	3	1,5
Wange	4	2,0
Oberlippe	2	1,0
Ohne Angabe	3	1,5
Gesamtzahl	198	100,0

AUCLAIR 1991) bis über 90% (SEIFERT et al. 1984) dominiert, während nur ca. 4% der Tumoren in der Submandibularis entwickelt sind (Tabelle 39).

In 6–13% sind die Tumoren in den *kleinen Speicheldrüsen* lokalisiert (WERTHEIMER u. GEORGEN 1971; CHEN et al. 1978; ABRAMS u. MELROSE 1978; FERLITO 1980; GARDNER et al. 1980; HUTCHINSON 1981; KEANE et al. 1982; INOUE et al. 1984; HIRATSUKA et al. 1987; MILLER u. HOUSTON 1987; TRIANTAFILLIDOU et al. 1987; EDA et al. 1990; ELLIS u. AUCLAIR 1991), vorwiegend im Bereich der Wange, Oberlippe oder des Gaumens, seltener jedoch auch in anderen Regionen (Alveolarschleimhaut, Zungenbasis, Tonsille). Sehr selten wird ein Vorkommen innerhalb der Mandibula (BONDI et al. 1989; FLOOD et al. 1991), einmal auch die Entwicklung in einem intraglandulären Lymphknoten der Parotis (JENSEN u. KLAER 1992) beschrieben.

Zu den *extraoralen Lokalisationen* gehören die Nasenschleimhaut (KLEINSASSER 1970; PERZIN et al. 1981; VALERDIZ-CASASOLA et al. 1993), die Tränendrüse (DE ROSA et al. 1986), der Larynx (CRISSMAN u. ROSENBLATT 1978), die Trachea (SQUIRES et al. 1981), das Bronchialsystem (KATZ u. BUBIS 1976), die Lunge (FECHNER et al. 1972) und das Pankreas (KLÖPPEL et al. 1981; MOROHOSHI et al. 1983; KLIMSTRA et al. 1992; KUOPIO et al. 1995). Eine Amylaseproduktion ist besonders auch in Adenokarzinomen der Cervix uteri beschrieben worden (GRIFFIN et al. 1989).

Ein *bilaterales Vorkommen* (s. Kap. 14.3.4) der Azinuszellkarzinome ist wiederholt beobachtet worden (CLARKE et al. 1969; GUSTAFSSON u. CARLSÖÖ 1985; MILLAR et al. 1989; NUUTINEN et al. 1991). In einem Falle handelt es sich um eine Fehlinterpretation der hellzelligen Variante eines Onkozytoms (NELSON et al. 1978).

14.19.3 Pathohistologie

Der *zelluläre Aufbau* ist durch 5 verschiedene Zelltypen gekennzeichnet, welche in unterschiedlicher Häufigkeit und mitunter auch kombiniert in den Tumoren entwickelt sind:

- Die *azinären Zellen* ähneln in ihrer Struktur den normalen Azinuszellen der Parotis, sind relativ groß, rundlich bis polygonal und besitzen ein fein-

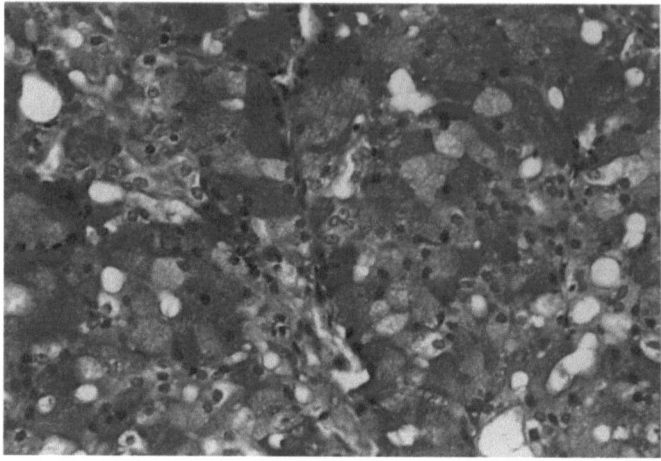

Abb. 326. Azinuszellkarzinom der Parotis: azinäre Zellen mit PAS-positiven Enzymgranula im Zytoplasma. PAS-Reaktion ×100 (Aus Seifert 1991)

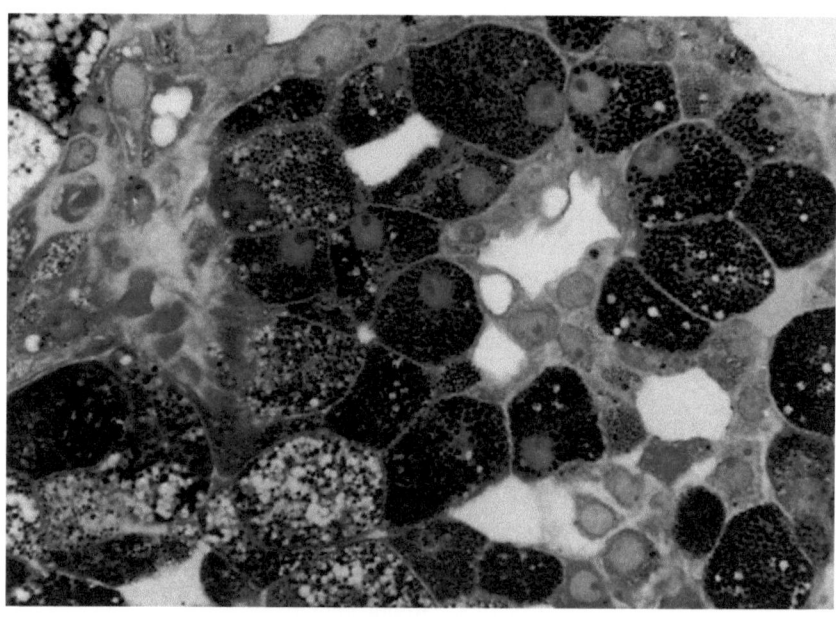

Abb. 327. Azinuszellkarzinom der Parotis: azinäre Zellen mit unterschiedlicher Anreicherung von Enzymgranula im Zytoplasma. Semidünnschnitt, Toluidinblau ×850 (Aus Seifert u. Donath 1976)

granuläres, mitunter auch wabig-vakuoläres Zytoplasma mit reichlicher Einlagerung von deutlich PAS-positiven Sekretgranula (Abb. 326 u. 327). Die Zellkerne sind rundlich, chromatindicht und etwas exzentrisch angeordnet. Azinäre Zellen kommen in allen Azinuszellkarzinomen vor, wobei ihr prozentualer Anteil am Tumoraufbau unterschiedlich angegeben wird. Nach ELLIS u. AUCLAIR (1991) sind 43% der Tumoren überwiegend aus azinären Zellen aufgebaut, nach LEWIS et al. (1991) sogar ca. 70%.

- Die *schaltstückähnlichen Zellen* (Abb. 328 u. 329) kommen ebenfalls in fast allen Azinuszellkarzinomen vor, wobei über 30% der Tumoren (ELLIS u. AUCLAIR 1991) überwiegend aus derartigen Zellen aufgebaut sind. Die Zellen sind kleiner als die azinären Zellen, mehr kubisch, besitzen zentral gelegene rundliche Kerne und umgeben oft gangartige Lumina. Das Zytoplasma ist von einzelnen kleinen Vakuolen durchsetzt.
- Die *vakuolären Zellen* (Abb. 330 u. 331) sind eine besondere Zellgruppe, welche in weniger als 10% die überwiegende Zellpopulation in Azinuszellkarzinomen darstellt. Die Zellen sind etwa gleich groß wie die azinären Zellen und besitzen mäßig chromatindichte, etwas exzentrisch gelegene Zellkerne. Das mäßig geschwollene Zytoplasma ist von unterschiedlich großen Vakuolen durchsetzt, welche weder Lipide noch Glykogen enthalten, dagegen mitunter Mukopolysaccharide. Die Zytoplasmastruktur läßt sich analog wie bei der Sialadenose mit einer intrazellulären Sekretionsstörung interpretieren

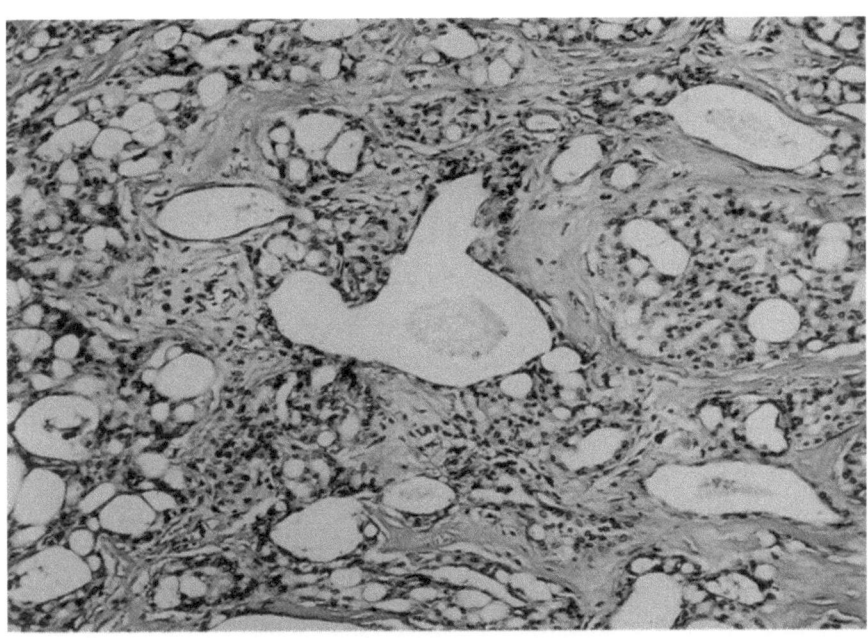

Abb. 328. Azinuszellkarzinom der Parotis: Auskleidung duktulärer Formationen mit flachen schaltstückähnlichen Zellen. HE ×100

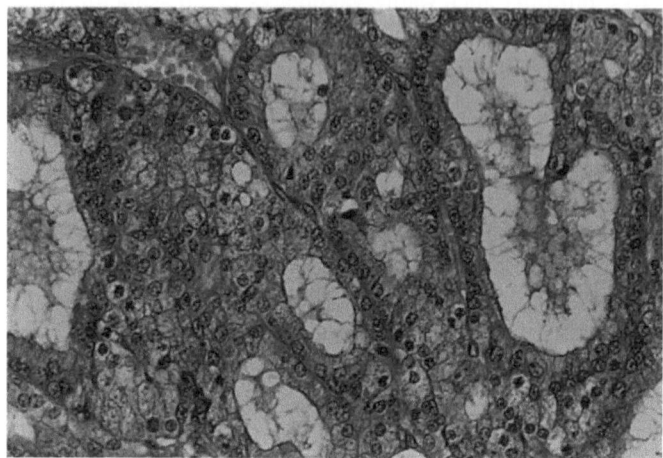

Abb. 329. Azinuszellkarzinom der Parotis: duktuläre Formationen, umgeben von azinären, teilweise aufgehellten Zellen. HE ×250

(SEIFERT u. DONATH 1978). Eine besondere Form der Sekretionsstörung ist die Ausbildung von kleinen verkalkten Sekretschollen in der Lichtung azinärer Strukturen (Abb. 332).
- Die *hellen Zellen* stellen eine Zellgruppe dar, die in kleineren Zellverbänden in ca. 5% aller Azinuszellkarzinome vorkommt und nur in 1% der Tumoren die vorherrschende Zellform darstellt. Das diffus aufgehellte Zytoplasma läßt sich mit den konventionellen Färbemethoden (Hämatoxylin-Eosin, PAS-Reaktion, Schleimfärbungen u.a.) nicht darstellen, wohl aber mit Thionin-Weinsteinsäure.
- Die unspezifischen *drüsenartigen Zellen* sind strukturell uncharakteristisch und besitzen keines der Merkmale der 4 anderen Zellformen. Sie bilden mehr ein Synzytium von Zellen mit undeutlichen Zellgrenzen und enthalten größere, mehr aufgehellte und pleomorphe Zellkerne als die anderen Zellformen. In 15% sind sie die vorherrschende Zellform in den Azinuszellkarzinomen.

Nach dem *Baumuster* werden 4 Subtypen unterschieden, wobei jedoch die einzelnen Baumuster sowohl isoliert innerhalb eines bestimmten Tumors vorkommen als auch in Kombination miteinander, woraus eine große Vielfalt innerhalb der Tumoren resultieren kann:
- Der *solide Subtyp* ist in ca. 35–45% der Azinuszellkarzinome das vorherrschende Strukturmuster (ELLIS u. CORIO 1983; OLIVIERA et al. 1989; COLMENERO et al. 1991) und ähnelt im Aufbau am meisten dem glandulären Drüsenparenchym der Parotis, woraus Fehlinterpretationen als normales oder hyperplastisches Drüsengewebe resultieren können. Die Tumoren enthalten überwiegend hochdifferenzierte azinäre Zellen in organoider Konfiguration mit Einschluß PAS-positiver Granula. Zwischen den azinären Zellen liegen mitunter kleinere Gruppen von hellen Zellen.

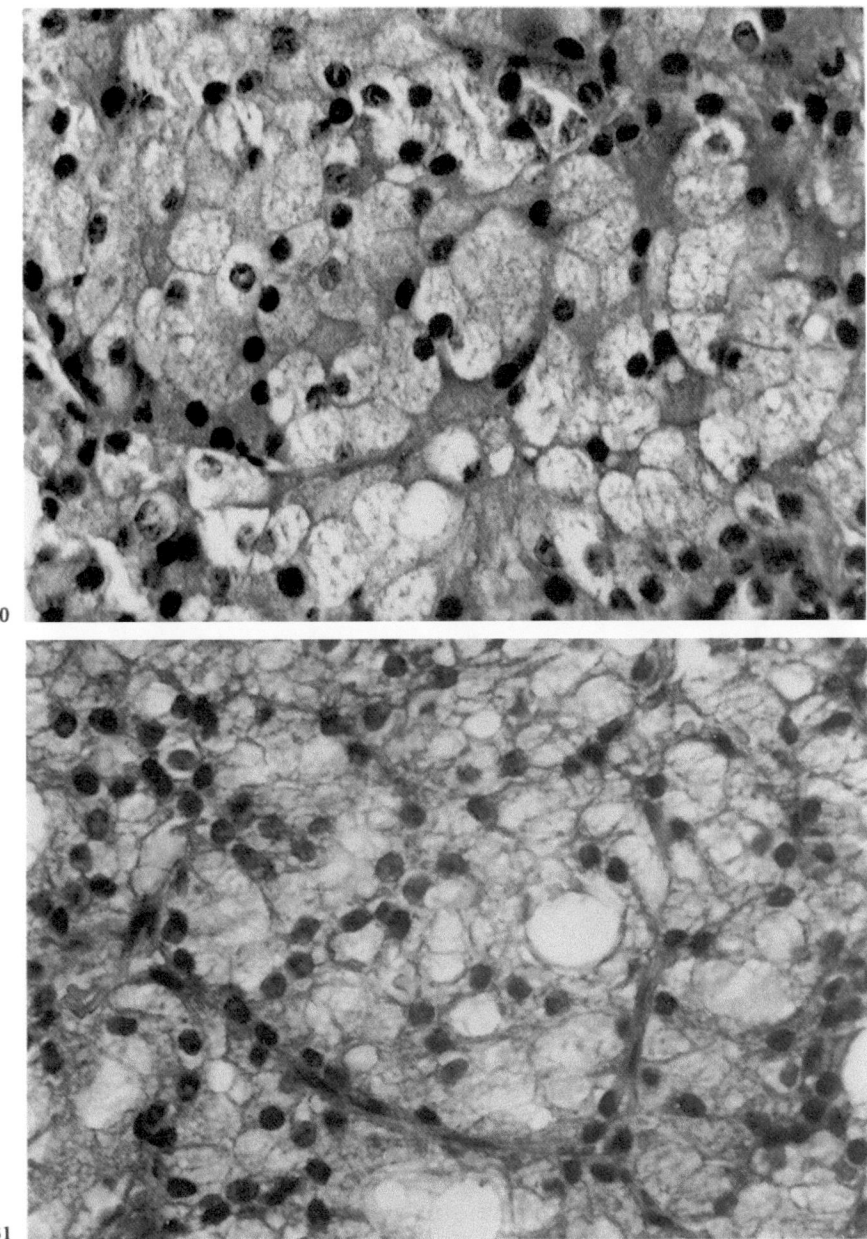

Abb. 330. Azinuszellkarzinom der Parotis: vakuoläre azinäre Zellen mit feinwabigem Zytoplasma und etwas exzentrisch gelegenen Zellkernen. HE ×400 (Aus SEIFERT u. DONATH 1976)

Abb. 331. Azinuszellkarzinom der Parotis: azinäre Zellen mit vakuolärem Zytoplasma. HE ×400 (Aus SEIFERT et al. 1984)

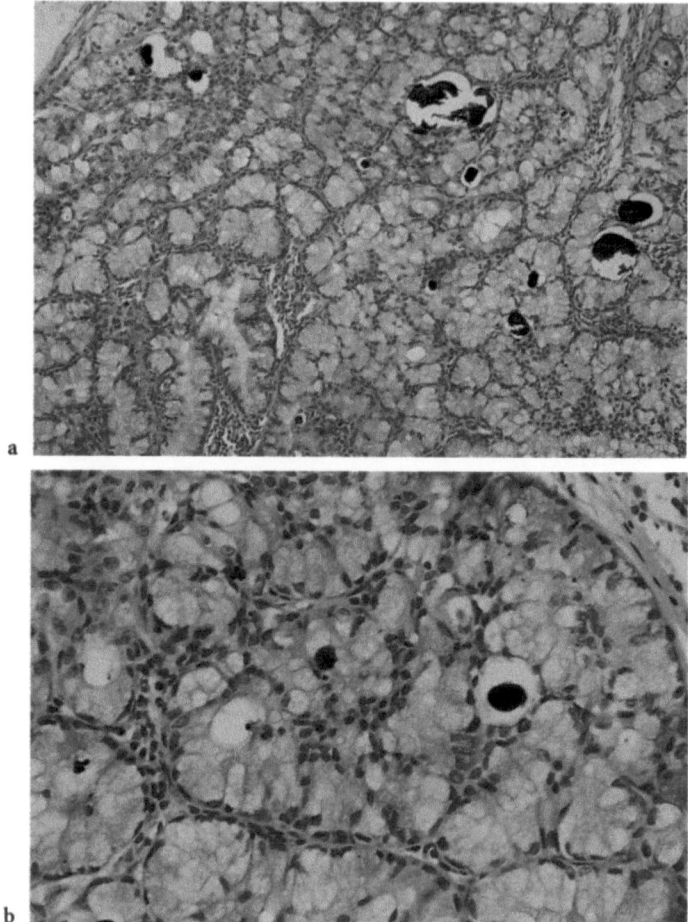

Abb. 332 a, b. Azinuszellkarzinom der Parotis: vakuolär-wabige azinäre Zellen mit fokaler intraluminaler Ausfällung verkalkter Sekretschollen. HE **a** ×100, **b** ×250

- Der *mikrozystische Subtyp* (Abb. 333) ist in ca. 30 % aller Azinuszellkarzinome ausgeprägt vorhanden (ELLIS u. CORIO 1983) und kann in weiteren 30 % weniger deutlich beobachtet werden. Neben kleineren Hohlräumen von der Größe mehrerer Azini finden sich auch größere Zysten, welche amorphes eosinophiles, dem Schilddrüsenkolloid ähnliches Sekretmaterial enthalten. Zu den zellulären Komponenten gehören vor allem azinäre Zellen, daneben auch gangartige Zellen und vakuoläre Zellen.
- Der *papillär-zystische Subtyp* (Abb. 334) ist mit ca. 20 % etwas seltener als die beiden anderen Subtypen. Die aneinander angrenzenden großen Zysten enthalten papilläre Projektionen mit follikelartiger Anordnung. Zur lumenwärtigen Seite sind an der Oberfläche der Projektionen die Zellen vorgewölbt, so

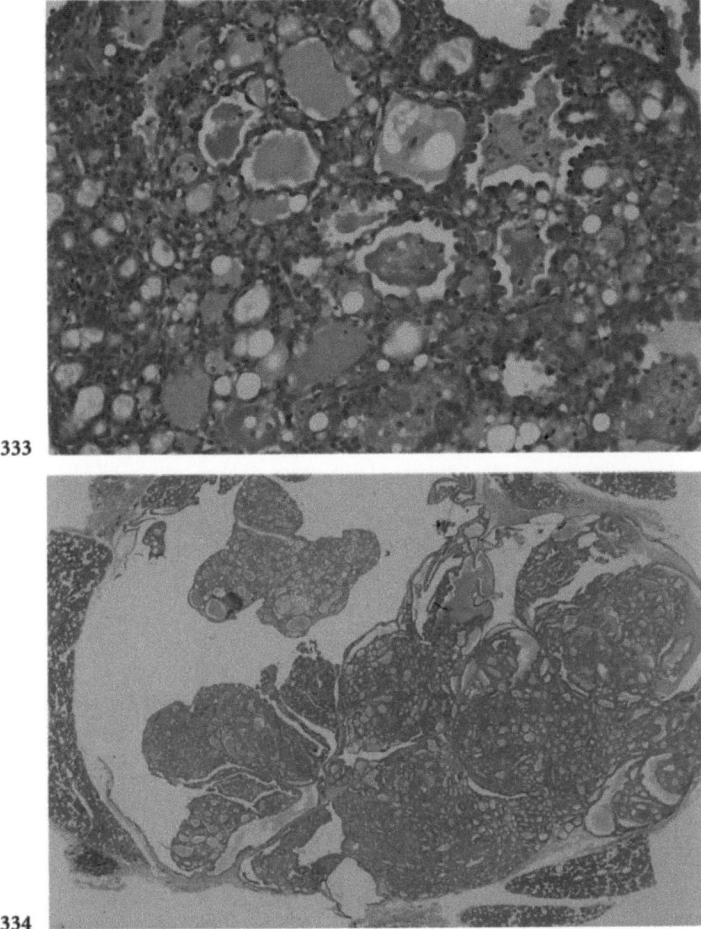

Abb. 333. Azinuszellkarzinom der Parotis: mikrozystischer Subtyp mit eosinophilem kolloidartigem Sekret in den Hohlräumen. HE ×160 (Aus SEIFERT 1991; Präparat Dr. ELLIS, Washington)

Abb. 334. Azinuszellkarzinom der Parotis: papillär-zystischer Subtyp mit papillären Projektionen. HE ×10 (Aus SEIFERT 1991; Präparat Dr. ELLIS, Washington)

daß nagelartige Konfigurationen entstehen. Gangartige und drüsenartige Zellformen bilden die Hauptmasse dieser Tumorform.
- Der *follikuläre Subtyp* (Abb. 335) ist mit ca. 5% am seltensten. Die unterschiedlich großen follikelähnlichen Hohlräume werden von kubischen bis zylindrischen Zellen begrenzt und enthalten eosinophiles kolloidartiges Sekretmaterial. Die Räume zwischen den Zysten werden meist von drüsenartigen Zellen mit Einschluß einzelner azinärer oder vakuolärer Zellen eingenommen.

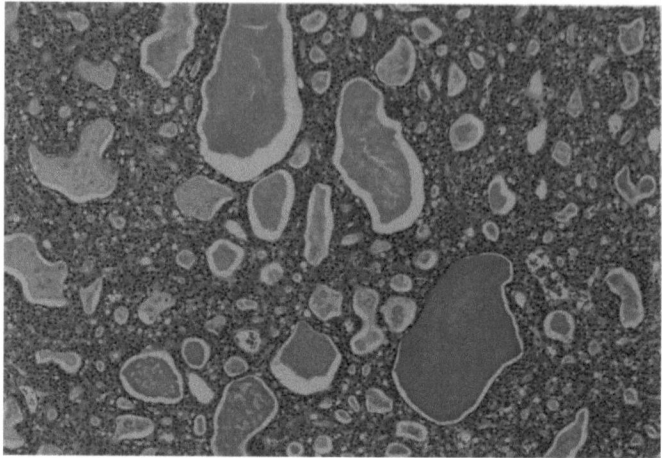

Abb. 335. Azinuszellkarzinom der Parotis: follikulärer Subtyp mit schilddrüsenähnlichen Strukturen und kolloidartigem Zysteninhalt. HE ×75 (Aus SEIFERT 1991; Präparat Dr. ELLIS, Washington)

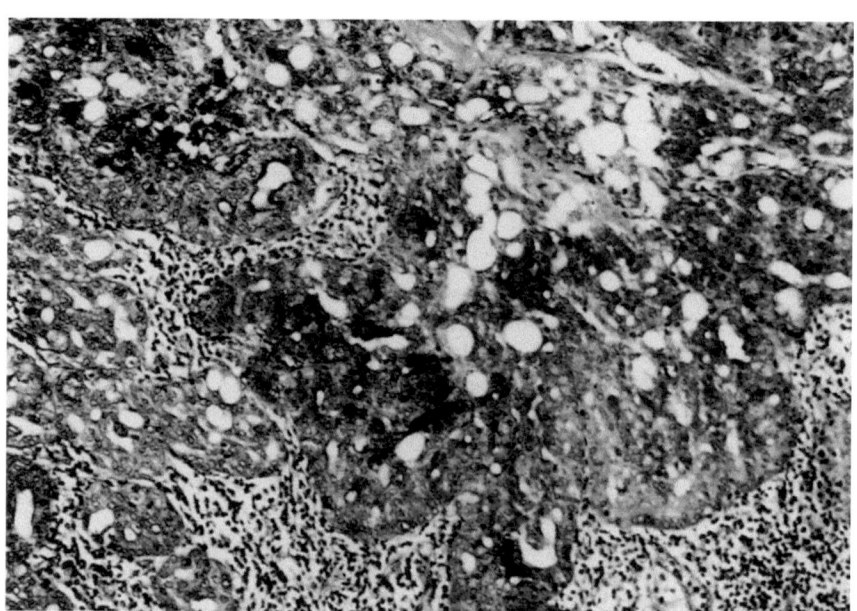

Abb. 336. Azinuszellkarzinom der Parotis: lymphoides Stroma in der Umgebung azinärer Formationen mit PAS-positiven Sekretpartikeln. PAS-Reaktion ×100

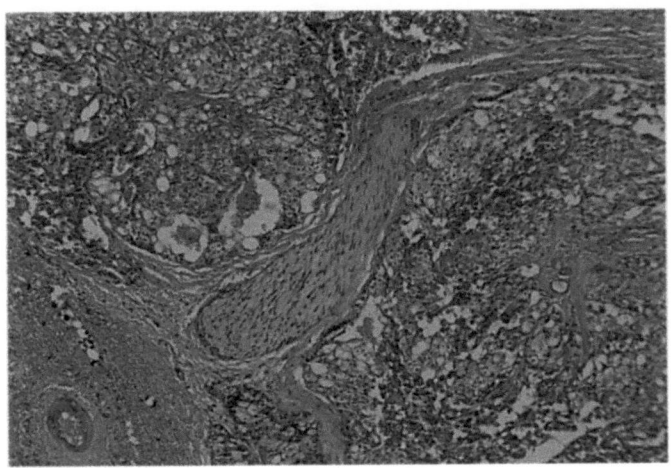

Abb. 337. Azinuszellkarzinom der Parotis: perineurale Tumorausbreitung. HE ×100

Ein weiteres Merkmal aller Azinuszellkarzinome ist die Ausbildung eines unterschiedlich stark entwickelten *lymphoiden Stroma* (Abb. 336) im Interstitium der Tumoren mit Einschluß auch von Lymphfollikeln, ein Befund, welcher mitunter zur Fehlinterpretation eines Warthin-Tumors oder Lymphoms führen kann (BIANCHINI et al. 1993). Bei lokaler infiltrativer Ausbreitung kommt es auch zur perineuralen Infiltration (Abb. 337). Die Tumoren haben meist ein gering vaskularisiertes fibröses Stroma, welches mitunter eine stärkere Kollagenisierung mit ausgeprägter Desmoplasie aufweist (CARLSON et al. 1994).

In der *Feinnadel-Aspirationszytologie* sind die Tumoren durch atypische azinäre Strukturen mit Verlust der Polarität, Anisokaryose und prominente große Nukleoli gekennzeichnet, außerdem durch Zytoplasmagranula, welche eine eindeutige PAS-Reaktion aufweisen (PALMA et al. 1985).

Eine Besonderheit stellen Azinuszellkarzinome dar, in denen neben einer typischen Zellstruktur atyische dedifferenzierte Zellgruppen zu beobachten sind (STANLEY et al. 1988; ELLIS u. AUCLAIR 1991). Die atyischen Tumorareale haben Zellen mit undeutlichen Zellgrenzen und großen, bläschenförmig umgestalteten Zellkernen. Ob es sich hierbei nur um eine fokale Dedifferenzierung eines Zellklons handelt oder um einen Kollosionstumor, ist bisher nicht geklärt.

14.19.4 Immunzytochemie

In Analogie zur Variabilität der Baumuster und zellulären Zusammensetzung der Azinuszellkarzinome ergeben sich auch unterschiedliche immunzytochemische Expressionsmuster.

Amylase (EGAN et al. 1988) ist ein relativ spezifischer Marker (Abb. 338) für azinäre Zellen (CASELITZ et al. 1983; WARNER et al. 1985; SEIFERT u. CASELITZ

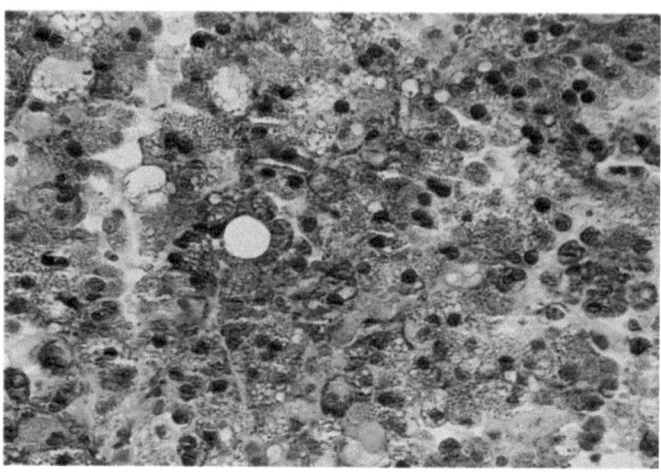

Abb. 338. Azinuszellkarzinom der Parotis: Expression von Amylase in den Tumorzellen. Immunperoxydasereaktion, PAP ×100 (Aus SEIFERT 1991)

1989; ITO et al. 1990). Weitere *sekretorische Marker* werden vorwiegend in den glandulär und mikrozystisch differenzierten Tumorarealen exprimiert. Hierzu gehören besonders Laktoferrin, α_1-Antichymotrypsin, IgA und sekretorische Komponenten sowie CEA (HAMPER et al. 1989; TAKAHASHI et al. 1992), welche in der Mehrzahl der Azinuszellkarzinome ein fokales Verteilungsmuster aufweisen, während prolinreiche Proteine eine diffuse Verteilung zeigen und Lysozym nur selten nachweisbar ist (WARNER et al. 1985). *Zytokeratin* ist meist periluminal in den schaltstückartigen Zellen der mikrozystischen und follikulären Subtypen lokalisiert. In den hellzelligen Formationen wurden neben PAS-positiven Sekretgranula auch *neurosekretorische Granula* nachgewiesen, welche eine positive Grimelius- und NSE-Reaktion zeigten und immunzytochemisch vasoaktives intestinales Polypeptid (VIP) enthielten (HAYASHI et al. 1987; ITO et al. 1990). Elektronenmikroskopisch waren die neurosekretorischen Granula kleiner als die Sekretgranula und durch einen hellen Hof zwischen granulärem Inhalt und Granulamembran gekennzeichnet. Die Beobachtung über einen Nachweis auch von *S-100-Protein* oder Aktin als Hinweis auf die Existenz myoepithelialer Zellen (ABENOZA u. WICK 1985) wurde durch einzelne andere Arbeiten (DARDICK et al. 1987) bestätigt. Die Expression von *bcl-2-Protein* zeigt erhebliche Schwankungen sowohl bei einem Vergleich der Tumoren als auch innerhalb eines Tumors (HELLQUIST et al. 1995) und reflektiert das unterschiedliche Ausmaß der Apoptose in Azinuszellkarzinomen.

14.19.5 Ultrastruktur

In der Anfangsphase der ultrastrukturellen Analyse der Azinuszellkarzinome stand die Beschreibung der *azinären Tumorzellen* im Mittelpunkt (ECHEVARRIA

1967; HÜBNER et al. 1968; ERLANDSON u. TANDLER 1972; KAY u. SCHATZKI 1972; INOUE et al. 1984; GUSTAFSSON et al. 1985). Die elektronendichten Granula der Tumorzellen wurden mit den Zymogengranula der normalen serösen Azinuszellen verglichen (Abb. 339), unterschieden sich jedoch von den normalen größeren und mehr uniformen Zymogengranula durch eine Reihe von Merkmalen. Mittels der stereologischen Morphometrie wurde eine Zunahme der granulären Volumendichte in den Tumorzellen ermittelt (GUSTAFSSON et al. 1985), charakterisiert durch zahlreichere, aber kleinere Granula unterschiedlicher Größe und einem höheren Gehalt an Amylase. In Zellkulturen von Azinuszellkarzinomen konnte ein Anstieg des zyklischen AMP unter Noradrenalineinwirkung mit einer verstärkten Freisetzung von Amylase bebachtet werden. Bei stärkerer elektronenoptischer Auflösung zeigten die Granula eine wollknäuelartige Substruktur. Die azinären Zellen enthielten zahlreiche weitere Zellorganellen, so zahlreiche Mitochondrien, ein rauhes endoplasmatisches Retikulum und einen prominenten Golgiapparat mit dilatierten Zisternen. Neben den azinären Tumorzellen wurden *weitere Zellformen* in den Azinuszellkarzinomen elektronenoptisch identifiziert (CHAUDHRY et al. 1986; DARDICK et al. 1987). Hierzu gehören die schaltstückartigen Zellen mit Desmosomen, mäßig viel rauhem endoplasmatischen Retikulum und kleinen sekretorischen Granula, weiterhin pluripotente Reserve- oder Stammzellen, Myoepithelzellen und helle Zellen. Die Myoepithelzellen sind zwischen den Basalmembranen und Tumorzellen lokalisiert und enthalten Myofilamente. In den hellen Zellen fanden sich elektronenoptisch aufgehellte Zellorganellen (Sekretgranula, Golgiapparat, intrazytoplasmatische Pseudolumina und erweiterte Lamellen des endoplasmatischen Retikulum, teilweise mit Austritt von Lamellen in das Interstitium). Ein weitere Beobachtung betrifft das Vorkommen von autophagen Lysosomen in den azinären Tumorzellen mit Einschluß von „verdämmernden" Sekretgranula, welche im Zentrum ein dichteres heterogenes Material enthalten und von einer helleren Randzone umgeben sind. Die Heterogenität der Zellkompartimente findet eine Bestätigung durch Befunde in Zellkulturen von Azinuszellkarzinomen, wo 4 verschiedene Zellklone mit chromosomaler Progression beobachtet wurden (MARK et al. 1981).

Als Modell für die Analyse menschlicher Azinuszellkarzinome eignet sich ein entsprechender Parotistumor bei transgenen männlichen MMTV-Mäusen (DARDICK et al. 1992). Neben dem analogen histologischen Aufbau sind die Tumorzellen elektronenoptisch durch Zymogengranula mit Amylasegehalt und durch ein rauhes endoplasmatisches Retikulum gekennzeichnet. Auf Grund der ultrastrukturellen und immunzytochemischen Befunde wird als histogenetischer Ausgangspunkt der Azinuszellkarzinome das Reservezellsystem des terminalen Gangabschnittes (ERLANDSON u. TANDLER 1972; CHAUDHRY et al. 1986) bzw. die „interkalare duktoazinäre Einheit" (DARDICK et al. 1987) mit der triphasischen Differenzierung azinärer, duktaler und myoepithelialer Zellen diskutiert.

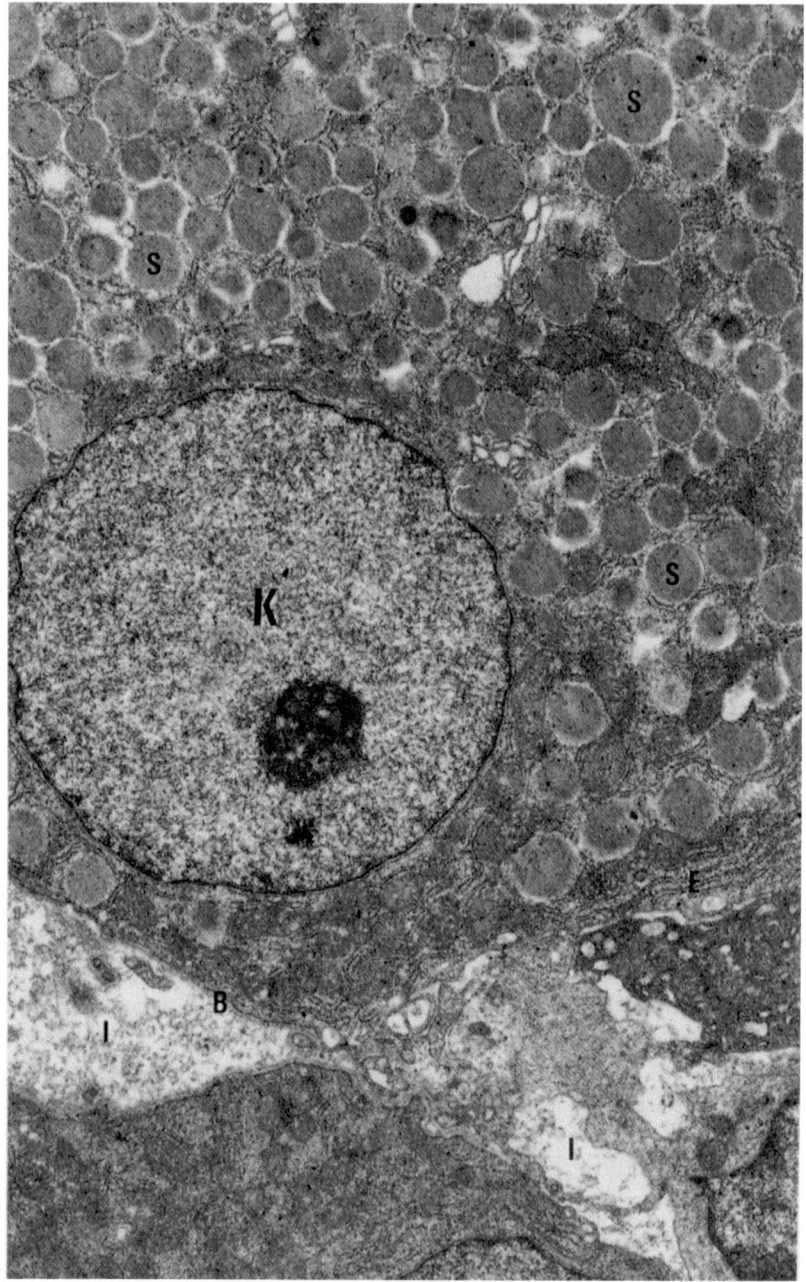

Abb. 339. Azinuszellkarzinom der Parotis: Ultrastruktur einer azinären Tumorzelle mit zahlreichen Enzymgranula (S) im Zytoplasma; endoplamatisches Retikulum (E); Basalmembran (B); Zellkern (K); Interstitium (I). ×8500 (Aus SEIFERT u. DONATH 1976)

14.19.6 Prognostische Faktoren

Für die Beurteilung des Krankheitsverlaufes und der Überlebensrate sind zahlreiche Faktoren an unterschiedlich großen Tumorkollektiven untersucht worden. Dabei ergeben sich erhebliche Schwankungen zur prozentualen Häufigkeit der einzelnen Parameter.

Lokale Tumorrezidive werden mit 12% (ELLIS u. CORIO 1983), 35% (PERZIN u. LIVOLSI 1979) und 40-44% (OLIVIERA et al. 1989; LEWIS et al. 1991) angegeben, wobei die Mehrzahl der Rezidive in den ersten 5 Jahren nach Tumorfeststellung auftritt (ELLIS u. CORIO 1983).

Regionäre Lymphknotenmetastasen kommen in 8% (ELLIS u. CORIO 1983) bis zu 19% (LEWIS et al. 1991) vor (Abb. 340 u. 341), *hämatogene Metastasen* dagegen nur in 2% (ELLIS u. AUCLAIR 1991). Die Metastasierung (Abb. 342) erfolgt besonders in die Lunge (SIDHU u. FORRESTER 1977) und das Skelettsystem (JACK 1981), daneben auch in das Gehirn (WATSON et al. 1987). Bei einer Metastasierung in die Leber wurde eine ektopische ACTH-Produktion beobachtet (LILIAN et al. 1970). Trotz hämatogener Metastasierung sind längere Überlebensraten beschrieben worden (SIDHU u. FORRESTER 1977).

Die schwankenden Angaben zu den *Überlebensraten* gehen aus der folgenden Zusammenfassung hervor:

- nach 5 Jahren:
  100% (OLIVIERA et al. 1989),
  90% (LEWIS et al. 1991),
  82% (HICKMAN et al. 1984),
  85% (ENEROTH et al. 1966),
  78% (PERZIN u. LIVOLSI 1979),
- nach 10 Jahren:
  87% (OLIVIERA et al. 1989),
  83% (LEWIS et al. 1991),
  68% (HICKMAN et al. 1984),
  63% (PERZIN u. LIVOLSI 1979),
- nach 20 Jahren:
  67% (LEWIS et al. 1991),
  65% (OLIVIERA et al. 1989),
  44% (PERZIN u. LIVOLSI 1979).

Der Eintritt des *Todes* durch das Tumorleiden wird teils mit nur 6% (ELLIS u. CORIO 1983), teils auch mit 25% (LEWIS et al. 1991) angegeben.

Die *Tumorgröße* wurde zur Stadieneinteilung herangezogen (SPIRO et al. 1978). Auf das Stadium 1 (Tumoren bis 3,0 cm Größe, beweglich zur Umgebung) entfallen ca. 55% der Fälle, auf das Stadium 2 (Tumoren von 3,1-6,0 cm, eingeschränkt beweglich) 20%, auf das Stadium 3 (Tumoren über 3,0 cm mit multiplen Knoten, Fixation zur Umgebung, Ulzeration und Fazialisparese) 25%.

Der *Tumorgrad* ist durch 3 Merkmale gekennzeichnet: zelluläre Pleomorphie, erhöhte mitotische Aktivität und Auftreten von Nekrosen. Zwischen der Ausprägung dieser Merkmale und der Prognose besteht in einer Reihe von Verlaufs-

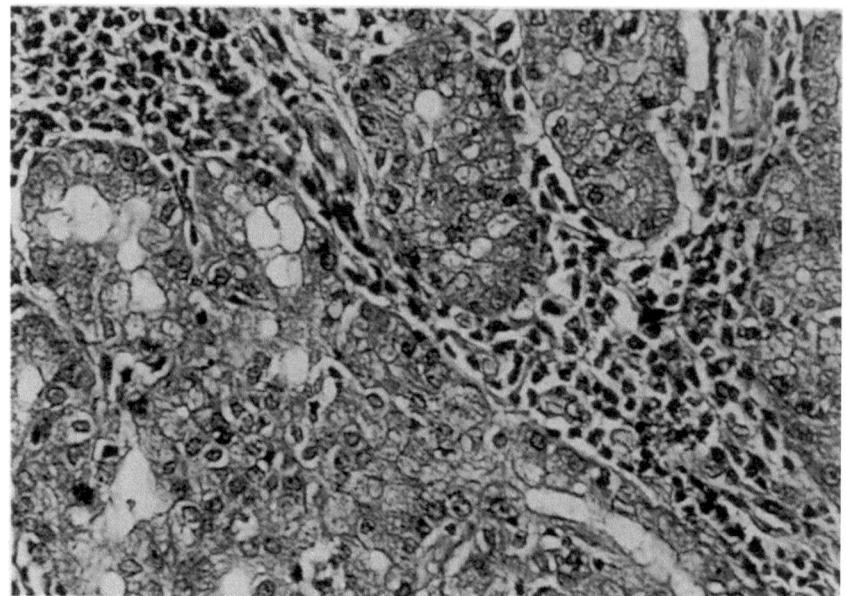

Abb. 340. Azinuszellkarzinom der Parotis: Lymphknotenmetastase. HE ×160 (Aus SEIFERT u. DONATH 1976)

studien eine deutliche Korrelation (NASCIMENTO et al. 1989; GUIMARAES et al. 1989; BATSAKIS et al. 1990).

Die Ergebnisse der *DNS-Zytophotometrie* zeigen keine Korrelation zum klinischen Verlauf (GUSTAFSSON et al. 1987; HAMPER et al. 1990; OLIVEIRA et al. 1992; EHRSSON et al. 1995). In einer anderen Serie mit Messung der *DNS-Flußzytometrie* ergab sich jedoch, daß bei diploiden Tumoren innerhalb von 10 Jahren weder Metastasen noch Todesfälle aufgetreten waren, während bei aneuploiden Tumoren in 50% Metastasen und ein tödlicher Ausgang festgestellt wurden (EL-NAGGAR et al. 1990). Allerdings reichen die untersuchten Fallzahlen für eine abschließende Wertung noch nicht aus.

Die Messung der *AgNOR-Werte* („nucleolar organizer regions") ergab eine bessere Prognose bei Werten unter 2 AgNORs und einen ungünstigeren Verlauf bei Werten über 2 AgNORs (CHOMETTE u. AURIOL 1991). Mittels des *Zellproliferationsmarkers MIB 1* – einem monoklonalen Antikörper, welcher das Ki-67-Antigen in formolfixierten Paraffinmaterial erkennt, – wurden bei Azinuszellkarzinom 2 Prognosegruppen unterschieden (SKALOVA et al. 1994). Bei einem MIB 1-Index von weniger als 5% positiv markierter Tumorzellen traten bei einer Verlaufsbeobachtung von bis zu 30 Jahren keine Rezidive auf, während es bei Indexwerten über 5% bei über 60% der Tumorpatienten zu Rezidiven kam. Bei 3 Fällen mit letalem Ausgang lagen die Indexwerte zwischen 8% und 56%.

Ob das Vorkommen *neuroendokriner Marker* eine prognostische Relevanz besitzt, ist noch nicht genügend geklärt, da die Expression von neuroendokrinen Markern (NSE, Synaptophysin, Chromogranin, ACTH) in Azinuszellkarzinomen

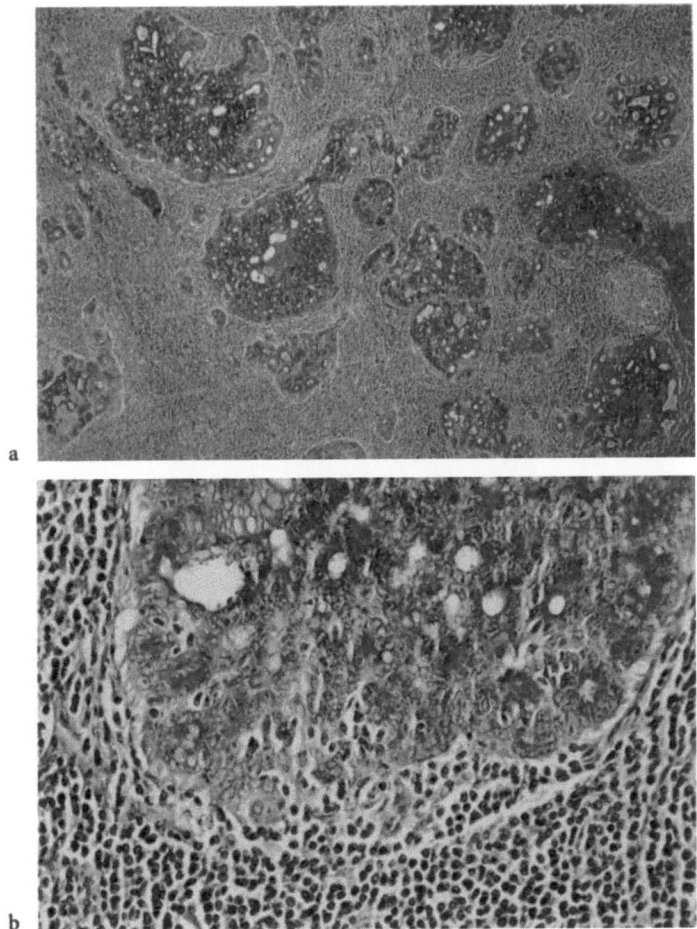

Abb. 341 a, b. Azinuszellkarzinom der Parotis: Lymphknotenmetase mit Einschluß PAS-positiver azinärer und duktulärer Formationen. PAS-Reaktion **a** ×40, **b** ×250

sehr unterschiedlich ausfällt (EHRSSON et al. 1995). Möglicherweise deutet der Ausfall neuroendokriner Marker auf eine ungünstigere Prognose hin.

Aus einzelnen Verlaufsbeobachtungen ergibt sich, daß eine Änderung des Tumorphänotyps eintreten kann (DEGUCHI et al. 1993), wobei ein primär typisches Azinuszellkarzinom in weiteren Tumorrezidiven, die sich über mehr als 3 Jahrzehnte erstreckten, eine Dedifferenzierung zum tubulären Adenokarzinom und onkozytären Karzinom mit Lymphknotenmetastasen durchlief.

Auf die mögliche Bedeutung chromosomaler Aberrationen in der Pathogenese von Azinuszellkarzinomen weist ein Bericht über das Vorkommen eines Azinuszellkarzinoms bei einer Patientin mit einer Ataxia teleangiectasia hin (MOCK et al. 1988).

Als *Resümee* ergibt sich aus einer Analyse aller aufgeführten Parameter, daß Azinuszellkarzinome lokal invasive maligne Tumoren mit relativ geringem

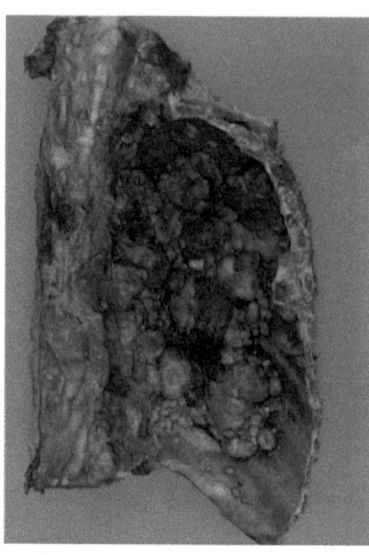

Abb. 342. Azinuszellkarzinom der Parotis: ausgedehnte Pleurakarzinose 7 Jahre nach Auftreten des Primärtumors

Malignitätsgrad und längerer Überlebensrate sind, wobei weder das Baumuster der Subtypen noch die zelluläre Differenzierung sichere Prognosefaktoren darstellen. *Günstige Prognosefaktoren* sind nach wie vor eine komplette primäre Tumorentfernung weit im gesunden Gewebe und eine Lokalisation in den kleinen Speicheldrüsen (ABRAMS u. MELROSE 1978; FERLITO 1980). Als *ungünstige Prognosefaktoren* werden rasches Tumorwachstum, Schmerzen, Fixation mit der Umgebung und eine Tumorgröße über 3 cm angesehen, außerdem eine Reihe von histologischen Kriterien wie prominente Nekrosen, desmoplastisches Stroma, deutlich erhöhte mitotische Aktivität, zelluläre Atypie und Dedifferenzierung (EL-NAGGAR et al. 1990; LEWIS et al. 1991).

14.19.7 Differentialdiagnose

Die Abgrenzung zum *normalen Drüsengewebe* der Parotis ergibt sich daraus, daß trotz starker Ähnlichkeit der azinären Tumorzellen mit den serösen Azinuszellen im Tumorgewebe weder Streifenstücke noch Einlagerungen von Fettgewebe vorhanden sind.

In der *Feinnadel-Aspirationszytologie* kann bei Tumoren mit starker lymphoider Stromakomponente die Unterscheidung zwischen einem primären Azinuszellkarzinom und einer Lymphknotenmetastase schwierig sein (SEIFERT et al. 1984). Bei einer Fallmitteilung eines „azinären Adenolymphoms" (GEILER 1957) handelt es sich um die Lymphknotenmetastase eines Azinuszellkarzinoms mit teils azinärer, teils auch hellzelliger Differenzierung. Verwechslungen mit einem Warthin-Tumor sind dann möglich, wenn das zytologische Material neben azinären Zellen auch reichlich Lymphozyten und partiell onkozytär differenzierte Zellen enthält (LINDENBERG u. ACKERMAN 1976).

Die papillär-zystischen und follikulären Subtypen müssen von Metastasen eines *Schilddrüsenkarzinoms* abgegrenzt werden, wobei der negative Ausfall der Thyreoglobulin-Reaktion für ein primäres Azinuszellkarzinom spricht. Im Gegensatz zum papillär-zystischen Subtyp sind *papilläre Zystadenokarzinome* überwiegend in den kleinen Speicheldrüsen lokalisiert und durch andere färberische Eigenschaften (negative Amylasereaktion, keine ausgeprägte positive PAS-Reaktion der Sekretgranula) gekennzeichnet. Die mikrozystischen Subtypen unterscheiden sich von *schleimbildenden Karzinomen* durch den negativen Ausfall der Muzikarmin- und Alzianblaufärbung. Der seltenere hellzellige Subtyp muß von anderen *hellzelligen Tumoren* abgegrenzt werden, so von der hellzelligen Variante des Mukoepidermoidkarzinoms, vom epithelial-myoepithelialen Karzinom, der hellzelligen Variante des Onkozytoms und der Metastase eines hellzelligen Nierenkarzinoms. Der meist fehlende Glykogennachweis spricht für ein Azinuszellkarzinom. Bezüglich weiterer Einzelheiten der Differentialdiagnose wird auf die entsprechenden Tumorkapitel verwiesen.

Literatur

Abenoza P, Wick MR (1985) Acinic cell carcinoma of salivary glands: An immunohistochemical study. Lab Invest 52:1A

Abrams AM, Melrose RJ (1978) Acinic cell tumors of minor salivary gland origin. Oral Surg Oral Med Oral Pathol 46:220-233

Abrams AM, Cornyn J, Scofield HH, Hansen LS (1965) Acinic cell adenocarcinoma of the major salivary glands. A clinicopathologic study of 77 cases. Cancer 18:1145-1162

Alles JU, Fischer HP, Stambolis C (1985) Azinuszelltumor der Speicheldrüse. Med Welt 36: 1338-1341

Batsakis JG, Luna MA, El-Naggar AK (1990) Histopathologic grading of salivary gland neoplasms: II. Acinic cell carcinomas. Ann Otol Rhinol Laryngol 99:929-933

Bianchini E, Borghi L, Rossi P, Ravasi MA (1993) Carcinoma a cellule aciniche bene differenziato della parotide. Pathologica 86:423-430

Bondi R, Nardi P, Urso C (1989) Endomandibular acinic cell carcinoma. Appl Pathol 7:260-264

Carlson JA, Goodman ML, Pilch BZ (1994) Acinic cell carcinoma: A study of 28 cases. Lab Invest 70:98A

Caselitz J, Seifert G, Grenner G, Schmidtberger R (1983) Amylase as an additional marker of salivary gland neoplasms: An immunoperoxidase study. Pathol Res Pract 176:276-283

Chaudhry AP, Cutler LS, Leifer C, Satchidanand S, Labay G, Yamane G (1986) Histogenesis of acinic cell carcinoma of the major and minor salivary glands. An ultrastructural study. J Pathol 148:307-320

Chen S-Y, Brannon RB, Miller AS, White DK, Hooker SP (1978) Acinic cell adenocarcinoma of minor salivary glands. Cancer 42:678-685

Chomette G, Auriol M (1991) Contribution à l'étude des NORs dans les tumeurs à cellules acineuses des glandes salivaires: analyse morphométrique comparative en microscopie optique et électronique. Arch Anat Cytol Pathol 39:55-58

Clarke JS, Hentz EC, Mahoney WD (1969) Bilateral acinic cell carcinoma of the parotid gland. Ann Surg 170:866-869

Colmenero C, Patron M, Sierra I (1991) Acinic cell carcinoma of the salivary glands: a review of 20 new cases. J Craniomaxillofac Surg 19:260-266

Crissman JD, Rosenblatt A (1978) Acinous cell carcinoma of the larynx. Arch Pathol Lab Med 102:233-236

Dardick I, Georg D, Jeans D, et al. (1987) Ultrastructural morphology and cellular differentiation in acinic cell carcinoma. Oral Surg Oral Med Oral Pathol 63:325-334

Dardick I, Burford-Mason AP, Garlick DS, Carney WP (1992) The pathology of salivary gland. II. Morphological evaluation of acinic cell carcinomas in the parotid gland of male transgenic (MMTV/v-Ha-ras) mice as a model for human tumours. Virchows Arch A Pathol Anat 421:105–113

Deguchi H, Hamano H, Haneji N, Takahashi M, Hayashi Y (1993) Immunopathology of phenotypic change on human parotid gland adenocarcinoma. Pathobiology 61:83–88

Echevarria RA (1967) Ultrastructure of the acinic cell carcinoma and clear cell carcinoma of the parotid gland. Cancer 20:563–571

Eda S, Hasegawa H, Nakamura C, Yamazaki T, Kawakami T (1990) A rare variant of acinic cell carcinoma of the upper lip: a case report and review of the literature. Oral Surg Oral Med Oral Pathol 69:84–88

Egan M, Crocker J, Nar P (1988) Localization of salivary amylase and epithelial membrane antigen in salivary gland tumours by means of immunoperoxidase and immunoglold-silver techniques. J Laryngol Otol 102:242–247

Ellis GL, Auclair PL (1991) Acinic cell adenocarcinoma. In: Ellis GL, Auclair PL, Gnepp DR (eds) Surgical pathology of the salivary glands. Saunders, Philadelphia London Toronto Montreal Sydney Tokyo, pp 299–317

Ellis GL, Corio RL (1983) Acinic cell adenocarcinoma. A clinicopathologic analysis of 294 cases. Cancer 52:542–549

El-Naggar AK, Batsakis JG, Luna MA, McLemore D, Byers RM (1990) DNA flow cytometry of acinic cell carcinomas of the major salivary glands. J Laryngol Otol 104:410–416

Eneroth CM, Jacobsson PA, Blanck C (1966) Acinic cell carcinoma of the parotid gland. Cancer 19:1761–1772

Erlandson RA, Tandler B (1972) Ultrastructure of acinic cell carcinoma of the parotid gland. Arch Pathol Lab Med 93:130–140

Fechner RE, Bentinck BR, Askew JB jr (1972) Acinic cell tumor of the lung. A histologic and ultrastructural study. Cancer 29:501–508

Ferlito A (1980) Acinic cell carcinoma of minor salivary glands. Histopathology 4:331–343

Flood TR, Maharaja BB, MacDonald DG, Giri DD (1991) Central acinic cell carcinoma of the mandible: report of a case. Br J Oral Maxillofac Surg 29:26–28

Fox NM jr, ReMine WH, Woolner LB (1963) Acinic cell carcinoma of the major salivary glands. Am J Surg 106:860–867

Gardner DG, Bell MEA, Wesley RK, Wysacki GP (1980) Acinic cell tumors of minor salivary glands. Oral Surg Oral Med Oral Pathol 50:545–551

Geiler G (1957) Zur Pathogenese der Adenolymphome. Virchows Arch A Pathol Anat 330:172–191

Godwin JT, Foote FW jr, Frazell EL (1954) Acinic cell adenocarcinoma of the parotid gland: Report of twenty-seven cases. Am J Pathol 30:465–477

Griffin NR, Wells M, Fox H (1989) Modulation of the antigenicity of amylase in cervical glandular atypia, adenocarcinoma in situ and invasive adenocarcinoma. Histopathology 15:267–279

Guimaraes DS, Amaral AP, Prado LF, Nascimento AG (1989) Acinic cell carcinoma of salivary glands: 16 cases with clinicopathologic correlation. J Oral Pathol Med 18:396–399

Gustafsson H, Carlsöö B (1985) Multiple acinic cell carcinoma: Some histological and ultrastructural features of a case. J Laryngol Otol 99:1183–1193

Gustafsson H, Carlsöö B, Henriksson R (1985) Ultrastructural morphometry and secretory behaviour of acinic cell carcinoma. Cancer 55:1706–1710

Gustafsson H, Lindholm C, Carlsöö B (1987) DNA cytophotometry of acinic cell carcinomas and its relation to prognosis. Acta Otolaryngol 104:370–376

Hamper K, Schmitz-Wätjen W, Mausch H-E, Caselitz J, Seifert G (1989) Multiple expression of tissue markers in mucoepidermoid carcinomas and acinic cell carcinomas of the salivary glands. Virchows Arch A Pathol Anat 414:407–413

Hamper K, Mausch H-E, Caselitz J et al. (1990) Acinic cell carcinoma of the salivary glands: The prognostic relevance of DNA cytophotometry in a retrospective study of long duration (1965–1987). Oral Surg Oral Med Oral Pathol 69:68–75

Hanson ThAS (1978) Acinic cell carcinoma of the parotid salivary gland presenting as a cyst. Report of two cases. Cancer 36:570–575

Hayashi Y, Nishida T, Yoshida H, Yanagawa T, Yura Y, Sato M (1987) Immunoreactive vasoactive intestinal polypeptide in acinic cell carcinoma of the parotid gland. Cancer 60:962–968

Hellquist HB, Tytor M, Di Bacco A, Manzotti M, Viale G (1995) Apoptosis in acinic cell carcinoma. Pathol Res Pract 191:679

Hickman RE, Cawson RA, Duffy SW (1984) The prognosis of specific types of salivary gland tumors. Cancer 54:1620–1624

Hiratsuka H, Imamura M, Miyakawa A, et al. (1987) Acinic cell carcinoma of minor salivary gland origin. Oral Surg Oral Med Oral Pathol 63:704–708

Hübner G, Klein HJ, Kleinsasser O (1968) Zur Feinstruktur und Genese der Azinuszelltumoren der Glandula Parotis. Virchows Arch A Pathol Anat 345:1–14

Hutchinson JC (1981) Acinic cell carcinoma of minor salivary gland origin. Am J Otolaryngol 2:54–58

Inoue T, Shimono M, Yamamura T, Saito I, Watanabe O, Kawahara H (1984) Acinic cell carcinoma arising in the glossopalatine glands: A report of two cases with electron microscopic observations. Oral Surg Oral Med Oral Pathol 57:398–407

Ito K, Kakudo K, Mori I, Horiuchi M, Osamura Y (1990) Neuroendocrine differentiation in a case of acinic cell carcinoma of the parotid gland. Acta Pathol Jpn 40:279–287

Jack GA (1981) Irradiation of metastatic parotid carcinoma. Cancer 48:1557–1562

Jaubert F, Couly G, Peuchmaur M, Diebold N (1991) Carcinome de la parotide chez l'enfant: à propos de 3 cas. Ann Otolaryngol 108:343–348

Jensen ML, Klaer H (1992) Acinic cell carcinoma with primary presentation in an intraparotid lymph node. Pathol Res Pract 188:226–231

Katz DR, Bubis JJ (1976) Acinic cell tumor of the bronchus. Cancer 38:830–832

Kay S, Schatzki PF (1972) Ultrastructure of acinic cell carcinoma of the parotid salivary gland. Cancer 29:235–244

Keane WM, Denneny JC, Atkins JP jr, McBrearty F (1982) Acinic cell carcinoma of the oral cavity. Otolaryngol Head Neck Surg 90:696–699

Kleinsasser O (1970) Acinuszelltumoren der Schleimdrüsen. Muköse Azinuszellkarzinome der Nase. Arch Klin Exp Ohr- Nasen- Kehlkopfheilkd 195:345–354

Klimstra DS, Heffess CS, Oertel JE, Rosai J (1992) Acinar cell carcinoma of the pancreas. A clinicopathologic study of 28 cases. Am J Surg Pathol 16:815–837

Klöppel G, Morohoshi T, John HD et al. (1981) Solid and cystic acinar cell tumour of the pancreas. A tumour in young women with favourable prognosis. Virchows Arch A Pathol Anat 392:171–183

Kuopio T, Ekfors TO, Nikkanen V, Nevalainen TJ (1995) Acinar cell carcinoma of the pancreas. Report of three cases. APMIS 103:69–78

Lewis JE, Olsen KD, Weiland LH (1991) Acinic cell carcinoma: clinicopathologic review. Cancer 67:172–179

Lilian M, Gourley RD, Kitabchi AE (1970) Acinic cell adenocarcinoma of the parotid gland with ectopic production of adrenocorticotropic hormone. Am J Med 49:529–533

Lindenberg LG, Ackerman M (1976) Aspiration cytology of salivary gland tumors: diagnostic experience from six years of routine laboratory work. Laryngoscope 86:584–594

Mark J, Ekedahl C, Dahlenfors R (1981) Polyclonal chromosomal evolution in a cultured human acinic cell tumor. Anticancer Res 1:45–48

Micheau Ch, Lacour J (1971) Epithélioma acineux de la parotide. Ann Anat Pathol 16:173–188

Millar BG, Johnson PA, Leopard PJ (1989) Bilateral acinic cell carcinoma of the parotid. Br J Oral Maxillofac Surg 27:102–107

Miller RI, Houston GD (1987) Acinic cell adenocarcinoma arising from minor salivary gland tissue. J Oral Maxillofac Surg 45:543–545

Mock C, Coleman G, Ree JH, Abuelo DN, Crowley JP (1988) Ataxia telangiectasia and acinic cell carcinoma of the parotid gland. J Surg Oncol 39:133–138

Morohoshi T, Held G, Klöppel G (1983) Exocrine pancreatic tumours and their histological classification. A study based on 167 autopsy and 97 surgical cases. Histopathology 7:645–661

Nascimento AG, Guimaraes DRS, Amaral AP, Prado LF (1989) Acinic cell carcinoma of salivary glands: 16 cases with clinicopathologic correlation. Pathol Res Pract 185:109–110

Nasse D (1892) Die Geschwülste der Speicheldrüsen und verwandte Tumoren des Kopfes. Arch Klin Exp Ohr- Nasen- Kehlkopfheilkd 44:232-302

Nelson DW, Nichols RD, Fine C (1978) Bilateral acinous cell tumours of the parotid gland. Laryngoscope 88:1935-1941

Nuutinen J, Kansanen M, Syrjänen K (1991) View from beneath: pathology in focus. Bilateral acinic cell tumours of the parotid gland. J Laryngol Otol 105:796-798

Oliviera P, Fonseca I, Soares J (1989) Acinic cell tumors of the salivary glands. A review of 13 cases. Pathol Res Pract 185:116

Oliviera P, Fonseca I, Soares J (1992) Acinic cell carcinoma of the salivary glands. A long term follow-up study of 15 patients. Eur J Surg Oncology 18:7-15

Palma O, Torri AM, de Christofaro JA, Fiaccavento S (1985) Fine needle aspiration cytology in two cases of well-differentiated acinic cell carcinoma of the parotid gland. Acta Cytol 29:516-521

Perzin KH, LiVolsi VA (1979) Acinic cell carcinomas arising in salivary glands. A clinicopathologic study. Cancer 44:1434-1457

Perzin KH, Cantor JO, Johannessen JV (1981) Acinic cell carcinoma arising in nasal cavity. Report of a case with ultrastructural observations. Cancer 47:1818-1822

Rosa G de, Zeppa P, Tranfa F, Bonavolontà G (1986) Acinic cell carcinoma arising in a lacrimal gland. First case report. Cancer 57:1988-1991

Seifert G (1991) WHO Histological typing of salivary gland tumours, 2nd edn. Springer, Berlin Heidelberg New York Tokyo

Seifert G, Caselitz J (1989) Epithelial salivary gland tumors: Tumor markers. Prog Surg Pathol 10:157-187

Seifert G, Donath K (1978) Über das Vorkommen sog. heller Zellen in Speicheldrüsentumoren. Ultrastruktur und Differentialdiagnose. Z Krebsforsch 91:165-182

Seifert G, Miehlke A, Haubrich J, Chilla R (1984) Speicheldrüsenkrankheiten. Pathologie-Klinik-Therapie-Fazialischirurgie. Thieme, Stuttgart New York

Sidhu G, Forrester E (1977) Acinic cell carcinoma: long-term survival after pulmonary metastases. Light and electron microscopic study. Cancer 40:756-765

Skalova A, Leivo I, Boguslawsky K von, Saksela E (1994) Cell proliferation correlates with prognosis in acinic cell carcinomas of salivary gland origin. Immunohistochemical study of 30 cases using the MIB 1 antibody in formalin-fixed paraffin sections. J Pathol 173:13-21

Spiro RH, Huvos AG, Strong EW (1978) Acinic cell carcinoma of salivary origin. A clinicopathologic study of 67 cases. Cancer 41:924-935

Squires JE, Mills StE, Cooper PhH, Innes DJ, McLean WC (1981) Acinic cell carcinoma. Its occurrence in the laryngotracheal junction after thyroid radiation. Arch Pathol Lab Med 105:266-268

Stanley RJ, Weiland LH, Olsen KD, Pearson BW (1988) Dedifferentiated acinic cell (acinous) carcinoma of the parotid gland. Otolaryngol Head Neck Surg 98:155-161

Takahashi H, Fujita S, Okabe H, Tsuda N, Tezuka F (1992) Distribution of tissue markers in acinic cell carcinomas of salivary gland. Pathol Res Pract 188:692-700

Triantafillidou E, Karnezi E, Tsamis I (1987) Acinic cell adenocarcinoma of a minor salivary gland: report of a case. J Oral Maxillofac Surg 45:540-542

Valerdiz-Casasola S, Sola J, Pardo-Mindan FJ (1993) Acinic cell carcinoma of the sinonasal cavity with intracytoplasmic crystalloids. Histopathology 23:382-384

Warner ThFCS, Seo IS, Azen EA, Hafez GR, Zarling TA (1985) Immunocytochemistry of acinic cell carcinomas and mixed tumors of salivary glands. Cancer 56:2221-2227

Watson PH, Sutherland GR, Diocee M, Sima AA (1987) Acinic cell carcinoma metastatic to the brain: case report and ultrastructural study. Head Neck Surg 10:118-123

Wertheimer FW, Georgen GJ (1971) Abbreviated case report. Intraoral acinic cell adenocarcinoma. Oral Surg Oral Med Oral Pathol 32:923-926

14.20 Mukoepidermoidkarzinome

14.20.1 Definition

Mukoepidermoidkarzinome sind maligne epitheliale Tumoren, welche eine biphasische Differenzierung aus schleimproduzierenden Zellen und soliden Verbänden mit Plattenepithelzellen und Intermediärzellen aufweisen. Sie sind die am häufigsten vorkommende Karzinomform der Speicheldrüsen, wobei nach dem Anteil schleimproduzierender Areale hoch differenzierte Subtypen mit geringerer Malignität und niedrig differenzierte Subtypen mit höherer Malignität unterschieden werden.

14.20.2 Klinische und statistische Daten

Mukoepidermoidkarzinome bilden unregelmäßig begrenzte, im Durchschnitt 3–5 cm große Tumorknoten, welche meist eine langsame Wachstumstendenz aufweisen und ohne Schmerzen einhergehen (SEIFERT et al. 1984; WACHSMUTH et al. 1985; LEONARDELLI et al. 1984; AUCLAIR u. ELLIS 1991; RINK 1993). Die Dauer der Anamnese umfaßt einen Zeitraum von wenigen Monaten bis zu mehreren Jahren. Fazialisparesen sind selten und, falls vorhanden, meist ein prognostisch ungünstiges Zeichen. Die Schnittfläche der Tumoren (Abb. 343 u. 344) ist teils solid, teils auch zystisch und mitunter von Einblutungen durchsetzt. Bei hoch differenzierten Tumoren mit großen Zysten kann der Befund mit einer Mukozele verwechselt werden. Insgesamt ist das klinische Bild besonders in den kleinen Speicheldrüsen auf Grund der unterschiedlichen Lokalisation der Tumoren sehr vielgestaltig (AUCLAIR u. ELLIS 1991). Die Tumoren imponieren mitunter als fluktuierende bläulichrote Schwellung analog einer Mukozele. Daneben kann es zu Schleimaustritten, Ulzerationen oder Blutungen kommen, außerdem auch zu einer Infiltration der angrenzenden Weichteile und der Kieferknochen (Abb. 345). Bei Lokalisation in der Zunge kann eine Dysphagie auftreten.

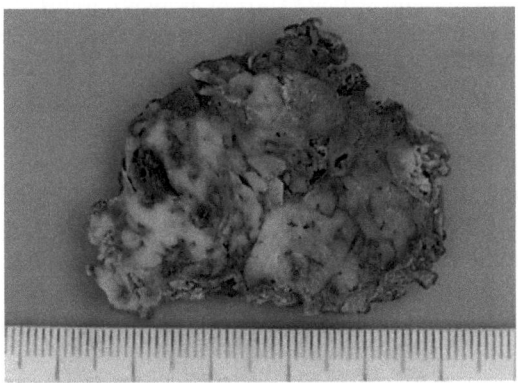

Abb. 343. Mukoepidermoidkarzinom der Parotis: etwas buntgefleckte Schnittfläche eines 4,5 cm großen Tumors mit kleinen Einblutungen

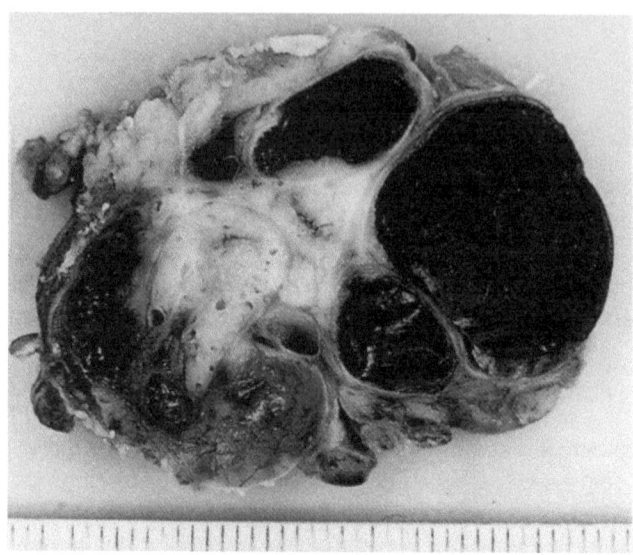

Abb. 344. Mukoepidermoidkarzinom der Parotis: Schnittfläche eines 4 cm großen Tumors mit multiplen großen schleimgefüllten Zysten (Aus SEIFERT et al. 1984)

Die *Häufigkeit* des Vorkommens wird unterschiedlich angegeben. Im Material des Speicheldrüsen-Registers Hamburg sind über 20% aller Speicheldrüsenkarzinome Mukoepidermoidkarzinome (Tabelle 37). In anderen Statistiken beträgt der prozentuale Anteil der Mukoepidermoidkarzinome an allen Speicheldrüsentumoren 12,5% (AUCLAIR u. ELLIS 1991) bis 15,7% (SPIRO et al. 1978) bzw. an allen Speicheldrüsenkarzinomen 35% (AUCLAIR u. ELLIS 1991).

Der *Altersgipfel* liegt in der 5.–7. Lebensdekade, wobei die Tumoren etwas häufiger beim weiblichen Geschlecht vorkommen (Tabelle 40). Beobachtungen in der 1. Lebensdekade sind seltener (LOY et al. 1989), während in der 2. Lebensdekade Mukoepidermoidkarzinome die häufigsten malignen epithelialen Tumoren der Speicheldrüsen darstellen (SEIFERT et al. 1986; AUCLAIR u. ELLIS 1991). Bezüglich der *Lokalisation* ergibt sich, daß die Mehrzahl der Tumoren in den *großen Speicheldrüsen* entwickelt ist (Tabelle 41). Im Speicheldrüsen-Register Hamburg beträgt der Anteil ca. 55%, wovon 49% in der Parotis, 4,5% in der Submandibularis und nur 2% in der Sublingualis lokalisiert sind (USSMÜLLER u. DONATH 1993; USSMÜLLER et al. 1994a). Die statistischen Angaben des Armed Forces Institute of Pathology in Washington liegen etwas niedriger (AUCLAIR u. ELLIS 1991) mit insgesamt 54,5% in den großen Speicheldrüsen, davon 46,5% in der Parotis, 6,5% in der Submandibularis und 1% in der Sublingualis. Eine seltene Besonderheit stellt das Vorkommen innerhalb von Parotislymphknoten (Abb. 346 u. 347) dar (SCHULZE u. KLEINSASSER 1978; SMITH et al. 1985).

Die Häufigkeit des Vorkommens in den *kleinen Speicheldrüsen* schwankt zwischen 21,5% (CHOMETTE et al. 1982) und ca. 45% (AUCLAIR u. ELLIS 1991;

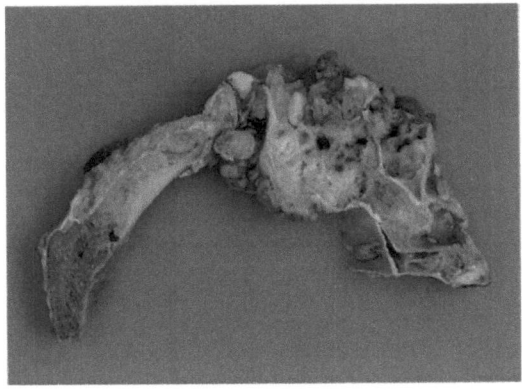

Abb. 345. Mukoepidermoidkarzinom der Parotis: Tumorinfiltration des angrenzenden Unterkieferknochens

Tabelle 40. Alters- und Geschlechtsverteilung der Mukoepidermoidkarzinome (Speicheldrüsen-Register Hamburg 1965–1994)

Altersgruppe (Jahre)	Männlich n	Weiblich n	Insgesamt n	[%]
0–10	5	3	8	2,0
11–20	17	14	31	7,7
21–30	14	29	43	10,6
31–40	31	33	64	15,9
41–50	26	36	62	15,4
51–60	27	37	64	15,9
61–70	26	40	66	16,4
71–80	18	21	39	9,7
Über 80	1	11	12	3,0
Ohne Alters- oder Geschlechtsangabe	–	–	14	3,4
Gesamtzahl	165	224	403	100,0
Prozentsatz	40%	60%	100%	

USSMÜLLER et al. 1994a). Verglichen mit den großen Speicheldrüsen kommen Mukoepidermoidkarzinome in den kleinen Speicheldrüsen 2- bis 3mal häufiger vor und sind nach den adenoid-zystischen Karzinomen die zweithäufigste Tumorgruppe. Allerdings sind Beobachtungen im Kindesalter selten (GUSTAFSSON et al. 1987). Die Mehrzahl der Tumoren (ca. 17–18%) ist am Gaumen lokalisiert (AMATO et al. 1988). Danach folgen mit je 5–7% die Alveolarschleimhaut des Ober- und Unterkiefers sowie die Wange und mit weiter abnehmender prozentualer Häufigkeit unter 4% die Zunge (HUME u. LOWRY 1985), Lippe (besonders Unterlippe) und der Mundboden. In 4% ist eine Tumorbildung zentral im

Tabelle 41. Lokalisation der Mukoepidermoidkarzinome (Speicheldrüsen-Register Hamburg 1965–1994)

Lokalisation	n	[%]
Parotis	199	49,4
Submandibularis	18	4,5
Sublingualis	10	2,5
Gaumen	69	17,1
Wange	16	4,0
Zunge	13	3,2
Lippe	12	3,0
Mundboden	5	1,2
Sonstige kleine Speicheldrüsen	61	15,1
Gesamtzahl	403	100,0

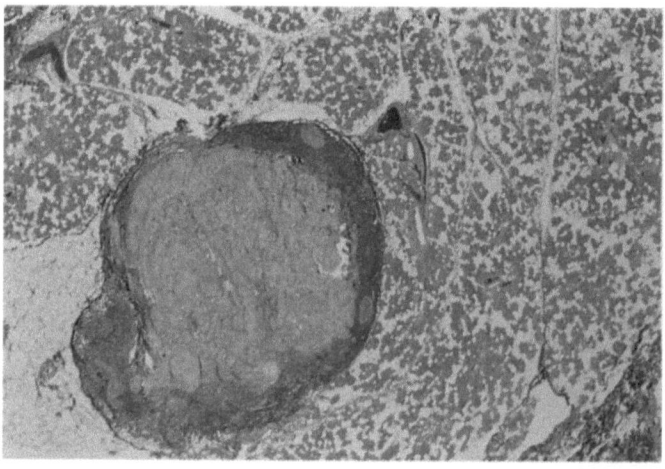

Abb. 346. Parotislymphknoten: primäre Entwicklung eines Mukoepidermoidkarzinoms im Lymphknoten ohne Infiltration des Drüsengewebes. HE, Lupenaufnahme

Kieferknochen beobachtet worden, und zwar in $^2/_3$ der Fälle in der Mandibula (ARUN u. VAN WYK 1987; LOPEZ et al. 1993) und in $^1/_3$ in der Maxilla (BROWAND u. WALDRON 1975; GINGELL et al. 1984). Weitere seltene Beobachtungen betreffen die Lokalisation in der Schleimhaut des Unterkiefers über einem durchgebrochenen sekundären Molaren bei einem Kind, wobei als Ausgangspunkt das Schmelzepithel angenommen wird (KAHN u. LUCAS 1989), außerdem die Kieferhöhle (BRUCKNER u. SCHUBERT 1990) sowie die Entwicklung in einer lateralen Halszyste (BROWDER et al. 1984). Mitunter ist auch die Entstehung eines Mukoepidermoidkarzinoms in einer *Zyste* beschrieben worden, so in einer Mukozele der Unterlippe oder in einer Kieferhöhlenzyste (KRUEGER et al. 1994).

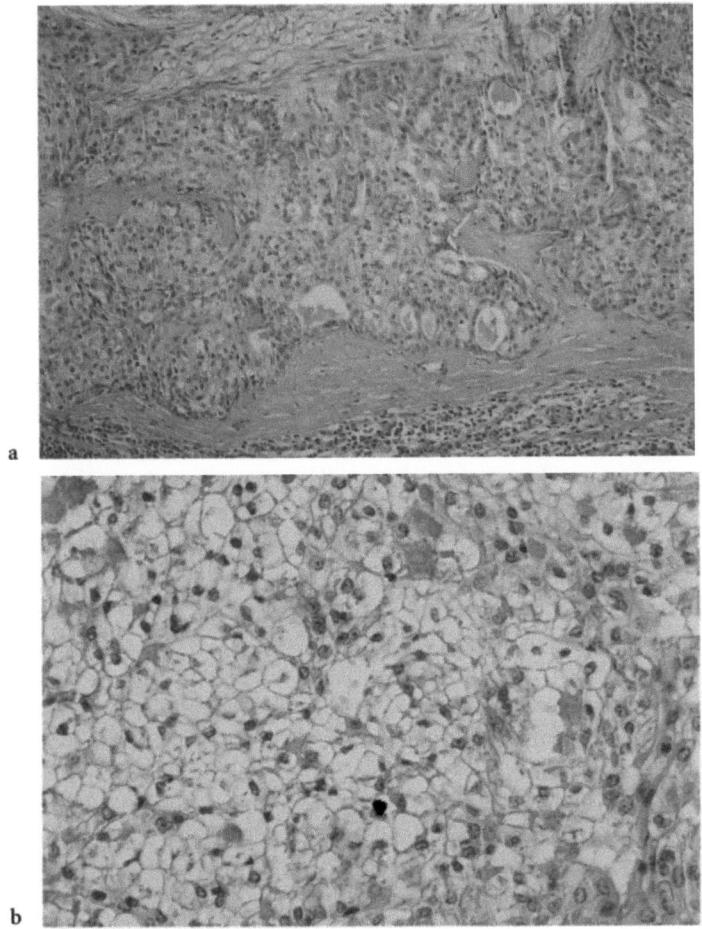

Abb. 347a, b. Parotislymphknoten (Fall wie Abb. 346): niedrig differenziertes Mukoepidermoidkarzinom (Grad 3) mit Einschluß hellzelliger Formationen. HE a ×100, b ×250

Im Material des Speicheldrüsen-Registers Hamburg konnte in einer Speichelgangzyste der Parotis ein mikroskopisch kleines nichtinvasives hoch differenziertes Mukoepidermoidkarzinom mit typischem Aufbau aus schleimbildenden Arealen und epidermoiden Zellverbänden nachgewiesen werden (s. Kap. 7.2). In der Pathogenese wird eine Epithelmetaplasie angenommen, welche zur Differenzierung von schleimbildenden, epidermoiden und intermediären Zellformen führen soll (s. auch Kap. 7.1).

Das gemeinsame Vorkommen von Mukoepidermoidkarzinomen und Warthin-Tumoren ist wiederholt beschrieben worden (TANAKA u. CHEN 1953; LUMERMAN et al. 1975), desgleichen auch die Syntropie mit pleomorphen Adenomen (PONTILENA u. RANKOW 1979; s. Kap. 14.3.4).

Extraorale Mukoepidermoidkarzinome sind in einer Reihe von Organen beschrieben worden. Hierzu gehören die Schleimhaut und Sinus der Nase (AUCLAIR u. ELLIS 1991), der Larynx (TOMITA et al. 1977; BINDER et al. 1980; SEO et al. 1980; DAMIANI et al. 1981), das Bronchialsystem und die Lungen (KLAESMANN et al. 1979; MULLINS u. BARNES 1979; SEO et al. 1984; YOUSEM u. HOCHHOLZER 1987), der Ösophagus (WOODARD et al. 1978), der Magen (DODGE 1961), die Brustdrüse (HANNA u. KAHN 1985), die Analregion (BERO et al. 1960), die Cervix uteri (DOUGHERTY u. COTTON 1964), der Thymus (MORAN u. SUSTER 1995) und die Haut (GALLENGER et al. 1959).

14.20.3 Pathohistologie

Bereits in den ersten exakten Beschreibungen des pathohistologischen Aufbaus wird die biphasische zelluläre Differenzierung der Mukoepidermoidkarzinomen als charakteristisches Merkmal herausgestellt (MASSON u. BERGER 1924; DE u. TRIBEDI 1939; STEWART et al. 1945; USSMÜLLER et al. 1994b). Der prozentuale Anteil der Zellformen und auch das Vorkommen solider oder zystischer Areale ist nicht nur im Gesamtkollektiv, sondern auch innerhalb eines Tumors sehr unterschiedlich, wobei in den mehr soliden Anteilen die epidermoiden und intermediären Zellen überwiegen, in den zystischen Arealen dagegen mehr die schleimproduzierenden Zellen.

Die *schleimproduzierenden Zellen* (Abb. 348 u. 349) sind kubisch bis zylindrisch und zeigen eine schaumig-wabige Beschaffenheit des Zytoplasma bis hin zur Becherzelldifferenzierung. Sie sind meist ein- oder mehrreihig am Rand von Hohlräumen angeordnet, wobei sie teilweise papilläre Projektionen in das Innere der Zysten überkleiden. Die intrazytoplasmatischen Schleimansammlungen lassen sich färberisch sowohl mit Muzikarmin als auch mit Alzianblau, Astrablau oder der PAS-Reaktion darstellen. Die schleimige Flüssigkeit in den Zysten kann von Blutungen durchsetzt sein. Stellenweise kommt es auch zur Ruptur überdehnter Zystenwände mit Schleimaustritten in das Interstitium, welche zu einer entzündlichen Reaktion und zur Ausbildung von Granulomen mit Cholesterinkristallen und mehrkernigen Fremdkörperriesenzellen führen kann.

Die *epidermoiden Zellen* (Abb. 350) sind durch interzelluläre Brückenbildungen gekennzeichnet und meist in soliden Verbänden angeordnet. Daneben können sie auch im Randgebiet von Zysten lokalisiert sein. Eine Keratinisierung ist nur sehr selten ausgebildet.

Die *intermediären Zellen* (Abb. 351) besitzen kleine chromatindichte Zellkerne und keine interzellulären Brücken. Sie bilden oft eine Zellschicht unterhalb der schleimproduzierenden Zellen, mitunter auch synzytiale Verbände. Die intermediären Zellen sind etwas größer als Lymphozyten und werden auch als „basaloide" Zellen bezeichnet, wobei zytogenetische Beziehungen zu modifizierten myoepithelialen Zellen diskutiert werden (DARDICK et al. 1984).

In ca. 10 % der Tumoren werden *hellzellige Formationen* (Abb. 352 u. 353) beobachtet, wobei der positive Ausfall der Schleimfärbungen ein wichtiges differentialdiagnostisches Kriterium darstellt (MIURA et al. 1986). Relativ selten (ca. 0,5 %) ist eine *onkozytäre Zelldifferenzierung* (SIDHU u. WALDO 1975; HAMED

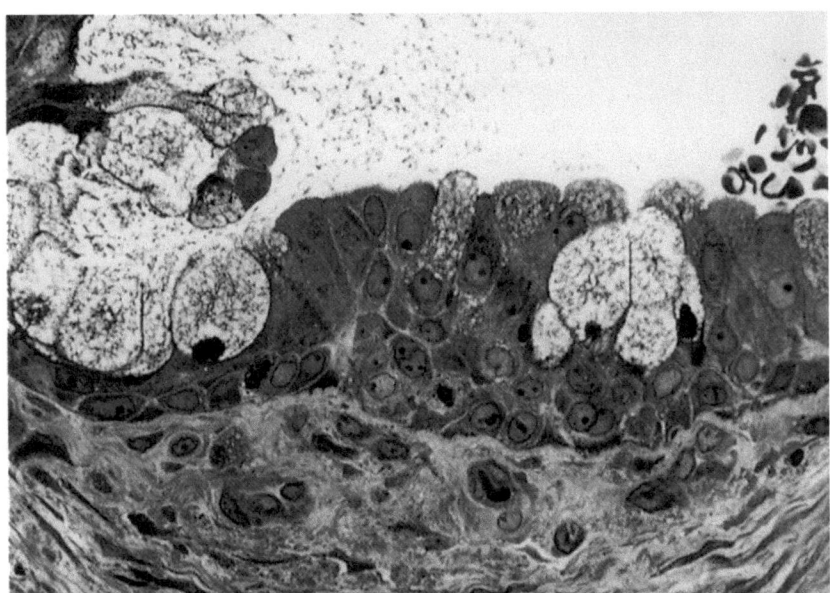

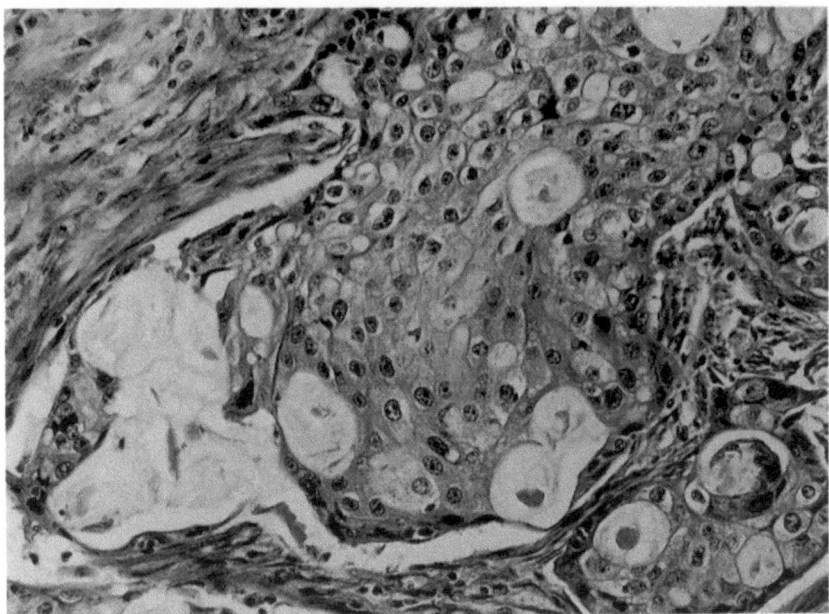

Abb. 348. Mukoepidermoidkarzinom der Parotis: schleimbildende Zellen, begrenzt von epidermoiden und intermediären Zellen. Semidünnschnitt, Toluidinblau ×500 (Aus SEIFERT u. DONATH 1976)

Abb. 349. Mukoepidermoidkarzinom der Parotis: Aufbau aus soliden epidermoiden Zellverbänden mit Einschluß von schleimbildenden Zellen und Zysten. HE ×160 (Aus SEIFERT u. DONATH 1976)

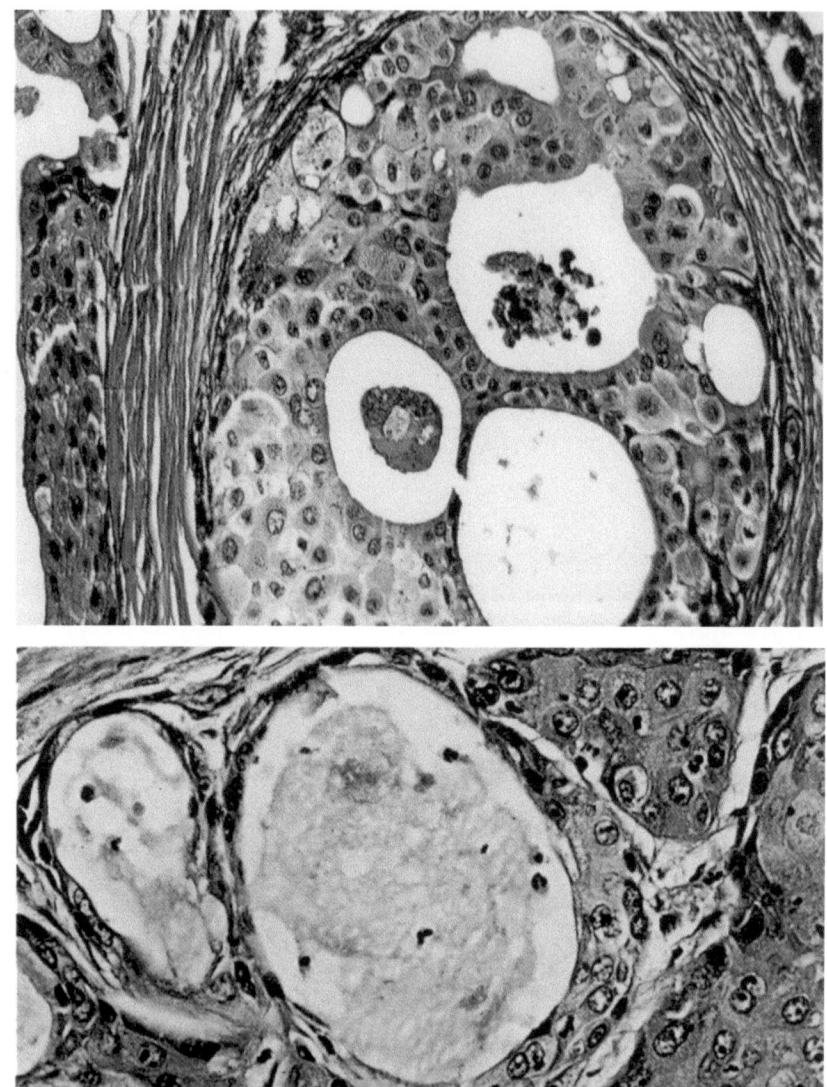

Abb. 350. Mukoepidermoidkarzinom der Parotis: epidermoide Zellen mit Einschluß schleimgefüllter Mikrozysten. HE ×160

Abb. 351. Mukoepidermoidkarzinom der Parotis: intermediäre Zellen im Randgebiet einer schleimgefüllten Zyste; daneben epidermoide Zellen. HE ×400 (Aus SEIFERT u. DONATH 1976)

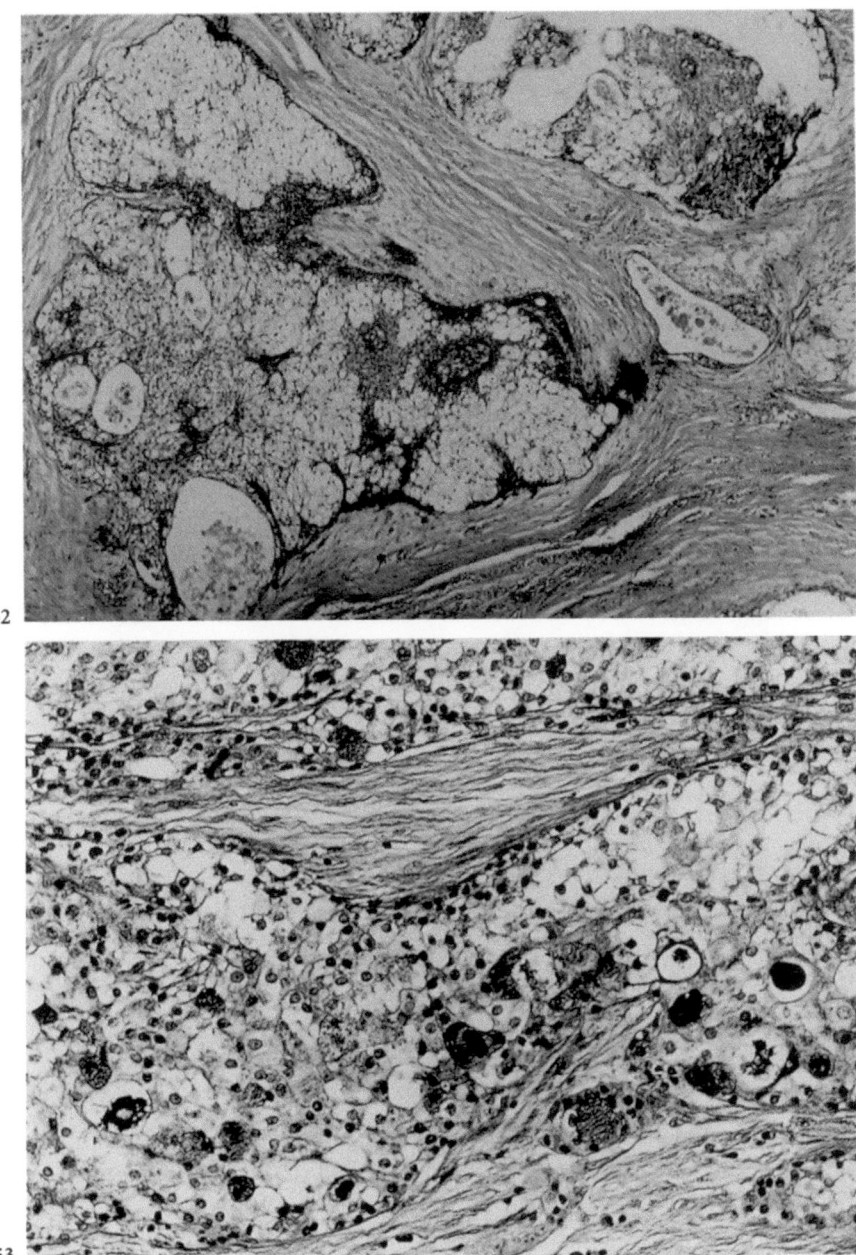

Abb. 352. Mukoepidermoidkarzinom der Parotis: hellzellige Variante mit Einschluß einzelner Mikrozysten. HE ×40

Abb. 353. Mukoepidermoidkarzinom der Parotis: hellzellige Variante mit PAS-positiven schleimbildenden Zellen. PAS-Reaktion ×160

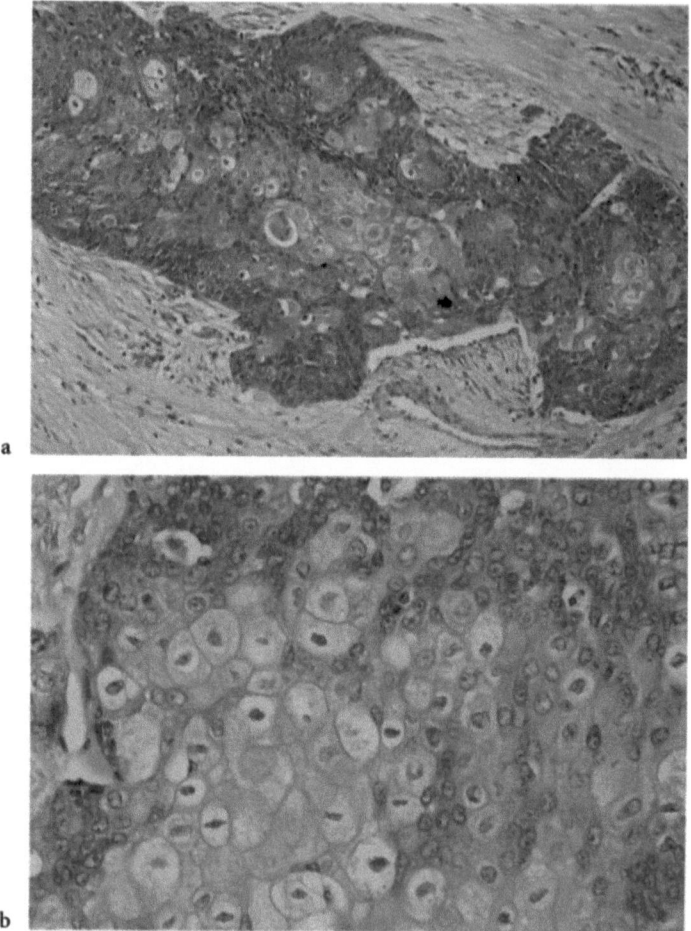

Abb. 354 a, b. Mukoepidermoidkarzinom der Parotis: fokale Plattenepithelmetaplasie. HE a ×100, b ×250

et al. 1994), desgleichen ein Einschluß von *Talgdrüsenzellen* (HAYES et al. 1993) oder Plattenepithelmetaplasien (Abb. 354). Kasuistische Raritäten sind eine Melaninpigmentierung in einem Mukoepidermoidkarzinom der kleinen Speicheldrüsen (AUFDEMORTE et al. 1985) sowie eine spindelzellige Differenzierung in einem Tumor der Submandibularis (LOVE u. SARMA 1986). Das *Tumorstroma* ist in der Regel locker-fibrös und fokal betont von lymphozytären Infiltraten durchsetzt. Selten ist eine Sklerosierung des Stroma, wobei als Ursache eine vorausgegangene Entzündungsreaktion nach Schleimaustritten mit späterer Vernarbung angenommen wird (CHAN u. SAW 1987). In gleicher Weise sind vereinzelte Beobachtungen von Verkalkungen zu deuten (SIAR et al. 1987).

In der *Feinnadel-Aspirationsbiopsie* ergeben sich exakte diagnostische Aussagen, wenn alle 3 Zelltypen im zytologischen Präparat vorhanden sind (COHEN et al. 1990; KUMAR et al. 1991). Die schleimproduzierenden Zellen besitzen ein schaumiges Zytoplasma und exzentrisch gelegene Zellkerne ohne gröbere Atypien (ZAJICEK et al. 1976), die epidermoiden Zellen ein mäßig angefärbtes Zytoplasma mit zentral gelegenem Zellkern, die meist gruppiert angeordneten intermediären Zellen ein spärliches, etwas aufgehelltes Zytoplasma mit Einschluß rundlicher Zellkerne, wobei die Zellen meist von lymphozytären Zellelementen umgeben sind. Bei niedrig differenzierten Mukoepidermoidkarzinomen finden sich polymorphe Zellen mit unregelmäßigen atypischen Zellkernen. Die Unterscheidung zwischen hoch und niedrig differenzierten Mukoepidermoidkarzinomen ist auf Grund der zytologischen Merkmale auch in der Feinnadel-Aspirationsbiopsie möglich (ROCA et al. 1995). Diagnostische Probleme sind bei Mukoepidermoidkarzinomen beschrieben worden, die sich in einem vorbestehenden pleomorphen Adenom entwickelt haben (JACOBS 1994).

Nach dem Anteil schleimproduzierender Areale und Zysten werden 2 *Differenzierungsgrade* unterschieden (EVANS 1984; SEIFERT 1991):

- *Hoch differenzierte Tumoren* haben einen prozentualen Anteil mit Schleimbildung von mehr als 50% der Tumormasse und sind überwiegend zystisch (Abb. 355). Neben den Schleimzellen finden sich vorwiegend epidermoide

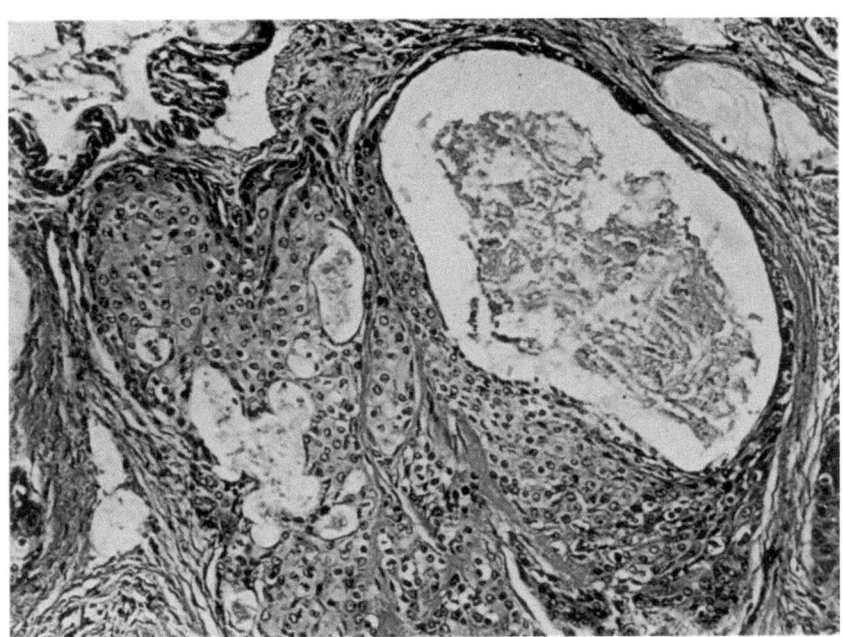

Abb. 355. Mukoepidermoidkarzinom der Parotis: hochdifferenzierter Tumor mit reichlicher Schleimbildung und Einschluß von Schleimzysten. HE ×160

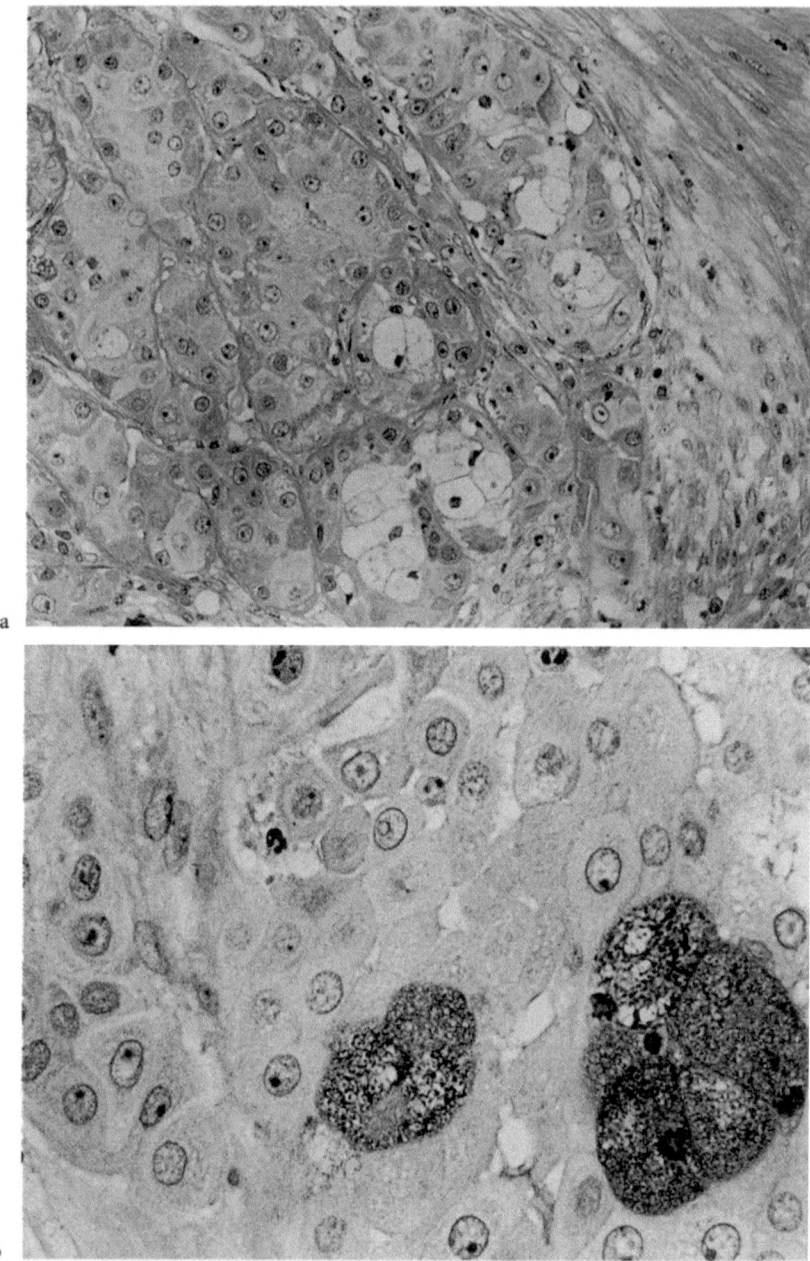

Abb. 356 a, b. Mukoepidermoidkarzinom der Parotis: niedrig differenzierter Tumor mit Einschluß einzelner disseminierter schleimbildender Zellen. Semidünnschnitt, HE **a** ×160, PAS-Reaktion **b** ×400 (Aus SEIFERT et al. 1984)

Zellen und mäßig viele intermediäre Zellen. Mitosen oder zelluläre Atypien sind spärlich. Die Tumoren haben in der Regel einen Durchmesser von unter 3 cm und weisen ein infiltratives Wachstum in das angrenzende Gewebe auf.
- *Niedrig differenzierte Tumoren* (Abb. 356) haben in der Regel einen Durchmesser von mehr als 4 cm und enthalten weniger als 10 % schleimbildende Areale. Die Tumoren sind mehr solid und von Einblutungen sowie Nekroseherden durchsetzt. Zysten sind seltener und auch kleiner als in den hoch differenzierten Tumoren. Die zellulären Elemente sind überwiegend intermediäre Zellen und wenig differenzierte epidermoide Zellen ohne typische Interzellularbrücken. Weitere Merkmale sind erhöhte mitotische Aktivität, pleomorphe Zellkerne mit prominenten Nukleolen und ein ausgeprägtes infiltratives Wachstum.

Eine Reihe von Autoren unterscheiden 3 Differenzierungsgrade mit Einschluß *mittelgradig differenzierter Tumoren* (HEALEY et al. 1970; SPIRO et al. 1973, 1978; NASCIMENTO et al. 1986; JENSEN et al. 1988; BATSAKIS u. LUNA 1990; AUCLAIR u. ELLIS 1991). Die intermediäre Tumorgruppe ist durch mehr solide Anteile und eine geringere Ausprägung zystischer Strukturen gekennzeichnet, außerdem durch eine Vermehrung intermediärer Zellen.

Zirka 55 % der Mukoepidermoidkarzinome sind hoch differenziert, ca. 25 % mittelgradig und ca. 20 % niedrig differenziert (USSMÜLLER et al. 1994b). Auf die mit der Differenzierung verbundenen prognostischen Faktoren (Rezidivrate, Metastasenfrequenz, Überlebensrate) soll in Kap. 14.20.6 näher eingegangen werden.

14.20.4 Immunzytochemie

Der Ausfall der immunzytochemischen Reaktionen entspricht der Variabilität in der zellulären Zusammensetzung der Mukoepidermoidkarzinome.

Zytokeratin (Abb. 357) ist in fast 100 % der Tumoren nachweisbar, insbesondere in den epidermoiden Zellen und intermediären Zellen (HAMPER et al. 1989c; HASSANIN et al. 1989; PHILIPPOU et al. 1991; REGEZI et al. 1991). In 30–40 % der Fälle wird auch eine Doppelexpression von Zytokeratin und *Vimentin* beobachtet, vor allem in den intermediären Zellen (REGEZI et al. 1991). Die epidermoiden Zellen (Abb. 358) und die schleimproduzierenden Zellen zeigen eine deutliche Expression von *EMA* (HASSANIN et al. 1989; PHILIPPOU et al. 1991). Bezüglich des Nachweises von *CEA* sind die Ergebnisse unterschiedlich, wofür offensichtlich die verwendeten Antikörper von Bedeutung sind. So zeigen nach einzelnen Untersuchungen die epidermoiden Zellen und schleimbildenden Zellen eine positive Reaktion, nicht dagegen die intermediären oder hellen Zellen (HASSANIN et al. 1989; PHILIPPOU et al. 1991). In anderen Studien ergibt sich mit einem monospezifischen CEA ein negativer Reaktionsausfall, während bei Verwendung eines unspezifischen kreuzreagierenden Antigens („nonspecific cross-reacting antigen", NCA) in 20–60 % die Tumorzellen positiv dargestellt sind (HAMPER et al. 1989c). α_1-*Antichymotrypsin* wurde in 85 % der Fälle nachgewiesen (HAMPER et al. 1989c).

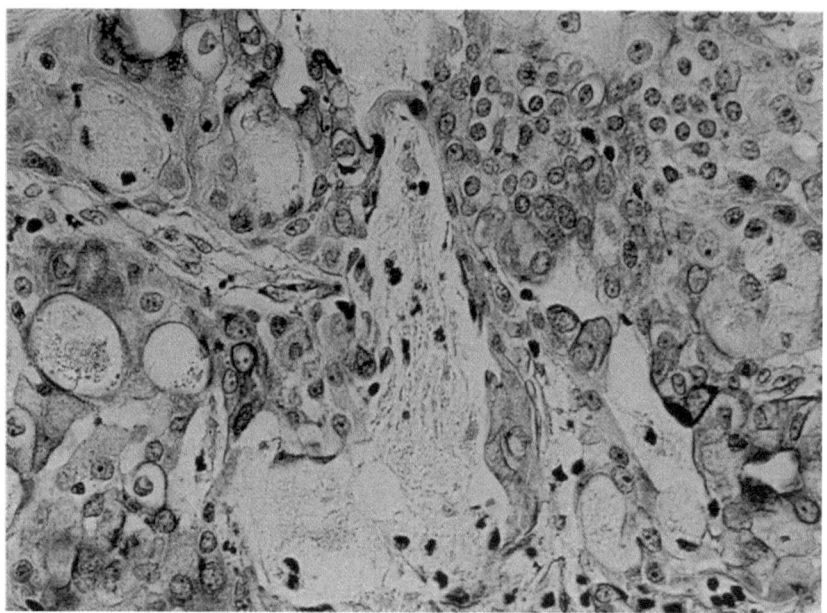

Abb. 357. Mukoepidermoidkarzinom der Parotis: Expression von Zytokeratin. Immunporoxydasereaktion, PAP ×250

S-100-Protein war meist negativ (HAMPER et al. 1989c; REGEZI et al. 1991) oder fokal mäßig positiv (HASSANIN et al. 1989; PHILIPPOU et al. 1991), ein Befund, der in Verbindung mit der Expression von *Aktin* auf das Vorkommen myoepithelialer Zellen in Mukoepidermoidkarzinomen hinweist.

Bei den einfachen Muzintyp-Kohlenhydratantigenen *T, Tn* und *Sialosyl-Tn* findet sich im Gegensatz zu den normalen exkretorischen Gangepithelien der Speicheldrüsen in den Mukoepidermoidkarzinomen eine abnorme Glykosylation mit einer Exprimierung von Tn und Sialosyl-Tn in ca. 90% der epidermoiden und intermediären Zellen sowie in ca. 58% der schleimbildenden Zellen und im intraluminalen Sekret (FONSECA et al. 1994). Die Lokalisation der Antigene liegt überwiegend im Zytoplasma und weniger an der Zellmembran. T-Antigen zeigt eine positive Reaktion in ca. 56% der epidermoiden und intermediären Tumorzellen, dagegen eine negative Reaktion in den schleimproduzierenden Zellen. Daraus wird der Schluß gezogen, daß zwischen epidermoiden und intermediären Zellen ein Differenzierungsprozeß besteht, nicht dagegen mit den schleimproduzierenden Zellen.

Im Zysteninhalt lassen sich neben Schleimprodukten auch Expressionen von EMA und CEA beobachten (HASSANIN et al. 1989).

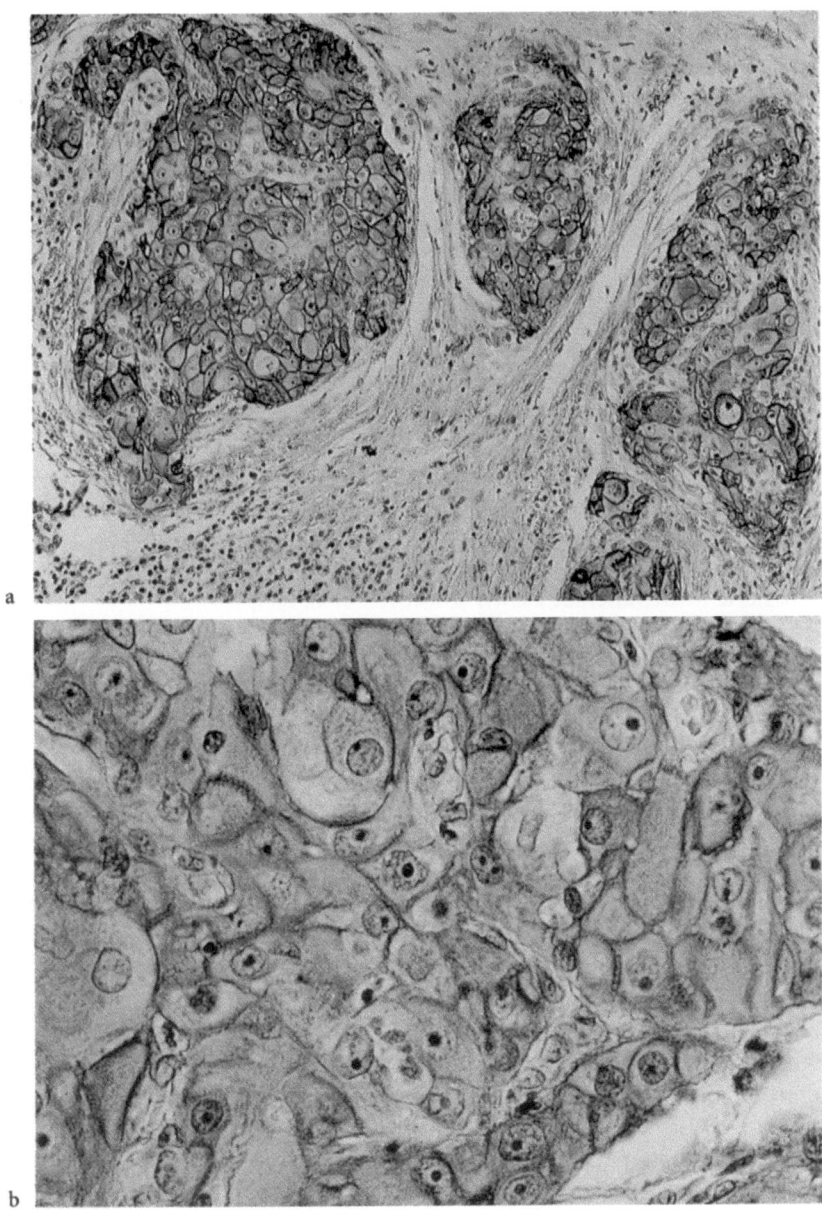

Abb. 358 a, b. Mukoepidermoidkarzinom der Parotis: Expression von EMA vorwiegend in den epidermoiden Zellarealen. Immunperoxydasereaktion, PAP **a** ×100, **b** ×400

14.20.5 Ultrastruktur

Analog den lichtoptischen Befunden werden ultrastrukturell vorwiegend 3 Zellformen unterschieden (HÜBNER u. KLEINSASSER 1970; CHEN 1979; NICOLATOU et al. 1979; CHOMETTE et al. 1982; DARDICK et al. 1984):

Die *epidermoiden Zellen* enthalten reichlich Tonofilamente und randlich gelegene Desmosomen. In den Zellkernen liegen große Nukleolen mit granulärer Struktur. Zur luminalen Seite der Zellen sind Mikrovilli entwickelt.

In den *schleimproduzierenden Zellen* finden sich im Zytoplasma Schleimvakuolen und kleine Sekretgranula. Basal enthalten die Zellen Lamellen des rauhen endoplasmatischen Retikulum. Zur Zystenlichtung hin sind Mikrovilli entwickelt.

Bei den *intermediären Zellen* werden verschiedene Subtypen unterschieden (NICOLATOU et al. 1979; CHOMETTE et al. 1982). Die mitochondrienreichen Zellformen entsprechen lichtmikroskopisch Zellen mit eosinophilem, onkozytär differenziertem Zytoplasma, die glykogenreichen Zellformen den lichtmikroskopisch hellen Zellen und die ribosomenreichen Zellformen basophilen Zellen mit rauhem endoplasmatischem Retikulum. Eine andere Studie unterscheidet bei den intermediären Zellen modifizierte luminale Epithelzellen, aus denen speziell die epidermoiden und schleimproduzierenden Zellen hervorgehen sollen, und modifizierte myoepitheliale Zellen (DARDICK et al. 1984).

In einer weiteren Subtypisierung (CHAUDHRY et al. 1989) werden zusätzlich noch undifferenzierte Zellen (prominenter Nukleolus, viele Ribosomen, dünne Tonofilamente), myoepitheliale Zellen (basale Lage zwischen Basalmembran und Epithelzelle, Gehalt an Myofilamenten sowie Pinozytosevesikeln) und serösmukoide sekretorische Zellen (reichlich Sekretgranula und Mikrovilli zur Ganglichtung) unterschieden.

Auf der ultrastrukturellen Charakterisierung der Zellformen basieren Hypothesen zur *Histogenese* der Mukoepidermoidkarzinome. Nach der einen Hypothese (DARDICK et al. 1984) besitzen intermediäre Zellen die Potenz sowohl zur Transformation in luminale Gangepithelien als auch in modifizierte Myoepithelzellen, wobei alle Abschnitte des Speichelgangsystems zur Tumorexpression befähigt sind und eine Vielfalt von Zellformen in jedem Segment des Gangsystems entstehen kann. Auf der Basis dieser bizellulären Hypothese wird die Potenz der intermediären Zellen in den Mukoepidermoidkarzinomen mit der Potenz der myoepithelialen Zellen in den pleomorphen Adenomen verglichen (DARDICK et al. 1990). Die andere Hypothese führt die Histogenese auf eine pluripotente undifferenzierte Stamm- oder Reservezelle im Bereich der Schaltstücke zurück (FOOTE u. FRAZELL 1953; EVERSOLE 1971; NICOLATOU et al. 1979; CHAUDHRY et al. 1989), wobei die daraus hervorgehenden Zellformen mit der Zelldifferenzierung während der Embryonalentwicklung der Speicheldrüsen verglichen werden.

14.20.6 Prognostische Faktoren

Zur Beurteilung der Prognose sind zahlreiche Parameter herangezogen worden. Hierzu gehören der pathohistologische Differenzierungsgrad, das klinische

Stadium, das Auftreten von Rezidiven oder Metastasen, die Überlebensrate sowie Proliferationsmarker. Es geht jedoch aus allen Studien zur Prognose hervor, daß statistische Aussagen an größeren Fallkollektiven für den Einzelfall keinen absolut sicheren Aussagewert besitzen und alle Mukoepidermoidkarzinome eindeutig als maligne Tumoren eingestuft werden müssen, da sie die Fähigkeit zum Rezidiv, zur Metastasierung oder zum letalen Ausgang besitzen.

Der *Differenzierungsgrad* hat dann eine besondere Relevanz, wenn er in Beziehung zu anderen prognostischen Parametern gesetzt wird. *Rezidive* werden ohne Berücksichtigung des Differenzierungsgrades in ca. 25 % aller Mukoepidermoidkarzinome beobachtet (AUCLAIR u. ELLIS 1991; AUCLAIR et al. 1992; RINK 1993), wobei die meisten Rezidive 1–4 Jahre nach der Therapie auftreten, jedoch auch Intervalle bis zu 20 Jahren vorkommen. Hoch differenzierte Tumoren (Grad 1) haben eine Rezidivrate von nur 10 %, niedrig differenzierte Tumoren dagegen von 75–80 % (THORVALDSSON et al. 1970; HEALEY et al. 1970). Besonders die hoch differenzierten Mukoepidermoidkarzinome der kleinen Speicheldrüsen sind durch eine geringe Rezidivrate von maximal 10 % und durch das Fehlen von Metastasen gekennzeichnet mit Ausnahme der zentral im Kiefer (Mandibula) lokalisierten Tumoren, welche eine etwas größere Aggressivität aufweisen (TIFFEE u. WEATHERS 1994). Die Häufigkeit von *Metastasen* ist bei niedrig differenzierten Tumoren größer (über 60 %) als bei hoch differenzierten Tumoren (ACCETTA et al. 1984). Eine zusätzliche Rolle spielt die Lokalisation. Lymphknotenmetastasen (Abb. 359) sind bei einer Tumorlokalisation in der Submandibularis häufiger als bei Tumoren der Parotis oder der kleinen Speicheldrüsen, hämatogene Metastasen dagegen am häufigsten bei Tumoren der Parotis oder Submandibularis (SPIRO et al. 1975). Bevorzugte Organe für die hämatogene Metastasierung sind die Lunge und das Skelettsystem, daneben auch die Leber, Niere und das Gehirn (SCIUBBA et al. 1980; RÖCKELEIN 1985).

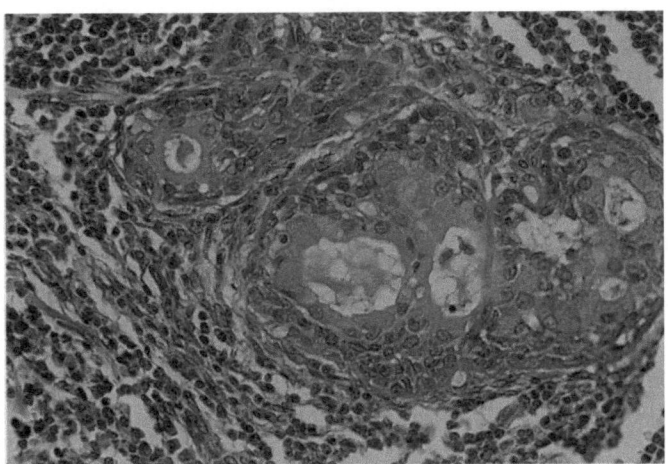

Abb. 359. Mukoepidermoidkarzinom der Submandibularis: zervikale Lymphknotenmetastase. HE × 100

Der *DNS-Gehalt* zeigt ebenfalls eine statistische Korrelation zum Differenzierungsgrad. Hoch differenzierte Tumoren sind überwiegend diploid und haben in 77,5 % eine günstige Prognose, niedrig differenzierte Tumoren sind dagegen mehr aneuploid mit einer schlechten Prognose in über 60 % und einem letalen Ausgang bei 30 % der Patienten (HAMPER et al. 1989 a, b).

Die Bestimmung der zellulären *proliferativen Aktivität* ergibt Unterschiede im prognostischen Verhalten der Mukoepidermoidkarzinome (SKALOVA et al. 1994). Mittels des *MIB-1-Antikörpers*, welcher den Proliferationsmarker *Ki-67* am Paraffinmaterial erkennt, war ein MIB-1-Index (prozentualer Anteil MIB-1-markierter Tumorzellkerne) unter 5 % mit einer günstigen Prognose (Verlaufsbeobachtung bis zu 14 Jahren) und einer hohen Tumordifferenzierung korreliert, während Tumoren mit einem MIB-1-Index über 10 % eine schlechtere Prognose (Verlaufsbeobachtung 4^1/$_2$ Jahre) und überwiegend eine niedrige Differenzierung aufwiesen. Eine Multivarianzanalyse unter Einbeziehung der *Flußzytometrie* ergab ebenfalls eine erniedrigte Überlebensrate bei hoher proliferativer Aktivität (HICKS et al. 1994 a), wobei gleichzeitig eine Korrelation mit weiteren Prognosefaktoren bestand (niedrige Tumordifferenzierung, aneuploide DNS-Histogramme, Tumorgröße über 3 cm, Lymphknotenmetastasen und tumorinfiltrierte Resektionsränder).

Ein weiterer Parameter ist die Messung der *AgNOR-Werte* („argyrophilic nucleolar organizer regions"), wobei hoch differenzierte Tumoren überwiegend durch einen Mittelwert unter 2,0 und eine günstigere Prognose mit geringer und späterer Rezidivneigung gekennzeichnet sind, während niedrig differenzierte Tumoren Mittelwerte über 4,0 besitzen und eine ungünstigere Prognose mit höherer Rezidivneigung in den ersten Jahren nach der Therapie und häufigerem letalen Ausgang aufweisen (MORGAN et al. 1988; CHOMETTE et al. 1991). Die AgNOR-Werte zeigen bei einem Vergleich der schleimbildenden epidermoiden und intermediären Zellen keine Unterschiede, so daß daraus eine prinzipiell analoge proliferative Aktivität aller 3 Zelltypen abgeleitet wird (Go et al. 1994). Eine weitere Studie berücksichtigt für den Differenzierungsgrad 3 histologische Merkmale (zelluläre Pleomorphie, mitotische Aktivität und Nekroseherde), wobei die Häufigkeit des Vorkommens dieser Merkmale mit einer schlechteren Prognose korreliert (NASCIMENTO et al. 1986):

Das *HER-2/neu-Onkogen*, dessen Amplifikation und Überexpression in anderen Karzinomen (Brustdrüse, Ovarien, Endometrium) mit einer schlechten Prognose korreliert, wurde in 58 Mukoepidermoidkarzinomen immunzytochemisch untersucht (PRESS et al. 1994). Eine Überexpression wurde in 38 % der Fälle, eine Amplifikation in 24 % beobachtet. Dieser Befund war mit einem kürzeren tumorfreien Intervall und einer verkürzten Überlebensrate korreliert, jedoch ohne Korrelation zur pathohistologischen Tumordifferenzierung, zur Tumorgröße oder zum Vorkommen von Lymphknotenmetastasen.

Das *klinische Tumorstadium* stellt ebenfalls einen wichtigen Prognosefaktor dar (HEALEY et al. 1970; SPIRO et al. 1975; ACCETTA et al. 1984, SEIFERT 1991; AUCLAIR u. ELLIS 1991). Ein breiter tumorfreier Rand beim ersten operativen chirurgischen Eingriff ist von entscheidender Bedeutung für das Auftreten von Rezidiven und den weiteren Krankheitsverlauf. Hoch differenzierte Tumoren sind oft trotz lokaler Infiltration noch umschrieben und mit einem breiten tumorfreien Rand operabel, während niedrig differenzierte Tumoren eine breite Randinfiltration aufweisen, so daß Rezidive, Metastasen und eine kurze Überlebensrate mit letalem Ausgang resultieren.

Die *Überlebensrate* zeigt eine Korrelation zum Differenzierungsgrad und zum klinischen Tumorstadium. Allerdings sind die prozentualen Angaben zur Überlebensrate in den einzelnen Studien sehr unterschiedlich. Die 5-Jahres-Überlebensrate beträgt ohne Berücksichtigung des Differenzierungsgrades oder Tumorstadiums 50% (SPIRO et al. 1978) bis 70% (SEIFERT 1991), zeigt jedoch deutliche prozentuale Unterschiede bei einer Korrelation mit dem Differenzierungsgrad. Dies geht aus der folgenden Tabelle 42 hervor.

Bei einer *Korrelation* des pathohistologischen Differenzierungsgrades mit zahlreichen anderen klinischen und morphologischen Parametern ergeben sich statistische Aussagemöglichkeiten zur Prognose und Überlebensrate (HICKS et al. 1994b). Sie sind in der folgenden Tabelle 43 zusammengefaßt. Die Resultate

Tabelle 42. 5-Jahres-Überlebensrate und Differenzierungsgrad bei Mukoepidermoidkarzinomen

Differenzierung	5-Jahres-Überlebensrate (%)	Autoren
Hoch	90	HEALEY et al. (1970)
	92	JENSEN et al. (1988)
	100	CLODE et al. (1991)
		FONSECA et al. (1993)
Mittelgradig	47,5	JENSEN et al. (1988)
	70	CLODE et al. (1991)
Niedrig	0	JENSEN et al. (1988)
	47	CLODE et al. (1991)

Tabelle 43. Korrelation des pathohistologischen Differenzierungsgrades und anderer Parameter bei Mukoepidermoidkarzinomen. (Nach HICKS et al. 1994b)

Parameter	Hoch differenziert Grad 1	Niedrig differenziert Grad 3
Durchschnittsalter	42	59
Geschlechtsdisposition männlich:weiblich	1:6	3,5:1
Tumorgröße	2,1 cm	3,8 cm
Tumorbefallene Ränder	0%	61%
Lymphknotenmetastasen	6%	72%
DNS-Aneuploidie	0%	28%
Proliferationsfraktion (S und G2M)	5%	13%
Rezidive (lokal und/oder hämatogen)	0%	61%
Tod durch den Tumor	0%	78%

zeigen, daß niedrig differenzierte Karzinome folgende Eigenschaften aufweisen: höheres Lebensalter, Dominanz des männlichen Geschlechts, größere Tumoren mit tumorbefallenen Rändern, höhere Frequenz von Lymphknotenmetastasen, lokalen oder hämatogenen Rezidiven, erhöhte Aneuploidie und Proliferationsfraktion sowie Tod durch den Tumor.

Aus den aufgeführten Daten ergibt sich als *Resümee*, daß die erhöhte proliferative Aktivität, die niedrigere Tumordifferenzierung mit Aneuploidie sowie das klinische Tumorstadium (Tumorausdehnung, Tumorgröße über 3 cm, Lymphknotenmetastasen, tumorinfiltrierte Ränder) statistisch relevante Prognosefaktoren darstellen, ohne daß im Einzelfall eine absolut sichere Aussage zur Prognose gemacht werden kann. Daraus resultiert, daß bezüglich des Therapiekonzeptes („neck dissection", Strahlenbehandlung, Chemotherapie) keine einheitliche Auffassung besteht (SEIFERT et al. 1984; AUCLAIR u. ELLIS 1991).

14.20.7 Differentialdiagnose

Beim Vorliegen hoch differenzierter Mukoepidermoidkarzinome mit den typischen Zellformen und Einschluß von Zysten bestehen keine differentialdiagnostischen Probleme. Niedrig differenzierte Mukoepidermoidkarzinome müssen von *Plattenepithelkarzinomen* abgegrenzt werden. Hierbei sind Schleimfärbungen erforderlich, die die verstreut liegenden schleimproduzierenden Zellen in Mukoepidermoidkarzinomen eindeutig erfassen. Plattenepithelkarzinome enthalten keine Schleimzellen und zeigen meistens auch eine herdförmig betonte Keratinisierung. Die hellzellige Variante des Mukoepidermoidkarzinoms muß von der hellzelligen Variante des *Azinuszellkarzinoms* unterschieden werden. Der positive Ausfall der Amylasereaktion und der Gehalt an PAS-positiven Enzymgranula sind typisch für das Vorliegen eines Azinuszellkarzinoms. Eine weitere Abgrenzung ist gegenüber benignen Speicheldrüsenveränderungen erforderlich. Hierzu gehören der *metaplastische Warthin-Tumor* (Lokalisation fast immer in einem Parotislymphknoten, Plattenepithelmetaplasien neben Resten onkozytärer Differenzierung, hyalines Stroma; s. Kap. 14.10.3), der *Speicheldrüseninfarkt* (s. Kap. 10.1) und das *Zystadenom* (s. Kap. 14.15).

Literatur

Accetta PA, Gray GF, Hunter RM, Rosenfeld L (1984) Mucoepidermoid carcinoma of salivary glands. Arch Pathol Lab Med 108:321–325

Amato R, Celestino D, Brilli M, Falcone D, Tullio A (1988) Il carcinoma muco-epidermoide delle ghiandole salivari minori. Su un caso a localizzazione palatina. Minerva Stomatol 37:975–980

Arun P, Wyk CW van (1987) Two cystic lesions with features of both botryoid odontogenic cyst and the central mucoepidermoid tumour: sialo-odontogenic cyst? J Oral Pathol Med 16:499–504

Auclair PL, Ellis GL (1991) Mucoepidermoid carcinoma. In: Ellis GL, Auclair PL, Gnepp DR (eds) Surgical pathology of the salivary glands. Saunders, Philadelphia London Toronto Montreal Sydney Tokyo, pp 269–298

Auclair PL, Goode RK, Ellis GL (1992) Mucoepidermoid carcinoma of intraoral salivary glands. Evaluation and application of grading criteria in 143 cases. Cancer 69:2021–2030

Aufdemorte TB, Sickels JE van, Glass BJ (1985) Melanin pigmentation in a mucoepidermoid tumor of a minor salivary gland. J Oral Maxillofac Surg 43:876–879

Batsakis JG, Luna MA (1990) Histopathologic grading of salivary gland neoplasms: I. Mucoepidermoid carcinomas. Ann Otol Rhinol Laryngol 99:835–838

Bero JW, Lone F, Stearns MW (1960) Mucoepidermoid anal cancer. Cancer 13:914–916

Binder WJ, Som P, Kanecko M, Biller HF (1980) Mucoepidermoid carcinoma of the larynx: A case report and review of the literature. Ann Otol Rhinol Laryngol 89:103–107

Browand BC, Waldron ChA (1975) Central mucoepidermoid tumors of the jaws. Report of nine cases and review of the literature. Oral Surg Oral Med Oral Pathol 40:631–643

Browder JP, Wheeler MS, Henley JT, Geratz JD (1984) Mucoepidermoid carcinoma in a cervical cyst: a case of branchiogenic carcinoma. Laryngoscope 94:107–112

Bruckner M, Schubert H (1990) Mukoepidermoides Karzinom der Kieferhöhle. Ein kasuistischer Beitrag. Stomatol DDR 40:58–59

Chan JKC, Saw D (1987) Sclerosing mucoepidermoid tumour of the parotid gland: report of a case. Histopathology 11:203–207

Chaudhry AP, Cutler LS, Leifer C, Labay G, Satchidanand S, Yamane GM (1989) Ultrastructural study of the histogenesis of salivary gland mucoepidermoid carcinoma. J Oral Pathol Med 18:400–409

Chen S-Y (1979) Ultrastructure of mucoepidermoid carcinoma in minor salivary glands. Oral Surg Oral Med Oral Pathol 47:247–255

Chomette G, Auriol M, Tereau Y, Vaillant JM (1982) Les tumeurs mucoepidermoides des glandes salivaires accessoires. Dénombrement. Etude clinico-pathologique, histoenzymologique et ultrastructurale. Ann Pathol 2:29–40

Chomette G, Auriol M, Labrousse F, Vaillant JM (1991) Mucoepidermoid tumors of salivary glands: histoprognostic value of NORs stained with AgNOR technique. J Oral Pathol Med 20:130–132

Clode AL, Fonseca I, Santos JR, Soares J (1991) Mucoepidermoid carcinoma of the salivary glands. A re-appraisal of the influence of tumor differentiation on prognosis. J Surg Oncol 46:100–106

Cohen MB, Fisher PE, Holly EA, Ljung B-M, Löwhagen T, Bottles K (1990) Fine needle aspiration biopsy diagnosis of mucoepidermoid carcinoma: statistical analysis. Acta Cytol 34:43–49

Damiani JM, Damiani KK, Hauck K, Hyams VJ (1981) Mucoepidermoid-adenosquamous carcinoma of the larynx and hypopharynx: A report of 21 cases and review of the literature. Otolaryngol Head Neck Surg 89:235–243

Dardick I, Daya D, Hardie J, Nostrand AWP van (1984) Mucoepidermoid carcinoma: ultrastructural and histogenetic aspects. J Oral Pathol 13:342–358

Dardick I, Gliniecki MR, Heathcote JG, Burford-Mason A (1990) Comparative histogenesis and morphogenesis of mucoepidermoid carcinoma and pleomorphic adenoma. An ultrastructural study. Virchows Arch A Pathol Anat 417:405–417

De MN, Tribedi BP (1939) A mixed epidermoid and mucus-secreting carcinoma of the parotid gland. J Pathol Bact 49:432–433

Dodge OG (1961) Gastroesophageal carcinoma of mixed histologic types. J Pathol Bacteriol 81:459–471

Dougherty CM, Cotten N (1964) Mixed squamous cell and adenocarcinoma of the cervix. Combined, adenosquamous, and mucoepidermoid type. Cancer 17:1132–1143

Evans HL (1984) Mucoepidermoid carcinoma of salivary glands: a study of 69 cases with special attention to histologic grading. Am J Clin Pathol 81:696–701

Eversole LR (1971) Histogenetic classification of salivary tumours. Arch Pathol 92:433–443

Fonseca I, Clode AL, Soares J (1993) Mucoepidermoid carcinoma of major and minor salivary glands. A survey of 43 cases with study of prognostic indicators. Int J Surg Pathol 1:3–12

Fonseca I, Costa Rosa J, Félix A, Therkildsen MH, Mandel U, Soares J (1994) Simple mucin-type carbohydrate antigens (T, Tn and sialosyl-Tn) in mucoepidermoid carcinoma of the salivary glands. Histopathology 25:537–643

Foote FW, Frazell EL (1953) Tumors of the major salivary glands. Cancer 6:1065–1133

Gallenger HS, Miller GV, Grampa G (1959) Primary mucoepidermoid carcinoma of the skin. Report of a case. Cancer 12:286–288

Gingell JC, Beckerman T, Levy BA, Snider LA (1984) Central mucoepidermoid carcinoma. Review of the literature and report of a case associated with an apical periodontal cyst. Oral Surg Oral Med Oral Pathol 57:436–440

Go YY, Dockery P, Zhou ZY, White FH (1994) Evaluation of AgNORs in the cellular components of mucoepidermoid carcinoma of parotid gland. J Pathol 173 (Suppl):163A

Gustafsson H, Dahlqvist A, Anniko M, Carlsöö B (1987) Mucoepidermoid carcinoma in a minor salivary gland in childhood. J Laryngol Otol 101:1320–1323

Hamed G, Shmookler BM, Ellis GL, Punja U, Felman D (1994) Oncocytic mucoepidermoid carcinoma of the parotid gland. Arch Pathol Lab Med 118:313–314

Hamper K, Caselitz J, Arps H, Askensten U, Auer G, Seifert G (1989a) The relationship between nuclear DNA content in salivary gland tumors and prognosis. Comparison of mucoepidermoid tumors and acinic cell tumors. Arch Otorhinolaryngol 246:328–332

Hamper K, Schimmelpenning H, Caselitz J et al. (1989b) Mucoepidermoid tumors of the salivary glands. Correlation of cytophotometrical data and prognosis. Cancer 63:708–717

Hamper K, Schmitz-Wätjen W, Mausch HE, Caselitz J, Seifert G (1989c) Multiple expression of tissue markers in mucoepidermoid carcinomas and acinic cell carcinomas of the salivary glands. Virchows Arch A Pathol Anat 414:407–413

Hanna W, Kahn HJ (1985) Ultrastructural and immunohistochemical characteristics of mucoepidermoid carcinoma of the breast. Hum Pathol 16:941–946

Hassanin MB, Ghosh L, Das AK, Waterhouse JP (1989) Immunohistochemical and fluorescent microscopic study of histogenesis of salivary mucoepidermoid carcinoma. J Oral Pathol Med 18:291–298

Hayes MMM, Cameron RD, Jones EA (1993) Sebaceous variant of mucoepidermoid carcinoma of the salivary gland. A case report with cytohistologic correlation. Acta Cytol 37:237–241

Healey WV, Perzin KH, Smith L (1970) Mucoepidermoid carcinoma of salivary gland origin: Classification, clinical-pathologic correlation, and results of treatment. Cancer 26:368–388

Hicks MJ, El-Naggar AK, Byers RM, Flaitz CM, Luna MA, Batsakis JG (1994a) Prognostic factors in mucoepidermoid carcinomas of major salivary glands: a clinicopathologic and flow cytometric study. Oral Oncol, Eur J Cancer 30B:329–334

Hicks MJ, Flaitz CM, El-Naggar AK, Luna MA, Batsakis JG (1994b) Role of histocytologic grading of mucoepidermoid carcinoma of major salivary glands in prognosis and survival. Oral Surg Oral Med Oral Pathol 78:773

Hübner G, Kleinsasser O (1970) Zur Feinstruktur und Genese des Mucoepidermoidtumors der Speicheldrüsen. Virchows Arch A Pathol Anat 349:281–296

Hume WJ, Lowry JC (1985) A mucoepidermoid tumour of the tongue. Br J Oral Maxillofac Surg 23:355–361

Jacobs JC (1994) Low grade mucoepidermoid carcinoma ex pleomorphic adenoma. A diagnostic problem in fine needle aspiration biopsy. Acta Cytol 38:93–97

Jensen OJ, Poulsen Th, Schiødt T (1988) Mucoepidermoid tumors of salivary glands. A long term follow-up study. APMIS 96:421–427

Kahn MA, Lucas RM (1989) Mucoepidermoid tumor: A case report involving the operculum of an erupting permanent second molar. Oral Surg Oral Med Oral Pathol 68:375–379

Klaesmann PG, Olson JL, Eggleston JC (1979) Mucoepidermoid carcinoma of the bronchus. An electron microscopic study of the low grade and the high grade variants. Cancer 43:1720–1733

Krueger K, Younce D, Najjar T, Seldin D, Koppelman E, Sansevere J (1994) Does mucoepidermoid carcinoma arise from cyst lining? Congress International Association of Oral Pathologists, York. Abstract P35

Kumar N, Kapila K, Verma K (1991) Fine needle aspiration cytology of mucoepidermoid carcinoma. A diagnostic problem. Acta Cytol 35:357–359

Leonardelli GB, Cappa C, Falco A, Chidoni P (1984) Il tumore mucoepidermoidale. Otorinolaringologia 34:237–243

Lopez JI, Elizalde JM, Landa S (1993) Central mucoepidermoid carcinoma. Report of a case and review of the literature. Pathol Res Pract 189:365–367

Love GL, Sarma DP (1986) Spindle cell mucoepidermoid carcinoma of submandibular gland. J Surg Oncol 31:66–68

Loy TS, McLaughlin R, Odom LF, Dehner LP (1989) Mucoepidermoid carcinoma of the parotid as a second malignant neoplasm in children. Cancer 64:2174-2177

Lumerman H, Freedman P, Caracciolo P, Remigio PS (1975) Synchronous malignant mucoepidermoid tumor of the parotid gland and Warthin's tumor in adjacent lymph node. Oral Surg Oral Med Oral Pathol 39:953-958

Masson P, Berger L (1924) Epithélioma à double metaplasie de la parotide. Bull Assoc Franc Cancer 13:366-373

Miura K, Ishimaru Y, Yoshimura T (1986) Light and electron microscopic study of mucoepidermoid tumor of clear cell type. Acta Pathol Jpn 36:1419-1427

Moran CA, Suster S (1995) Mucoepidermoid carcinomas of the thymus. A clinicopathologic study of six cases. Am J Surg Pathol 19:826-834

Morgan DW, Crocker J, Watts A, Shenoi PM (1988) Salivary gland tumours studied by means of the AgNOR technique. Histopathology 13:553-560

Mullins JD, Barnes RP (1979) Childhood bronchial mucoepidermoid tumors. A case report and review of the literature. Cancer 44:315-322

Nascimento AG, Amaral LP, Prado LA, Kligerman J, Silveira TR (1986) Mucoepidermoid carcinoma of salivary glands: A clinicopathologic study of 46 cases. Head Neck Surg 8:409-417

Nicolatou O, Harwick RD, Putong P, Leifer C (1979) Ultrastructural characterization of intermediate cells of mucoepidermoid carcinoma of the parotid. Oral Surg Oral Med Oral Pathol 48:324-336

Philippou S, Rühl GH, Akuamoa-Boateng E (1991) Immunhistochemische Untersuchungen zur Histogenese des Mukoepidermoidtumors der Speicheldrüsen. Pathologe 12:77-81

Pontilena N, Rankow RM (1979) Coexisting benign mixed tumor and mucoepidermoid carcinoma of the parotid gland. Ann Otolaryngol 88:327-330

Press MF, Hung G, Pike M et al. (1994) Amplification and overexpression of HER-2/neu in carcinomas of the salivary gland: correlation with poor prognosis. Lab Invest 70:100A

Regezi JA, Zarbo RJ, Batsakis JG (1991) Immunoprofile of mucoepidermoid carcinomas of minor salivary glands. Oral Surg Oral Med Oral Pathol 71:189-192

Rink B (1993) Klinik und Therapie von Mukoepidermoidtumoren im Kiefer-Gesichtsbereich. Dtsch Z Mund Kiefer Gesichtschir 17:174-177

Roca MJ, Alfaro L, Cortes V, et al. (1995) Mucoepidermoid carcinoma of the salivary glands: cytologic study. Acta Cytol 39:346, Abstract 349

Röckelein G (1985) Metastasierendes Mukoepidermoidcarcinom der Glandula parotis. Ein Fallbericht. Laryngorhinootologie 64:338-341

Schulze W, Kleinsasser O (1978) Mucoepidermoidtumor, eingeschlossen in einen Parotislymphknoten. Arch Otorhinolaryngol 221:61-65

Sciubba JJ, Kinni M, Sachs SA (1980) Mucoepidermoid carcinoma of the parotid gland: an intraoral presentation with widespread metastases. J Oral Pathol 9:350-358

Seifert G (1991) WHO Histological typing of salivary gland tumours, 2nd edn. Springer, Berlin Heidelberg Tokyo

Seifert G, Donath K (1976) Die Morphologie der Speicheldrüsenerkrankungen. Arch Otorhinolaryngol 213:111-208

Seifert G, Miehlke A, Haubrich J, Chilla R (1984) Speicheldrüsenkrankheiten. Pathologie-Klinik-Therapie-Fazialischirurgie. Thieme, Stuttgart New York

Seifert G, Okabe H, Caselitz J (1986) Epithelial salivary gland tumors in children and adolescents. Analysis of 80 cases (Salivary Gland Register 1965-1984) J Otorhinolaryngol Relat Spec 48:137-149

Seo IS, Tomich CE, Warfel KA, Hull MT (1980) Clear cell carcinoma of the larynx: A variant of mucoepidermoid carcinoma. Ann Otol Rhinol Laryngol 89:168-172

Seo S, Warren J, Mirkin D, Weisman SJ, Grossfeld JL (1984) Mucoepidermoid carcinoma of the bronchus in a 4 year-old child. A high-grade variant with lymph node metastasis. Cancer 53:1600-1604

Siar CH, Ng KH, Loh HT (1987) Mucoepidermoid carcinoma with calcifications. Oral Surg Oral Med Oral Pathol 63:468-471

Sidhu GS, Waldo ED (1975) Oncocytic change in mucoepidermoid carcinoma of the parotid gland. Arch Pathol 99:663-666

Skalova A, Lehtonen H, Boguslawsky K von, Leivo I (1994) Prognostic significance of cell proliferation in mucoepidermoid carcinomas of the salivary gland: clinicopathological study using MIB 1 antibody in paraffin sections. Hum Pathol 25:929-935

Smith A, Winkler B, Perzin KH, Wazen J, Blitzer A (1985) Mucoepidermoid carcinoma arising in an intraparotid lymph node. Cancer 55:400-403

Spiro RH, Koss LG, Hajdu SI, Strong EW (1973) Tumors of minor salivary gland origin. A clinicopathologic study of 492 cases. Cancer 31:117-129

Spiro RH, Huvos AG, Strong EW (1975) Cancer of the parotid gland. A clinicopathologic study of 288 primary cases. Am J Surg 130:452-459

Spiro RH, Huvos AG, Berk R, Strong EW (1978) Mucoepidermoid carcinoma of salivary gland origin: A clinicopathologic study of 367 cases. Am J Surg 136:461-468

Stewart FW, Foote FW, Becker WF (1945) Mucoepidermoid tumors of salivary glands. Ann Surg 122:820-844

Tanaka N, Chen WC (1953) A case of bilateral papillary cystadenoma lymphomatosum (Warthin's tumor) of the parotid gland complicated with a mucoepidermoid tumor. Gann (Tokyo) 44:229-231

Tiffee J, Weathers D (1994) Low-grade mucoepidermoid carcinoma of minor salivary glands: A retrospective analysis of behaviour and rate of recurrence. Oral Surg Oral Med Oral Pathol 78:774

Thorvaldsson SE, Beahrs OH, Woolner LB, Simons JH (1970) Mucoepidermoid tumors of the major salivary glands. Am J Surg 120:432-438

Tomita T, Lotuaco L, Talbott L, Watanabe I (1977) Mucoepidermoid carcinoma of the subglottis. An ultrastructural study. Arch Pathol Lab Med 101:145-148

Ussmüller J, Donath K (1993) Epidemiologie und Histologie des Mukoepidermoidkarzinoms. Eur Arch Otorhinolaryngol (Suppl) II:196-197

Ussmüller J, Donath K, Hartwein J (1994a) Untersuchungen zur Lokalisation und Epidemiologie des Mukoepidermoidkarzinoms. Analyse von 327 Fällen. Laryngorhinootologie 73:478-481

Ussmüller J, Donath K, Hartwein J (1994b) Ein Beitrag zur Histologie des Mukoepidermoidkarzinoms. Analyse von 327 Fällen. Laryngorhinootologie 73:482-487

Wachsmuth Ch, Stambolis Ch, Alles JU, Kracht J (1985) Der Mukoepidermoidtumor der Speicheldrüse. Dignität und klinisch-pathologische Aspekte. Med Welt 36:428-432

Woodard BH, Shelburne JD, Vollmer RT, Postlethwait RW (1978) Mucoepidermoid carcinoma of the esophagus: A case report. Hum Pathol 9:352-354

Yousem S, Hochholzer L (1987) Mucoepidermoid tumors of the lung. Cancer 60:1346-1352

Zajicek J, Eneroth C-M, Jakobsson P (1976) Aspiration biopsy of salivary gland tumors. VI. Morphologic studies on smears and histologic sections from mucoepidermoid carcinoma. Acta Cytol 20:35-41

14.21 Adenoid-zystische Karzinome

14.21.1 Definition

Das adenoid-zystische Karzinom ist ein eindeutig maligner epithelialer Tumor. Charakteristische Merkmale sind das infiltrative Wachstum mit perineuraler oder perivaskulärer Ausbreitung und das weitgehende Fehlen einer zellulären Stromareaktion in der Invasionsfront. Pathohistologisch lassen sich nach dem Baumuster 3 Subtypen unterscheiden: glandulär-cribriforme, tubuläre und solid-basaloide Formen, welche sowohl allein als auch gemischt im gleichen Tumor vorkommen können. Die zellulären Komponenten sind Gangepithelien und myoepitheliale Zellen.

14.21.2 Klinische und statistische Daten

Klinischer Verlauf: Der klinische Befund ist durch einen jahrelangen Krankheitsverlauf, multiple lokale Rezidive, hämatogene Fernmetastasen und den meist letalen Ausgang gekennzeichnet (SEIFERT et al. 1984; MIEHLKE 1985). Die ursprüngliche Bezeichnung als „Zylindrom" (BILLROTH 1859) und die spätere Klassifikation als „Adenomyoepitheliom" (BAUER u. FOX 1945) basierten auf dem scheinbar „gutartigen" histologischen Tumoraufbau, während der klinische Verlauf mit einem „Wolf im Schafspelz" verglichen werden kann (MIEHLKE 1985). Die Definition als „adenoid-zystisches Karzinom" (FOOTE u. FRAZELL 1953) enthält neben der mehr deskriptiven Komponente des Tumoraufbaus zugleich auch die eindeutige Festlegung als Karzinom.

Die Tumorinfiltration (Abb. 360) lokaler Nervenverzweigungen führt frühzeitig zu Schmerzattacken und Nervenlähmungen. So sind bei einer Tumor-

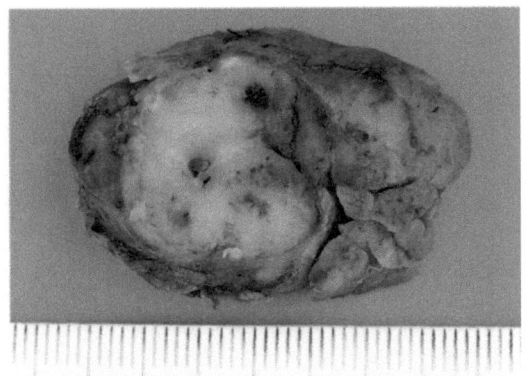

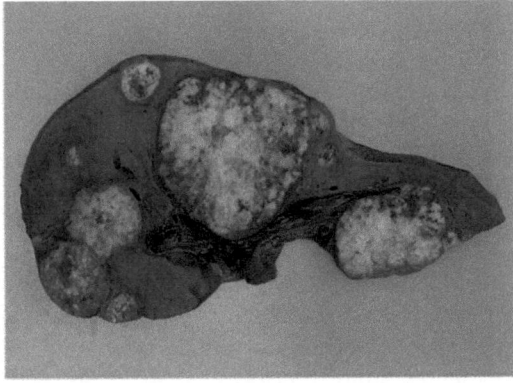

Abb. 360. Adenoid-zystisches Karzinom der Parotis: Schnittfläche eines 1,7 cm großen derben Tumorknotens mit randlich unscharfer Begrenzung zum Drüsengewebe (Aus SEIFERT et al. 1984)

Abb. 361. Adenoid-zystisches Karzinom der Parotis: multiple grobknotige Lebermetastasen 2 Jahre nach Operation des Primärtumors

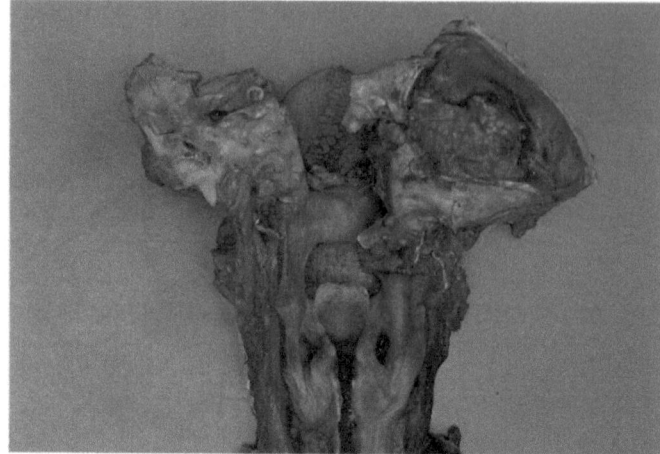

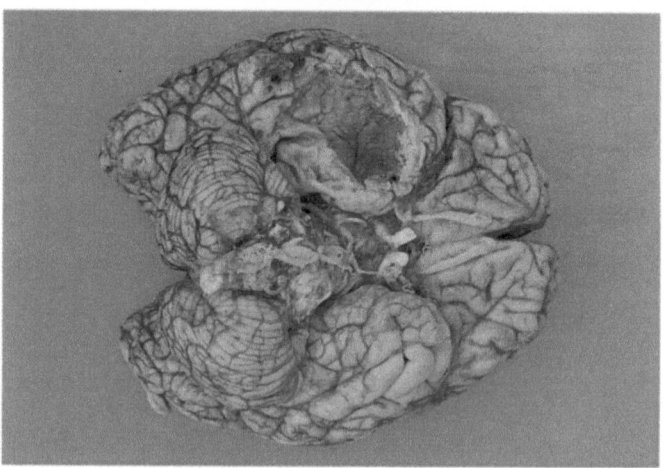

Abb. 362. Adenoid-zystisches Karzinom (Fall wie Abb. 361): Metastasen in der Schädelbasis (Sektion der Halsorgane nach GRÄFF)

Abb. 363. Adenoid-zystisches Karzinom (Fall wie Abb. 361): Hirnmetastase im rechten Temporallappen mit Einbeziehung der Dura

lokalisation in der Parotis der N. auricularis magnus und der N. facialis die Leitschienen für die perineurale Ausbreitung mit Fazialisparesen. Nach 5 Jahren sind nur ca. 25% der Patienten tumorfrei (EBY et al. 1972). Spätrezidive wurden nach mehr als 5 Jahren (maximal nach mehr als 15 Jahren) beobachtet. Lymphogene Metastasen sind insgesamt selten. Die höhere Frequenz von Lymphknotenmetastasen bei Lokalisation des Karzinoms in der Submandibularis (in 34%) im Vergleich zur Parotis (nur in 10%) wird mit einer direkten Tumorausbreitung über das angrenzende Weichteilgewebe und nicht mit der sonstigen embolischen Metastasierung erklärt (BOSCH et al. 1980). Hämatogene Metastasen treten dage-

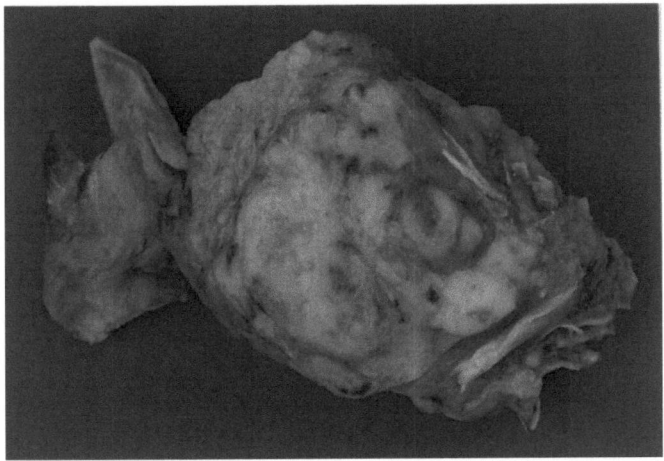

Abb. 364. Adenoid-zystisches Karzinom der Parotis: diffuse Durchsetzung des Drüsengewebes und der angrenzenden Weichteile

gen in 35 – 50 % der Fälle auf (SPIRO et al. 1989), oft erst mehr als 6 Jahre nach dem ersten operativen Eingriff. Die Metastasierung erfolgt vor allem in die Lunge, jedoch oft auch in das Skelettsystem, die Leber (Abb. 361), das Gehirn (Abb. 362 u. 363) oder die Haut. Eine Seltenheit ist die Metastasierung in die Chorioidea des Auges (GUTMANN et al. 1986). Zuweilen können Metastasen auftreten, bevor der Primärtumor erkannt werden konnte (Abb. 364 – 368) (WARREN et al. 1989). Die Tumorausbreitung in den Knochen kann radiologisch durch die Knochendestruktion nachgewiesen werden.

Statistische Daten: Die *Altersverteilung* (Tabelle 44) zeigt ein Hauptvorkommen in der 5. – 7. Lebensdekade mit einem Altersgipfel in der 7. Lebensdekade (TOMICH 1991). Vereinzelte Beobachtungen betreffen auch das Kindesalter (SEIFERT et al. 1986; JONES u. BAINTON 1990). Eine Rarität stellt die Fallmitteilung mit einem adenoid-zystischen Karzinom der Submandibularis bei einem 8 Monate alten Kind dar (DANZINGER 1964).

Bezüglich der *Geschlechtsdisposition* (Tabelle 44) ergibt sich aus größeren Sammelstatistiken ein leichtes Überwiegen des weiblichen Geschlechts (ca. 60 %).

Die *Häufigkeit* der adenoid-zystischen Karzinome wird unterschiedlich angegeben. Bezogen auf die malignen Speicheldrüsentumoren ergeben sich folgende Prozentzahlen für die adenoid-zystischen Karzinome:

- 13,6 % im Speicheldrüsen-Register Hamburg,
- 11,8 % im Armed Forces Institute of Pathology (TOMICH 1991),
- 41,3 % (CHAUDHRY et al. 1961),
- 22,5 % (ENEROTH 1971),
- 22,1 % (WALDRON et al. 1988),
- 22,9 % (REGEZI u. SCIUBBA 1989).

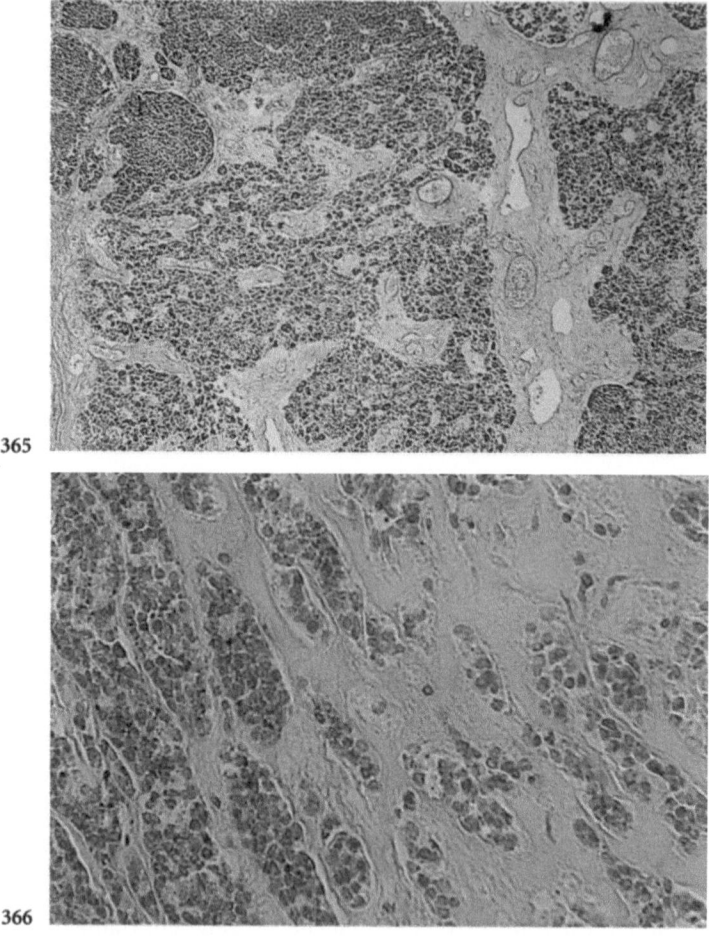

Abb. 365. Adenoid-zystisches Karzinom (Fall wie Abb. 364): solider Subtyp. HE ×60

Abb. 366. Adenoid-zystisches Karzinom (Fall wie Abb. 364): solider Subtyp mit hyaliner Stromaumwandlung. Masson-Goldner ×160

Bezüglich der *Lokalisation* (Tabelle 45) sind im Material des Speicheldrüsen-Registers Hamburg ca. 50% der Tumoren in den *großen Speicheldrüsen* lokalisiert. In anderen Statistiken liegt der Anteil der Lokalisation in den großen Speicheldrüsen bei 52% (TOMICH 1991) bzw. 46,3% (REGEZI u. SCIUBBA 1989). Die Parotis ist häufiger als die Submandibularis befallen, während eine Lokalisation in der Sublingualis sehr selten ist. Zugleich ergibt sich jedoch, daß - bezogen jeweils auf die Gesamtzahl der Tumoren in den einzelnen großen Speicheldrüsen - der Anteil der adenoid-zystischen Karzinome in der Parotis nur 2,2% beträgt (ENEROTH 1971), in der Submandibularis dagegen 12% (ENEROTH u. HJERTMAN

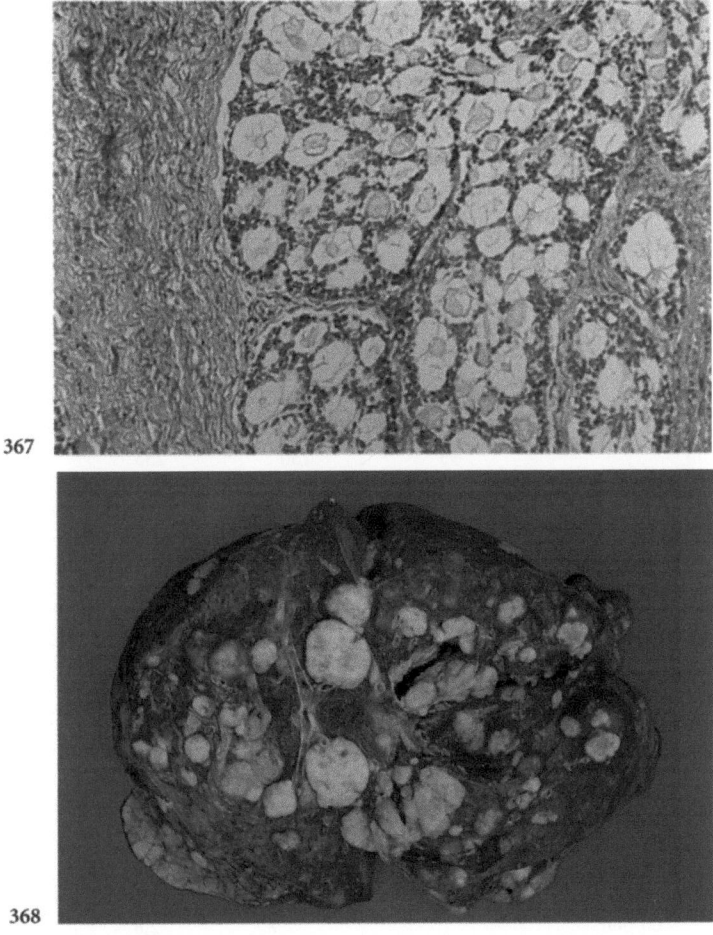

Abb. 367. Adenoid-zystisches Karzinom (Fall wie Abb. 364): solider Subtyp mit Einschluß umschriebener glandulär-cribriformer Areale. HE × 160

Abb. 368. Adenoid-zystisches Karzinom (Fall wie Abb. 364): multiple grobknotige Lungenmetastasen (Exitus 2 Jahre nach Erstoperation mit weiteren Metastasen in Leber, Gehirn und Wirbelsäule)

1966) und in der Sublingualis sogar 20 % (TOMICH 1991). Zirka 50 % der adenoidzystischen Karzinome sind im Material des Speicheldrüsen-Registers Hamburg in den *kleinen Speicheldrüsen* lokalisiert (Tabelle 45). Davon entfallen ca. 17 % auf den Gaumen (Abb. 369) und die restlichen % auf die Wange, Zunge, Oberlippe (Abb. 370) und weitere Lokalisationen. In anderen Statistiken (BUSUTTIL 1977; TOMICH 1991) rangiert der Gaumen ebenfalls an erster Stelle mit ca. 50 %. Danach folgen in absteigender Reihenfolge der Häufigkeit Zunge, Wange, Oberlippe, Mundboden, Oropharynx und die Retromolarregion. Bei einer Lokalisation in der Zunge sind die Tumoren vorwiegend an der Zungenbasis entwickelt

Tabelle 44. Alters- und Geschlechtsverteilung der adenoid-zystischen Karzinome (Speicheldrüsen-Register Hamburg 1965–1994)

Altersgruppe (Jahre)	Männlich n	Weiblich n	Insgesamt n	[%]
0–10	–	–	–	–
11–20	2	3	5	2,0
21–30	10	8	18	7,1
31–40	14	19	33	13,0
41–50	17	23	40	15,8
51–60	19	17	36	14,2
61–70	15	33	48	19,0
71–80	12	41	53	21,0
Über 80	6	6	12	4,7
Ohne Alters- oder Geschlechtsangabe	–	–	8	3,2
Gesamtzahl	95	150	253	100,0
Prozentsatz	37,5%	62,5%	100,0%	

Tabelle 45. Lokalisation der adenoid-zystischen Karzinome (Speicheldrüsen-Register Hamburg 1965–1994)

Lokalisation	n	[%]
Parotis	79	31,2
Submandibularis	37	14,6
Sublingualis	12	4,7
Gaumen	21	8,3
Wange	11	4,4
Zunge	13	5,1
Lippen	7	2,8
Andere kleine Speicheldrüsen	73	28,9
Gesamtzahl	253	100,0

(GOLDBLATT u. ELLIS 1987; DE VRIES et al. 1987) und können eine Lähmung des N. hypoglossus hervorrufen (SILVESTER u. BARNES 1990). Die vorwiegend in der Oberlippe lokalisierten Tumoren (PIZER u. DUBOIS 1985; NEVILLE et al. 1988) können auch multifokal auftreten (APPELL et al. 1976) und ebenso wie die adenoid-zystischen Karzinome der Wange (RENAUD et al. 1973) frühzeitig zu Lungenmetastasen mit letalem Ausgang führen. Seltene Lokalisationen sind zentral im Unterkiefer (KANEDA et al. 1982; HIROTA u. OSAKI 1989; JOHNSON et al. 1989; BROOKSTONE et al. 1990), vereinzelt auch zentral im Oberkiefer (CLEVELAND et al. 1990) entwickelte Tumoren. Zu den erforderlichen Kriterien für eine exakte Lokalisation in der zentralen Kieferregion gehören eine intakte Knochenkortikalis und eine intakte orale Schleimhaut, eine radiologisch nachweisbare Knochen-

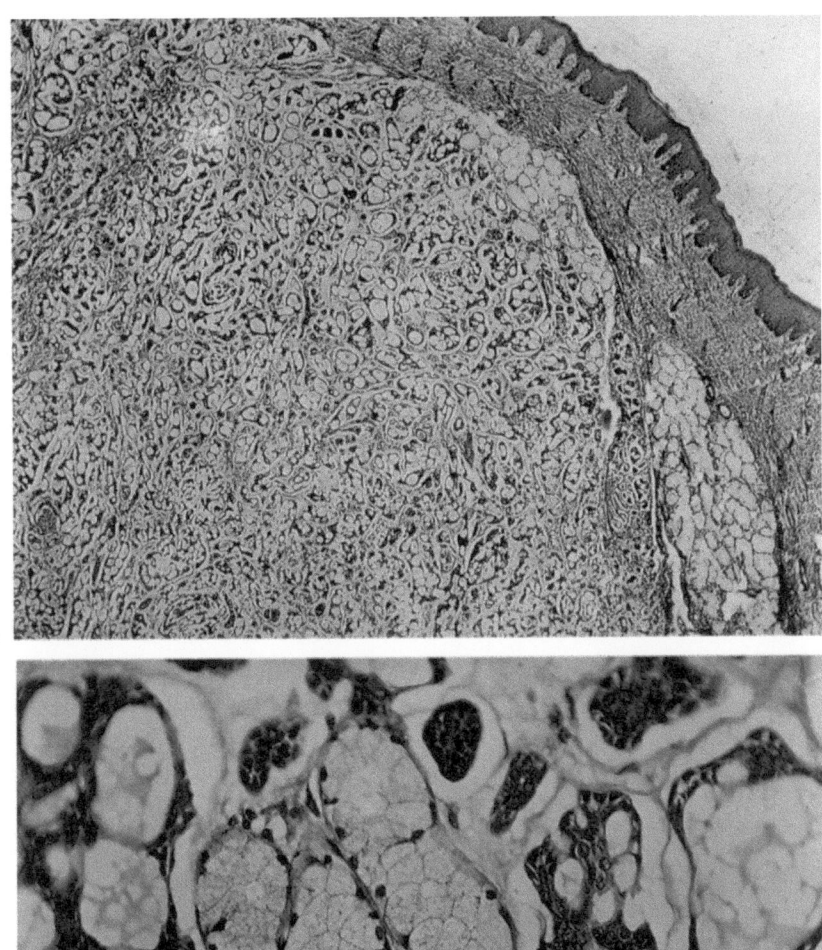

Abb. 369 a, b. Adenoid-zystisches Karzinom des Gaumens: submuköse Tumorausbreitung mit Infiltration der Gaumendrüsen. HE **a** ×13, **b** ×40

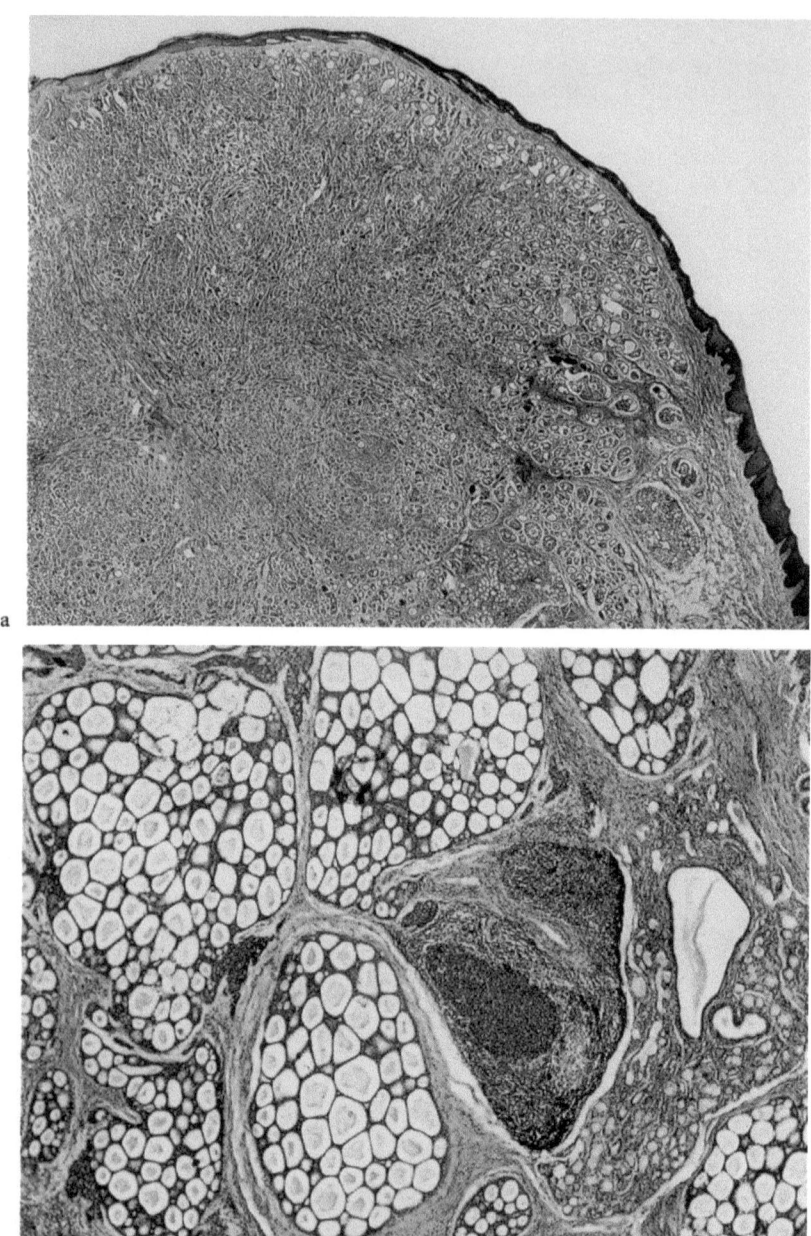

Abb. 370 a, b. Adenoid-zystisches Karzinom der Oberlippe: diffuse Durchsetzung des submukösen Gewebes und der Lippendrüsen durch glandulär-cribriforme Zellnester. HE **a** ×13, **b** ×40

destruktion, eine pathohistologische Befundbestätigung und der Ausschluß eines anderen odontogenen Tumors. Allerdings sind zentrale adenoid-zystische Karzinome im Unter- oder Oberkiefer wesentlich seltener als zentrale Mukoepidermoidkarzinome. *Außerhalb der Speicheldrüsen* sind adenoid-zystische Karzinome im Kopf-Hals-Bereich in den Zeruminaldrüsen des äußeren Gehörganges (PERZIN et al. 1982), in den Tränendrüsen (GAMEL u. FONT 1982), in den Nasensinus, den oberen Luftwegen (Larynx, Trachea), den Schweißdrüsen, der Brustdrüse und der Vulva (LAWRENCE u. MAZUR 1982) beschrieben worden.

14.21.3 Pathohistologie

Nach dem pathohistologischen Baumuster lassen sich 3 Subtypen unterscheiden, wobei trotz der Möglichkeit des Vorkommens aller 3 Subtypen im gleichen Tumor in der Regel *ein* Subtyp vorherrscht, nach dem auch die Zuordnung vorgenommen wird (PERZIN et al. 1978; CHILLA et al. 1980; SEIFERT et al. 1984; NASCIMENTO et al. 1986):

- Der *glanduläre (cribriforme) Subtyp* (Abb. 371-373) kommt am häufigsten (in ca. 45 % der Fälle) vor und entspricht der früheren klassischen Beschreibung des „Zylindroms". Die relativ isomorphen Tumorzellen bilden unterschiedlich große Zellnester, welche siebartig von zylinderförmigen Spalträumen („Schweizer-Käse-Muster") durchsetzt werden. Die Spalträume entsprechen Pseudozysten, welche Proteoglykane und Basalmembranmaterial enthalten und von modifizierten abgeflachten spindelförmigen Myoepithelzellen begrenzt werden. Daneben finden sich echte kleine Zysten, welche von gangartigen kubischen Zellen mit etwas breiterem Zytoplasma umgeben sind. In der Lichtung dieser Zysten ist sekretorisches Material enthalten. Die einzelnen Zellnester zeigen zwar eine relative Abgrenzung zum Stroma – im Gegensatz zum pleomorphen Adenom –, jedoch zugleich auch eine eindeutige Stromainvasion, wobei besonders auch die perineurale oder perivaskuläre Ausbreitung charakteristisch sind. Eine zelluläre lymphozytäre Stromareaktion liegt in der Regel nicht vor. Das fibröse Stroma weist mitunter eine hyaline Umwandlung auf, während myxoide oder chondroide Stromaveränderungen – analog dem pleomorphen Adenom – beim adenoid-zystischen Karzinom nicht beobachtet werden.
- Der *tubuläre Subtyp* (Abb. 374 u. 375) findet sich bei 20-30 % der adenoidzystischen Karzinome. Die Lichtungen der Tubuli sind von mehrreihig angeordneten kubischen gangartigen Zellen begrenzt und an der Außenseite von flachen modifizierten Myoepithelzellen umgeben. Das Stroma weist eine desmoplastische hyaline Struktur auf. In den Lumina läßt sich PAS-positives Sekretmaterial nachweisen. Herdförmig können auch glandulär differenzierte Areale oder Übergänge von tubulären zu glandulären Strukturen vorkommen.
- Der *solide (basaloide) Subtyp* (Abb. 376-379) ist etwas seltener (ca. 20 % der Fälle) und aus soliden Zellnestern aufgebaut, welche mitunter von vereinzelten glandulären kleinen Formationen durchsetzt sind und zentrale

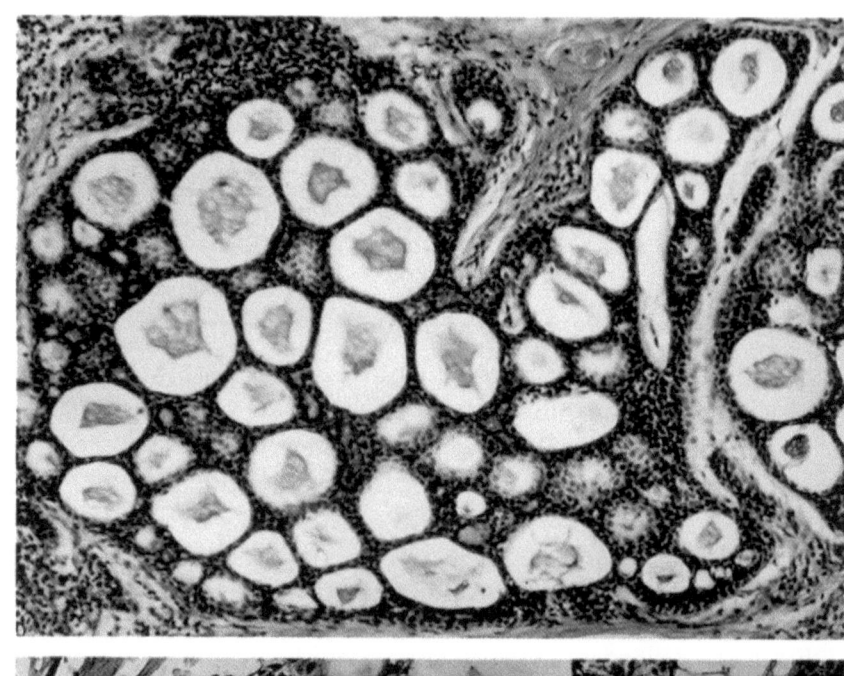
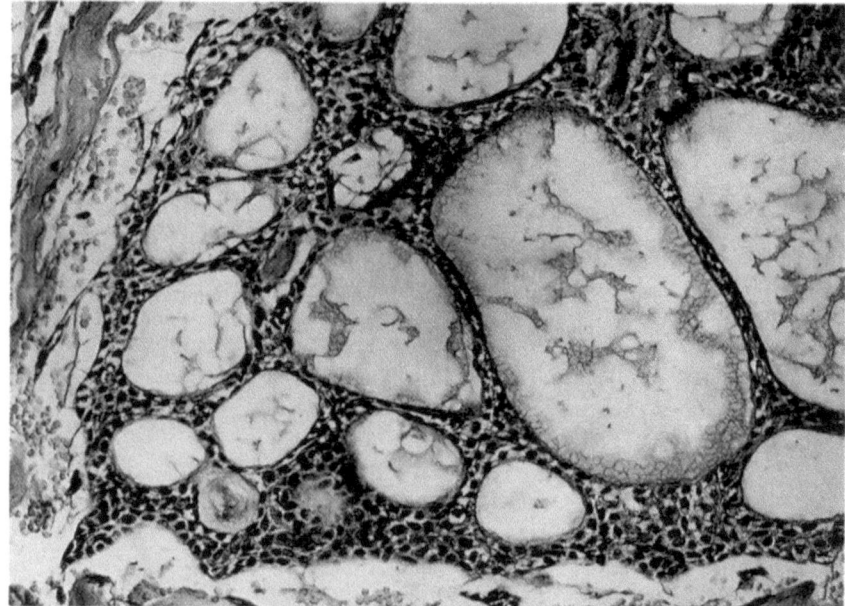

Abb. 371. Adenoid-zystisches Karzinom der Parotis: glandulärer Subtyp mit siebartiger Durchsetzung (sog. „Schweizer-Käse-Muster"). HE ×250

Abb. 372. Adenoid-zystisches Karzinom des Gaumens: glandulärer Subtyp mit zahlreichen Pseudozysten. HE ×160

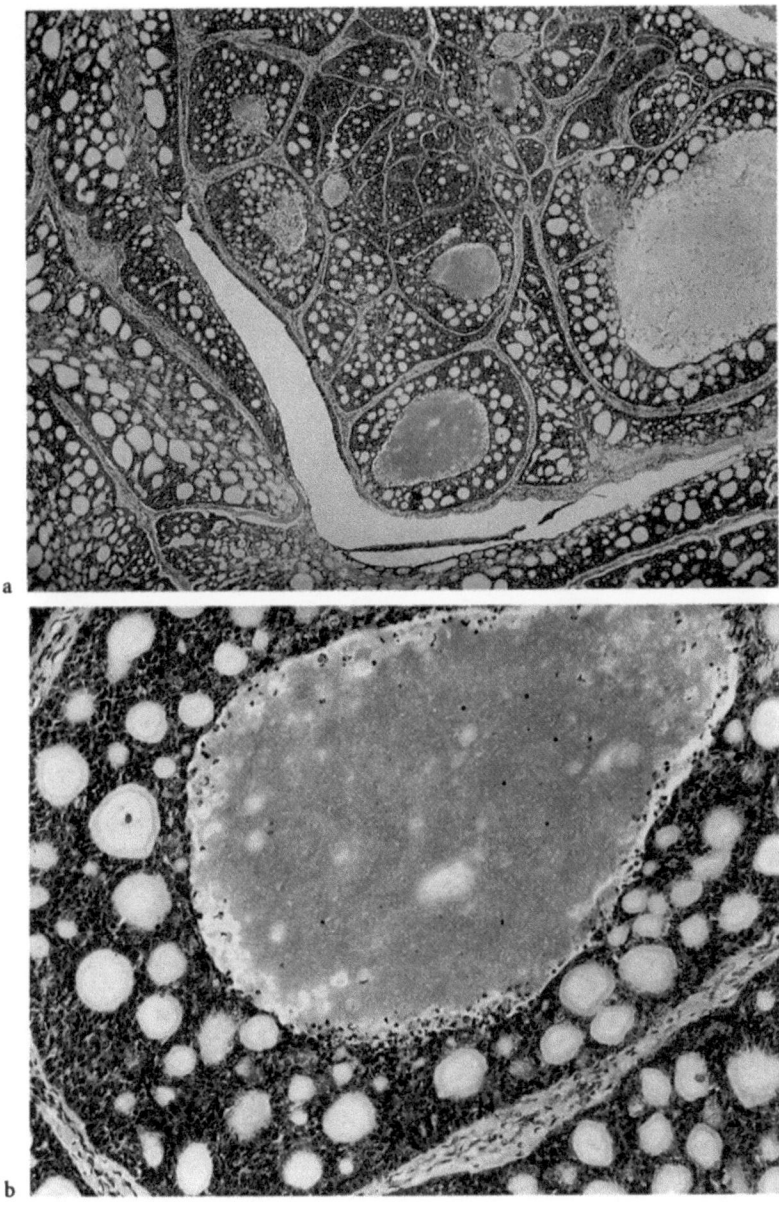

Abb. 373 a, b. Adenoid-zystisches Karzinom der Parotis: glandulärer Subtyp mit lobulärer Anordnung und Einschluß einer größeren Pseudozyste. HE **a** ×33, **b** ×150

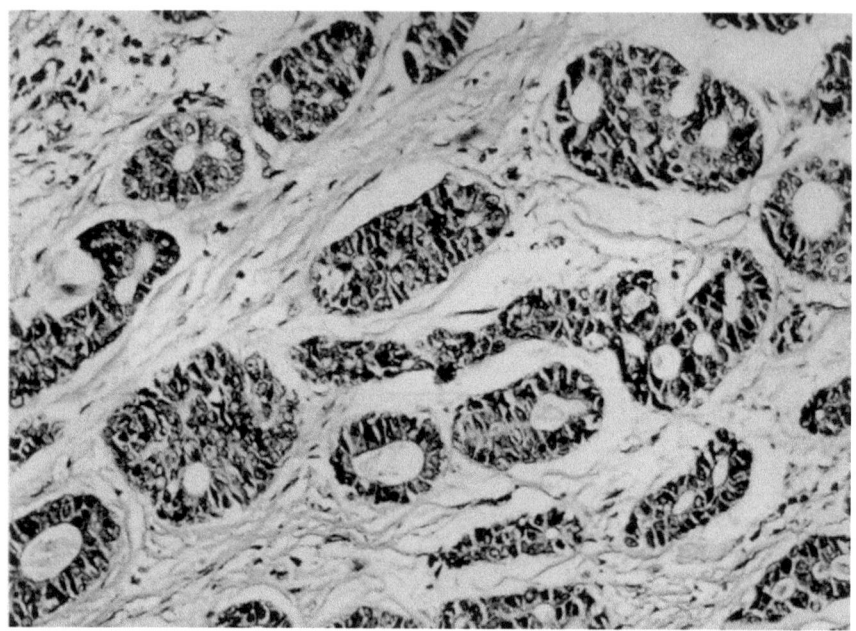

Abb. 374. Adenoid-zystisches Karzinom der Parotis: tubulärer Subtyp mit schmalen Drüsenlichtungen. HE ×160

Nekrosen enthalten. Die Tumorzellen sind relativ klein, basophil und enthalten hyperchromatische dichte Zellkerne. Die zelluläre Pleomorphie und das Vorkommen von Mitosen sind weitere Merkmale, die bei den beiden anderen Subtypen kaum beobachtet werden.

Zytologisch sind die adenoid-zystischen Karzinome aus 2 Zelltypen aufgebaut: gangartige, meist lumenbegrenzende Epithelzellen und modifizierte, meist an der Außenseite der Zellnester oder der Innenseite von Pseudozysten lokalisierte modifizierte Myoepithelzellen.

In der *Feinnadel-Aspirationsbiopsie* (ENEROTH u. ZAJICEK 1969; ANDERSON et al. 1985; QIZILBASH et al. 1985; SMITH u. AMY 1985) finden sich astartig verzweigte Zellnester mit Einschluß von Sekretpartikeln. Die Sekretpartikel zeigen eine amorphe, hyaline kugelförmige Struktur. Die Zellnester sind relativ isomorph, zusammenhängend und weisen keine zelluläre Pleomorphie auf.

Zwischen den 3 Subtypen und der *Prognose* besteht eine statistische Korrelation (PERZIN et al. 1978; CHILLA et al. 1980; CHOMETTE et al. 1982; SEIFERT et al. 1984), während andere pathohistologische Merkmale [perineurale, perivaskuläre oder intraossäre Ausbreitung (Abb. 380–382), Mitoserate, zelluläre Pleomorphie u. a.] statistisch nicht relevant sind. Folgende Daten lassen sich bezüglich des Auftretens von Rezidiven oder Metastasen und im Hinblick auf die Überlebensrate anführen:

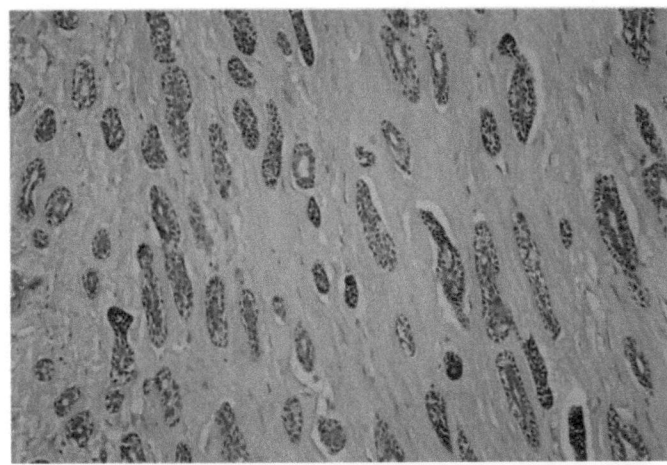
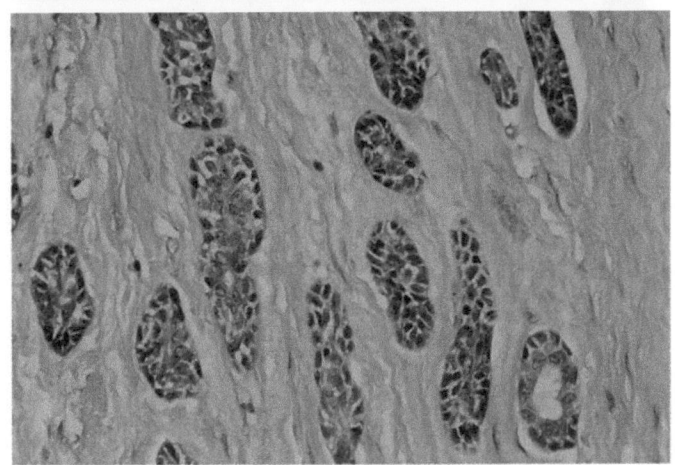

Abb. 375 a, b. Adenoid-zystisches Karzinom der Parotis: tubulärer Subtyp mit ausgeprägter Ausbildung eines hyalinen Stroma. HE a ×100, b ×250

- Rezidive oder Metastasen nach 5 Jahren:
  - 14 % beim tubulären Subtyp,
  - 36 % beim glandulären Subtyp,
  - 70 % beim soliden Subtyp.
- 8-Jahres-Überlebensrate:
  - 100 % beim tubulären Subtyp,
  - 67 % beim glandulären Subtyp,
  - 32 % beim soliden Subtyp.

Einzelne kasuistische Mitteilungen beschreiben seltene Differenzierungsmuster in adenoid-zystischen Karzinomen. Hierzu gehören der Einschluß foka-

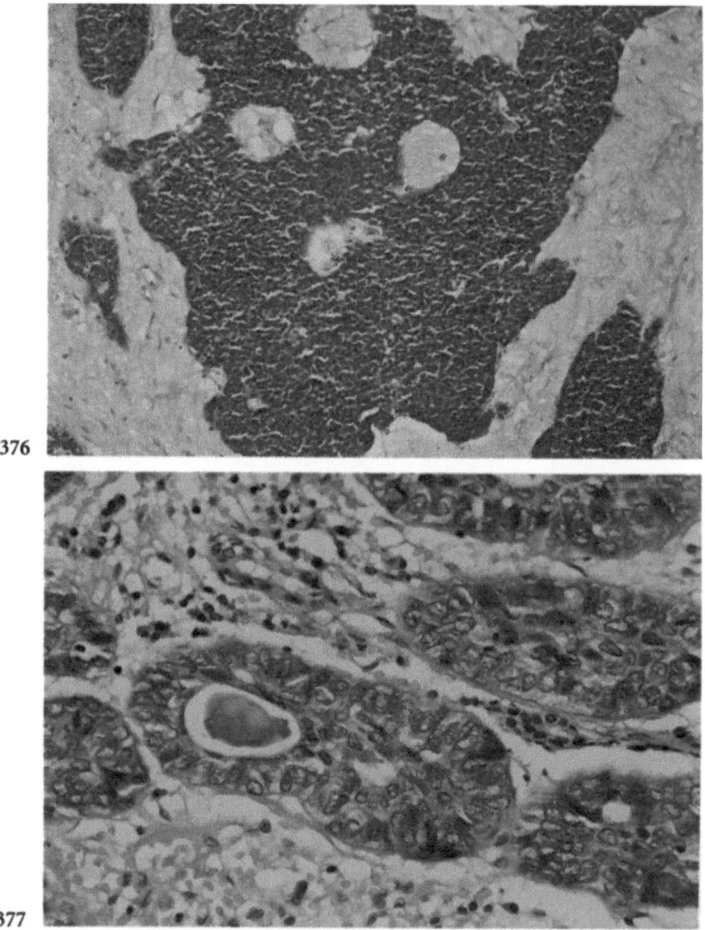

Abb. 376. Adenoid-zystisches Karzinom der Parotis: solider (basaloider) Subtyp ohne glanduläre Formationen. HE ×100

Abb. 377. Adenoid-zystisches Karzinom der Parotis: solider Subtyp mit Einschluß einer glandulären Formation. HE ×250

ler Nester von Talgdrüsen (CRAMER et al. 1980), die Assoziation mit hellzelligen Formationen (BROUSSET et al. 1989) oder der biphasische Tumoraufbau als Basalzelladenom einerseits und adenoid-zystisches Karzinom andererseits (DALEY u. DARDICK 1983; s. Kap. 14.3.5). Selten ist auch das Vorkommen von Plattenepithelmetaplasien in adenoid-zystischen Karzinomen, wobei differentialdiagnostisch ein basaloid-squamöses Karzinom (s. Kap. 14.37.3) ausgeschlossen werden muß (VAN DER WAL et al. 1994).

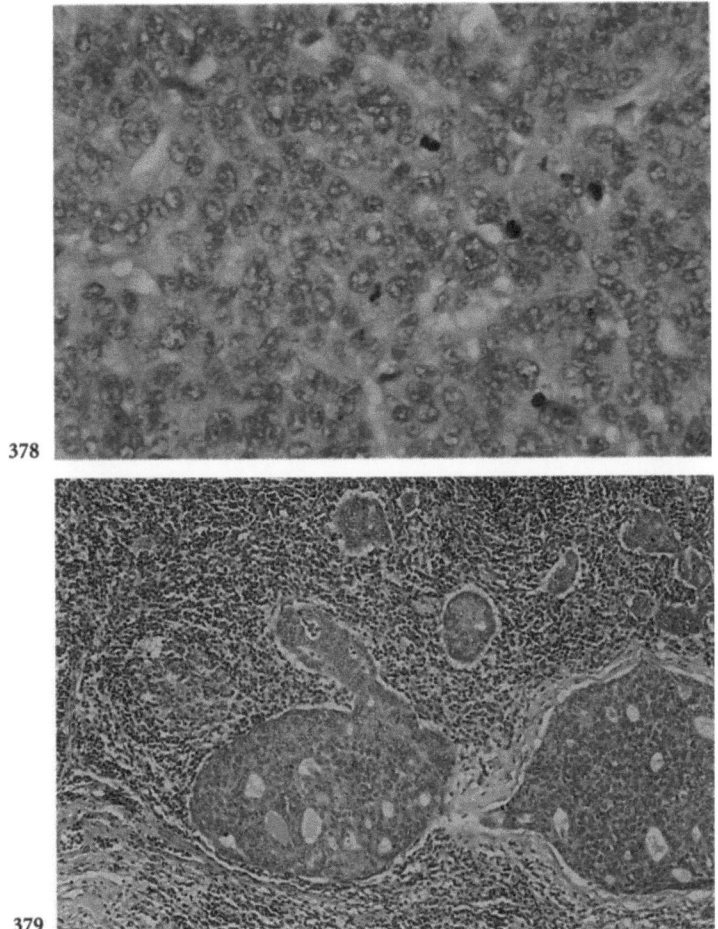

Abb. 378. Adenoid-zystisches Karzinom der Submandibularis: solider Subtyp mit zahlreichen Mitosen. HE ×400

Abb. 379. Adenoid-zystisches Karzinom der Submandibularis (Fall wie Abb. 378): solider Subtyp mit Metastasen in den submandibularen Lymphknoten. HE ×100

14.21.4 Immunzytochemie

Das Expressionsmuster der immunzytochemischen Tumormarker (Abb. 383–386) bestätigt den lichtmikroskopischen Befund des Tumoraufbaues aus lumenbegrenzenden Gangepithelien und mehr außen gelegenen modifizierten Myoepithelzellen.

Die *luminalen Gangepithelien* zeigen eine Markerexpression von Drüsenepithelien. Hierzu gehören CEA, EMA und Zytokeratin (AZUMI u. BATTIFORA 1987; CHEN et al. 1988), außerdem auch sekretorische Marker wie Laktoferrin, IgA, Lektine (PNA und WGA) und die sekretorische Komponente (CASELITZ et

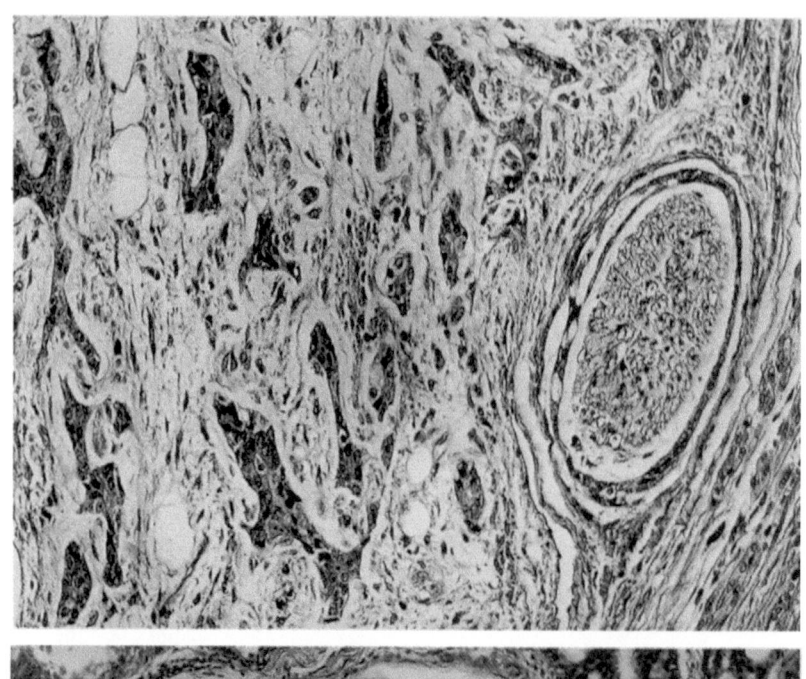

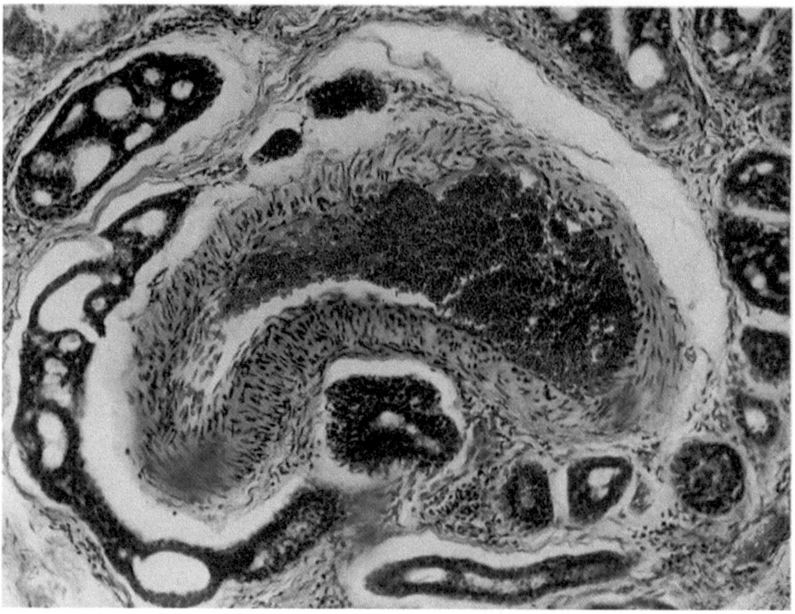

Abb. 380. Adenoid-zystisches Karzinom der Parotis: solider Subtyp mit perineuraler Ausbreitung. HE ×160 (Aus SEIFERT et al. 1984)

Abb. 381. Adenoid-zystisches Karzinom des Gaumens: glandulärer Subtyp mit perivaskulärer Ausbreitung. HE ×150

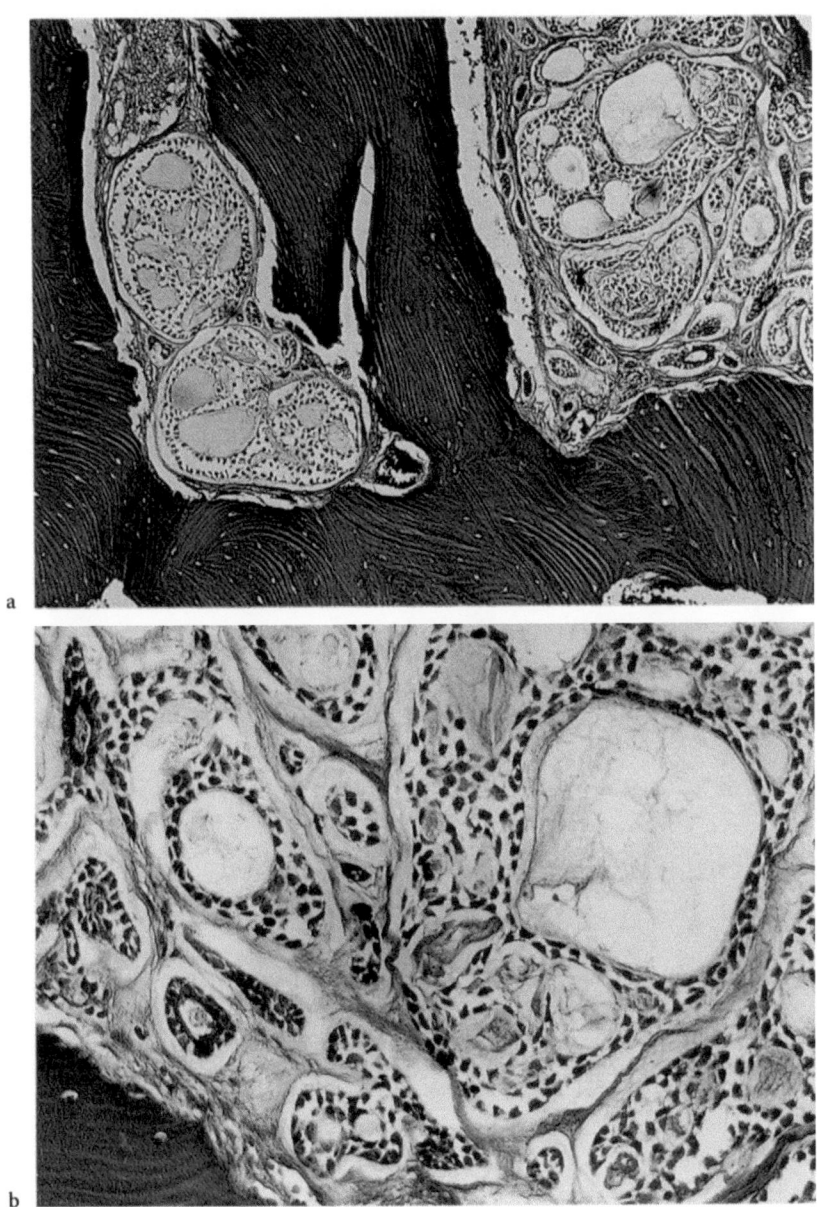

Abb. 382 a, b. Adenoid-zystisches Karzinom des Gaumens: glandulärer Subtyp mit intraossärer Ausbreitung im Oberkiefer. HE **a** ×63, **b** ×160 (Aus SEIFERT et al. 1984)

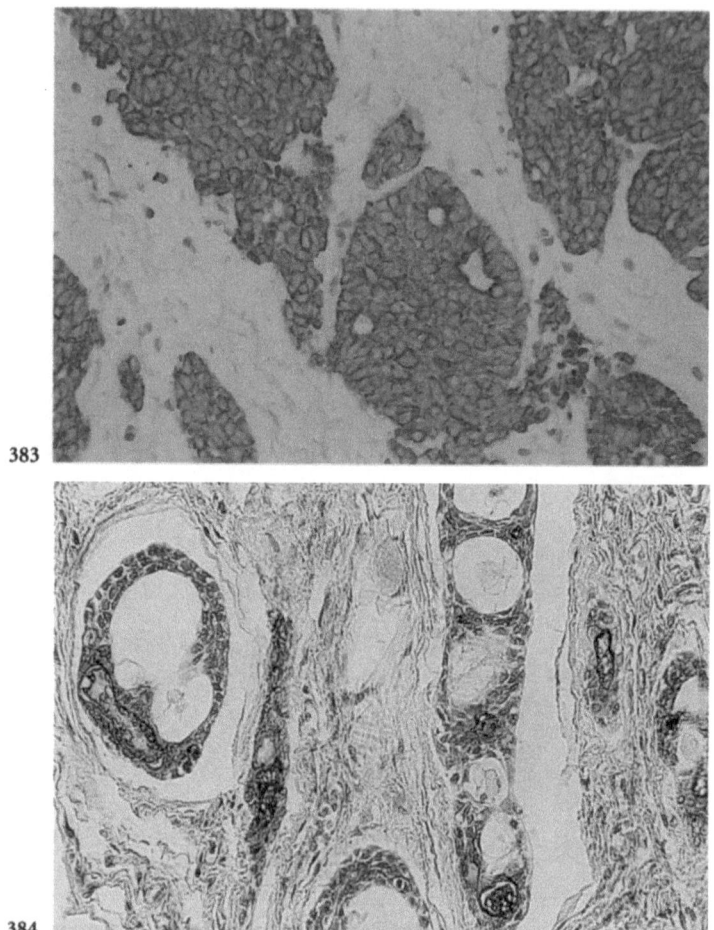

Abb. 383. Adenoid-zystisches Karzinom der Parotis: solider Subtyp mit deutlicher Expression von Zytokeratin. Immunperoxydasereaktion, PAP ×250

Abb. 384. Adenoid-zystisches Karzinom der Parotis: glandulärer Subtyp mit Expression von Laktoferrin in den Drüsenlichtungen. Keine Expression in den Pseudozysten. Immunperoxydasereaktion, PAP ×250 (Präparat Prof. CASELITZ, Hamburg)

al. 1986) sowie α_1-Antitrypsin, α_1-Antichymotrypsin oder Lysozym (CHOMETTE et al. 1991a) und MAM-6 (YAMADA et al. 1991), ein spezieller EMA-Antikörper (gewonnen aus „human milk fat globule membrane"). α_1-Antichymotrypsin ist in einer höheren Frequenz (ca. 60%) als α_1-Antitrypsin oder Laktoferrin nachweisbar (CHOMETTE et al. 1991a).

Die *modifizierten Myoepithelzellen* sind durch die Expression von Aktin und S-100-Protein charakterisiert (AZUMI et al. 1987; CHEN et al. 1988), außerdem durch die Doppelexpression von Zytokeratin und Vimentin (CASELITZ et al.

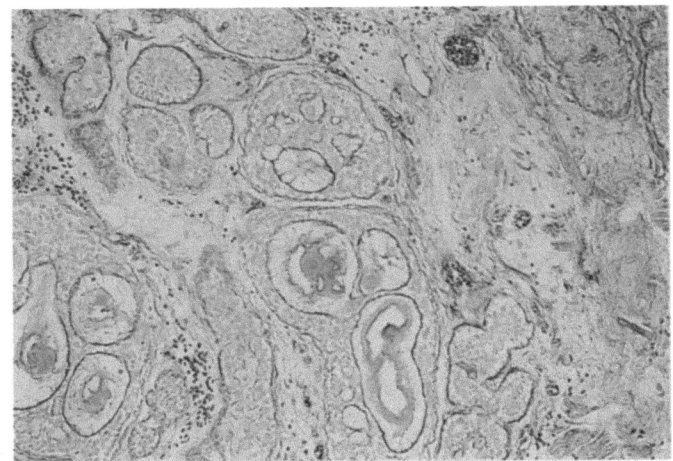

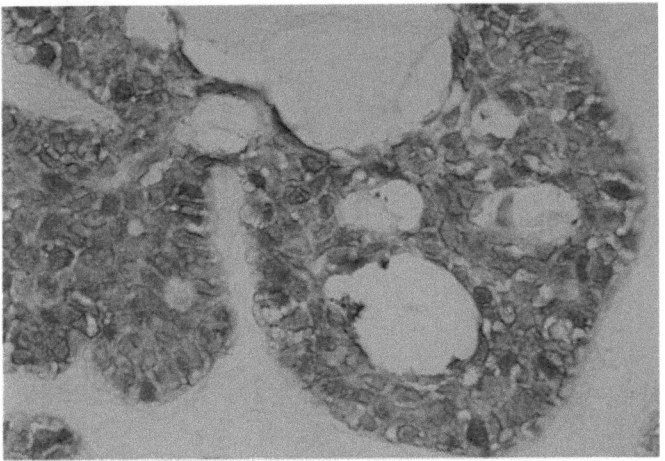

Abb. 385. Adenoid-zystisches Karzinom der Parotis: glandulärer Subtyp mit Expression von Fibronektin in den Pseudozysten und an der Außenseite der Epithelverbände. Keine Expression in den Drüsenlichtungen. Immunperoxydasereaktion, PAP ×60 (Präparat Prof. CASELITZ, Hamburg)

Abb. 386. Adenoid-zystisches Karzinom der Parotis: Expression von S-100-Protein. Immunperoxydasereaktion, PAP ×250

1984). Bezüglich der Filamentexpression speziell der Myoepithelzellen besteht eine deutliche Heterogeneität (CHOMETTE et al. 1991c).

Die *Pseudozysten* (Abb. 387) enthalten Mukosubstanzen (Chondroitinsulfate) mit einer positiven Astra- oder Alzianblaureaktion (BLOOM et al. 1977), außerdem Basalmembransubstanzen wie Laminin, Fibronektion oder Kollagentyp IV (TOIDA et al. 1985; CASELITZ et al. 1986; SHIRASUNA et al. 1990).

Elektronenmikroskopisch läßt sich eine Dreischichtung des Inhaltes der Pseudozysten nachweisen (CHEN 1976; CASELITZ et al. 1986) mit einer Außen-

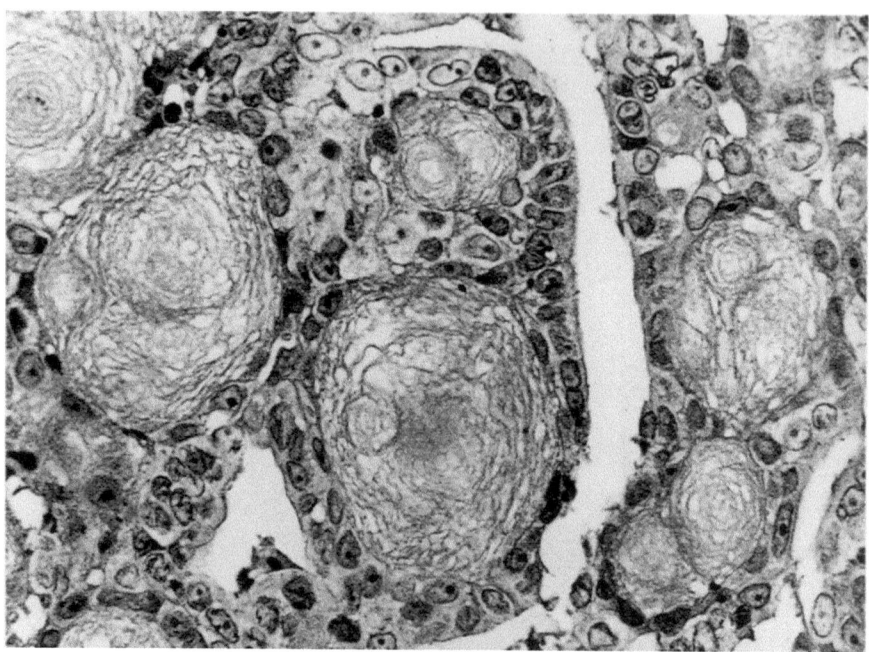

Abb. 387. Adenoid-zystisches Karzinom des Gaumens: glandulärer Subtyp mit feinlamellärer Innenstruktur der Pseudozysten. Semidünnschnitt, HE ×400

zone (Duplikationen von Basalmembranmaterial), einer Intermediärzone (granuläres mukoides Material) und einer zentralen Innenzone (aperiodische Kollagenfibrillen).

In der *extrazellulären Matrix* sind ebenfalls Laminin, Fibronektin, Kollagentyp IV, Entactin und Heparansulfat-Proteoglykane vorhanden (CHENG et al. 1992), außerdem auch elastisches Fasermaterial (ADKINS u. DALEY 1974). Zwischen den Myoepithelzellen und der Ablagerung von Grundsubstanzen bestehen enge räumliche Korrelationen.

In einzelnen luminalen Tumorzellen wurde auch der Nachweis von NSE (neuronspezifische Enolase) beobachtet (TAKAHASHI et al. 1990). Das immunzytochemische Markermuster der adenoid-zystischen Karzinome der Speicheldrüsen ist mit dem entsprechender Hauttumoren identisch (WICK u. SWANSON 1986).

Aus einem Vergleich des Expressionsmusters bei den 3 Subtypen des adenoid-zystischen Karzinoms ergibt sich ein schwacher bis fehlender Reaktionsausfall beim soliden Subtyp (CASELITZ et al. 1986; CHOMETTE et al. 1991b), ein Befund, der mit der niedrigen Differenzierung der Tumorzellen erklärt wird.

In *Zellinien* von humanen adenoid-zystischen Karzinomen läßt sich die Produktion von Basalmembransubstanzen (Laminin, Fibronektin, Kollagentyp IV, Chondroitin-6-sulfatproteoglykan, Eutactin und Heparansulfat) durch die kultivierten Tumorzellen nachweisen (TAKEUCHI et al. 1976; SOBUE et al. 1989;

SHIRASUNA et al. 1993). Die kultivierten Tumorzellen zeigen den Aufbau myoepithelialer Zellen und sind zur Bildung von Pseudozysten mit Einschluß von Mukopolysacchariden und fibrillärer Strukturen befähigt (ISHIKAWA et al. 1994). Die Einzelheiten des Ablaufes der Biosynthese von Basalmembransubstanzen sind in Zellkulturen von adenoid-zystischen Karzinomen höher analysiert worden (CHENG et al. 1995). Der Sekretionsprozeß beginnt diffus innerhalb des Zytoplasma der kultivierten Tumorzellen und führt zu einer Aggregation von granulärem Material in der perinukleären Zone. Nach der Bildung von Zellkolonien reichert sich das Sekretmaterial an der Zellbasis an und wird in die lateralen interzellulären Spalträume ausgeschleust. Die extrazelluläre Deposition von Matrixsubstanzen durch die Tumorzellen bewirkt die charakteristische Ausbildung von Pseudozysten in adenoid-zystischen Karzinomen. Zugleich kommt dieser Sekretionskinetik der Tumorzellen eine besondere Bedeutung für die Proliferation, Invasion und Metastasierung der adenoid-zystischen Karzinome zu (CHENG u. SAKU 1994).

14.21.5 Ultrastruktur

Elektronenmikroskopisch lassen sich 4 Zelltypen unterscheiden. Hierzu gehören einerseits als zelluläre Hauptkomponenten luminale Gangepithelien und modifizierte Myoepithelzellen, andererseits auch sekretorische Zellen und wenig differenzierte Reserve- oder Stammzellen (HÜBNER et al. 1969; HOSHINO u. YAMAMOTO 1970; TANDLER 1971; CHISHOLM et al. 1975; CHOMETTE et al. 1982; ORENSTEIN et al. 1985; CHAUDHRY et al. 1986; ORMOS u. HALASZ 1991).

Die *luminalen Gangepithelien* sind kubische Zellen analog den Schaltstückepithelien und besitzen Mikrovilli, Tonofilamente und Desmosomen, außerdem rauhes endoplasmatisches Retikulum und Mitochondrien. In den soliden Subtypen finden sich überwiegend undifferenzierte ovale oder polygonale Zellformen mit sehr spärlich ausgebildeten Zellorganellen und irregulär aufgebauten Zellkernen (EL-BARDAIE 1994).

Die *modifizierten Myoepithelzellen* sind durch Myofilamente, Hemidesmosomen und Pinozytosevesikel gekennzeichnet. Myoepitheliale Zellen fehlen weitgehend in den soliden Subtypen des adenoid-zystischen Karzinoms. Die *sekretorischen Zellen* enthalten Sekretgranula, vermehrt rauhes endoplasmatisches Retikulum und Mitochondrien sowie einen Golgiapparat. Die *Reservezellen* sind wenig differenziert und besitzen relativ große Zellkerne, Desmosomen sowie vereinzelte intrazytoplasmatische Organellen (rauhes endoplasmatisches Retikulum, Ribosomen, Mitochondrien).

In den *echten Lumina* läßt sich membranovesikuläres Material nachweisen, welches aus Fragmenten der luminalen Zellen mit teilweiser squamöser Metaplasie stammt (ORMOS u. HALASZ 1991). Das Material enthält sowohl wirbelartige Strukturen als auch elektronendichte stäbchenförmige Partikel. In den *Pseudozysten* lassen sich Proteoglykane, fingerabdruckartige Duplikaturen von Basalmembransubstanzen, elastische Faserfragmente und auch dichte granuläre Strukturen beobachten (NOCHOMOVITZ u. KAHN 1977; ORENSTEIN et al. 1985), vereinzelt auch tyrosinreiche Kristalloide (GOULD et al. 1983).

Bei der Anwendung der stereologischen Technik ergibt sich, daß es sich bei der Mehrzahl der Tumorzellen um luminale Gangepithelien handelt (CHISHOLM et al. 1975). Dies gilt besonders für Fälle von adenoid-zystischem Karzinom im Kindesalter (MURAO 1980) mit einer Dominanz von dunklen luminalen Gangepithelien, welche deutliche Mikrovilli besitzen. Zusätzliche Befunde im Kindesalter sind kristalloide Partikel in den Ganglumina und dünne Kapillaren im Bereich der Pseudozysten (MURAO 1980).

14.21.6 Prognostische Faktoren

Über die Bedeutung prognostischer Faktoren für den Krankheitsverlauf und die Überlebensrate liegen stark divergierende Mitteilungen im Schrifttum vor.

Bezüglich des *pathohistologischen Subtyps* korreliert in fast allen größeren Fallstatistiken der solide Subtyp mit der schlechtesten Prognose (PERZIN et al. 1978; FACCHETTI et al. 1983; SZANTO et al. 1984; SANTUCCI u. BONDI 1986; NASCIMENTO et al. 1986; MATSUBA et al. 1986 a, b; MAES et al. 1987; KLIJANIENKO et al. 1989; SANTUCCI u. BONDI 1989; BATSAKIS et al. 1990). Beim soliden Subtyp werden in 100% Rezidive angegeben, beim glandulären Subtyp in 89% Rezidive und beim tubulären Subtyp in 59% (PERZIN et al. 1978). Grad 3-Tumoren (vorwiegend solid) haben eine 15-Jahres-Überlebensrate von nur 5%, Grad 2-Tumoren (glandulär-tubulär, weniger als 30% solide Anteile) von 26% und Grad 1-Tumoren (ohne solide Anteile) von 39% (SZANTO et al. 1984).

Die prognostische Bedeutung der *perineuralen Ausbreitung* wird unterschiedlich beurteilt. So soll nach einigen Statistiken das Ausmaß der perineuralen Infiltration mit einer Verschlechterung der Prognose und einer Verkürzung der Überlebensrate korrelieren (SANTUCCI u. BONDI 1986; VRIELINCK et al. 1988), während andere Untersuchungen keine Beziehung zwischen perineuraler Infiltration und Prognose eruieren konnten (VAN DER WAL et al. 1990).

Nach anderen Untersuchungen ist das *Frühstadium* der Entdeckung und Operation des Tumors der entscheidende prognostische Parameter (CHILLA et al. 1980; SPIRO u. HUVOS 1992) für den weiteren Krankheitsverlauf, während die Metastasierung keinen statistisch signifikanten Einfluß auf die Prognose besitzen soll. Danach haben die Frühstadien der Tumoren (Stage 1) eine 10-Jahres-Überlebensrate von 75%, während beim Stadium 2 nur in 43% und beim Stadium 3-4 nur in 15% eine 10-Jahres-Überlebensrate registriert wird (SPIRO u. HUVOS 1992).

Die *Tumorgröße* korreliert mit dem Tumorstadium. Tumoren mit einem Durchmesser von mehr als 3-4 cm haben eine schlechte Prognose und Metastasen in 100% (SEIFERT et al. 1984; TISCHENDORF u. LUTTERMANN 1990). Dagegen haben Patienten mit einer Tumorgröße unter 2 cm eine 10-Jahres-Überlebensrate von 50% (SEIFERT 1992).

Bezüglich der *Lokalisation* sollen Tumoren des Gaumens eine bessere Prognose haben (MAES et al. 1987).

Die *DNS-Zytometrie* ist ebenfalls zur Beurteilung der Prognose herangezogen worden (GREINER et al. 1989; HAMPER et al. 1990; FRANZEN et al. 1991). Aneuploide DNS-Muster finden sich vorwiegend bei den soliden Subtypen, bei denen zugleich auch kürzere Überlebensraten und vermehrt Rezidive zu beobachten waren. Keine Korrelation fand sich dagegen zur PCNA- oder Ki-67-Expression (VITSKY et al. 1994). Der *MIB-1-Index* lag beim adenoid-zystischen Karzinom mit 24,6% wesentlich höher als beim polymorphen low-grade Adenokarzinom mit nur 0,69%, ein Befund, der auf die stärkere Aggressivität der adenoid-zystischen Karzinome hinweist (SIMPSON u. SKÁLOVÁ 1995).

Die Beobachtung, daß die Entwicklung von elastischem Fasergewebe in der Umgebung der Tumoren die Tumorausbreitung oder Metastasierung reduziert, bedarf noch der weiteren Bestätigung (KLIJANIENKO et al. 1989). Der Einfluß der *Therapie* auf den Krankheitsverlauf findet ebenfalls eine sehr kontroverse Beurteilung. Nach einigen Autoren (MATSUBA et al. 1986a, b; SHINGAKI et al. 1986; KOKA et al. 1989; RINK u. BECKER 1990) verbessert eine Strahlenbehandlung in Verbindung mit einer adäquaten Chirurgie die Prognose, ein Befund, der von anderen Autoren nicht bestätigt wird (MARSH u. ALLEN 1979; CHILLA et al. 1981). Eine Strahlentherapie kommt vor allem bei unresezierbaren Tumoren als Palliativmaßnahme in Betracht (CONLEY u. DINGMAN 1974; HEMPRICH u. SCHMIDSEDER 1988). Einige Arbeiten (SKIBBA et al. 1981; BUDD u. GROPPE 1983) berichten über komplette Remissionen auch bei metastasierenden adenoid-zystischen Karzinomen nach Chemotherapie speziell mit Adriamycin, Vincristin, Cyclophosphamid oder 5-Fluorouracil. Ob das ultraradikale operative Vorgehen die Prognose verbessert (HEMPRICH u. SCHMIDSEDER 1988), wird von anderen Autoren bestritten (CHILLA et al. 1981; SHINGAKI et al. 1986).

Insgesamt ergibt sich aus den bisherigen Mitteilungen, daß folgende Kriterien eine *Bedeutung* für eine *schlechtere Prognose* besitzen können, ohne daß im Einzelfall immer eine positive Korrelation besteht:

- fortgeschrittenes klinisches Tumorstadium,
- Tumorgröße über 3 cm,
- solider Subtyp,
- tumorbefallene Operationsränder bei der Erstoperation,
- Dauer der klinischen Symptome kürzer als 1 Jahr.

14.21.7 Differentialdiagnose

Der *glanduläre Subtyp* bietet differentialdiagnostisch keine Schwierigkeiten, besonders dann nicht, wenn eine perineurale Tumorausbreitung vorliegt. Vereinzelt können angedeutet glanduläre Muster auch in pleomorphen Adenomen vorkommen, wobei jedoch das Gesamtbild uneinheitlich und auch kein infiltratives Wachstum nachweisbar ist.

Beim *tubulären Subtyp* können fokale Ähnlichkeiten mit dem polymorphen low-grade-Adenokarzinom bestehen. Allerdings ist die Struktur des tubulären Subtyps insgesamt viel gleichmäßiger als das vielgestaltige Muster beim polymorphen low-grade-Adenokarzinom.

Beim *soliden Subtyp* können fokale strukturelle Überlappungen mit dem Basalzell-Adenokarzinom auftreten (SEIFERT et al. 1990; GALLIMORE et al. 1994). Charakteristisch für den soliden Subtyp sind die verstreuten glandulären Konfigurationen in den soliden Zellverbänden und das Fehlen einer ausgeprägten

Basalmembranbildung wie in den Basalzell-Adenokarzinomen (s. Kap. 14.24). Ein weiterer Unterschied liegt darin, daß die Basalzell-Adenokarzinome vorwiegend in der Parotis entwickelt sind, die adenoid-zystischen Karzinome dagegen mehr in den kleinen Speicheldrüsen. In den seltenen „basaloiden Plattenepithelkarzinomen" („basaloid-squamous carcinoma"), welche vorwiegend im Pharynx, Larynx und an der Zungenbasis beschrieben und auch als „adenoidzystische Karzinome" klassifiziert worden sind (TSANG et al. 1991; ERENO et al. 1994), findet sich immer ein biphasischer Aufbau mit einer Plattenepithelkomponente und einer solid-basaloiden Komponente, welche einen lobulären Aufbau mit Einschluß von Komedonekrosen, hyalinen Stromazonen und gesteigerter Mitosefrequenz besitzen und durch eine höhere Aggressivität gekennzeichnet sind. Bei einer Tumorlokalisation außerhalb des Zungenbereiches spricht das Vorliegen von Pseudozysten, die perineurale Ausbreitung und das Fehlen von zervikalen Lymphknotenmetastasen mehr für die Diagnose eines adenoidzystischen Karzinoms (VAN DER WAL et al. 1994).

Literatur

Adkins KF, Daley TJ (1974) Elastic tissues in adenoid cystic carcinomas. Oral Surg Oral Med Oral Pathol 38:562-569

Anderson RJ, Johnston WW, Szpak CA (1985) Fine needle aspiration of adenoid cystic carcinoma metastatic to the lung. Cytologic features and differential diagnosis. Acta Cytol 29:527-532

Appell BN, El Attar AM, Paladino TR, Verbin RS (1976) Multifocal adenoid cystic carcinoma of the lip. Oral Surg Oral Med Oral Pathol 41:764-771

Azumi N, Battifora H (1987) The cellular composition of adenoid cystic carcinoma. An immunohistochemical study. Cancer 60:1589-1598

Batsakis JG, Luna MA, El-Naggar AK (1990) Histopathologic grading of salivary gland neoplasms: III. Adenoid cystic carcinomas. Ann Otol Rhinol Laryngol 99:1007-1009

Bauer WH, Fox RA (1945) Adenomyoepithelioma (cylindroma) of palatal mucous glands. Arch Pathol 39:96-102

Billroth T (1859) Beobachtungen über Geschwülste der Speicheldrüsen. Virchows Arch A Pathol Anat 17:357-375

Bloom GD, Carls B, Gustafsson H, Henriksson R (1977) Distribution of mucosubstances in adenoid cystic carcinoma. A light and electron microscopic study. Virchows Arch A Pathol Anat 375:1-12

Bosch A, Brandenburg JH, Gilchrist KW (1980) Lymph node metastases in adenoid cystic carcinoma of the submaxillary gland. Cancer 45:2872-2877

Brookstone MS, Huvos AG, Spiro RH (1990) Central adenoid cystic carcinoma of the mandible. J Oral Maxillofac Surg 48:1329-1333

Brousset P, Durroux R, Bouissou H (1989) Association d'un épithélioma adénoïde kystique et d'un carcinome à cellules claires du palais. Ann Pathol 9:351-354

Budd GTh, Groppe CW (1983) Adenoid cystic carcinoma of the salivary gland. Sustained complete response to chemotherapy. Cancer 51:589-590

Busuttil A (1977) Adenoid cystic carcinoma of the minor salivary glands. J Laryngol Otol 91:41-53

Caselitz J, Becker J, Seifert G, Weber K, Osborn M (1984) Coexpression of keratin and vimentin filaments in adenoid cystic carcinomas of salivary glands. Virchows Arch A Pathol Anat 403:337-344

Caselitz J, Schulze I, Seifert G (1986) Adenoid cystic carcinoma of the salivary glands: an immunohistochemical study. J Oral Pathol 15:308-318

Chaudhry AP, Vickers RA, Gorlin RJ (1961) Intraoral minor salivary gland tumors. Oral Surg Oral Med Oral Pathol 14:1194-1226

Chaudhry AP, Leifer C, Cutler LS, Satchidanand S, Labay GR, Yamane GM (1986) Histogenesis of adenoid cystic carcinoma of the salivary glands. Light and electronmicroscopic study. Cancer 58:72-82

Chen S-Y (1976) Adenoid cystic carcinoma of minor salivary gland. Histochemical and electron microscopic studies of cystlike spaces. Oral Surg Oral Med Oral Pathol 42:606-619

Chen JC, Gnepp DR, Bedrossian CWM (1988) Adenoid cystic carcinoma of the salivary glands: An immunohistochemical analysis. Oral Surg Oral Med Oral Pathol 65:316-326

Cheng J, Saku T (1994) Heparan sulfate proteoglycan turnover in adenoid cystic carcinoma of salivary gland. Congress International Association of Oral Pathologists, York. Abstract P27

Cheng J, Saku T, Okabe H, Furthmayr H (1992) Basement membranes in adenoid cystic carcinoma. An immunohistochemical study. Cancer 69:2631-2640

Cheng J, Irié T, Munakata R et al. (1995) Biosynthesis of basement membrane molecules by salivary adenoid cystic carcinoma cells: an immunofluorescence and confocal microscopic study. Virchows Arch 426:577-586

Chilla R, Schrot R, Eysholdt U, Droese M (1980) Adenoid cystic carcinoma of the head and neck. Controllable and uncontrollable factors in treatment and prognosis. ORL 42:346-367

Chilla R, Schrot R, Eysholdt U, Droese M (1981) Über die therapeutische Beeinflußbarkeit adenoidzystischer Karzinome im Parotisbereich. HNO 29:118-123

Chisholm DM, Waterhouse JP, Kraucunas E, Sciubba JJ (1975) A qualitative and quantitative electronmicroscopic study of the structure of the adenoid cystic carcinoma of human minor salivary glands. J Oral Pathol 4:103-119

Chomette G, Auriol M, Tranbaloc P, Vaillant JM (1982) Adenoid cystic carcinoma of minor salivary glands. Analysis of 86 cases. Clinicopathological, histoenzymological and ultrastructural studies. Virchows Arch A Pathol Anat 395:289-301

Chomette G, Auriol M, Vaillant JM, Kasai T, Niwa M, Mori M (1991a) An immunohistochemical study of the distribution of lysozyme, lactoferrin, alpha 1-antichymotrypsin and alpha 1-antitrypsin in salivary adenoid cystic carcinoma. Pathol Res Pract 187:1001-1008

Chomette G, Auriol M, Vaillant JM, Kasai T, Okada Y, Mori M (1991b) Basaloid carcinoma of salivary glands. A variety of undifferentiated adenocarcinoma. Immunohistochemical study of intermediate filament proteins in 24 cases. J Pathol 163:39-45

Chomette G, Auriol M, Vaillant JM, Kasai T, Okada Y, Mori M (1991c) Heterogeneity and coexpression of intermediate filament proteins in adenoid cystic carcinoma of salivary glands. Pathol Biol 39:110-116

Cleveland D, Abrams AM, Melrose RJ, Handlers JP (1990) Solid adenoid cystic carcinoma of the maxilla. Oral Surg Oral Med Oral Pathol 69:470-478

Conley J, Dingman DL (1974) Adenoid cystic carcinoma in the head and neck (cylindroma). Arch Otolaryngol 100:81-90

Cramer StF, Gnepp DR, Kiehn CL, Levitan J (1980) Sebaceous differentiation in adenoid cystic carcinoma of the parotid gland. Cancer 46:1405-1410

Daley TD, Dardick I (1983) An unusual parotid tumor with histogenetic implications for salivary gland neoplasms. Oral Surg Oral Med Oral Pathol 55:374-381

Danzinger H (1964) Adenoid cystic carcinoma of the submaxillary gland in an 8 month old infant. Can Med Ass J 91:759-761

Eby LS, Johnson DS, Baker HW (1972) Adenoid cystic carcinoma of the head and neck. Cancer 29:1160-1168

El-Bardaie AM (1994) Solid basaloid salivary carcinoma: immunohistochemistry and ultrastructure. Congress International Association of Oral Pathologists, York. Abstract 031

Eneroth C-M (1971) Salivary gland tumors in the parotid gland, submandibular gland and the palate region. Cancer 27:1415-1418

Eneroth C-M, Hjertman L (1966) Adenoid cystic carcinoma of the submandibular gland. Laryngoscope 76:1639-1661

Eneroth C-M, Zajicek J (1969) Aspiration biopsy of salivary gland tumors. IV. Morphologic studies on smears and histologic sections from 45 cases of adenoid cystic carcinoma. Acta Cytol 13:59-63

Ereno C, Lopez JI, Sanchez JM, Toledo JD (1994) Basaloid-squamous cell carcinoma of the larynx and hypopharynx. A clinicopathologic study of 7 cases. Pathol Res Pract 190:186-193

Facchetti F, Buffoli A, Olivetti L, Viva E (1983) Il carcinoma adenoide cistico delle ghiandole salivari minori: Importanza prognostica di alcuni fattori istopatologici. Pathologica 75: 725-733

Foote FW jr, Frazell EL (1953) Tumors of the major salivary glands. Cancer 6:1065-1133

Franzen G, Klausen OG, Grenko RT, Carstensen J, Nordenskjold B (1991) Adenoid cystic carcinoma: DNA as a prognostic indicator. Laryngoscope 101:669-673

Gallimore A, Spraggs P, Allen J, Hobsley M (1994) Basaloid carcinomas of salivary glands: a clinicopathological and immunohistochemical study. Histopathology 24:139-144

Gamel JW, Font RL (1982) Adenoid cystic carcinoma of the lacrimal gland: The clinical significance of a basaloid histologic pattern. Hum Pathol 13:219-225

Goldblatt LI, Ellis GL (1987) Salivary gland tumors of the tongue. Analysis of 55 new cases and review of the literature. Cancer 60:74-81

Gould AR, Arsdall LR van, Hinkle SJ, Harris WR (1983) Tyrosine-rich crystalloids in adenoid cystic carcinoma: histochemical and ultrastructural observations. J Oral Pathol 12:478-490

Greiner TC, Robinson RA, Maves MD (1989) Adenoid cystic carcinoma - a clinicopathologic study with flow cytometric analysis. Am J Clin Pathol 92:711-720

Gutmann SM, Weiss JS, Albert DM (1986) Choroidal metastasis of adenocystic carcinoma of the salivary gland. Br J Ophthalmol 70:100-103

Hamper K, Lazar F, Dietel M et al. (1990) Prognostic factors for adenoid cystic carcinoma of the head and neck: A retrospective evaluation of 96 cases. J Oral Pathol Med 19:101-107

Hemprich A, Schmidseder R (1988) The adenoid cystic carcinoma. Special aspects of its growth and therapy. J Craniomaxillofac Surg 16:136-139

Hirota J, Osaki T (1989) Primary adenoid cystic carcinoma of the mandible. J Oral Maxillofac Surg 47:176-179

Hoshino M, Yamamoto I (1970) Ultrastructure of adenoid cystic carcinoma. Cancer 25:186-198

Hübner G, Kleinsasser O, Klein HJ (1969) Zur Feinstruktur und Genese der Cylindrome der Speicheldrüsen. Weitere Untersuchungen zur Rolle der myoepithelial differenzierten Zellen in Speicheldrüsengeschwülsten. Virchows Arch A Pathol Anat 347:296-315

Ishikawa T, Munekane R, Maeda K, Tanaka K (1994) Cultured adenoid cystic carcinoma of salivary gland origin. Congress International Association of Oral Pathologists. Abstract P04

Johnson PA, Millar BG, Leopard PJ (1989) Intraosseous adenoid cystic carcinoma of the mandible. Br J Oral Maxillofac Surg 27:501-505

Jones DC, Bainton R (1990) Adenoid cystic carcinoma of the palate in a 9-year-old boy. Oral Surg Oral Med Oral Pathol 69:483-486

Kaneda T, Nobusuke T, Takeuchi M, Yamashita T (1982) Primary central adenoid cystic carcinoma of the mandible. J Oral Maxillofac Surg 40:741-745

Klijanienko J, Micheau C, Bosq J, Nacer A, Marandas P, Carlu C (1989) Analyse histoclinique des cylindromes des glandes salivaires accessoires. A propos de 58 cas suivis a l'Institut Gustave-Roussy. Bull Cancer (Paris) 76:133-143

Koka VN, Tiwari RM, Waal I van der, et al. (1989) Adenoid cystic carcinoma of the salivary glands: clinicopathological survey of 51 patients. J Laryngol Otol 103:675-679

Lawrence JB, Mazur MT (1982) Adenoid cystic carcinoma: A comparative pathologic study of tumors in salivary gland, breast, lung, and cervix. Hum Pathol 13:916-924

Maes JM, Lepoutre F, Mallard T et al. (1987) Carcinomes adénoides kystiques des glandes salivaires. A propos de 52 observations. Rev Stomatol Chir Maxillofac 88:365-371

Marsh WL, Allen MS jr (1979) Adenoid cystic carcinoma. Biologic behaviour in 38 patients. Cancer 43:1463-1473

Matsuba HM, Simpson JR, Mauney M, Thawley StE (1986a) Adenoid cystic salivary gland carcinoma: a clinicopathologic correlation. Head Neck Surg 8:200-204

Matsuba HM, Spector GJ, Thawley StE, Simpson JR, Mauney M, Pikul FJ (1986b) Adenoid cystic salivary gland carcinoma. A histopathologic review of treatment failure patterns. Cancer 57:519-524

Miehlke A (1985) Das adenoidzystische Carcinom der Ohrspeicheldrüse. Arch Otorhinolaryngol [Suppl] II:194-198

Murao T (1980) Ultrastructure of adenoid cystic carcinoma arising in the salivary gland of a child. Acta Pathol Jpn 30:631-638

Nascimento AG, Amaral ALP, Prado LAF, Kligerman J, Silveira TRP (1986) Adenoid cystic carcinoma of salivary glands: A study of 61 cases with clinicopathologic correlation. Cancer 57:312-319

Neville BW, Damm DD, Weir JC, Fantasia JE (1988) Labial salivary gland tumors. Cancer 61: 2113-2116

Nochomovitz LE, Kahn LB (1977) Adenoid cystic carcinoma of the salivary gland and its histologic variants. Oral Surg Oral Med Oral Pathol 44:394-404

Orenstein JM, Dardick I, van Nostrand AWP (1985) Ultrastructural similarities of adenoid cystic carcinoma and pleomorphic adenoma. Histopathology 9:623-638

Ormos J, Halasz A (1991) Electron microscopic study of adenoid cystic carcinoma. Ultrastruct Pathol 15:149-157

Perzin KH, Gullane P, Clairmont AC (1978) Adenoid cystic carcinoma arising in salivary glands: A correlation of histologic features and clinical course. Cancer 42:265-282

Perzin KH, Gullane P, Conley J (1982) Adenoid cystic carcinoma involving the external auditory canal. A clinicopathologic study of 16 cases. Cancer 50:2873-2883

Pizer ME, Dubois DD (1985) Adenoid cystic carcinoma of the upper lip. Oral Surg Oral Med Oral Pathol 59:70-73

Qizilbash AH, Sianos J, Young JEM, Archibald DS (1985) Fine-needle aspiration biopsy of major salivary glands. Acta Cytol 29:503-512

Regezi JA, Sciubba JJ (1989) Oral pathology. Clinical-pathologic correlations. Saunders, Philadelphia

Renaud Y, Delaire J, Gaillard A, Billet J, Leroux M-J (1973) Les cylindromes de la cavité buccale. A propos de onze observations. Rev Stomatol 74:1-20

Rink B, Becker D (1990) Adenoidzystisches Karzinom im Kiefer-Gesichtsbereich. Eine retrospektive klinische Studie zu 51 Fällen. Dtsch Z Mund Kiefer Gesichtschir 14:450-455

Santucci M, Bondi R (1986) Histologic-prognostic correlations in adenoid cystic carcinoma of major and minor salivary glands of the oral cavity. Tumori 72:293-300

Santucci M, Bondi R (1989) New prognostic criterion in adenoid cystic carcinoma of salivary gland origin. Am J Clin Pathol 91:132-136

Seifert G (1992) Histopathology of malignant salivary gland tumours. Oral Oncol, Eur J Cancer 28B:49-56

Seifert G, Miehlke A, Haubrich J, Chilla R (1984) Speicheldrüsenkrankheiten. Pathologie-Klinik-Therapie-Fazialischirurgie. Thieme, Stuttgart New York

Seifert G, Okabe H, Caselitz J (1986) Epithelial salivary gland tumors in children and adolescents. Analysis of 80 cases (Salivary Gland Register 1965-1984). ORL 48:137-149

Seifert G, Brocheriou C, Cardesa A, Eveson JW (1990) WHO international histological classification of tumours: tentative histological classification of salivary gland tumours. Pathol Res Pract 186:555-581

Seifert G, Steinbach E, Holtmann S, Kastenbauer E (1992) Speicheldrüsentumoren. In: Naumann HH, Helms J, Herberhold C, Kastenbauer E (Hrsg) Oto-Rhino-Laryngologie in Klinik und Praxis, Bd 2. Thieme, Stuttgart New York, S 750-766

Shingaki S, Saito R, Kawasaki T, Nakajima T (1986) Adenoid cystic carcinoma of the major and minor salivary glands. A clinicopathological study of 17 cases. J Maxillofac Surg 14:53-36

Shirasuna K, Watatani K, Furusawa H, et al. (1990) Biological characterization of pseudocyst-forming cell lines from human adenoid cystic carcinomas of minor salivary gland origin. Cancer Res 50:4139-4145

Shirasuna K, Saka M, Hayashido Y, Yoshioka H, Sugiura T, Matsuya T (1993) Extracellular matrix production and degradation by adenoid cystic carcinoma cells: participation of plasminogen activator and its inhibitor in matrix degradation. Cancer Res 53:147-152

Silvester KC, Barnes S (1990) Adenoid cystic carcinoma of the tongue presenting as a hypoglossal nerve palsy. Br J Oral Maxillofac Surg 28:122-124

Simpson RHW, Skálová A (1995) MIB 1 in polymorphous low grade adenocarcinoma and adenoid cystic carcinoma of the salivary glands. Pathol Res Pract 191:779-780

Skibba JL, Hurley JD, Ravelo HV (1981) Complete response of a metastatic adenoid cystic carcinoma of the parotid gland to chemotherapy. Cancer 47:2543-2548

Smith RC, Amy RW (1985) Adenoid cystic carcinoma metastatic to the lung. Report of a case diagnosed by fine needle aspiration biopsy cytology. Acta Cytol 29:533-534

Sobue M, Takeuchi J, Niwa M et al. (1989) Establishment of a cell line producing basement membrane components from an adenoid cystic carcinoma of the human salivary gland. Virchows Arch B Cell Pathol 57:203-208

Spiro RH, Armstrong J, Harrison L, Geller NL, Lim S-Y, Strong EW (1989) Carcinoma of major salivary glands: Major trends. Arch Otolaryngol Head Neck Surg 115:316-321

Spiro RH, Huvos AG (1992) Stage means more than grade in adenoid cystic carcinoma. Am J Surg 154:623-628

Szanto PA, Luna MA, Tortoledo ME, White RA (1984) Histologic grading of adenoid cystic carcinoma of the salivary glands. Cancer 54:1062-1069

Takahashi H, Tsuda N, Fujita S, Tezuka F, Okabe H (1990) Immunohistochemical investigation of vimentin, neuron-specific enolase, alpha-1-antichymotrypsin and alpha-1-antitrypsin in adenoid cystic carcinoma of the salivary gland. Acta Pathol Jpn 40:655-664

Takeuchi J, Sobue M, Katoh Y, Esaki T, Yoshida M, Miura K (1976) Morphologic and biologic characteristics of adenoid cystic carcinoma cells of the salivary gland. Cancer 38:2349-2356

Tandler B (1971) Ultrastructure of adenoid cystic carcinomas of salivary gland origin. Lab Invest 24:504-512

Tischendorf L, Luttermann Th (1990) Monozentrische retrospektive Studie zur Prognose des adenoidzystischen Karzinoms. Dtsch Z Mund Kiefer Gesichtschir 14:447-449

Toida M, Takeuchi J, Sobue M, et al. (1985) Histochemical studies on pseudocysts in adenoid cystic carcinoma of the human salivary gland. Histochem J 17:913-924

Tomich ChE (1991) Adenoid cystic carcinoma. In: Ellis GL, Auclair PL, Gnepp DR (eds) Surgical pathology of the salivary glands. Saunders, Philadelphia London Toronto Montreal Sydney Tokyo, pp 333-348

Tsang WZW, Chan JKC, Lee KC, Leung AKF, Fu YT (1991) Basaloid-squamous carcinoma of the upper aerodigestive tract and so-called adenoid cystic carcinoma of the oesophagus: the same tumour type? Histopathology 19:35-46

Vitsky JL, Gray GF, Lennington WJ, Page DL (1993) Comparison of expression of proliferative cell markers in adenoid cystic carcinoma and low-grade polymorphous carcinoma of salivary glands. Lab Invest 70:101A

Vrielinck LJ, Ostyn F, Damme B van, Bogaert W van den, Fossion E (1988) The significance of perineural spread in adenoid cystic carcinoma of the major and minor salivary glands. Int J Oral Maxillofac Surg 17:190-193

Vries EJ de, Johnson JT, Myers EN, Barnes EL, Mandell-Brown M (1987) Base of tongue salivary gland tumors. Head Neck Surg 9:329-331

Wal JE van der, Snow GB, Waal I van der (1990) Intraoral adenoid cystic carcinoma. The presence of perineural spread in relation to site, size local extension and metastatic spread in 22 cases. Cancer 66:2031-2033

Wal JE van der, Snow GB, Karim ABMF, Waal I van der (1994) Adenoid cystic carcinoma of the palate with squamous metaplasia or basaloid-squamous carcinoma? Report of a case. J Oral Pathol Med 23:461-464

Waldron CA, El-Mofty SK, Gnepp DR (1988) Tumors of the intraoral minor salivary glands: A demographic and histologic study of 426 cases. Oral Surg Oral Med Oral Pathol 66:323-333

Warren CJ, Gnepp DR, Rosenblum BN (1989) Adenoid cystic carcinoma metastasizing before detection of the primary lesion. South Med J 82:1277-1279

Wick MR, Swanson PE (1986) Primary adenoid cystic carcinoma of the skin. A clinical, histological, and immunocytochemical comparison with adenoid cystic carcinoma of salivary glands and adenoid basal cell carcinoma. Am J Dermatopathol 8:2-13

Yamada K, Kunikata M, Mori M et al. (1991) Immunohistochemical localization of MAM-3 and MAM-6 antigens in adenoid cystic carcinoma. J Oral Pathol Med 20:57-63

14.22 Polymorphe low-grade Adenokarzinome

14.22.1 Definition

Dieser spezielle Typ eines Adenokarzinoms ist durch folgende Merkmale charakterisiert:

- unterschiedliche pathohistologische Gewebsmuster (solide Zellstränge, gangartige und papilläre Formationen, drüsige Zellverbände) bei zytologischer Uniformität von myoepithelialen Zellen oder luminalen Gangepithelien;
- Hauptvorkommen in den kleinen Speicheldrüsen, besonders des Gaumens;
- lokal invasives Wachstum, jedoch selten regionäre Lymphknotenmetastasen oder Redizive;
- relativ gute Prognose.

14.22.2 Bemerkungen zur Terminologie

Die Definition dieses Karzinomtyps erfolgte 1983 unter 2 verschiedenen Bezeichnungen. Die Klassifikation als „*terminales Gangkarzinom*" (BATSAKIS et al. 1983) beruhte auf der histogenetischen Vorstellung, daß der Tumor von Reservezellen der Schaltstücke des Speichelgangsystems ausgehen sollte. Bei der Wahl des Begriffes „*lobuläres Karzinom der kleinen Speicheldrüsen*" (FREEDMAN u. LUMERMAN 1983) sollte die Ähnlichkeit der infiltrativen Ausbreitung in soliden Zellsträngen analog dem lobulären Karzinom der Brustdrüse betont werden. Der Terminus „*polymorphes low-grade Adenokarzinom*" wurde erstmalig 1984 verwendet (EVANS u. BATSAKIS 1984) und ist am besten geeignet, die Merkmale dieses Tumors zu charakterisieren, nämlich die morphologische Vielfalt und die trotz des lokal-invasiven Wachstums relativ gute Prognose.

Die Besonderheit des polymorphen low-grade Adenokarzinoms liegt weiterhin darin, daß der Tumor zwar auch papilläre Formationen enthalten kann, aber nicht ausschließlich ein papilläres Gewebsmuster aufweist. Daher sollten Tumoren, die als „*papilläre low-grade Adenokarzinome der kleinen Speicheldrüsen*" beschrieben worden sind (ALLEN et al. 1974; MILLS et al. 1984; SLOOTWEG u. MULLER 1987; FLISS et al. 1989; CARVALHO et al. 1990; SLOOTWEG 1993), der Gruppe des „*papillären Zystadenokarzinoms*" (s. Kap. 14.26) zugeordnet werden, dies um so mehr, weil dieser Tumor eine größere Aggressivität und eine schlechtere Prognose aufweist.

14.22.3 Klinische und statistische Daten

Aus einer Übersicht von über 200 publizierten Fällen (WENIG u. GNEPP 1991) ergibt sich bezüglich der *Lokalisation* folgende prozentuale Verteilung auf die verschiedenen intraoralen Regionen:

- ca. 60–65% Gaumen,
- ca. 10% Lippe (überwiegend Oberlippe),
- ca. 15% Wange,

- ca. 7% im Bereich der Zunge (KENNEDY et al. 1987), des Mundbodens oder der Retromolarregion.

In 2 Einzelbeobachtungen ist ein bilaterales Vorkommen (Wange bzw. Lippe und Wange) beschrieben worden (CLAYTON et al. 1995).

Eine Lokalisation in den großen Speicheldrüsen ist seltener. Bei den bisher publizierten Fällen handelt es sich fast immer um polymorphe low-grade-Adenokarzinome auf dem Boden eines vorbestehenden pleomorphen Adenoms (TORTOLEDO et al. 1984; GEORGE et al. 1991; RITLAND et al. 1993), und seltener um ein primäres polymorphes low-grade Adenokarzinom (MILIAUSKAS 1991). Raritäten sind Fallbeobachtungen im Nasopharynx (WENIG et al. 1989) oder der Nasenschleimhaut (DARDICK u. VAN NOSTRAND 1988).

Der *Altersgipfel* liegt in der 6.–7. Lebensdekade mit einem Durchschnittsalter von ca. 65 Jahren.

Etwa ²/₃ der Fälle entfallen auf das weibliche Geschlecht. Die Tumoren imponieren klinisch als meist schmerzlose Schwellungen, die gelegentlich bei Zunahme der Tumorgröße auch mit Blutungen einhergehen können. Die durchschnittliche Tumorgröße beträgt ca. 2–3 cm (VINCENT et al. 1994).

Die statistischen Daten zum polymorphen low-grade Adenokarzinom im Speicheldrüsen-Register Hamburg (1965–1994) sind in Tabelle 46 zusammengefaßt.

In ca. 20% werden lokale Rezidive beobachtet, in ca. 10% Metastasen in den lokalen regionären Lymphknoten (VINCENT et al. 1994). Nur ganz vereinzelt sind die Patienten am Tumorleiden verstorben, wobei eine Tumorausbreitung in lebenswichtige Bezirke der Kopfregion vorlag (ABERLE et al. 1985).

Tabelle 46. Statistische Daten zum polymorphen low-grade Adenokarzinom (Speicheldrüsen-Register Hamburg 1965–1994)

Häufigkeit des Vorkommens:
- 4,5% aller Speicheldrüsenkarzinome

Lokalisation:
- 50% Gaumen
- 21% Parotis
- 12% Oberlippe
- 12% Wange
- 5% Zungengrund

Altersgipfel:
- 6.–7. Lebensdekade

Geschlechtsdisposition:
- 37,5% männlich, 62,5% weiblich

14.22.4 Pathohistologie

Im Gegensatz zum makroskopischen Aspekt einer umschriebenen Tumorbildung zeigt das polymorphe low-grade Adenokarzinom pathohistologisch ein eindeutig *infiltratives Wachstum* (FREEDMAN u. LUMERMAN 1983; EVANS u. BATSAKIS 1984; ABERLE et al. 1985; FRIERSON et al. 1985; SCALLY et al. 1988; BATSAKIS u. EL-NAGGAR 1991; HELLQUIST u. TYLOR 1991; SIMPSON et al. 1991; AKOSA 1992; MOSTOFI et al. 1992). Dabei kommt es nicht nur zu einer Infiltration des umliegenden Speicheldrüsengewebes (Abb. 388–390), sondern auch zu einer Invasion in die angrenzenden Weichteile unter Einbeziehung der oralen Schleim-

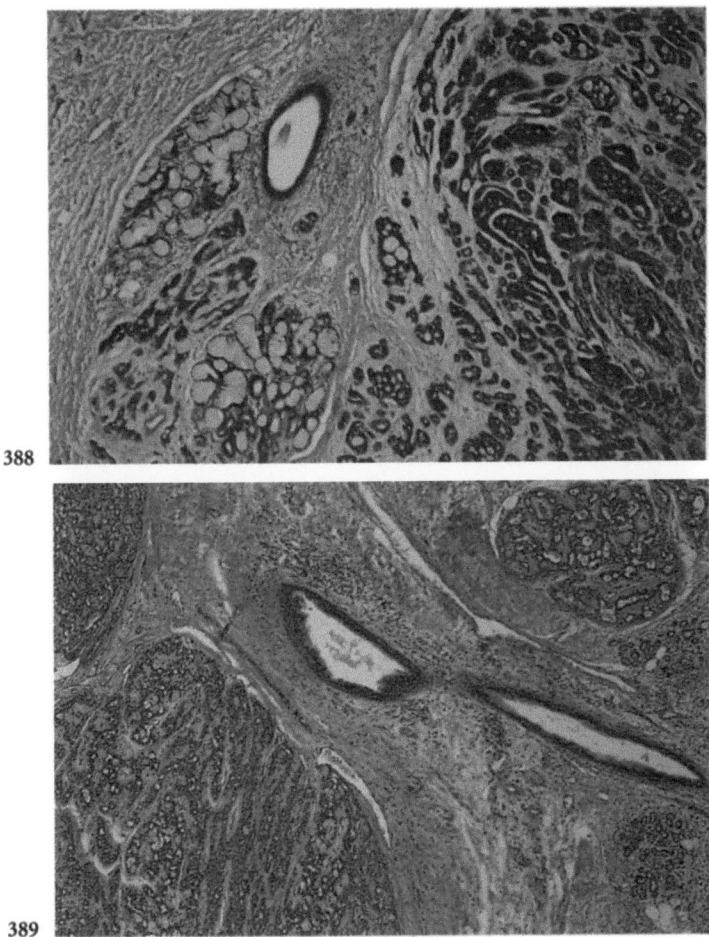

Abb. 388. Polymorphes low-grade Adenokarzinom des Gaumens: solide und glanduläre Formationen mit infiltrativer Ausbreitung. HE ×40

Abb. 389. Polymorphes low-grade Adenokarzinom des Gaumens: glanduläre und tubuläre Formationen in der Umgebung erweiterter Ausführungsgänge. HE ×40

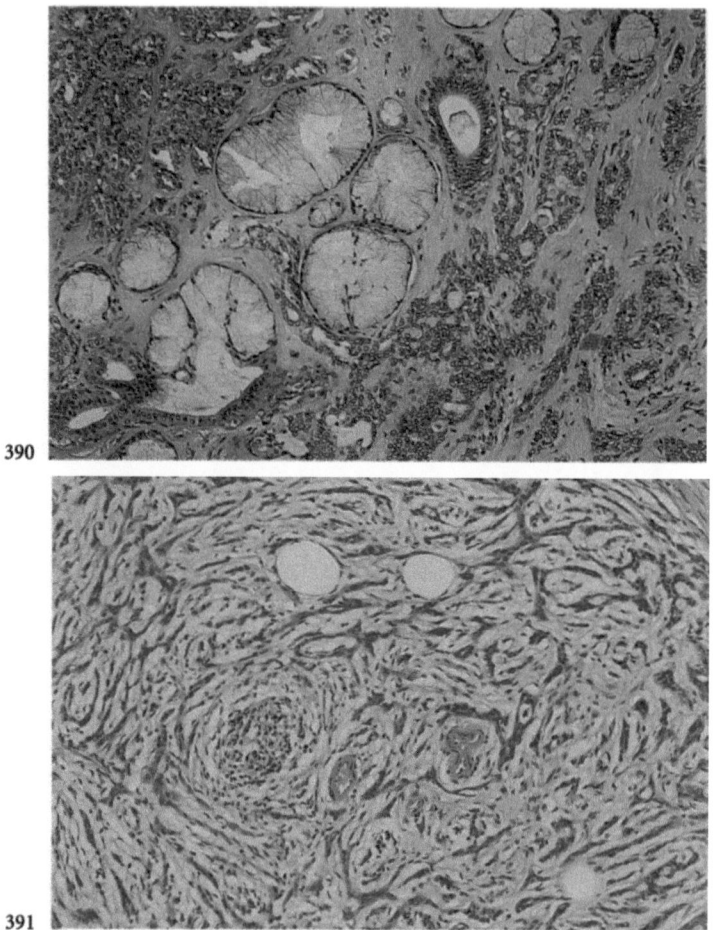

Abb. 390. Polymorphes low-grade Adenokarzinom des Gaumens: Reste muköser Drüsen zwischen den infiltrativ wachsenden Tumorzellverbänden. HE ×100

Abb. 391. Polymorphes low-grade Adenokarzinom des Gaumens: solide Zellverbände mit konzentrischer Wirbelbildung unter Einschluß kleiner Nervenäste und Gefäße. HE ×40
(Aus SEIFERT 1991)

haut, der Muskulatur, des Fettbindegewebes oder auch des Knochens. Charakteristisch ist auch die peri- und intraneurale Infiltration (Abb. 391) und die intravaskuläre Ausbreitung von Tumorzellverbänden.

Das *pathohistologische Muster* (Abb. 392–395) umfaßt solide, trabekuläre, tubuläre, glandulär-cribriforme und auch mikrozystische Strukturen, seltener papilläre Formationen. In der Tumorperipherie sind die invasiven Zellnester oft in einer einreihigen Lage („Gänsemarsch" oder „Indian-like") angeordnet. Daneben finden sich auch konzentrisch-wirbelartig konfigurierte Zellverbände,

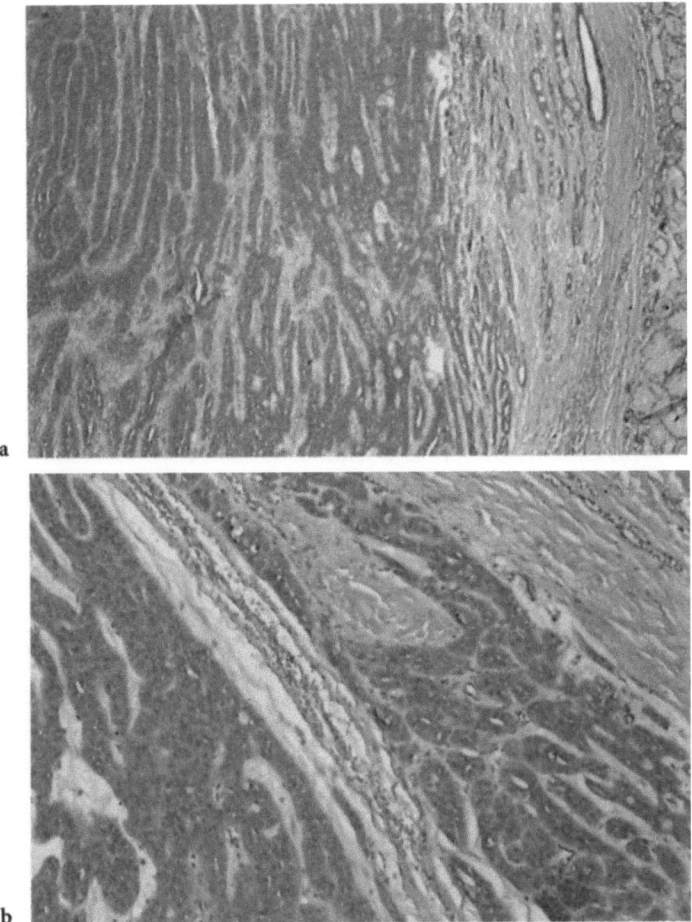

Abb. 392 a, b. Polymorphes low-grade Adenokarzinom des Gaumens: solide und trabekuläre Zellverbände. HE a ×40, b ×100

besonders in der Umgebung von Nerven oder Gefäßen. In anderen Arealen können miteinander anastomosierende Zellverbände beobachtet werden, zum anderen auch lobuläre Konfigurationen mit kribriformen Bezirken, die an adenoid-zystische Karzinome erinnern.

Das *Tumorstroma* ist mukoid oder hyalin ausgebildet (Abb. 396). Vereinzelt können auch kleine Einblutungen auftreten.

Die *Tumorzellen* sind relativ isomorph und oftmals sehr blaß gefärbt, so daß der Eindruck eines Färbeartefakts besteht. Die Zellen sind kubisch bis zylindrisch und besitzen ovale bis spindelförmige Kerne mit kleinen Nukleolen. Mitosen sind selten. Das Zytoplasma ist mäßig azidophil und mitunter auch aufgehellt. In den gangartigen Lichtungen findet sich mäßig viel PAS-positives

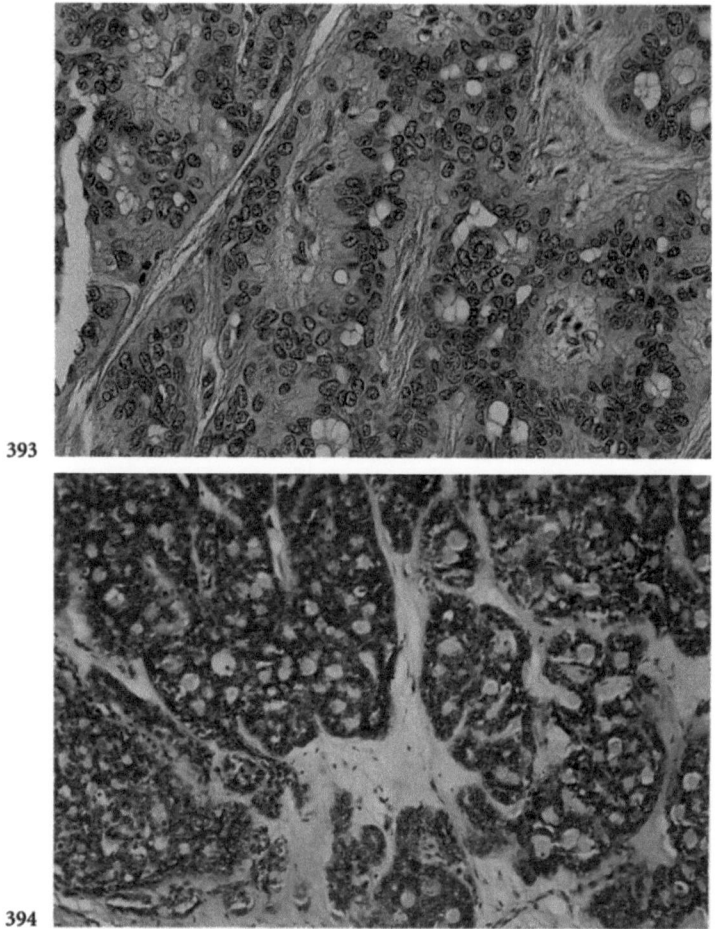

Abb. 393. Polymorphes low-grade Adenokarzinom des Gaumens: trabekuläre und tubuläre Formationen mit schmalen Drüsenlumina. HE ×250

Abb. 394. Polymorphes low-grade Adenokarzinom des Gaumens: glanduläre Formationen in lobulärer Anordnung. HE ×100

Sekret. Seltener sind intratubuläre Verkalkungen, Psammomkörper oder tyrosinreiche Kristalloide (RAUBENHEIMER et al. 1990; CLEVELAND et al. 1994). Ob es sich bei der seltenen Beobachtung eines „hochdifferenzierten tubulären Karzinoms des Gaumens" mit ausgeprägter Amyloidbildung im Stroma um ein polymorphes low-grade Adenokarzinom gehandelt hat, geht aus der Fallbeschreibung nicht eindeutig hervor (DAVID u. BUCHNER 1978). Auf Grund der zellulären Ähnlichkeit mit pleomorphen Adenomen oder adenoid-zystischen Karzinomen ist die Diagnosestellung mittels der Feinnadel-Aspirationsbiopsie kaum möglich (FRIERSON et al. 1987), zumal vereinzelt auch fokale Platten-

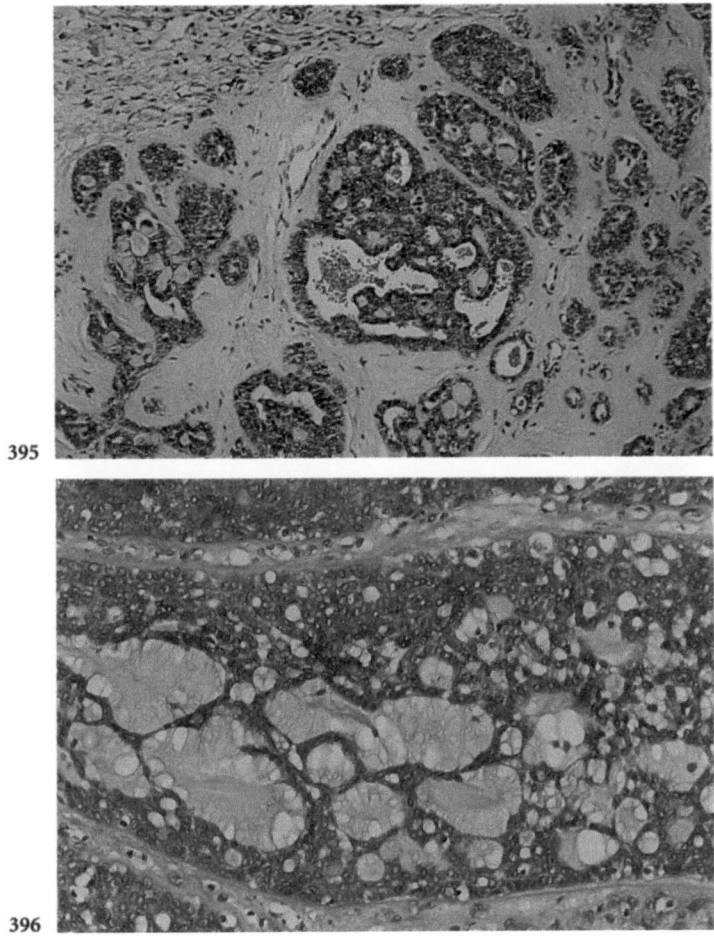

Abb. 395. Polymorphes low-grade Adenokarzinom (Fall wie Abb. 394): tubulär-mikrozystische Formationen. HE ×100

Abb. 396. Polymorphes low-grade Adenokarzinom des Gaumens: cribriforme Strukturen mit hyalinem Stroma. HE ×200 (Aus SEIFERT 1991)

epithelmetaplasien in polymorphen low-grade Adenokarzinomen vorkommen können.

14.22.5 Immunzytochemie

Die immunzytochemischen Befunde zeigen ein charakteristisches Reaktionsmuster (Abb. 397–399) und sind nicht nur für die Differentialdiagnose von praktischer Bedeutung, sondern unterstreichen auch das histogenetische Konzept eines Tumoraufbaues aus myoepithelialen Zellen und Gangepithelien (GNEPP

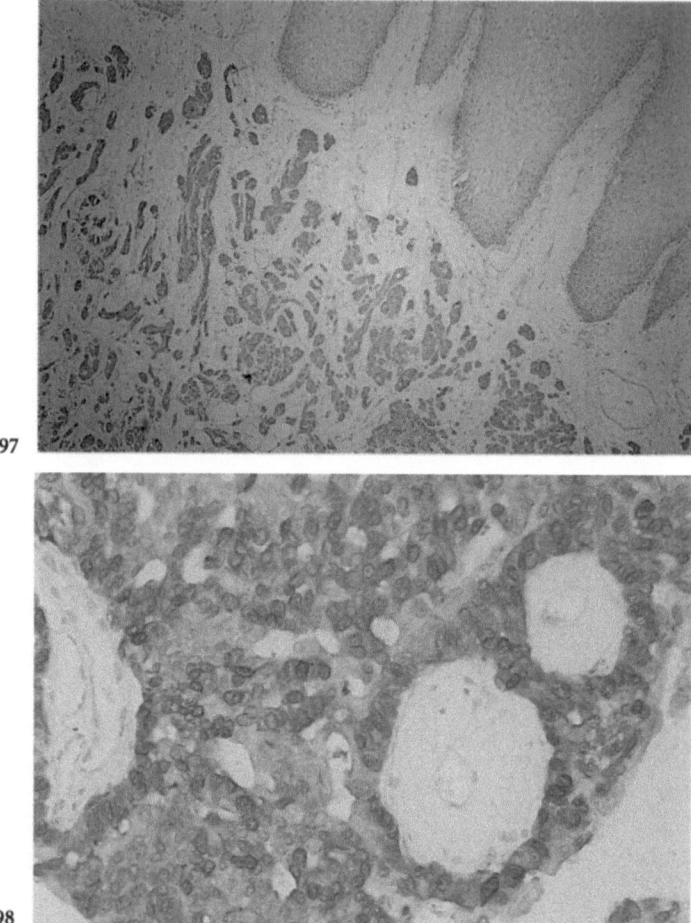

Abb. 397. Polymorphes low-grade Adenokarzinom des Gaumens: Expression von S-100-Protein in den Tumorarealen unterhalb der Gaumenschleimhaut. Immunperoxydasereaktion, PAP ×100

Abb. 398. Polymorphes low-grade Adenokarzinom des Gaumens: Expression von S-100-Protein in den glandulären Strukturen. Immunperoxydasereaktion, PAP ×250

et al. 1988; ANDERSON et al. 1990; REGEZI et al. 1991; GNEPP u. EL-MOFTY 1991; RITLAND et al. 1993). Über 90% der Tumorzellen zeigen eine deutlich positive Expression von Keratin, EMA und S-100-Protein, wobei meist eine diffuse zytoplasmatische Anfärbung vorliegt. Sehr unterschiedlich ist der Reaktionsausfall mit Aktin oder CEA, der Differenzen zwischen 10% und 60% aufweist. Das saure Gliafaserprotein (GFAP) ist dagegen überwiegend negativ, im Gegensatz zum pleomorphen Adenom. Desgleichen sind keine Östrogenrezeptoren nachweisbar (MILLER et al. 1994).

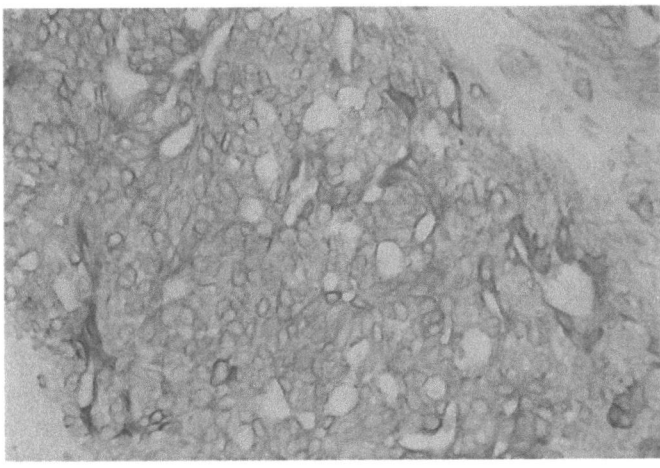

Abb. 399. Polymorphes low-grade Adenokarzinom des Gaumens: Expression von Zytokeratin. Immunperoxydasereaktion, PAP ×250

14.22.6 Ultrastruktur

Aus elektronenmikroskopischen Untersuchungen ergibt sich ebenfalls ein Tumoraufbau aus 2 verschiedenen zellulären Elementen (FRIERSON et al. 1985; NICOLATOU et al. 1988; DARDICK u. VAN NOSTRAND 1988; NORBERG et al. 1991). Aus einem ultrastrukturellen Vergleich verschiedener Tumorfälle geht jedoch auch hervor, daß die polymorphen Adenokarzinome eine große zelluläre Heterogenität besitzen, welche wiederum die pathohistologische Polymorphie erklärt.

Die Gangepithelien sind durch junktionale Komplexe mit Desmosomen gekennzeichnet. An der Außenseite ist eine Basalmembran vorhanden. Stellenweise finden sich Mikrovilli.

Im Zytoplasma sind einzelne Intermediärfilamente vorhanden, dagegen wenig Mitochondrien, nur ein kleiner Golgiapparat und etwas rauhes endoplasmatisches Retikulum.

Die myoepithelialen Zellelemente besitzen außen eine exzessive Basalmembransubstanz. Sie enthalten Pinozytosevesikel und Mikrofilamente.

14.22.7 Differentialdiagnose

Besonders auch im Hinblick auf die Prognose müssen 3 Speicheldrüsentumoren vom polymorphen low-grade Adenokarzinom abgegrenzt werden: pleomorphe Adenome, adenoid-zystische Karzinome und papilläre low-grade Adenokarzinome. Das gemeinsame Merkmal aller dieser Tumoren ist die bevorzugte Lokalisation am Gaumen (ABERLE et al. 1985; LUNA et al. 1987; MITCHELL et al. 1989; SIMPSON et al. 1991).

Das *pleomorphe Adenom* ist in der Regel ein umschriebener Tumor mit etwas unscharfen Rändern. Obwohl im Gegensatz zu den großen Speicheldrüsen meist keine ausgeprägte Kapselbildung vorhanden ist, fehlen die Zeichen eines invasiven Wachstums. Insbesondere liegt keine perineurale Infiltration vor. Das Stroma enthält neben myxoiden Arealen oft auch chondroide Bezirke. Außerdem ist meist eine fokale Plattenepithelmetaplasie vorhanden. Ein wichtiges immunzytochemisches Unterscheidungsmerkmal ist der deutlich positive Nachweis von saurem Gliafaserprotein (GFAP), besonders auch in den spindelförmigen myoepithelialen Zellen des Stromas.

Das *adenoid-zystische Karzinom* besitzt keine Kapsel und wächst immer infiltrativ. Besonders charakteristisch ist die perineurale Ausbreitung und die weitgehend fehlende zelluläre Stromareaktion. In den typischen glandulär-kribriformen Bezirken finden sich Glykosaminglykane, ein Befund, der im polymorphen low-grade Adenokarzinom kaum zu beobachten ist. Immunzytochemisch markieren EMA und CEA besonders die luminal gelegenen Tumorzellen. Die Kerne zeigen eine stärkere Hyperchromasie. Insgesamt sind adenoid-zystische Karzinome mehr aggressiv und haben eine höhere Rezidivrate als polymorphe low-grade Adenokarzinome. Aus der Bestimmung des MIB-1-Index geht ebenfalls hervor, daß adenoid-zystische Karzinome eine wesentlich höhere Proliferationsrate (Index von 24,6%) als polymorphe Adenokarzinome (Index 0,69%) aufweisen (SIMPSON u. SKÁLOVÁ 1995).

Das *papilläre low-grade Adenokarzinom* weist eine deutliche Dominanz von papillären Strukturen auf, nicht dagegen die Polymorphie wie in pleomorphen Adenomen oder in polymorphen low-grade Adenokarzinomen. Lokale Rezidive werden in ca. 40% angegeben, Lymphknotenmetastasen in 25–40%. In ca. 5% sind auch Fernmetastasen beobachtet worden. In ca. 10% sind die Patienten an ihrem Tumorleiden verstorben. Aus dieser insgesamt schlechteren Prognose resultiert die Notwendigkeit, das papilläre low-grade Adenokarzinom vom polymorphen low-grade Adenokarzinom abzugrenzen (s. auch Kap. 14.26).

Literatur

Aberle AM, Abrams AM, Bowe R, Melrose RJ, Handlers JP (1985) Lobular (polymorphous low-grade) carcinoma of minor salivary glands. – A clinicopathologic study of twenty cases. Oral Surg Oral Med Oral Pathol 60:387–395

Akosa AB (1992) Polymorphous low-grade adenocarcinoma. Correspondence to Simpson et al. (1992): Polymorphous low-grade adenocarcinoma of the salivary glands (Histopathology 19:121–129 (1991). Histopathology 20:549–550

Allen MS jr, Fitz-Hugh G, Marsh WL jr (1974) Low-grade papillary adenocarcinoma of the palate. Cancer 33:153–158

Anderson C, Krutchkoff D, Pedersen C, Cartun R, Berman M (1990) Polymorphous low-grade adenocarcinoma of the minor salivary gland: a clinicopathologic and comparative immunohistochemical study. Mod Pathol 3:76–82

Batsakis JG, El-Naggar AK (1991) Terminal duct adenocarcinomas of salivary tissues. Ann Otol Rhinol Laryngol 100:251–253

Batsakis JG, Pinkston GR, Luna MA, Byers RM, Sciubba JJ, Tillery GW (1983) Adenocarcinomas of the oral cavity: A clinicopathologic study of terminal duct carcinomas. J Laryngol Otol 97:825–835

Carvalho YR, Oliveira Nogueira T de, Souza SO de, Araujo VC de (1990) Adenocarcinoma polimorfo de baixo grau de malignidade do tipo papilifero. Estudo morfologico e imuno-histoquimico. Rev Odontol UNESP 19:165–171

Clayton JR, Pogrel A, Regezi JA (1995) Simultaneous multifocal polymorphous low-grade adenocarcinoma. Report of two cases. Oral Surg Oral Med Oral Pathol 80:71–77

Cleveland DB, Cosgrove MM, Martin SE (1994) Tyrosine-rich crystalloids in a fine needle aspirate of a polymorphous low-grade adenocarcinoma of a minor salivary gland. A case report. Acta Cytol 38:247–251

Dardick I, Nostrand AWP van (1988) Polymorphous low-grade adenocarcinoma: A case report with ultrastructural findings. Oral Surg Oral Med Oral Pathol 459–465

David R, Buchner A (1978) Amyloid stroma in a tubular carcinoma of the palatal salivary gland. A histochemical and ultrastructural study. Cancer 41:1836–1844

Evans HL, Batsakis JG (1984) Polymorphous low-grade adenocarcinoma of minor salivary glands. A study of 14 cases of a distinctive neoplasm. Cancer 53:935–942

Fliss DM, Zirkin H, Puterman M, Tovi F (1989) Low-grade papillary adenocarcinoma of buccal mucosa salivary gland origin. Head Neck Surg 11:237–241

Freedman PD, Lumerman H (1983) Lobular carcinoma of intraoral minor salivary gland origin. Report of twelve cases. Oral Surg Oral Med Oral Pathol 56:157–165

Frierson HF, Mills SE, Garland TA (1985) Terminal duct carcinoma of minor salivary glands. A nonpapillary subtype of polymorphous low-grade adenocarcinoma. Am J Clin Pathol 84:8–14

Frierson HF jr, Covell JL, Mills SE (1987) Fine-needle aspiration cytology of terminal duct carcinoma of minor salivary gland. Diagn Cytopathol 3:159–162

George MK, Mansour P, Pahor AL (1991) Terminal parotid duct carcinoma (1991). J Laryngol Otol 105:780–781

Gnepp DR, El-Mofty SK (1991) Polymorphous low-grade adenocarcinoma: GFAP staining and its utility in differential diagnosis with cellular mixed tumors. Lab Invest 64:64A

Gnepp DR, Chen JC, Warren C (1988) Polymorphous low-grade adenocarcinoma of minor salivary gland: an immunohistochemical and clinicopathologic study. Am J Surg Pathol 12:461–468

Hellquist HB, Tytor M (1991) Polymorphous low-grade adenocarcinoma: a "new" salivary gland tumour. ORL 53:52–56

Kennedy KS, Healy KM, Taylor RE, Strom CG (1987) Polymorphous low-grade adenocarcinoma of the tongue. Laryngoscope 97:533–536

Luna MA, Batsakis JG, Ordonez NG, MacKay B, Tortoledo ME (1987) Salivary gland adenocarcinomas: a clinicopathological analysis of three distinctive types. Semin Diagn Pathol 4:117–135

Miliauskas JR (1991) Polymorphous low-grade (terminal duct) adenocarcinoma of the parotid gland. Histopathology 19:555–557

Miller AS, Hartman GG, Chen S-Y, Edmonds PR, Brightman SA, Harwick RD (1994) Estrogen receptor assay in polymorphous low-grade adenocarcinoma and adenoid cystic carcinoma of salivary gland origin. An immunohistochemical study. Oral Surg Oral Med Oral Pathol 77:36–40

Mills StE, Garland ThA, Allen MS jr (1984) Low-grade papillary adenocarcinoma of palatal salivary gland origin. Am J Surg Pathol 8:367–374

Mitchell DA, Eveson JW, Ord RA (1989) Polymorphous low-grade adenocarcinoma of minor salivary glands – a report of three cases. Br J Oral Maxillofac Surg 27:494–500

Mostofi R, Wood RS, Christison W, Talerman A (1992) Low-grade papillary adenocarcinoma of minor salivary glands. Case report and literature review. Oral Surg Oral Med Oral Pathol 73:591–595

Nicolatou O, Kakarantza-Angelopoulou E, Angelopoulos AP, Anagnostopoulou S (1988) Polymorphous low-grade adenocarcinoma of the palate: report of a case with electron microscopy. J Oral Maxillofac Surg 46:1008–1013

Norberg LE, Burford-Mason AP, Dardick I (1991) Cellular differentiation and morphologic heterogeneity in polymorphous low-grade adenocarcinoma of minor salivary gland. J Oral Pathol Med 20:373–379

Raubenheimer EJ, Heerden WFP van, Thein T (1990) Tyrosine-rich crystalloids in a polymorphous low-grade adenocarcinoma. Oral Surg Oral Med Oral Pathol 70:480–482

Regezi JA, Zarbo RJ, Stewart JCB, Courtney RM (1991) Polymorphous low-grade adenocarcinoma of minor salivary gland. A comparative histologic and immunohistochemical study. Oral Surg Oral Med Oral Pathol 71:469–475

Ritland F, Lubensky I, LiVolsi VA (1993) Polymorphous low-grade adenocarcinoma of the parotid salivary gland. Arch Pathol Lab Med 17:1261–1263

Scally CM, Irwin ST, Nirodi N (1988) Low-grade polymorphous adenocarcinoma of a minor salivary gland. J Laryngol Otol 102:284–287

Seifert G (1991) WHO Histological typing of salivary gland tumours, 2nd edn. Springer, Berlin Heidelberg New York Tokyo

Simpson RHW, Clarke TJ, Sarsfield PTL, Gluckman PGC, Babajews AV (1991) Polymorphous low-grade adenocarcinoma of the salivary gland: a clinicopathological comparison with adenoid cystic carcinoma. Histopathology 19:121–129

Simpson RHW, Skálová A (1995) MIB 1 in polymorphous low-grade adenocarcinoma and adenoid cystic carcinoma of the salivary glands. Pathol Res Pract 191:779–780

Slootweg PJ (1993) Low-grade adenocarcinoma of the oral cavity: polymorphous or papillary? J Oral Pathol Med 22:327–330

Slootweg PJ, Muller H (1987) Low-grade adenocarcinoma of the oral cavity. A comparison between the terminal duct and the papillary type. J Craniomaxillofac Surg 15:359–364

Tortoledo ME, Luna MA, Batsakis JG (1984) Carcinoma ex pleomorphic adenoma and malignant mixed tumours. Histomorphologic indexes. Arch Otolaryngol 110:172–176

Vincent StD, Hammond HL, Finkelstein MW (1994) Clinical and therapeutic features of polymorphous low-grade adenocarcinoma. Oral Surg Oral Med Oral Pathol 77:41–47

Wenig BM, Gnepp DR (1991) Polymorphous low-grade adenocarcinoma of minor salivary glands. In: Ellis GL, Auclair PL, Gnepp DR (eds) Surgical pathology of the salivary glands. Saunders, Philadelphia London Toronto Montreal Sydney Tokyo, pp 390–411

Wenig BM, Harpaz N, DelBridge C (1989) Polymorphous low-grade adenocarcinoma of seromucous glands of the nasopharynx. A report of a case and a discussion of the morphologic and immunohistochemical features. Am J Clin Pathol 92:104–109

14.23 Epithelial-myoepitheliale Karzinome

14.23.1 Definition

Das relativ seltene Karzinom ist aus gangartigen Strukturen aufgebaut, welche von 2 Zellformen begrenzt werden. Die innere schmale dunkle Zellschicht entspricht den Schaltstückepithelien, die äußere Zellschicht hellen myoepithelialen Zellen. Die Proportion der beiden Zellformen ist innerhalb der einzelnen Tumoren unterschiedlich.

14.23.2 Bemerkungen zur Terminologie

Besonders im Hinblick auf die hellzellige Komponente des epithelial-myoepithelialen Karzinoms ist dieser Tumor im älteren Schrifttum unter zahlreichen Synonymen beschrieben worden. Hierzu gehören die Klassifikation als „Adenomyoepitheliom" (BAUER u. FOX 1945), als „Adenoma cysticum" (SNELLMANN 1933), „glykogenreiches hellzelliges Adenom" (CORRIDAN 1956), „Adénome myoepithéliale" (GANDER 1960), „glykogenreiches retikuliertes Adenom" (FEYRTER 1964), „hellzelliges Adenom" (SAKSELA et al. 1972), „glykogenreiches Adenom" (GOLDMAN u. KLEIN 1972). KLEINSASSER et al. (1968) beschreiben in ihrer Originalarbeit über das „Speichelgangkarzinom" (s. Kap. 14.29) 2 Fälle, die eindeutig als epithelial-myoepitheliales Karzinom zu identifizieren sind. Die erste ausführliche Dokumentation dieses Karzinoms erfolgt 1972 (DONATH et al.) als „epithelial-myoepitheliales Schaltstückkarzinom". Die Bezeichnung als „epithelial-myoepitheliales Karzinom" hat sich inzwischen international durchgesetzt (CORIO 1991; SEIFERT 1991). Allerdings wird für gleichartig aufgebaute Tumoren des Bronchialsystems (NISTAL et al. 1994; TSUJI et al. 1995) und der Brustdrüse (KLAER et al. 1984; EUSEBI et al. 1987; ROSEN 1987; YOUNG u. CLEMENT 1988; JABI et al. 1988; TAVASSOLI 1991; LOOSE et al. 1992; MICHAL et al. 1994; PAUWELS u. DE POTTER 1994; NILSSON et al. 1994; HOCK u. CHAN 1994) immer noch die Bezeichnung „Adenomyoepitheliom" verwendet, obwohl aus allen Arbeiten hervorgeht, daß die Tumoren die eindeutigen Zeichen der Malignität aufweisen. Hierzu rechnen Rezidive, Metastasen, erhöhte mitotische Aktivität und auch zelluläre Atypien. Auch die immunzytochemischen Befunde der Brustdrüsentumoren sind mit denen der epithelial-myoepithelialen Karzinome identisch (Expression von Zytokeratin und EMA in den gangartigen Zellen, von Vimentin, S-100-Protein und Aktin in den hellen myoepithelialen Zellen).

14.23.3 Klinische und statistische Daten

Der klinische Verlauf ist uneinheitlich (SEIFERT et al. 1984). Neben relativ langsam wachsenden umschriebenen Tumoren werden auch schnell wachsende Tumoren beobachtet, welche schlecht abgrenzbar und gegen die Umgebung nicht mehr verschieblich sind. Fazialisparesen sind selten. Die Tumoren bilden meist Knoten mit einer Durchschnittsgröße von 4–5 cm. Die Schnittfläche ist mehr multinodulär und enthält kleine Zysten (DONATH et al. 1972).

Die *Häufigkeit* des Vorkommens wird mit 0,5–1% aller malignen Speicheldrüsentumoren angegeben (DONATH et al. 1972; DALEY et al. 1984; CORIO 1991). Der *Altersgipfel* (Tabelle 47) liegt in der 7. Lebensdekade (CORIO 1991). Vereinzelte Fälle sind auch im Kindesalter beschrieben (MORINAGA et al. 1992), wobei es nach einer postoperativen Bestrahlung des Primärtumors zu einer ausgedehnten Metastasierung in das Gehirn und die Lunge gekommen war.

In der *Geschlechtsverteilung* (Tabelle 47) findet sich eine Dominanz des weiblichen Geschlechts (ca. 60%).

Bezüglich der *Lokalisation* (Tabelle 48) ergibt sich folgende prozentuale Verteilung:

Parotis ca. 70–80% (SEIFERT et al. 1984; HAMPER et al. 1989; CORIO 1991), Submandibularis ca. 13% und kleine Speicheldrüsen ca. 10% mit bevorzugter Lokalisation am Gaumen und in der Zunge (SEIFERT et al. 1980; HAMPER et al. 1989). Vereinzelte Beobachtungen liegen über ein gemeinsames Vorkommen mit *anderen Primärtumoren* vor. Hierzu gehören die Syntropie mit einem Schilddrüsenkarzinom (POGREL u. HANSEN 1984), mit einem adenosquamösen Lungenkarzinom (MAKEK u. GRANT 1988) oder einem pleomorphen Parotisadenom (DONATH et al. 1972). Vereinzelt ist auch über das Zusammentreffen eines epithelial-myoepithelialen Karzinoms und eines adenoid-zystischen Karzinoms berichtet worden (CORIO 1991; s. Kap. 14.3.4).

Tabelle 47. Alters- und Geschlechtsverteilung der epithelial-myoepithelialen Karzinome (Speicheldrüsen-Register Hamburg 1965-1994)

Altersgruppe (Jahre)	Männlich n	Weiblich n	Insgesamt n	[%]
0-10	-	-	-	-
11-20	-	1	1	1,3
21-30	-	4	4	5,2
31-40	4	1	5	6,6
41-50	3	5	8	10,5
51-60	3	9	12	15,8
61-70	7	11	18	23,7
71-80	10	7	17	22,4
Über 80	4	6	10	13,2
Ohne Alters- oder Geschlechtsangabe	-	-	1	1,3
Gesamtzahl	31	44	76	100,0
Prozentsatz	40,7%	59,3%	100,0%	

Tabelle 48. Lokalisation der epithelial-myoepithelialen Karzinome (Speicheldrüsen-Register Hamburg 1965-1994)

Lokalisation	n	[%]
Parotis	59	77,6
Submandibularis	10	13,1
Gaumen	4	5,3
Sonstige Lokalisationen	3	4,0
Gesamtzahl	76	100,0

14.23.4 Pathohistologie

Das Grundprinzip der *biphasischen zellulären Differenzierung* (Abb. 400-404) stellt das charakteristische pathohistologische Merkmal des epithelial-myoepithelialen Karzinoms dar (DONATH et al. 1972; CORIO et al. 1982; DALEY et al. 1984; LAMPE et al. 1984; PALMER 1985; LUNA et al. 1985; STIERNBERG et al. 1986; BROCHERIOU et al. 1991; SIMPSON et al. 1991; SEIFERT 1991; CORIO 1991; BATSAKIS et al. 1992; FONSECA u. SOARES 1993).

Die *innere* Zellschicht der tubulären Formationen wird von kleinen dunklen kuboiden Zellen begrenzt, deren Struktur den Schaltstückepithelien ähnelt. Die Zellen besitzen ein eosinophiles feingranuläres Zytoplasma mit Einschluß rundlicher Zellkerne. Die *äußere* Zellschicht ist durch ovoide helle Zellen gekennzeichnet, welche exzentrisch gelagerte aufgehellte Zellkerne besitzen. In den schmalen mikrozystischen Spalträumen ist mitunter PAS-positives Sektretmaterial enthalten. An der Außenseite ist basalmembranartiges Material abgelagert,

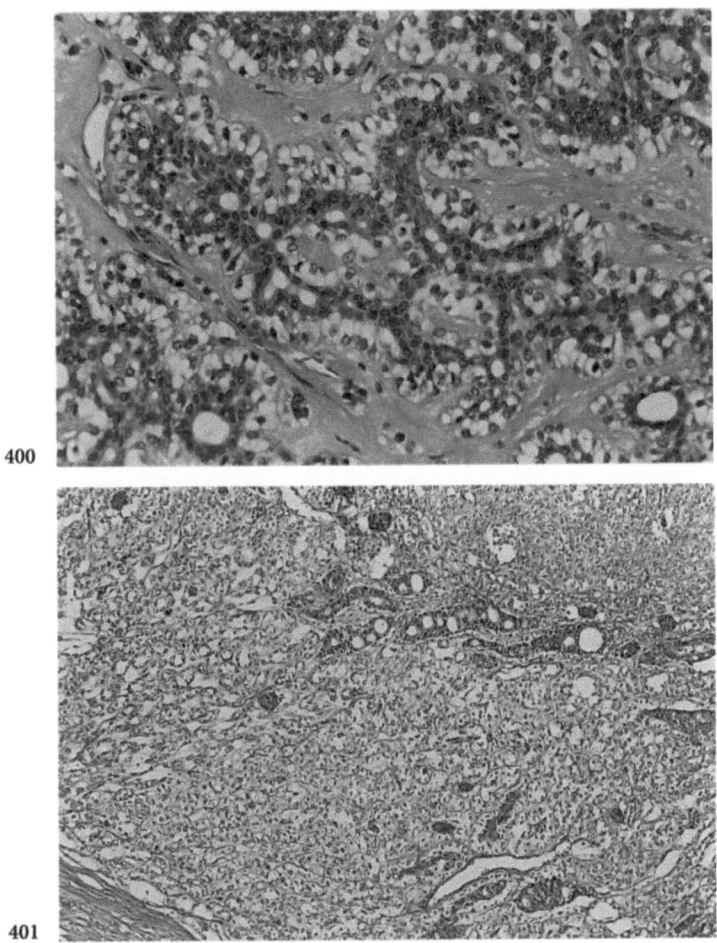

Abb. 400. Epithelial-myoepitheliales Karzinom der Parotis: tubulärer Aufbau mit dunklen lumenbegrenzenden Gangepithelien und aufgehellten myoepithelialen Zellen an der Außenseite. HE ×250 (Aus SEIFERT 1991)

Abb. 401. Epithelial-myoepitheliales Karzinom der Parotis: Aufbau überwiegend aus hellen Myoepithelzellen mit fokalem Einschluß dunkler duktaler Formationen. HE ×100 (Aus SEIFERT 1991)

welches mitunter eine hyaline Transformation aufweist. Das Zytoplasma der hellen Zellen ist glykogenreich. Bezüglich des prozentualen Vorkommens der beiden Zellformen bestehen erhebliche Variationen bis hin zu Tumoren, die vorwiegend aus hellen myoepithelialen Zellen aufgebaut sind und nur wenige tubuläre Strukturen enthalten. Auf der Basis der zellulären Zusammensetzung und des geweblichen Aufbaues werden neben den typischen tubulären Formen mehr solide tubulusarme Formen unterschieden, außerdem noch seltenere papilläre oder cribriforme Tumorbezirke (FONSECA u. SOARES 1993).

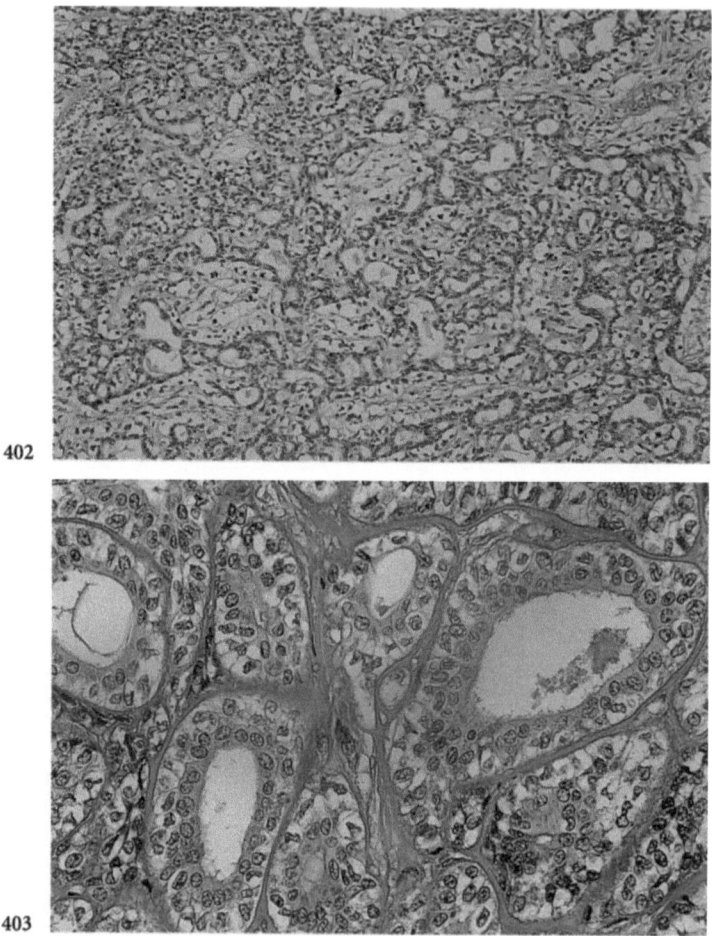

Abb. 402. Epithelial-myoepitheliales Karzinom der Parotis: überwiegender Aufbau aus dunklen duktalen Formationen mit einzelnen, dazwischen gelegenen Myoepithelzellen. HE ×100

Abb. 403. Epithelial-myoepitheliales Karzinom der Parotis: Gangformationen mit einer doppelreihigen Begrenzung durch zwei Zelltypen. HE ×250

Innerhalb der Tumoren können mitunter Nekrosen und Pseudozysten entwickelt sein. Trotz der hohen Differenzierung zeigen die Tumoren ein infiltratives Wachstum (Abb. 405) mit perineuraler oder vaskulärer Invasion. Zelluläre Atypien oder eine erhöhte mitotische Aktivität sind selten, woraus sich auch die frühere Klassifikation als „Adenom" erklärt. In einzelnen Arbeiten werden jedoch zelluläre Atypien mehr in den soliden Formationen (FONSECA u. SOARES 1993) oder in Rezidiven erwähnt (SIMPSON et al. 1991), wobei es sich mehr um spindelförmige myoepitheliale Zellen mit zellulärer Pleomorphie handelt. In der *Feinnadel-Aspirationsbiopsie* kommen ebenfalls beide Zellformen vor (ARORA et

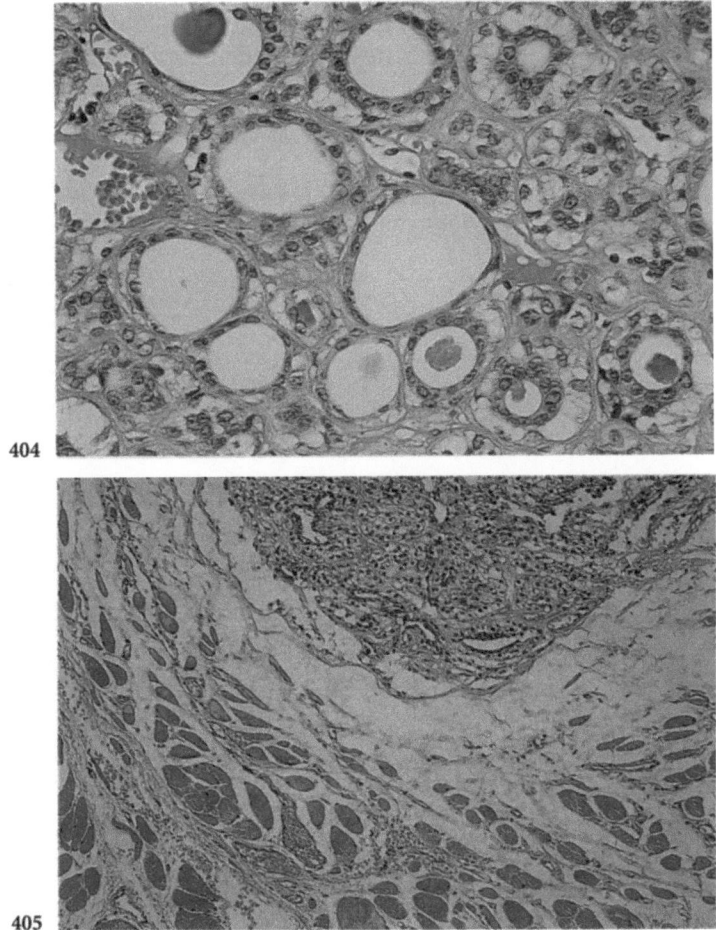

Abb. 404. Epithelial-myoepitheliales Karzinom der Parotis: Einschluß zystisch erweiterter Speichelgänge mit abgeflachtem Epithel. HE ×250

Abb. 405. Epithelial-myoepitheliales Karzinom der Parotis: infiltratives Wachstum ins angrenzende Weichteilgewebe ohne zelluläre Stromareaktion. HE ×100

al. 1990; CARRILLO et al. 1990). Die kleinen dunklen Gangepithelien bilden glanduläre Formationen und haben kleine Kerne mit kleinen Nukleolen. Die hellen Zellen sind durch undeutliche Zellgrenzen, Zytoplasmavakuolen und größere Zellkerne gekennzeichnet. Beim Vorliegen cribriformer Strukturen kann die Abgrenzung von adenoid-zystischen Karzinomen schwierig sein.

Eine seltene Beobachtung stellt das *gemeinsame Vorkommen* eines epithelial-myoepithelialen Karzinoms der Parotis mit einer *multifokalen Hyperplasie der Speichelgänge vom Typus der Schaltstücke* dar (DI PALMA 1994). Die multiplen Knoten durchsetzten das Drüsenparenchym der Parotis ohne scharfe bindegewebige Abgrenzung und enthielten ebenso wie das Karzinom myoepitheliale Zellen mit einer positiven Reaktion für Aktin und S-100-Protein. Der Befund wird mit analogen Veränderungen beim Basalzelladenom verglichen.

14.23.5 Immunzytochemie

Jede der beiden Zellformen besitzt ein charakteristisches Expressionsmuster (DALEY et al. 1984; PALMER 1985; BROCHERIOU et al. 1991; LUNA et al. 1985; SIMPSON et al. 1991).

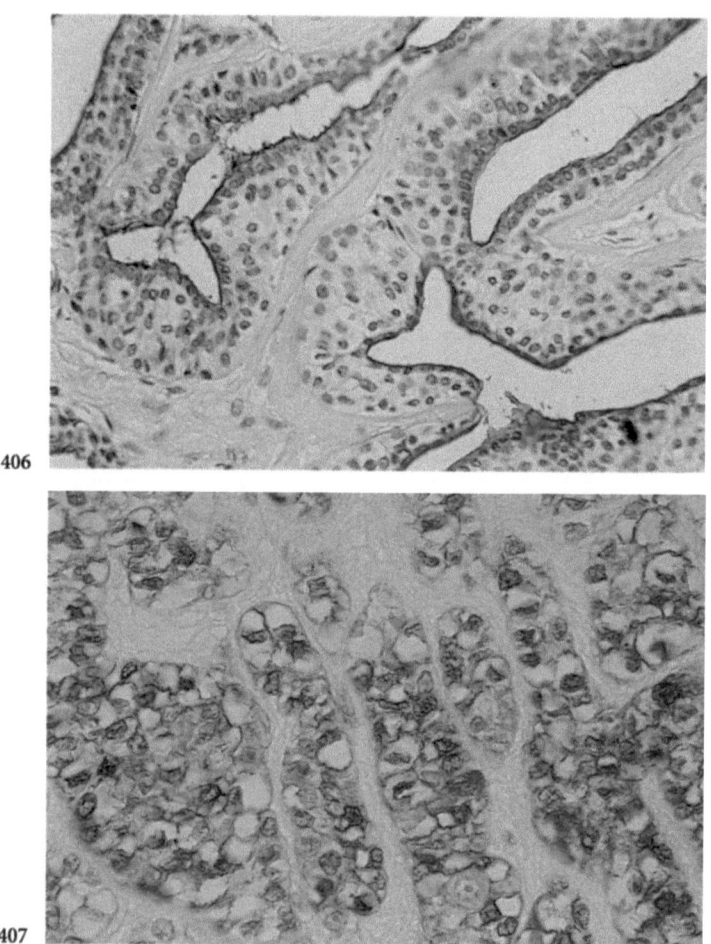

Abb. 406. Epithelial-myoepitheliales Karzinom der Parotis: Expression von EMA am lumenwärtigen Zellpol der duktalen Zellformationen. Immunperoxydasereaktion, PAP ×100

Abb. 407. Epithelial-myoepitheliales Karzinom der Parotis: Expression von S-100-Protein in den hellzelligen myoepithelialen Formationen. Immunperoxydasereaktion, PAP ×400

Die luminalen *Gangepithelien* zeigen eine deutlich positive Expression von verschiedenen Zytokeratinen und EMA (Abb. 406 u. 407), daneben vereinzelt auch von CEA und fokal ganz vereinzelt auch von Amylase (LUNA et al. 1985).

Die außen gelegenen *hellen myoepithelialen Zellen* exprimieren S-100-Protein, Vimentin und stellenweise auch Aktin oder Myosin, besonders in den am weitesten außen lokalisierten Zellen. In den Replikationen der Basalmembranen läßt sich Kollagentyp IV nachweisen (PALMER 1985).

14.23.6 Ultrastruktur

Der dualistische zelluläre Aufbau der Tumoren wird durch die elektronenmikroskopischen Befunde bestätigt (DONATH et al. 1972; CORIO et al. 1982; DALEY et al. 1984; LUNA et al. 1985; BROCHERIOU et al. 1991).

Die luminalen *Gangepithelien* enthalten intrazytoplasmatische Filamente und an der Außenseite deutlich ausgeprägte Desmosomen. Zu den Lumina sind atypische Mikrovilli entwickelt. Innerhalb des Zytoplasma sind Mitochondrien vorhanden, außerdem Golgivesikel und dilatiertes endoplasmatisches Retikulum.

In den *hellen Myoepithelzellen* finden sich typische Myofilamente, außerdem Glykogengranula und Pinozytosevesikel. Die Basalmembran zeigt eine deutliche Replikation. Die Zellkerne sind länglich und parallel zur Basalmembran angeordnet.

14.23.7 Prognostische Faktoren

Trotz der relativ hohen Differenzierung besitzen alle epithelial-myoepithelialen Karzinome die Potenz zu lokalen *Rezidiven*, wobei allerdings die Rezidivrate unterschiedlich hoch angegeben wird. Sie schwankt zwischen 23,5 % (HAMPER et al. 1989), 40 % (LUNA et al. 1985; COLLINA et al. 1991) bis hin zu 50 % (FONSECA u. SOARES 1993).

Lymphknotenmetastasen werden in 17–25 % beobachtet (LUNA et al. 1985; HAMPER et al. 1989), *hämatogene Metastasen* seltener (bis zu 10 %; LUNA et al. 1985).

Ein *tödlicher Ausgang* des Tumorleidens wird sehr unterschiedlich beobachtet. Die Angaben schwanken zwischen 0 % (HAMPER et al. 1989), 6 % (LUNA et al. 1985), 10 % (COLLINA et al. 1991) und 40 % (FONSECA u. SOARES). Der Eintritt des Todes beruht teils auf einer lokalen Tumorausdehnung, teils auf der hämatogenen Metastasierung. Sowohl bei rezidivierenden Tumoren als auch bei Tumoren mit letalem Ausgang sind Krankheitsverläufe zwischen 9 Monaten und 28 Jahren beschrieben worden (LUNA et al. 1985; COLLINA et al. 1991).

Die *5-Jahres-Überlebensrate* beträgt ca. 87 % (FONSECA et al. 1989; HAMPER et al. 1989), die 10-Jahres-Überlebensrate ca. 67,5 % (FONSECA u. SOARES 1993).

Die *Tumorgröße* ist dann von Bedeutung, wenn die Tumoren größer als 4 cm im Durchmesser sind (HAMPER et al. 1989). In solchen Fällen liegt die Rezidivrate bei 66 % und ist mit einer schlechten Prognose korreliert. Die Bestimmung des *DNA-Gehaltes* ergibt, daß die überwiegende Anzahl der Tumoren (85–95 %) ein diploides Histogramm besitzen (HAMPER et al. 1989; FONSECA u. SOARES 1993) und nur 5–15% aneuploide Werte aufweisen. Eine sichere Korrelation zum klinischen Verlauf liegt in der Regel nicht vor, allenfalls dann, wenn aneuploide Tumoren einen vorwiegend soliden Aufbau aus hellen Zellen aufweisen (FONSECA u. SOARES 1993). Bezüglich der Prognose besteht keine Korrelation zur Häufigkeit oder Intensität der perineuralen oder vaskulären Invasion (FONSECA u. SOARES 1993).

Als *Resümee* ergibt sich aus den aufgeführten Prognosefaktoren, daß jeder Einzelfall – unabhängig von der Tumordifferenzierung – die Potenz zum Rezidiv, zur Metastasierung und zum letalen Ausgang auch nach langer Krankheitsdauer besitzt, daß jedoch mehrere Faktoren in die Prognosebeurteilung einbezogen werden können:

Eher *günstige Prognose* bei Tumoren mit tubulären Formationen, einer Tumorgröße unter 4 cm und einem euploiden Histogramm, eher *ungünstige Prognose* bei Tumoren mit mehr solidem Aufbau aus hellzelligen Formationen, einer Tumorgröße über 4 cm im Durchmesser, einem aneuploiden Histogramm sowie einem Vorliegen von zellulärer Pleomorphie und erhöhter mitotischer Aktivität.

14.23.8 Differentialdiagnose

Hellzellige Formationen kommen in zahlreichen Speicheldrüsentumoren vor (s. Kap. 1, 14.1 u. 14.37.5). Auf die unterschiedliche Terminologie bei der Klassifikation der Tumoren wurde bereits hingewiesen (s. Kap. 14.23.2).

In *pleomorphen Adenomen*, welche ebenfalls aus gangartigen Epithelien und modifizierten Myoepithelzellen aufgebaut sind, können fokale Bezirke ein ähnliches Baumuster wie epithelial-myoepitheliale Karzinome aufweisen, wobei jedoch die übrigen Tumorabschnitte durch das pleomorphe Zellbild und insbesondere durch mukoide oder chondroide Stromaanteile gekennzeichnet sind, ein Befund, welcher in epithelial-myoepithelialen Karzinomen nicht vorkommt.

Die *hellzellige Variante der Azinuszellkarzinome* zeigt in der Regel keine biphasische Differenzierung, sondern besteht aus hellzelligen Formationen, zwischen denen herdförmige Ansammlungen von azinären Zellen mit PAS-positiven Enzymgranula liegen. Außerdem ist die Amylasereaktion in den Azinuszellkarzinomen positiv (s. Kap. 14.19).

Adenoid-zystische Karzinome sind durch ein mehr isomorphes Zellbild gekennzeichnet, außerdem durch eine mehr glandulär-mikrozystische Struktur mit Einschluß von basalmembranartigen Substanzen (s. Kap. 14.21).

Auch die *hellzellige Variante des Mukoepidermoidkarzinoms* unterscheidet sich vom epithelial-myoepithelialen Karzinom durch das gleichzeitige Vorkommen von epidermoiden, intermediären und schleimproduzierenden Zellen (s. Kap. 14.20).

Literatur

Arora VK Misra K, Bhatia A (1990) Cytomorphologic features of the rare epithelial-myoepithelial carcinoma of the salivary gland. Acta Cytol 34:239–242

Batsakis JG, El-Naggar AK, Luna MA (1992) Epithelial-myoepithelial carcinoma of salivary glands. Ann Otol Rhinol Laryngol 101:540–542

Bauer WH, Fox RA (1945) Adenomyoepithelioma (cylindroma) of palatal mucous glands. Arch Pathol 39:96–102

Brocheriou C, Auriol M, Roquancourt A de, Gaulard P, Fornes P (1991) Carcinome épithélial-myoépithélial des glandes salivaires. Étude de 15 observations et revue de la littérature. Ann Pathol 11:316–325

Carrillo R, Poblet E, Rocamora A, Rodriguez-Peralto JL (1990) Epithelial-myoepithelial carcinoma of the salivary gland. Fine needle aspiration cytologic findings. Acta Cytol 34:243–247

Collina G, Gale N, Visona A, Betts CM, Cenacchi V, Eusebi V (1991) Epithelial-myoepithelial carcinoma of the parotid gland: A clinicopathologic and immunohistochemical study of seven cases. Tumori 77:257–263

Corio RL (1991) Epithelial-myoepithelial carcinoma. In: Ellis GL, Auclair PL, Gnepp DR (eds) Surgical pathology of the salivary glands. Saunders, Philadelphia London Toronto Montreal Sydney Tokyo, pp 412–421

Corio RL, Sciubba JJ, Brannon RB, Batsakis JG (1982) Epithelial-myoepithelial carcinoma of intercalated duct origin. A clinicopathologic and ultrastructural assessment of sixteen cases. Oral Surg Oral Med Oral Pathol 53:280–287

Corridan M (1956) Glycogen-rich clear cell adenoma of the parotid gland. J Pathol Bact 72:623–625

Daley TD, Wysocki GP, Smout MS, Slinger RP (1984) Epithelial-myoepithelial carcinoma of salivary glands. Oral Surg Oral Med Oral Pathol 57:512–519

Di Palma S (1994) Epithelial-myoepithelial carcinoma with co-existing multifocal intercalated duct hyperplasia of the parotid gland. Case report. Histopathology 25:494–496

Donath K, Seifert G, Schmitz R (1972) Zur Diagnose und Ultrastruktur des tubulären Speichelgangcarcinoms. Epithelial-myoepitheliales Schaltstückcarcinom. Virchows Arch A Pathol Anat 356:16–31

Eusebi V, Casadei GP, Bussolati G, Azzopardi JG (1987) Adenomyoepithelioma of the breast with a distinctive type of apocrine adenosis. Histopathology 11:305–315

Feyrter F (1963) Über das glykogenreiche retikulierte Adenom der Speicheldrüsen. Z Krebsforsch 65:446–454

Feyrter F (1964) Über das solide (tubulär-solide) Adenom der Schleim- und Speicheldrüsen. Frankf Z Pathol 71:300–326

Fonseca I, Soares J (1993) Epithelial-myoepithelial carcinoma of the salivary glands. A study of 22 cases. Virchows Arch A Pathol Anat 422:389–396

Fonseca I, Sacadura J, Soares J (1989) Epithelial-myoepithelial carcinoma of the salivary glands. Pathol Res Pract 185:59

Gander G (1960) Quelques tumeurs rares (Thymome, tumeurs de la parotide). Pathol Microbiol (Basel) 23:217–221

Goldman RL, Klein HZ (1972) Glycogen-rich adenoma of the parotid gland: an uncommon benign clear-cell tumor resembling certain clear-cell carcinomas of salivary origin. Cancer 30:749–754

Hamper K, Brügmann M, Koppermann R et al. (1989) Epithelial-myoepithelial duct carcinoma of salivary glands: a follow-up and cytophotometric study of 21 cases. J Oral Pathol Med 18:299–304

Hock Y-L, Chan S-Y (1994) Adenomyoepithelioma of the breast. A case report correlating cytologic and histologic features. Acta Cytol 38:953–956

Jabi M, Dardick I, Cardigos N (1988) Adenomyoepithelioma of the breast. Arch Pathol Lab Med 112:73–76

Klaer H, Nielsen B, Paulsen S, Sorensen IM, Dyreburg U, Blichert-Toft M (1984) Adenomyoepithelial adenosis and low-grade malignant adenomyoepithelioma of the breast. Virchows Arch A Pathol Anat 405:55–67

Kleinsasser O, Klein HJ, Hübner G (1968) Speichelgangcarcinome. Eine den Milchgangscarcinomen der Brustdrüse analoge Gruppe von Speicheldrüsentumoren. Arch Klin Exp Ohr Nasen Kehlkopfheilkd 192:100–115

Lampe H, Ruby RRF, Greenway RE, Derose G, Wysocki GP (1984) Epithelial-myoepithelial carcinoma of the salivary gland. J Otolaryngol 13:247–251

Loose JH, Patchefsky AS, Hollander IJ, Lavin LS, Cooper HS, Katz SM (1992) Adenomyoepithelioma of the breast. A spectrum of biologic behaviour. Am J Surg Pathol 16:868–876

Luna MA, Ordonez NG, Mackay B, Batsakis JG, Guillamondegui O (1985) Salivary epithelial-myoepithelial carcinomas of intercalated ducts: A clinical, electron microscopic, and immunocytochemical study. Oral Surg Oral Med Oral Pathol 59:482–490

Makek M, Grant JW (1988) Epithelial-myoepithelial carcinoma of the parotid gland associated with a primary carcinoma of the lung. Int J Oral Maxillofac Surg 17:134–137

Michal M, Baumruk L, Burger J, Manhalová M (1994) Adenomyoepithelioma of the breast with undifferentiated carcinoma component. Histopathology 24:274–276

Morinaga S, Hashimoto S, Tezuka F (1992) Epithelial-myoepithelial carcinoma of the parotid gland in a child. Acta Pathol Jpn 42:358–363

Nilsson B, Wee A, Rauff A, Raju G (1994) Adenomyoepithelioma of the breast. Report of a case with fine needle aspiration cytology and histologic, immunohistochemical and ultrastructural correlation. Acta Cytol 38:431–434

Nistal MN, García-Viera M, Martinez-Garcia C, Paniagua R (1994) Epithelial-myoepithelial tumor of the bronchus. Case report. Am J Surg Pathol 18:421–425

Palmer RM (1985) Epithelial-myoepithelial carcinoma: An immunocytochemical study. Oral Surg Oral Med Oral Pathol 59:511–515

Pauwels C, Potter C de (1994) Adenomyoepithelioma of the breast with features of malignancy. Brief report. Histopathology 24:94–96

Pogrel MA, Hansen LS (1984) Follow-up report on epithelial-myoepithelial carcinoma of intercalated duct origin. Oral Surg Oral Med Oral Pathol 59:172–173

Rosen PP (1987) Adenomyoepithelioma of the breast. Hum Pathol 18:1232–1237

Saksela E, Tarkkanen J, Wartiovaara J (1972) Parotid clear-cell adenoma of possible myoepithelial origin. Cancer 30:742–748

Seifert G (1991) WHO Histological typing of salivary gland tumours, 2nd edn. Springer: Berlin Heidelberg New York Tokyo

Seifert G, Rieb H, Donath K (1980) Klassifikation der Tumoren der kleinen Speicheldrüsen. Pathohistologische Analyse von 160 Tumoren. Z Laryngol Rhinol 59:379–400

Seifert G, Miehlke A, Haubrich J, Chilla R (1984) Speicheldrüsenkrankheiten. Pathologie-Klinik-Therapie-Fazialischirurgie. Thieme: Stuttgart New York

Simpson RHW, Clarke TJ, Sarsfield PTL, Gluckman PGC (1991) Epithelial-myoepithelial carcinoma of salivary glands. J Clin Pathol 44:419–423

Snellmann A (1933) Ein Fall von Adenoma cysticum. Arb Pathol Inst Helsingfors 7:42–50

Stiernberg CM, Batsakis JC, Bailey BJ, Clark WD (1986) Epithelial-myoepithelial carcinoma of the parotid gland. Otolaryngol Head Neck Surg 94:240–242

Tavassoli FA (1991) Myoepithelial lesions of the breast: myoepitheliosis, adenomyoepithelioma, and myoepithelial carcinoma. Am J Surg Pathol 15:554–568

Tsuji N, Tateishi R, Ishiguro S, Terato T, Higashiyama M (1995) Adenomyoepithelioma of lung. Am J Surg Pathol 19:956–962

Young RH, Clement PB (1988) Adenomyoepithelioma of the breast. A report of three cases and review of the literature. Am J Clin Pathol 89:308–314

14.24 Basalzell-Adenokarzinome

14.24.1 Definition

Das Basalzell-Adenokarzinom hat analoge gewebliche und zytologische Merkmale wie das Basalzelladenom, unterscheidet sich jedoch von diesem durch das infiltrative Wachstum und die Tendenz zur Metastasierung. Die Infiltration erfolgt in das angrenzende Speicheldrüsengewebe mit perineuraler oder intravaskulärer Invasion sowie in die umliegenden Weichteile. Das Hauptvorkommen liegt in der Parotis.

14.24.2 Bemerkungen zur Terminologie

Die Klassifikation als Basalzell-Adenokarzinom wurde von ELLIS u. WISCOVITCH (1990) vorgenommen, um sowohl eine Abgrenzung vom Basalzelladenom (s. Kap. 14.9) als auch von den Basalzelltumoren der Haut zu ermöglichen. Eine ältere synonyme Bezeichnung stellt der *„maligne Basalzelltumor"* dar (EVANS u. CRUICKSHANK 1970). Von besonderer diagnostischer Bedeutung ist die Unterscheidung zwischen dem soliden Typ des Basalzell-Adenokarzinoms und dem soliden (basaloiden) Typ des adenoid-zystischen Karzinoms (s. Kap. 14.21). Es sind jedoch auch vereinzelt Beobachtungen von biphasisch differenzierten Speicheldrüsentumoren mit Strukturen sowohl eines adenoid-zystischen Karzinoms als eines Basalzelladenoms beschrieben worden (BERNACKI et al. 1974; DALEY u. DARDICK 1983; SIMPSON et al. 1986; ADKINS 1990; ELLIS u. AUCLAIR 1991; s. Kap. 14.3.5). Ein weiterer biphasischer Tumor, der vom Basalzell-Adenokarzinom abgegrenzt werden muß, ist das *basaloide Plattenepithelkarzinom („basaloid-squamous carcinoma")*, welches im Oralbereich lediglich an der Zungenbasis bei älteren Männern vorkommt und in seiner drüsigen Komponente weitgehend mit dem soliden Typ des adenoid-zystischen Karzinoms identisch ist (TSANG et al. 1991). Als sehr seltene Tumorentität soll auch das *„adamantinoide Basalzellkarzinom"* erwähnt werden, in welchem der Basalzellanteil Ähnlichkeiten mit einem Adamantinom besitzt (NISHIMURA u. HORI 1991).

14.24.3 Klinische und statistische Daten

Auf Grund der bisherigen Mitteilungen, welche ca. 50 Fälle umfassen (KLIMA et al. 1978; MURTY et al. 1990; ELLIS u. AUCLAIR 1991), ergibt sich, daß ca. 91% der Tumoren in der Parotis und ca. 9% in der Submandibularis (McCLUGGAGE et al. 1995) lokalisiert sind. Der Altersgipfel liegt in der 6.-7. Lebensdekade. Eine Geschlechtsdisposition ist nicht erkennbar. Die Entwicklung von Basalzell-Adenokarzinomen wurde im Kindesalter bisher nicht beobachtet. Nach statistischen Berechnungen entfallen ca. 1% aller epithelialen Speicheldrüsentumoren und ca. 4% aller Parotiskarzinome auf die Gruppe der Basalzell-Adenokarzinome. Die Tumoren erreichen eine Durchschnittsgröße von 2-4 cm. Die statistischen Daten des Speicheldrüsen-Registers Hamburg (1965-1994) sind in Tabelle 49 zusammengefaßt.

Analog der malignen Transformation in anderen Adenomen (pleomorphe Adenome, Myoepitheliome, Warthin-Tumoren oder Onkozytome) liegen auch Beobachtungen über Basalzellkarzinome auf dem Boden von Basalzelladenomen vor (CHEN 1985; ELLIS u. AUCLAIR 1991). Im Speicheldrüsen-Register Hamburg (1965-1994) konnte in 2 Fällen von Basalzell-Adenokarzinomen eine Entstehung aus Basalzelladenomen registriert werden. Die eine Beobachtung stammt von einem 65 Jahre alten Mann mit einem trabekulär differenzierten Basalzell-Adenokarzinom der Parotis in einem vorbestehenden trabekulären Basalzelladenom, die andere Beobachtung von einer 46 Jahre alten Frau mit einem solid und tubulär differenzierten Basalzell-Adenokarzinom der Parotis auf dem Boden eines vorbestehenden soliden Basalzelladenoms mit ausgeprägter hyaliner Stromakomponente.

Tabelle 49. Statistische Daten der Basalzell-Adenkarzinome (Speicheldrüsen-Register Hamburg 1965–1994)

Häufigkeit des Vorkommens:
- 2,0% aller Speicheldrüsenkarzinome

Lokalisation:
- 83,5% Parotis
- 10,0% Submandibularis
- 2,0% Sublingualis
- 4,5% kleine Speicheldrüsen (Wange, Gaumen, Zungengrund)

Altersgipfel:
- 7.–8. Lebensdekade

Geschlechtsdisposition:
- 50% männlich, 50% weiblich

14.24.4 Pathohistologie

Der zytologische Aufbau und das Gewebsmuster der Basalzell-Adenokarzinome ist weitgehend mit den Strukturen der Basalzelladenome identisch, so daß als entscheidendes Kriterium zur Unterscheidung das *infiltrative Wachstum* der Basalzell-Adenokarzinome herausgestellt werden muß (Abb. 408 u. 409). Nur in den Fällen, wo zusätzlich ein besonders hoher Grad von atypischer mitotischer Aktivität und zellulärer Pleomorphie vorliegt, kann der zytologische Befund als Malignitätsindex verwendet werden.

Zytologisch sind die Basalzell-Adenokarzinome aus relativ monomorph erscheinenden Zellen aufgebaut (ELLIS u. WISCOVITSCH 1990; ELLIS u. AUCLAIR 1991). Neben kleinen rundlichen Zellen mit spärlichem Zytoplasma und dunklen basophilen Zellkernen finden sich größere, mehr polygonale Zellen mit eosinophilem Zytoplasma und größeren, etwas aufgehellten Zellkernen. Die Kerne sind mitunter palisadenförmig zur Zellbasis angeordnet. Daneben sind inselartige Tumorzellkomplexe entwickelt, in denen die Zellen wirbelförmig angeordnet sind und plattenepitheliale Strukturen mit fokaler Keratinisierung bilden. Zwischen den Zellen und vor allem an der Außenseite der Zellverbände ist PAS-positives hyalines Material entwickelt.

Nach dem *pathohistologischen Gewebsaufbau* werden 4 Subtypen des Basalzell-Adenokarzinoms unterschieden:

- Der *solide Subtyp* (Abb. 410 u. 411) ist aus dicht aneinander liegenden Zellverbänden aufgebaut, welche inselartig angeordnet und von einem fibrösen Stroma umgeben sind. Die am Rande der inselartigen Verbände gelegenen Zellen sind meist kleiner, dunkel und rundlich, während die mehr zentral lokalisierten Zellen ein etwas helleres Zytoplasma besitzen und wirbelförmige Strukturen ausbilden.
- Der *trabekuläre Subtyp* (Abb. 412) ist durch anastomosierende Zellbänder charakterisiert, welche Konfigurationen bilden, die eine Ähnlichkeit mit Knochentrabekeln bei der fibrösen Dysplasie aufweisen.

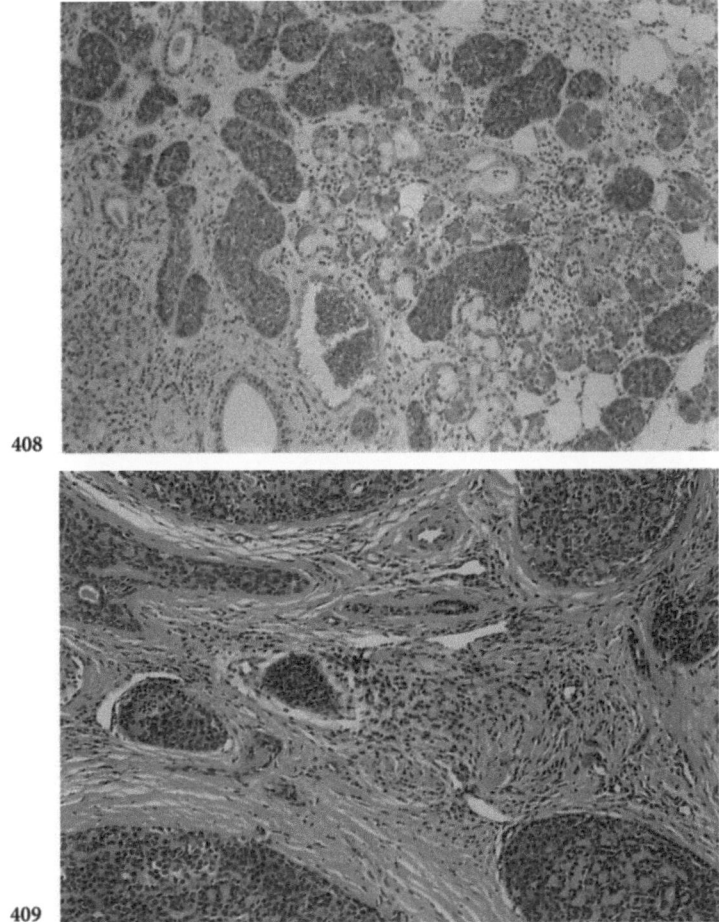

Abb. 408. Basalzell-Adenokarzinom der Parotis: infiltrative Ausbreitung innerhalb des Drüsenparenchyms. HE ×250 (Aus SEIFERT 1991)

Abb. 409. Basalzell-Adenokarzinom der Parotis: infiltratives Wachstum mit perineuraler Infiltration. HE ×250

- Der *tubuläre Subtyp* (Abb. 413), welcher auch in Verbindung mit dem trabekulären Subtyp auftreten kann, enthält schmale gangartige Lumina, welche jedoch nicht von Gangepithelien, sondern von Basalzellen begrenzt werden. Die Lichtungen enthalten mäßig viel PAS-positives Material. An der Außenseite liegt hyalines Basalmembranmaterial, welches die Zellnester vom fibrösen Stroma deutlich abgrenzt.
- Der *membranöse Subtyp* (Abb. 414 u. 415) zeigt eine besonders intensive Entwicklung von PAS-positiven hyalinen Membransubstanzen an der Außenseite der Zellverbände. Mitunter erinnert das inselartige Zellmuster an Strukturen eines Puzzlespiels.

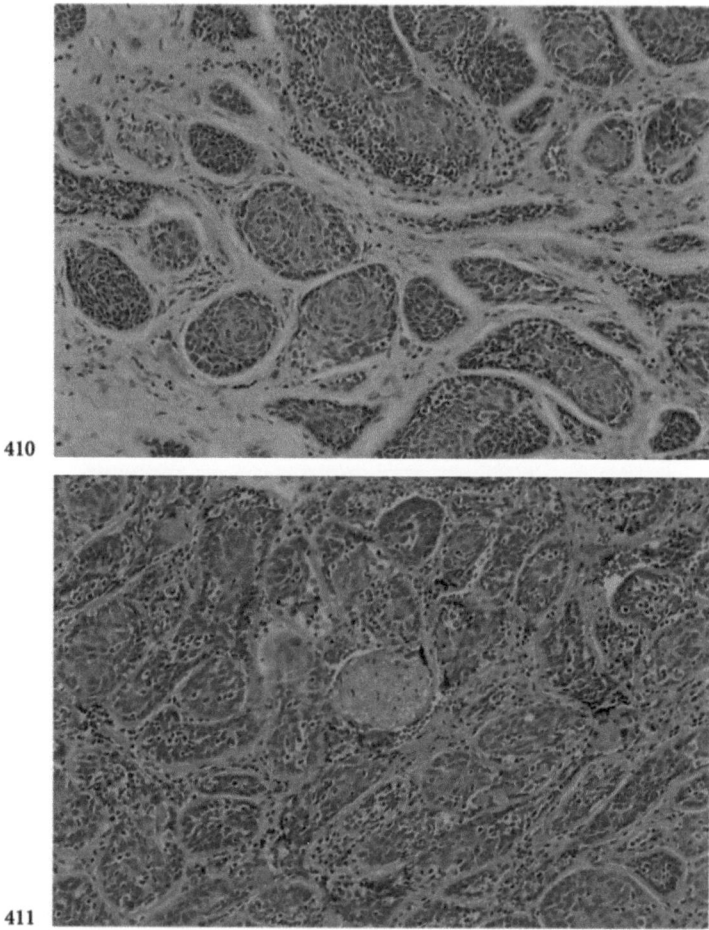

Abb. 410. Basalzell-Adenokarzinom der Parotis: solider Subtyp mit schmalen dunklen Zellen an der Außenseite und etwas größeren blasseren Zellen im Inneren der soliden Zellverbände. HE ×160 (Aus SEIFERT 1991; Präparat Dr. ELLIS, Washington)

Abb. 411. Basalzell-Adenokarzinom der Parotis: solider Subtyp mit Einschluß von Nervenfasern. HE ×60 (Präparat Dr. ELLIS, Washington)

Die 4 Subtypen können isoliert, jedoch auch kombiniert im gleichen Tumor vorkommen. Das infiltrative Wachstum erstreckt sich sowohl in die Drüsenläppchen hinein mit Ausbreitung zwischen den Drüsenazini als auch in das angrenzende Weichteilgewebe einschließlich der Muskulatur. Eine perineurale Invasion wird in ca. $1/3$ der Tumoren beobachtet, eine intravaskuläre Invasion in ca. $1/4$ der Tumoren. Mitunter ist eine geringe fokale lymphozytäre Stromainfiltration vorhanden. Eine Syntropie mit dermalen Zylindromen wird vereinzelt beschrieben.

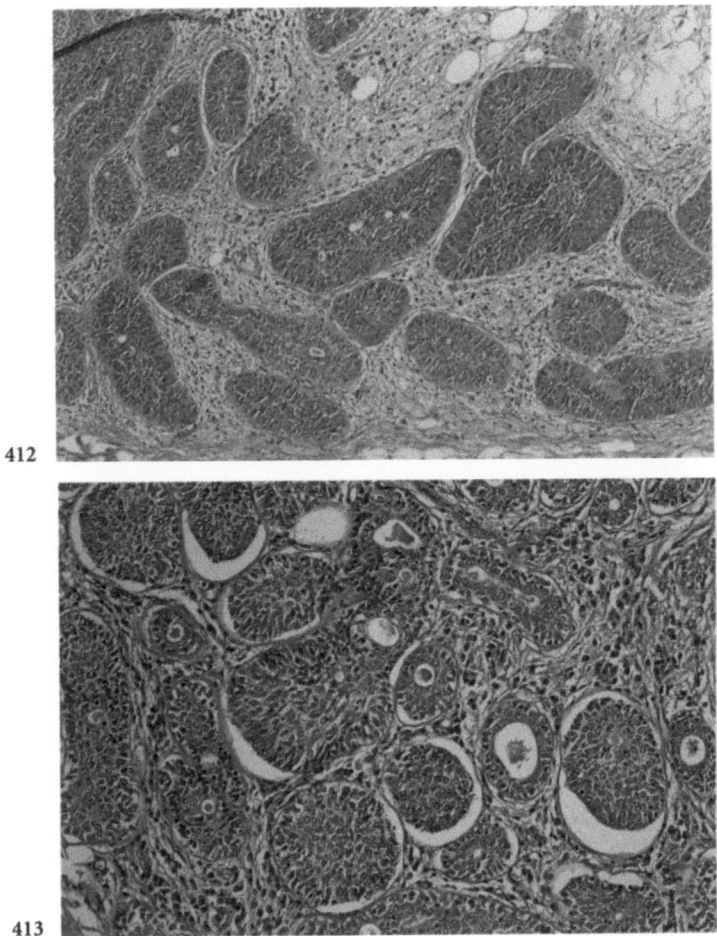

Abb. 412. Basalzell-Adenokarzinom der Parotis: trabekulärer Subtyp mit Basalmembransubstanzen an der Außenseite der Zellverbände und deutlicher Abgrenzung der Zellgruppen vom bindegewebigen Stroma. HE ×160 (Aus SEIFERT 1991)

Abb. 413. Basalzell-Adenokarzinom der Parotis: teils trabekulärer, teils tubulärer Subtyp mit kleinen Ganglichtungen. HE ×250 (Aus SEIFERT 1991)

14.24.5 Immunzytochemie und Ultrastruktur

Immunzytochemisch entspricht das Expressionsmuster der Basalzell-Adenokarzinome weitgehend dem der Basalzelladenome (s. Kap. 14.9). Zytokeratine sind in 100 % der Tumoren nachweisbar und markieren besonders die luminalen Abschnitte der gangartigen Formationen und auch die peripheren Zellverbände (WILLIAMS et al. 1993; BEREAN et al. 1995). Aktin und Vimentin werden vor allem in den peripher gelegenen Tumorzellen (McCLUGGAGE et al. 1995) und auch in angrenzenden Stromazellen exprimiert, während S-100-Protein ein unterschied-

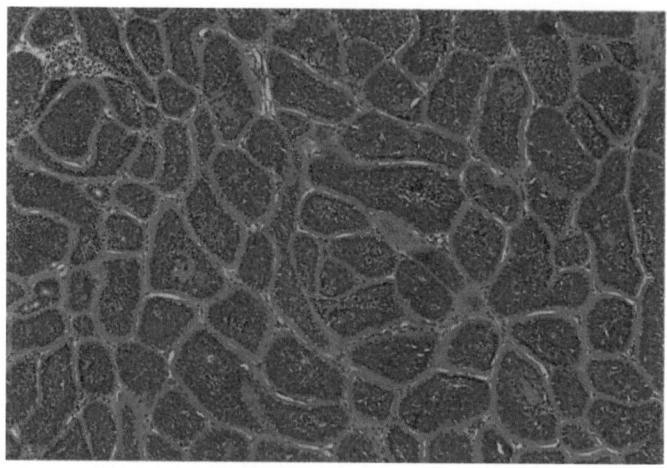

Abb. 414. Basalzell-Adenokarzinom der Parotis: membranöser Subtyp mit hyalinen Membranen an der Außenseite der Zellstränge. HE ×160 (Aus Seifert 1991)

liches Verteilungsmuster zeigt. Die immunzytochemischen Befunde unterstützen die Auffassung, daß die Basalzelltumoren von pluripotenten Gangepithelien ausgehen und ein kleinerer Prozentsatz der Tumorzellen eine myoepitheliale Differenzierung aufweist, im Gegensatz zu den adenoid-zystischen Karzinomen, in welchen myoepitheliale Tumorzellen eine größere Tumorzellkomponente darstellen. Desgleichen fehlt in Basalzell-Adenokarzinomen eine neuroendokrine Differenzierung wie in kleinzelligen undifferenzierten Karzinomen (Berean et al. 1995).

Elektronenmikroskopisch liegen nur vereinzelte Untersuchungen vor (Ellis u. Auclair 1991; McCluggage et al. 1995). Daraus geht hervor, daß die Tumoren aus 2 Zelltypen aufgebaut sind. Vorherrschend ist ein epithelialer Zelltyp mit azinärer Anordnung der Tumorzellen, welche apikal-sekretorische Vakuolen sowie Mikrovilli besitzen und durch gut ausgebildete Desmosomen miteinander verbunden sind. Das Zytoplasma enthält Tonofilamente, rauhes endoplasmatisches Retikulum und Mitochondrien. An der Außenseite der Zellgruppen sind basalmembranartige Substanzen entwickelt, welche mitunter auch fokal interzellulär nachweisbar sind. Der zweite, meist peripher lokalisierte Zelltyp zeigt eine myoepitheliale Differenzierung mit aktinartigen Filamentbündeln im Zytoplasma, welche mitunter an der Zellmembran inserieren. Zwischen den Zellen befinden sich Desmosomen. Die immunzytochemischen und elektronenmikroskopischen Befunde unterstreichen den biphasischen Aufbau der Basalzell-Adenokarzinome aus Gangepithelien und Myoepithelien. Als weiterer Hinweis auf die Malignität kann die DNS-Aneuploidie in einem Teil der Tumoren be-

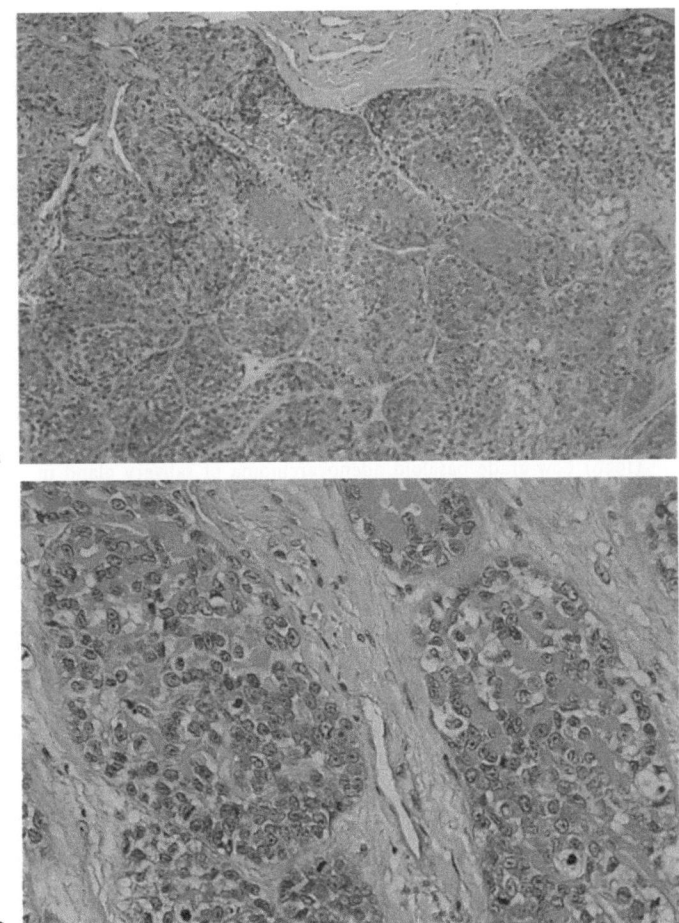

Abb. 415 a, b. Basalzell-Adenokarzinom der Parotis: membranöser Subtyp mit hyalinen interzellulären Abscheidungen. HE a ×100, b ×250

14.24.6 Prognose und Differentialdiagnose

Prognostisch handelt es sich beim Basalzell-Adenokarzinom um einen Tumor mit relativ hoher Differenzierung und geringgradiger Malignität (ELLIS u. AUCLAIR 1991). Die Prognose wird weder von der Tumordauer noch Tumorgröße determiniert. Ein entscheidender prognostischer Faktor ist vielmehr die radikale Tumorentfernung bei der Erstoperation und der tumorfreie Rand. Lokale Rezidive wurden in ca. 25% beobachtet, regionäre Lymphknotenmetastasen in ca. 10%. Bei einer Fallmitteilung mit einer Lungenmetastase konnte die Metastase operativ entfernt werden, so daß der Patient überlebte.

In der *Differentialdiagnose* müssen zwei andere Tumorentitäten berücksichtigt werden. Der membranöse Typ des Basalzelladenoms ist durch die multifokale Ausbreitung charakterisiert, wobei jedoch im Gegensatz zum Basalzell-Adenokarzinom die eindeutig infiltrative Ausbreitung zwischen die Drüsenazini oder die perineurale Invasion fehlen. Besonders schwierig kann die Abgrenzung zum soliden Typ des adenoid-zystischen Karzinoms sein. Unterscheidungsmerkmale sind das Vorkommen von glandulär-cribriformen Bezirken beim adenoid-zystischen Karzinom, die beim Basalzell-Adenokarzinom fehlen, die mehr uniforme Zellstruktur des adenoid-zystischen Karzinoms mit der stärkeren Hyperchromasie der Zellkerne und die Entwicklung auch von hyalinen interzellulären Abscheidungen in Basalzell-Adenokarzinomen, die in adenoid-zystischen Karzinomen nicht beobachtet werden. Auch in der Feinnadel-Aspirationsbiopsie ist eine differentialdiagnostische Unterscheidung vom adenoid-zystischen Karzinom und Basalzelladenom möglich (BROWN et al. 1994).

Literatur

Adkins GF (1990) Low-grade basaloid adenocarcinoma of salivary gland in childhood: the so-called hybrid basal cell adenoma – adenoid cystic carcinoma. Pathology 22:187–190

Berean KW, Watts JC, Mills SE (1995) Basal cell adenocarcinoma of salivary gland. Mod Pathol 8:99A (Abstract 573)

Bernacki EG, Batsakis JG, Johns ME (1974) Basal cell adenoma: Distinctive tumor of salivary glands. Arch Otolaryngol 99:84–87

Brown D, Konzen B, Kashkari S (1994) Fine needle aspiration cytology of basal cell adenocarcinoma of salivary gland. Acta Cytol 38:853 (Abstract 109)

Chen KTK (1985) Carcinoma arising in monomorphic adenoma of the salivary gland. Am J Otolaryngol 6:39–41

Daley TD, Dardick I (1983) An unusual parotid tumor with histogenetic implications for salivary gland neoplasms. Oral Surg Oral Med Oral Pathol 55:374–381

Ellis GL, Auclair PL (1991) Basal cell adenocarcinoma. In: Ellis GL, Auclair PL, Gnepp DR (eds) Surgical pathology of the salivary glands. Saunders, Philadelphia London Toronto Montreal Sydney Tokyo, pp 441–454

Ellis GL, Wiscovitsch JG (1990) Basal cell adenocarcinomas of the major salivary glands. Oral Surg Oral Med Oral Pathol 69:461–469

Evans RW, Cruickshank AH (1970) Epithelial tumours of the salivary glands. Saunders, Philadelphia London Toronto Montreal Sydney Tokyo

Gallimore AP, Spraggs PDR, Allen JP, Hobsley M (1994) Basaloid carcinomas of salivary glands. Histopathology 24:139–144

Klima M, Wolfe SK, Johnson PE (1978) Basal cell tumors of the parotid gland. Arch Otolaryngol 104:111–116

McCluggage G, Sloan J, Cameron St, Hamilton P, Toner P (1995) Basal cell adenocarcinoma of the submandibular gland. Oral Surg Oral Med Oral Pathol 79:342–350

Murty GE, Welch AR, Soames JV (1990) Basal cell adenocarcinoma of the parotid gland. J Laryngol Otol 104:150–151

Nishimura M, Hori Y (1991) Adamantinoid basal cell carcinoma. An ultrastructural study. Arch Pathol Lab Med 115:624–626

Seifert G (1991) WHO Histological typing of salivary gland tumours, 2nd edn. Springer, Berlin Heidelberg New York Tokyo

Simpson PR, Rutledge JC, Schaefer SD, Anderson RC (1986) Congenital hybrid basal cell adenoma – adenoid cystic carcinoma of the salivary gland. Pediatr Pathol 6:199–208

Tsang WYW, Chan JKC, Lee KC, Leung AKF, Fu YT (1991) Basaloid-squamous carcinoma of the upper aerodigestive tract and so-called adenoid cystic carcinoma of the oesophagus: the same tumour type? Histopathology 19:35–46

Williams StB, Ellis GL, Auclair PL (1993) Immunohistochemical analysis of basal cell adenocarcinoma. Oral Surg Oral Med Oral Pathol 75:64–69

14.25 Talgdrüsenkarzinome

14.25.1 Definition

Talgdrüsenkarzinome sind seltene maligne Speicheldrüsentumoren mit geringer Malignität. Sie sind aus atypischen Talgdrüsenzellen aufgebaut, welche solide oder läppchenförmig-glanduläre Strukturen bilden. Eine extrem seltene Variante ist das Talgdrüsen-Lymphadenokarzinom.

14.25.2 Klinische und statistische Daten

Obwohl Talgdrüsenzellen in der Parotis oder Submandibularis vorwiegend im Bereich der Schaltstücke häufiger beobachtet werden (s. Kap. 1.2 und 10.3.3), sind Talgdrüsenkarzinome ebenso wie die Talgdrüsenadenome (s. Kap. 14.13) seltene Tumoren (CHEEK u. PITCOCK 1966; BATSAKIS et al. 1972). Ihr Anteil an den Speicheldrüsentumoren beträgt nur 0,05% (ELLIS et al. 1991). Auf den herdförmigen Einschluß von Talgdrüsenzellen in anderen Tumoren (pleomorphe Adenome, Warthin-Tumoren, Basalzelladenome, Mukoepidermoidkarzinome, adenoid-zystische Karzinome) wird in den entsprechenden Tumorkapiteln hingewiesen.

Bezüglich der *Lokalisation* ergibt sich, daß über 90% der Talgdrüsenkarzinome in der Parotis entwickelt sind (ELLIS et al. 1991). Vereinzelt ist eine Lokalisation in der Submandibularis, der Wange (DAMM et al. 1991), in einem Parotislymphknoten (GNEPP u. BRANNON 1984) oder in der Vallecula (ASSOR 1975) beschrieben worden. Außerhalb der Oralregion werden Talgdrüsenkarzinome in der Haut und im Bereich der Orbita beobachtet (BONIUK u. ZIMMERMAN 1968).

Der *Altersgipfel* liegt in der 6.–7. Lebensdekade (GNEPP u. BRANNON 1984). Eine statistisch signifikante Geschlechtsdisposition liegt nicht vor.

Die statistischen Daten über die Talgdrüsenkarzinome des Speicheldrüsen-Registers Hamburg (1965–1994) sind in Tabelle 50 zusammengefaßt.

Tabelle 50. Statistische Daten der Talgdrüsenkarzinome (Speicheldrüsen-Register Hamburg 1965–1994)

Häufigkeit des Vorkommens:
- 0,6% aller Speicheldrüsenkarzinome

Lokalisation:
- 73,0% Parotis
- 18,0% Submandibularis
- 9,0% Sublingualis

Altersgipfel:
- 6.–7. Lebensdekade

Geschlechtsdisposition:
- 36,5% männlich, 63,5% weiblich

Klinisch imponieren die Tumoren als schmerzhafte, meist mit der Umgebung verbackene Tumorknoten mit einer unterschiedlichen Tumorgröße, welche zwischen 0,5 cm und 8,5 cm schwankt (ELLIS et al. 1991; BRANNON u. GNEPP 1984). Fazialisparesen werden beobachtet. Die Schnittfläche der Tumoren ist gelblich-grau und von kleinen Zysten durchsetzt, welche eine milchigbröckelige Flüssigkeit enthalten (KLEINSASSER et al. 1970).

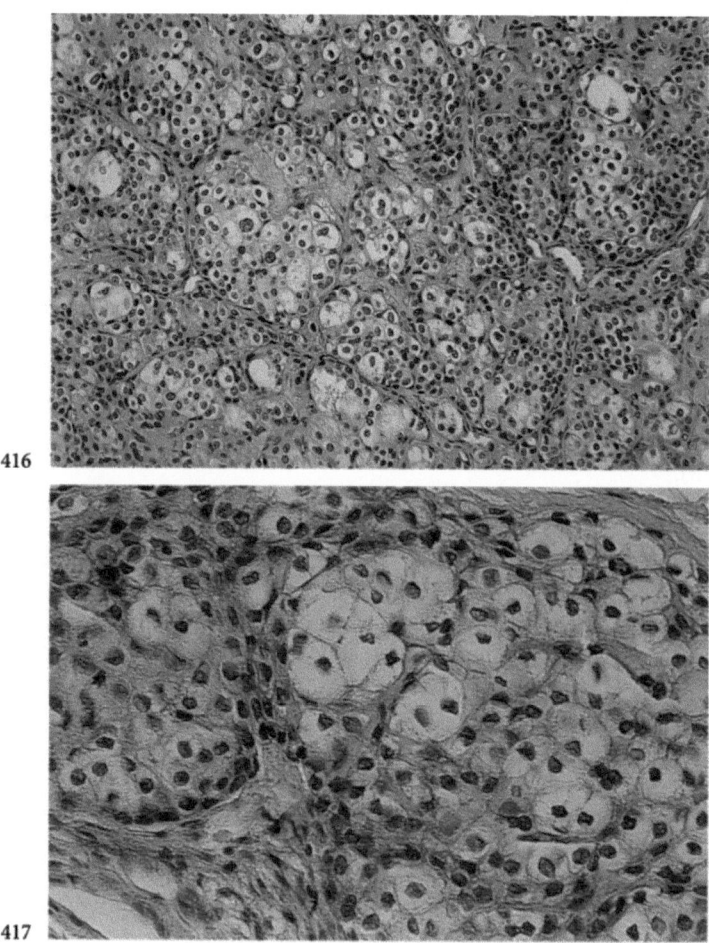

Abb. 416. Talgdrüsenkarzinom der Parotis: Nester von Talgdrüsenzellen in lobulärer Anordnung. HE ×100 (Aus SEIFERT 1991)

Abb. 417. Talgdrüsenkarzinom (Fall wie Abb. 416): Zellnester mit Zytoplasmavakuolen und deutlichen Zellgrenzen. HE ×250 (Aus SEIFERT 1991)

14.25.3 Pathohistologie

Nach dem pathohistologischen Aufbau müssen Talgdrüsenkarzinome und Talgdrüsen-Lymphadenokarzinome unterschieden werden. Die *Talgdrüsenkarzinome* sind aus atypischen Talgdrüsenzellen aufgebaut, welche sowohl solide als auch azinär-glanduläre Formationen bilden (SILVER u. GOLDSTEIN 1966; CONSTANT u. LEAHY 1968; KLEINSASSER et al. 1970; AKHTAR et al. 1973; SCHMID u. ALBRICH 1973; SHULMAN et al. 1973; ZECHNER u. ALBEGGER 1973; MACFARLANE et al. 1975; GNEPP u. BRANNON 1984; GRANSTRÖM et al. 1987; ELLIS et al. 1991). Die basophilen Tumorzellen haben ein vakuolär umgestaltetes Zytoplasma mit lipidhaltigen Vakuolen (Abb. 416 u. 417), mitunter auch mit kleinen Cholesterineinschlüssen. Die atypischen Zellkerne weisen eine deutliche Pleomorphie auf. Die mitotische Aktivität ist erhöht. Mitunter finden sich auch mehrkernige Riesenzellen. Stellenweise sind auch Plattenepithelverbände (Abb. 418–420) und einzelne Hornperlen entwickelt. Innerhalb der Tumorzellverbände finden sich kleinere Lumina und auch Nekroseherde. Die Tumoren zeigen ein lokal invasives Wachstum. In 20% der Fälle wird eine perineurale Invasion beobachtet, während eine intravaskuläre Invasion sehr selten ist (ELLIS et al. 1991). Lokale Rezidive treten in ca. 50% der Fälle auf. Lymphknotenmetastasen (Abb. 421) sind selten und werden erst relativ spät im Krankheitsverlauf beobachtet. Die Überlebensrate liegt zwischen 8 Monaten und 13 Jahren (ELLIS et al. 1991). Einzelbeobachtungen betreffen die Entstehung eines Talgdrüsenkarzinoms in einem pleomorphen Adenom (TSUKADA et al. 1964). Das *Talgdrüsen-Lymphadenokarzinom* ist eine extrem seltene Variante des Talgdrüsenkarzinoms und entspricht im Aufbau der malignen Transformation des Talgdrüsen-Lymphadenoms. Die Tumoren enthalten noch restliche Strukturen eines Talgdrüsen-Lymphadenoms. Der Karzinomanteil ist durch eine sehr pleomorphe Differenzierung gekennzeichnet

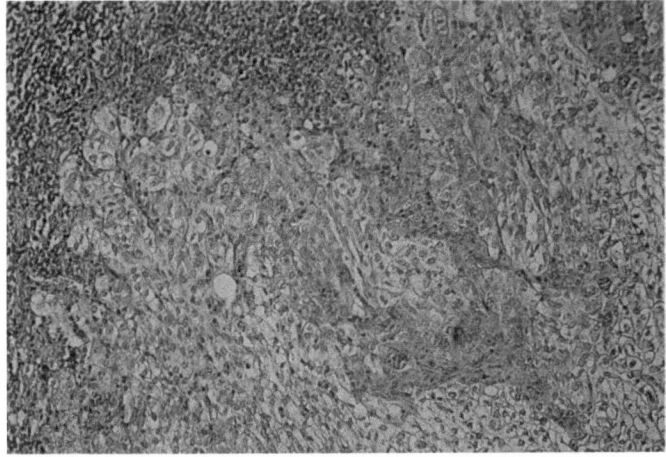

Abb. 418. Talgdrüsenkarzinom der Parotis: Einschluß von Plattenepithelnestern. HE ×100

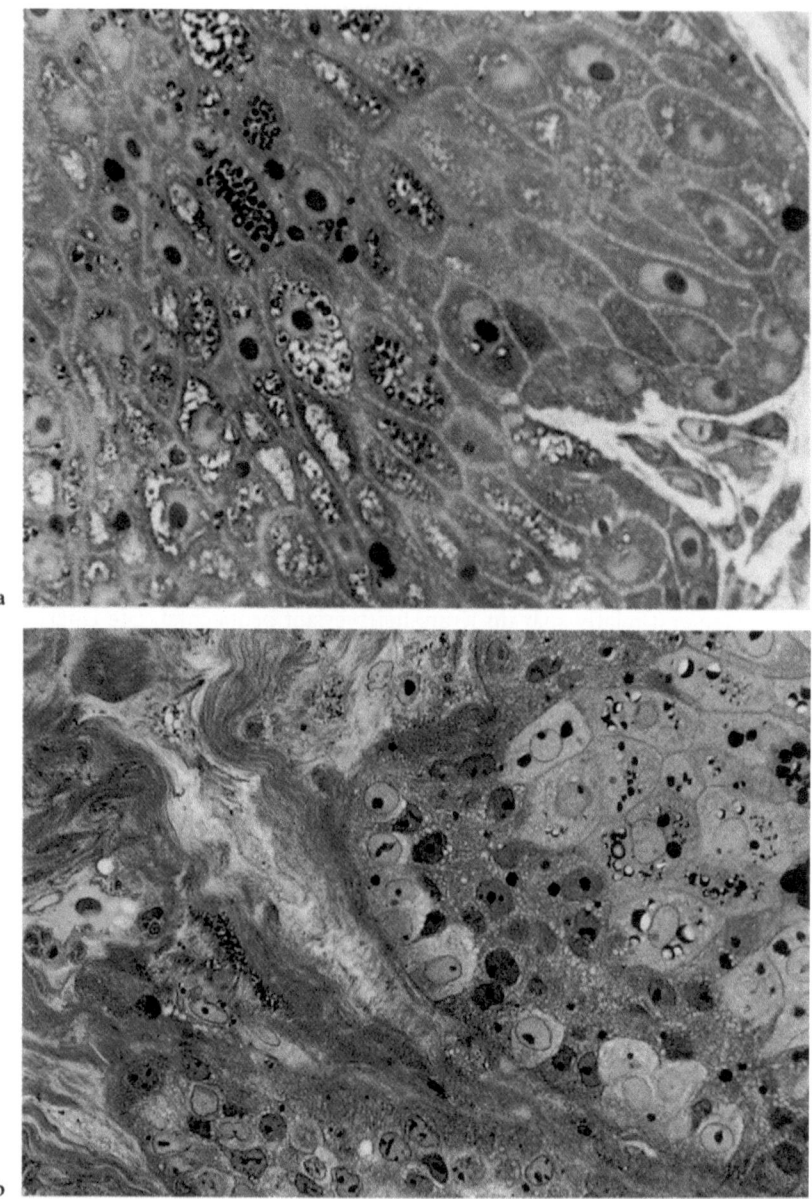

Abb. 419a, b. Talgdrüsenkarzinom der Parotis: **a** Talgdrüsenzellen mit osmiophilen Granula inmitten eines Plattenepithelverbandes. **b** zahlreiche Talgdrüsenzellen mit osmiophilen Granula; randlich gelegene Plattenepithelverbände. Semidünnschnitt, Toluidinblau **a** ×800, **b** ×600 (Aus SEIFERT u. DONATH 1976)

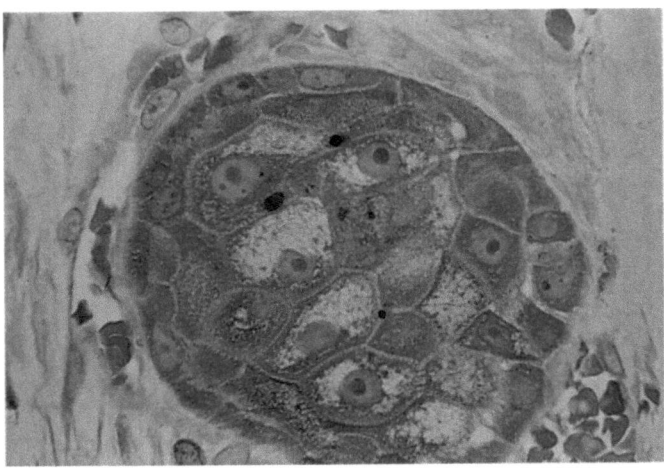

Abb. 420. Talgdrüsenkarzinom der Parotis: azinär-glanduläre Formation mit Talgdrüsenzellen und epidermoiden Zellen; deutliche Zellgrenzen. Semidünnschnitt, Toluidinblau ×800

(LINHARTOVÁ 1974; GNEPP u. BRANNON 1984), wobei neben Verbänden eines Plattenepithelkarzinoms auch andere Karzinomformen vorkommen können (Speichelgangkarzinom, adenoid-zystisches Karzinom, epithelial-myoepitheliales Karzinom). Die Tumoren sind von einzelnen Zysten durchsetzt und enthalten sowohl Nekrosen als auch Riesenzellen.

14.25.4 Immunzytochemie und Ultrastruktur

Immunzytochemisch findet sich entsprechend der zellulären Differenzierung eine Expression von Zytokeratinen (TAKATA et al. 1989).

Elektronenmikroskopisch enthalten die Tumorzellen intrazytoplasmatische Lipidvakuolen sowie strahlendichte Einschlüsse mit konzentrisch geschichteten Membranen (KLEINSASSER et al. 1970). Außerdem besitzen die Tumorzellen Mikrovilli und Desmosomen, dagegen keine Tonofilamente.

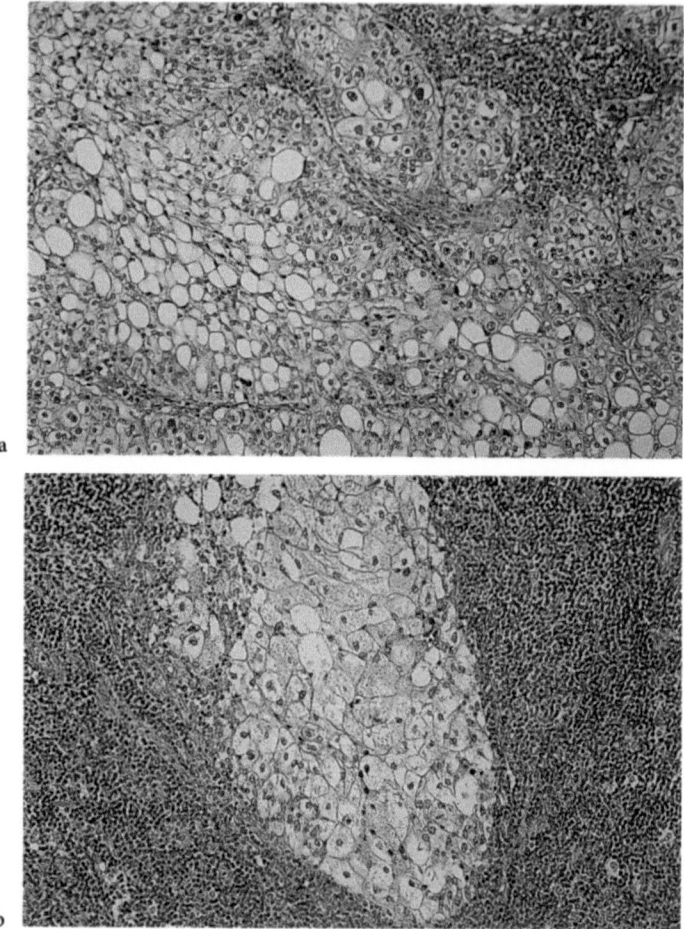

Abb. 421 a, b. Talgdrüsenkarzinom der Parotis: Lymphknotenmetastase mit vakuolär umgewandelten Talgdrüsenzellen. HE **a** ×100, **b** ×250

Literatur

Akhtar M, Gosalbez TG, Brody H (1973) Primary sebaceous carcinoma of the parotid gland. Arch Pathol 96:161–163

Assor D (1975) Epidermoid carcinoma with sebaceous differentiation in the vallecula: Report of a case. Am J Clin Pathol 63:891–894

Batsakis JG, Littler ER, Leahy MS (1972) Sebaceous lesions of the head and neck. Arch Otolaryngol 95:151–157

Boniuk M, Zimmerman LE (1968) Sebaceous carcinoma of the eyelid, eyebrow, caruncle and orbit. Trans Am Acad Ophtal Otolaryngol 72:619–642

Cheek R, Pitcock JA (1966) Sebaceous lesions of the parotid: Report of two cases. Arch Pathol 82:147–150

Constant E, Leahy MS (1968) Sebaceous cell carcinoma. Plast Reconstr Surg 41:433–437

Damm DD, O'Connor WN, White DK, Drummond JF, Morrow LW, Kenady DE (1991) Intraoral sebaceous carcinoma. Oral Surg Oral Med Oral Pathol 72:709–711
Ellis GL, Auclair PL, Gnepp DR, Goode RK (1991) Other malignant epithel neoplasms. In: Ellis GL, Auclair PL, Gnepp DR (eds) Surgical pathology of the salivary glands. Saunders, Philadelphia London Toronto Montreal Sydney Tokyo, pp 455–488
Gnepp DR, Brannon R (1984) Sebaceous neoplasms of salivary gland origin. Report of 21 cases. Cancer 53:2155–2170
Granström G, Aldenborg F, Jeppson P-H (1987) Sebaceous carcinoma of the parotid gland: Report of a case and review of the literature. J Oral Maxillofac Surg 45:731–733
Kleinsasser O, Hübner G, Klein HJ (1970) Talgzellcarcinom der Parotis. Arch Klin Exp Ohr Nasen Kehlkopfheilkd 197:59–71
Linhartová A (1974) Sebaceous glands in salivary gland tissue. Arch Pathol 98:320–324
MacFarlane JK, Viloria JB, Palmer JD (1975) Sebaceous cell carcinoma of the parotid gland. Am J Surg 130:499–501
Schmid KO, Albrich W (1973) Die Bedeutung von Talgzellen und Talgdrüsen für Parotisgeschwülste. Virchows Arch A Pathol Anat 359:239–253
Seifert G (1991) WHO Histological typing of salivary gland tumours, 2nd edn. Springer, Berlin Heidelberg New York Tokyo
Seifert G, Donath K (1976) Die Morphologie der Speicheldrüsenerkrankungen. Arch Otorhinolaryngol 213:111–208
Shulman J, Waisman J, Morledge D (1973) Sebaceous carcinoma of the parotid gland. Arch Otolaryngol 98:417–421
Silver H, Goldstein MA (1966) Sebaceous cell carcinoma of the parotid region: a review of the literature and a case report. Cancer 19:1773–1779
Takata T, Ogawa I, Nikai H (1989) Sebaceous carcinoma of the parotid gland. An immunohistochemical and ultrastructural study. Virchows Arch A Pathol Anat 414:459–464
Tsukada K, Pava S de la, Pickren JW (1964) Sebaceous cell carcinoma arising in mixed tumor of parotid salivary gland: a report of a case. Oral Surg Oral Med Oral Pathol 18:517–522
Zechner G, Albegger KW (1973) Talgdrüsencarcinom der Parotis. Arch Klin Exp Ohr Nasen Kehlkopfheilkd 205:119–121

14.26 Papilläre Zystadenokarzinome

14.26.1 Definition

Diese seltenere Adenokarzinomform ist durch die Ausbildung unterschiedlich großer Zysten und durch papilläre endozystische Proliferationen gekennzeichnet. Im Gegensatz zum papillären Zystadenom liegen in den Tumoren Kernatypien, atypische Mitosen und ein infiltratives Wachstum vor. Fokal kann eine geringe Schleimproduktion bestehen. Die Tumoren gehören zur Gruppe der Karzinome mit geringem Malignitätsgrad.

14.26.2 Klinische und statistische Daten

Zwei Drittel der Tumoren sind in den großen Speicheldrüsen lokalisiert, wobei die Parotis mit ca. 70% der Fälle häufiger befallen ist (BLANCK et al. 1971; SPIRO et al. 1982; SEIFERT u. SCHULZ 1985; ELLIS et al. 1991) als die Submandibularis mit ca. 15% (ATTAR et al. 1989), selten auch die Sublingualis (Foss et al. 1994). Die übrigen Fälle wurden in den kleinen Speicheldrüsen beobachtet, insbesondere im Bereich des Gaumens (ALLEN et al. 1974; MILLS et al. 1984; FLISS et al. 1989), weiterhin mit abnehmender Häufigkeit im Bereich der Oberlippe, der

Tabelle 51. Statistische Daten der papillären Zystadenokarzinome
(Speicheldrüsen-Register Hamburg 1965–1994)

Häufigkeit des Vorkommens:
- 3,2 % aller Speicheldrüsenkarzinome

Lokalisation:
- 65 % Parotis
- 7 % Submandibularis
- 18 % Wange
- 10 % Oberlippe

Altersgipfel:
- 6. Lebensdekade

Geschlechtsdisposition:
- 74 % männlich, 26 % weiblich

Wange oder Zunge (SHTEYER u. FUNDOIANU-DAYAN 1986; TANAKA et al. 1989; MOSTOFI et al. 1992). Der Altersgipfel liegt in der 6.–7. Lebensdekade. 70 % der Tumorpatienten sind über 50 Jahre alt (Foss et al. 1994). Eine Rarität ist eine Fallbeobachtung im sublingualen Zungenbereich bei einem 5 Jahre alten Knaben mit Metastasen in den submandibulären Lymphknoten (CROCKER et al. 1983).

Die meist multizystischen Tumoren haben einen Durchmesser von 0,5–6 cm, wachsen in 100 % eindeutig invasiv und haben in 75 % ausgeprägte papilläre Strukturen (Foss et al. 1994). Durch Zystenrupturen können lokale Einblutungen mit resorptiver Entzündung entstehen.

Im Material des Speicheldrüsen-Registers Hamburg wurden in 30 % der Fälle regionäre Lymphknotenmetastasen beobachtet (SEIFERT u. SCHULZ 1985). Die 5-Jahres-Überlebensrate wird mit ca. 70 % angegeben (SPIRO et al. 1982). In anderen Studien fanden sich nur in 5 % Rezidive oder Lymphknotenmetastasen und keine Sterblichkeit durch das Tumorleiden (Foss et al. 1994).

Die statistischen Daten des Speicheldrüsen-Registers Hamburg (1965–1994) sind in Tabelle 51 zusammengefaßt.

Synonyme Tumorbezeichnungen des Schrifttums sind: malignes papilläres Zystadenom, schleimproduzierendes adenopapilläres (nichtepidermoides) Karzinom, papilläres Adenokarzinom und low-grade papilläres Adenokarzinom (BLANCK et al. 1971; MILLS et al. 1984; SEIFERT u. SCHULZ 1985; ELLIS et al. 1991).

14.26.3 Pathohistologie

Die beiden pathohistologischen Hauptmerkmale sind Zystenbildungen und vorwiegend intrazystische papilläre Projektionen (Abb. 422–426). Die Zysten werden von einem kubischen bis zylindrischen Epithel begrenzt. Mitunter bestehen anastomosenartige Verbindungen zwischen einzelnen Zysten. Die papillären Proliferationen werden von kubischen oder zylindrischen Epithelien

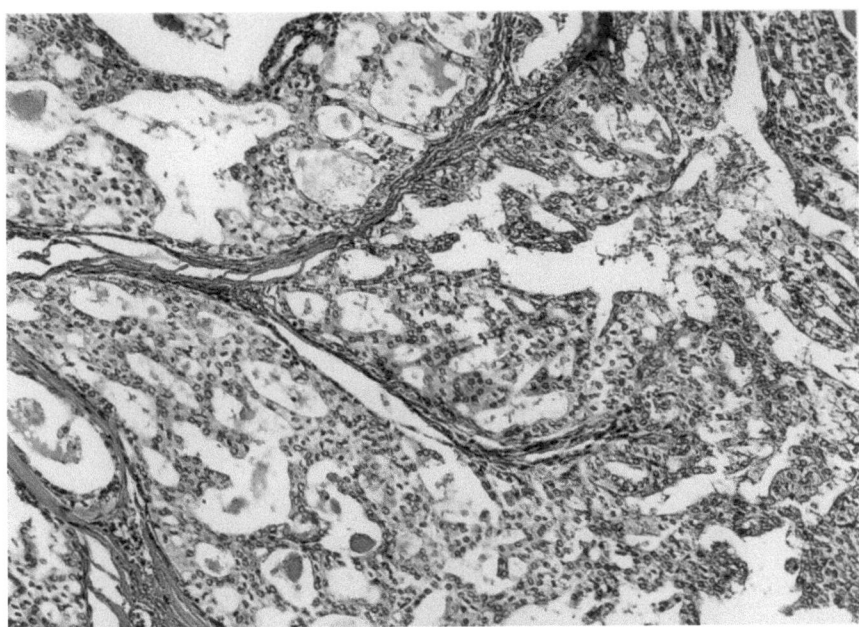

Abb. 422. Papilläres Zystadenokarzinom der Parotis: papilläre intrazystische Projektionen. HE ×100

überkleidet und besitzen ein schmales bindegewebiges Stroma, welches mitunter eine geringe Hyalinisierung aufweist. Im Epithelverband der Zysten können auch vereinzelt schleimbildende Zellen entwickelt sein, jedoch nicht in dem Ausmaß, wie es für die muzinösen Adenokarzinome charakteristisch ist (s. Kap. 14.27). Stellenweise kann es zu Blutungen und Verkalkungen innerhalb der Tumoren kommen. Eine Besonderheit stellt die Beobachtung von β-fibrillären Amyloidkörpern sowohl in den Zysten als auch im Stroma dar (DAVID u. KIM 1982). Auf Grund der histochemischen und ultrastrukturellen Befunde wird die Entstehung der Amyloidkörper auf eine Apoptose und Desquamation neoplastischer Zellen mit progressiver Freisetzung und Konfluenz der intrazellulären Filamente in die Zysten und das Interstitium zurückgeführt.

Im Gegensatz zu den benignen papillären Zystadenomen sind die Tumoren durch eine deutliche nukleäre Pleomorphie, durch atypische Mitosen und durch das infiltrative Wachstum gekennzeichnet. Tumoren mit sehr starker nukleärer Polymorphie und ausgeprägtem infiltrativem Wachstum kommen in ca. 10% aller Fälle vor und werden als Karzinome mit mittlerer Malignität eingestuft (ELLIS et al. 1991).

Die Tumorzellen zeigen in der Regel eine positive PAS-Reaktion. In den Drüsenlichtungen lassen sich fokal Sekretprodukte nachweisen, welche saure Mukopolysaccharide enthalten. Diese Kriterien und eine negative Thyreoglobulinreaktion sind wichtig zur Abgrenzung insbesondere von Metastasen eines

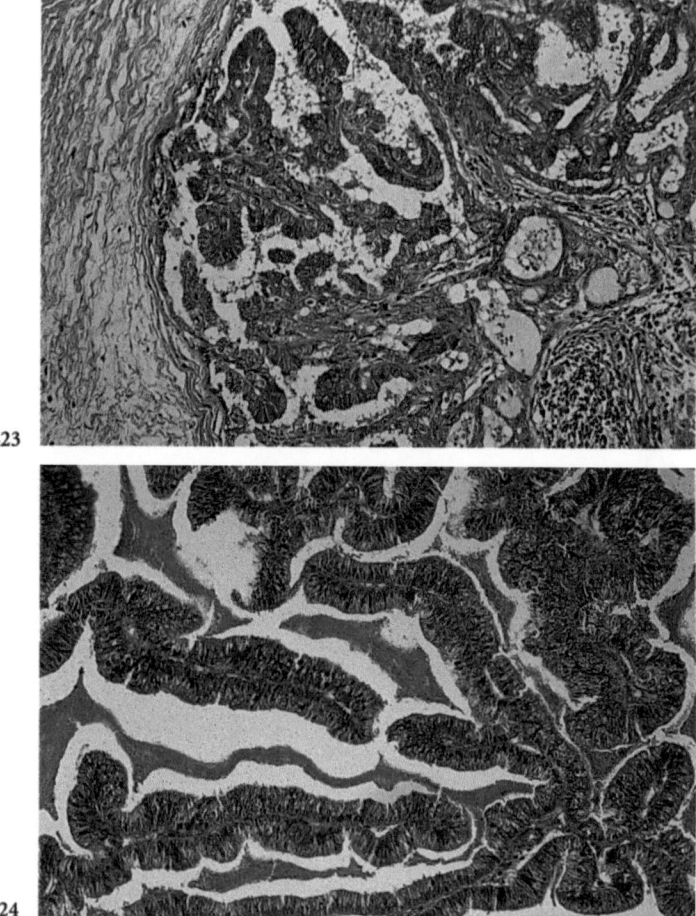

Abb. 423. Papilläres Zystadenokarzinom der Parotis: Tumorherd mit papillären intrazystischen Proliferationen. HE ×40 (Aus SEIFERT 1991)

Abb. 424. Papilläres Zystadenokarzinom der Parotis: papilläre Projektionen mit schmalen bindegewebigen Septen. HE ×160 (Aus SEIFERT 1991)

papillären Schilddrüsenkarzinoms (SEIFERT u. SCHULZ 1985). Eine seltene Variante sind papilläre Zystadenokarzinome mit einer stärker ausgeprägten Muzinbildung (COHEN BROWN et al. 1994). Die papillären Projektionen werden nicht von kubischen oder zylindrischen Epithelzellen begrenzt, sondern von schleimbildenden Epithelien. Die in den kleinen Speicheldrüsen bei älteren Frauen beobachteten Fälle zeigten einen prognostisch günstigen Verlauf ohne Rezidive oder Metastasen. Im Gegensatz zu den muzinösen Adenokarzinomen (s. Kap. 14.27) fehlt eine Schleimextravasation ins Stroma.

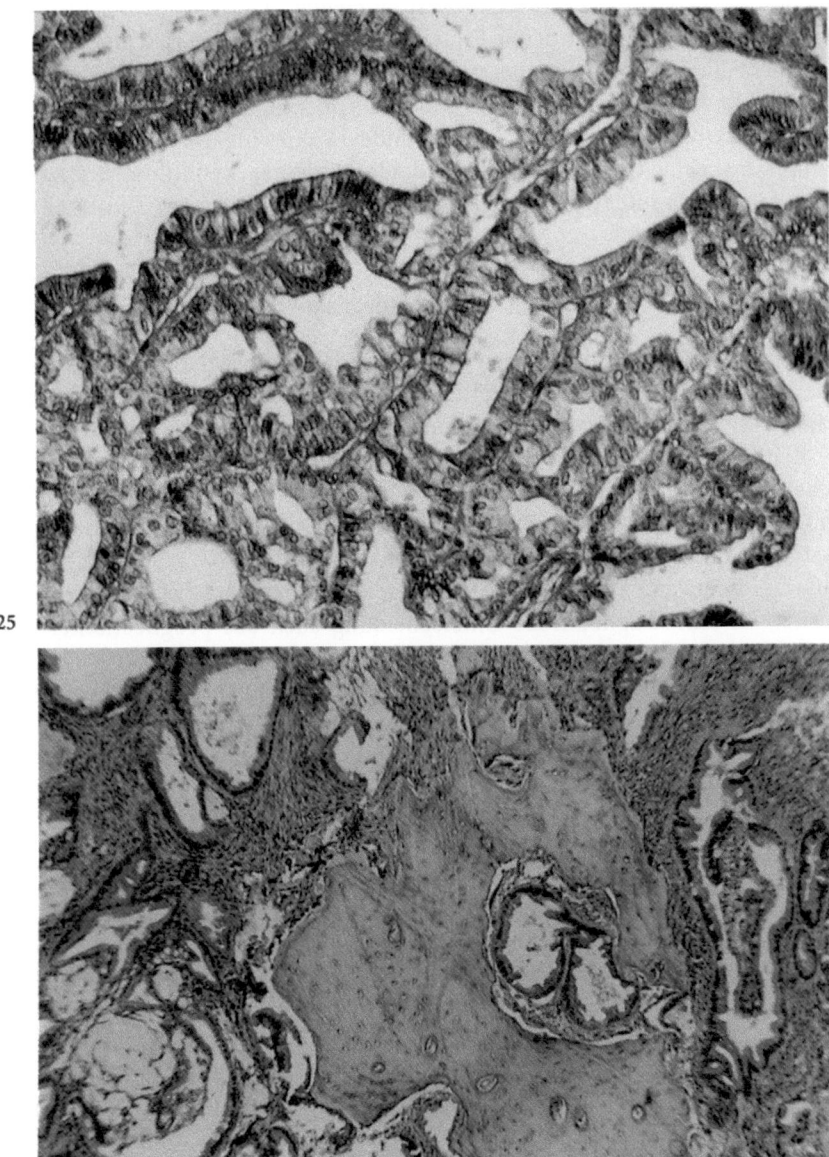

Abb. 425. Papilläres Zystadenokarzinom des Mundbodens: dicht gelagerte papilläre Proliferationen. PAS-Reaktion ×160

Abb. 426. Papilläres Zystadenokarzinom der Parotis: infiltratives Wachstum mit intraossärer Ausbreitung. HE ×60

Immunzytochemisch exprimieren die Tumorzellen in allen Fällen Zytokeratine (KL 1 und K 8.12) und auch S-100-Protein (SHRESTHA et al. 1994), daneben in über 60% der Fälle Lysozym, Laktoferrin und α_1-Antichymotrypsin. Außerdem findet sich eine Koexpression von Zytokeratin und Vimentin bzw. NSE.

Die *elektronenmikroskopischen* Befunde (Mikrovilli, Desmosomen, intrazytoplasmatische Granula, rauhes endoplasmatisches Retikulum u.a.) bestätigen den Tumoraufbau aus Gangepithelien (DAVID u. KIM 1982; CROCKER et al. 1983).

14.26.4 Differentialdiagnose

Papilläre Strukturen kommen auch in anderen Speicheldrüsenkarzinomen vor, insbesondere im polymorphen low-grade Adenokarzinom und in der papillär-zystischen Variante des Azinuszellkarzinoms.

Beim *polymorphen low-grade Adenokarzinom* (s. Kap. 14.22) findet sich neben den papillären Konfigurationen eine große Vielfalt weiterer Strukturen im Gegensatz zum papillären Zystadenokarzinom mit seinem mehr uniformen zystisch-papillären Gewebsmuster. Da das polymorphe low-grade Adenokarzinom außerdem eine etwas bessere Prognose als das papilläre Zystadenokarzinom besitzt, ist eine diagnostische Unterscheidung auch aus prognostischer Sicht angezeigt (SLOOTWEG u. MÜLLER 1987; SLOOTWEG 1993).

Die *papillär-zystische Variante des Azinuszellkarzinoms* (s. Kap. 14.19) enthält keine Makrozysten – im Gegensatz zum papillären Zystadenokarzinom –, sondern nur Mikrozysten und außerdem granuläre Azinuszellen mit PAS-positiven Enzymgranula.

Literatur

Allen MS jr, Fitz-Hugh GS, Marsh WL jr (1974) Low-grade papillary adenocarcinoma of the palate. Cancer 33:153–158

Attar A, Scheffer P, Roucayrol AM, Blanchard P (1989) Le cystadénocarcinome papillaire de la glande sous-maxillaire. Un diagnostic rare. Rev Stomatol Chir Maxillofac 90:330–333

Blanck C, Eneroth C-M, Jakobsson PA (1971) Mucus-producing adenopapillary (non-epidermoid) carcinoma of the parotid gland. Cancer 28:676–685

Cohen Brown G, Solomon MP, Chen CK, Chen P (1994) Mucin producing papillary cystic adenocarcinoma: Report of two cases. Congress International Association of Oral Pathologists, York. Abstract 050

Crocker ThP, Kreutner A jr, Othersen HB jr, Garvin AJ (1983) Papillary adenocarcinoma of minor salivary gland origin in a child. Arch Otolaryngol 109:827–831

David R, Kim KM (1982) Beta-fibrillary bodies in low-grade adenocarcinoma of parotid gland. A histochemical and ultrastructural study. Hum Pathol 13:1028–1038

Ellis GL, Auclair PL, Gnepp DR, Goode RK (1991) Other malignant epithelial neoplasms. In: Ellis GL, Auclair PL, Gnepp DR (eds) Surgical pathology of the salivary glands. Saunders, Philadelphia London Toronto Montreal Sydney Tokyo, pp 455–488

Fliss DM, Zirkin H, Puterman M, Tovi F (1989) Low-grade papillary adenocarcinoma of palatal salivary gland origin. Head Neck Surg 11:237–241

Foss R, Ellis GL, Auclair PL (1994) Clinicopathologic features of 57 cases of salivary gland cystadenocarcinomas. Oral Surg Oral Med Oral Pathol 78:773

Mills StE, Garland ThA, Allen MS jr (1984) Low-grade papillary adenocarcinoma of the palatal salivary gland origin. Am J Surg Pathol 8:367–374

Mostofi R, Wood RS, Christison W, Talerman A (1992) Low-grade papillary adenocarcinoma of minor salivary glands. Oral Surg Oral Med Oral Pathol 73:591-595
Seifert G (1991) WHO Histological typing of salivary gland tumours, 2nd edn. Springer, Berlin Heidelberg New York Tokyo
Seifert G, Schulz JP (1985) Das Adenokarzinom der Speicheldrüsen. Pathohistologie und Subklassifikation von 77 Fällen. HNO 33:433-442
Shrestha P, Namba M, Yang L, Liu B, Oosumi H, Mori M (1994) Papillary cystadenocarcinoma of salivary glands: An immunohistochemical study. Inter J Oncol 4 : 587-597
Shteyer A, Fundoianu-Dayan D (1986) Papillary cystic adenocarcinoma of minor salivary glands. Int J Oral Maxillofac Surg 15:361-364
Slootweg PJ (1993) Low-grade adenocarcinoma of the oral cavity: polymorphous or papillary? J Oral Pathol Med 22:327-330
Slootweg PJ, Müller H (1987) Low-grade adenocarcinoma of the oral cavity. A comparison between the terminal duct and the papillary type. J Craniomaxillofac Surg 15:359-364
Spiro RH, Huvos AG, Strong EW (1982) Adenocarcinoma of salivary origin: Clinicopathologic study of 204 patients. Am J Surg 144:423-430
Tanaka N, Hsieh KJ, Kino K et al. (1989) A case report of papillary adenocarcinoma in sublingual region - ultrastructural and histochemical study. Bull Tokyo Med Dent Univ 36:41-48

14.27 Muzinöse Adenokarzinome

14.27.1 Definition

Muzinöse Adenokarzinome sind eine seltene Form des Speicheldrüsenkarzinoms und durch eine ausgeprägte Schleimbildung charakterisiert. Die Schleimmenge soll mehr als 50% der Tumormasse ausmachen, wobei die Schleimproduktion sowohl in die Lichtung von Zysten stattfindet als auch in das angrenzende Stroma mit Einschluß schleimbildender Becherzellen. Auf Grund der Ähnlichkeit mit anderen muzinösen Adenokarzinomen (insbesondere der Mamma oder des Magens) muß die Möglichkeit einer Metastase ausgeschlossen werden.

14.27.2 Klinische Daten

Bei der Seltenheit des Tumors liegen kaum klinische Daten vor. Die bisherigen Fallbeschreibungen geben als Lokalisation sowohl die Parotis und Submandibularis (SEIFERT u. SCHULZ 1985; OSAKI et al. 1990; ELLIS et al. 1991) als auch die kleinen Speicheldrüsen insbesondere des Gaumens, der Zungenbasis und der Wange an (DE ARAUJO et al. 1988; GÜNZL et al. 1993; HENLEY et al. 1995). Wegen der starken Schleimbildung zeigen die Tumoren makroskopisch eine gelatinöse Beschaffenheit (sog. Kolloidkarzinome). Der Tumordurchmesser liegt bei 1,5-4 cm und kann bis zu 5 cm betragen. In ca. 20% der Fälle sind regionäre Lymphknotenmetastasen aufgetreten. Bei Lokalisation in den kleinen Speicheldrüsen ergibt sich trotz der Kleinheit der Tumoren (Durchmesser 0,5 cm) eine schlechtere Prognose als bei der Tumorentwicklung in der Parotis oder Submandibularis (GÜNZL et al. 1993). Neben einer lymphogenen Ausbreitung wurden in 50% der Fälle hämatogene Fernmetastasen (insbesondere in die Lunge) beobachtet. Die Patienten verstarben 3-6 Jahre nach Feststellung der Erstdiagnose. Die statistischen Daten der muzinösen Adenokarzinome (Speicheldrüsen-Register Hamburg 1965–1994) sind in Tabelle 52 zusammengefaßt.

Im Vergleich zu den muzinösen Adenokarzinomen der Speicheldrüsen zeigen analog aufgebaute Karzinome der Brustdrüse meist ein Vorkommen bei Frauen jenseits des 50. Lebensjahres und eine sehr gute Prognose ohne Lymphknotenmetastasen (SCOPSI et al. 1994). Der zusätzliche Gehalt an neuroendokrinen Markern (NSE, Synaptophysin) innerhalb der Karzinome hat keine weitere prognostische Bedeutung.

Tabelle 52. Statistische Daten der muzinösen Adenokarzinome (Speicheldrüsen-Register Hamburg 1965–1994)

Häufigkeit des Vorkommens:
- 0,9% aller Speicheldrüsenkarzinome

Lokalisation:
- 62,5% Parotis
- 10,0% Submandibularis
- 18,5% Gaumen
- 6,0% Wange

Altersgipfel:
- 7. Lebensdekade

Geschlechtsdisposition:
- 55% männlich, 45% weiblich

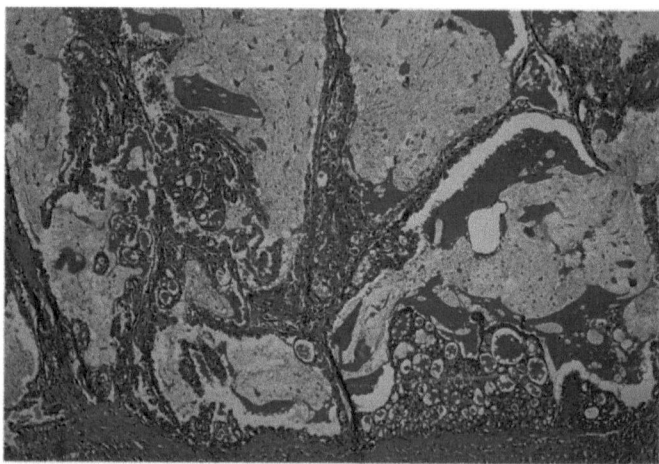

Abb. 427. Muzinöses Adenokarzinom der Parotis: zahlreiche Zystenbildungen mit schleimigem Sekret. HE ×60 (Aus SEIFERT 1991; Präparat Prof. BROCHERIOU, Paris)

14.27.3 Pathohistologie

Die Tumoren besitzen ein drüsiges Muster mit zahlreichen Zysten, welche reichlich Schleimmassen mit sauren und neutralen Mukopolysacchariden enthalten (Abb. 427–429). Die Schleimfärbungen (Muzikarmin, PAS-Reaktion, Alzian- oder Astrablau) sind in den Tumorzellen und den Schleimmassen positiv.

Vor allem in den Bezirken mit einer Extravasation von Schleimprodukten in das angrenzende bindegewebige Stroma finden sich schleimbildende Becherzellen. Die Tumorzellen am Rande der Zysten sind kubisch bis zylindrisch. Epidermoide Zellen oder papilläre Formationen sind nicht zu beobachten.

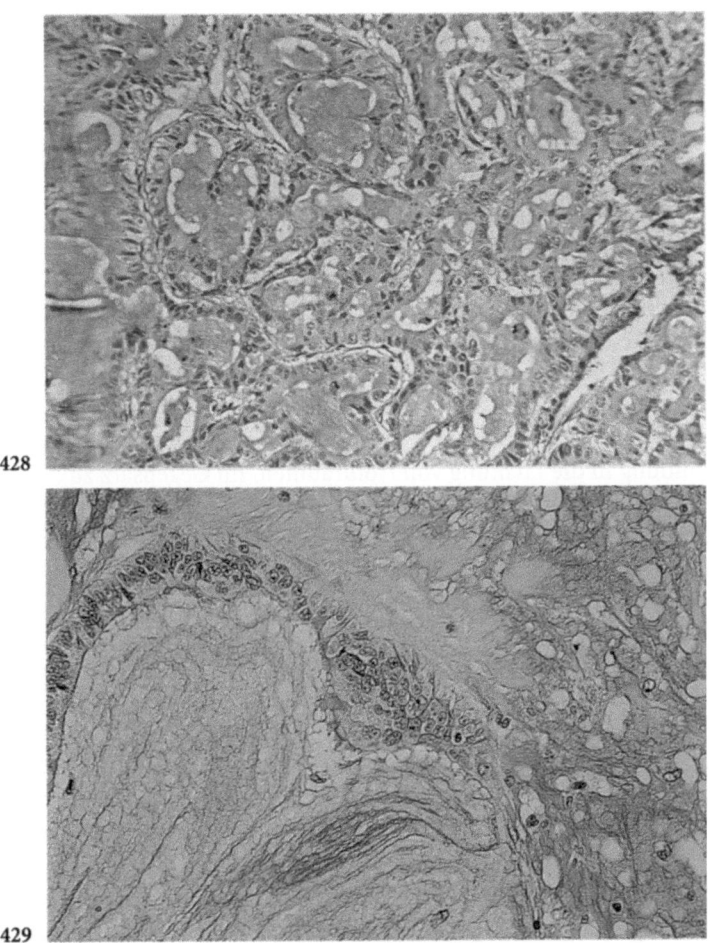

Abb. 428. Muzinöses Adenokarzinom der Submandibularis: zahlreiche schleimgefüllte Zystenbildungen. Astrablau ×100

Abb. 429. Muzinöses Adenokarzinom der Parotis: schleimgefüllte Zysten mit Schleimextravasation ins Interstitium. PAS-Reaktion ×250

Immunzytochemisch zeigen die Tumoren eine Expression von Gesamtkeratin und eine Expression von zylinderepitheltypischen Zytokeratinen (CK 7, 8, 18 und 19; nicht dagegen CK 20) analog anderen Formen des Adenokarzinoms. Bei Anwendung von Cyclin (Antikörper PCNA) ergibt sich eine deutliche Proliferationsaktivität mit Zunahme der Aktivität in Tumorrezidiven (GÜNZL et al. 1993).

Elektronenmikroskopisch sind die Tumorzellen durch intrazytoplasmatische Schleimvakuolen und Mikrovilli gekennzeichnet (OSAKI et al. 1990). Eine Besonderheit stellt das Vorkommen eines muzinösen Adenokarzinoms des Gaumens bei einer membranösen Glomerulopathie mit nephrotischem Syndrom dar (BOROCHOVITZ et al. 1982), wobei sowohl in der Niere als auch im Gaumentumor eine CEA-Expression nachgewiesen werden konnte. Die Assoziation einer membranösen Glomerulopathie mit einem Karzinom wurde bisher vorwiegend nur bei Lungenkarzinomen beobachtet.

14.27.4 Differentialdiagnose

Eine Schleimbildung kann in verschiedenen malignen Speicheldrüsentumoren beobachtet werden. Hierzu gehören insbesondere pleomorphe Adenome, Mukoepidermoidkarzinome und papilläre Zystadenokarzinome.

Bei den *pleomorphen Adenomen* mit starker myxoider Stromabildung kann es zu einer Fehlinterpretation mit muzinösen Adenokarzinomen dann kommen, wenn eine besonders starke Schleimextravasation ins Stroma vorliegt (HENLEY et al. 1995).

Bei den *Mukoepidermoidkarzinomen* (s. Kap. 14.20) kommt es vor allem bei den hochdifferenzierten Subtypen (hellzellige Variante) zu einer ausgeprägten Schleimbildung in die Lichtung von Hohlräumen. Im Gegensatz zu den muzinösen Adenokarzinomen finden sich jedoch immer Tumorareale mit epidermoider Differenzierung. Desgleichen sind gelatinöse Herde mit Schleimaustritten in die Umgebung kaum vorhanden.

Bei den *papillären Zystadenokarzinomen* (s. Kap. 14.26) kann ebenfalls eine fokale Schleimproduktion vorliegen. Sie ist jedoch nie so hochgradig wie in muzinösen Adenokarzinomen. Aus diesem Grunde sollten Karzinome mit geringer Schleimbildung und papillären Strukturen der Gruppe der papillären Zystadenokarzinome zugeordnet werden.

Metastasen von *extraglandulären Primärtumoren* können im Gewebsmuster eine große Ähnlichkeit mit primären muzinösen Adenokarzinomen der Speicheldrüsen aufweisen (ELLIS et al. 1991; FISHER et al. 1994). Daher muß in entsprechenden Fällen in Verbindung mit den klinischen Daten die Metastase insbesondere eines Mamma- oder Magenkarzinoms ausgeschlossen werden (SEIFERT et al. 1986). Dies gilt auch für muzinöse Adenokarzinome anderer Organe (Haut, Kolorektum, Pankreas, Uterus, Ovar, Prostata u.a.).

Literatur

Araujo VC de, Sousa SO de, Lopes EA, Araujo NS de, Sesso A (1988) Mucusproducing adenopapillary carcinoma of minor salivary gland origin with signet ring cells and intracytoplasmic lumina. A light and electron microscopic study. Arch Otorhinolaryngol 245:145-150

Borochovitz D, Kam WK, Nolte M, Graner S, Kiss J (1982) Adenocarcinoma of the palate associated with nephrotic syndrome and epimembranous carcinoembryonic deposition. Cancer 49:2097-2102

Ellis GL, Auclair PL, Gnepp DR, Goode RK (1991) Other malignant epithelial neoplasms. In: Ellis GL, Auclair PL, Gnepp DR (eds) Surgical pathology of the salivary glands. Saunders, Philadelphia London Toronto Montreal Sydney Tokyo, pp 455-488

Fisher ER, Palekar AS, Stoner F, Costantino J (1994) Mucocele-like lesions and mucinous carcinoma of the breast. Int J Surg Pathol 1:213-220

Günzl H-J, Donath K, Schmelzle R (1993) Klinik und Pathohistologie muzinöser Adenokarzinome der kleinen Speicheldrüsen. Pathologe 14:210-215

Henley JD, Gnepp DR, Ellis GL (1995) Mucinous (colloid) adenocarcinoma presenting as a primary salivary gland neoplasm: a report of 7 cases. Mod Pathol 8:101A (Abstract 585)

Osaki T, Hirota J, Ohno A, Tatemoto Y (1990) Mucinous adenocarcinoma of the submandibular gland. Cancer 66:1796-1801

Scopsi L, Andreola S, Pilotti S et al. (1994) Mucinous carcinoma of the breast. A clinicopathologic, histochemical, and immunocytochemical study with special reference to neuroendocrine differentiation. Am J Surg Pathol 18:702-711

Seifert G (1991) WHO Histological typing of salivary gland tumours, 2nd edn. Springer, Berlin Heidelberg New York Tokyo

Seifert G, Schulz HP (1985) Das Adenokarzinom der Speicheldrüsen. Pathohistologie und Subklassifikation von 77 Fällen. HNO 33:433-442

Seifert G, Hennings K, Caselitz J (1986) Metastatic tumors of the parotid and submandibular glands. Analysis and differential diagnosis of 108 cases. Pathol Res Pract 181:684-692

14.28 Onkozytäre Karzinome

14.28.1 Definition

Onkozytäre Karzinome sind sehr seltene maligne Tumoren, welche aus atypischen onkozytären Zellen mit gesteigerter mitotischer Aktivität aufgebaut sind. Weitere Kriterien der Malignität sind das lokal infiltrative Wachstum und die Potenz zu Rezidiven oder Metastasen. Die Tumoren sind vorwiegend in der Parotis lokalisiert.

14.28.2 Klinische und statistische Daten

Die *klinischen Daten* sind auf Grund der bisher relativ geringen Fallmitteilungen (ca. 50 Fälle in Literaturzusammenstellungen) noch sehr lückenhaft. In $^1/_3$ der Fälle werden Schmerzen durch die lokale Tumorausbreitung oder Fazialisparesen erwähnt (NEGRIER et al. 1991; SUGIMOTO et al. 1993). Eine lange Tumordauer mit plötzlichem Wachstum spricht für die Entwicklung aus einem vorbestehenden Onkozytom, wobei Verlaufsbeobachtungen bis zu 19 Jahren angegeben werden (ELLIS et al. 1991).

Die *Häufigkeit des Vorkommens* beträgt weniger als 1% aller Speicheldrüsentumoren (BRANDWEIN u. HUVOS 1991), wobei auch Prozentzahlen von nur 0,05% genannt werden (ELLIS et al. 1991).

Tabelle 53. Statistische Daten der onkozytären Karzinome (Speicheldrüsen-Register Hamburg 1965-1994)

Häufigkeit des Vorkommens:
- 0,6% aller Speicheldrüsenkarzinome

Lokalisation:
- 70% Parotis
- 10% Submandibularis
- 10% Gaumen
- 10% Gingiva

Altersgipfel:
- 5.-6. Lebensdekade

Geschlechtsdisposition:
- 45% männlich, 55% weiblich

Der *Altersgipfel* liegt in der 7. Dekade (ELLIS et al. 1991). Die Tumoren werden etwa gleichmäßig bei Männern und Frauen beobachtet.

Bezüglich der *Lokalisation* ergibt sich ein bevorzugtes Vorkommen in der Parotis (in 70-90%; ELLIS et al. 1991). Etwa 10-15% sind in der Submandibularis lokalisiert (GOODE u. CORIO 1988; BRANDWEIN u. HUVOS 1991; ELLIS et al. 1991; ZIEGLER et al. 1992), wenige Fälle in den kleinen Speicheldrüsen insbesondere des Gaumens und der Wange (BRIGGS u. EVANS 1967; ELLIS et al. 1991). Die statistischen Daten über die onkozytären Karzinome sind in Tabelle 53 zusammengefaßt.

Extraoral sind onkozytäre maligne Tumoren in verschiedenen Organen beschrieben worden (HAMPERL 1936, 1962). Hierzu gehören die Schleimhaut und Sinus der Nase (MAHMOUD 1979), die intrathorakale Region (MEIJER u. HOITSMA 1982), die Ovarien (TAKEDA et al. 1983) sowie die Niere und Schilddrüse (RAINWATER et al. 1986). Vereinzelt ist ein gemeinsames Vorkommen mit einem pleomorphen Adenom (LEVENTON et al. 1976) oder einem Lymphom (JOHNS et al. 1977) beobachtet worden.

14.28.3 Pathohistologie

Onkozytäre Karzinome sind aus onkozytären Zellen aufgebaut, die sich von den differenzierten Zellen der Onkozytome durch die zelluläre Atypie unterscheiden. Hierzu gehören die Pleomorphie der relativ großen, meist exzentrisch gelegenen Zellkerne mit prominenten Nukleolen und die deutlich erhöhte mitotische Aktivität (GOODE u. CORIO 1988; HABERMAN et al. 1990; BRANDWEIN u. HUVOS 1991; ELLIS et al. 1991). Die onkozytären Zellen bilden solide und glanduläre Formationen (Abb. 430 u. 431). Bei der Entstehung aus benignen Onkozytomen ist die maligne Transformation an dem Nebeneinander von Onkozytomresten und atypischen onkozytären Karzinomanteilen erkennbar. Die Tumoren besitzen keine Kapsel und zeigen ein lokal invasives Wachstum

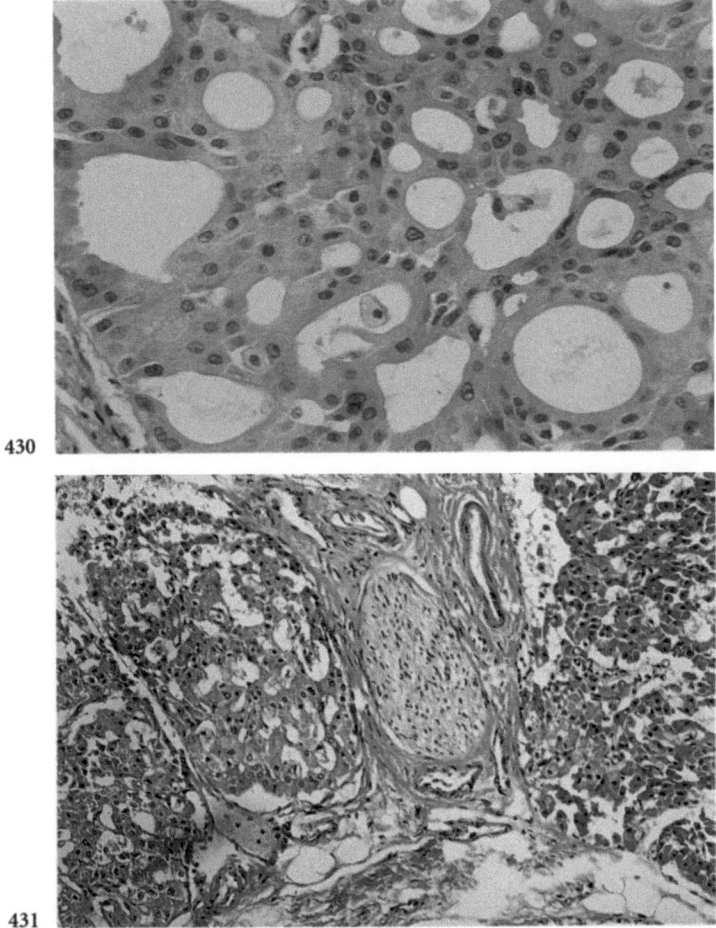

Abb. 430. Onkozytäres Karzinom der Parotis: glandulär-zystische onkozytäre Formationen. HE ×250

Abb. 431. Onkozytäres Karzinom der Parotis: infiltratives Wachstum mit Einschluß eines Nerven. HE ×100 (Aus Seifert 1991)

mit perineuraler oder vaskulärer Ausbreitung und Weichteilinfiltration (Abb. 432 u. 433). Eine perineurale Invasion wird in ca. $^1/_3$ der Fälle beobachtet, eine vaskuläre Invasion dagegen nur in ca. 15 % (Brandwein u. Huvos 1991). In 20 % der Fälle kommt es innerhalb des Tumorgewebes zu Nekrosen. In einem Teil der Fälle, die als „malignes Onkozytom" oder als „maligner oxyphiler Granularzelltumor" beschrieben worden sind (Baziz-Malik u. Gupta 1968; Whittan u. Bose 1971; Mair u. Johannessen 1972; Fayemi u. Toker 1974; Gray et al. 1976; Ross 1976; Laurian et al. 1977; Chu u. Strawitz 1978), fehlen die eindeutigen Kriterien der Malignität.

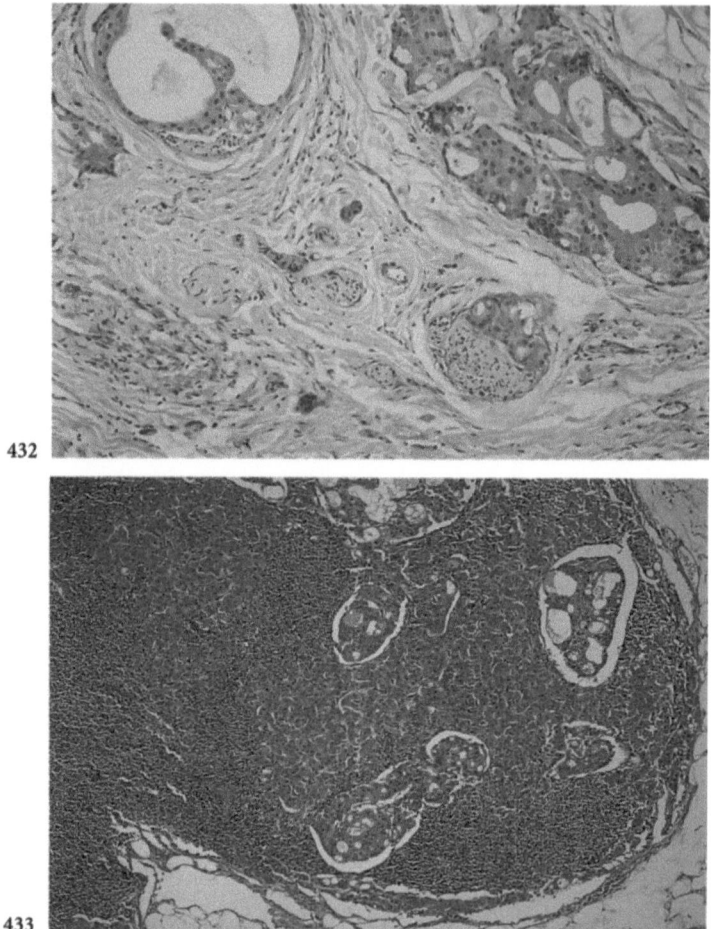

Abb. 432. Onkozytäres Karzinom der Parotis: infiltrative Ausbreitung im Drüsenkörper mit Einbeziehung von Nerven. HE ×100

Abb. 433. Onkozytäres Karzinom der Parotis: zervikale Lymphknotenmetastase. HE ×100 (Aus SEIFERT 1991; Präparat Prof. BROCHERIOU, Paris)

In der *Feinnadel-Aspirationsbiopsie* zeigen die Tumorzellen ein granuläres Zytoplasma mit vereinzelten Vakuolen sowie große exzentrische Zellkerne mit prominenten Nukleolen (AUSTIN et al. 1987). Allerdings wird auch auf die Schwierigkeit einer zytologischen Abgrenzung zwischen einem Onkozytom und einem onkozytären Karzinom hingewiesen (ABDUL-KARIM u. WEAVER 1991).

14.28.4 Immunzytochemie und Ultrastruktur

Immunzytochemisch exprimieren die onkozytären Tumorzellen glanduläre Marker. Hierzu gehören α_1-Antitrypsin, α_1-Antichymotrypsin, Laktoferrin, die sekretorische Komponente und CEA (SUGIMOTO et al. 1993). Der negative Ausfall von S-100-Protein oder Aktin unterstreicht die Tatsache, daß modifizierte Myoepithelzellen am Aufbau der onkozytären Karzinome nicht beteiligt sind.

Elektronenmikroskopisch enthalten die Tumorzellen reichlich Mitochondrien mit Atypien, dagegen keine Myofilamente oder Sekretgranula (LEE u. ROTH 1976; JOHNS et al. 1977; AUSTIN et al. 1987; SUGIMOTO et al. 1993). Zusätzliche Strukturen sind intrazytoplasmatische Lumina mit Mikrovilli, ein teilweise dilatiertes endoplasmatisches Retikulum und vereinzelte Lipidtropfen sowie Lysosomen. Im Gegensatz zu den benignen Onkozytomen sind weder Basalmembranen noch Glykogengranula entwickelt. Die interzellulären Spalträume sind meist erweitert.

14.28.5 Prognostische Faktoren

Die *Tumorgröße* schwankt zwischen 0,5 und 8 cm (ELLIS et al. 1991), wobei Tumoren mit einem Durchmesser unter 2 cm eine bessere Prognose aufweisen sollen (GOODE u. CORIO 1988). *Rezidive* werden in 25–50% der Fälle beobachtet (BRANDWEIN u. HUVOS 1991; SUGIMOTO et al. 1993).

Metastasen werden in 50–60% der Tumoren beschrieben (BRANDWEIN u. HUVOS 1991; ELLIS et al. 1991). Überwiegend handelt es sich um lokale Lymphknotenmetastasen, seltener um hämatogene Fernmetastasen besonders in die Lunge und Leber, das Knochensystem oder die Haut (HABERMAN et al. 1990; GOODE u. CORIO 1988; SUGIMOTO et al. 1993). In 20–40% der Fälle mit Metastasen wird ein *letaler Ausgang* durch das Tumorleiden angegeben (BRANDWEIN u. HUVOS 1991; ELLIS et al. 1991; SUGIMOTO et al. 1993). Das Intervall zwischen Operation und Metastasierung beträgt im Durschschnitt 3 Jahre (ELLIS et al. 1991), das Intervall zwischen Beginn der Metastasierung und dem Eintritt des Todes 1–9 Jahre (BRANDWEIN u. HUVOS 1991). Aus diesen prognostischen Faktoren läßt sich das *Resümee* ziehen, daß onkozytäre Karzinome niedrig bis mittelgradig maligne Tumoren darstellen. Tumoren unter einer Größe von 2 cm haben bei totaler Parotidektomie eine bessere Prognose, während Tumoren über 2 cm nach dem Auftreten von lokalen Rezidiven eine schlechtere Prognose besitzen (ELLIS et al. 1991). Die Prognose wird weiterhin durch das Auftreten von Metastasen verschlechtert, wobei ein letaler Ausgang in etwa 40% der Fälle mit Metastasen resultiert.

Literatur

Abdul-Karim FW, Weaver MG (1991) Needle aspiration cytology of an oncocytic carcinoma of the parotid gland. Diagn Cytopathol 7:420–422
Austin MB, Frierson HF, Feldman PS (1987) Oncocytoid adenocarcinoma of the parotid gland. Cytologic, histologic and ultrastructural findings. Acta Cytol 31:351–356
Baziz-Malik G, Gupta DN (1968) Metastasizing (malignant) oncocytoma of the parotid gland. Z Krebsforsch 70:193–197
Brandwein MS, Huvos AG (1991) Oncocytic tumors of major salivary glands. A study of 68 cases with follow-up of 44 patients. Am J Surg Pathol 15:514–528
Briggs J, Evans JNG (1967) Malignant oxyphilic granular-cell tumor (oncocytoma) of the palate: Review of the recent literature and report of a case. Oral Surg Oral Med Oral Pathol 23: 796–802

Chu W, Strawitz JG (1978) Oncocytoma of the parotid gland with malignant change. Arch Surg 113:318-319
Ellis GL, Auclair PL, Gnepp DR, Goode RK (1991) Other malignant epithelial neoplasms. In: Ellis GL, Auclair PL, Gnep DR (eds) Surgical pathology of the salivary glands. Saunders, Philadelphia London Toronto Montreal Sydney Tokyo, pp 455-488
Fayemi AO, Toker C (1974) Malignant oncocytoma of the parotid gland. Arch Otolaryngol Head Neck Surg 99:375-376
Goode RK, Corio RL (1988) Oncocytic adenocarcinoma of salivary glands. Oral Surg Oral Med Oral Pathol 65:61-66
Gray SR, Cornog JL, Seo IS (1976) Oncocytic neoplasms of salivary glands. A report of fifteen cases including two malignant oncocytomas. Cancer 38:1306-1317
Haberman RS, Rogers WA, Haberman PH (1990) Malignant oncocytic adenocarcinoma of the parotid gland with metastasis to bone. Surg Pathol 3:221-226
Hamperl H (1936) Über das Vorkommen von Onkozyten in verschiedenen Organen und ihren Geschwülsten. Virchows Arch A Pathol Anat 298:327-375
Hamperl H (1962) Benign and malignant oncocytoma. Cancer 15:1019-1025
Johns ME, Regezi JA, Batsakis JG (1977) Oncocytic neoplasms of salivary glands. An ultrastructural study. Laryngoscope 87:862-871
Laurian N, Zohar Y, Kende L (1977) Malignant oncocytoma. J Laryngol Otol 91:805-908
Lee SC, Roth LM (1976) Malignant oncocytoma of the parotid gland. A light and electron microscopic study. Cancer 37:1607-1614
Leventon G, Kath DR, Bell CD (1976) Malignant oncocytic tumour of the parotid salivary gland. J Laryngol Otol 90:289-293
Mahmoud N (1979) Malignant oncocytoma of the nasal cavity. J Laryngol Otol 93:729-734
Mair IWS, Johannessen TA (1972) Benign and malignant oncocytoma of the parotid gland. Laryngoscope 82:638-642
Meijer S, Hoitsma H (1982) Malignant intrathoracic oncocytoma. Cancer 49:97-100
Negrier MLM, Rivel J, Vital C, Pinsolle J (1991) Carcinome oncocytaire de la glande parotide. Ann Pathol 11:359-362
Rainwater LM, Farrow GM, Hay ID, Lieber MM (1986) Oncocytic tumours of the salivary gland, kidney and thyroid. Nuclear DNA patterns studied by flow cytometry. Br J Cancer 53:799-804
Ross CF (1976) Malignant oncocytoma ('oxyphilic granular-cell tumour') of parotid gland. Clin Oncol 2:253-260
Seifert G (1991) WHO Histological typing of salivary gland tumours, 2nd edn. Springer, Berlin Heidelberg New York Tokyo
Sugimoto T, Wakizono S, Uemura T, Tsuneyoshi M, Enjoji M (1993) Malignant oncocytoma of the parotid gland: a case report with an immunohistochemical and ultrastructural study. J Laryngol Otol 107:69-74
Takeda A, Matsuyama N, Sugimoto Y et al. (1983) Oncocytic adenocarcinoma of the ovary. Virchows Arch A Pathol Anat 399:345-353
Whittan DE, Bose B (1971) Malignant oncocytoma of the parotid gland. Br J Surg 58:851-853
Ziegler M, Maibach EA, Ußmüller J (1992) Malignes Onkozytom der Glandula submandibularis. Laryngorhinootologie 71:423-425

14.29 Speichelgangkarzinome

14.29.1 Definition

Das Speichelgangkarzinom ist ein seltener, hochmaligner Tumor mit aggressiv-invasivem Wachstum, Metastasen und schlechter Prognose. Die Tumorzellen bilden teils intraduktale cribriforme, papilläre und bogenförmige Strukturen (sog. „Römische Brücken"), teils auch solide Zellverbände mit Einschluß zentraler Nekrosen, so daß eine große Ähnlichkeit mit duktalen Komedokarzinomen der Brustdrüse besteht. Die Tumorzellen zeigen eine große Polymorphie und eine hohe mitotische proliferative Aktivität.

14.29.2 Bemerkungen zur Terminologie

Seit der Erstbeschreibung durch KLEINSASSER et al. (1968) als „*Speichelgangkarzinom*" ist immer wieder die Ähnlichkeit des Tumoraufbaues mit dem intraduktalen Mammakarzinom vom Komedotyp betont worden. Um die aggressive Wachstumstendenz besonders hervorzuheben, wurde auch der Terminus „*infiltratives Speichelgangkarzinom*" vorgeschlagen (CHEN u. HAFEZ 1981). Zur Abgrenzung von anderen, ebenfalls von den Speichelgängen ausgehenden Karzinomen, wurde die Bezeichnung „*cribriformes Speicheldrüsenkarzinom der exkretorischen Gänge*" gewählt (BRANDWEIN et al. 1990). Zum anderen wurde die ursprüngliche Klassifikation des „*terminalen Speichelgangkarzinoms*" (BATSAKIS et al. 1983) durch den Terminus „*polymorphes low-grade Adenokarzinom*" ersetzt, weil es sich hierbei im Gegensatz zum Speichelgangkarzinom um einen Tumor mit relativ guter Prognose handelt (s. Kap. 14.22). Aus dem gleichen Grund wurde die ursprüngliche Bezeichnung „*tubuläres Speichelgangkarzinom*" (DONATH et al. 1972) durch den synonymen Terminus „*epithelial-myoepitheliales Karzinom*" ersetzt (DONATH et al. 1972; SEIFERT 1991), weil auch bei diesem Karzinomtyp ein Tumor mit relativ günstiger Prognose vorliegt (s. Kap. 14.23). Somit ist in der internationalen Nomenklatur der Terminus „*Speichelgangkarzinom*" („*salivary duct carcinoma*") allgemein akzeptiert.

14.29.3 Klinische und statistische Daten

Unter Berücksichtigung der Publikationen aus den Jahren 1990-1994 (BRANDWEIN et al. 1990; SIMPSON et al. 1991; DELGADO et al. 1993; HELLQUIST et al. 1994; BARNES et al. 1994a; GRENKO et al. 1995) liegen bisher fast 100 Fallbeobachtungen dieses insgesamt sehr seltenen Speicheldrüsentumors vor. Daraus lassen sich bezüglich der klinischen Daten folgende Angaben machen:

Die *Lokalisation* ergibt eine eindeutige Dominanz der Parotis, wo über 90% der Tumoren beschrieben sind. In weniger als 10% sind die Tumoren in der Submandibularis lokalisiert (HUI et al. 1986; LUNA et al. 1987; ZOHAR et al. 1988; BRANDWEIN et al. 1990). Vereinzelte Fallmitteilungen betreffen die kleinen Speicheldrüsen des Gaumens (CHEN 1983) oder der Wange (PESCE et al. 1986), wobei jedoch die Zuordnung zum Speichelgangkarzinom auf Grund der Tumorbeschreibung nicht absolut sicher ist. Eine Rarität stellt das Vorkommen in der Sublingualis dar (ZOHAR et al. 1988), ebenso die Lokalisation im Kehlkopf (FERLITO et al. 1981). Die *Geschlechtsverteilung* ergibt ein Überwiegen des männlichen Geschlechts (männlich: weiblich = 3:1), die *Altersverteilung* eine Altersfrequenz von meist über 50 Lebensjahren mit einem Altersgipfel in der 6.-7. Lebensdekade (FELIX et al. 1995).

Die statistischen Daten über die Speichelgangkarzinome des Speicheldrüsen-Registers Hamburg (1965-1994) sind in Tabelle 54 zusammengefaßt.

Tabelle 54. Statistische Daten der Speichelgangkarzinome (Speicheldrüsen-Register Hamburg 1965–1994)

Häufigkeit des Vorkommens:
- 1,2% aller Speicheldrüsenkarzinome

Lokalisation:
- 84,5% Parotis
- 5,5% Submandibularis
- 10,0% Oberlippe und Zungengrund

Altersgipfel:
- 5.–6. Lebensdekade

Geschlechtsdisposition:
- 61% männlich, 39% weiblich

Der *klinische Befund* ist durch einen unscharf begrenzten Tumor gekennzeichnet, welcher eine infiltrative Wachstumstendenz aufweist (Abb. 434). Klinische Begleitsymptome sind meist Fazialiskomplikationen (ca. 40%) und auch Schmerzhaftigkeit. Die Durchschnittsgröße der Tumoren wird mit 1–6 cm angegeben. Die schlechte *Prognose* basiert auf folgenden klinischen Beobachtungen:

- lokale Rezidive in ca. 30%;
- perineurale Invasion in 60%;
- vaskuläre Invasion in 30%;
- regionäre Lymphknotenmetastasen in ca. 60–80%;
- hämatogene Fernmetastasen in ca. 55%, insbesondere in der Lunge, der Leber und im Gehirn, seltener in der Haut oder im Knochen (OBRIST et al. 1995);
- hohe Mortalität (ca. 70%) am Tumorleiden innerhalb von 3–4 Jahren, besonders bei Tumoren mit einem Durchmesser von mehr als 3 cm.

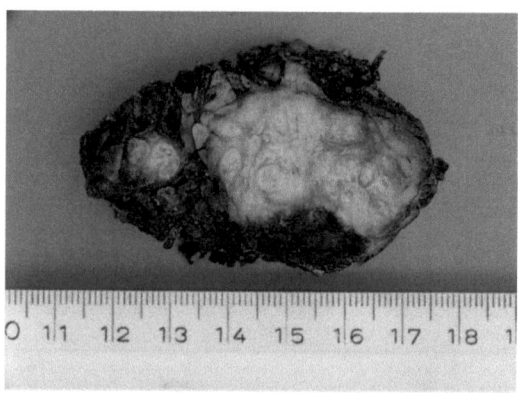

Abb. 434. Speichelgangkarzinom der Parotis: Schnittfläche mit einem über 5 cm großen, unscharf begrenzten und infiltrativ wachsenden Tumorknoten (multiple zervikale Lymphknotenmetastasen)

14.29.4 Pathohistologie

Pathohistologisch weist das Speichelgangkarzinom 2 gewebliche Muster auf (Abb. 435–440): intraduktale Formationen mit cribriformen, papillären und bogenförmigen Strukturen unter Einschluß von unterschiedlich stark ausgeprägten Komedonekrosen und invasive Bezirke, welche sowohl analog aufgebaute Zellverbände wie bei den intraduktalen Strukturen enthalten, vermehrt jedoch auch mehr solide Zellkomplexe mit ausgeprägter desmoplastischer Hyalinisierung des Stroma (FAYEMI u. TOKER 1974; CHEN u. HAFEZ 1981; GARLAND et al. 1984; HUI et al. 1986; AFZELIUS et al. 1987; LUNA et al. 1987; ERIKSEN et al. 1987;

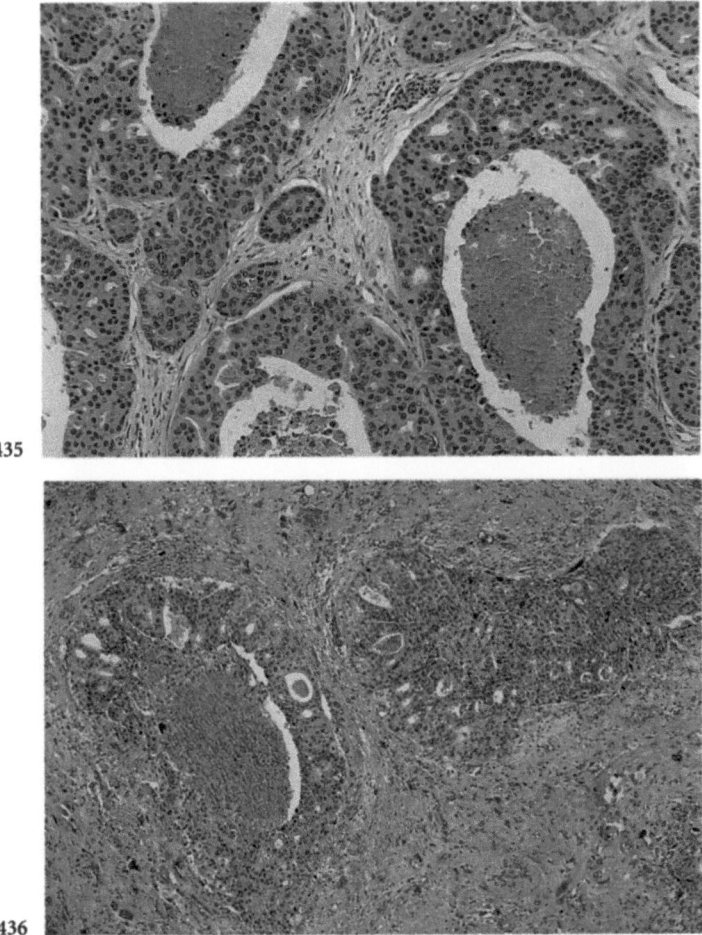

Abb. 435. Speichelgangkarzinom der Parotis: cribriforme Strukturen mit zentralen Nekrosen. HE ×250 (Aus SEIFERT 1991)

Abb. 436. Speichelgangkarzinom der Parotis: cribriforme Verbände mit Übergang in Nekrosezonen. HE ×160 (Präparat Prof. BROCHERIOU, Paris)

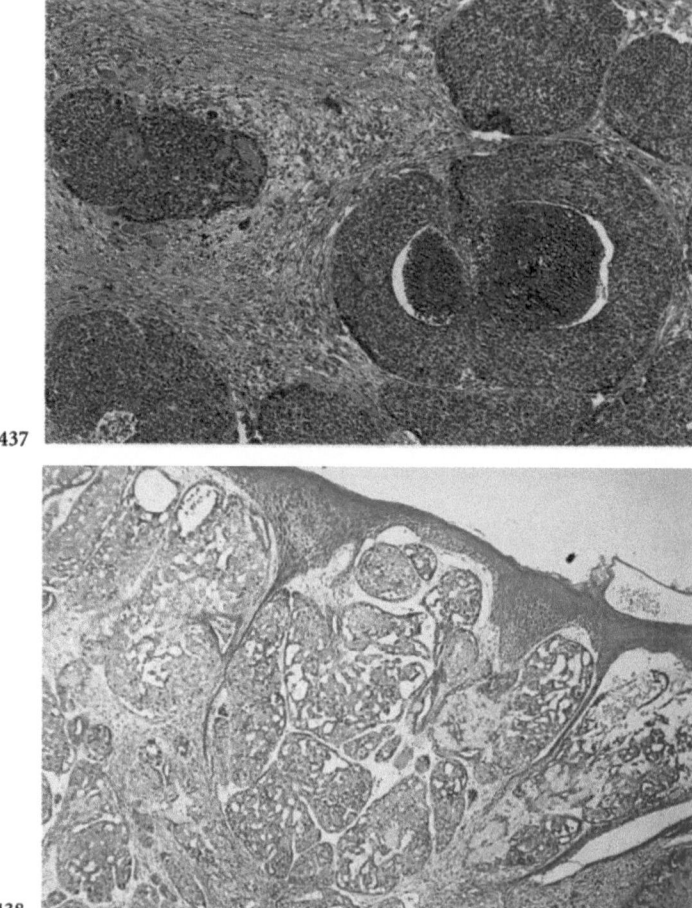

Abb. 437. Speichelgangkarzinom der Parotis: Komedotyp mit ausgedehnten Nekrosen. HE ×60 (Aus Seifert 1991)

Abb. 438. Speichelgangkarzinom des Gaumens: submuköse Ausbreitung mit cribriformen Formationen. HE ×40

Batsakis u. Luna 1989; Brandwein et al. 1990; Simpson et al. 1991; Butterworth et al. 1992; Delgado et al. 1993).

Innerhalb der intraduktalen Strukturen, vor allem jedoch auch in den invasiven Bezirken, zeigen die Tumorzellen eine erhebliche Pleomorphie mit atyischen großen Zellkernen und vermehrten pathologischen Mitosen. Häufig findet sich sowohl eine peri- und intraneurale Infiltration als auch eine intravaskuläre Tumorausbreitung. Die Lichtung der gangartigen Tumorformationen sind unterschiedlich weit. Fokal können epidermoide Zellherde mit Keratinisierung vorkommen, vereinzelt auch Psammomkörper in papillären Tumorherden. In der Feinnadel-Aspirationsbiopsie (Gal et al. 1985; Dee et al. 1993) sind die Tumoten

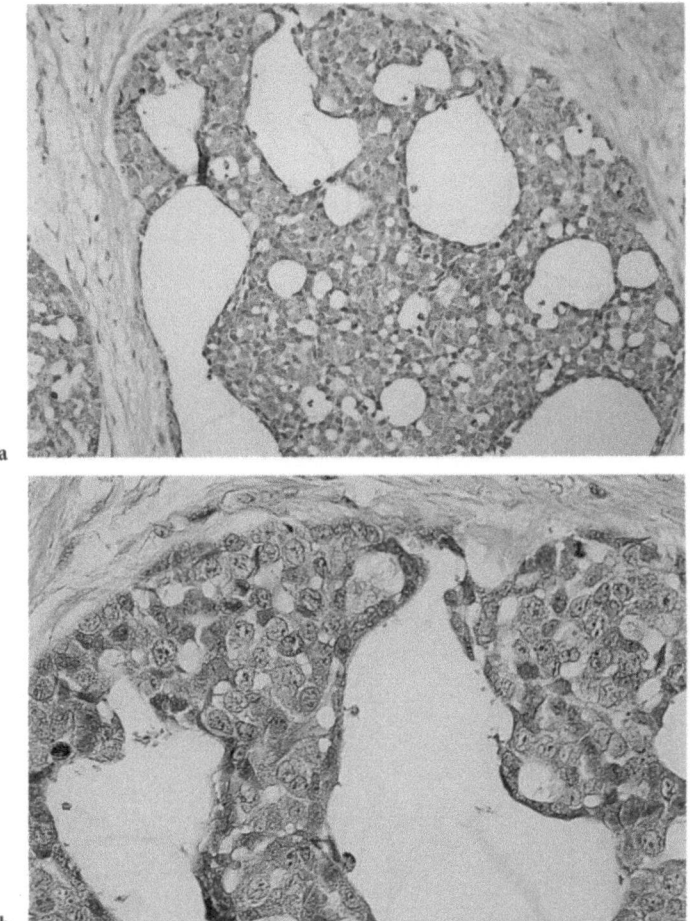

Abb. 439 a, b. Speichelgangkarzinom des Gaumens (Fall wie Abb. 438): vorwiegend intraduktale Proliferationen mit glandulär-cribriformen Strukturen und „Römischen Brücken". HE a ×100, b ×250

durch eine starke Anisokaryose gekennzeichnet. Die Kerne sind innerhalb der Tumorzellen exzentrisch gelagert und weisen Chromatinverklumpungen auf, mitunter auch intranukleäre Vakuolen. Die Nukleoli sind deutlich prominent. Das Zytoplasma ist eosinophil und enthält mitunter PAS-positives granuläres Material. Bei einer DNS-Analyse zeigen 75–80% der Fälle aneuploide Werte (BARNES et al. 1994a; GRENKO et al. 1995).

Eine seltenere Variante stellen die *intraduktalen Speichelgangkarzinome* dar, die analog den intraduktalen Mammakarzinomen (LEFKOWITZ et al. 1994) noch kein infiltratives Wachstum aufweisen. Die Beobachtungen betreffen teils Tumoren der Parotis (ZOHAR et al. 1988; ANDERSON et al. 1992), teils auch der kleinen

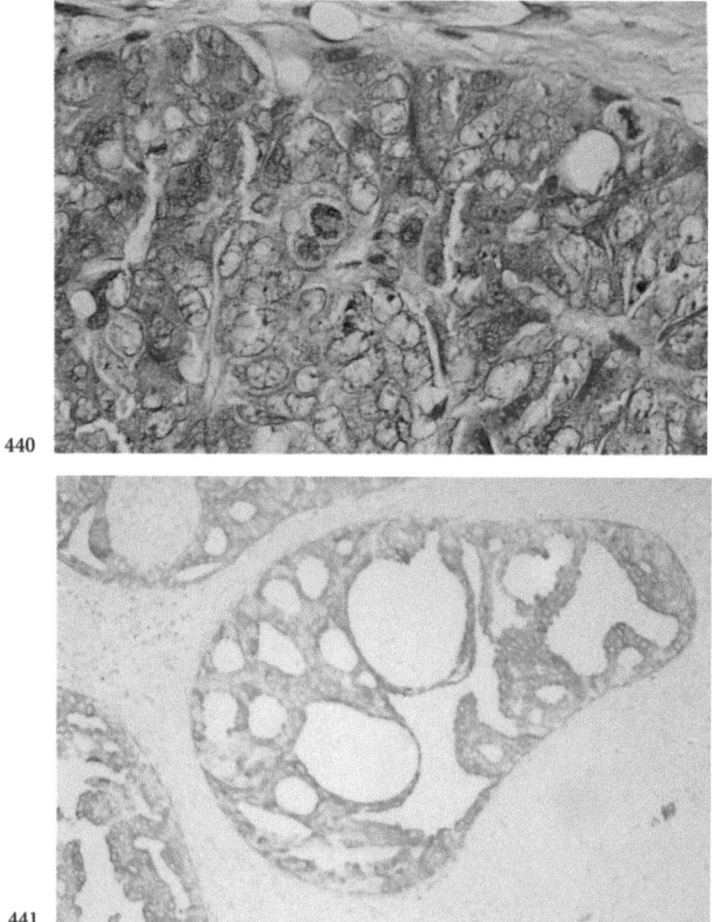

Abb. 440. Speichelgangkarzinom des Gaumens (Fall wie Abb. 438): zelluläre Pleomorphie mit Einschluß atypischer Mitosen. HE ×400

Abb. 441. Speichelgangkarzinom der Parotis: Expression von Zytokeratin in den glandulär-cribriformen Verbänden. Immunperoxydasereaktion, PAP ×250

Speicheldrüsen des Gaumens (CHEN 1983; ZOHAR et al. 1988). Die histologischen Kriterien sind auch hier cribriforme, bogenförmige („roman bridges"), solide und papilläre Formationen mit zellulären Atypien. Die Tumoren sind primär nichtinvasiv (In situ- oder präinvasive Karzinome), können jedoch im weiteren Verlauf zu Rezidiven führen oder in ein invasives Karzinom übergehen (ANDERSON et al. 1992). Insgesamt ist der klinische Verlauf durch eine bessere Prognose gekennzeichnet, und zwar auch dann noch, wenn bereits ein invasiver Tumoranteil von weniger als 10% oder nur eine minimale Invasion von weniger als 8 mm vorliegen (DELGADO et al. 1993).

In zwei weiteren seltenen Beobachtungen wurde ein intraduktales Speichelgangkarzinom im Bereich der kleinen Speicheldrüsen der Zunge in Verbindung mit einem extramammären *Morbus Paget* der oralen Schleimhaut (Erythroplakie) beschrieben (CHANGUS et al. 1991; THEAKER 1988). Die intraduktalen Tumoren waren aus soliden, cribriformen und papillären Formationen mit Einschluß kleiner Nekrosen aufgebaut. Die Befunde werden mit Karzinomen der Brust- oder Schweißdrüsen beim Vorliegen eines Morbus Paget der Mamille verglichen.

14.29.5 Immunzytochemie

Analog dem immunzytochemischen Profil anderer Adenokarzinome findet sich eine deutliche Expression von Zytokeratin (90%) (Abb. 441), CEA (70%) (Abb. 442), EMA (100%) und Leu-M1 sowie α-Laktalbumin (DELGADO et al. 1993), während der Nachweis von S-100-Protein oder Myosin meist negativ ausfällt. Eine deutlich positive Reaktion ergibt sich auch für den Antikörper B 72.3, einem tumorassoziierten Glykoprotein aus der Membranfraktion humaner Brustdrüsenkarzinome, und für Lewis Y, einem tumorassoziierten Blutgruppenantigen, vorwiegend in Kolonkarzinomen (BRANDWEIN et al. 1990). Der B 72.3-Antikörper findet sich auch in Speichelgängen in unmittelbarer Nachbarschaft des Tumors, besonders in Gängen mit zellulärer Atypie, dagegen kaum in tumorfernen Speichelgängen.

Ein positiver Nachweis des Östrogenrezeptors wurde im Gegensatz zur Häufigkeit beim Mammakarzinom nur in 8% der Fälle gefunden, während der Progesteronrezeptor immer negativ blieb (BARNES et al. 1994b). Kathepsin D – eine östrogenregulierte lysosomale Protease – war in 42% der Speichelgangkarzinome nachweisbar (BARNES et al. 1994b). Allerdings ergab sich keine statistisch

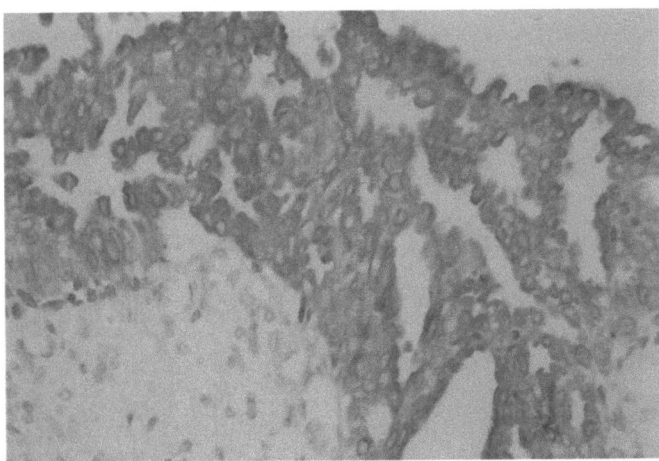

Abb. 442. Speichelgangkarzinom der Parotis (Fall wie Abb. 441): Expression von CEA. Immunperoxydasereaktion, PAP ×250

signifikante Korrelation zwischen der Expression von Kathepsin D und der Tumorprognose, gemessen an verschiedenen Parametern (tumorfreie Ränder, Rezidive, Metastasen u.a.).

Weitere immunzytochemische Befunde sind die Überexpression von c-erbB-2-Onkogen speziell an der Zellmembran und die hohe proliferative nukleäre Aktivität von Ki-67 (MIB-1) in fast allen untersuchten Fällen (HELLQUIST et al. 1994). Die Stärke des Reaktionsausfalles korrelierte mit einer schlechten Prognose. Andere Studien (BARNES et al. 1994b) fanden eine c-erbB-2-Überexpression nur in 25 % der Fälle und eine Korrelation mit der Tumorgröße über 4 cm, jedoch keine sichere Korrelation mit anderen Prognosemarkern (Rezidive, Metastasen u.a.). Das p53-Genprotein wurde unregelmäßig exprimiert, das Retinoblastomgen in allen Tumoren (HELLQUIST et al. 1994), jedoch ergaben sich aus diesen beiden Befunden keine faßbaren Korrelationen zum Tumorverlauf. In einer größeren Fallstudie von 31 Fällen fanden sich folgende prozentuale Werte für Prognosefaktoren:

DNS-Aneuploidie in 60 % der Fälle, mittlerer S-Phasenwert 7,4 %, PCNA-Index-Mittelwert mit 49,5 %, p53-Protein positiv in 58 % und c-erbB-2-Expression in 62,5 % der Fälle (FELIX et al. 1995). Allerdings ergab sich keine direkte Korrelation zur Überlebensrate, im Gegensatz zur Metastasenfrequenz, welche mit einer sehr ungünstigen Prognose assoziiert war.

14.29.6 Ultrastruktur

Nach den bisherigen elektronenmikroskopischen Befunden sind die Speichelgangkarzinome ausschließlich aus Gangepithelien aufgebaut und enthalten keine neoplastischen Myoepithelzellen (INNES et al. 1982; GARLAND et al. 1984; DE ARAUJO et al. 1987; DELGADO et al. 1993).

Sowohl inter- als auch intrazellulär sind die luminalen Zellen mit Mikrovilli ausgestattet. Außerdem finden sich apikale Vesikel und interzelluläre Interdigitationen. Im Stroma sind irreguläre seidenraupenartig gestaltete Ansammlungen von tubulärem oder membranösem Material beschrieben. Die Tumorzellen sind vom Stroma durch Basalmembranen abgegrenzt. Das Kernprofil ist irregulär. Der Kerne enthalten mitunter mehrere prominente Nukleoli. Im Zytoplasma finden sich mäßig viele Zellorganellen.

14.29.7 Differentialdiagnose

Bei der Ähnlichkeit des Speichelgangkarzinoms mit dem duktalen Brustdrüsenkarzinom muß in jedem Falle ausgeschlossen werden, daß es sich bei der Tumorbildung in den Speicheldrüsen um eine *Metastase* handelt.

Zum anderen kommen duktale oder papilläre Konfigurationen auch in anderen Speicheldrüsenkarzinomen vor. Bei den *Azinuszellkarzinomen* mit papillären oder follikulär-zystischen Strukturmustern unterscheiden sich die verschiedenen Zelltypen (azinär, duktal, hellzellig u.a.) von den mehr pleomorphen und eosinophilen Tumorzellen des Speichelgangkarzinoms. Außerdem ist das Stroma der Azinuszellkarzinome durch lymphozytäre Infiltrate gekennzeichnet, das Stroma der Speichelgangkarzinome dagegen durch eine fibrös-desmoplastische Hyalinisierung. *Mukoepidermoidkarzinome* enthalten schleimbildende Becherzellen und schleimgefüllte Makro- oder Mikrozysten im Gegensatz zu den Speichelgangkarzinomen. In *papillären Zystadenokarzinomen* fehlen cribriforme Muster oder Komedonekrosen.

Literatur

Afzelius LE, Cameron WR, Svensson C (1987) Salivary duct carcinoma – A clinicopathologic study of 12 cases. Head Neck Surg 9:151–156

Anderson C, Muller R, Piorkowski R, Knibbs DR, Vignoti P (1992) Intraductal carcinoma of major salivary gland. Cancer 69:609–614

Araujo VC de, Souze SOM de, Sesso A, Sotto MN, Araujo NS de (1987) Salivary duct carcinoma: Ultrastructural and histogenetic considerations. Oral Surg Oral Med Oral Pathol 63: 592–596

Barnes L, Rao U, Krause J, Contis L, Schwartz A, Scalamogna Ph (1994a) Salivary duct carcinoma. Part I. A clinicopathologic evaluation and DNA image analysis of 13 cases with review of the literature. Oral Surg Oral Med Oral Pathol 78:64–73

Barnes L, Rao U, Contis L, Krause J, Schwartz A, Scalamogna Ph (1994b) Salivary duct carcinoma. Part II. Immunohistochemical evaluation of 13 cases for estrogen and progesterone receptors, cathepsin D, and c-erbB-2 protein. Oral Surg Oral Med Oral Pathol 78: 74–80

Batsakis JG, Luna MA (1989) Low-grade and high-grade adenocarcinomas of the salivary duct system. Ann Otol Rhinol Laryngol 98:162–163

Batsakis JG, Pinkston GR, Luna MA, Byers RM, Sciubba JJ, Tillery GW (1983) Adenocarcinomas of the oral cavity: A clinicopathologic study of terminal duct carcinoma. J Laryngol Otol 97: 825–835

Brandwein MS, Jagirdar J, Patil J, Biller H, Kaneko M (1990) Salivary duct carcinoma (cribriform salivary carcinoma of excretory ducts). A clinicopathologic and immunohistochemical study of 12 cases. Cancer 65:2307–2314

Butterworth DM, Jones AW, Kotecha B (1992) Salivary duct carcinoma: report of a case and review of the literature. Virchows Arch A Pathol Anat 420:371–374

Changus GW, Yonan TN, Bartolome JS (1971) Extramammary Paget's disease of the tongue. Laryngoscope 81:1621–1625

Chen KTK (1983) Intraductal carcinoma of the minor salivary gland. J Otol Laryngol 97:189–191

Chen KTK, Hafez R (1981) Infiltrating salivary duct carcinoma. A clinicopathologic study of five cases. Arch Otolaryngol 107:37–39

Dee S, Masood Sh, Issacs JH jr, Hardy NM (1993) Cytomorphologic features of salivary duct carcinoma of fine needle aspiration biopsy. A case report. Acta Cytologica 37:539–545

Delgado R, Vuitch F, Albores-Saavedra J (1993) Salivary duct carcinoma. Cancer 72:1503–1512

Donath K, Seifert G, Schmitz R (1972) Zur Diagnose und Ultrastruktur des tubulären Speichelgangcarcinoms: Epithelial-myoepitheliales Schaltstückcarcinom. Virchows Arch A Pathol Anat 356:16–31

Eriksen HE, Greisen O, Hastrup N (1987) Ductal carcinoma of the parotid gland. J Laryngol Otol 101:636–638

Fayemi AO, Toker C (1974) Salivary duct carcinoma. Arch Otolaryngol 99:366–368

Felix A, El-Naggar AK, Fonseca I et al. (1995) Salivary duct carcinoma: a study of p53, C-erbB2, DNA flow cytometry and PCNA of 31 cases. Mod Pathol 8:100A (Abstract 579) and Pathol Res Pract 191:662

Ferlito A, Gale N, Hyala H (1981) Laryngeal salivary duct carcinoma: a light and electron microscopic study. J Laryngol Otol 95:731–738

Gal R, Strauss M, Zohar Y, Kessler E (1985) Salivary duct carcinoma of the parotid gland. Cytologic and histopathologic study. Acta Cytol 29:454–456

Garland TA, Innes DJ, Fechner RE (1984) Salivary duct carcinoma: An analysis of four cases with review of literature. Am J Clin Pathol 81:436-441

Grenko RT, Gemryd P, Tytor M, Lundquist P-G, Boeryd B (1995) Salivary duct carcinoma. Histopathology 26:261-266

Hellquist HB, Karlsson MG, Nilsson Ch (1994) Salivary duct carcinoma - a highly aggressive salivary gland tumour with overexpression of c-erbB-2. J Pathol 172:35-44

Hui KK, Batsakis JG, Luna MA, Mackay B, Byers RM (1986) Salivary duct adenocarcinoma: a high grade malignancy. J Laryngol Otol 100:105-114

Innes DJ, Garland TA, Fechner RE (1982) Structures in salivary gland intraductal adenocarcinoma. Ultrastruct Pathol 3:193-197

Kleinsasser O, Klein HJ, Hübner G (1968) Speichelgangcarcinom: Eine den Milchgangcarcinomen der Brustdrüse analoge Gruppe von Speicheldrüsentumoren. Arch Klin Exp Ohr Nasen Kehlkopfheilkd 192:100-115

Lefkowitz M, Lefkowitz W, Wargotz ES (1994) Intraductal (intracystic) papillary carcinoma of the breast and its variants: A clinicopathological study of 77 cases. Hum Pathol 25:802-809

Luna MA, Batsakis JG, Ordonez NG, Mackay B, Tortoledo ME (1987) Salivary gland adenocarcinomas: A clinicopathologic analysis of three distinctive types. Semin Diagn Pathol 4:117-135

Obrist P, Ensinger Ch, Ogon M et al. (1995) Salivary duct carcinoma: Report of a case with uncommon metastatic pathway. Pathol Res Pract 191:660

Pesce C, Colacino R, Buffa P (1986) Duct carcinoma of the minor salivary glands: a case report. J Laryngol Otol 100:611-613

Seifert G (1991) WHO Histological typing of salivary gland tumours, 2nd edn. Springer, Berlin Heidelberg New York Tokyo

Simpson RH, Clarke TJ, Sarsfield PT, Babajews AV (1991) Salivary duct adenocarcinoma. Histopathology 18:229-235

Theaker JM (1988) Extramammary Paget's disease of the oral mucosa with in situ carcinoma of minor salivary gland ducts. Case report. Am J Surg Pathol 12:890-895

Zohar Y, Shem-Tov Y, Gal R (1988) Salivary duct carcinoma in major and minor salivary glands. A clinicopathological analysis of four cases. J Craniomaxillofac Surg 16:320-323

14.30 Myoepitheliale Karzinome (maligne Myoepitheliome)

14.30.1 Definition

Myoepitheliale Karzinome sind eine sehr seltene Karzinomform und durch atypische myoepitheliale Zellen, durch lokales infiltratives und aggressives Wachstum sowie durch eine erhöhte mitotische Aktivität gekennzeichnet. Die vorwiegend in der Parotis lokalisierten Tumoren weisen weder eine duktale noch azinäre Differenzierung auf und können mit Sarkomen verwechselt werden.

14.30.2 Klinische und statistische Daten

Bisher liegen nur ca. 30 Fallmitteilungen in der Literatur vor (CRISSMAN et al. 1977; DARDICK 1985; TAKEDA 1992; SIRONI et al. 1993; DI PALMA u. GUZZO 1993), so daß die darauf basierenden klinischen und statistischen Daten einer weiteren Bestätigung bedürfen.

Zirka 75% der publizierten Fälle sind in der Parotis lokalisiert, die übrigen 25% in der Submandibularis, dem Gaumen, der Oberlippe, der Gingiva oder der Retromolarregion. Eine multizentrische Entstehung ist extrem selten (FERENSIC et al. 1995). Der Altersgipfel liegt in der 6. Lebensdekade mit einem leichten

Tabelle 55. Statistische Daten der myoepithelialen Karzinome (Speicheldrüsen-Register Hamburg 1965–1994)

Häufigkeit des Vorkommens:
- 1,3% aller Speicheldrüsenkarzinome

Lokalisation:
- 73,0% Parotis
- 18,0% Submandibularis
- 9,0% Mundboden und Gaumen

Altersgipfel:
- 6.–8. (7.) Lebensdekade

Geschlechtsdisposition:
- 48% männlich, 52% weiblich

Überwiegen des männlichen Geschlechts. Die statistischen Daten der Fälle des Speicheldrüsen-Registers Hamburg (1965–1994) sind in Tabelle 55 zusammengefaßt.

Trotz des lokal-invasiven Wachstums und dem Auftreten von Rezidiven (in ca. 25% der Fälle) sind regionäre Lymphknotenmetastasen nur in 10–20% der Fälle beobachtet worden. Ein entscheidender Faktor für die Prognose ist die primäre komplette chirurgische Tumorexzision mit tumorfreien Randabschnitten. Außerdem hat sich aus den bisherigen Verlaufsbeobachtungen ergeben, daß ein prognostischer Unterschied zwischen primären myoepithelialen Karzinomen und sekundären myoepithelialen Karzinomen auf dem Boden vorbestehender pleomorpher Adenome vorliegt (SINGH u. CAWSON 1988; DI PALMA et al. 1991; DI PALMA u. GUZZO 1993). De-novo-Karzinome tendieren zu einem mehr aggressiven Wachstum, haben eine kürzere klinische Vorgeschichte und können mit Lungenmetastasen einhergehen, während die Karzinome in pleomorphen Adenomen durch eine längere Vorgeschichte, durch multiple lokale Rezidive und durch eine niedrigere Malignität als andere Karzinome in pleomorphen Adenomen gekennzeichnet sind.

14.30.3 Pathohistologie

Die zytologische Differenzierung und der allgemeine gewebliche Aufbau sind ähnlich den Merkmalen in myoepithelialen Adenomen, unterscheiden sich jedoch durch die ausgeprägte zelluläre Pleomorphie (Abb. 443), die erhöhte Mitoserate und das infiltrative (Abb. 444–446) oder destruktive Wachstum in das angrenzende Gewebe (DI PALMA u. GUZZO 1993). Bezüglich der zellulären Differenzierung sind die Tumoren überwiegend (in ca. 75%) aus einem Zelltyp aufgebaut, zeigen jedoch auch (in ca. 25%) einen gemischten zellulären Aufbau. Spindelzellige myoepitheliale Zellen (Abb. 447 u. 448) sind der am häufigsten vorkommende Zelltyp (EL-MOFTY et al. 1994). Daneben finden sich auch rundzellige myoepitheliale Zellen, plasmazytoide Zellen und seltener epitheloide oder

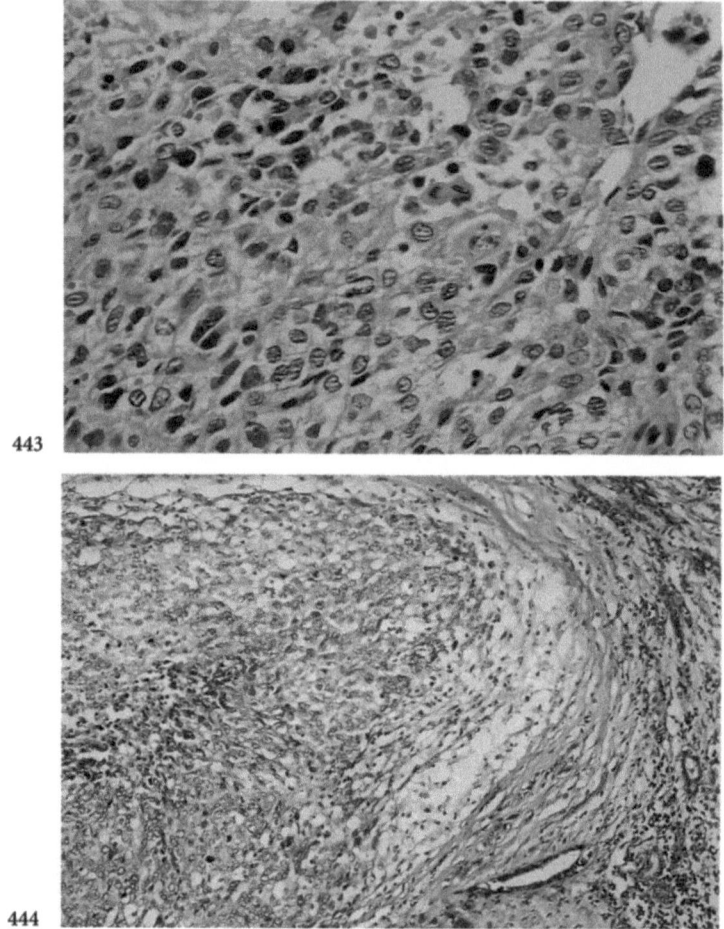

Abb. 443. Myoepitheliales Karzinom der Parotis: atypische myoepitheliale Zellen mit gesteigerter mitotischer Aktivität. HE ×400 (Aus SEIFERT 1991; Präparat Dr. ELLIS, Washington)

Abb. 444. Myoepitheliales Karzinom der Parotis: lokal invasive Ausbreitung zum Parotisparenchym. HE ×100

helle Zellen (Abb. 449 u. 450). Nur ganz vereinzelt ist eine fokale Plattenepithelmetaplasie beobachtet worden. Das Stroma enthält myxoide Areale.

14.30.4 Immunzytochemie und Ultrastruktur

Die *immunzytochemischen Befunde* besitzen für die Diagnosestellung eine große Bedeutung, zumal die vorwiegend spindelzellig differenzierten myoepithelialen Karzinome ein ähnliches Gewebsbild wie Sarkome aufweisen. Die Tumoren zeigen in fast 100% eine positive Expression von Zytokeratin

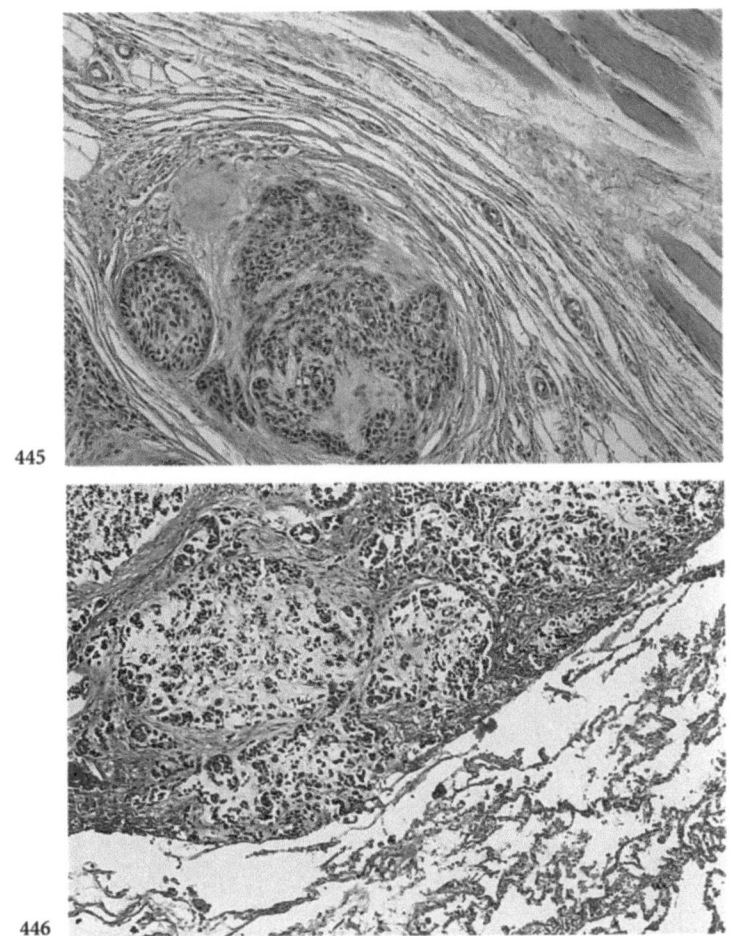

Abb. 445. Myoepitheliales Karzinom der Parotis: Infiltration der angrenzenden Muskulatur. HE ×100

Abb. 446. Myoepitheliales Karzinom der Parotis: Lungenmetastase. HE ×60

(Abb. 451), Vimentin und S-100-Protein (Abb. 452), außerdem in ca. 40% eine positive Expression von Aktin (Abb. 454) und saurem Gliafaserprotein (GFAP) (Abb. 453), dagegen keine Expression von EMA oder CEA (SIRONI et al. 1993; DI PALMA u. GUZZO 1993; EL-MOFTY et al. 1994).

Die *elektronenmikroskopischen Befunde* (DARDICK 1985) bestätigen den myoepithelialen Tumorcharakter. Zu nennen sind die Ausbildung von Desmosomen und Basalmembranmaterial, die Pinozytosevesikel sowie die Entwicklung von aktinähnlichen Mikrofilamenten, besonders in den plasmazytoiden Tumorzellen.

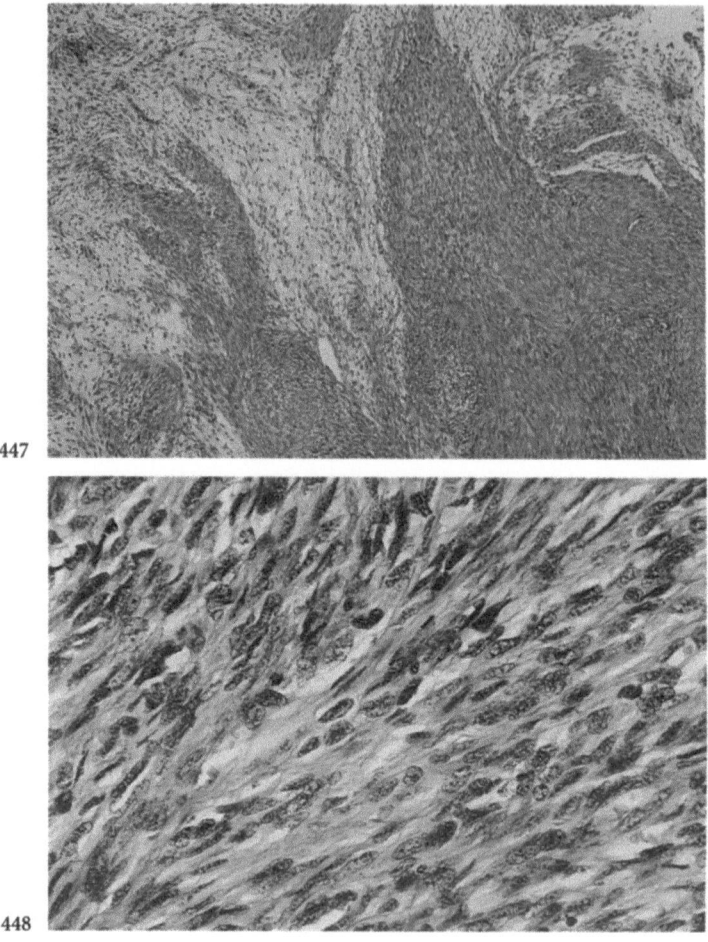

Abb. 447. Myoepitheliales Karzinom der Parotis: sarkomähnlicher Aufbau mit invasiv wachsenden spindelförmigen Zellen. HE ×60 (Aus SEIFERT 1991; Präparat Dr. ELLIS, Washington)

Abb. 448. Myoepitheliales Karzinom der Parotis: Aufbau vorwiegend aus spindelförmigen Myoepithelzellen. HE ×250

Bei Anwendung der *Flow-Zytometrie* zeigten 50 % der Tumoren aneuploide Werte mit einem Proliferationsindex von 11,91 %, während benigne Myoepitheliome euploide Werte mit einem Proliferationsindex von 7,73 % aufwiesen (ALÓS et al. 1995).

14.30.5 Differentialdiagnose

Für die Abgrenzung von anderen malignen Tumoren ist der Einsatz der Immunzytochemie, gegebenenfalls auch der Elektronenmikroskopie, erforderlich.

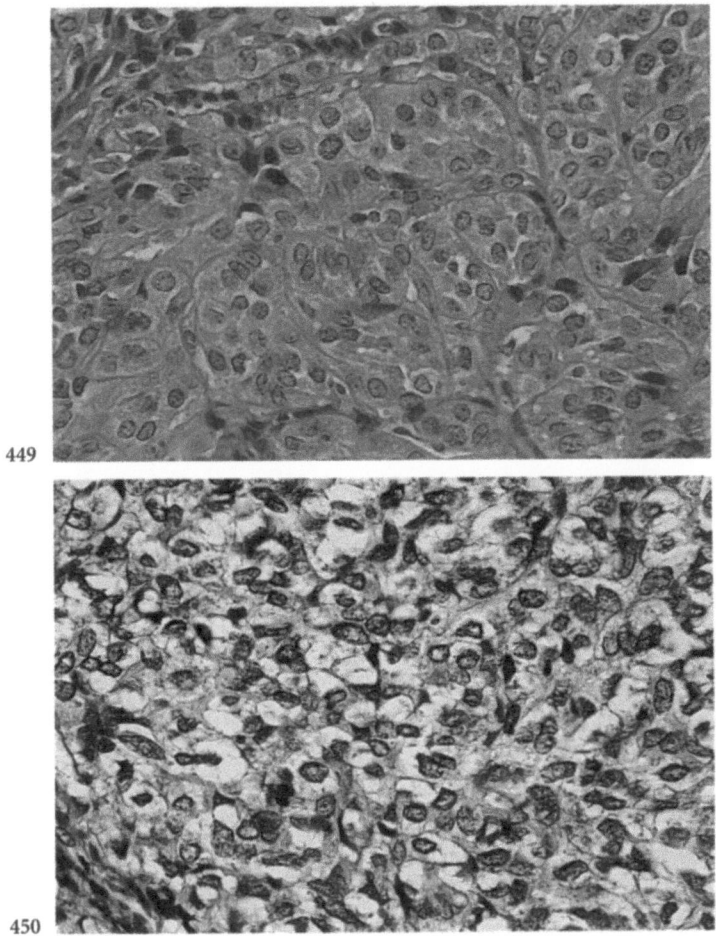

Abb. 449. Myoepitheliales Karzinom der Parotis: Aufbau aus epitheloiden Myoepithelzellen. HE ×400

Abb. 450. Myoepitheliales Karzinom der Parotis: Aufbau aus hellzelligen atypischen Verbänden. HE ×400

Spindelzellkarzinome sind in der Regel S-100-Protein-negativ, zeigen jedoch auch eine Doppelexpression von Zytokeratin und Vimentin.

Maligne Melanome sind neben einer Expression von S-100-Protein oder Vimentin vor allem durch die positive Reaktion des Melanomantikörpers HMB 45 gekennzeichnet.

Leiomyosarkome zeigen eine Expression von Aktin, Vimentin oder Desmin, dagegen keine Expression von Zytokeratin oder S-100-Protein.

Maligne Schwannome weisen lediglich eine positive Reaktion für S-100-Protein und Vimentin auf, dagegen keine Reaktion für Zytokeratin oder Aktin.

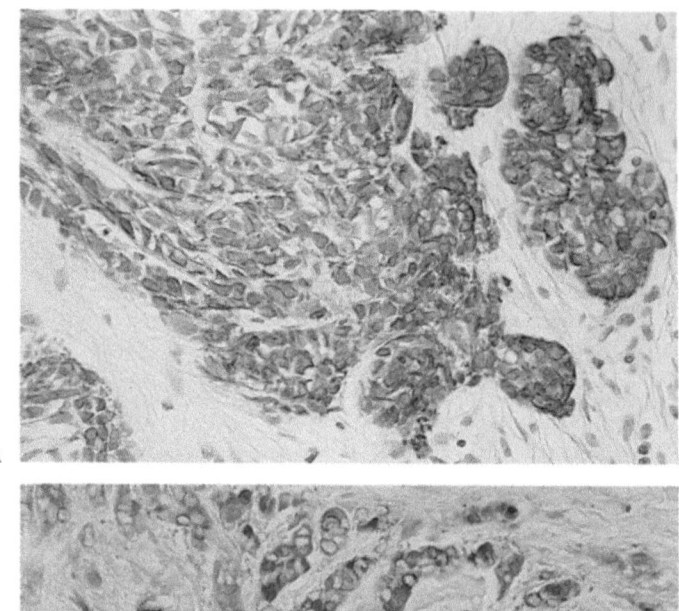

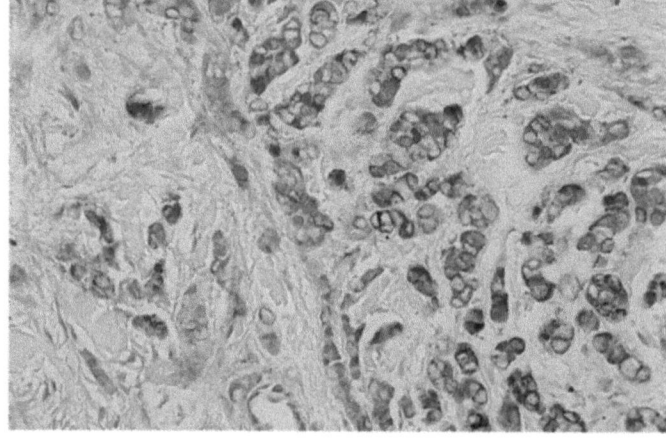

Abb. 451. Myoepitheliales Karzinom der Parotis: Expression von Zytokeratin. Immunperoxydasereaktion, PAP ×250

Abb. 452. Myoepitheliales Karzinom der Parotis (Fall wie Abb. 451): Expression von S-100-Protein. Immunperoxydasereaktion, PAP ×100

Literatur

Alós LL, Ribé A, Bombi JA et al. (1995) Myoepithelial tumors of major and minor salivary glands. A clinicopathologic, immunohistochemical, ultrastructural and flow cytometric study. Pathol Res Pract 191:606

Crissman JD, Wirman JA, Harris A (1977) Malignant myoepithelioma of the parotid gland. Cancer 40:3042–3049

Dardick I (1985) Malignant myoepithelioma of parotid salivary gland. Ultrastruct Pathol 9: 163–168

Di Palma S, Guzzo M (1993) Malignant myoepithelioma of salivary glands: clinicopathological features of ten cases. Virchows Arch A Pathol Anat 423:389–396

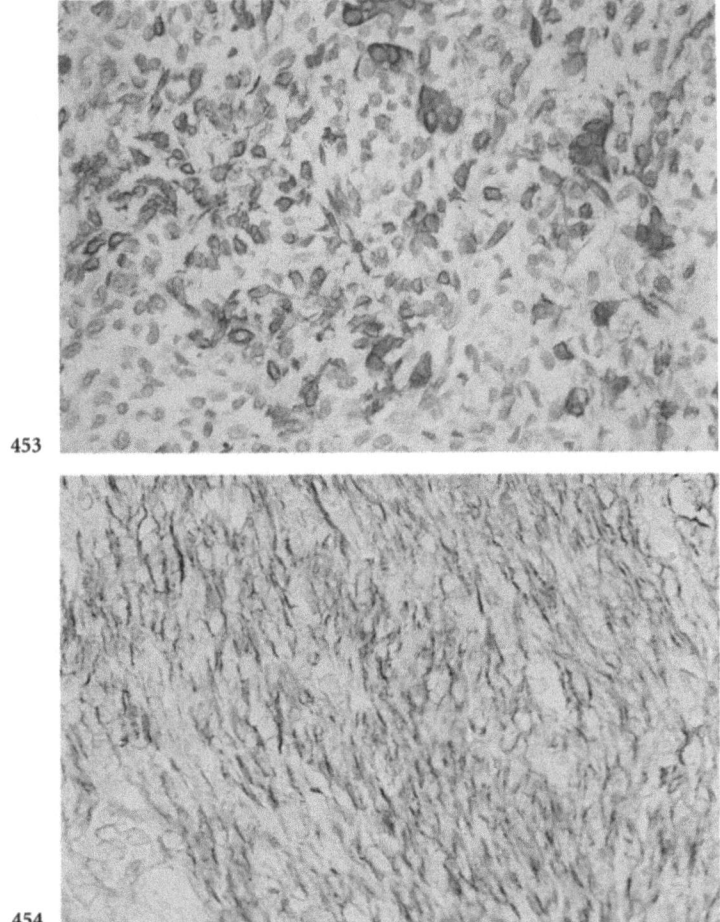

Abb. 453. Myoepitheliales Karzinom der Parotis (Fall wie Abb. 451): Expression von saurem Gliafaserprotein (GFAP). Immunperoxydasereaktion, PAP ×250

Abb. 454. Myoepitheliales Karzinom der Parotis: Expression von Aktin vorwiegend in spindelförmigen Zellverbänden. Immunperoxydasereaktion, PAP ×400

Di Palma S, Pilotti S, Rilke F (1991) Malignant myoepithelioma of the parotid gland arising in a pleomorphic adenoma. Histopathology 19:273-275

El-Mofty SK, O'Leary TR, Swanson PE (1994) Malignant myoepithelioma of salivary glands. Clinicopathologic and immunophenotypic features. Int J Surg Pathol 2:133-140

Ferencic Z, Frkovic-Grazio S, Petric V (1995) Multicentric malignant myoepithelioma of parotid gland: a case report. Pathol Res Pract 191:663

Seifert G (1991) WHO Histological typing of salivary gland tumours, 2nd edn. Springer, Berlin Heidelberg New York Tokyo

Singh R, Cawson RA (1988) Malignant myoepithelial carcinoma (myoepithelioma) arising in a pleomorphic adenoma of the parotid gland: an immunohistochemical study and review of the literature. Oral Surg Oral Med Oral Pathol 66:65-70

Sironi M, Declich P, Isimbaldi G, Galli C, Taccagni GL (1993) Malignant myoepithelioma of parotid gland: an immunocytochemical and ultrastructural study of a case (abstract). Pathol Res Pract 189:812–813

Takeda Y (1992) Malignant myoepithelioma of minor salivary gland origin. Acta Pathol Jpn 42: 518–522

14.31 Karzinome in pleomorphen Adenomen

14.31.1 Definition

Die Karzinome sind in vorbestehenden pleomorphen Adenomen entwickelt und aus anaplastischen Epithelzellen mit atypischen Mitosen aufgebaut. Die Tumoren zeigen eine progressiven Verlauf mit infiltrativem Wachstum, lokalen Rezidiven und Metastasen. Tumoren, bei denen auch die Stromakomponente sarkomatös umgewandelt ist, werden als Karzinosarkome (sarkomatoide Karzinome; s. Kap. 14.36.4) klassifiziert. In der Regel sind im Karzinom noch Reste eines pleomorphen Adenoms nachweisbar.

14.31.2 Bemerkungen zur Terminologie

Karzinome auf dem Boden eines vorbestehenden pleomorphen Adenoms werden im angelsächsischen Schrifttum als „Carcinoma *ex* pleomorphic adenoma" oder als „Carcinoma arising *in* a pleomorphic adenoma" bezeichnet (ENEROTH et al. 1968). Die maligne Transformation zeigt immer eine karzinomatöse Differenzierung (BEAHRS et al. 1957), während eine alleinige sarkomatöse Transformation bisher nicht beobachtet worden ist. Aus diesem Grunde ist die Definition als „maligner Mischtumor" (LIVOLSI u. PERZIN 1977; SPIRO et al. 1977) nicht absolut korrekt, weil sie nur für die wesentlich selteneren Tumoren zutrifft, in denen sowohl die epitheliale Komponente als auch der Stromaanteil eine maligne Umwandlung aufzeigen. In diesen seltenen Fällen handelt es sich in der Tat um einen *„echten malignen Mischtumor"*, welcher in der neuen WHO-Klassifikation als *„Karzinosarkom"* in einem pleomorphen Adenom definiert wird (SEIFERT 1991; GNEPP u. WENIG 1991).

Die Karzinome können sich sowohl im primären pleomorphen Adenom als auch erst später in Rezidiven eines pleomorphen Adenoms entwickeln.

In den Beobachtungen, in denen Reste eines pleomorphen Adenoms nicht mehr nachweisbar sind, wird auch eine „de novo"-Entstehung diskutiert.

Dies gilt besonders bei der Abgrenzung von Karzinosarkomen (sarkomatoide Karzinome) ohne Anteile eines pleomorphen Adenoms (s. Kap. 14.36.4) oder für primäre Sarkome (s. Kap. 14.38.2).

Innerhalb der Gruppe der Karzinome in pleomorphen Adenomen werden diejenigen Tumoren, welche noch keine Invasion aufweisen, wegen der günstigen Prognose als *nichtinvasive Karzinome* von den *invasiven Karzinomen* mit schlechter Prognose abgegrenzt.

Bezüglich der Definition und Pathohistologie der sehr seltenen *„metastasierenden pleomorphen Adenome"* wird auf das Kap. 14.7.9 verwiesen.

14.31.3 Klinische und statistische Daten

Das *klinische Bild* ist durch meist schmerzhafte Tumorknoten gekennzeichnet, welche bei länger bestehenden Tumoren oder nach einem Tumorrezidiv eine stärkere raschere Wachstumstendenz aufweisen (SPIRO et al. 1977; LIVOLSI u. PERZIN 1977; SEIFERT et al. 1984; GNEPP u. WENIG 1991). In der Regel geht ein Zeitraum von 2-3 Jahren mit klinischen Vorsymptomen voraus, wobei jedoch Intervalle von über 20 Jahren beobachtet worden sind (BEAHRS et al. 1957). Die Tumoren besitzen eine eingeschränkte Beweglichkeit oder sind meist mit der Umgebung verwachsen. Mitunter kommt es zu Ulzerationen. Ein Alarmsymptom ist eine Fazialisparese, welche in 35-40% der Fälle beobachtet wird.

Die *Tumorgröße* beträgt in über 50% der Fälle mehr als 5 cm (NAGAO et al. 1981). Die Tumorschnittfläche zeigt meist ein etwas buntes Bild mit soliden Tumorbezirken unter Einschluß von Zysten, Blutungen, Nekrosen oder Verkalkungen. Dies gilt besonders für Karzinosarkome in pleomorphen Adenomen (GNEPP u. WENIG 1991).

Der *Altersgipfel* (Tabelle 56) liegt in der 6.-7. Lebensdekade, wobei die ersten Symptome meist in der Mitte der 6. Lebensdekade auftreten (SPIRO et al. 1977; LIVOLSI u. PERZIN 1977; TORTOLEDO et al. 1984; GNEPP u. WENIG 1991). Das durchschnittliche Lebensalter der Tumorpatienten liegt somit in der Regel 1-2 Dekaden höher als das der Patienten mit pleomorphen Adenomen (SEIFERT et al. 1984).

Bezüglich der *Geschlechtsdisposition* (Tabelle 56) ergibt sich ein leichtes Überwiegen des weiblichen Geschlechts mit 55% (LIVOLSI u. PERZIN 1977; TORTOLEDO et al. 1984; GNEPP u. WENIG 1991).

Tabelle 56. Alters- und Geschlechtsverteilung der Karzinome in pleomorphen Adenomen (Speicheldrüsen-Register Hamburg 1965-1994)

Altersgruppe (Jahre)	Männlich n	Weiblich n	Insgesamt n	[%]
0-10	-	-	-	-
11-20	3	1	4	1,3
21-30	1	5	6	2,0
31-40	9	7	16	5,2
41-50	20	17	37	12,1
51-60	32	35	67	21,9
61-70	41	45	86	28,1
71-80	23	43	66	21,6
Über 80	11	9	20	6,5
Ohne Alters- oder Geschlechtsangabe	-	-	4	1,3
Gesamtzahl	140	162	306	100,0
Prozentsatz	46,2%	53,8%	100,0%	

Tabelle 57. Lokalisation der Karzinome in pleomorphen Adenomen
(Speicheldrüsen-Register Hamburg 1965–1994)

Lokalisation	n	[%]
Parotis	212	69,2
Submandibularis	35	11,4
Sublingualis	2	0,7
Gaumen	29	9,5
Sonstige Lokalisation	28	9,2
Gesamtzahl	306	100,0

Die *Häufigkeit* des Vorkommens von Karzinomen in pleomorphen Adenomen beträgt im Speicheldrüsen-Register Hamburg 3–4 % (SEIFERT et al. 1984). In anderen Sammelstatistiken schwanken die prozentualen Angaben – bezogen auf alle malignen Tumorarten der Speicheldrüsen – zwischen 2 % (MOBERGER u. ENEROTH 1968), 6,5 % (GNEPP u. WENIG 1991), 8 % (TORTOLEDO et al. 1984) bis zu 10 % (FOOTE u. FRAZELL 1953). Der spezielle Anteil der Karzinosarkome beträgt lediglich 0,1–0,2 % (TORTOLEDO et al. 1984; GNEPP u. WENIG 1991).

Nach den Angaben zur *Lokalisation* (Tabelle 57) sind die Tumoren zu 80 % in den großen Speicheldrüsen entwickelt (SPIRO et al. 1977; SEIFERT et al. 1984; GNEPP u. WENIG 1991), und zwar mit ca. 70 % in der Parotis, mit ca. 10 % in der Submandibularis und mit weniger als 1,0 % in der Sublingualis. Niedrigere Prozentzahlen (65 %) stammen aus anderen größeren Kollektiven (LIVOLSI u. PERZIN 1977). Der Anteil in den kleinen Speicheldrüsen zeigt Schwankungen zwischen 10 % (SPIRO et al. 1977; SEIFERT et al. 1984), 17,5 % (GNEPP u. WENIG 1991), 27,5 % (TORTOLEDO et al. 1984) und 35 % (LIVOLSI u. PERZIN 1977). Trotz dieser unterschiedlichen Prozentzahlen ergibt sich eine Übereinstimmung bezüglich der Verteilung auf die kleinen Speicheldrüsen. Die Mehrzahl der Tumoren (über 60 %) ist am Gaumen lokalisiert, der Rest an der Oberlippe, der Zunge, Wange oder dem Oropharynx.

Eine Besonderheit stellt das Vorkommen eines Karzinoms im pleomorphen Adenom bei Vorliegen eines bilateralen synchronen Adenokarzinoms dar (FERLITO 1978).

Extraorale Karzinome im pleomorphen Adenom (sog. maligne Mischtumoren) sind vor allem in der Haut als Karzinome in „chondroiden Syringomen" beschrieben worden (DE MORAES et al. 1986). Weitere Lokalisationen sind die Tränendrüse (LUDWIG et al. 1979; PERZIN et al. 1980; HERRERA 1990), die Epiglottis (MILFORD et al. 1989), die Trachea (HEMMI et al. 1988), die Gallenblase (VON KUSTER u. COHEN 1982) sowie die Prostata (MANRIQUE et al. 1978).

14.31.4 Pathohistologie

14.31.4.1 *Karzinome in pleomorphen Adenomen*

Zu den *pathohistologischen Kriterien* der Malignität gehören die Proliferation atypischer Tumorzellen (Abb. 455) mit Hyperchromasie und Pleomorphie der

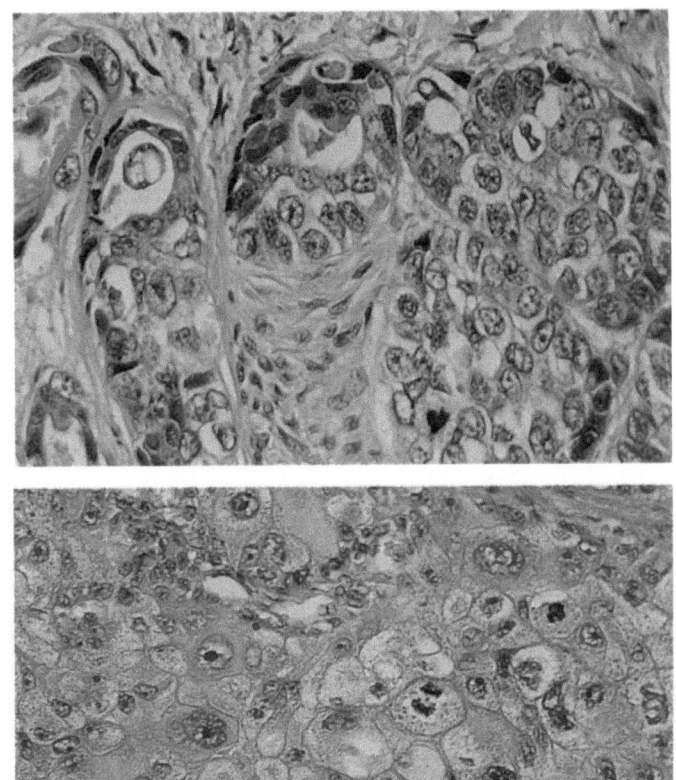

Abb. 455. Karzinom in einem pleomorphen Adenom der Parotis: Karzinomherd mit zellulärer Anaplasie und atypischen Mitosen. HE ×400

Abb. 456. Karzinom in einem pleomorphen Adenom der Parotis: epidermoide Formationen mit Einschluß von Mitosen. HE ×250

Zellkerne, prominente Nukleoli und vermehrte atypische Mitosen (Abb. 456, KLEINSASSER u. KLEIN 1968; GERUGHTY et al. 1969; SAKSELA et al. 1970; KOBLIN u. BLESSING 1972; LIVOLSI u. PERZIN 1977; NAGAO et al. 1981; WACHSMUTH u. STAMBOLIS 1984; GNEPP u. WENIG 1991; GNEPP 1993). Im Hinblick auf das infiltrative Wachstum werden 2 Karzinomformen unterschieden:

Das *nichtinvasive Karzinom* (Abb. 457–459) ist als ein maligner Tumor definiert, der noch innerhalb des pleomorphen Adenoms entwickelt ist, wobei weder eine Infiltration der Kapsel noch des angrenzenden Gewebes vorliegt (GNEPP u. WENIG 1991; BRANDWEIN et al. 1993). Der Terminus „nichtinvasives Karzinom"

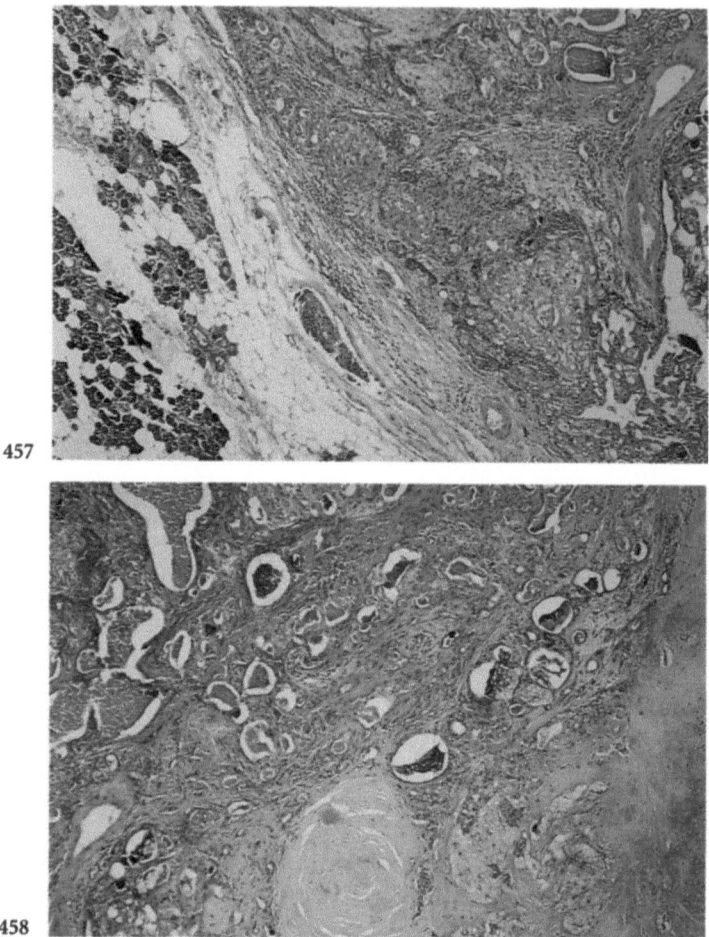

Abb. 457. Nichtinvasives Karzinom in einem pleomorphen Adenom der Parotis: noch umschriebener Karzinomherd im Kapselbereich, jedoch noch ohne Invasion ins angrenzende Gewebe. HE ×40

Abb. 458. Nichtinvasives Karzinom in einem pleomorphen Adenom (Fall wie Abb. 457): Karzinomnester in der Umgebung von mukoid-chondroiden Arealen des pleomorphen Adenoms. HE ×40

definiert den Sachverhalt besser als Bezeichnung „Carcinoma in situ" oder „intrakapsuläres Karzinom" (LiVolsi u. Perzin 1977). Die malignen Zellkomplexe können sowohl fokal als auch mehr diffus im vorbestehenden pleomorphen Adenom angeordnet sein. Meist handelt es sich um atypische Gangepithelien mit gesteigerter mitotischer Aktivität. Mitunter finden sich hyaline Stromaareale mit Einschluß atypischer Tumorzellgruppen. Die malignen Tumorzellbezirke können zusätzlich aneuploide DNS-Histogramme aufweisen (Brandwein et al. 1993; Dardick et al. 1994).

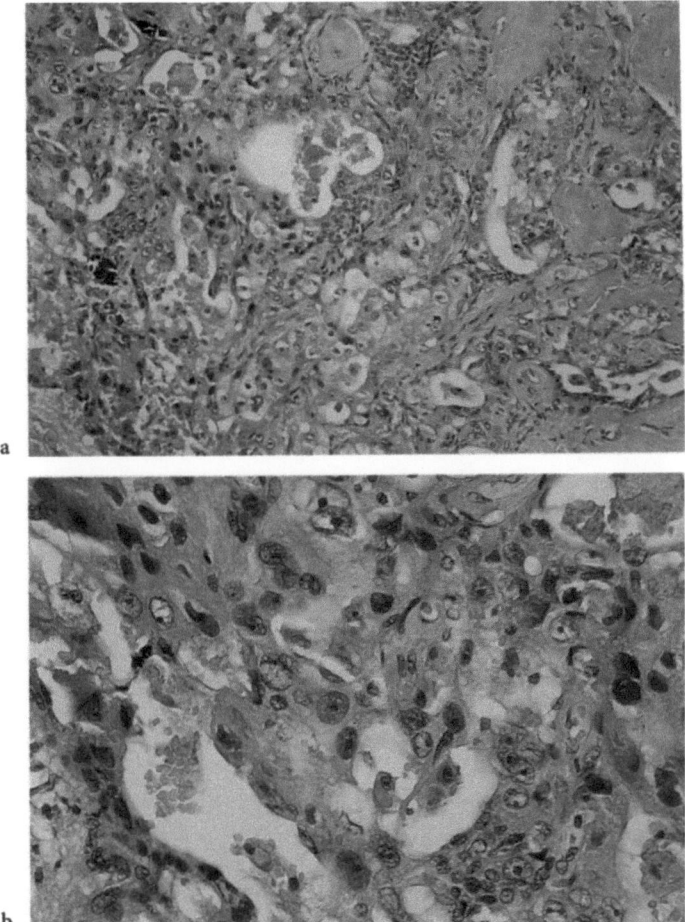

Abb. 459a, b. Nichtinvasives Karzinom in einem pleomorphen Adenom (Fall wie Abb. 457): atypische Tumorzellnester mit Einschluß duktaler Strukturen und starker zellulärer Anaplasie. HE **a** ×100, **b** ×250

Die Prognose der nichtinvasiven Karzinome ist absolut günstig, da auch bei einer Verlaufsbeobachtung von über 10 Jahren weder Rezidive noch Metastasen beobachtet worden sind. Fälle mit minimal invasivem Wachstum (mikroskopisch nachweisbare Invasion weniger als 1 mm) sollen ebenfalls noch eine absolut günstige Prognose besitzen (BRANDWEIN et al. 1993; DARDICK et al. 1994). Im Material des Speicheldrüsen-Registers Hamburg (1965–1994) handelte es sich in 3% der Karzinome in pleomorphen Adenomen um nichtinvasive Karzinome oder minimal-invasive Karzinome mit einer mikroskopisch nachweisbaren Invasionstiefe von weniger als 1 mm.

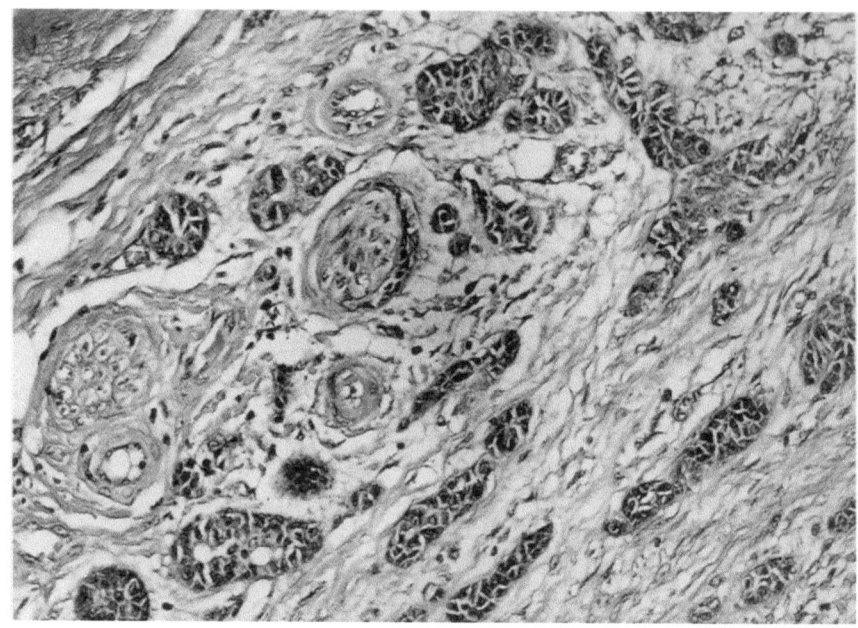

Abb. 460. Plattenepithelkarzinom in einem pleomorphen Adenom der Parotis: invasive Ausbreitung mit Einschluß von Nervenfaserbündeln. HE ×160

Das *invasive Karzinom* zeigt ein eindeutig infiltratives Wachstum (Abb. 460) mit perineuraler Ausbreitung (in über 50% der Fälle), vaskulärer Infiltration (in ca. 20% der Fälle) oder Übergreifen auf das angrenzende Knochengewebe (GERUGHTY et al. 1969; GNEPP u. WENIG 1991). Der Karzinomanteil im pleomorphen Adenom kann sehr variabel sein. In stromaarmen pleomorphen Adenomen kommt es häufiger zu einer malignen Transformation als in stromareichen pleomorphen Adenomen (SEIFERT et al. 1984). Weitere Merkmale sind Nekrosen, Blutungen, Hyalinisierungen (Abb. 461) oder Verkalkungen im Karzinomgewebe (GRYMER et al. 1982). Die Invasionstiefe besitzt eine prognostische Bedeutung. Karzinome mit einer Invasion von mehr als 8 mm haben eine wesentlich geringere Überlebensrate (TORTOLEDO et al. 1984).

Die *Subklassifikation* der Karzinome weist eine große Vielfalt auf (SEIFERT et al. 1977; SPIRO et al. 1977; NAGAO et al. 1981; TORTOLEDO et al. 1984; GNEPP u. WENIG 1991).

Am häufigsten sind undifferenzierte Karzinome, Mukoepidermoidkarzinome (Abb. 462; MOBERGER u. ENEROTH 1968; NAGAO et al. 1981; STANLEY u. TORSTEN 1990; JACOBS 1994; BISHOP PITMAN 1995), myoepitheliale Karzinome (SINGH u. CAWSON 1988; HERRERA 1990; DI PALMA et al. 1991) oder adenoid-zystische Karzinome (Abb. 463, GEISINGER et al. 1985). Die myoepithelialen Karzinome zeigen meist einen sarkomartigen Aufbau mit spindeligen und hellen Zellen, atypischen Mitosen und vereinzelten Riesenzellen, wobei jedoch das immunzytochemische

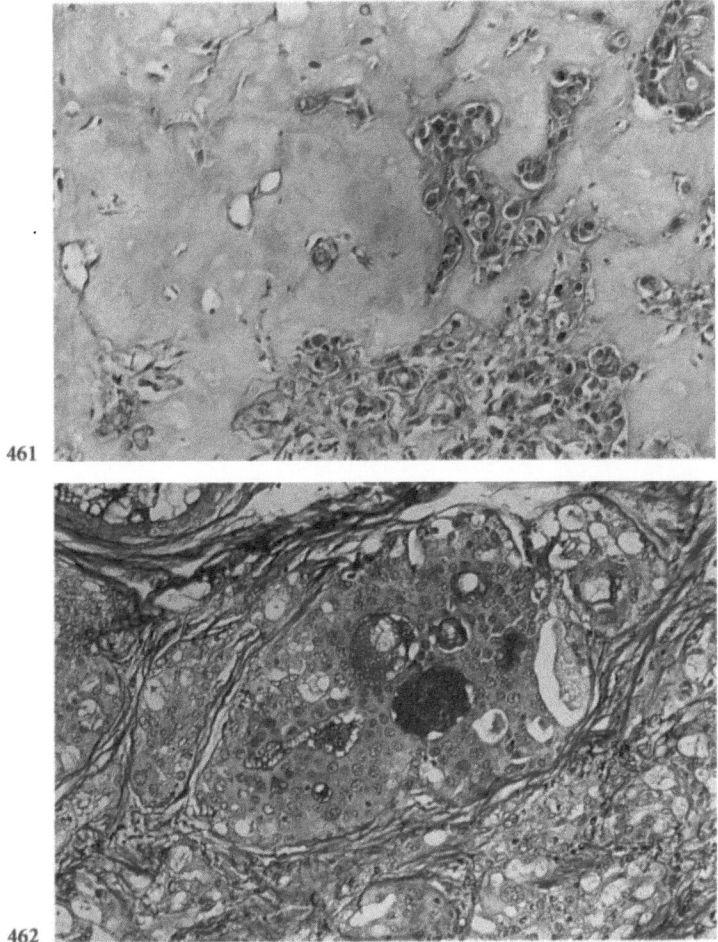

Abb. 461. Karzinom in einem pleomorphen Adenom der Parotis: hyaliner Stromabezirk mit Einschluß von Karzinomnestern. PAS-Reaktion ×160 (Aus SEIFERT 1991)

Abb. 462. Karzinom in einem pleomorphen Adenom der Parotis: Differenzierung als Mukoepidermoidkarzinom. PAS-Reaktion ×60 (Aus SEIFERT 1991)

Expressionsmuster (Expression sowohl von Zytokeratin, CEA, EMA und GFAP als auch von Vimentin und S-100-Protein) den myoepithelialen Zellcharakter bestätigt (SINGH u. CAWSON 1988; DI PALMA et al. 1991). Einzelne Fälle, welche als „metastasierende pleomorphe Adenome mit myoepithelialer Prädominanz" beschrieben sind (CRESSON et al. 1990) müssen auf Grund der angegebenen Kriterien (lokale Rezidive, Metastasen, aneuploide Histogramme in der DNS-Flußzytometrie) als myoepitheliale Karzinome in pleomorphen Adenomen eingestuft werden. Weiterhin sind Plattenepithelkarzinome, Speichelgangkarzinome (GRENKO et al. 1995), polymorphe low-grade Adenokarzinome (GNEPP u.

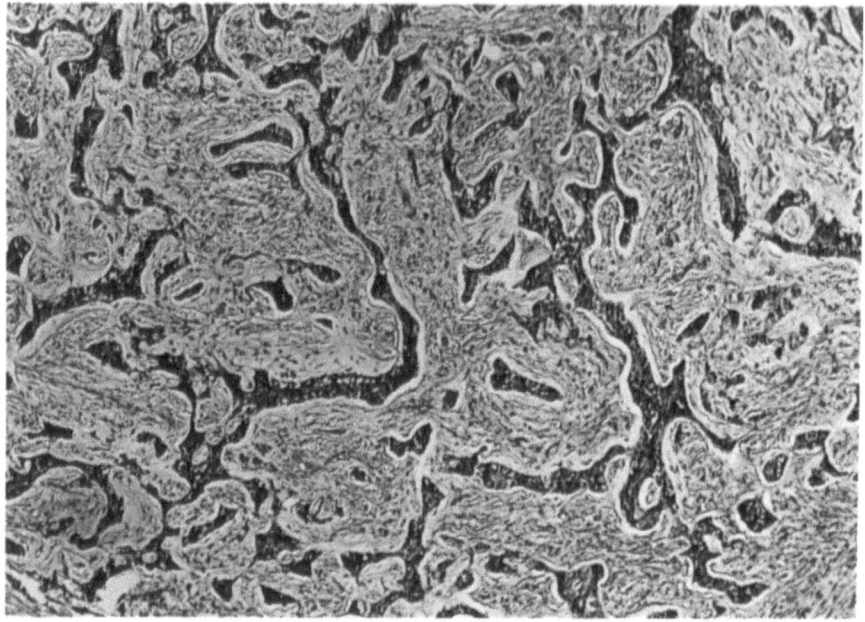

Abb. 463. Karzinom in einem pleomorphen Adenom der Parotis: solider Subtyp eines adenoid-zystischen Karzinoms. HE ×60

WENIG 1991) sowie epithelial-myoepitheliale Karzinome vereinzelt beobachtet worden (STANLEY u. TORSTEN 1990), wobei die Diagnose durch immunzytochemische und ultrastrukturelle Befunde gesichert wurde (dunkle, innen gelegene duktale Zellen mit Expression von Zytokeratin und Nachweis von Tonofilamenten sowie Desmosomen; helle, außen gelegene myoepitheliale Zellen mit Expression von S-100-Protein sowie Nachweis von Basalmembransubstanzen, Glykogengranula und Mikrofilamenten). Eine Besonderheit stellt ein Riesenzelltumor in Verbindung mit einem Karzinom im pleomorphen Adenom dar (EUSEBI et al. 1984). Bei den Fallmitteilungen von hellzelligen Karzinomen (LITTMAN u. ALGUACIL-GARCIA 1987; KLIJANIENKO et al. 1989) muß die definitive Klassifikation offen gelassen werden (s. Kap. 14.37.5). Im Speicheldrüsen-Register wurden mehrfach auch biphasisch differenzierte Karzinome festgestellt (Abb. 464), so Adenokarzinome und Mukoepidermoidkarzinome oder Adenokarzinome und Plattenepithelkarzinome (SEIFERT et al. 1977). Insgesamt kommen adenoid-zystische Karzinome, Mukoepidermoidkarzinome und Plattenepithelkarzinome in Karzinomen in pleomorphen Adenomen seltener vor als im Gesamtkollektiv der Speicheldrüsenkarzinome (SEIFERT et al. 1984).

Die Diagnosestellung ist in der *Feinnadel-Aspirationsbiopsie* sehr schwierig (KLITZ u. PITMAN 1994). Folgende Befunde können jedoch für die Diagnostik hilfreich sein; rasche Tumorvergrößerung bei vorbestehendem pleomorphem Adenom und Nachweis atypischer Zellen trotz bestehender klinischer Diagnose eines pleomorphen Adenoms.

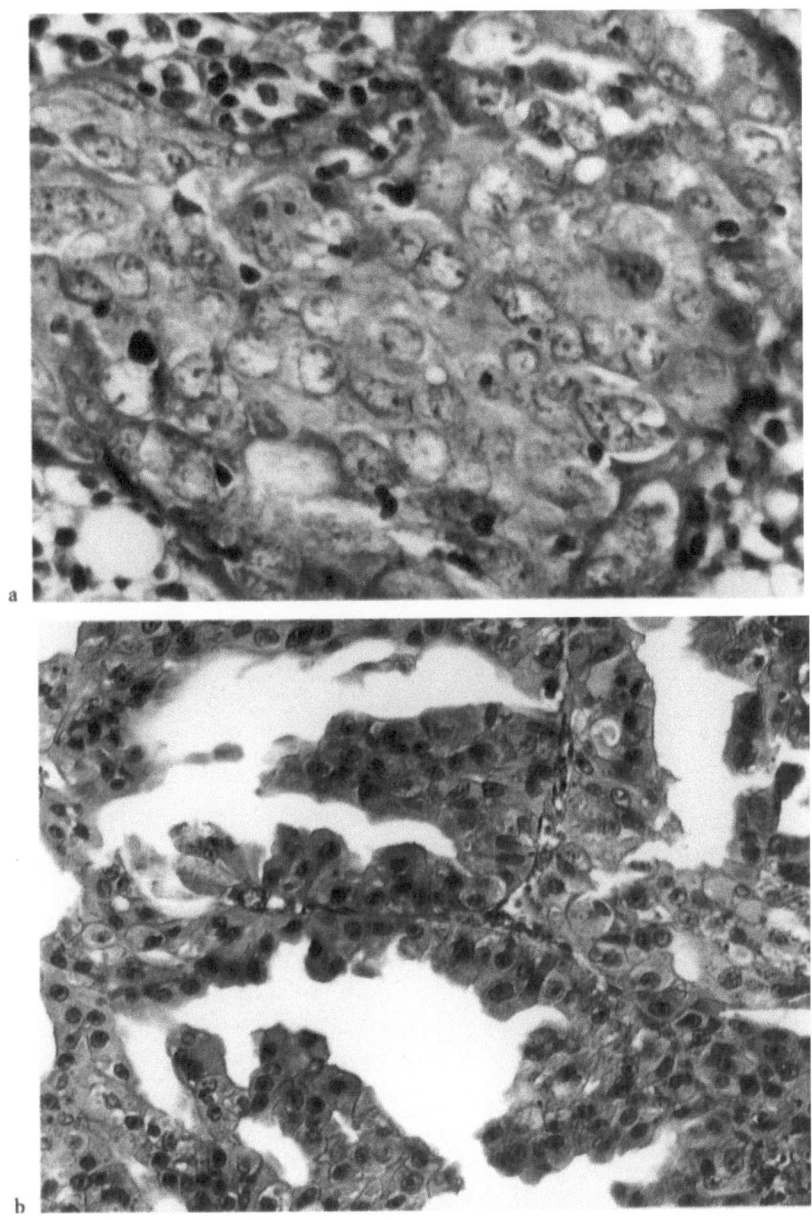

Abb. 464 a, b. Karzinom in einem pleomorphen Adenom der Parotis: biphasische Differenzierung als Plattenepithelkarzinom (a) und papilläres Zystadenokarzinom (b). HE a ×250, b ×100

14.31.4.2 *Karzinosarkome (sarkomatoide Karzinome) in pleomorphen Adenomen*

In Karzinosarkomen (sarkomatoide Karzinome; s. Kap. 14.36.4) auf dem Boden pleomorpher Adenome zeigen sowohl die epithelialen Bezirke als auch die sarkomatoiden Anteile eine maligne Differenzierung. Im Gegensatz zu den Karzinomen in pleomorphen Adenomen sind Karzinosarkome sehr selten. Ihr Anteil an allen malignen Speicheldrüsentumoren beträgt 0,1–0,2%, der Anteil an den malignen Tumoren in pleomorphen Adenomen nur maximal ca. 5% (TORTOLEDO et al. 1984; GNEPP u. WENIG 1991). Von den ca. 50 Mitteilungen des Schrifttums sind ca. 60–70% in der Parotis lokalisiert (BATSAKIS 1979; STEPHEN et al. 1986; GARNER et al. 1989; GRANGER u. HOUN 1991; MINIC 1993), weitere 20% in

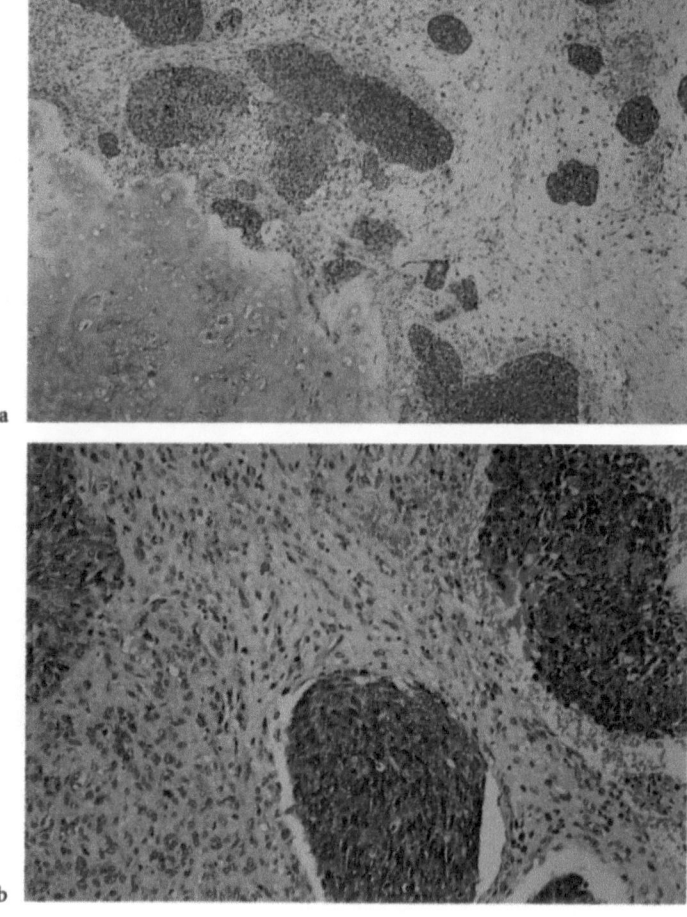

Abb. 465a, b. Karzinosarkom in einem pleomorphen Adenom der Parotis: Differenzierung des Karzinomanteils als solides epidermoides Karzinom, umgeben von chondroiden und fibrosarkomatösen Arealen. HE **a** 40, **b** ×100

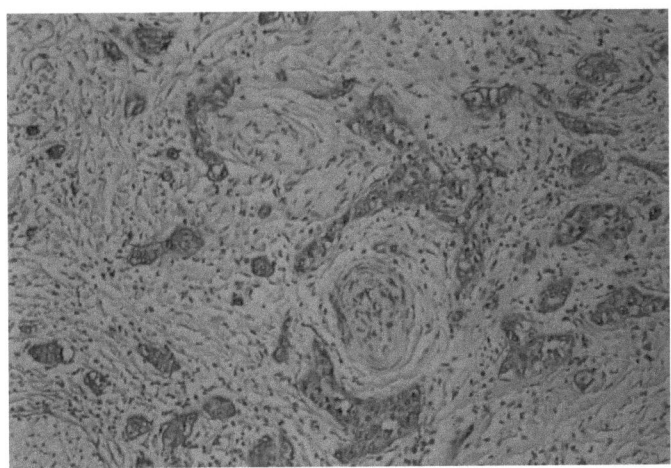

Abb. 466. Karzinosarkom (Fall wie Abb. 465): Keratinexpression in den epidermoiden Karzinomanteilen. Alkalische Immunphosphatasemethode (APAAP) ×100

der Submandibularis (YAMASHITA et al. 1990; SUZUKI et al. 1990) und der Rest in den kleinen Speicheldrüsen insbesondere des Gaumens (KING 1967; HELLQUIST u. MICHAELS 1986). Eine seltene Beobachtung betrifft die Lokalisation in der Zunge (TAKATA et al. 1990).

Das Durchschnittsalter der Patienten liegt in der 6. Lebensdekade, wobei keine ausgeprägte Geschlechtsdisposition erkennbar ist (GNEPP u. WENIG 1991). Die Tumorgröße wird mit 2-6 cm angegeben (STEPHEN et al. 1986).

Die *epitheliale Differenzierung* (Abb. 465 u. 466) entspricht niedrig differenzierten Adenokarzinomen mit gangartigen Strukturen oder auch undifferenzierten Karzinomen und Plattenepithelkarzinomen (HELLQUIST u. MICHAELS 1986; STEPHEN et al. 1986). Daneben finden sich auch undifferenzierte myoepitheliale Formationen.

Bei der *sarkomatoiden Differenzierung* (Abb. 467 u. 468) überwiegen chondrosarkomatoide mitosereiche Zellverbände mit bizarren zwei- oder mehrkernigen chondroiden Zellen analog den Chondrosarkomen Grad II (STEPHEN et al. 1986; HELLQUIST u. MICHAELS 1986). Seltener sind Strukturen vom Phänotypus eines Osteosarkoms mit Osteoidbildung und hoher Mitoserate (CHEN et al. 1984; RÜHL et al. 1984; SUZUKI et al. 1990). Zur Beobachtung gelangten auch Anteile mit dem Phänotypus eines Myxo- und Fibrosarkoms oder Zellgruppen analog einem malignen fibrösen Histiozytom (STEPHEN et al. 1986; TAKATA et al. 1990). Als Seltenheit ist ein Liposarkom in einem Karzinosarkom des Gaumens beobachtet worden (GNEPP u. WENIG 1991). In den Metastasen sind in der Regel beide maligne Anteile nachweisbar (MOBERGER u. ENEROTH 1968; HELLQUIST u. MICHAELS 1986).

Immunzytochemisch werden im epithelialen Tumoranteil Zytokeratin und EMA exprimiert, in den myoepithelialen Zellverbänden auch Aktin. Die sar-

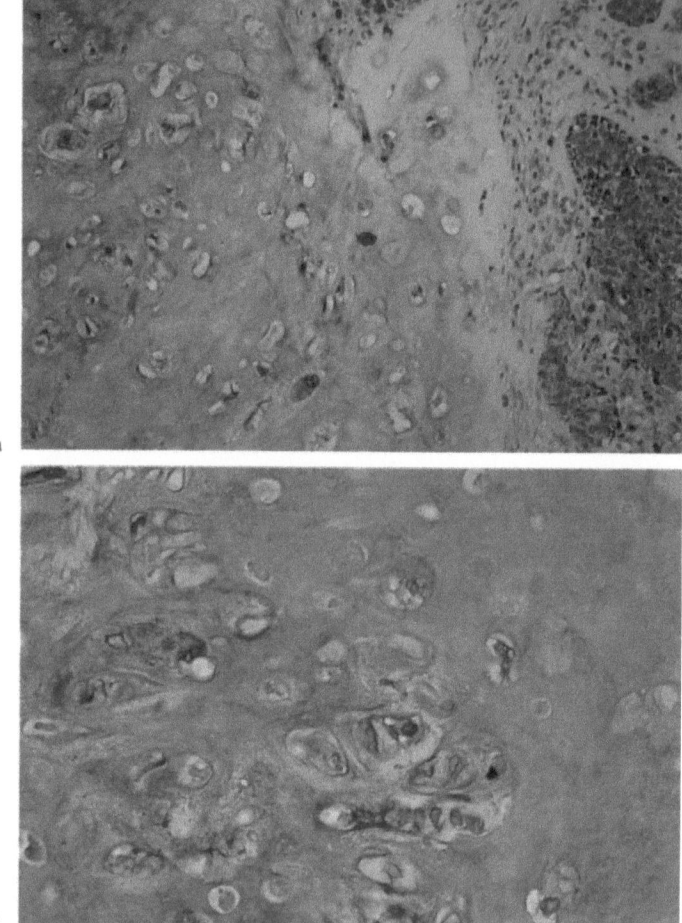

Abb. 467 a, b. Karzinosarkom (Fall wie Abb. 465): chondrosarkomatöse Areale mit polymorphen chondroiden Tumorzellen. HE a ×100, b ×250

komatoiden Anteile weisen dagegen eine positive Reaktion für Vimentin und S-100-Protein auf (HELLQUIST u. MICHAELS 1986; YAMASHITA et al. 1990; TAKATA et al. 1990; LÓPEZ et al. 1994).

14.31.5 Immunzytochemie

Das Expressionsmuster der Karzinome in pleomorphen Adenomen korreliert mit dem variablen Aufbau der Tumoren und der Subklassifikation. In den duktalen epithelialen Zellen wird Zytokeratin in 100% exprimiert, wobei die Markierung der Tumorzellen sowohl fokal betont als auch diffus erfolgen kann (GUSTAFSSON et al. 1986; HERRERA 1990). Vimentin kann in 90% der Fälle nach-

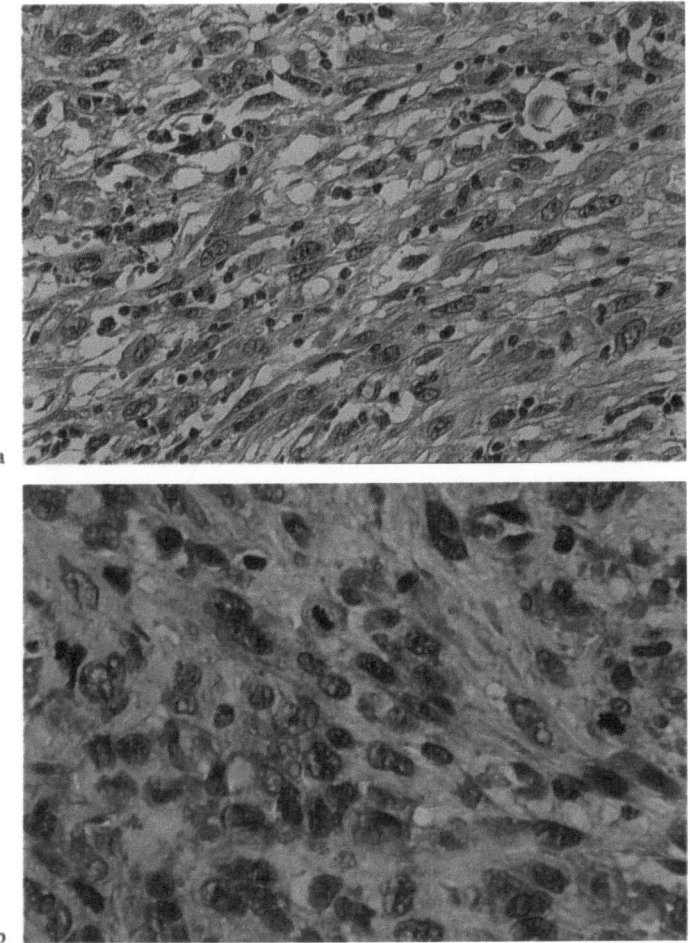

Abb. 468 a, b. Karzinosarkom (Fall wie Abb. 465): fibrosarkomatöse Areale mit polymorphen spindelförmigen Tumorzellen. HE ×250

gewiesen werden, GFAP nur in 20% (HERRERA 1990), und zwar vorwiegend in myoepithelial differenzierten Tumorzellen. Die myoepithelialen Zellelemente zeigen auch eine positive Reaktion für S-100-Protein und teilweise für Aktin (HERRERA 1990). Der prozentual unterschiedliche positive Ausfall der CEA-Reaktion steht in Relation zur Subklassifikation (TAKAHASHI et al. 1986). Mukoepidermoidkarzinome und adenoid-zystische Karzinome sind in 100% der Fälle positiv, Plattenepithelkarzinome in 90%, undifferenzierte Adenokarzinome in 78% und anaplastische Karzinome nur in 38%.

Eine verstärkte Expression von *c-erbB-2-Onkogen* und *p53-Protein* ist speziell bei der malignen Transformation von pleomorphen Adenomen in Karzinome (s. Kap. 14.7.8) beobachtet worden (ROSA et al. 1995). Vor allem unterschiedlich differenzierte Adenokarzinome zeigten eine ausgeprägte Expression, nicht dagegen myoepithelial differenzierte Karzinomanteile. Andere Studien erwähnen die deutliche Expression von c-erbB-2-Onkogen in undifferenzierten Adenokarzinomen (SUGAWARA et al. 1990) und eine Amplifikation nur bei Karzinomen mit starker c-erbB-2-Expression (MÜLLER et al. 1994). Eine spezielle Korrelation zur Prognose geht aus den bisherigen Resultaten noch nicht hervor.

14.31.6 Ultrastruktur

Entsprechend der zellulären Differenzierung der Karzinome enthalten die Tumorzellen ein ultrastrukturelles Organellenmuster (GUSTAFSSON et al. 1986; HARDIE et al. 1987; DARDICK et al. 1989; HERRERA 1990). Die Plattenepithelien sind durch Tonofilamente und Desmosomen charakterisiert, die duktalen Zellen durch Mikrovilli und vereinzelte Sekretgranula, die modifizierten Myoepithelzellen durch Myofilamente in der Zellperipherie, Basalmembransubstanzen und interzelluläre Verbindungen. Trotz der starken Mischung der Zellformen finden sich analog dem pleomorphen Adenom vorwiegend luminale Gangzellen und modifizierte Myoepithelzellen. Die chondroiden Zellen zeigen ultrastrukturelle Merkmale, die für eine epitheliale Herkunft sprechen (Dardick et al. 1989).

14.31.7 Prognostische Faktoren

Bei den Karzinomen in pleomorphen Adenomen sind zahlreiche Parameter zur prognostischen Beurteilung des Tumorverlaufes und der Überlebensrate herangezogen worden.

Die *Tumordauer* spielt bei der malignen Transformation eine wichtige Rolle (SEIFERT et al. 1984; SEIFERT 1991). Bei einer präoperativen Verlaufsdauer von weniger als 5 Jahren kommt es nur in 1,6 % der pleomorphen Adenome zur Karzinomentwicklung, während bei einer Verlaufsdauer von mehr als 15 Jahren die Karzinomfrequenz auf 9,6 % ansteigt. Parallel mit der Verlaufsdauer geht auch eine Zunahme aneuploider Histogramme (ENEROTH u. ZETTERBERG 1974; THORUD et al. 1981).

Der *Invasionstiefe* kommt eine entscheidende Bedeutung für die Prognosebeurteilung zu (TORTOLEDO et al. 1984). Beträgt die Infiltration weniger als 8 mm, so haben alle Patienten eine Überlebensrate von 10 Jahren. Überschreitet die Invasion die Breite von 8 mm – gerechnet vom pleomorphen Adenom bzw. der Tumorkapsel –, so sind die Patienten in unterschiedlichen Zeitabständen am Tumorleiden verstorben. Zu einer ähnlichen Feststellung kommt eine andere Untersuchung (LIVOLSI u. PERZIN 1977). Bei einem tumorfreien Operationsrand überleben alle Patienten, während bei Tumorbefall der Resektionsränder 23 % der Patienten am Tumorleiden versterben. Eine perineurale Infiltration führt in 15 % der Fälle zu einem tödlichen Ausgang, während alle Patienten ohne perineurale Infiltration überleben.

Bei einer *Subklassifikation* der Karzinome ergibt sich, daß weniger differenzierte Karzinome eine geringere 5-Jahres-Überlebensrate und eine höhere Letalität aufweisen (NAGAO et al. 1981; TORTOLEDO et al. 1984). Die 5-Jahres-Überlebensrate beträgt bei polymorphen low-grade Adenokarzinomen 96%, bei myoepithelialen Karzinomen 50%, bei undifferenzierten Karzinomen 30% und bei Karzinosarkomen 0%. Beim polymorphen low-grade-Adenokarzinom versterben nur 15% am Tumorleiden, beim myoepithelialen Karzinom 65%, beim undifferenzierten Karzinom 70% und beim Karzinosarkom 100%.

Rezidive treten meist in den ersten 4 Jahren des Tumorverlaufs auf (LiVolsi u. Perzin 1977). Es sind jedoch auch Rezidive noch bis zu 25 Jahren nach Tumorbeginn beobachtet worden. Die Rezidivquote wird mit 40–50% angegeben (Nagao et al. 1981; Gnepp u. Wenig 1991), wobei die Rezidivfrequenz in der Submandibularis mit ca. 70% die der Parotis mit ca. 50% deutlich übersteigt (Spiro et al. 1977; Gnepp u. Wenig 1991). Dies bedeutet zugleich eine höhere Letalität bei Tumoren der Submandibularis.

Metastasen werden in über 70% der Karzinome in pleomorphen Adenomen registriert (Thomas u. Coppola 1965; Gerughty et al. 1969; Seifert et al. 1984; Gnepp u. Wenig 1991). Metastasen in den regionären Lymphknoten (ca. 55%) treten meist in Verbindung mit einem Tumorrezidiv auf. Hämatogene Metastasen (ca. 20–30%) sind vorwiegend in der Lunge lokalisiert, daneben im Skelettsystem (speziell der Wirbelsäule), in der Leber (Garth 1990) oder im Gehirn (Huntington u. Dardick 1985). Seltene Vorkommnisse sind Metastasen in der Kopfhaut (Giltman et al. 1977) oder eine solitäre Metastase im Radius (Jacobson et al. 1973).

Die *Überlebensrate* sinkt mit der Tumordauer ab. Die prozentualen Zahlenangaben zeigen starke Schwankungen (Eneroth et al. 1968; Gerughty et al. 1969; Spiro et al. 1977; Seifert et al. 1984). Die 5-Jahres-Überlebensrate wird mit 25–65% angegeben, die 10-Jahres-Überlebensrate mit 24–50%, die 15-Jahres-Überlebensrate mit 10–35% und die 20-Jahres-Überlebensrate mit 0–38%. Die meisten Rezidive und Todesfälle treten in den ersten 5 Jahren des Tumorleidens auf (LiVolsi u. Perzin 1977; Nagao et al. 1981; Tortoledo et al. 1984).

Noch ungünstigere Befunde ergeben sich bei den Karzinosarkomen in pleomorphen Adenomen (Stephen et al. 1986; Gnepp u. Wenig 1991). Die Rezidivrate liegt bei fast 70%, und die Überlebensrate beträgt durchschnittlich nur 2–3 Jahre.

Bei Berücksichtigung aller aufgeführten Prognoseparameter lassen sich 2 Prognosegruppen unterscheiden:

Eine *günstigere Prognose* liegt dann vor, wenn folgende Kriterien erfüllt sind: nichtinvasives Karzinom oder Infiltrationstiefe weniger als 8 mm, tumorfreie Resektionsränder, höhere Karzinomdifferenzierung, kurze Verlaufsdauer des pleomorphen Adenoms bis zur malignen Transformation, keine oder späte Rezidive, keine Metastasierung.

Eine *schlechte Prognose* muß bei folgenden Parametern gestellt werden: Infiltrationstiefe über 8 mm, tumorbesiedelte Resektionsränder, niedrige Karzinomdifferenzierung, frühe und häufige Rezidive, perineurale Invasion, lymphogene und/oder hämatogene Metastasen, Lokalisation in den großen Speicheldrüsen (insbesondere der Submandibularis), Vorliegen eines Karzinosarkoms.

14.31.8 Differentialdiagnose

Bei entsprechender klinischer Anamnese und beim Vorliegen von Resten eines benignen pleomorphen Adenoms bereitet die Diagnose keine Schwierigkeiten, besonders dann nicht, wenn die Karzinomkomponente eine typische epitheliale Differenzierung aufweist. Bei vorwiegend spindelzelliger myoepithelialer Karzinomstruktur können differentialdiagnostische Schwierigkeiten in der Abgrenzung zum Spindelzellkarzinom oder Sarkom auftreten.

Das *Spindelzellkarzinom* geht in der Regel von der oralen Schleimhautoberfläche aus und enthält keine drüsig-glandulären Areale wie in den meisten Karzinomen in pleomorphen Adenomen. Spindelzellkarzinome können jedoch ein sarkomartiges Stroma besitzen, so daß Ähnlichkeiten zum Karzinosarkom entstehen. Für die Differentialdiagose ist die Lokalisation von großer Bedeutung. Spindelzellkarzinome kommen praktisch in den großen Speicheldrüsen nicht vor.

Bei den *Sarkomen* sind Fibrosarkome, maligne Schwannome und synoviale Sarkome ebenfalls aus spindelförmigen Zellverbänden aufgebaut. Es fehlen jedoch in der Regel mukoide oder chondroide Stromaareale, wie sie in Karzinomen in pleomorphen Adenomen typisch sind. Beim synovialen Sarkom liegen zwischen den relativ monomorphen spindeligen Tumorzellen verstreute Areale von epithelartigen Verbänden mit geringer glandulärer Konfiguration. Der epithelartige Anteil zeigt nicht die Vielfalt der Strukturen wie in Karzinomen in pleomorphen Adenomen.

Bezüglich der Abgrenzung vom primären Karzinosarkom ohne vorausgehendes pleomorphes Adenom wird auf Kap. 14.36.4 verwiesen, bezüglich der seltenen primären Sarkome der Speicheldrüsen auf Kap. 14.38.2.

Literatur

Batsakis JG (1979) Tumors of the major salivary glands. In: Tumours in the head and neck. Clinical and pathological considerations, 2nd edn. Williams & Wilkens, Baltimore, pp 1–76

Beahrs OH, Woolner LB, Kirklin JW, Devine KD (1957) Carcinomatous transformation of mixed tumors of the parotid gland. Arch Surg 75:605–614

Bishop Pitman M (1995) Mucoepidermoid carcinoma ex pleomorphic adenoma of the parotid gland. Acta Cytol 39:604–606

Brandwein M, Huvos AG, Dardick I, Thomas MJ, Thiese NO, Huo W (1993) Malignant mixed tumors (MMT) of major salivary glands with encapsulation or minimal invasion. Lab Invest 68:79A/454

Chen KTK, Weinberg RA, Moseley D (1984) Carcinosarcoma of the salivary gland. Am J Otolaryngol 5:415–417

Cresson DH, Goldsmith M, Askin FB, Reddick RL, Postma DS, Siegal GP (1990) Metastasizing pleomorphic adenoma with myoepithelial predominance. Pathol Res Pract 186:795–800

Dardick I, Hardie J, Thomas MJ, Nostrand AWP van (1989) Ultrastructural contributions of the study of morphological differentiation in malignant mixed (pleomorphic) tumors of salivary gland. Head Neck 11:5–21

Dardick I, Brandwein M, Huvos AG, Thomas MH, Theise ND, Huo W (1994) Noninvasive and minimally invasive de novo malignant mixed tumors of major salivary glands. Congress International Association of Oral Pathologists, York. Abstract 047

Di Palma S, Pilotti S, Rilke F (1991) Malignant myoepithelioma of the parotid gland arising in a pleomorphic adenoma. Histopathology 19:273–275

Eneroth C-M, Zetterberg A (1974) Malignancy in pleomorphic adenoma: A clinical and microspectrophotometric study. Acta Otolaryngol 77:426–432

Eneroth C-M, Blanck C, Jakobsson PA (1968) Carcinoma in pleomorphic adenoma of the parotid gland. Acta Otolaryngol 66:477–492

Eusebi V, Martin SA, Govoni E, Rosai J (1984) Giant cell tumor of the major salivary glands: Report of three cases, one occurring in association with a malignant mixed tumor. Am J Clin Pathol 81:666–675

Ferlito A (1978) Bilateral synchronous trabecular adenocarcinoma of the parotid gland. ORL 40:120–126

Foote FW jr, Frazell EL (1953) Tumors of the major salivary glands. Cancer 6:1065–1133

Garner SL, Robinson RA, Maves MD, Barnes CH (1989) Salivary gland carcinosarcoma: True malignant mixed tumor. Ann Otol Rhinol Laryngol 98:611–614

Garth RJN (1990) Squamous liver metastases from a carcinoma arising within a pleomorphic adenoma of the parotid gland. J Laryngol Otol 105:152–153

Geisinger KR, Reynolds GD, Vance RP, McGuirt WF (1985) Adenoid cystic carcinoma arising in a pleomorphic adenoma of the parotid gland. An aspiration cytology and ultrastructural study. Acta Cytol 29:522–526

Gerughty RM, Scofield HH, Brown FM, Hennigar GR (1969) Malignant mixed tumors of salivary gland origin. Cancer 24:471–486

Giltman GL, Alderete M, Minkowitz S (1977) Malignant mixed tumor of the parotid gland presenting as a scalp nudule. A case report. Hum Pathol 8:706–709

Gnepp DR (1993) Malignant mixed tumors of the salivary glands. A review. Pathol Annu 28: 279–328

Gnepp DR, Wenig BM (1991) Malignant mixed tumors. In: Ellis GL, Auclair PL, Gnepp DR (eds) Surgical pathology of the salivary glands. Saunders, Philadelphia London Toronto Montreal Sydney Tokyo, pp 350–368

Granger JK, Houn H-Y (1991) Malignant mixed tumor (carcinosarcoma) of parotid gland diagnosed by fine-needle aspiration biopsy. Diagn Cytopathol 7:427–432

Grenko RT, Gemryd P, Tytor M, Lundquist P-G, Boeryd B (1995) Salivary duct carcinoma. Histopathology 26:261–266

Grymer LF, Joergensen K, Lund C (1982) Carcinoma in a calcified pleomorphic adenoma of the submandibular gland. J Laryngol 96:373–376

Gustafsson H, Carlsöö B, Kjorell V (1986) Ultrastructural and immunohistochemical aspects of carcinoma in mixed tumors. Am J Otolaryngol 7:218–230

Hardie J, Thomas J, Dardick I (1987) Ultrastructural features of malignant mixed tumors of major salivary gland. Oral Surg Oral Med Oral Pathol 64:567

Hemmi A, Hiraoka H, Mori Y et al. (1988) Malignant pleomorphic adenoma (malignant mixed tumor) of the trachea. Report of a case. Acta Pathol Jpn 38:1215–1226

Hellquist H, Michaels L (1986) Malignant mixed tumour. A salivary gland tumour showing both carcinomatous and sarcomatous features. Virchows Arch A Pathol Anat 409:93–103

Herrera GA (1990) Light microscopic, ultrastructural and immunocytochemical spectrum of malignant lacrimal and salivary gland tumors, including malignant mixed tumors. Pathobiology 58:312–322

Huntington HW, Dardick I (1985) Intracranial metastasis from a malignant mixed tumor of the parotid salivary gland. Ultrastruct Pathol 9:169–173

Jacobs JC (1994) Low-grade mucoepidermoid carcinoma ex pleomorphic adenoma. A diagnostic problem in fine needle aspiration biopsy. Acta Cytol 38:93–97

Jacobson ES, Jacobson HG, Batsakis JG (1973) Malignant mixed tumor of parotid gland with a solitary metastasis to the radius. J Oral Surg 31:539–542

King OH (1967) Carcinosarcoma of the accessory salivary gland. Oral Surg Oral Med Oral Pathol 23:651–659

Kleinsasser O, Klein HJ (1968) Sekundäre Carcinome in primär gutartigen Mischtumoren der Speicheldrüsen. Arch Klin Exp Ohr Nasen Kehlkopfheilkd 190:272–285

Klijanienko J, Micheau C, Schwaab G, Marandas P, Friedman S (1989) Clear cell carcinoma arising in pleomorphic adenoma of the minor salivary gland. J Laryngol Otol 103:789–791

Klitz B, Pitman MB (1994) Carcinoma ex pleomorphic adenoma of the parotid gland: Pitfalls in fine needle aspiration biopsy diagnosis. Acta Cytol 38:854 (Abstract 113)

Koblin I, Blessing MH (1972) Die malignen Mischtumoren der großen und kleinen Speicheldrüsen. Dtsch Z Zahn Mund Kieferheilkd 58:225-249

Kuster LC von, Cohen C (1982) Malignant mixed tumor of the gallbladder. Report of two cases and a review of the literature. Cancer 50:1166-1170

Littman CD, Alguacil-Garcia A (1987) Clear cell carcinoma arising in pleomorphic adenoma of the salivary gland. Am J Clin Pathol 88:239-243

LiVolsi VA, Perzin KH (1977) Malignant mixed tumors arising in salivary glands. I. Carcinomas arising in benign mixed tumors. A clinicopathologic study. Cancer 39:2209-2230

López JI, Ballestin C, Garcia-Prats MD, Agustin P de (1994) Carcinosarcoma of the parotid gland: immunohistochemical study of a case. Histopathology 25:388-390

Ludwig ME; LiVolsi VA, McMahon RT (1979) Malignant mixed tumor of the lacrimal gland. Am J Surg Pathol 3:457-462

Manrique JJ, Albores-Saavedra J, Orantes A, Brandt H (1978) Malignant mixed tumor of the salivary-gland type, primary in the prostate. Am J Clin Pathol 70:932-937

Milford CA, Mugliston TA, O'Flynn P, McCarthy K (1989) Carcinoma arising in a pleomorphic adenoma of the epiglottis. J Laryngol Otol 103:324-327

Minič AJ (1993) Unusual variant of a metastasizing malignant mixed tumor of the parotid gland. Oral Surg Oral Med Oral Pathol 76:330-332

Moberger JG, Eneroth C-M (1968) Malignant mixed tumors of the major salivary glands. Spezial reference to the histological structure in metastases. Cancer 21:1198-1211

Moraes HP de, Herrera GA, Mendonca AMN, Estrela RR (1986) Metastatic malignant mixed tumor of the skin. Ultrastructural and immunocytochemical characterization, histogenetic considerations and comparison with benign mixed tumors of skin and salivary glands. Appl Pathol 4:199-208

Müller S, Vigneswaran N, Gansler T, Gramlich T, DeRose PB, Cohen C (1994) C-erbB-2 oncoprotein expression and amplification in pleomorphic adenoma and carcinoma ex pleomorphic adenoma: Relationship to prognosis. Mod Pathol 7:628-632

Nagao K, Matsuzaki O, Saiga H et al. (1981) Histopathologic studies on carcinoma in pleomorphic adenoma of the parotid gland. Cancer 48:113-121

Perzin KH, Jakobiec FA, LiVolsi VA, Desjardins L (1980) Lacrimal gland malignant mixed tumors (carcinomas arising in benign mixed tumors). Cancer 45:2593-2606

Rosa J, Fonseca I, Félix A, Soares J (1995) p53 and c-erbB-2 immunoexpression in carcinoma ex-pleomorphic adenoma. Pathol Res Pract 191:764

Rühl GH, Kissler W, Wehmer H (1984) Osteosarkom auf dem Boden eines pleomorphen Adenoms. Verh Dtsch Ges Pathol 68:527

Saksela E, Tarkkanen J, Kohonen A (1970) The malignancy of mixed tumors of the parotid gland: A clinicopathological analysis of 70 cases. Acta Otolaryngol 70:62-70

Seifert G (1991) WHO Histological typing of salivary gland tumours, 2nd edn. Springer, Berlin Heidelberg New York Tokyo

Seifert G, Schulz J, Donath K (1977) Pathomorphologische Subklassifikation der Carcinome in pleomorphen Speicheldrüsenadenomen. Analyse von 38 Fällen. HNO 25:337-348

Seifert G, Miehlke A, Haubrich J, Chilla R (1984) Speicheldrüsenkrankheiten. Pathologie-Klinik-Therapie-Fazialischirurgie. Thieme, Stuttgart New York

Singh R, Cawson RA (1988) Malignant myoepithelial carcinoma (myoepithelioma) arising in a pleomorphic adenoma of the parotid gland. Oral Surg Oral Med Oral Pathol 66:65-70

Spiro RH, Huvos AG, Strong EW (1977) Malignant mixed tumors of salivary origin. A clinicopathologic study of 146 cases. Cancer 39:388-396

Stanley MW, Torsten L (1990) Mucin production by pleomorphic adenomas of the parotid gland. A cytologic spectrum. Diagn Cytopathol 6:49-52

Stephen J, Batsakis JG, Luna MA, Heyden U van der, Byers RM (1986) True malignant mixed tumors (carcinosarcoma) of salivary glands. Oral Surg Oral Med Oral Pathol 61:597-602

Sugawara K, Mori S, Morita M (1990) Expression of c-erbB-2 protein detected in adenocarcinoma arising from parotid pleomorphic adenoma. Auris Nasus Larynx 17:115-120

Suzuki J, Takagi M, Okada N, Hatakeyama S, Yamamoto H (1990) Carcinosarcoma of the submandibular gland: An autopsy case. Acta Pathol Jpn 40:827–831
Takahashi H, Tsuda N, Tezuka F, Okabe H (1986) Immunohistochemical localization of carcinoembryonic antigen in carcinoma in pleomorphic adenoma of salivary gland: use in the diagnosis of benign and malignant lesions. Tohoku J Exp Med 149:329–340
Takata T, Nikai H, Ogawa I, Ijuhin N (1990) Ultrastructural and immunohistochemical observations of a true malignant mixed tumor (carcinosarcoma) of the tongue. J Oral Pathol Med 19:261–265
Thomas WH, Coppola ED (1965) Distant metastases from mixed tumors of the salivary glands. Am J Surg 109:724–730
Thorud E, Rolstad EA, Lexow P (1981) Malignancy in pleomorphic adenomas of the parotid gland. DNA flow cytometric analysis of the fine needle aspiration biopsies. Acta Pathol Microbiol Immunol Scand Sect A, Suppl 274:458–463
Tortoledo ME, Luna MA, Batsakis JG (1984) Carcinomas ex pleomorphic adenoma and malignant mixed tumors. Histomorphologic indexes. Arch Otolaryngol 110:172–176
Wachsmuth Ch, Stambolis Ch (1984) Karzinom in pleomorphem Adenom. Med Welt 35:1367–1370
Yamashita T, Kameda N, Katayama K, Hiruta N, Nakada M, Takeda Y (1990) True malignant mixed tumor of the submandibular gland. Acta Pathol Jpn 40:137–142

14.32 Plattenepithelkarzinome

14.32.1 Definition

Primäre Plattenepithelkarzinome der Speicheldrüsen sind aus epidermoiden Zellen aufgebaut, welche teilweise Interzellularbrücken besitzen und eine fokale Verhornung aufweisen. Im Gegensatz zum niedrig differenzierten Mukoepidermoidkarzinom fehlen schleimproduzierende Zellen. Wegen der gleichartigen geweblichen Struktur muß jeweils die Metastase eines extraglandulären Plattenepithelkarzinoms ausgeschlossen werden.

14.32.2 Klinische und statistische Daten

Das *klinische Bild* ist meist durch eine relativ kurze Vorgeschichte gekennzeichnet. Die Beschwerden durch den Tumor (Schmerzen, Fazialisparesen) treten innerhalb eines Jahres auf. Tumorulzerationen stellen ein prognostisch ungünstiges Symptom dar.

Der *Altersgipfel* (Tabelle 58) liegt in der 7. Lebensdekade, wobei ein Vorkommen bei Männern dreimal so häufig wie bei Frauen beobachtet wird (LEADER u. JASS 1985; SHEMEN et al. 1987; AUCLAIR u. ELLIS 1991).

Die *Häufigkeit* einer Tumorentwicklung wird in den einzelnen Statistiken etwas unterschiedlich angegeben (FOOTE u. FRAZELL 1953; BATSAKIS et al. 1976; BATSAKIS 1983; MARKS et al. 1987; AUCLAIR u. ELLIS 1991). Der prozentuale Anteil an allen Speicheldrüsentumoren beträgt 1,6–3,6%, der Anteil an allen malignen Tumoren der großen Speicheldrüsen 6,0–13,9%. Eine höhere Tumorfrequenz wurde nach einer vorausgegangenen Strahlenbehandlung der Kopf-Hals-Region beobachtet (SPITZ u. BATSAKIS 1984; SHEMEN et al. 1987).

Bezüglich der *Lokalisation* (Tabelle 59) ergibt sich folgende Verteilung: 55,8% Parotis, 14,9% Submandibularis und 3,2% Sublingualis. Bei einer Lokalisation in

Tabelle 58. Alters- und Geschlechtsverteilung der primären Plattenepithelkarzinome der Speicheldrüsen (Speicheldrüsen-Register Hamburg 1965–1994)

Altersgruppe (Jahre)	Männlich n	Weiblich n	Insgesamt n	[%]
0–10	–	1	1	0,7
11–20	1	1	2	1,3
21–30	2	3	5	3,2
31–40	1	0	1	0,7
41–50	11	3	14	9,1
51–60	27	6	33	21,4
61–70	33	10	43	27,9
71–80	25	10	35	22,7
Über 80	14	6	20	13,0
Gesamtzahl	114	40	154	100,0
Prozentsatz	74%	26%	100%	

Tabelle 59. Lokalisation der primären Plattenepithelkarzinome der Speicheldrüsen (Speicheldrüsen-Register Hamburg 1965–1994)

Lokalisation	n	[%]
Parotis	86	55,8
Submandibularis	23	14,9
Sublingualis	5	3,2
Mundboden	7	4,6
Ober- und Unterkiefer	5	3,2
Gaumen	3	2,0
Wange	2	1,3
Lippen	2	1,3
Zunge	1	0,7
Sonstige Regionen	20	13,0
Gesamtzahl	154	100,0

den kleinen Speicheldrüsen läßt sich differentialdiagnostisch meist nicht unterscheiden, ob der Tumor von der darüber gelegenen oralen Schleimhaut ausgegangen und in das Drüsengewebe eingewachsen ist oder das Drüsengewebe selbst als Ausgangspunkt der Tumorbildung in Betracht kommt.

Die *Rezidivquote* liegt bei über 50% (SEIFERT et al. 1984). Die meisten Rezidive treten innerhalb des ersten Jahres nach Feststellung des Tumors auf (KAGAN et al. 1976). In knapp 20% der Fälle sind jedoch auch noch nach mehr als 6 Jahren Rezidive beobachtet worden.

Metastasen in den regionären Lymphknoten werden in 20–45% der Fälle beobachtet (KAGAN et al. 1976; SHEMEN et al. 1987). In über 50% der Tumoren findet sich eine perineurale oder vaskuläre Invasion.

Die *Überlebensrate* wird nach 5 Jahren mit 24% angegeben und sinkt nach über 10 Jahren auf 17% ab (SHEMEN et al. 1987).

14.32.3 Pathohistologie

Die Mehrzahl der Tumoren ist hoch- bis mittelgradig differenziert mit Einschluß von Hornbildungen und Interzellularbrücken (Abb. 469). Eine Schleimbildung wie in Mukoepidermoidkarzinomen liegt nicht vor. Durch ein desmoplastisches Stroma werden die Tumoren mitunter in kleinere Knotenbildungen unterteilt. Nur etwa 7% der Tumoren zeigen eine sehr niedrige Differenzierung mit stärkerer Pleomorphie der Tumorzellen und deutlicher Atypie der Zellkerne (AUCLAIR u. ELLIS 1991).

Als Ausgangspunkt der Tumoren wird das Epithel der Speichelgänge angesehen. Für diese Annahme sprechen Beobachtungen über die Entstehung primärer Plattenepithelkarzinome in Verbindung mit einer intraepithelialen Neoplasie des Gangepithels (LEADER u. JASS 1985). Die zytologischen Veränderungen mit Kernhyperchromasie, Zellatypie und Aufhebung der Epithelschichtung entsprechen analogen Befunden in der Cervix uteri. Plattenepithelkarzinome der Parotis sind durch eine hohe Produktion von Glykosaminglykanen (Hyaluronsäure und Chondroitinsulfat) gekennzeichnet (TAKEUCHI et al. 1981). Der Gehalt an Glykosaminglykanen liegt 5- bis 10mal höher als in pleomorphen Adenomen oder adenoid-zystischen Karzinomen.

Elektronenmikroskopisch enthalten die Tumorzellen Tonofilamente im Zytoplasma und stehen an der Außenseite durch Desmosomen in Verbindung (TAKEUCHI et al. 1981; YOSHIHARA et al. 1989). Sekretgranula sind dagegen nicht nachweisbar.

In einer Tumorzellinie von einem Plattenepithelkarzinom der Zunge wurde eine relativ lange Tumorverdopplungszeit von 35–48 h gemessen (GIOANNI et al. 1988).

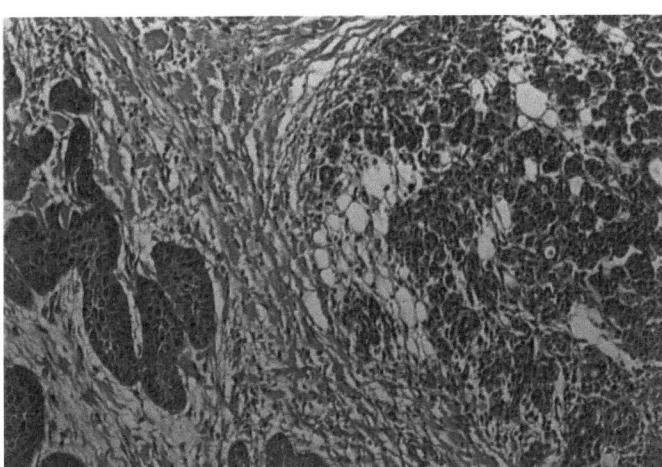

Abb. 469. Nichtverhornendes Plattenepithelkarzinom der Parotis: Infiltration der Drüsenläppchen. HE ×160

14.32.4 Differentialdiagnose

Wegen des analogen Aufbaus müssen primäre Plattenepithelkarzinome der großen Speicheldrüsen von *Metastasen* extraglandulärer Primärtumoren abgegrenzt werden. Hierzu gehören insbesondere Hautkarzinome der Kopf-Hals-Region (SEIFERT et al. 1986). Selten ist dagegen die direkte Infiltration eines Hautkarzinoms in das Speicheldrüsengewebe (RIDENHOUR u. SPRATT 1966). Der Verdacht auf eine Metastase besteht besonders dann, wenn nur die intra- oder periglandulären Lymphknoten des Speicheldrüsengewebes von Metastasen besiedelt sind, das Drüsenparenchym dagegen tumorfrei ist. Weitere Einzelheiten zu den Metastasen sind in Kap. 14.40.1 aufgeführt.

Die Abgrenzung vom *Mukoepidermoidkarzinom* ist nur dann schwierig, wenn ein niedrig differenziertes Mukoepidermoidkarzinom mit spärlicher Schleimkomponente vorliegt. In solchen Fällen ist eine zusätzliche Schleimfärbung entscheidend für die Diagnose. Außerdem zeigen die epithelialen Tumorzellen in Mukoepidermoidkarzinomen eine stärkere zelluläre Variationsbreite (s. Kap. 14.20).

Bezüglich der Abgrenzung zur *nekrotisierenden Sialometaplasie* (Speicheldrüseninfarkt) wird auf Kap. 10.1 verwiesen.

Bei einer Reihe von sog. *undifferenzierten Karzinomen* konnte ultrastrukturell nachgewiesen werden, daß es sich um wenig differenzierte Plattenepithelkarzinome handelt (TAKATA et al. 1987; s. auch Kap. 14.34).

Bezüglich der *basaloid-squamösen Karzinome* wird auf Kap. 14.37.3 verwiesen, hinsichtlich der *adenosquamösen Karzinome* auf Kap. 14.37.4. Das von der Schleimhaut der Mundhöhle und der oberen Luftwege ausgehende *papilläre Plattenepithelkarzinom*, bei welchem eine HPV-16-Assoziation besteht (EVERSOLE et al. 1994), konnte in den Speicheldrüsen bisher nicht beobachtet werden.

Literatur

Auclair PL, Ellis GL (1991) Primary squamous cell carcinoma. In: Ellis GL, Auclair PL, Gnepp DR (eds) Surgical pathology of the salivary glands. Saunders, Philadelphia London Toronto Montreal Sydney Tokyo, pp 369–378

Batsakis JG (1983) Primary sqamous cell carcinomas of the major salivary glands. Ann Otol Rhinol Laryngol 92:97–98

Batsakis JG, McClatchey KD, Johns M, Regezi J (1976) Primary squamous cell carcinoma of the parotid gland. Arch Otolaryngol 102:355–357

Eversole R, Ishiyama A, Sapp P (1994) Papillary squamous cell carcinoma of the aerodigestive tract. Congress International Association of Oral Pathologists, York. Abstract 038

Foote FW jr, Frazell EL (1953) Tumors of the major salivary glands. Cancer 6:1065–1133

Gioanni J, Fischel J-L, Lambert J-C et al. (1988) Two new human tumor cell lines derived from squamous cell carcinomas of the tongue: establishment, characterization and response to cytotoxic treatment. Eur J Cancer Clin Oncol 24:1445–1455

Kagan AR, Nussbaum H, Handler S et al. (1976) Recurrences from malignant parotid salivary gland tumors. Cancer 37:2600–2604

Leader M, Jass JR (1985) In-situ neoplasia in squamous cell carcinoma of the parotid. A case report. Histopathology 9:325–329

Marks MW, Ryan RF, Litwin MS, Sonntag BV (1987) Squamous cell carcinoma of the parotid gland. Plast Reconst Surg 79:550–554

Ridenhour CE, Spratt JS jr (1966) Epidermoid carcinoma of the skin involving the parotid gland. Am J Surg 112:504-507
Seifert G, Miehlke A, Haubrich J, Chilla A (1984) Speicheldrüsenkrankheiten. Pathologie-Klinik-Therapie-Fazialischirurgie. Thieme, Stuttgart New York
Seifert G, Hennings K, Caselitz J (1986) Metastatic tumours to the parotid and submandibular glands. Analysis and differential diagnosis of 108 cases. Pathol Res Pract 181:684-692
Shemen LJ, Huvos AG, Spiro RH (1987) Squamous cell carcinoma of the salivary gland origin. Head Neck Surg 9:235-240
Spitz MR, Batsakis JG (1984) Major salivary gland carcinoma: Descriptive epidemiology and survival of 498 patients. Arch Otolaryngol 110:45-48
Takata T, Caselitz J, Seifert G (1987) Undifferentiated tumours of the salivary glands. Immunohistochemical investigation and differential diagnosis of 22 cases. Pathol Res Pract 182: 161-168
Takeuchi J, Sobue M, Sato E, Yoshida M, Uchibori N, Miura K (1981) A high level of glycosaminoglycan-synthesis of squamous cell carcinoma of the parotid gland. Cancer 47: 2030-2035
Yoshihara T, Nomoto M, Hayasaki K, Kanda T, Konno A, Kaneko T (1989) Primary squamous cell carcinoma of the parotid gland: a case report with electron microscopic findings. Auris Nasus Larynx 16:43-50

14.33 Kleinzellige Karzinome

14.33.1 Definition

Primäre kleinzellige Karzinome der Speicheldrüsen sind selten und analog den kleinzelligen („Oat-cell"-)Karzinomen der Lunge aus schmalen uniformen Zellen mit spärlichem Zytoplasma aufgebaut. Sie besitzen auch immunzytochemisch und ultrastrukturell gleichartige Merkmale wie die kleinzelligen Lungenkarzinome, so daß bei der Diagnosestellung ein primäres extraglanduläres kleinzelliges Karzinom mit Metastasierung in das Speicheldrüsengewebe ausgeschlossen werden muß.

14.33.2 Klinische und statistische Daten

Klinisch sind die kleinzelligen Karzinome schnell wachsende Tumoren mit einer meist relativ kurzen Vorgeschichte von wenigen Monaten bis zu einem Jahr (LEIPZIG u. GONZALES-VITALE 1982; EVERSOLE et al. 1991). Der *Altersgipfel* (Tabelle 60) liegt in der 5.-6. Lebensdekade mit einer geringen Dominanz des männlichen Geschlechts (1,5:1; PATTERSON 1985).

Bezüglich der *Lokalisation* (Tabelle 60) ergibt sich in über 85% ein bevorzugtes Vorkommen in der Parotis und Submandibularis (GNEPP et al. 1986; EVERSOLE et al. 1991). Daneben wird auch über eine Lokalisation in den kleinen Speicheldrüsen berichtet (KOSS et al. 1972; HAYASHI et al. 1987). Im Kopf-Hals-Bereich sind noch vereinzelte Fälle in der Zunge (HULL et al. 1984), der Nase und den Nasensinus (KOSS et al. 1972), dem Larynx (GNEPP et al. 1983) oder dem Ösophagus (IBRAHIM et al. 1984) beschrieben worden. Auf das häufige Vorkommen in der Lunge oder anderen Organen soll an dieser Stelle nicht näher eingegangen werden.

Tabelle 60. Statistische Daten der kleinzelligen primären Speicheldrüsenkarzinome (Speicheldrüsen-Register Hamburg 1965-1994)

Häufigkeit des Vorkommens:
- 0,6 % aller Speicheldrüsenkarzinome

Lokalisation:
- 90 % Parotis
- 10 % Wange

Altersgipfel:
- 6. Lebensdekade

Geschlechtsdisposition:
- 85 % männlich, 15 % weiblich

Die *Häufigkeit* des Vorkommens beträgt weniger als 1 % aller Tumoren der großen Speicheldrüsen (HUNTRAKOON 1987) und liegt nach einzelnen Statistiken bei 0,1 % (EVERSOLE et al. 1991).

14.33.3 Pathohistologie

Pathohistologisch sind die kleinzelligen Karzinome aus infiltrativ wachsenden Nestern eines epithelialen Tumors aufgebaut, welche solide, bandförmige oder strangförmige Zellnester bilden (NAGAO et al. 1982; KRAEMER et al. 1983; HUI et al. 1990; EVERSOLE et al. 1991). Die weitgehend anaplastischen Zellen haben eine rundlich-ovoide Struktur und ein sehr spärliches Zytoplasma (Abb. 470-472). Die Zellgröße liegt unterhalb von 30 µm (HUI et al. 1990). Die Zellen haben hyperchromatische Zellkerne mit zahlreichen atypischen Mitosen. Im Tumorstroma sind Nekrosen entwickelt. Die Tumoren zeigen eine perineurale, seltener eine vaskuläre Invasion und bilden mitunter auch Homer-Wright-Rosetten mit zentral lokalisierten fibrillären Knäuelbildungen (HUNTRAKOON 1987). Mitunter finden sich fokale gangartige Strukturen (PATTERSON 1985; GNEPP et al. 1986; GNEPP u. WICK 1990). Selten ist eine fokale squamöse Differenzierung in kleinzelligen Karzinomen beobachtet worden (ROLLINS et al. 1995). Dabei findet sich ein abrupter Übergang von kleinzelligen Formationen, welche immunzytochemisch eine neuroendokrine Differenzierung mit Expression von Chromogranin und Synaptophysin aufweisen, zu Zellverbänden mit größeren squamösen Tumorzellen, welche Zytokeratin exprimieren. Dieser Befund unterstützt die Hypothese, daß die kleinzelligen Karzinome von einer multipotenten Stammzelle ausgehen, welche sowohl zu einer neuroendokrinen als auch zu einer squamösen Differenzierung befähigt ist.

In der *Feinnadel-Aspirationsbiopsie* sind die Zellen durch den sehr schmalen Zytoplasmasaum und hyperchromatische rundliche oder ovale Zellkerne mit feingranulärer Kernstruktur sowie durch eine hohe Mitoserate gekennzeichnet (MAIR et al. 1989; STONE u. KINI 1994; JIMENEZ et al. 1995). Die teilweise syn-

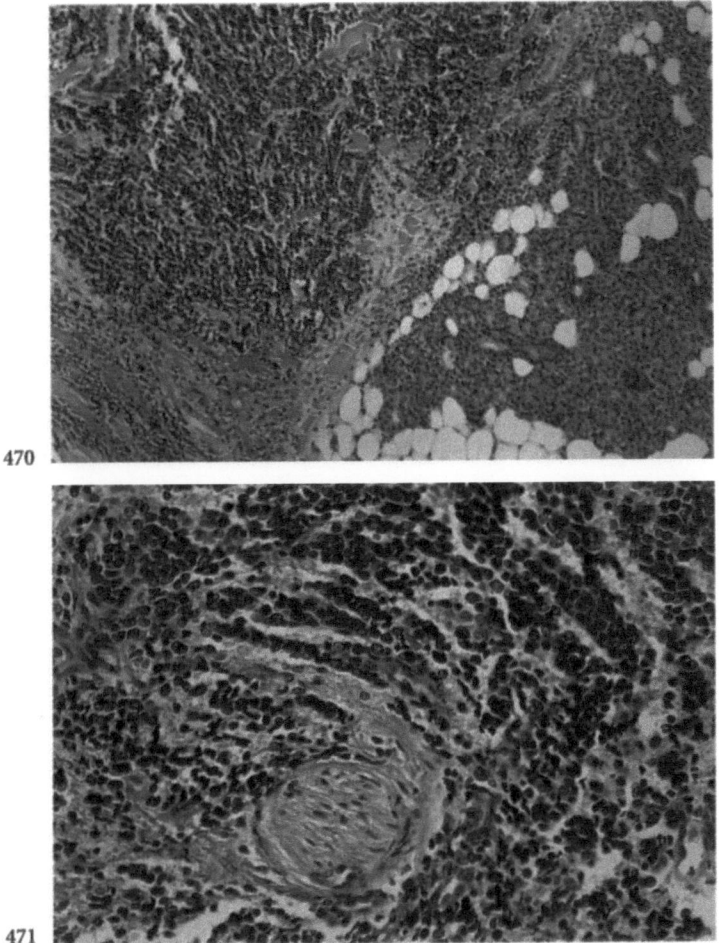

Abb. 470. Kleinzelliges Karzinom der Parotis: Infiltration des Drüsenparenchyms. HE ×100 (Aus SEIFERT 1991)

Abb. 471. Kleinzelliges Karzinom der Parotis (Fall wie Abb. 470): perineurale Infiltration. HE ×160 (Aus SEIFERT 1991)

zytial angeordneten Zellverbände sind meist von lymphozytären Infiltraten umgeben.

14.33.4 Immunzytochemie und Ultrastruktur

Immunzytochemisch lassen sich 2 Zelltypen unterscheiden. Die eine, mehr gangartige, Tumorzelle ist frei von neurosekretorischen Granula und zeigt lediglich eine Expression von Zytokeratin, mitunter auch von EMA oder Vimentin (GNEPP u. WICK 1990). Die andere, mehr neuroendokrin differenzierte, Tumorzelle weist eine positive Expression von NSE, Chromogranin, Synaptophysin oder

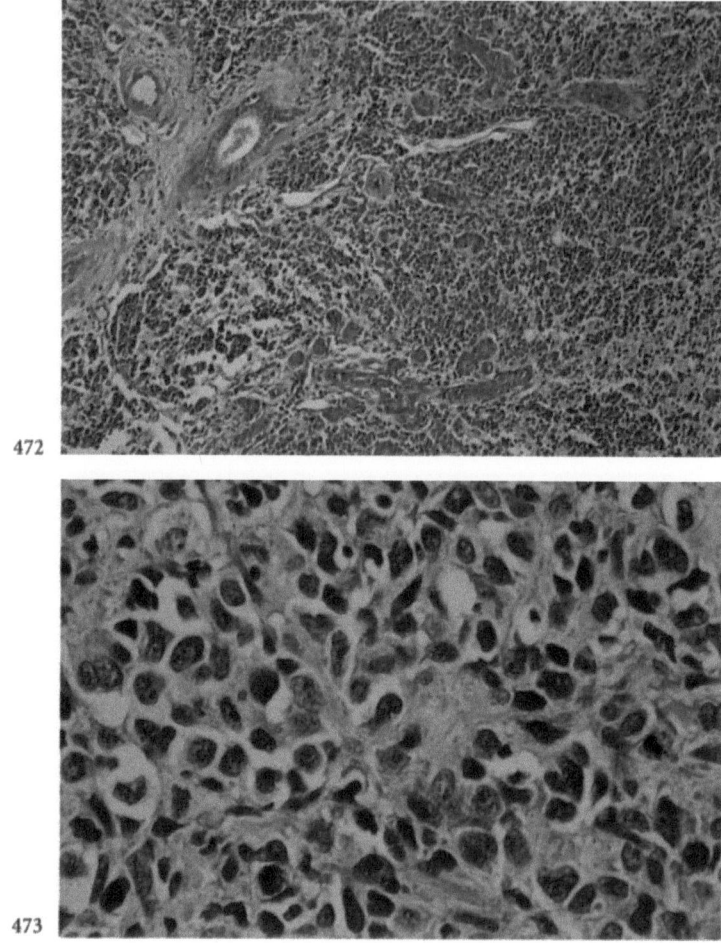

Abb. 472. Kleinzelliges Karzinom (Fall wie Abb. 470): Durchsetzung der Drüsenläppchen mit Einschluß von Gangresten. PAS-Reaktion ×100

Abb. 473. Undifferenziertes Karzinom der Parotis: Aufbau aus großen rundlich-ovalen und spindelförmigen Tumorzellen; keine lymphoide Stromakomponente. HE ×400 (Aus SEIFERT 1991)

Leu-7 auf (GNEPP u. WICK 1990), wobei die Expression der einzelnen neuroendokrinen Marker von Tumor zu Tumor variiert. Die neuroendokrinen Marker zeigen in 47% der Fälle eine positive Expression, im Gegensatz zu den ultrastrukturellen Befunden, in denen trotz positiver immunzytochemischer Reaktion keine neurosekretorischen Granula nachweisbar sind (GNEPP u. WICK 1990). In einer speziellen Beobachtung eines Tumors in den kleinen Speicheldrüsen wurde auch vasoaktives Polypeptid (VIP) sowie Amylase nachgewiesen (HAYASHI et al. 1987).

Elektronenmikroskopisch ist ebenfalls eine Differenzierung in 2 Zelltypen nachweisbar. Die gangartigen epithelialen Zellen besitzen ein optisch aufgehelltes Zytoplasma und eine spärliche Organellenausstattung mit Mitochondrien, Glykogengranula und einzelnen Lamellen des endoplasmatischen Retikulum. Neurosekretgranula sind in diesen Zellen nicht vorhanden. Zwischen den Zellen bestehen spärliche interzelluläre Verbindungen mit einzelnen Desmosomen. Die neuroendokrinen Zellen haben ein elektronenoptisch dunkleres Zytoplasma mit Einschluß neurosekretorischer Granula. Die membranbegrenzten Granula haben einen Durchmesser von 80–240 μm mit einem zentralen dichteren Kern und einem angrenzenden hellen Hof (WIRMAN u. BATTIFORA 1976; KRAEMER et al. 1983; YAKU et al. 1983; GNEPP et al. 1986; HUNTRAKOON 1987; SCHER et al. 1988; MAIR et al. 1989; GNEPP u. WICK 1990). Außerdem lassen sich vereinzelt myoepithelartige Zellformen analog wie in pleomorphen Adenomen mit Myofilamenten, Pinozytosevesikeln und Basalmembransubstanzen beobachten (WIRMAN u. BATTIFORA 1976; KRAEMER et al. 1983).

Im Hinblick auf die Histogenese wird eine Entstehung der kleinzelligen Karzinome aus undifferenzierten Epithelien des Gangsystems diskutiert (Koss et al. 1972; GNEPP et al. 1986; SCHER et al. 1988). Allerdings wird der prozentuale Anteil der gangartigen und der neuroendokrinen Variante des kleinzelligen Karzinoms der Speicheldrüsen unterschiedlich beurteilt. Nach elektronenmikroskopischen Befunden enthalten nur 5 von 28 elektronenmikroskopisch untersuchten Tumorfällen neurosekretorische Granula (HUNTRAKOON 1987), während immunzytochemisch in 47% der Tumorfälle Neurosekretgranula nachweisbar sind (GNEPP u. WICK 1990). Daraus resultiert, daß teils eine Dominanz der gangartigen Variante, teils auch der neuroendokrinen Variante angegeben wird.

14.33.5 Prognostische Faktoren

Bei der relativ kleinen Zahl von bisher exakt analysierten Tumoren sind eindeutige Aussagen zu bestimmten Prognosefaktoren begrenzt.

Bezüglich der Tumorgröße haben Tumoren mit einem Durchmesser unter 4 cm eine bessere Überlebensrate (ca. 4 Jahre) als Tumoren mit einem Durchmesser über 4 cm [Überlebensrate von nur 8 Monaten und Tod der Patienten innerhalb dieses Zeitraumes in 100% (HUI et al. 1990)]. Eine schlechtere Prognose wird auch bei ausgeprägter perineuraler Infiltration und beim Auftreten von Lymphknotenmetastasen beobachtet (HUI et al. 1990).

Insgesamt ist jedoch die Prognose der kleinzelligen Karzinome der Speicheldrüsen besser als die der kleinzelligen Lungen- oder Larynxkarzinome (GNEPP et al. 1986). So beträgt die 2-Jahres-Überlebensrate bei den kleinzelligen Karzinomen der Speicheldrüsen 70%, bei den Lungen- oder Larynxkarzinomen nur 16%, und die 5-Jahres-Überlebensrate 46%, bei den Lungen- oder Larynxkarzinomen dagegen nur 5% (GNEPP et al. 1983, 1986).

14.33.6 Differentialdiagnose

In erster Linie müssen differentialdiagnostisch *Metastasen* extraglandulärer kleinzelliger Primärtumoren der Lunge oder anderer Organe ausgeschlossen werden (SEIFERT et al. 1986).

Von anderen *undifferenzierten Karzinomen* (s. auch Kap. 14.34) lassen sich die kleinzelligen Karzinome durch die zelluläre Differenzierung und besonders durch die immunzytochemischen Befunde unterscheiden.

Wenig differenzierte *Plattenepithelkarzinome* zeigen in der Regel charakteristische ultrastrukturelle Merkmale (DONATH et al. 1982; SEIFERT et al. 1986; TAKATA et al. 1987).

Bei der Abgrenzung zu *Non-Hodgkin-Lymphomen* müssen die entsprechenden immunzytochemischen Methoden eingesetzt werden.

Beim *soliden Subtyp* des *adenoid-zystischen Karzinoms* finden sich immer auch vereinzelte glanduläre Strukturen (s. Kap. 14.21).

Bezüglich der Abgrenzung zu *endokrinen Karzinomen* wird auf Kap. 14.37.1 verwiesen.

Literatur

Donath K, Seifert G, Sunder-Plassmann E (1982) Ultrastrukturelle Subklassifikation undifferenzierter Parotiscarcinome. Analyse von 11 Fällen. J Cancer Res Clin Oncol 103:75–92

Eversole LR, Gnepp DR, Eversole GM (1991) Undifferentiated carcinoma. In: Ellis GL, Auclair PL, Gnepp DR (eds) Surgical pathology of the salivary glands. Saunders, Philadelphia London Toronto Montreal Sydney Tokyo, pp 422–440

Gnepp DR, Wick MR (1990) Small cell carcinoma of the major salivary glands: An immunohistochemical study. Cancer 66:185–192

Gnepp DR, Ferlito A, Hyams V (1983) Primary anaplastic small cell (oat cell) carcinoma of the larynx: Review of the literature and report of 18 cases. Cancer 51:1731–1745

Gnepp DR, Corio RL, Brannon RB (1986) Small cell carcinoma of the major salivary glands. Cancer 58:705–714

Hayashi Y, Nagamine Sh, Yanagawa T et al. (1987) Small cell undifferentiated carcinoma of the minor salivary gland containing exocrine, neuroendocrine, and squamous cells. Cancer 60:1583–1588

Hui KK, Luna MA, Batsakis JG, Ordónez NG, Weber R (1990) Undifferentiated carcinomas of the major salivary glands. Oral Surg Oral Med Oral Pathol 69:76–83

Hull MT, Eble JN, Warfel KA (1984) Extrapulmonary oat-cell carcinoma of the tongue: An electron-microscopic study. J Oral Pathol Med 13:489–496

Huntrakoon M (1987) Neuroendocrine carcinoma of the parotid gland: A report of two cases with ultrastructural and immunohistochemical studies. Hum Pathol 18:1212–1217

Ibrahim NBN, Briggs JC, Corbishley CM (1984) Extrapulmonary oat cell carcinoma. Cancer 54:1645–1661

Jimenez M, Moreno J, Limon M, Perez A (1995) Fine needle aspiration cytology of small cell carcinoma of the parotid gland. Acta Cytol 39:310, Abstract 192

Koss LG, Spiro RH, Hajdu S (1972) Small cell (oat cell) carcinoma of minor salivary gland origin. Cancer 30:737–741

Kraemer BB, Mackay B, Batsakis JG (1983) Small cell carcinomas of the parotid gland. A clinicopathologic study of three cases. Cancer 52:2115–2121

Leipzig B, Gonzales-Vitale JC (1982) Small cell epidermoid carcinoma of salivary glands. Arch Otolaryngol 108:511–514

Mair S, Phillips JI, Cohen R (1989) Small cell undifferentiated carcinoma of the parotid gland: cytologic, histologic, immunohistochemical and ultrastructural features of a neuroendocrine variant. Acta Cytol 33:164–168

Nagao K, Matsuzaki O, Saiga H et al. (1982) Histopathologic studies of undifferentiated carcinoma of the parotid gland. Cancer 50:1572–1580
Patterson SD (1985) Oat-cell carcinoma, primary in parotid gland. Ultrastruct Pathol 9:77–82
Rollins CE, Yost BA, Costa MJ, Vogt PhJ (1995) Squamous differentiation in small-cell carcinoma of the parotid gland. Arch Pathol Lab Med 119:183–195
Seifert G (1991) WHO Histological typing of salivary gland tumours, 2nd edn. Springer, Berlin Heidelberg New York Tokyo
Seifert G, Hennings K, Caselitz J (1986) Metastatic tumors to the parotid and submandibular glands – Analysis and differential diagnosis of 108 cases. Pathol Res Pract 181:684–692
Scher RL, Feldman PS, Levine PA (1988) Small-cell carcinoma of the parotid gland with neuroendocrine features. Arch Otolaryngol Head Neck Surg 114:319–321
Stone ChH, Kini SR (1994) Primary salivary gland small cell undifferentiated carcinoma: cytodiagnosis, differential diagnosis and potential diagnostic pitfalls. Acta Cytol 38:854 (Abstract 112)
Takata T, Caselitz J, Seifert G (1987) Undifferentiated tumours of salivary glands. Immunocytochemical investigation and differential diagosis of 22 cases. Pathol Res Pract 182:161–168
Wirman JA, Battifora HA (1976) Small cell undifferentiated carcinoma of salivary gland origin. An ultrastructural study. Cancer 37:1840–1848
Yaku Y, Kanda T, Yoshihara T, Kaneko T, Nagao K (1983) Undifferentiated carcinoma of the parotid gland. Case report with electron microscopic findings. Virchows Arch A Pathol Anat 401:89–97

14.34 Undifferenzierte Karzinome

14.34.1 Definition

Undifferenzierte Karzinome lassen sich lichtmikroskopisch auf Grund ihrer Anaplasie mit keinem anderen Karzinomtyp vergleichen und daher auch keinem anderen Karzinomtyp zuordnen. Einen speziellen Subtyp stellt das undifferenzierte Karzinom mit lymphoidem Stroma dar, welches lichtoptisch nicht vom undifferenzierten Karzinom vom nasopharyngealen Typ unterschieden werden kann.

14.34.2 Bemerkungen zur Terminologie

Unter dem Begriff des undifferenzierten Karzinoms werden im Schrifttum verschiedene Tumorentitäten subsummiert. Hierzu rechnen undifferenzierte Karzinome vom „großzelligen Typ", „kleinzellige Karzinome" und „lymphoepitheliale Karzinome" (EVERSOLE et al. 1991). In der revidierten WHO-Klassifikation wird jedoch das kleinzellige Karzinom (s. Kap. 14.33) als eigenständige Entität definiert, so daß als undifferenzierte Karzinome nur 2 Subtypen verbleiben: das großzellige oder auch spindelförmige undifferenzierte Karzinom und das undifferenzierte Karzinom mit lymphoidem Stroma (SEIFERT 1991).

Für das „undifferenzierte Karzinom mit lymphoidem Stroma" existieren eine Reihe von Synonymen. Hierzu gehören die Bezeichnung als „anaplastisches Speicheldrüsenkarzinom" (ARTHAUD 1972; SEHESTED et al. 1985), als „maligne lymphoepitheliale Läsion" (FERLITO u. DONATI 1977; HANJI u. GOHAO 1983; POVAH et al. 1984; SAW et al. 1986; BOSCH et al. 1988; AUTIO-HARMAINEN et al. 1988), als „lymphoepitheliales Karzinom" (KOTT et al. 1984), als „undifferenziertes Karzinom mit lymphoidem Stroma" (MANOUKIAN et al. 1984; CLEARY u.

BATSAKIS 1990; SEIFERT 1991) oder als „undifferenziertes Plattenepithelkarzinom mit lymphoidem Stroma" (REDONDO et al. 1981).

Die Definition als „undifferenziertes Karzinom mit lymphoidem Stroma" beruht auf dem pathohistologischen Vergleich mit dem undifferenzierten Karzinom mit lymphoidem Stroma vom nasopharyngealen Typ und folgenden weiteren Feststellungen: 1. Es handelt sich um ein undifferenziertes Karzinom, in welchem die epitheliale Komponente den eigentlichen Tumor bildet, nicht jedoch die lymphoide Stromakomponente, wie es in der ursprünglichen Bezeichnung als „lymphoepitheliales Karzinom" zum Ausdruck kommt. 2. Die Besonderheit dieses Karzinoms liegt in der Assoziation mit dem Epstein-Barr-Virus (analog den nasopharyngealen undifferenzierten Karzinomen) und dem gehäuften Vorkommen bei Eskimos (sog. Eskimo-Tumor).

Von Bedeutung ist weiterhin die Tatsache, daß eine Reihe von sog. undifferenzierten Karzinomen durch den zusätzlichen Einsatz von Immunzytochemie und Elektronenmikroskopie einer anderen Karzinomgruppe zugeordnet werden kann (DONATH et al. 1982; SEIFERT et al. 1986; TAKATA et al. 1987).

14.34.3 Großzelliger Typ des undifferenzierten Karzinoms

Klinische und statistische Daten (Tabelle 61)

Der großzellige Typ des undifferenzierten Karzinoms ist insgesamt etwas seltener als das kleinzellige Karzinom (s. Kap. 14.33). Über 65% der bisher beschriebenen Fälle sind in der Parotis lokalisiert (EVERSOLE et al. 1991). Weitere Beobachtungen sind in der Submandibularis (HUI et al. 1991) und auch in den kleinen Speicheldrüsen insbesondere des Gaumens beschrieben (EVERSOLE et al. 1991). Der Altersgipfel liegt in der 6. Lebensdekade, wobei eine deutliche Dominanz des männlichen Geschlechts besteht (ca. 70%; HUI et al. 1991; EVERSOLE et al. 1991). Eine seltene Beobachtung betrifft ein 10 Monate altes Kind (ITO et al. 1990).

Die Tumoren sind durch ein invasives Wachstum mit Infiltration der Haut oder des angrenzenden Kieferknochens gekennzeichnet. Die Schnittfläche zeigt eine unregelmäßige Struktur mit soliden und zystischen Arealen unter Einschluß auch von Nekrosen.

Pathohistologie und Ultrastruktur

Die großen rundlichen Tumorzellen (Abb. 473) sind 2- bis 3mal größer als die Zellen in kleinzelligen Tumoren, besitzen ein reichliches Zytoplasma und bläschenförmig aufgehellte Zellkerne mit bis zu 3 Nukleolen (HUI et al. 1991). Mitunter finden sich auch mehr spindelförmige große Zellen oder angedeutet epidermoide Zellen mit relativ hellem Zytoplasma (NAGAO et al. 1982). 70–80% der Tumorzellen exprimieren Zytokeratin, weitere 10–20% Vimentin (HUI et al. 1991).

Ultrastrukturell zeigen die Tumoren eine große Heterogenität (BATSAKIS u. LUNA 1991). Teilweise finden sich Desmosomen und Tonofilamente (NAGAO et al. 1982). Mitunter sind auch Neurosekretgranula oder gangartige Strukturen beobachtet worden (HUI et al. 1991).

Tabelle 61. Statistische Daten der undifferenzierten primären Karzinome der Speicheldrüsen (Speicheldrüsen-Register Hamburg 1965–1994)

Häufigkeit des Vorkommens:
- 1,9% aller Speicheldrüsenkarzinome
  davon 66,5% undifferenzierter großzelliger Typ
      33,5% undifferenzierter Typ mit lymphoidem Stroma

Lokalisation:
- Undifferenzierter großzelliger Typ
    84,5% Parotis
    8,0% Submandibularis
    7,5% Gaumen

  Undifferenzierter Typ mit lymphoidem Stroma
    100% Parotis

Altersgipfel:
- Undifferenzierter großzelliger Typ
    6. Lebensdekade
  Undifferenzierter Typ mit lymphoidem Stroma
    7. Lebensdekade

Geschlechtsdisposition:
- Undifferenzierter großzelliger Typ
    65% männlich, 35% weiblich
  Undifferenzierter Typ mit lymphoidem Stroma
    50% männlich, 50% weiblich

Prognostische Faktoren

Die Tumorgröße stellt einen wichtigen Faktor für die Prognosebeurteilung dar und korreliert mit einer Reihe anderer Tumormerkmale (HUI et al. 1991). Hierzu gehören insbesondere das Ausmaß der perineuralen Infiltration und das Auftreten von Rezidiven oder Metastasen. Bei einer Gegenüberstellung der Tumoren mit einer Größe von unter 4 cm und über 4 cm wurden folgende prozentuale Vergleichsdaten ermittelt (HUI et al. 1991):

	Tumorgröße unter 4 cm	Tumorgröße über 4 cm
Extraglanduläre Invasion	50%	100%
Perineurale Invasion	40%	100%
Vaskuläre Invasion	20%	75%
Lymphknotenmetastasen	50%	100%
Rezidive	40%	100%
Fernmetastasen	30%	100%
Überlebensrate nach Diagnosestellung	4 Jahre	7,7 Monate

Der Zellgröße oder der ultrastrukturellen Differenzierung der Tumorzellen kommt dagegen keine prognostische Bedeutung zu. Die undifferenzierten Karzinome vom großzelligen Typ sind somit biologisch hochgradig maligne und prognostisch am ehesten mit den Speichelgangkarzinomen vergleichbar (BATSAKIS u. LUNA 1991).

14.34.4 Undifferenziertes Karzinom mit lymphoidem Stroma

Klinische und statistische Daten (Tabelle 61): Im Gegensatz zum großzelligen Typ des undifferenzierten Karzinoms findet sich beim undifferenzierten Karzinom mit lymphoidem Stroma ein besonderes *geographisches Verteilungsmuster* (EVERSOLE et al. 1991). Bezüglich einer Zuordnung zu *ethnischen Gruppen* lassen sich folgende Daten anführen:

- Eskimos in Grönland (NIELSEN et al. 1978; SAEMUNDSEN et al. 1982; SEHESTED et al. 1985; MERRICK et al. 1986; HAMILTON-DUTOIT et al. 1991; ALBECK et al. 1992, 1993).
- Eskimos in Alaska/Kanada (SCHAEFER 1960; HILDERMAN et al. 1962; WALLACE et al. 1963; ARTHAUD 1972; LANIER et al. 1982; POVAH et al. 1984; MANOUKIAN et al. 1984; KRISHNAMURTHY et al. 1987; BOSCH et al. 1988).
- Chinesen in Südchina (DONG u. LO 1983; HANJI u. GOHAO 1983; SAW et al. 1986; HUANG et al. 1988).
- Tumorpatienten in Finnland, Frankreich, Italien, Spanien und anderen Ländern (GRAVANIS u. GIANSANTI 1970; FERLITO u. DONATI 1977; REDONDO et al. 1981; WASSEF et al. 1982; AUTIO-HARMAINEN et al. 1988).

Das Vorkommen der Tumoren ist bei Eskimos um ein Vielfaches höher als bei anderen Bevölkerungsgruppen (LANIER et al. 1982) und wird bei den Eskimofrauen mit einer 4,5fach höheren Rate und bei Eskimomännern mit einer 9,0fach höheren Rate angegeben (MERRICK et al. 1986). Aus Sammelstatistiken (LANIER et al. 1982) ergibt sich bei Eskimos eine Dominanz des weiblichen Geschlechts (weiblich : männlich = 2:1), während bei Chinesen das männliche Geschlecht häufiger betroffen ist.

Der Altersgipfel liegt in der 4.–5. Lebensdekade.

Bezüglich der Lokalisation ergibt sich, daß bei Eskimos ca. 90% der Tumoren in der Parotis entwickelt sind, ca. 10% in der Submandibularis (BATSAKIS et al. 1975; TADA et al. 1983; AMARAL et al. 1984), wobei besonders bei Chinesen häufiger auch die Tumoren in der Submandibularis lokalisiert sind (SAW et al. 1986).

Außerhalb der Speicheldrüsen und des Nasopharynx sind undifferenzierte Karzinome mit lymphoidem Stroma auch im Magen (WATANABE et al. 1976; SHIBATA et al. 1991; ROWLANDS et al. 1983), im Ösophagus (MORI et al. 1989), in der Lunge (PITTALUGA et al. 1991), im Thymus (DIMERY et al. 1988) und in der Cervix uteri (HASUMI et al. 1974) beschrieben worden.

Pathohistologie und Ultrastruktur

Die Tumoren sind aus synzytialen Verbänden großer Zellen mit aufgehelltem Zytoplasma aufgebaut (Abb. 474–476) und besitzen bläschenförmige Zellkerne

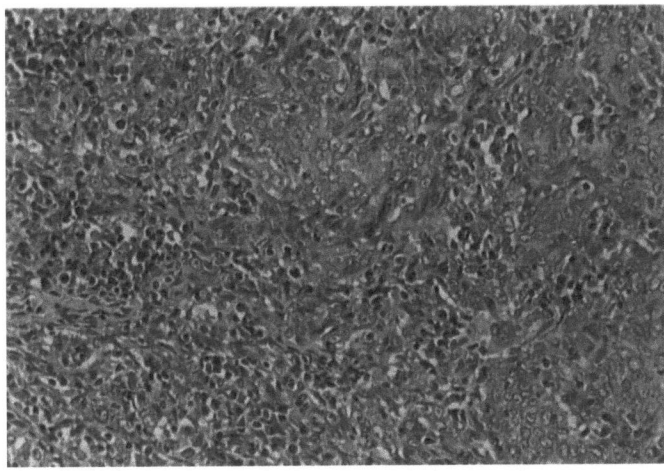

Abb. 474. Undifferenziertes Karzinom der Parotis mit lymphoidem Stroma vom nasopharyngealen Typ: Nester großer Tumorzellen mit bläschenförmigen Zellkernen und lymphozytärer Stromadurchsetzung. HE ×160 (Aus SEIFERT 1991)

mit prominenten Nukleolen (SAW et al. 1986; EVERSOLE et al. 1991; SEIFERT 1991). Zwischen den Zellgruppen ist ein reichliches lymphoides Stroma entwickelt, welches vorwiegend aus kleinen Lymphozyten und einzelnen Plasmazellen besteht. Die Tumoren sind auf Grund dieser pathohistologischen Struktur nicht von einem undifferenzierten Karzinom mit lymphoidem Stroma zu unterscheiden, so daß in jedem Tumorfall die Metastase eines Nasopharynxkarzinoms ausgeschlossen werden muß. Ein Zusammenhang mit einer „lymphoepithelialen Läsion", wie sie in der Bezeichnung „maligne lymphoepitheliale Läsion" zum Ausdruck kommt, liegt in der Regel nicht vor (EVERSOLE et al. 1991). Beim gelegentlichen Nachweis von myoepithelialen Inseln handelt es sich meist nicht um Reste einer benignen lymphoepithelialen Läsion, sondern um sekundäre Gangproliferationen des Speicheldrüsengewebes bei ausgedehnter tumoröser Tumorinfiltration. Mitunter sind in myoepithelialen Inseln auch stärkere zelluläre Atypien beschrieben worden. Es muß daher offen gelassen werden, ob es sich in einigen Fallmitteilungen bei Nicht-Eskimos um Karzinome in vorbestehenden lymphoepithelialen Läsionen handelt, wobei die Karzinomdifferenzierung mehr einem adenoiden Karzinom oder Plattenepithelkarzinom entspricht als einem undifferenzierten Karzinom vom nasopharyngealen Typ mit lymphoidem Stroma (DELANEY u. BALOGH 1966; NAGAO et al. 1983; CHEN 1983; JAMES u. ELLIS 1986).

In der *Feinnadel-Aspirationsbiopsie* sind sowohl die Primärtumoren in der Parotis als auch die Metastasen in den zervikalen Lymphknoten durch irregulär angeordnete Nester von anaplastischen Epithelzellen mit feingranulärem Kernchromatin und prominenten Nukleolen gekennzeichnet, welche von lymphoiden Zellansammlungen umgeben und durchsetzt sind (GÜNHAN et al. 1994;

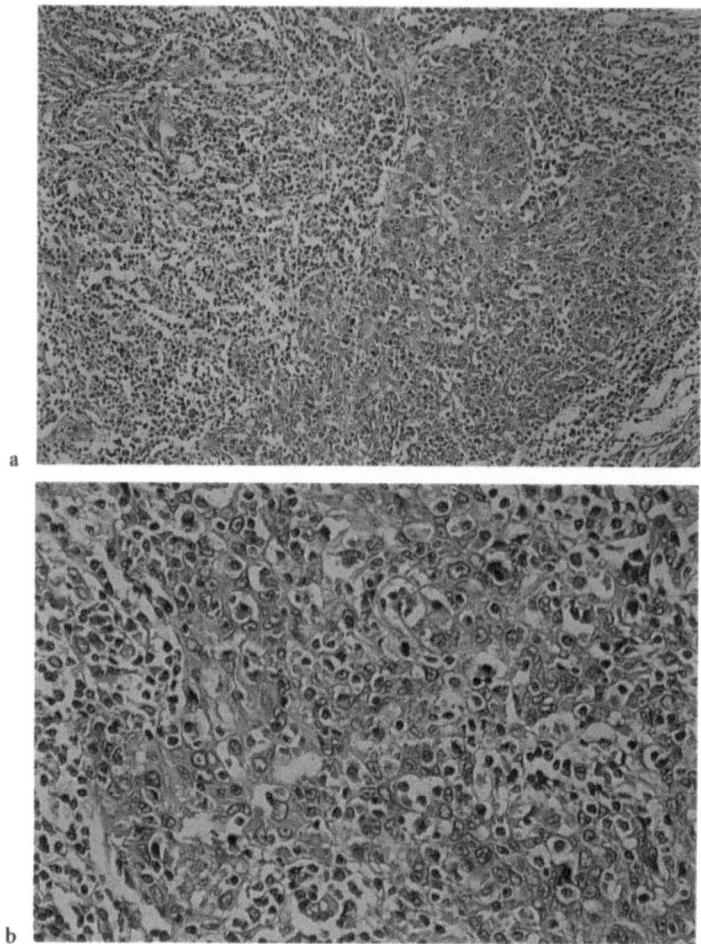

Abb. 475 a, b. Undifferenziertes Karzinom der Parotis mit lymphoidem Stroma (Eskimopatient aus Alaska): aufgelockerte epitheliale Zellnester mit ausgeprägter lymphozytärer Infiltration. HE **a** ×100, **b** ×250

THOMPSON et al. 1994). Außerdem liegt in den Tumorzellen eine hohe Kern-Zytoplasma-Relation vor.

Die Tumorzellen weisen eine deutliche Expression von Zytokeratin auf, daneben auch von S-100-Protein oder Aktin (EVERSOLE et al. 1991). Bei der lymphoiden Stromakomponente handelt es sich nicht um einen primären Tumorbestandteil, sondern um eine reaktive immunologische Stromaalteration.

Ultrastrukturell besitzen die Tumorzellen Tonofilamente und Desmosomen. Die Zellkerne sind pleomorph und enthalten prominente Nukleolen (REDONDO et al. 1981; SAW et al. 1986). Die Organellenaustattung des Zytoplasma ist spärlich (einzelne Lamellen des endoplasmatischen Retikulum, vereinzelte Mitochondrien).

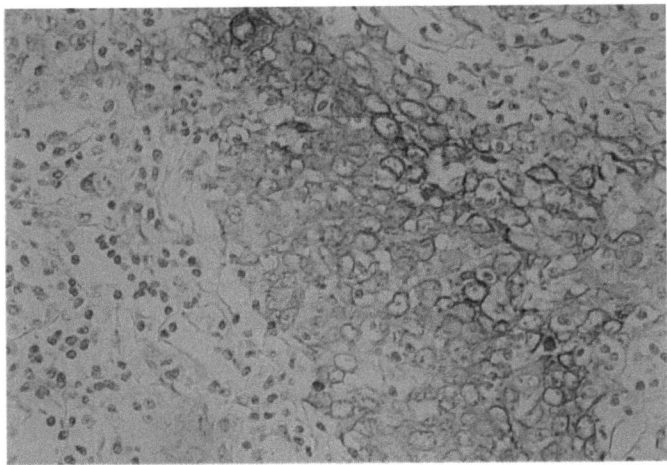

Abb. 476. Undifferenziertes Karzinom der Parotis (Fall wie Abb. 475): Zytokeratinexpression in den epithelialen Tumorzellen. Immunperoxydasereaktion, PAP ×250

Ätiologische Faktoren

Die *Assoziation* mit dem *Epstein-Barr-Virus* (EPSTEIN u. ACHONG 1979; NIEDOBITEK u. YOUNG 1994) ist ein immer wiederkehrender Befund (SAW et al. 1986; HAMILTON-DUTOIT et al. 1991; ALBECK et al. 1992, 1993). Dabei sind EBV-Genome mittels der In-situ-Hybridisierung nur in den Zellkernen der Tumorzellen nachweisbar, nicht dagegen im lymphoiden Stroma oder im angrenzenden Speicheldrüsengewebe (HAMILTON-DUTOIT et al. 1991; CHAN et al. 1994). Die Serum-IgA-Werte gegen EBV-Kapsidantigene sind deutlich erhöht (SAW et al. 1986). Dagegen fiel bei undifferenzierten Speicheldrüsenkarzinomen, die nicht bei Eskimos beobachtet wurden, der Nachweis von EBV-DNS negativ aus (HAMILTON-DUTOIT et al. 1991; CHAN et al. 1994). In 23 weiterhin untersuchten Speicheldrüsenadenomen (pleomorphe Adenome, Warthin-Tumoren, Onkozytome) und 31 Speicheldrüsenkarzinomen (Mukoepidermoidkarzinome, adenoidzystische Karzinome, Azinuszellkarzinome, Speichelgangkarzinome, Karzinome in pleomorphen Adenomen, polymorphe low-grade Adenokarzinome, myoepitheliale Karzinome, kleinzellige Karzinome u. a.) ergab sich kein EBV-Nachweis (CHAN et al. 1994). Lediglich die Parotismetastase eines Nasopharynxkarzinoms mit lymphoidem Stroma war EBV-positiv. Bei Grönland-Eskimos ist seit 1950 ein deutlicher Anstieg der Assoziationsrate mit EBV-DNS beobachtet worden (ALBECK et al. 1992 und 1993). Zusätzlich wurde in über 20% der Tumorfälle eine familiäre Häufung registriert (ALBECK et al. 1992, 1993). Bei einer finnischen Familie wurden die Tumoren bei Mutter und Tochter festgestellt, wobei zusätzlich eine vererbliche Häufung des Vorkommens von Trichoepitheliomen der Haut bestand (AUTIO-HARMAINEN et al. 1988).

Die Befunde werden als Hinweis darauf interpretiert, daß bereits in einer frühen Lebensphase spezifische EBV-Stämme mit einer erhöhten onkogenen

Potenz zu einer Infektion der epithelialen Zellen führen und die Tumorentstehung durch eine reduzierte Immunabwehr infolge der frühen Infektion begünstigt wird (ALBECK et al. 1992, 1993). Welche ätiologische Rolle dabei die reichliche einseitige Fischernährung der Eskimos spielt, bedarf noch der weiteren Abklärung. Zusätzlich werden auch genetische Faktoren diskutiert. Hierzu gehören der positive EBV-Nachweis vorwiegend in der asiatischen Bevölkerung, das erhöhte Tumorrisiko durch die Assoziation mit den HLA-Antigenen und der Einfluß von Tumorsuppressorgenen mit Lokalisation im Chromosom 3 (LIEBOWITZ 1994).

Prognostische Faktoren

Aus Sammelstatistiken (HANJI u. GOHAO 1983; EVERSOLE et al. 1991) geht hervor, daß Rezidive in ca. 25 % beobachtet werden, Fazialisparesen in weniger als 20 % und Lymphknotenmetastasen in 40 %; 15 % der Patienten versterben an ihrem Tumorleiden. Die Fernmetastasen sind besonders in der Lunge lokalisiert, daneben im Schädel und Gehirn, sowie in Leber, Nieren und Milz.

Differentialdiagnose: Die Tumoren müssen von niedrig differenzierten Plattenepithelkarzinomen, von wenig differenzierten Mukoepidermoidkarzinomen, vom großzelligen undifferenzierten Karzinom und von Metastasen eines undifferenzierten Karzinoms vom nasopharyngealen Typ abgegrenzt werden.

Literatur

Albeck H, Nielsen NH, Hansen HE et al. (1992) Epidemiology of nasopharyngeal and salivary gland carcinoma in Greenland. Arch Med Res 51:189–195

Albeck H, Bentzen J, Ockelmann HH, Nielsen NH, Bretlau P, Hansen HS (1993) Familial clusters of nasopharyngeal carcinoma and salivary gland carcinoma in Greenland natives. Cancer 72:196–200

Amaral ALMP, Nascimento AG, Janeiro RG (1984) Malignant lymphoepithelial lesion of the submandibular gland. Oral Surg Oral Med Oral Pathol 58:184–190

Arthaud JB (1972) Anaplastic parotid carcinoma ("malignant lymphoepithelial lesion") in seven Alaskan natives. Am J Clin Pathol 57:275–286

Autio-Harmainen H, Pääkkö P, Alavaikko M, Karvonen J, Leisti J (1988) Familial occurrence of malignant lymphoepithelial lesion of the parotid gland in a Finnish family with dominantly inherited trichoepithelioma. Cancer 61:161–166

Batsakis JG, Luna MA (1991) Undifferentiated carcinomas of salivary glands. Ann Otol Rhinol Laryngol 100:82–84

Batsakis JG, Bernacki EG, Rice DH, Stebler ME (1975) Malignancy and the benign lymphoepithelial lesion. Laryngoscope 85:389–399

Bosch JD, Kudryk WH, Johnson GH (1988) The malignant lymphoepithelial lesion of the salivary glands. J Otolaryngol 17:187–190

Chan JKC, Yip TTC, Tsang WYW, Poon YF, Wong CSC, Ma VWS (1994) Specific association of Epstein-Barr-virus with lymphoepithelial carcinoma among tumors and tumor-like lesions of the salivary gland. Arch Pathol Lab Med 118:994–997

Chen KTK (1983) Carcinoma arising in a benign lymphoepithelial lesion. Arch Otolaryngol 109:619–621

Cleary KR, Batsakis JG (1990) Undifferentiated carcinoma with lymphoid stroma of the major salivary glands. Ann Otol Rhinol Laryngol 99:236–238

Delaney WE, Balogh K (1966) Carcinoma of the parotid gland associated with benign lymphoepithelial lesion (Mikulicz's disease) in Sjögren's syndrome. Cancer 19:853–860

Dimery JW, Lee JS, Blick M, Pearson G, Spitzer G, Hong WK (1988) Association of the Epstein-Barr virus with lymphoepithelioma of the thymus. Cancer 61:2475–2480

Donath K, Seifert G, Sunder-Plassmann E (1982) Ultrastrukturelle Subklassifikation undifferenzierter Parotiscarcinome. Analyse von 11 Fällen. J Cancer Res Clin Oncol 103:75–92

Dong H, Lo G (1983) Malignant lymphoepithelial lesions of the salivary glands with anaplastic carcinomatous change. Cancer 52:2245–2252

Epstein MA, Achong BG (1979) The Epstein-Barr-Virus. Springer, Berlin Heidelberg New York

Eversole LR, Gnepp DR, Eversole GM (1991) Undifferentiated carcinoma. In: Ellis GL, Auclair PL, Gnepp DR (eds). Surgical pathology of the salivary glands. Saunders, Philadelphia London Toronto Montreal Sydney Tokyo, pp 422–440

Ferlito A, Donati LF (1977) Malignant lymphoepithelial lesions. Undifferentiated ductal carcinomas of the parotid gland. J Laryngol 91:869–885

Gravanis MB, Giansanti JS (1970) Malignant histologic counterparts of the benign lymphoepithelial lesion. Cancer 26:1332–1342

Günhan Ö, Celasun B, Safali M et al. (1994) Fine needle aspiration cytology of malignant lymphoepithelial lesion of the salivary gland. A report of two cases. Acto Cytol 38:751–754

Hamilton-Dutoit SJ, Therkildsen MH, Nielsen NH, Jensen H, Hansen JPH, Pallesen G (1991) Undifferentiated carcinoma of the salivary gland in Greenlandic Eskimos: Demonstration of Epstein-Barr virus DNA by in situ nucleic acid hybridization. Hum Pathol 22:811–815

Hanji D, Gohao L (1983) Malignant lymphoepithelial lesions of the salivary glands with anaplastic carcinomatous change. Report of nine cases and review of literature. Cancer 52:2245–2252

Hasumi K, Sakamoto G, Sugano H et al. (1974) Medullary carcinoma with marked lymphoid infiltration of the uterine cervix. Jpn J Cancer Clin 20:207–210

Hilderman WC, Gordon JS, Large HL jr, Caroll CF jr (1962) Malignant lymphoepithelial lesion with carcinomatous component apparently arising in parotid gland: A malignant counterpart of benign lymphoepithelial lesion? Cancer 15:606–610

Huang DP, Ng HK, Ho YH, Chan KM (1988) Epstein-Barr virus (EBV)-associated undifferentiated carcinoma of the parotid gland. Histopathology 13:509–517

Hui KK, Luna MA, Batsakis JG, Ordóñez NG, Weber R (1991) Undifferentiated carcinomas of the major salivary glands. Oral Surg Oral Med Oral Pathol 69:76–83

Ito M, Nakagawa A, Nakayama A, Uno Y, Takahashi I, Asai J (1990) Undifferentiated carcinoma of the parotid gland in a 10-month-old child. Acta Pathol Jpn 40:149–152

James PD, Ellis IO (1986) Malignant epithelial tumours associated with autoimmune sialadenitis. J Clin Pathol 39:497–502

Kott ET, Goepfert H, Ayala AG, Ordóñez NG (1984) Lymphoepithelial carcinoma (malignant lymphoepithelial lesion) of the salivary glands. Arch Otolaryngol 110:50–53

Krishnamurthy S, Lanier AP, Dohan P et al. (1987) Salivary gland cancer in Alaskan natives, 1966–1980. Hum Pathol 18:986–996

Lanier AP, Bender TR, Blot WJ, Fraumeni JF jr (1982) Cancer in Alaskan natives: 1974–78. Natl Cancer Inst Monogr 62:79–81

Liebowitz D (1994) Nasopharyngeal carcinoma: The Epstein-Barr virus association. Sem Oncol 21:376–381

Manoukian JJ, Attia EL, Baxter JD, Viloria JB, Daou RA (1984) Undifferentiated carcinoma with lymphoid stroma of the parotid gland. J Otolaryngol 13:147–152

Merrick Y, Albeck H, Nielsen NH, Hansen HS (1986) Familial clustering of salivary gland carcinoma in Greenland. Cancer 57:2097–2102

Mori M, Matsuda H, Kuwano H, Matsuura H, Sugimachi K (1989) Oesophageal squamous cell carcinoma with lymphoid stroma. A case report. Virchows Arch A Pathol Anat 415:473–479

Nagao K, Matsuzaki O, Saiga H et al. (1982) Histopathologic studies of undifferentiated carcinoma of the parotid gland. Cancer 50:1572–1579

Nagao K, Matsuzaki O, Saiga H et al. (1983) A histopathologic study of benign and malignant lymphoepithelial lesions of the parotid gland. Cancer 52:1044–1052

Niedobitek G, Young LS (1994) Epstein-Barr virus persistence and virus-associated tumours. Lancet 343:333–335

Nielsen NH, Mikkelsen F, Hansen JPH (1978) Incidence of salivary gland neoplasms in Greenland with special reference to an anaplastic carcinoma. Acta Pathol Microbiol Scand A 86:185-193

Pittaluga S, Wong MP, Chung LP, Loke SL (1991) Clonal Epstein-Barr virus in lymphoepithelioma-like carcinoma of the lung. Am J Surg Pathol 17:678-682

Povah WB, Beecroft W, Hodson I, Yazdi H (1984) Malignant lympho-epithelial lesion. The Manitoba experience. J Otolaryngol 13:153-159

Rowlands DC, Ito M, Manham DC et al. (1993) Epstein-Barr virus and carcinomas: rare association of the virus with gastric adenocarcinomas. Br J Cancer 68:1014-1019

Redondo C, Garcia A, Vazquez F (1981) Malignant lymphoepithelial lesion of the parotid gland: Poorly differentiated squamous cell carcinoma with lymphoid stroma. Cancer 48:289-292

Saemundsen AK, Albeck H, Hansen JPH et al. (1982) Epstein-Barr virus in nasopharyngeal and salivary gland carcinomas of Greenland Eskimos. Br J Cancer 46:721-728

Saw D, Lau WH, Ho JHC, Chan JKC, Ng CS (1986) Malignant lymphoepithelial lesion of the salivary gland. Hum Pathol 17:914-923

Schaefer O (1960) Incidence of neoplastic diseases in Canadian Eskimos. Can Med Assoc J 82: 280-281

Sehested M, Hainau B, Albeck H, Nielsen NH, Hansen JPH (1985) Ultrastructural investigation of anaplastic salivary gland carcinomas in Eskimos. Cancer 55:2732-2736

Seifert G (1991) WHO Histological typing of salivary gland tumours, 2nd edn. Springer, Berlin Heidelberg New York Tokyo

Seifert G, Hennings K, Caselitz J (1986) Metastatic tumors to the parotid and submandibular glands - Analysis and differential diagnosis of 108 cases. Pathol Res Pract 181:684-692

Shibata D, Tokunaga M, Uemura Y, Sato E, Tanaka S, Weiss LM (1991) Assocation of Epstein-Barr virus with undifferentiated gastric carcinoma with intense lymphoid infiltration. Am J Pathol 139:469-474

Tada T, Wakabayashi T, Kishimoto H (1983) Malignant lymphoepithelial lesion of the submandibular gland. Acta Pathol Jpn 33:1061-1067

Takata T, Caselitz J, Seifert G (1987) Undifferentiated tumours of salivary glands. Immunocytochemical investigations and differential diagnosis of 22 cases. Pathol Res Pract 182:161-168

Thompson MB, Nestok BR, Gluckman JL (1994) Fine needle aspiration cytology of lymphoepithelioma-like carcinoma of the parotid gland. A case report. Acta Cytol 38:782-786

Wallace AC, MacDougall JT, Hildes JA, Lederman JM (1963) Salivary gland tumors in Canadian Eskimos. Cancer 16:1338-1353

Wassef M, Le Charpentier Y, Monteil JP, Le Tien K, Galian K (1982) Carcinome indifferencié a stroma lymphoide de la parotide (carcinoma indifferencié de type nasopharynge?). Etude en microscopie optique, electronique et en immunofluorescence. Bull Cancer 69:11-21

Watanabe H, Enjoji M, Imai T (1976) Gastric carcinoma with lymphoid stroma: Its morphologic characteristics and prognostic correlations. Cancer 38:232-243

14.35 Karzinome in Warthin-Tumoren

14.35.1 Definition

Analog den Karzinomen in pleomorphen Adenomen handelt es sich um sekundäre Karzinome in vorbestehenden Warthin-Tumoren. Die maligne Transformation des onkozytären Tumorepithels muß von Karzinommetastasen innerhalb benigner Warthin-Tumoren und von einer Koinzidenz mit anderen Tumoren abgegrenzt werden.

14.35.2 Klinische und statistische Daten

Sekundäre Karzinome in vorbestehenden Warthin-Tumoren sind außerordentlich selten (SEIFERT et al. 1977; WARNOCK 1991; THERKILDSEN et al. 1992).

Tabelle 62. Sekundäre Karzinome in vorbestehenden Warthin-Tumoren der Parotis (Speicheldrüsen-Register Hamburg 1965–1994)

J-Nr.	Alter	Geschlecht	Differenzierung des Karzinoms
20051/75	54	weiblich	Azinuszellkarzinom[a]
9609/86	62	männlich	Onkozytäres Karzinom
02741/90	70	männlich	Plattenepithelkarzinom
02894/91	78	weiblich	Mukoepidermoidkarzinom (Grad 1)

[a] SEIFERT et al. 1977.

Bisher wurden ca. 30 Fälle im Schrifttum mitgeteilt (WARNOCK 1991; THERKILDSEN et al. 1992). Bezogen auf die Gesamtzahl der Warthin-Tumoren ergibt sich eine prozentuale Häufigkeit der malignen Transformation von weniger als 0,1 %. Dieser Prozentsatz liegt somit wesentlich niedriger als bei Karzinomen in pleomorphen Adenomen (s. Kap. 14.31). Eine maligne Transformation ist jedoch auch in anderen Adenomformen beobachtet worden (LUNA et al. 1989), so in myoepithelialen Adenomen (s. Kap. 14.8), Basalzelladenomen (s. Kap. 14.9) oder in Onkozytomen (s. Kap. 14.11). In ca. 80 % wurde eine Dominanz des männlichen Geschlechts festgestellt. Der Altersgipfel lag in der 7. Lebensdekade. In ca. 50 % der Fälle war eine Strahlenbehandlung der Tumorregion vorausgegangen (SEIFERT et al. 1984). Regionäre Lymphknotenmetastasen lagen in ca. 30 % der Fälle vor, hämatogene Fernmetastasen dagegen nur selten.

Die 4 Beobachtungen von Karzinomen in Warthin-Tumoren des Speicheldrüsen-Registers Hamburg (1965–1994) sind in Tabelle 62 aufgeführt.

14.35.3 Pathohistologie

Die sekundären Karzinome zeigen eine sehr unterschiedliche Differenzierung (Abb. 477–480):

- In ca. 40 % lagen Plattenepithelkarzinome vor (LEDERMAN 1943; de la PAVA et al. 1965; ASSOR 1974; DIETER 1974; BAKER et al. 1980; McCLATCHEY et al. 1982; DAMJANOV et al. 1983; UCHIBORI et al. 1983; MORRISON u. SHAW 1988; WARNOCK 1991; SKÁLOVA et al. 1994). In 2 Fällen handelte es sich um bilaterale Parotiskarzinome, wobei jeweils ein Karzinom in einem Warthin-Tumor entstanden war (ASSOR 1974; DIETER 1974). In einem Fall wurden zusätzlich Amyloidablagerungen beobachtet (UCHIBORI et al. 1983).
- In weiteren ca. 20 % handelte es sich um onkozytäre Karzinome (MOOSAVI et al. 1980; KROGDAHL u. BRETLAU 1983; NAKASHIMA et al. 1983; BENGOECHEA et al. 1989; THERKILDSEN et al. 1992), wobei *ein* Tumor eine sehr niedrige onkozytäre Differenzierung aufwies (MOOSAVI et al. 1980).
- 15 % der Fälle sind als undifferenzierte Adenokarzinome klassifiziert worden (RUEBNER u. BRAMHALL 1960; LITTLE u. RICKLES 1965; BROWN u. APARICIO 1984; WARNOCK 1991), ohne daß eine weitere Subklassifikation vorgenommen wurde. Möglicherweise handelt es sich bei einem Teil dieser Fälle ebenfalls um niedrig differenzierte onkozytäre Karzinome.

- In den restlichen Fällen wurden Mukoepidermoidkarzinome (GADIENT u. KALFAYAN 1975; WARNOCK 1991), undifferenzierte Karzinome (DOEBROESSY et al. 1972; KESSLER et al. 1977; WARNOCK 1991) und einmal auch ein Azinuszellkarzinom (SEIFERT et al. 1977) beschrieben.

Elektronenmikroskopisch zeigen die Karzinome eine dem Karzinomtyp entsprechende Differenzierung (MOOSAVI et al. 1980; NAKASHIMA et al. 1983; BROWN u. APARICIO 1984; THERKILDSEN et al. 1992). Speziell in den onkozytär differenzierten Karzinomen finden sich reichlich Mitochondrien im Zytoplasma, außerdem Golgivakuolen und einzelne Lipidtropfen (THERKILDSEN et al. 1992).

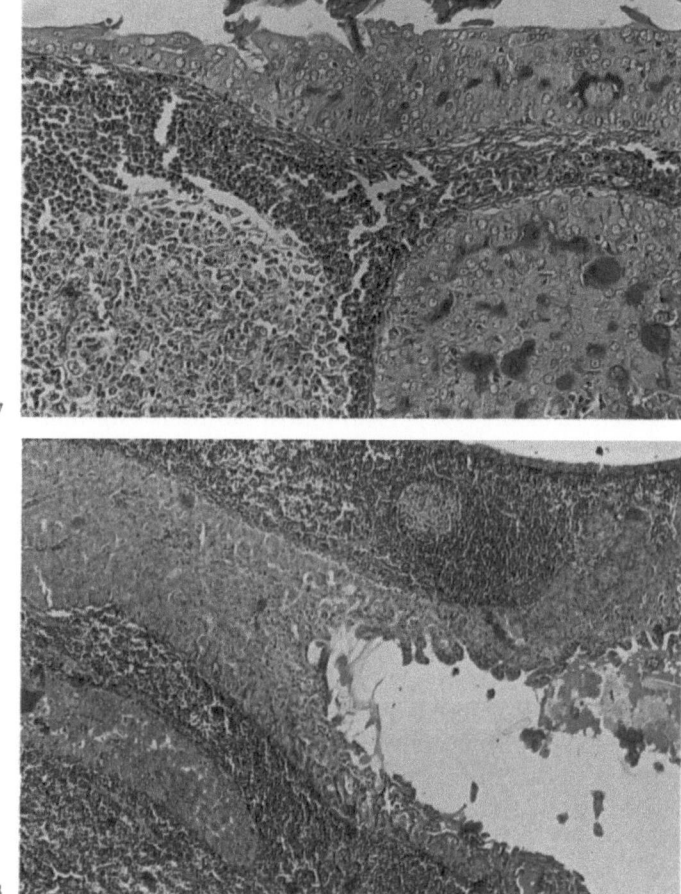

Abb. 477. Karzinom im Warthin-Tumor der Parotis: neben Resten des Warthin-Tumors azinär angeordnete Karzinomnester. PAS-Reaktion ×63

Abb. 478. Karzinom im Warthin-Tumor der Parotis (Fall wie Abb. 477): intrazystische papilläre Proliferationen vom Typus eines Azinuszellkarzinoms. HE ×63 (Aus SEIFERT 1991)

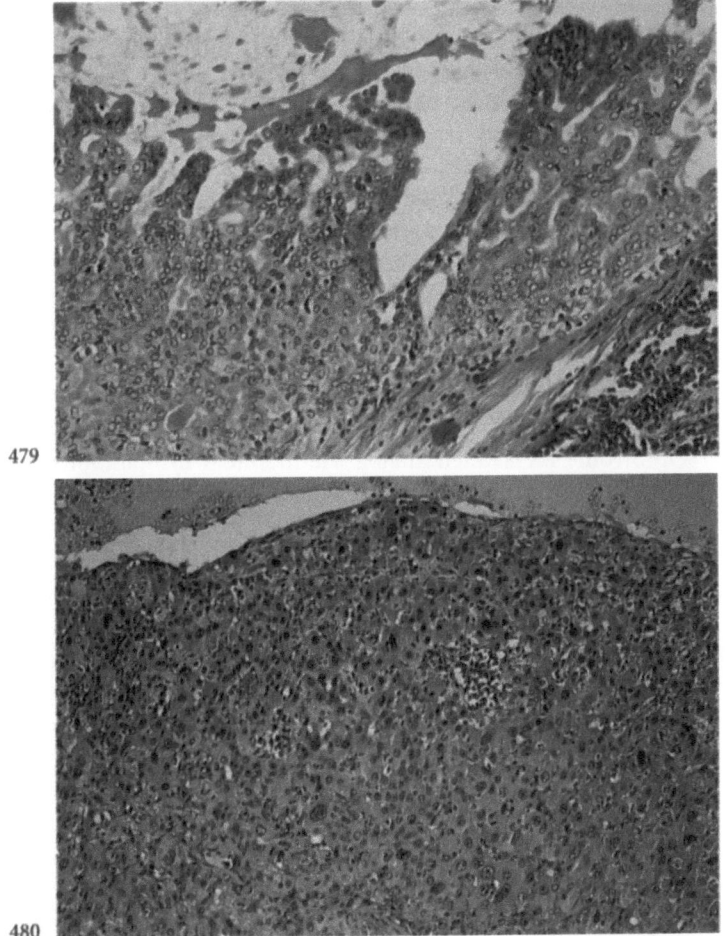

Abb. 479. Karzinom im Warthin-Tumor der Parotis (Fall wie Abb. 477): atypische papilläre Proliferationen. HE ×160 (aus SEIFERT 1991)

Abb. 480. Karzinom im Warthin-Tumor der Parotis: atypische epidermoide Formationen mit Kernpolymorphie in der Zystenwand. HE ×160 (Aus SEIFERT 1991)

Die Tumorzellen sind zum Teil von einer Basalmembran umgeben. Vereinzelt finden sich Lumina mit Mikrovilli. Typische Tonofilamente sind dagegen nicht nachweisbar.

14.35.4 Differentialdiagnose

Bei der Diagnose eines sekundären Karzinoms in einem vorbestehenden Warthin-Tumor müssen folgende andere Tumorformen abgegrenzt werden (SEIFERT et al. 1977; BATSAKIS 1987):

- Koinzidenz mit einem anderen Primärtumor: Dieser Sachverhalt liegt dann vor, wenn zusätzlich zu einem bestehenden Warthin-Tumor ein Karzinom außerhalb des Warthin-Tumors im Kopf-Hals-Bereich beobachtet wird. Hierzu rechnen Fallbeschreibungen mit einem undifferenzierten Parotiskarzinom bei einem Warthin-Tumor der kontrolateralen Parotis (CHOMETTE et al. 1989), einem Mukoepidermoidkarzinom der Parotis und einem Warthin-Tumor im benachbarten Lymphknoten (LUMERMAN et al. 1975) oder einem bilateralen Warthin-Tumor bei einem gleichzeitig bestehenden Mukoepidermoidkarzinom außerhalb des Warthin-Tumors (TANAKA u. CHEN 1953). Diese Einordnung gilt auch für einen Warthin-Tumor bei einem homolateralen Larynxkarzinom mit zervikalen Lymphknotenmetastasen (LAHOZ ZAMARRO et al. 1989).
- Karzinommetastasen innerhalb vorbestehender Warthin-Tumoren: Das lymphoide Stroma des Warthin-Tumors entspricht einem Lymphknoten, so daß in diesem Stroma Metastasen analog wie in einem Lymphknoten auftreten können. Für eine derartige diagnostische Aussage müssen allerdings folgende Kriterien erfüllt sein: absolut eindeutige benigne Differenzierung des Warthin-Tumors, Nachweis eines exakt pathohistologisch klassifizierten primären Karzinoms außerhalb des Warthin-Tumors und gleichartiger pathohistologischer Aufbau des Karzinoms und der Karzinommetastase. Einzelne Beobachtungen des Schrifttums erfüllen diese Kriterien (SMITH u. FESMIRE 1969), wobei speziell auch bei Bronchialkarzinomen mit ausgedehnter Metastasierung Metastasen in einem Warthin-Tumor vorliegen können.
- Maligne Lymphome in vorbestehenden Warthin-Tumoren: Hierzu liegen eine Reihe von Mitteilungen im Schrifttum vor. Überwiegend handelt es sich um Non-Hodgkin-Lymphome verschiedener Differenzierung (MILLER et al. 1982; BANIK et al. 1985; HALL et al. 1985; FRANCO et al. 1986; GRIESSER et al. 1986; MEDEIROS et al. 1990), seltener um Hodgkin-Lymphome (MELATO et al. 1986; MORENTE et al. 1989; BADVE et al. 1993). Weitere Einzelheiten werden im Kap. 14.39.4 erörtert.
- Maligne lymphoepitheliale Läsion: Bezüglich der Differentialdiagnose wird auf Kap. 14.34.4 verwiesen.
- Metaplastische Variante eines Warthin-Tumors (s. Kap. 14.10.3): Hierbei finden sich stets ausgedehnte entzündliche Infiltrate und Gewebsnekrosen. Außerdem zeigen die epidermoiden Formationen kein infiltratives Wachstum.

Literatur

Assor D (1974) Bilateral carcinoma of the parotid, one cancer arising in a Warthin's tumor. Am J Clin Pathol 61:270–274

Badve S, Evans G, Mady S, Coppen M, Sloane J (1993) A case of Warthin's tumour with coexistent Hodgkin's disease. Histopathology 22:280–281

Baker M, Yuzon D, Baker BH (1980) Squamous cell carcinoma arising in benign adenolymphoma (Warthin's tumor) of the parotid gland. J Surg Oncol 15:7–10

Banik S, Howell JS, Wright DH (1985) Non-Hodgkin's lymphoma arising in adenolymphoma. A report of two cases. J Pathol 146:167–177

Batsakis JG (1987) Carcinoma ex papillary cystadenoma lymphomatosum. Malignant Warthin's tumor. Ann Otol Rhinol Laryngol 96:234-235

Bengoechea O, Sánchez F, Larrinaga B, Martinez-Penuela JM (1989) Oncocytic adenocarcinoma arising in Warthin's tumor. Pathol Res Pract 185:907-911

Brown LJR, Aparicio SR (1984) Malignant Warthin's tumour: an ultrastructural study. J Clin Pathol 37:170-175

Chomette G, Auriol M, Vidal J-M, Soudant J (1989) Epithélioma indifférencié de la parotide et cystadénolymphome. A propos d'une observation. Rev Stomatol Chir Maxillofac 90: 293-296

Damjanov I, Sneff EM, Delerme AN (1983) Squamous cell carcinoma arising in Warthin's tumor of the parotid gland. A light, electron microscopic, and immunohistochemical study. Oral Surg Oral Med Oral Pathol 55:286-290

Dieter A (1974) Bilateral carcinoma of parotid, one cancer arising in a Warthin's tumor. Am J Clin Pathol 61:270-274

Doebroessy L, Rónay P, Molnár L (1972) Malignant papillary cystadenoma lymphomatosum. Oncology 26:457-465

Franco V, Aragona F, Manzella G (1986) Linfoma di Lennert insorto su cistadenolinfoma. Pathologica 78:263-268

Gadient SE, Kalfayan B (1975) Mucoepidermoid carcinoma, arising within a Warthin's tumor. Oral Surg Oral Med Oral Pathol 40:391-398

Griesser GH, Hansmann M-L, Bogman MJJT, Pielsticker K, Lennert K (1986) Germinal center derived malignant lymphoma in cystadenolymphoma. Virchows Arch A Pathol Anat 408: 491-496

Hall G, Tesluk H, Baron SC (1985) Lymphoma arising in an adenolymphoma. Hum Pathol 16:424-426

Kessler E, Koznizky IL, Schindel J (1977) Malignant Warthin's tumor. Oral Surg Oral Med Oral Pathol 43:111-115

Krogdahl A, Bretlau P (1983) Malignant transformation of adenolymphomas. Ann Otol Rhinol Laryngol 92:49-52

Lahoz Zamarro MT, Artazkoz del Toro JJ, Gimenez Marti G (1989) Tumor de Warthin y carcinoma epidermoide de laringe. A proposito de un caso. An Otorinolaringol Ibero Am 16:519-526

Lederman M (1943) Adenolymphoma of the parotid salivary gland. Br J Radiol 16:383-385

Little JW, Rickles NH (1965) Malignant papillary cystadenoma lymphomatosum. Report of a case with a review of the literature. Cancer 18:851-856

Lumerman H, Freedman P, Caracciolo P, Remigio PS (1975) Synchronous malignant mucoepidermoid tumor of the parotid gland and Warthin's tumor in adjacent lymph node. Oral Surg Oral Med Oral Pathol 39:953-958

Luna MA, Batsakis JG, Tortoledo ME, Junco GW del (1989) Carcinomas ex monomorphic adenoma of salivary glands. J Laryngol Otol 103:756-759

McClatchey KD, Appelblatt NH, Langin JL (1982) Carcinoma in papillary cystadenoma lymphomatosum (Warthin's tumor). Laryngoscope 92:98-99

Medeiros LJ, Rizzi R, Lardelli P, Jaffe ES (1990) Malignant lymphoma involving a Warthin's tumor: A case with immunophenotyping and gene rearrangement analysis. Hum Pathol 21:974-977

Melato M, Falconieri G, Fanin R, Baccarani M (1986) Hodgkin's disease occurring in a Warthin's tumor: First case report. Pathol Res Pract 181:615-618

Miller R, Yanagihara ET, Dubrow AA, Lukes RJ (1982) Malignant lymphoma in a Warthin's tumor. Report of a case. Cancer 50:2948-2950

Moosavi H, Ryan ChK, Schwartz St, Donnelly JA (1980) Malignant adenolymphoma. Hum Pathol 11:80-83

Morente M, Piris A, Sanchez Fdez-de-la-Vega (1989) Hodgkin's disease presumably arising in parotid cystadenolymphoma. Pathol Res Pract 185:107-108

Morrison GAJ, Shaw HJ (1988) Squamous carcinoma arising within a Warthin's tumour of the parotid gland. J Laryngol Otol 102:1189-1191

Nakashima N, Goto K, Takeuchi J (1983) Malignant papillary cystadenoma lymphomatosum. Light and electron microscopic study. Virchows Arch A Pathol Anat 399:207–219

Pava S de la, Knutson GH, Mukhtar F, Pickren JW (1965) Squamous cell carcinoma arising in Warthin's tumor of the parotid gland. First case report. Cancer 18:790–794

Ruebner B, Bramhall JL (1960) Malignant papillary cystadenoma lymphomatosum. Arch Pathol 69:110–117

Seifert G (1991) WHO Histological typing of salivary gland tumours, 2nd edn. Springer, Berlin Heidelberg New York Tokyo

Seifert G, Heckmayr M, Donath K (1977) Carcinome in papillären Cystadenolymphomen der Parotis. Definition und Differentialdiagnose. Z Krebsforsch 90:25–36

Seifert G, Miehlke A, Haubrich J, Chilla R (1984) Speicheldrüsenkrankheiten. Pathologie-Klinik-Therapie-Fazialischirurgie. Thieme, Stuttgart New York

Skálova A, Michal M, Nathansky Z (1994) Epidermoid carcinoma arising in Warthin's tumours: a case study. Case report. J Oral Pathol Med 23:330–333

Smith JF, Fesmire FM (1969) The benign papillary cystadenoma lymphomatosum. Oral Surg Oral Med Oral Pathol 27:95–102

Tanaka N, Chen WC (1953) A case of bilateral papillary cystadenoma lymphomatosum (Warthin's tumor) of the parotid complicated with mucoepidermoid tumor. Gann 44:229–232

Therkildsen MH, Christensen N, Andersen LJ, Larsen S, Katholm M (1992) Malignant Warthin's tumour: a case study. Histopathology 21:167–171

Uchibori N, Yoshizaki S, Shamoto M, Takeuchi J (1983) An epidermoid carcinoma arising in parotid adenolymphomatous lesion with microdeposits of amyloid substance. Acta Pathol Jpn 33:141–146

Warnock GR (1991) Papillary cystadenoma lymphomatosum (Warthin's tumor). In: Ellis GL, Auclair PL, Gnepp DR (eds) Surgical pathology of the salivary glands. Saunders, Philadelphia London Toronto Montreal Sydney Tokyo, pp 187–201

14.36. Karzinome mit Riesenzellen und Karzinosarkome (sarkomatoide Karzinome)

14.36.1 Definition

Karzinome der Speicheldrüsen mit Riesenzellen sind seltene Tumorentitäten, wobei die Riesenzellen sowohl eine reaktive Stromakomponente darstellen können als auch Teil eines mit dem Karzinom assoziierten Riesenzelltumors. In den noch selteneren Karzinosarkomen, welche neuerdings als sarkomatoide Karzinome bezeichnet werden, besteht das Tumorgewebe aus einer karzinomatösen Komponente und sarkomatösen Strukturen, welche vorwiegend osteoklastäre Riesenzellen enthalten.

14.36.2 Bemerkungen zur Terminologie

Die Terminologie der Speicheldrüsentumoren mit Einschluß von Riesenzellen ist sehr uneinheitlich. Bei den Riesenzellen handelt es sich überwiegend um osteoklastenartige vielkernige Zellen, deren Bedeutung und Typisierung als benigne oder maligne Zellgruppe verschieden interpretiert wird (BATSAKIS et al. 1988; McDANIEL 1991).

- Die *benigne Variante* der Riesenzellen wird von mononukleären mono- oder histiozytären Stromazellen abgeleitet und stellt entweder eine Stromareaktion in den Karzinomen („sarkomatoide Karzinome") dar oder ist Bestandteil eines mit dem Karzinom assoziierten extraossären Riesenzelltumors (EUSEBI et al. 1984; MCDANIEL 1991; KAUFMANN et al. 1994). Synonyme Bezeichnungen sind „pleomorpher Riesenzelltumor", „vielkerniger Riesenzelltumor", „osteoklastenartiger Riesenzelltumor" oder „Osteoklastom" (BALOGH et al. 1985).

- Die *maligne Variante* der Riesenzellen kommt vor allem in Karzinosarkomen vor. Die histogenetische Klassifikation der Karzinosarkome ist immer wieder kontrovers diskutiert worden (WICK u. SWANSON 1993). Neuere experimentelle Daten sowie Resultate der Elektronenmikroskopie und Immunzytochemie untermauern die Hypothese, daß totipotente Reserve- oder Stammzellen in jedem Gewebe existieren und die Fähigkeit zur epithelialen oder mesenchymalen Differenzierung besitzen (GOULD et al. 1981). Elektronenmikroskopische Studien der sarkomatösen Komponente haben eine Mischung von Zellen sowohl mit epithelialen als auch mesenchymalen Strukturmerkmalen ergeben.

Immunzytochemisch ist sowohl Zytokeratin als auch epitheliales Membranantigen (EMA) in der mesenchymalen Komponente von Karzinosarkomen nachgewiesen worden. Daher wird der Terminus „biphasische *sarkomatoide Karzinome*" (FOSCHINI et al. 1993) für maligne Tumoren mit gemischtem karzinomatösen und sarkomatösen Phänotypus vorgeschlagen. Der sarkomatöse Phänotypus kann unterschiedlich differenziert sein, wobei am meisten osteosarkomatöse Strukturen mit Einschluß osteoklastenartiger multinukleärer Riesenzellen beobachtet worden sind. Sarkomatoide Karzinome zeichnen sich durch ein sehr aggressives Wachstum und eine schlechte Prognose mit meist letalem Ausgang aus.

Bezüglich der Karzinosarkome in pleomorphen Adenomen wird auf Kap. 14.31.4.2 verwiesen. Die Besonderheiten der primären Riesenzelltumoren und primären Sarkome der Speicheldrüsen werden in Kap. 14.38 behandelt.

14.36.3 Karzinome mit Riesenzellen

Die bisher beschriebenen wenigen Fällen sind meist in der Parotis, ganz vereinzelt auch in der Submandibularis lokalisiert (DAHM 1981; DAHM u. MINDERJAHN 1983; HAYASHI u. AOKI 1983; EUSEBI et al. 1984; BALOGH et al. 1985; BATSAKIS et al. 1988; MCDANIEL 1991). Nach dem pathohistologischen Aufbau handelt es sich um undifferenzierte Karzinome (HAYASHI u. AOKI 1983; BALOGH et al. 1985; MCDANIEL 1991), Mukoepidermoidkarzinome (KAUFMANN et al. 1994; (Abb. 481–483), mäßig differenzierte papilläre Adenokarzinome (DAHM u. MINDERJAHN 1983) oder um Karzinome in pleomorphen Adenomen (EUSEBI et al. 1984). Die Karzinome exprimieren Zytokeratin und EMA, dagegen nicht CEA, Lysozym, α_1-Antichymotrypsin oder andere Tumormarker (BALOGH et al. 1985).

Die meist osteoklastär differenzierten Riesenzellen (Abb. 484) werden überwiegend als reaktive Stromakomponente oder als Bestandteil eines mit dem Karzinom assoziierten Riesenzelltumors interpretiert (EUSEBI et al. 1984; MCDANIEL

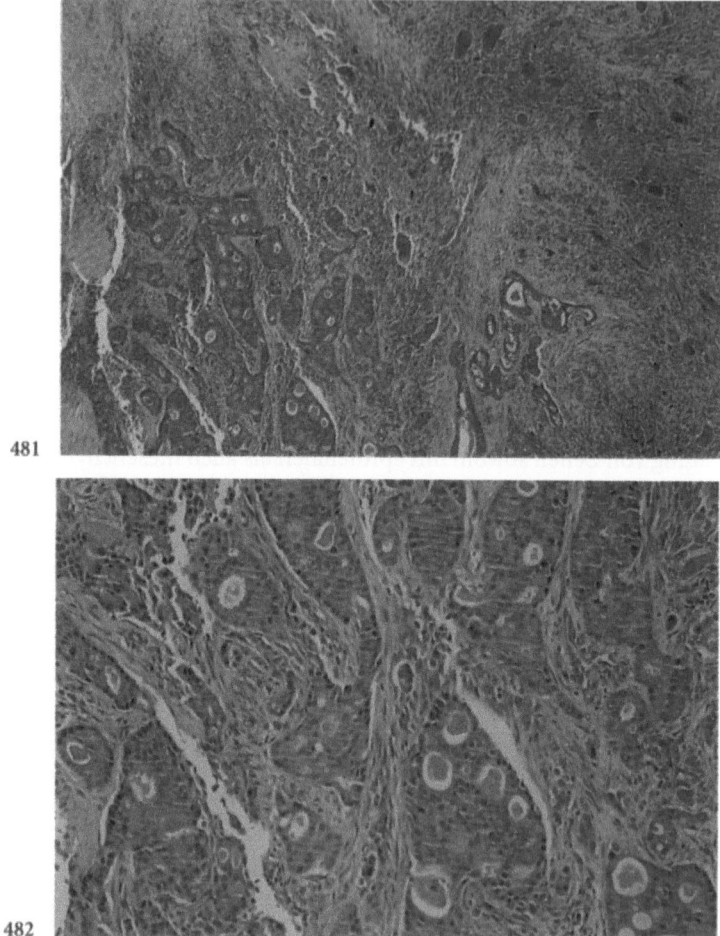

Abb. 481. Mukoepidermoidkarzinom der Parotis mit osteoklastärer Riesenzellreaktion: unscharfe Abgrenzung der beiden Tumorkomponenten. HE ×40

Abb. 482. Mukoepidermoidkarzinom (Fall wie Abb. 481): biphasische Karzinomdifferenzierung mit epidermoiden Verbänden und schleimbildenden Arealen. HE ×100

1991; KAUFMANN et al. 1994). Für die *reaktive Zytogenese* der Riesenzellen ergeben sich aus der Tumoranamnese oder aus dem Tumoraufbau zahlreiche Hinweise. Hierzu gehören einerseits eine vorausgegangene Sialographie, Feinnadel-Aspirationsbiopsie oder Operation, andererseits die Extravasation von Schleimmassen ins Stroma bei schleimbildenden Karzinomen oder die Abgabe von Hornmassen ins Interstitium bei Plattenepithelkarzinomen KAUFMANN et al. 1994). Immunzytochemisch exprimieren die Riesenzellen neben dem Makrophagen-Antikörper CD 68 (Abb. 485) auch Lysozym, α_1-Antitrypsin, α_1-Antichymotrypsin und Vimentin, während die spindelförmigen Stromazellen eine

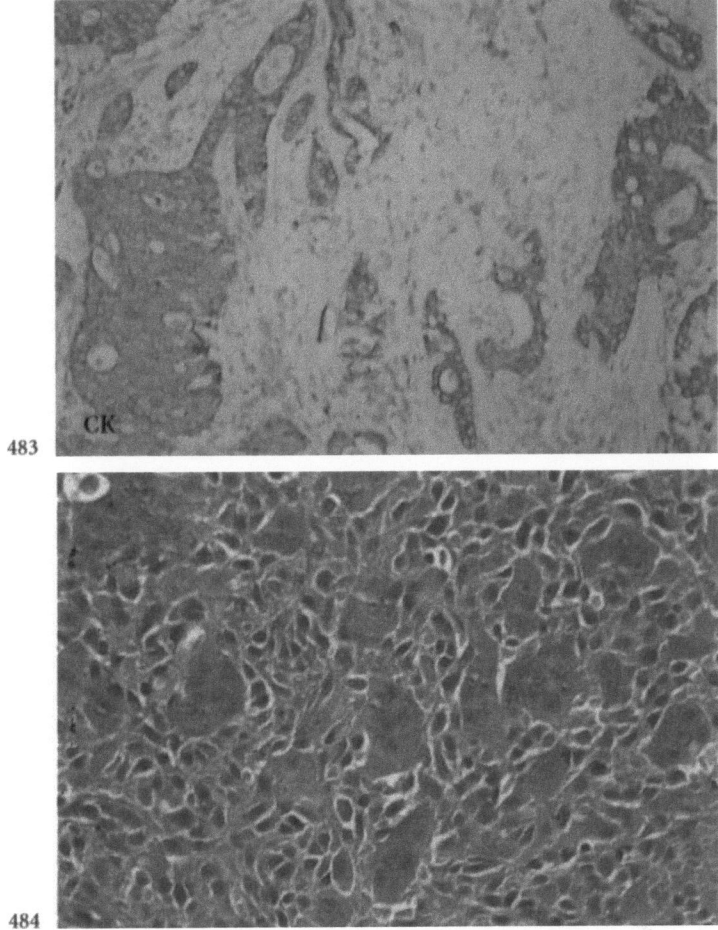

Abb. 483. Mukoepidermoidkarzinom (Fall wie Abb. 481): Zytokeratinexpression im Karzinomanteil. Alkalische Immunphosphatasereaktion (APAAP) ×100

Abb. 484. Mukoepidermoidkarzinom (Fall wie Abb. 481): osteoklastäre Riesenzellreaktion mit Einschluß einkerniger histiozytärer Zellen. HE ×250

positive Reaktion für Vimentin und Aktin analog den Myofibroblasten aufweisen (KAUFMANN et al. 1994). Bei einem Parotiskarzinom mit osteoklastären Riesenzellen kam es nach mehreren Rezidiven sowie einer kombinierten Chemo- und Strahlentherapie zum Verlust der Karzinomkomponente und zur Entwicklung eines Osteosarkoms mit Osteoidbildung (DAHM u. MINDERJAHN 1983). In diesem Falle enthielten die Riesenzellen saure Phosphatase und Lysozym, ein Befund, welcher ebenfalls für die histiozytäre Herkunft der Riesenzellen spricht.

Vereinzelt wird auch eine *epitheliale Herkunft* der osteoklastenartigen Riesenzellen diskutiert (BALOGH et al. 1985; BATSAKIS et al. 1988). Als Argumente für

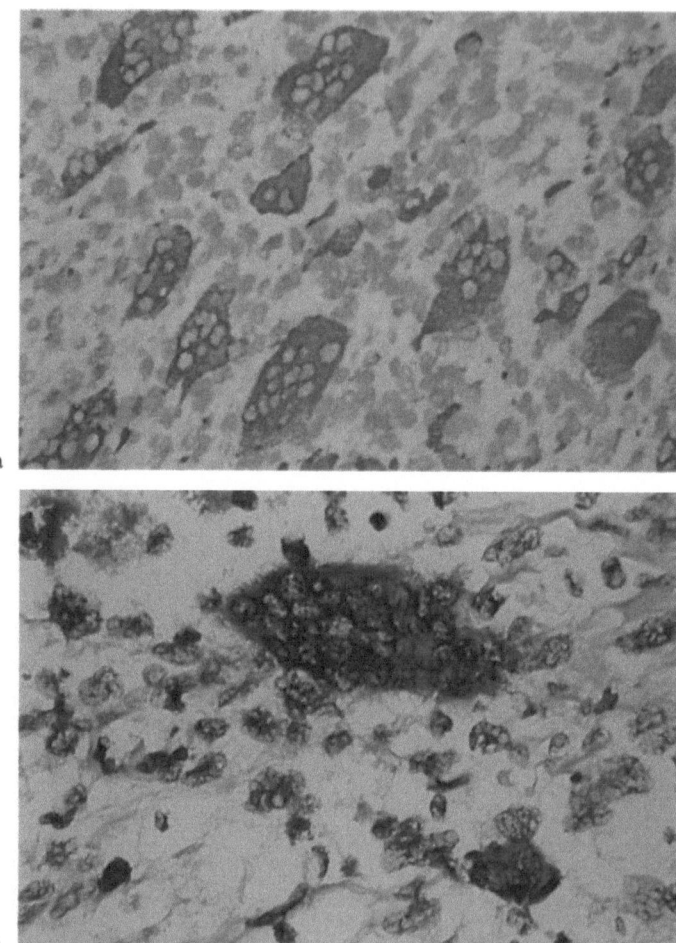

Abb. 485 a, b. Mukoepidermoidkarzinom (Fall wie Abb. 481): Expression von CD 68 in den osteoklastären Riesenzellen. Alkalische Immunphosphatasereaktion (APAAP) **a** ×250, **b** ×400

die epitheliale Entstehung durch Verschmelzung von Einzelzellen werden elektronenmikroskopische Befunde angeführt, so desmosomenartige Zellverbindungen oder die Ausbildung von Mikrovilli (BALOGH et al. 1985). Bei Pankreaskarzinomen mit osteoklastenartigen Riesenzellen wurden in den Riesenzellen Zytokeratin und EMA exprimiert und ultrastrukturell Zymogengranula und andere Organellen nachgewiesen (ROSAI 1968; BERENDT et al. 1987).

14.36.4 Karzinosarkome (sarkomatoide Karzinome)

Diese extrem seltene Tumorentität wurde sowohl in der Parotis (GRENKO et al. 1993) als auch in der Submandibularis (BLEIWEISS et al. 1992) beobachtet.

Bei dem Tumor in der Submandibularis wird eine De-novo-Entstehung angenommen, da sich keine Reste eines pleomorphen Adenoms nachweisen ließen. Der Karzinomanteil entsprach einem duktalen Adenokarzinom mit Expression von Zytokeratin, die sarkomatoide Komponente einem Osteosarkom mit Expression von Vimentin, Bildung von Osteoid, gesteigerter Mitoserate und Einschluß osteoklastären Tumorriesenzellen. Das Tumorrezidiv enthielt ausschließlich die sarkomatoide Komponente, dagegen kein restliches Karzinomgewebe.

Bei dem Tumor in der Parotis entfielen auf den Karzinomanteil ca. 20% des Tumorgewebes, dessen Aufbau einem Speichelgangkarzinom mit einer Expression von Zytokeratin entsprach. Der sarkomatoide Anteil machte ca. 80% des Tumorgewebes aus und zeigte bei der ersten Untersuchung mehr die Struktur eines Riesenzelltumors mit mononukleären Zellen und osteoklastären Riesenzellen mit Vimentinexpression, später jedoch mehr einen sarkomartigen Aufbau mit Mitosen, vergrößerten hyperchromatischen Kernen und Osteoidbildung. Der Patient verstarb 13 Monate nach der Operation mit Lungenmetastasen.

Bei einem Teil der als primäre Karzinosarkome beschriebenen Tumoren handelt es sich um biphasische sarkomatoide Karzinome in vorbestehenden pleomorphen Adenomen (s. Kap. 14.31.4.2). Neben Resten des pleomorphen Adenoms enthalten diese Tumoren teils eine sarkomatoide Komponente mit unterschiedlicher Differenzierung (osteo- oder leiosarkomatös), teils eine epitheliale Komponente mit Aufbau als Adenokarzinom, undifferenziertes Karzinom oder epithelial-myoepitheliales Karzinom (CARSON et al. 1995).

14.36.5 Differentialdiagnose

Die fokale Entwicklung reaktiver Riesenzellen kann sowohl in benignen als auch malignen Speicheldrüsentumoren beobachtet werden. Als Ursache für die Ausbildung von Riesenzellen kommen zahlreiche Faktoren in Frage. Hierzu gehören vorausgegangene Feinnadel-Aspirationsbiopsien, Probeexzisionen oder Operationen, die Extravasation von Sekretprodukten in das Drüseninterstitium (z.B. in Warthin-Tumoren oder Mukoepidermoidkarzinomen) oder der Austritt von Kontrastmittel in das Tumorstroma in der Umgebung der Nekroseherde.

Bei den Riesenzellbildungen in Speicheldrüsenkarzinomen müssen reaktive Riesenzellen von echten Riesenzelltumoren (EUSEBI et al. 1984; McDANIEL 1991) abgegrenzt werden (s. Kap. 14.38.1.5).

Primäre Sarkome der Speicheldrüsen lassen sich von sarkomatoiden Karzinomen mit Riesenzellen durch das Fehlen von karzinomatösen Anteilen unterscheiden (AUCLAIR et al. 1986; SEIFERT 1988; LUNA et al. 1991). Dies gilt insbesondere auch für primäre Osteosarkome der Parotis mit osteoklastären Riesenzellen (MANNING et al. 1986; STIMSON et al. 1989). Bezüglich weiterer Einzelheiten wird auf Kap. 14.38.2.5 verwiesen.

Literatur

Auclair PL, Langloss JM, Weiss SW, Corio RL (1986) Sarcomas and sarcomatoid neoplasms of the major salivary gland regions: A clinicopathologic and immunohistochemical study of 67 cases and review of the literature. Cancer 58:1305-1315

Balogh K, Wolbarsht RL, Federman M, O'Hara CJ (1985) Carcinoma of the parotid gland with osteoclastlike giant cells. Immunohistochemical and ultrastructural observations. Arch Pathol Lab Med 109:756-761

Batsakis JG, Ordónez NG, Sevidal PA, Baker JR (1988) Osteoclast-type giant cell neoplasms of the parotid gland. J Laryngol Otol 102:901-904

Berendt RC, Shnitka TK, Wiens E, Manickavel V, Jewell LD (1987) The osteoclast-type giant cell tumour of the pancreas. Arch Pathol Lab Med 111: 43-48

Bleiweiss IJ, Huvos AG, Lara J, Strong EW (1992) Carcinosarcoma of the submandibular gland. Immunohistochemical findings. Cancer 69:2031-2035

Carson HJ, Tojo DP, Chow JM, Hammadeh R, Raslan WF (1995) Carcinosarcoma of salivary glands with unusual stromal components. Report of two cases and review of the literature. Oral Surg Oral Med Oral Pathol 79:738-746

Dahm HH (1981) Adenokarzinome der Glandula parotis und des Pankreas mit osteoklastenartigen Riesenzellen. Pathologe 3:58-59

Dahm HH, Minderjahn A (1983) Zur pseudosarkomatösen Differenzierung von Adenokarzinomen der Glandula parotis. Dtsch Z Mund Kiefer Gesichtschir 7:275-280

Foschini MP, Dina RE, Eusebi V (1993) Sarcomatoid neoplasms of the breast: proposed definition for biphasic and monophasic sarcomatoid mammary carcinomas. Semin Diagn Pathol 10: 128-136 (1993)

Eusebi V, Martin SA, Govoni E, Rosai J (1984) Giant cell tumor of major salivary glands: Report of three cases, one occurring in association with a malignant mixed tumor. Am J Clin Pathol 81:666-675

Gould VE, Memoli VA, Dardi LE (1981) Multidirectional differentiation in human epithelial cancers. J Submicroscop Cytol 13:97-115

Grenko RT, Tytor M, Boeryd B (1993) Giant-cell tumour of the salivary gland with associated carcinosarcoma. Histopathology 23:594-595

Hayashi Y, Aoki N (1983) Undifferentiated carcinoma of the parotid gland with bizarre giant cells: clinicopathologic report with ultrastructural study. Acta Pathol Jpn 33:169-176

Kaufmann V, Donath K, Calenborn D, Wegener K (1994) Reaktiver Riesenzelltumor der Glandula parotis in Verbindung mit einem hochdifferenzierten cystischen Mucoepidermoidcarcinom. Verh Dtsch Ges Pathol 78:626

Luna MA, Tortoledo E, Ordónez NG, Frankenthaler RA, Batsakis JG (1991) Primary sarcomas of the major salivary glands. Arch Otorhinolaryngol Head Neck Surg 117:302-306

Manning JT, Raymond AK, Batsakis JG (1986) Extraosseous osteogenic sarcoma of the parotid gland. J Laryngol Otol 100:239-242

McDaniel RK (1991) Benign mesenchymal neoplasms. In: Ellis GL, Auclair PL, Gnepp DR (eds) Surgical pathology of the salivary glands. Saunders, Philadelphia London Toronto Montreal Sydney Tokyo, pp 489-513

Rosai J (1968) Carcinoma of pancreas simulating giant cell tumour of bone. Electron-microscopic evidence of its acinar cell origin. Cancer 22:333-344

Seifert G (1988) Klassifikation der mesenchymalen Tumoren der großen Speicheldrüsen. Dtsch Z Mund Kiefer Gesichtschir 12:64-73

Stimson PG, Valenzuela-Espinoza A, Tortoledo ME, Luna MA, Ordónez NG (1989) Primary osteosarcoma of the parotid gland. Oral Surg Oral Med Oral Pathol 68:80-86

Wick MR, Swanson PE (1993) Carcinosarcoma. Current perspectives and a historical review of nosological concepts. Semin Diagn Pathol 10:118-127

14.37 Sonstige seltenere Karzinome

14.37.1 Endokrine Karzinome

Eine spezielle endokrine Funktion der Speicheldrüsen ist auf Grund klinischer Beobachtungen und morphologischer Befunde immer wieder diskutiert worden (s. Kap. 1.2, 1.4 und 2). Dies gilt auch für die Existenz sog. „Heller Zellen" im normalen Speicheldrüsengewebe (DONATH u. SEIFERT 1977) und in Speicheldrüsentumoren (SEIFERT u. DONATH 1978; s. Kap. 14.1.1 und 14.37.5). „Helle Zellen" mit typischen elektronenoptisch dichten membranbegrenzten Granula mit hellem Hof konnten nur vereinzelt und disseminiert im Bereich der Drüsenazini und Schaltstücke des menschlichen Speicheldrüsengewebes nachgewiesen werden, wobei es sich meist um Patienten mit einer hormonalen oder medikamentösen Sialadenose handelte (SEIFERT u. DONATH 1978). Abgesehen von dem Nachweis neurosekretorischer Granula in einer Reihe von kleinzelligen Karzinomen speziell der Parotis (s. Kap. 14.33) liegen bisher nur ganz vereinzelte Beobachtungen über endokrine Karzinome der Speicheldrüsen vor.

In einem endokrinen Parotiskarzinom einer 58 Jahre alten Frau (EUSEBI et al. 1982) war der Tumoraufbau durch glanduläre Spalträume gekennzeichnet, welche von abgeflachten spindelförmigen und wirbelartig angeordneten Zellen umgeben waren. Siebzig Prozent der Tumorzellen zeigten eine positive argyrophile Reaktion nach Grimelius und enthielten elektronendichte membranbegrenzte Granula mit hellem Hof. Die gangartigen Epithelzellen besaßen Mikrovilli und apikale Sekretgranula und waren von den endokrinen Zellen umgeben, welche außen von einer Basalmembran begrenzt wurden. Da gleichzeitig ein Lungenkarzinoid mit paragangliomartigen Strukturen vorlag, wurde die Möglichkeit einer multiplen endokrinen Neoplasie diskutiert und das Parotiskarzinom von disseminierten endokrinen Zellen des Gangepithels abgeleitet. Der Ausfall der Argyrophilie sowie der Nachweis endokriner Granula wurden als differentialdiagnostische Kriterien zur Abgrenzung gegenüber einem vorwiegend spindelzelligen myoepithelialen Karzinom gewertet.

Eine seltene Fallbeobachtung liegt auch aus dem Speicheldrüsen-Register Hamburg vor. Es handelt sich um einen 59 Jahre alten Mann mit einem Parotiskarzinom, welches aus soliden, wenig differenzierten Zellverbänden aufgebaut war. Die neuroendokrine Klassifikation der Tumorzellen ergab sich aus der Expression von Zytokeratin, NSE und Synaptophysin in den Tumorzellen.

Eine weitere Rarität stellt die Beobachtung eines argentaffinen endokrinen Karzinoids in der Parotis einer 51 Jahre alten Frau dar (NICOD 1958).

Ein weiteres endokrines Karzinom vom Merkel-Zelltyp (HELLNER et al. 1994) wurde in unmittelbarer Nachbarschaft der Submandibularis bei einem 73 Jahre alten Mann diagnostiziert, ohne daß ein Ausgangspunkt von der Haut oder dem Drüsengewebe festgestellt werden konnte (YANG et al. 1994). Daher wurde eine Entstehung in einem periglandulären Lymphknoten angenommen, zumal der Tumor eine Kapsel besaß und randlich noch Reste von lymphoidem Gewebe vorlagen. Zytologische Merkmale waren kugelförmige Intermediärfilamente in direkter Nachbarschaft der Zellkerne sowie die Expression von Zytokeratin und Neurofilamenten. Elektronenmikroskopisch enthielten die Zellen elektronendichte endokrine Granula und globuläre Aggregate von Intermediärfilamenten. Die Tumorzellen besaßen ein aneuploides DNS-Histogramm und eine S-Phase von 20,5%.

Die Existenz und Bedeutung endokriner Karzinome der Speicheldrüsen muß daher durch weitere Fallbeobachtungen abgeklärt werden.

14.37.2 Embryonale Karzinome

Embryonale Tumoren sind durch eine neoplastische Proliferation von Zellsystemen einer Organanlage mit unterschiedlicher Differenzierung gekennzeichnet (WILLIS 1962).

Bisher liegt nur eine Fallmitteilung eines embryonalen Parotiskarzinoms bei einem 12 Jahre alten Knaben vor (DONATH et al. 1984). Lichtmikroskopisch fanden sich neben undifferenzierten Karzinomarealen auch epidermoide Bezirke mit Keratinisierung und azinäre Differenzierungen mit Nachweis von Amylasegranula im Zytoplasma. Die differenzierten epithelialen Bezirke exprimierten Zytokeratin und CEA. Stellenweise enthielt das Stroma mukoide Areale analog einem pleomorphen Adenom. Elektronenmikroskopisch ließen sich hellere Tumorzellen mit geringer Organellenausstattung, dunklere Tumorzellen mit Tonofilamenten, Mikrofibrillen, Golgivakuolen und Mitochondrien sowie Azinuszellen mit zahlreichen Zymogengranula unterscheiden.

Bei den seltenen Beobachtungen von *kongenitalen Speicheldrüsentumoren* handelt es sich um eine sehr heterogene Tumorgruppe mit unterschiedlichem Malignitätsgrad (s. Kap. 14.43.7). Hierzu gehören kongenitale Basalzelladenome (s. Kap. 14.9), Embryome (VAWTER u. TEFFT 1966), Sialoblastome, Hamartome, Teratome und auch Karzinome.

14.37.3 Basaloid-squamöse Karzinome

Das seltene basaloid-squamöse Karzinom ist in der Mundhöhle an der Zungenbasis (WAIN et al. 1986; BANKS et al. 1992) und am Mundboden (COPPOLA et al. 1993; CAMPMAN et al. 1994) lokalisiert. In weiteren Kasuistiken wird die seltene Entwicklung am Gaumen (LOVEJOI u. MATTHEWS 1992; HELLQUIST et al. 1994) oder der Wange (CADIER et al. 1992) beschrieben. Analoge Beobachtungen aus dem oberen Ärodigestivtrakt stammen vorwiegend aus dem Hypopharynx und Larynx (WAIN et al. 1986; MCKAY u. BILOUS 1989; LUNA et al. 1990; SEIDMAN et al. 1991; BANKS et al. 1992; ERENO et al. 1994; MULLER u. BARNES 1995), vereinzelt auch aus dem Ösophagus (BENISH u. TOKER 1972; TSANG et al. 1991). Die Tumoren kommen bevorzugt (bis zu 90%) beim männlichen Geschlecht vor, wobei das Durchschnittsalter in der 5.–6. Lebensdekade liegt (BANKS et al. 1992). Die Tumoren haben eine schlechte Prognose mit lokalen Rezidiven (87,5%), Lymphknotenmetastasen (75%), Fernmetastasen (27,5%) und Tod der Patienten am Tumorleiden (75%) innerhalb von 6,5 Jahren nach Diagnosestellung (COPPOLA et al. 1993). Insgesamt besteht ein erhöhtes Risiko zur Entwicklung von sekundären Primärtumoren (Seidman et al. 1991). Hierzu gehören Lungen-, Kolon-, Prostata- und Ösophaguskarzinome, Plattenepithelkarzinome der Kopf-Hals-Region sowie chronische lymphatische Leukämien. Typisch ist der biphasische Tumoraufbau mit einer Differenzierung als Plattenepithelkarzinom einerseits und als solider Typ eines adenoid-zystischen Karzinoms andererseits (s. auch Kap. 14.21). Die squamöse Komponente zeigt eine fokale Keratinisierung mit einer positiven Reaktion für EMA und CEA besonders in den verhornenden Arealen (BANKS et al. 1992) und eine deutliche Zytokeratinexpression im gesamten Tumorgewebe. Die basaloide Komponente besteht aus soliden und strangförmigen Epithelverbänden mit Einschluß einzelner pseudoglandulärer Strukturen und kleiner Nekroseherde. Die mitotische Aktivität ist erhöht. Die Tumoren besitzen ein myxomatöses Stroma und breiten sich besonders perineural aus.

Differentialdiagnostisch müssen die Tumoren sowohl vom soliden Typ des adenoid-zystischen Karzinoms (s. Kap. 14.21) als auch vom Plattenepithelkarzinom (s. Kap. 14.32) abgegrenzt werden.

14.37.4 Adeno-squamöse Karzinome

Über die Entstehung primärer adeno-squamöser Karzinome der Speicheldrüsen (Abb. 486 u. 487) bestehen unterschiedliche Auffassungen (SEIFERT 1991; ELLIS et al. 1991). Definitionsgemäß müssen diese Tumoren sowohl drüsige als auch plattenepitheliale Komponenten mit Interzellularbrücken oder fokaler Verhornung in unregelmäßiger gemischter Anordnung enthalten. Bei einer Tumorinfiltration im Bereich kleiner Speicheldrüsen ist in der Regel eine Entscheidung darüber sehr schwierig, ob der Tumor von der darüber gelegenen oralen Plattenepithelschleimhaut in das Speicheldrüsengewebe eingewachsen oder vom Speicheldrüsengewebe aus in die Schleimhaut durchgebrochen ist. In den bisherigen Fallmitteilungen (ELLIS et al. 1991) zeigten die oberflächlichen Tumorareale meist eine squamöse Differenzierung, während in den tiefer gelegenen Tumorabschnitten herdförmige maligne drüsige Bezirke mit gangartigen Formationen, kleinen Drüsenlichtungen und mitunter auch Schleimbildungen ausgebildet waren, welche möglicherweise aus dem Speichelgangsystem entstanden sind.

Bei den bisherigen spärlichen Mitteilungen des Schrifttums mit adeno-squamösen Karzinomen des Mundbodens, des Gaumens, des Oberkiefers oder der Zunge (GERUGHTY et al. 1968; SANNER 1979; SIAR u. NG 1987; ELLIS et al. 1991; NAPIER et al. 1995) läßt sich ein Ausgangspunkt von den kleinen Speicheldrüsen nicht sicher festlegen.

Differentialdiagnostisch müssen die adeno-squamösen Karzinome von Mukoepidermoidkarzinomen abgegrenzt werden. Mukoepidermoidkarzinome enthalten immer – wenn auch in unterschiedlicher Menge – schleimbildende Areale mit Einschluß von Becherzellen und Mikrozysten, dagegen kaum squamöse Bezirke mit Keratinisierung. Außerdem zeigt die darüber gelegene orale Schleimhaut in der Regel keine karzinomatösen Veränderungen. Adenokarzinome, welche nur kleine umschriebene Areale mit squamöser Differen-

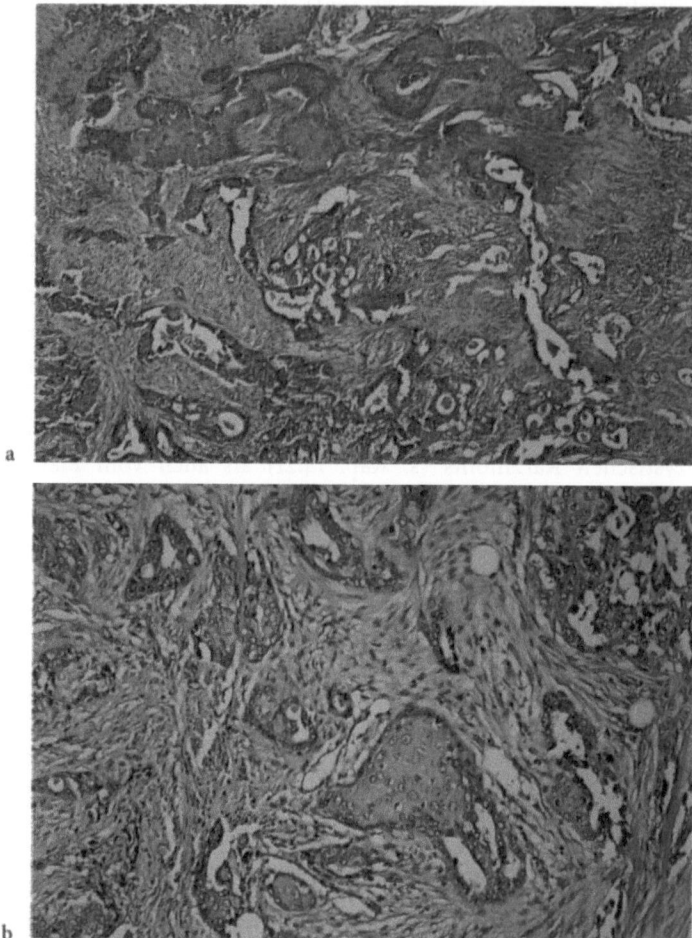

Abb. 486 a, b. Adeno-squamöses Karzinom der Submandibularis: biphasischer Aufbau aus Plattenepithelverbänden und glandulär-tubulären Formationen. HE **a** ×40, **b** ×100

zierung enthalten, sollten als Adenokarzinome und nicht als adeno-squamöse Karzinome klassifiziert werden (SEIFERT 1991). Außerhalb der Mundhöhle und Speicheldrüsen sind adeno-squamöse Karzinome in verschiedenen Organen beschrieben worden. Hierzu gehören die Schilddrüse (SHIMAOKA u. TSUKADA 1980), das Pankreas (ISHIKAWA et al. 1980), der Hypopharynx und Larynx (DAMIANI et al. 1981), der Magen (MINGAZZINI et al. 1983), die Prostata (SAITO et al. 1984), der Darm (GRIESSER et al. 1985) und die Lunge (FITZGIBBONS u. Kern 1985).

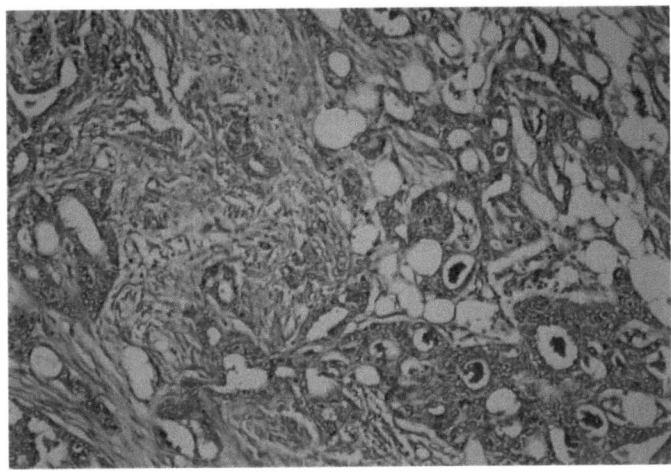

Abb. 487. Adeno-squamöses Karzinom (Fall wie Abb. 486): tubulär angeordnete Drüsenformationen mit Sekret. PAS-Reaktion ×100

14.37.5 Karzinome mit hellen Zellen

Das Problem der Differentialdiagnose sog. heller Zellen im Speicheldrüsengewebe und in Speicheldrüsentumoren wurde bereits mehrfach erörtert (s. Kap. 1.2, 1.4, 14.1.1 und 14.37.1). Die ultrastrukturellen Merkmale heller Zellen in menschlichen Speicheldrüsentumoren sind in Tabelle 63 zusammengefaßt (DONATH u. SEIFERT 1977). Die Klassifikation hellzelliger epithelialer Speicheldrüsentumoren und deren Differentialdiagnose geht aus Tabelle 64 hervor (SEIFERT u. DONATH 1978; BATSAKIS 1980; SCHMITT 1988; ELLIS u. AUCLAIR 1991; EVESON 1992; EVERSOLE 1993; SEIFERT 1995, 1996). Bezüglich der Klassifikation und Differentialdiagnose wird auf die jeweiligen Tumorkapitel verwiesen. Zu erörtern bleibt somit, welche Kriterien zum Beweis der Existenz echter primärer hellzelliger Karzinome der Speicheldrüsen vorliegen müssen.

Hyalinisierende hellzellige Karzinome

Primär hellzellige Karzinome der Speicheldrüsen sind durch eine besondere *Stromahyalinisierung* gekennzeichnet und werden daher auch als „hyalinisierende hellzellige Karzinome" bezeichnet (ELLIS u. AUCLAIR 1991; MILCHGRUB et al. 1994; WRIGHT 1994; SEIFERT u. DONATH 1996).

Klinische Merkmale (Tabelle 65) sind die Lokalisation vorwiegend in den kleinen Speicheldrüsen besonders des Gaumens, daneben auch an der Zungenbasis, der Wange oder dem Mundboden (SIMPSON et al. 1990; ELLIS u. AUCLAIR 1991; MILCHGRUB et al. 1994). Meist handelt es sich um Frauen mit einem Durchschnittsalter in der 6. Lebensdekade. Auf Grund des Krankheitsverlaufs mit einer Vorgeschichte von mitunter über 10 Jahren und einer 10-Jahres-Überlebensrate von 90% liegen Karzinome mit geringer Malignität vor. Neben einem lokal invasiven Wachstum wurden Lymphknotenmetastasen in ca. 15% beobachtet

Tabelle 63. Ultrastrukturelle Merkmale heller Zellen in menschlichen Speicheldrüsentumoren. (Nach Seifert u. Donath 1978)

Zelltyp	Ultrastrukturelle Merkmale
Undifferenzierte Gangzelle	Geringe Organellenausbildung Desmosomen
Speichernde Streifenstückzelle	Zahlreiche Mitochondrien Glykogengranula Basales Labyrinth
Myoepithelzelle	Myofilamente Pinozytosevesikel Hemidesmosomen Glykogengranula Lipofuszingranula
Helle epidermoide Zelle	Tonofilamente Desmosomen
Becherzelle	Schleimvakuolen Basales endoplasmatisches Retikulum
Talgdrüsenzelle	Lipidtropfen Mikrovilli Desmosomen
Helle Azinuszelle	Amylase-positive Sekretgranula Kleine Mitochondrien Kleiner Golgiapparat
Helle endokrine Zelle	Elektronenoptisch dichte membranbegrenzte Granula mit hellem Hof

(Milchgrub et al. 1994). Die aufgeführten Kriterien eines primären hellzelligen Karzinoms liegen auch in einer Reihe von früheren Fallbeobachtungen vor, die unter verschiedenen Bezeichnungen publiziert worden sind. Hierzu gehören „glykogenreiche hellzellige Adenokarzinome" des Gaumens (Mohamed u. Cherrick 1975; Mohamed 1976; Lattanzi et al. 1985) und „glykogenreiche hellzellige Karzinome" der Zunge (Chaudhry et al. 1983; Uri et al. 1986) und der Uvula (Hayashi et al. 1988). Weitere Einzelbeobachtungen sind in Arbeiten mit „hellzelligen Tumoren bzw. Karzinomen" enthalten (Chen 1983; Ogawa et al. 1991).

Außerhalb der Speicheldrüsen sind hellzellige Karzinome in zahlreichen anderen Organen beschrieben worden. Hierzu gehören neben Karzinomen der Niere, der Schilddrüse (Carangiu et al. 1985) und anderer endokriner Organe (Nebenniere, Nebenschilddrüse) die Nasenschleimhaut (Tang et al. 1995), der Larynx (Dalla Palma u. Blandamura 1989), die Lunge (Edward u. Carlile 1985), die Brustdrüse (Hayes et al. 1995), der Thymus (Hasserjian et al. 1995), das Pankreas (Kanai et al. 1987), die Ovarien (Crozier et al. 1989) und das Endometrium (Malpica et al. 1995).

Morphologie: Die durchschnittlich ca. 1,5 cm großen Tumorknoten bestehen aus solid oder trabekulär angeordneten rundlichen oder polygonalen Zellen (Abb. 488) mit hellem oder schwach eosinophil gefärbtem Zytoplasma (Simpson

Tabelle 64. Klassifikation hellzelliger epithelialer Speicheldrüsentumoren

Adenome
- Hellzelliges Onkozytom
- Hellzelliges Myoepitheliom
- Hellzellige Verbände in pleomorphen Adenomen

Karzinome
- Hellzellige Variante des Azinuszellkarzinoms
- Hellzellige Variante des Mukoepidermoidkarzinoms
- Epithelial-myoepitheliales Karzinom
- Talgdrüsenkarzinom
- Onkozytäres Karzinom
- Myoepitheliales Karzinom
- Hellzellige Variante des Plattenepithelkarzinoms
- Endokrine Karzinome
- Hellzellige hyalinisierende Karzinome

Metastasen
- Hellzellige Nierenkarzinome
- Hellzellige Schilddrüsenkarzinome
- Hellzellige Variante des Melanoms

Differentialdiagnose
- Hellzellige Variante des kalzifizierenden epithelialen odontogenen Tumors (Pindborg-Tumor)
- Hellzelliges odontogenes Karzinom
- Paragangliom
- Glomustumor Masson
- Granularzelltumor
- Alveoläres Weichteilsarkom

et al. 1990). Die relativ uniformen zentral gelegenen Zellkerne besitzen ein feingranuläres Chromatinmuster und kleine Nukleoli. Das Zytoplasma ist PAS-positiv und negativ für alle Schleimfärbungen (Muzin u. a.). Die positive PAS-Reaktion beruht auf der Einlagerung von Glykogen ins Zytoplasma. Charakteristisch ist ein desmoplastisches hyalines Stroma (Abb. 489) zwischen den hellzelligen Tumorzellverbänden, welches eine positive PAS-Reaktion aufweist und Kongorot negativ ist. Teilweise anastomosieren die Tumorzellverbände miteinander. Meistens findet sich ein invasives Wachstum mit vorwiegend perineuraler Ausbreitung, während eine Gefäßinvasion nicht zu beobachten ist. Mitunter kommt es zu regionalen Lymphknotenmetastasen. Bei Verlaufsbeobachtungen bis zu 11 Jahren wurden keine Rezidive beobachtet.

Immunzytochemisch exprimieren die Tumorzellen Zytokeratin (Abb. 490) und EMA, geringer auch CEA, während kein Nachweis von S-100-Protein, Aktin oder anderer myoepithelialer Zellmarker vorliegt (SIMPSON et al. 1990; MILCHGRUB et al. 1994; WRIGHT 1994).

Elektronenmikroskopisch handelt es sich um organellenarme undifferenzierte Gangepithelien (SIMPSON et al. 1990; MILCHGRUB et al. 1994). Die Tumorzellen enthalten vereinzelte Mitochondrien, wenig rauhes endoplasmatisches Retikulum und Glykogengranula. Vereinzelt finden sich auch Mikrovilli, schmale

Tabelle 65. Klinische und morphologische Merkmale des hyalinisierenden hellzelligen Speicheldrüsenkarzinoms

Klinische Merkmale
- Ca. 0,5% aller Speicheldrüsenkarzinome
- Altersgipfel 6. Lebensdekade (55 Jahre) mit einem Überwiegen des weiblichen Geschlechts (m:w = 1:2)
- Lokalisation in ca. 80% in den kleinen Speicheldrüsen (besonders Gaumen und Zungenbasis), in 20% in den großen Speicheldrüsen (besonders Parotis)
- 10-Jahres-Überlebensrate in 90%
- Lokal invasives Wachstum (perineurale, keine vaskuläre Infiltration)
- Lymphknotenmetastasen in 15%

Pathohistologie
- Solide und trabekuläre Formationen mit hellem Zytoplasma
- Deutliche Zellgrenzen
- Zentrale Lagerung der Zellkerne
- Positive PAS-Reaktion des Zytoplasmas
- Negative Reaktion der Schleimfärbungen
- Desmoplastisches Stroma mit positiver PAS-Reaktion (Kongorot negativ)
- Anastomosierende Tumorverbände

Immunzytochemie
- Expression von Zytokeratin und EMA, teilweise auch von CEA
- Keine Expression von S-100-Protein oder Aktin

Ultrastruktur
- Indifferente Gangepithelien mit wenig Organellen
- Glykogengranula
- Keine Myofilamente oder Basalmembransubstanzen
- Keine Lipidtropfen oder Schleimvakuolen

Tonofilamente und interzelluläre Verbindungen. Dagegen fehlen Myofilamente, Basalmembransubstanzen und andere Merkmale von myoepithelialen Zellen, desgleichen auch Lipidtropfen oder Schleimvakuolen. Die Gesamtheit der licht- und elektronenoptischen Befunde spricht dafür, daß die helle Beschaffenheit des Zytoplasma auch durch Wassereinlagerungen mit bedingt ist.

Differentialdiagnostisch müssen eine Reihe von Tumoren vom primären hellzelligen Karzinom abgegrenzt werden.

Das *epithelial-myoepitheliale Karzinom* ist im Gegensatz zum primären hellzelligen Karzinom vorwiegend in der Parotis lokalisiert und weist auch bei einer Dominanz hellzelliger myoepithelialer Zellverbände immer vereinzelte gangartige Strukturen auf, die im hellzelligen Karzinom fehlen (BATSAKIS 1980). Desgleichen fallen die immunzytochemischen Reaktionen für Myoepithelzellen (S-100-Protein, Aktin, Vimentin) im primären hellzelligen Karzinom negativ aus, im Gegensatz zum epithelial-myoepithelialen Karzinom (s. Kap. 14.23).

Das *hellzellige myoepitheliale Karzinom* besitzt sowohl immunzytochemisch als auch ultrastrukturell die Merkmale einer myoepithelialen Zelldifferenzierung. Ein Teil der als hellzelliges Karzinom beschriebenen Fälle muß daher der Gruppe der myoepithelialen Karzinome zugeordnet werden (s. Kap. 14.30).

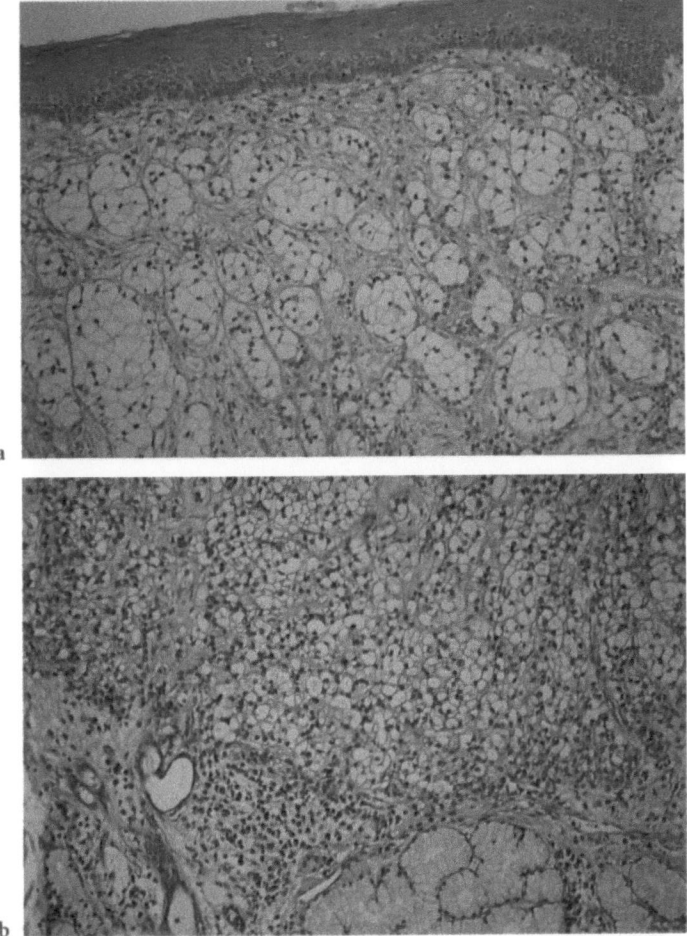

Abb. 488 a, b. Hellzelliges hyalinisierendes Karzinom der Gaumendrüsen: hellzellige solid angeordnete Tumorzellverbände mit submuköser Ausbreitung (a) und Infiltration des Drüsengewebes (b). HE ×100

Metastasen hellzelliger Nierenkarzinome können ohne Kenntnis der klinischen Vorgeschichte differentialdiagnostische Probleme bereiten (BEDROSIAN et al. 1984; SEIFERT et al. 1986; MELNICK et al. 1989; SARANGI u. HAMEED 1991). Zu den Befunden, die für die Metastase eines Nierenkarzinoms sprechen, gehören das stark angiomatöse Stroma mit Einblutungen, Hämosiderinablagerungen und regressiven Veränderungen, außerdem Fetteinlagerungen ins Zytoplasma und der Ausfall der immunzytochemischen Reaktion (positive Expression von Zytokeratin und Vimentin, negative Reaktion von CEA). Zusätzlich wird auf Kap. 14.40 verwiesen.

Das *hellzellige odontogene Karzinom* und die hellzellige Variante des kalzifizierenden epithelialen odontogenen Tumors („Pindborg-Tumor") lassen sich

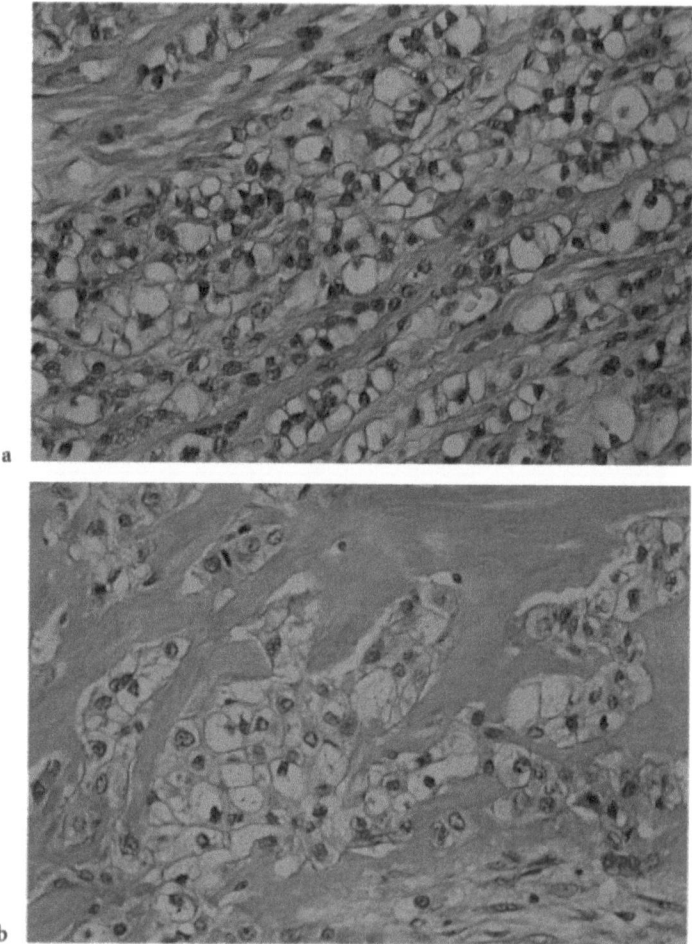

Abb. 489 a, b. Hellzelliges Karzinom (Fall wie Abb. 488): schmale (a) und breitere (b) hyaline Stromaareale zwischen den hellzelligen Tumorzellverbänden. HE ×250

durch die primäre Lokalisation im Kiefer vom hellzelligen Karzinom der Speicheldrüsen abgrenzen (BANG et al. 1989; FAN et al. 1992; PIATELLI et al. 1994).

14.37.6 Sonstige Adenokarzinome (NOS)

Unter dieser Rubrik werden Karzinome mit drüsigen, duktalen oder sekretorischen Differenzierungen zusammengefaßt, welche keiner der bisher aufgeführten Karzinomkategorien zugeordnet (SEIFERT 1991) bzw. nicht anderweitig spezifiziert (NOS = „not otherwise specified") werden können (AUCLAIR u. ELLIS 1991). Bei einer kritischen Analyse besonders des älteren Schrifttums ergibt sich, daß ursprünglich unter dem Oberbegriff des „Adenokarzinoms" zahlreiche

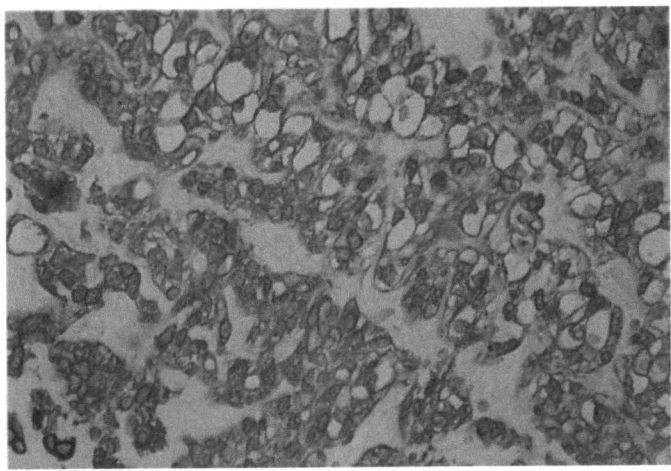

Abb. 490. Hellzelliges Karzinom (Fall wie Abb. 488): deutliche Zytokeratinexpression vorwiegend entlang den Zellmembranen der Tumorzellen. Alkalische Immunphosphatasereaktion (APAAP) ×250

Karzinomformen subsummiert worden sind, die später einer der WHO-Klassifikationen zugeordnet werden konnten.

So finden sich beispielsweise unter 65 intraoralen Adenokarzinomen (STENE u. KOPPANG 1981) zahlreiche typische Karzinomkategorien (polymorphes low-grade Adenokarzinom, epithelial-myoepitheliales Karzinom, papilläres Zystadenokarzinom, Speichelgangkarzinom und myoepitheliales Karzinom), desgleichen auch bei 20 Adenokarzinomen der Parotis (NAGAO et al. 1986) definierte Karzinomtypen (papilläres Zystadenokarzinom, epithelial-myoepitheliales Karzinom, polymorphes low-grade Adenokarzinom und myoepitheliales Karzinom) oder in einer Studie von 27 Adenokarzinomen (IWASAKI et al. 1989) exakt klassifizierbare Karzinomformen. In weiteren Klassifikationsstudien (SEIFERT u. SCHULZ 1985; HAMPER et al. 1989) sind ebenfalls Karzinomformen der WHO-Typisierung enthalten (papilläres Zystadenokarzinom, onkozytäres Karzinom, myoepitheliales Karzinom, Azinuszellkarzinom).

Weitere Mitteilungen über Adenokarzinome der kleinen Speicheldrüsen (MATSUBA et al. 1988), der Sublingualis (NISHIJIMA et al. 1984; UCHIYAMA et al. 1991) oder der Zungenspitze (YAJIMA et al. 1989) lassen nach der Fallbeschreibung keine exakte Klassifikation zu.

Im Untersuchungsmaterial des Armed Forces Institute of Pathology (AUCLAIR u. ELLIS 1991) stellen die nicht anderweitig spezifizierbaren Adenokarzinome die drittgrößte maligne Tumorgruppe dar. Nach der Lokalisation entfallen 49% der Fälle auf die Parotis, 11,5% auf die Submandibularis, 14,3% auf den Gaumen und die restlichen Fälle auf die Lippe, Wange, Zunge und den Mundboden. Das Hauptvorkommen liegt in der 7. Lebensdekade. Nach dem pathohistologischen Tumoraufbau werden anaplastische, solide, trabekuläre, tubuläre, papilläre und muzinöse Gewebsmuster beschrieben, wobei sich insgesamt eine große Variationsbreite in der zellulären Differenzierung ergibt. Desgleichen sind in dieser heterogenen Tumorgruppe sowohl geringgradig maligne als auch hochgradig maligne Tumoren enthalten. Mitunter wurden auch myoepithelartige oder hellzellige Formationen beobachtet, dagegen keine epidermoide Differenzierung. Gangartige Strukturen überwiegen bei den Tumoren des Grades I–II, während bei den Grad III-Tumoren mehr solide Areale vorherrschen.

Es muß das Bestreben bei zukünftigen Klassifikationen bleiben, den Kreis der Adenokarzinome (NOS) so exakt zu definieren, daß entweder eine Zuordnung zu bereits bestehenden Karzinomformen erfolgen kann oder neue seltene Tumorentitäten klassifiziert werden.

Vereinzelte Beobachtungen des Schrifttums erfüllen diese Forderung nach möglichst exakter Klassifikation. Hierzu gehört eine Beobachtung über ein syringomatöses Adenokarzinom der kleinen Speicheldrüsen (Bondi u. Urso 1990). Der Tumor wird als seltene Variante eines Sialadenoma papilliferum eingeordnet. Unter dem ulzerierten Epithel der Schleimhautoberfläche finden sich nach der Tiefe zu erweiterte Drüsengänge mit schmalen papillären Projektionen. Neben abgeflachten Epithelien kommen auch fokale Plattenepithelareale mit geringer Hornbildung vor. Weitere seltene Beobachtungen sind den exkretorischen Schweißdrüsen ähnliche Karzinome, welche vorwiegend an der Oberlippe, ganz vereinzelt auch an der Unterlippe (Futran et al. 1992), lokalisiert sind. Diese basaliomartigen Tumoren werden auch als „mikrozystische Adnexkarzinome" bezeichnet.

Literatur

Auclair PL, Ellis GL (1991) Adenocarcinoma, not otherwise specified. In: Ellis GL, Auclair PL, Gnepp DR (eds) Surgical pathology of the salivary glands. Saunders, Philadelphia London Toronto Montreal Sydney Tokyo, pp 318–332

Bang G, Koppang HS, Hansen LS et al. (1989) Clear cell odontogenic carcinoma: report of three cases with pulmonary and lymph node metastases. J Oral Pathol Med 18:113–118

Banks ER, Frierson HF, Mills SE, George E, Zarbo RJ, Swanson PE (1992) Basaloid squamous cell carcinoma of the head and neck: a clinicopathologic and immunohistochemical study of 40 cases. Am J Surg Pathol 16:939–946

Batsakis JG (1980) Clear cell tumors of salivary glands. Ann Otol Rhinol 89:196–197

Bedrosian SA, Goldman RL, Dekelboum AM (1984) Renal carcinoma presenting as a primary submandibular gland tumor. Oral Surg Oral Med Oral Pathol 58:699–701

Benish B, Toker C (1972) Esophageal carcinomas with adenoid cystic differentiation. Arch Otolaryngol 96:260–263

Bondi R, Urso C (1990) Syringomatous adenocarcinoma of minor salivary glands. Tumori 76:286–289

Cadier MA, Kelly SA, Parkhouse N, Brough MD (1992) Basaloid squamous carcinoma of the buccal cavity. Head Neck 14:387–391

Campman StC, Gandour-Edwards RF, Sykes JM (1994) Basaloid squamous carcinoma of the head and neck. Report of a case occurring in the anterior floor of the mouth. Arch Pathol Lab Med 118:1229–1232

Carangiu ML, Sibley RK, Rosai J (1985) Clear cell change in primary thyroid tumors. A study of 38 cases. Am J Surg Pathol 9:705–722

Chaudhry AP, Cutler LS, Satchidanand S, Labay G, Sunder Raj M, Lin Ch-Ch (1983) Glycogenrich tumor of the oral minor salivary glands. A histochemical and ultrastructural study. Cancer 52:105–111

Chen KTK (1983) Clear cell carcinoma of the salivary gland. Hum Pathol 14:91–93
Coppola D, Catalano E, Tang Ch-K, Elfenbein IB, Harwick R, Mohr R (1993) Basaloid squamous cell carcinoma of floor of mouth. Cancer 72:2299–2305
Crozier MA, Copeland LJ, Silva EG et al. (1989) Clear cell carcinoma of the ovary: a study of 59 cases. Gynecol Oncol 35:199–203
Dalla Palma P, Blandamura S (1989) Clear cell carcinoma of the larynx: immunocytochemical study. Tumori 75:594–596
Damiani JM, Damiani KK, Hauck K, Hyams VJ (1981) Mucoepidermoid-adenosquamous carcinoma of the larynx and hypopharynx: A report of 21 cases and a review of the literature. Otolaryngol Head Neck Surg 89:235–243
Donath K, Seifert G (1977) Zur Problematik des „Helle-Zellen-Systems Feyrter" in der Parotis. Ultrastrukturelle Untersuchungen. Verh Dtsch Ges Pathol 61:108–112
Donath K, Seifert G, Lentrodt J (1984) The embryonal carcinoma of the parotid gland. A rare example of an embryonal tumor. Virchows Arch A Pathol Anat 403:425–440
Edwards C, Carlile A (1985) Clear cell carcinoma of the lung. J Clin Pathol 38:880–885
Ellis GL, Auclair PL (1991) Clear cell carcinoma. In: Ellis GL, Auclair PL, Gnepp DR (eds) Surgical pathology of the salivary glands. Saunders, Philadelphia London Toronto Montreal Sydney Tokyo, pp 379–398
Ellis GL, Auclair PL, Gnepp DR, Goode RK (1991) Other malignant epithelial neoplasms. In: Ellis GL, Auclair PL, Gnepp DR (eds) Surgical pathology of the salivary glands. Saunders, Philadelphia London Toronto Montreal Sydney Tokyo, pp 455–488
Ereno C, Lopez JI, Sanchez JM, Toledo JD (1994) Basaloid-squamous cell carcinoma of the larynx and hypopharynx. A clinicopathologic study of 7 cases. Pathol Res Pract 190:186–193
Eusebi V, Pileri S, Usellini L, Grassigli A, Capella C (1982) Primary endocrine carcinoma of the parotid salivary gland associated with a lung carcinoid: a possible new association. J Clin Pathol 35:611–616
Eversole LR (1993) On the differential diagnosis of clear cell tumours of the head and neck. Oral Oncol, Eur J Cancer 29B:173–179
Eveson JW (1992) Troublesome tumours 2: borderline tumours of salivary glands. J Clin Pathol 45:369–377
Fan J, Kubota E, Imamura H et al. (1992) Clear cell odontogenic carcinoma. A case report with massive invasion of neighboring organs and lymph node metastasis. Oral Surg Oral Med Oral Pathol 74:768–775
Fitzgibbons PL, Kern WH (1985) Adenosquamous carcinoma of the lung: A clinical and pathologic study of seven cases. Hum Pathol 16:463–466
Futran ND, Quatela VC, Presser SE, Mühlbauer JE (1992) Microcystic adnexal carcinoma of the lower lip. Otolaryngol Head Neck Surg 107:457–459
Gerughty RM, Hennigar GR, Brown RM (1968) Adenosquamous carcinoma of the nasal, oral and laryngeal cavities: A clinicopathologic survey of ten cases. Cancer 22:1140–1155
Griesser GH, Schumacher U, Elfeldt R, Horny HP (1985) Adenosquamous carcinoma of the ileum: Report of a case and review of the literature. Virchows Arch A Pathol Anat 406:483–487
Hamper K, Brugmann M, Caselitz J et al. (1989) Prognosis of salivary adenocarcinomas. A retrospective study of 52 cases with special regard to cytochemically assessed nuclear DNA content. Virchows Arch A Pathol Anat 416:57–64
Hasserjian RP, Klimstra DS, Rosai J (1995) Carcinoma of the thymus with clear-cell features. Report of eight cases and review of the literature. Am J Surg Pathol 19:835–841
Hayashi K, Ohtsuki Y, Sonobe H et al. (1988) Glycogen-rich clear cell carcinoma arising from minor salivary glands of the uvula: a case report. Acta Pathol Jpn 38:1227–1234
Hayes MMM, Seidman JD, Ashton MA (1995) Glycogen-rich clear cell carcinoma of the breast. A clinico-pathologic study of 21 cases. Am J Surg Pathol 19:904–911
Hellner D, Günzl H-J, Friedrich R, Schmelzle R (1994) Das Merkelzellkarzinom im Gesichtsbereich. Histologie, klinischer Verlauf und Therapie bei 6 Fällen. Zentralbl Pathol 140:135–142
Hellquist HB, Dahl F, Karlsson MG, Nilsson C (1994) Basaloid squamous cell carcinoma of the palate. Case report. Histopathology 25:178–180

Ishikawa O, Matsui Y, Aoki I, Iwanaga T, Terasawa T, Wada A (1980) Adenosquamous carcinoma of the pancreas: A clinicopathologic study and report of three cases. Cancer 46:1192–1196

Iwasaki K, Ono I, Ebihara S (1989) Clinicopathological study of salivary gland adenocarcinomas. Nippon Jibiinkoka Gakkai Kaiho 92:2047–2054

Kanai N, Nagaki S, Tanaka T (1987) Clear cell carcinoma of the pancreas. Acta Pathol Jpn 37:1521–1526

Lattanzi DA, Polverini P, Chin DC (1985) Glycogen-rich adenocarcinoma of a minor salivary gland. J Oral Maxillofac Surg 43:122–124

Lovejoi HM, Matthews BL (1992) Basaloid-squamous carcinoma of the palate. Otolaryngol Head Neck Surg 106:159–162

Luna MA, El-Naggar A, Parichatikanond P, Weber RS, Batsakis JG (1990) Basaloid squamous carcinoma of the upper aerodigestive tract. Cancer 66:537–542

Malpica A, Tornos C, Burke ThW, Silva EG (1995) Low-stage clear-cell carcinoma of the endometrium. Am J Surg Pathol 19:769–774

Matsuba HM, Mauney M, Simpson JR, Thawley SE, Pikul FJ (1988) Adenocarcinomas of major and minor salivary gland origin: A histopathologic review of treatment failure patterns. Laryngoscope 98:784–788

McKay MJ, Bilous AM (1989) Basaloid-squamous carcinoma of the hypopharynx. Cancer 63: 2528–2531

Melnick StJ, Amazon K, Dembrow V (1989) Metastatic renal cell carcinoma presenting as a parotid tumor: a case report with immunhistochemical findings and a review of the literature. Hum Pathol 20:195–197

Milchgrub S, Gnepp DR, Vuitch F, Delgado R, Albores-Saavedra J (1994) Hyalinizing clear cell carcinoma of salivary gland. Am J Surg Pathol 18:74–82

Mingazzini PL, Barsotti P, Malchiodi AF (1983) Adenosquamous carcinoma of the stomach: Histological, histochemical and ultrastructural observations. Histopathology 7:433–443

Mohamed AH (1976) Ultrastructure of glycogen-rich clear cell carcinoma of the palate. J Oral Pathol 5:103–121

Mohamed AH, Cherrick HM (1975) Glycogen-rich adenocarcinoma of minor salivary glands. A light and electron microscopic study. Cancer 36:1057–1066

Muller S, Barner L (1995) Basaloid squamous cell carcinoma of the head and neck with a spindle cell component. Arch Pathol Lab Med 119:181–182

Nagao K, Matsuzaki O, Saiga H et al. (1986) Histopathologic studies on adenocarcinoma of the parotid gland. Acta Pathol Jpn 36:337–347

Napier SS, Gormley JS, Newlands C, Ramsay-Baggs P (1995) Adenosquamous carcinoma. A rare neoplasm with an aggressive course. Oral Surg Oral Med Oral Pathol 79:607–611

Nicod JL (1958) Carcinoide de la parotide. Bull Assoc Franc l'Etude. Cancer 45:214–222

Nishijima W, Tokita N, Takooda S, Tsuchiya SI, Watanabe I (1984) Adenocarcinoma of the sublingual gland: Case report and 50 year review of the literature. Laryngoscope 94:96–101

Ogawa I, Nikai H, Takata T et al. (1991) Clear cell tumors of minor salivary gland origin. An immunohistochemical and ultrastructural analysis. Oral Surg Oral Med Oral Pathol 72:200–207

Piatelli A, Sesenna E, Trisi P (1994) Clear cell odontogenic carcinoma. Report of a case with lymph node and pulmonary metastases. Oral Oncol, Eur J Cancer 30B:278–280

Saito R, Davis BK, Ollapally EP (1984) Adenosquamous carcinoma of the prostate. Hum Pathol 15:87–89

Sanner JR (1979) Combined adenosquamous carcinoma and ductal adenoma of the hard and soft palate: Report of case. J Oral Surg 37:331–334

Sarangi PP, Hameed B (1991) Bilateral parotid gland metastases from a hypernephroma. J R Coll Surg Edinb 36:128

Schmitt PA (1988) Hellzellige Tumoren in der Mundhöhle. Immunhistochemie - Differentialdiagnose. Dtsch Z Mund Kiefer Gesichtschir 12:361–366

Seidman JD, Berman JJ, Yost BA, Iseri OA (1991) Basaloid squamous carcinoma of the hypopharynx and larynx associated with second primary tumors. Cancer 68:1545–1549

Seifert G (1991) WHO Histological typing of salivary gland tumours, 2nd edn. Springer, Berlin Heidelberg New York Tokyo

Seifert G (1995) Differential diagnosis of clear cell and basal cell tumours of the salivary glands. Pathol Res Pract 191:714
Seifert G (1996) Classification and differential diagnosis of clear cell and basal cell tumours of the salivary glands. Semin Diagn Pathol 23: in Druck
Seifert G, Donath K (1996) Das hyalinisierende hellzellige Karzinom der Speicheldrüsen. Pathologe 17:110 – 115
Seifert G, Donath K (1978) Über das Vorkommen sog. heller Zellen in Speicheldrüsentumoren. Ultrastruktur und Differentialdiagnose. Z Krebsforsch 91:165 – 182
Seifert G, Schulz JP (1985) Das Adenokarzinom der Speicheldrüsen. Pathohistologie und Subklassifikation von 77 Fällen. HNO 33:433 – 442
Seifert G, Hennings K, Caselitz J (1986) Metastatic tumors to the parotid and submandibular glands - Analysis and differential diagnosis of 108 cases. Pathol Res Pract 181:684 – 692
Shimaoka K, Tsukada Y (1980) Squamous cell carcinomas and adeno-squamous carcinomas originating from the thyroid gland. Cancer 46:1833 – 1842
Siar CH, Ng KH (1987) Adenosquamous carcinoma of the floor of the mouth and lower alveolus: A radiation-induced lesion? Oral Surg Oral Med Oral Pathol 63:216 – 220
Simpson RHW, Sarsfield PTL, Clarke T, Babajews AV (1990) Clear cell carcinoma of minor salivary glands. Histopathology 17:433 – 438
Stene T, Koppang HS (1981) Intraoral adenocarcinomas. J Oral Pathol 10:216 – 225
Tang SK, Wan SK, Chan JKC (1995) Letter to the Editor. Hyalinizing clear cell carcinoma of salivary gland: Report of a case with multiple recurrences over 12 years. Am J Surg Pathol 19:240 – 241
Tsang WZW, Chan JKC, Lee KC, Leung AKF, Fu YT (1991) Basaloid-squamous carcinoma of the upper aerodigestive tract and so-called adenoid cystic carcinoma of the oesophagus: the same tumour type? Histopathology 19:35 – 46
Uchiyama K, Ikeuchi S, Shiba H, Okada Y, Asanami S (1991) Adenocarcinoma of the sublingual gland. Keio J Med 40:20 – 24
Uri AK, Wetmore RF, Iozzo RV (1986) Glycogen-rich clear cell carcinoma in the tongue. A cytochemical and ultrastructural study. Cancer 57:1803 – 1809
Vardaman C, Albores-Saavedra J (1995) Clear cell carcinomas of the gallbladder and extrahepatic bile ducts. Am J Surg Pathol 19:91 – 99
Vawter GF, Tefft M (1966) Congenital tumors of the parotid gland. Arch Pathol 82:242 – 245
Wain StL, Kier R, Vollmer RT, Bossen EH (1986) Basaloid-squamous carcinoma of the tongue, hypopharynx, and larynx: Report of 10 cases. Hum Pathol 17:1158 – 1166
Willis R (1962) The borderland of embryology and pathology. Mosby, St. Louis
Wright JM (1994) Hyalinizing clear cell carcinoma: A new and distinct salivary neoplasms. Commentary. Advances Anatom Pathol 1:150 – 152
Yajima M, Yamazaki T, Minemura T, Kotani A (1989) Tubular adenocarcinoma of the apex of the tongue (11 Refs). J Oral Maxillofac Surg 47:86 – 88
Yang GCH, Schneck MJV, Hayden RE, Gupta PK (1994) Merkel cell tumor-like neuroendocrine carcinoma associated with the submandibular gland. Report of a case with cytologic, immunohistochemical, electron microscopic and flow cytometric studies. Acta Cytol 38: 742 – 746

14.38 Nichtepitheliale (mesenchymale) Tumoren

Die mesenchymalen Tumoren der Speicheldrüsen gehen vom gefäßführenden Fettbindegewebe des Drüseninterstitium aus. Das besonders reichliche Vorkommen von interstitiellem Stützgewebe in der Parotis erklärt die höhere Frequenz von mesenchymalen Tumoren in der Parotis gegenüber der Submandibularis und zugleich auch die sehr geringe Frequenz in den kleinen Speicheldrüsen. Zum Drüseninterstitium gehören das intra- und interlobuläre Binde-

Tabelle 66. Pathohistologische Klassifikation der nichtepithelialen (mesenchymalen) Speicheldrüsentumoren (Speicheldrüsen-Register Hamburg 1965–1994)

Tumorart	n	[%]
Angiome	121	42
Nervale Tumoren	39	14
Lipome	68	23
Sonstige benigne Tumoren	15	5
Sarkome	44	15
Sonstige Tumoren	4	1
Gesamtzahl	291	100

Tabelle 67. Geschlechtsverteilung der nichtepithelialen (mesenchymalen) Speicheldrüsentumoren (Speicheldrüsen-Register Hamburg 1965–1994)

Tumorgruppe	Männlich	Weiblich
Angiome	58	61
Nervale Tumoren	23	16
Lipome	54	14
Sonstige benigne Tumoren	8	7
Sarkome	24	19
Sonstige Tumoren	–	4
Gesamtzahl 291 [a]	167	121

[a] 3 Fälle ohne Angabe des Geschlechts.

und Fettgewebe, die Blut- und Lymphgefäße, die Nervenfasern und die lokalen zellulären Elemente des Immunsystems. Bezüglich der Topographie müssen intra- und paraglanduläre Tumoren von periglandulären Tumoren unterschieden werden. Bei intraglandulären Tumoren ist die Hauptmasse des Geschwulstgewebes innerhalb des Speicheldrüsengewebes entwickelt, bei paraglandulären Tumoren im unmittelbar angrenzenden Fettbindegewebe. In der folgenden Klassifikation werden nur intra- und paraglanduläre mesenchymale Tumoren berücksichtigt, nicht dagegen periglanduläre mesenchymale Tumoren ohne topographische Beziehung zum Speicheldrüsengewebe. Die malignen Lymphome werden im Kap. 14.39 gesondert abgehandelt, die sekundären Tumoren (Tumormetastasen) in Kap. 14.40.

Bei den mesenchymalen Tumoren handelt es sich im Gegensatz zu den epithelialen Tumoren nicht um für die Speicheldrüsen typische ortsständige

Tabelle 68. Altersverteilung der nichtepithelialen (mesenchymalen) Speicheldrüsentumoren
(Speicheldrüsen-Register Hamburg 1965–1994)

Lebensalter (Jahre)	Angiome n	Nervale n	Lipome n	Sonstige Tumoren n	Sarkome n	Sonstige n	Insgesamt n
0–10	47	5	2	1	1	–	56
11–20	20	4	1	1	4	2	32
21–30	7	4	7	1	10	–	29
31–40	15	5	9	1	4	–	34
41–50	9	7	18	3	3	1	41
51–60	8	6	16	3	6	–	39
61–70	8	5	12	–	5	–	30
71–80	3	3	3	7	1	1	20
über 80	2	–	–	2	3	–	7
Gesamtzahl	119[a]	39	68	15	43[b]	4	288

[a] 2 Fälle ohne Altersangabe.
[b] 1 Fall ohne Altersangabe.

Geschwülste, sondern um Weichgewebstumoren, wie sie auch in anderen Organen vorkommen. Aus diesem Grunde erfolgt die Gliederung der Tumoren analog der WHO-Klassifikation der Weichgewebstumoren (WEISS 1994). Die WHO-Klassifikation ist auch in allen zusammenfassenden Arbeiten über die mesenchymalen Tumoren der Speicheldrüsen angewendet worden (SEIFERT et al. 1984; SEIFERT u. OEHNE 1986; SEIFERT 1988, 1991; MCDANIEL 1991; AUCLAIR u. ELLIS 1991).

Die *statistischen Daten* über die nichtepithelialen Tumoren des Speicheldrüsen-Registers Hamburg (1965–1994) sind in den Tabellen 66–68 zusammengefaßt. Vierundachtzig Prozent entfallen auf die benignen mesenchymalen Tumoren, 15% auf die Sarkome und 1% auf sonstige seltene Tumoren. Bezüglich der Altersverteilung ergibt sich ein bevorzugtes Vorkommen der Angiome besonders in der 1. Lebensdekade, etwas geringer auch in der 2.–6. Lebensdekade. Die nervalen Tumoren sind relativ gleichmäßig über alle Lebensdekaden verteilt. Für die Sarkome besteht eine Dominanz in der 3. Lebensdekade. Aus der Geschlechtsverteilung geht hervor, daß besonders bei den Lipomen eine deutliche Dominanz des männlichen Geschlechts besteht, eine etwas geringere männliche Dominanz auch bei den nervalen Tumoren und Sarkomen. Bei den Angiomen ist dagegen keine ausgeprägte Geschlechtsdominanz erkennbar.

14.38.1 Benigne nichtepitheliale Tumoren

Im Material des Speicheldrüsen-Registers Hamburg liegt folgende prozentuale Häufigkeitsverteilung der benignen Tumoren vor:

– Angiome 42%,
– Lipome 23%,

- nervale Tumoren 14%,
- sonstige seltene Tumoren 1%.

Eine etwas andere Häufigkeitsverteilung ergibt sich im Material des Armed Forces Institute of Pathology (McDaniel 1991):
- Angiome 37%,
- nervale Tumoren 30,5%,
- Bindegewebstumoren 18,5%,
- Lipome 9%,
- sonstige Tumoren 5%.

Da die einzelnen benignen Tumorengruppen eine unterschiedliche Altersverteilung aufweisen, lassen sich die Unterschiede in der Häufigkeitsverteilung mit der andersartigen Alterszusammensetzung in den Tumorkollektiven erklären.

14.38.1.1 Angiome

Gefäßgeschwülste der Speicheldrüsen sind in der 1.-2. Lebensdekade mit 90% die häufigsten mesenchymalen Speicheldrüsentumoren (Seifert 1965; Krolls et al. 1972; Schuller u. McCabe 1977; Batsakis 1986; Seifert 1988; Mantravadi et al. 1993). Auf die Hämangiome entfallen ca. 65% der Gefäßgeschwülste, auf die Lymphangiome ca. 20%, auf die gemischten Häm- und Lymphangiome ca. 10% und auf die Hämangioperizytome ca. 5% (Seifert 1988).

Hämangiome

Unterschieden werden kapilläre und kavernöse Hämangiome (Abb. 491) sowie Hämangioendotheliome.

Die *kapillären Hämangiome* sind in über 90% in der Parotis, und zwar meist im Außenlappen, lokalisiert und kommen bevorzugt in der 1. Lebensdekade, geringer auch in der 2. Lebensdekade vor (Scarella et al. 1965; Williams 1975; Nussbaum et al. 1976; Seifert 1988). Eine Lokalisation in der Submandibularis ist dagegen selten (Slack et al. 1989; McDaniel 1991). Sie können eine beträchtliche Größe (13 cm und mehr im Durchmesser) erreichen und besonders in Verbindung mit einem kongenitalen Herzfehler zu lebensbedrohlichen Zuständen führen (Robertson et al. 1991). Die über den Tumoren gelegenen Hautbezirke weisen eine rötlich-blaue Verfärbung auf. Die dünnwandigen Blutkapillaren werden von den intralobulären Gefäßen abgeleitet, durchsetzen schwammartig die Drüsenläppchen und werden von abgeflachten Endothelzellen begrenzt. Bei starkem Wachstum finden sich auch Mitosen, die jedoch kein Kriterium für Malignität darstellen. Die Kapillarproliferationen führen zu einem Schwund des sekretorischen Drüsenparenchyms, während die Speichelgänge und die lobuläre Läppchenstruktur erhalten bleiben. Nach einer vorausgegangenen Strahlentherapie finden sich auch Plattenepithelmetaplasie und andere regressive Veränderungen (Robertson et al. 1991).

Die *kavernösen Hämangiome* (Abb. 492) haben einen Häufigkeitsgipfel ab dem 20. Lebensjahr mehr im Erwachsenenalter (Chuong u. Donoff 1984). Sie

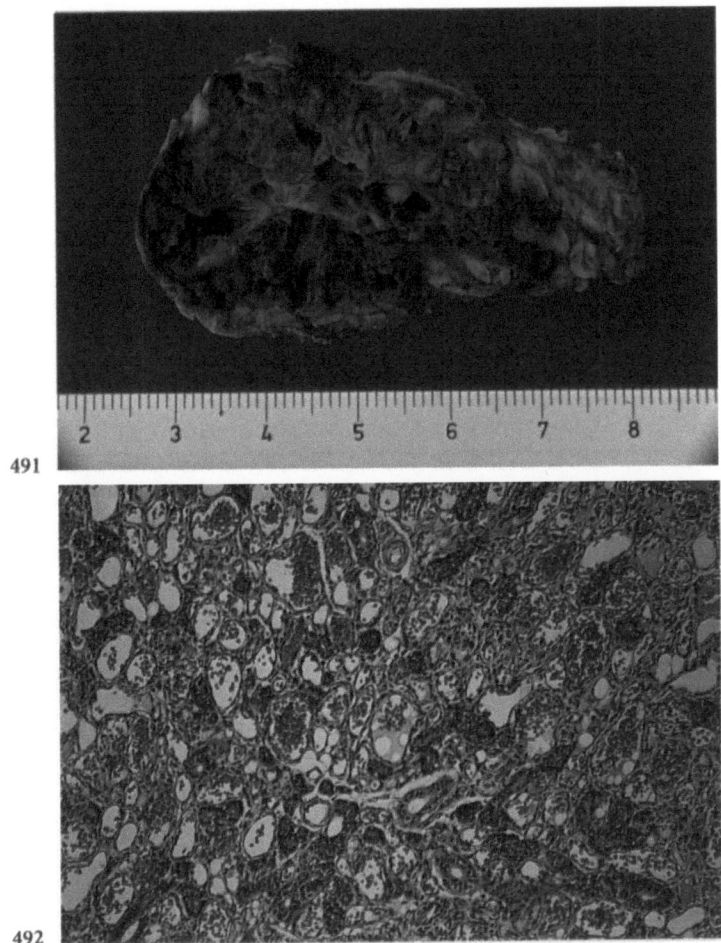

Abb. 491. Kavernöses Hämangiom der Parotis: schwammartige Durchsetzung des Drüsenkörpers

Abb. 492. Kavernöses Hämangiom der Parotis: Reduktion des sezernierenden Drüsengewebes durch stark erweiterte Blutgefäße. HE ×100 (Aus SEIFERT 1991)

sind nur in ca. 40% innerhalb der Parotis lokalisiert und in 60% mehr para- oder periglandulär. Bei einer Lokalisation im M. masseter entstehen differentialdiagnostische Probleme zu einem primären Parotistumor (CHILLA 1983). Sie werden von arteriovenösen Anastomosen abgeleitet und mehr als Hamartome eingeordnet (NAGAO et al. 1980). Die stark erweiterten Kapillaren enthalten reichlich Erythrozyten und werden von einem abgeflachten Endothel begrenzt. Vielfach kommt es zu regressiven Veränderungen mit interstitieller Sklerose, Gefäßthrombosen, Phlebolithen, Einblutungen oder fokalen Verkalkungen. Die Gefäßendothelien exprimieren Faktor VIII-assoziiertes Protein und Ulex europaeus (MANTRAVADI et al. 1993).

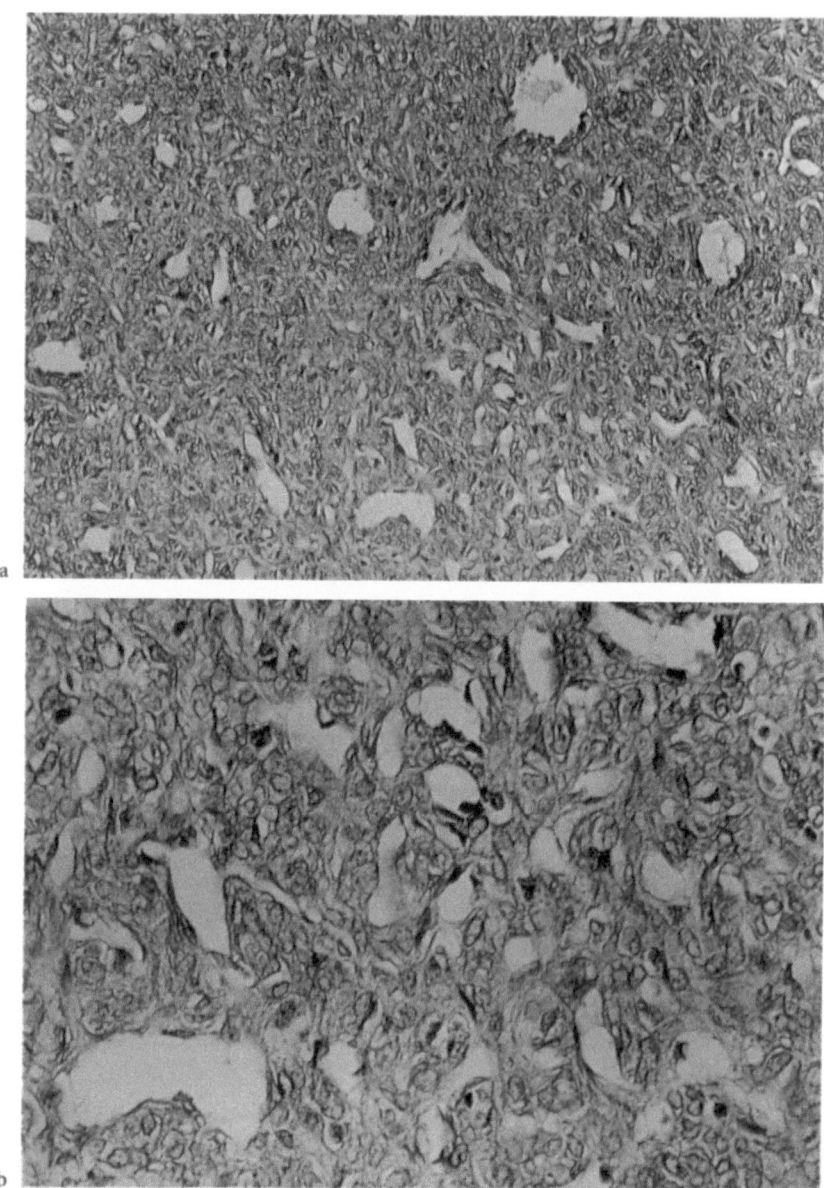

Abb. 493 a, b. Hämangioperizytom der Parotis: Zellsaum von Perizyten an der Außenseite der dünnwandigen Kapillaren. PAS-Reaktion a ×100, b ×250

Hämangioendotheliome werden als unreife Form des kapillären Hämangioms interpretiert (McDaniel 1991). Die Tumoren werden auch als „juveniles Hämangiom" (Edwards et al. 1954; Wawro et al. 1955; Cope u. Blanchard 1965), als „kongenitales kapilläres Hämangiom" (MacFarland 1930; Campbell 1956; Wolfe 1962), als „infantiles Hämangiom" (Goldman u. Perzik 1969) oder als „benignes infantiles Hämangioendotheliom" (Haley u. Jackson 1948; Lane u. Schwarz 1958; Nagao et al. 1980) bezeichnet. Die Tumoren sind in der Parotis lokalisiert und entweder bereits bei der Geburt entwickelt oder noch innerhalb des 1. Lebensjahres. Die Tumoren kommen überwiegend bei Mädchen vor. Die Gefäßlumina werden nicht nur von abgeflachten Endothelzellen begrenzt, sondern auch von mehr plumpen, etwas nach außen gelegenen Perizyten.

Die selteneren *Hämangioperizytome* (Abb. 493) sind meist in der Parotis (Hubert et al. 1970; Massarelli et al. 1980), seltener in der Submandibularis (Pagliaro et al. 1988) lokalisiert. Die Perizyten bilden an der Außenseite der Kapillaren einen dichten Zellsaum und werden von einem Netzwerk von Retikulinfasern durchsetzt.

Eine Besonderheit stellt ein hühnereigroßer *Varixknoten* im Bereich der Parotis dar (Jahnke 1975). Der Knoten enthielt eine dicke schokoladenartige Flüssigkeit und wurde von einer 2-3 mm dicken Gefäßwand begrenzt. In der Lichtung fand sich organisiertes thrombotisches Material. Die angrenzende Parotis zeigte eine Druckatrophie.

Lymphangiome

Lymphangiome sind in ca. 80 % im Bereich der Parotis (Kornblut et al. 1973; Kennedy u. Briant 1977; Crawford 1981; Sobol u. Gogan 1981; Takata et al. 1984), in ca. 20 % im Bereich der Submandibularis (Osborne et al. 1991) lokalisiert. Als synonyme Bezeichnung wird der Terminus „zystisches Hygrom" verwendet (Noone u. Brown 1970; Bill u. Sumner 1975), wobei bei Lokalisation im Bereich der Submandibularis Verwechslungen mit einer Ranula (Osborne et al. 1991) auftreten können. Die Tumoren imponieren als eine fluktuierende Masse mit einer Tendenz zur periglandulären Ausbreitung in den Bereich des Kieferwinkels und der Supraklavikularregion (McDaniel 1991). Die Lymphgefäße sind teils kavernös-zystisch erweitert (Abb. 494), teils auch spaltförmig-kapillär eingeengt. Die von einem flachen Endothel begrenzten Gefäße enthalten eine zellfreie Flüssigkeit. Im Interstitium finden sich meist fokale lymphozytäre Infiltrate. Bei längerer Dauer entstehen regressive Veränderungen mit Sklerosierung (Abb. 495) und Lymphgefäßverödung. Im Gegensatz zu den Hämangiomen kommt es kaum zur Parenchymatrophie des Drüsengewebes. Dagegen treten häufig entzündliche Begleitreaktionen auf.

Neben dem Hauptvorkommen im Kindes- und Jugendalter sind auch einzelne Fälle von zystischen Lymphangiomen der Parotis bei Erwachsenen beobachtet worden (Gutmann 1994). Die Tumoren imponieren als epithelialer Parotistumor und beziehen das periglanduläre Weichgewebe mit ein. In der Feinnadel-Aspirationsbiopsie finden sich vorwiegend kleine Lymphozyten als Hinweis auf ein Lymphangiom.

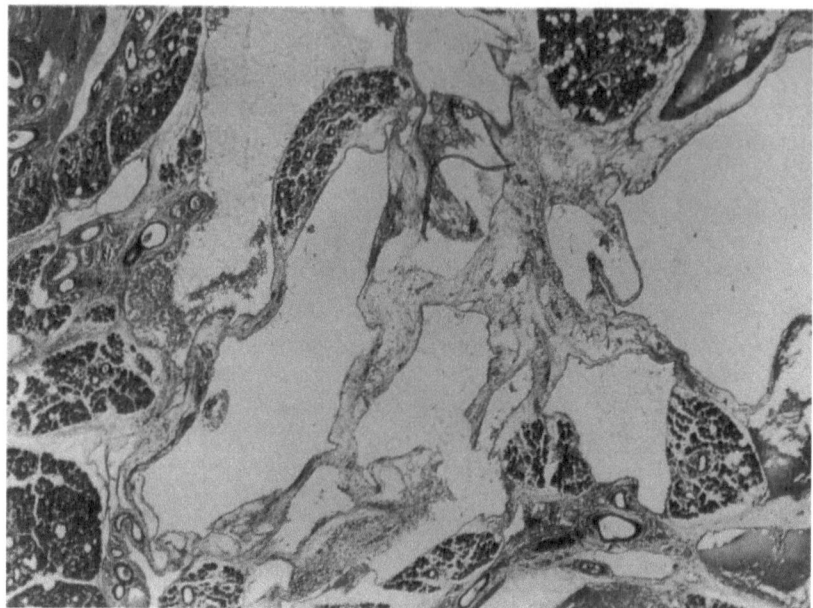

Abb. 494. Zystisches Lymphangiom der Parotis (4 Monate alter Knabe): Reste von Parotisgewebe zwischen den erweiterten Lymphgefäßen. HE ×33

14.38.1.2 Nervale Tumoren

Die Tumoren der peripheren Nerven gehen von den Nervenscheiden aus (periphere *Nervenscheidentumoren*). Die zellulären Elemente des Perineurium sind Schwann-Zellen, welche einen arachnoidalen Ursprung haben und sich von Fibroblasten durch die Ausbildung einer externen Lamina und durch interzelluläre Verbindungen unterscheiden (WEIDENHEIM u. CAMPBELL 1986).

Fünfzig Prozent der nervalen Tumoren sind solitäre Neurinome (Schwannome) (Abb. 496), 40% Neurofibrome und 10% nervale Tumoren bei einer generalisierten Neurofibromatose (SEIFERT 1988). Da die Tumoren meist von Aufzweigungen des N. facialis ausgehen (CONLEY 1975; KAVANAGH u. PANJE 1982), sind 85% der Tumoren in der Parotis lokalisiert und nur 15% in der Submandibularis (MAIR u. LEIMAN 1989). Die Tumoren kommen in allen Altersklassen vor, wobei sich im Material des Speicheldrüsen-Registers Hamburg ein leichtes Überwiegen des männlichen Geschlechts ergibt (SEIFERT u. OEHNE 1986), während im Material des Armed Forces Institute of Pathology eine 1,5fach höhere Frequenz bei Frauen vorlag, speziell bei den Neurinomen (MCDANIEL 1991).

Neurinome (Schwannome, Neurilemmome)

Neurinome sind langsam wachsende, von einer Faserkapsel begrenzte Tumoren mit einem mittleren Tumordurchmesser von 1–6 cm (MCDANIEL 1991).

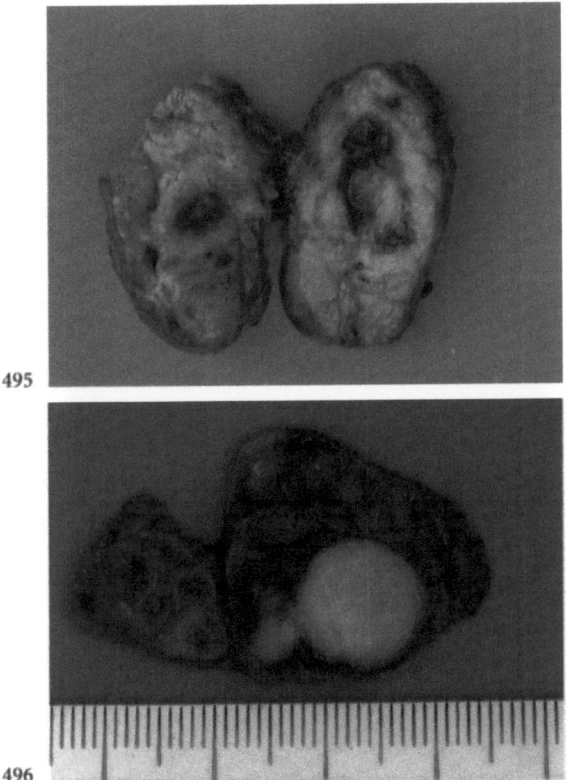

Abb. 495. Regressiv verändertes Lymphangiom der Submandibularis: ausgedehnte Sklerosierung und Lymphgefäßverödung

Abb. 496. Solitäres Neurinom der Parotis: grauweißer Tumorknoten, umgeben von Parotisgewebe

Durch ihren Verlauf im Fazialiskanal kann es zu peripheren Fazialislähmungen kommen. Durch ihre intraglanduläre Lage in der Parotis imponieren sie klinisch als „Parotistumor" (ROOS et al. 1956; AVERY u. SPRINKLE 1972; KRUSE et al. 1973; ASTON u. SPARKS 1975; HELIDONIS et al. 1978; POLAYES u. ROBSON 1978; BRETLAU et al. 1983; BALLE u. GREISEN 1984; BIANCHINI et al. 1990). Die Tumoren besitzen eine schleimig-zystische Schnittfläche. Bei längerer Tumordauer stellen sich regressive Veränderungen mit hyalinen Bezirken, Blutungen, Thrombosen und Verkalkungen ein. Diese Tumoren werden dann als „alte" oder „degenerierte" Neurinome bezeichnet (MCDANIEL 1991).

Pathohistologisch sind die Tumoren aus spindelförmigen Schwann-Zellen in palisadenförmiger Anordnung aufgebaut. Die Zellkerne sind ebenfalls spindelförmig. Typisch sind sog. Verocay-Körper (palisadenförmig angeordnete Zellkerne und getrennt davon fibrilläre eosinophile Zytoplasmafortsätze analog wie in Tastkörperchen). Die Tumoren exprimieren S-100-Protein, zum Teil auch NSE,

Leu7 und GFAP. Der Antoni-A-Typ besitzt eine dichtere kollagene Matrix, während der Antoni-B-Typ durch eine mehr mukoide Matrix mit verstärkter Vaskularisation gekennzeichnet ist. Elektronenmikroskopisch besitzen die Schwann-Zellen eingekerbte Zellkerne und eine reichliche zytoplasmatische Organellenausstattung mit Lysosomen, Golgiapparat und granulärem endoplasmatischen Retikulum (KESSOKU et al. 1980). Die Zellmembran ist pseudopodiemartig gestaltet.

Eine seltene Besonderheit stellt das melanozytische Schwannom dar, welches wegen seines Melaninpigmentgehaltes vom Melanom abgegrenzt werden muß (KILLEEN et al. 1988).

Neurofibrome

Neurofibrome besitzen im Gegensatz zu den Neurinomen keine ausgeprägte Faserkapsel und kommen sowohl in der Parotis als auch in der Submandibularis vor (WEITZNER 1980; MARTIN et al. 1981). Die Tumoren bestehen aus geflechtartig angeordneten Schwann-Zellen, perineuralen Zellen und Fibroblasten mit Einschluß kollagener Faserstrukturen (Abb. 497 u. 498). Der biphasische Aufbau wird durch den immunzytochemischen Befund mit positiver S-100-Proteinreaktion in den nervalen Strukturen und positiver Vimentinreaktion im kollagenen Fasergewebe dokumentiert. Charakteristisch ist auch das muzinöse Stroma mit Gehalt an Mukopolysacchariden und positiver Alzianblaufärbung (Abb. 499), im Gegensatz zum Neurinom. Bei Kindern und bei der Neurofibromatose finden sich meist plexiforme Neurofibrome.

Neurofibromatose

Hierbei entwickeln sich zahlreiche Knotenbildungen im Drüsengewebe, deren Aufbau teils plexiformen Neurofibromen, teils auch zystischen Neurinomen vom Antoni-B-Typ entspricht. In 10% der Fälle wird eine maligne Entartung beobachtet. Weitere klinische Merkmale sind die kutane Manifestation mit Café-au-lait-Flecken und nävoiden Teleangiektasien, Pigmentanomalien der Wangenschleimhaut, Hirnveränderungen (tuberöse Hirnsklerose) und das Sturge-Weber-Syndrom mit einem Naevus flammeus im Bereich des 1. Trigeminusastes, kongenitalem Glaukom und Neigung zu paroxysmalen Anfällen (SEIFERT et al. 1984).

Granularzelltumoren

Dieser meist an der Zunge oder im Larynx lokalisierte Tumor – auch als granuläres Neurom, granuläres Schwannom, granularzellhaltiges Myoblastom oder Myoblastenmyom bezeichnet – kommt selten auch in der Parotis (NUSSBAUM u. HASELKORN 1972; SEIFERT et al. 1977; MCDANIEL 1991), seltener auch einmal in der Sublingualis (MCDANIEL 1991) vor. Die bis kirschgroßen, abgekapselten Tumoren zeigen eine topographische Beziehung zum N. facialis und sind aus soliden, mitunter auch alveolären Zellformationen mit vesikulären Zellkernen aufgebaut. Das breite azidophile granuläre Zytoplasma enthält PAS-positives

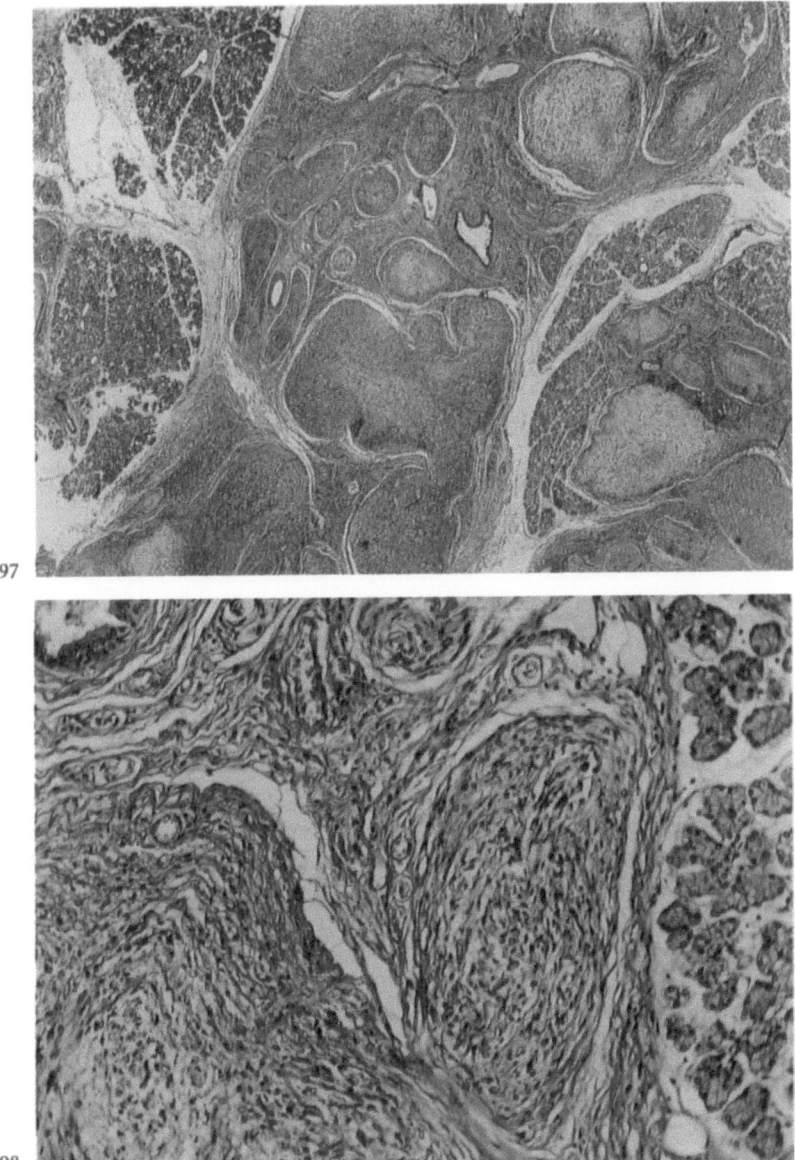

Abb. 497. Plexiformes Neurofibrom der Parotis (4 Monate altes Mädchen): Gang- und Parenchymreste zwischen den Tumorknoten. HE ×33

Abb. 498. Neurofibrom der Parotis: geflechtartig angeordnete Faserbündel. HE ×150

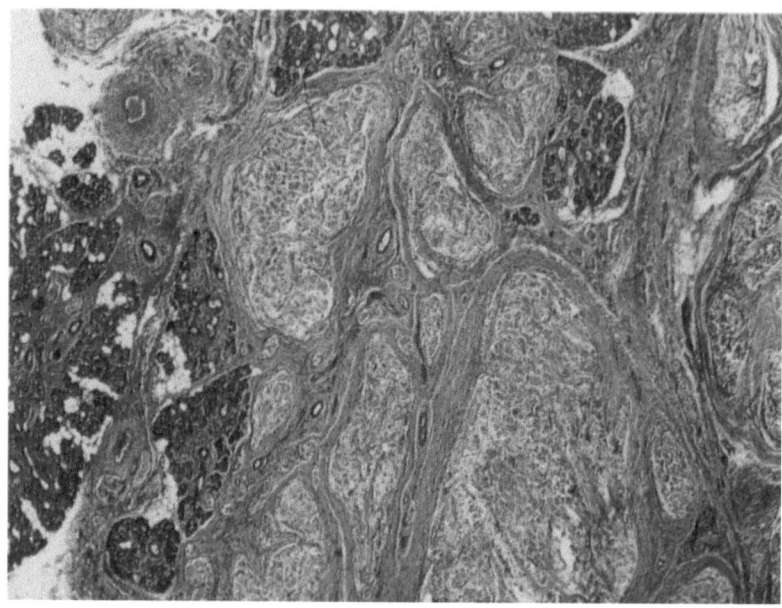

Abb. 499. Neurofibrom der Parotis: muzinöse Durchsetzung des Stroma. HE ×33

Material mit Einschluß von Mukopolysacchariden (Abb. 500). Zwischen den Zellen liegt ein Netzwerk von Basalmembransubstanzen (Abb. 501). Die immunzytochemische Expression von S-100-Protein weist auf die neurale Differenzierung hin (RÜHL u. AKUAMOA-BOATENG 1989; WEISS 1994). Differentialdiagnostisch müssen die Granularzelltumoren vom Paragangliom, vom alveolären Weichteilsarkom und auch vom Azinuszellkarzinom, abgegrenzt werden (SEIFERT et al. 1977).

Extrakranielle Meningeome

Dieser sehr seltene Tumor ist vereinzelt im tiefen Lappen der Parotis (WOLFF u. RANKOW 1971; FARR et al. 1973) und in der Submandibularis (McDANIEL 1991) beobachtet worden. Pathohistologisch sind die Tumoren aus wirbel- oder zwiebelschalenartig angeordneten meningoendothelialen Zellen aufgebaut.

14.38.1.3 Lipome

Lipome sind in 95% in der Parotis (WALTS u. PERZIK 1976; JANECKA et al. 1977; BAKER et al. 1981; PEIRO-ESCRIVA et al. 1982; HOUSTON u. BRANNON 1985; KORENTAGER et al. 1988) und nur in 5% in der Submandibularis lokalisiert (SEIFERT 1988). In über 85% findet sich eine ausgeprägte Dominanz des männlichen Geschlechts mit einem Altersgipfel in der 5.–6. Lebensdekade.

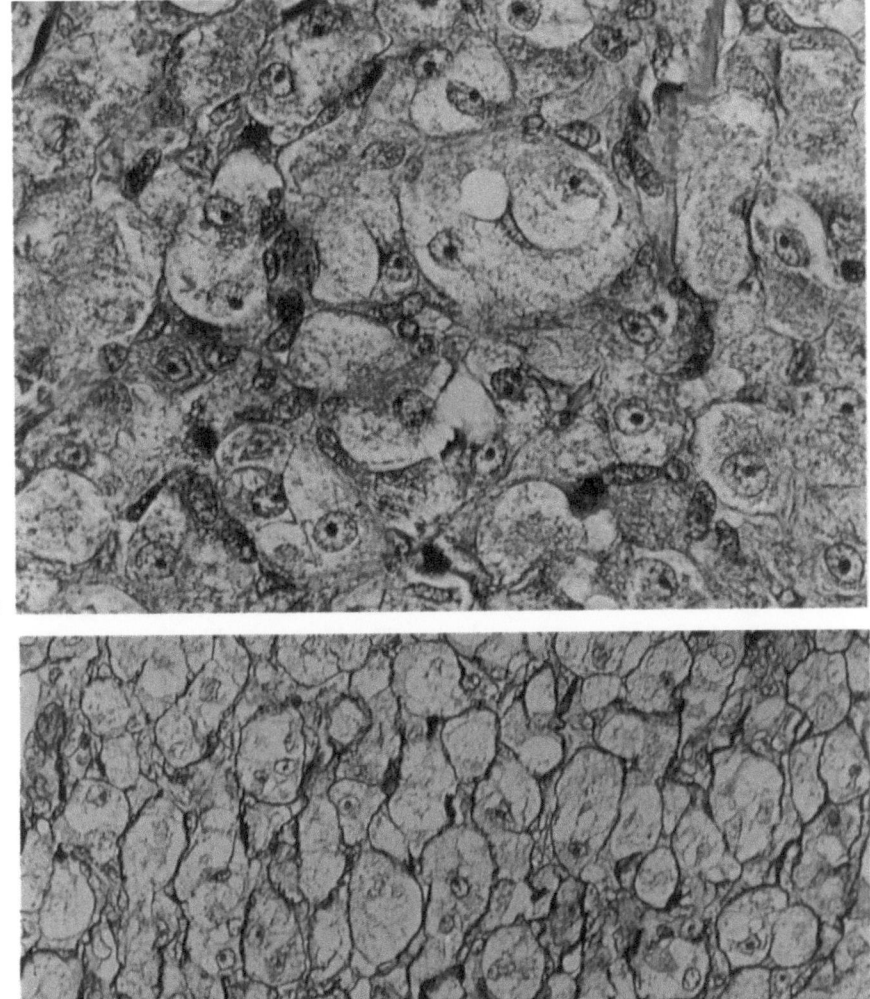

Abb. 500. Granularzelltumor der Parotis: PAS-positive granuläre Einlagerungen ins Zytoplasma; deutliche Zellgrenzen. PAS-Reaktion ×400

Abb. 501. Granularzelltumor der Parotis (Fall wie Abb. 500): Durchsetzung des Tumors mit argyrophilen Fasernetzen. Gomori ×250

Die Tumoren haben eine weiche Konsistenz und eine gelbliche Farbe. Im Gegensatz zur diffusen Lipomatose (ADAMS et al. 1982; s. auch Kap. 11.1) besitzen sie eine deutliche kapselartige Begrenzung. Das Drüsengewebe wird durch den Tumor verdrängt, ohne daß eine so ausgeprägte Atrophie wie bei Angiomen vorliegt.

Pathohistologisch (Abb. 502) sind die Tumoren aus läppchenförmig angeordneten regulären Fettzellen aufgebaut, zwischen denen schmale bindegewebige Septen mit Blutgefäßen verlaufen. Die Tumoren müssen von subaponeuralen Lipomformen abgegrenzt werden (SEIFERT et al. 1984). Besondere Varianten des Lipoms sind das Angiolipom der Parotis (REILLY et al. 1988), das aus embryonalem braunem feinvakuolärem Fettgewebe aufgebaute Hibernom der Parotis (VINAYAK u. REDDY 1993) sowie das infantile Lipoblastom (CALHOUN et al. 1987).

14.38.1.4 *Bindegewebige und histiozytäre Tumoren*

Reine *Fibrome* sind selten und bestehen aus kollagenen Fasergeflechten, welche meist regressive Veränderungen mit fokalen Verkalkungen aufweisen (SEIFERT u. OEHNE 1986). Sie können von faszikulären pleomorphen Adenomen durch das Fehlen epithelialer Strukturen abgegrenzt werden.

Häufiger sind *fibröse Histiozytome* der Parotis (SHAPSHAY et al. 1979; FAYEMI u. ALI 1980; MCDANIEL 1991), welche aus Fibroblasten und histiozytären Zellen mit dem typischen „wirbelartigen" oder „storiformen" Muster aufgebaut sind (Abb. 503). Dazwischen liegen mononukleäre Zellen, mehrkernige Riesenzellen mit Lipid- oder Hämosiderinspeicherung oder auch Touton-Riesenzellen. Die Tumoren besitzen keine Kapsel und reichen mitunter fingerförmig in das angrenzende Gewebe hinein.

Weitere bindegewebige Tumoren sind die zellreiche *noduläre Fasziitis* und die zellärmere faserreiche aggressive juvenile *Fibromatose* im Bereich der Parotis und Submandibularis (MAJMUDAR u. WINIARSKI 1978; FATA u. RABUZZI 1988; MCDANIEL 1991; FOWLER et al. 1994). Im Material des Armed Forces Institute of Pathology entfielen von 38 bindegewebigen Tumoren der großen Speicheldrüsen 17 Fälle auf die noduläre Fasziitis und 7 Fälle auf die Fibromatose. Speziell die noduläre Fasziitis ist in der Parotisregion relativ selten lokalisiert (CHEN u. BAUER 1987; FISCHER et al. 1989; ABENDROTH u. FRAUENHOFFER 1995). Die wegen des raschen Wachstums auch als pseudosarkomatöse Fasziitis bezeichnete knotenförmige Proliferation besteht aus spindelförmigen Fibroblasten, welche in geflechtartigen Faszikeln angeordnet und von einzelnen Lymphozyten, Plasmazellen, Histiozyten, Blutgefäßen sowie mehrkernigen Riesenzellen durchsetzt sind. Charakteristisch ist die Expression von Vimentin, während andere immunzytochemische Marker (S-100-Protein, Desmin u.a.) nicht nachweisbar sind. Differentialdiagnostisch muß die noduläre Fasziitis von pleomorphen Adenomen oder Myoepitheliomen abgegrenzt werden.

Weitere seltene Beobachtungen betreffen *Myxome* (MALFATTI 1961) oder *Xanthofibrome* (CANCURA 1969; SEIFERT u. OEHNE 1986), welche aus Schaumzellen, Histiozyten und Fibrozyten aufgebaut sind und eine deutliche PAS-Reaktion aufweisen.

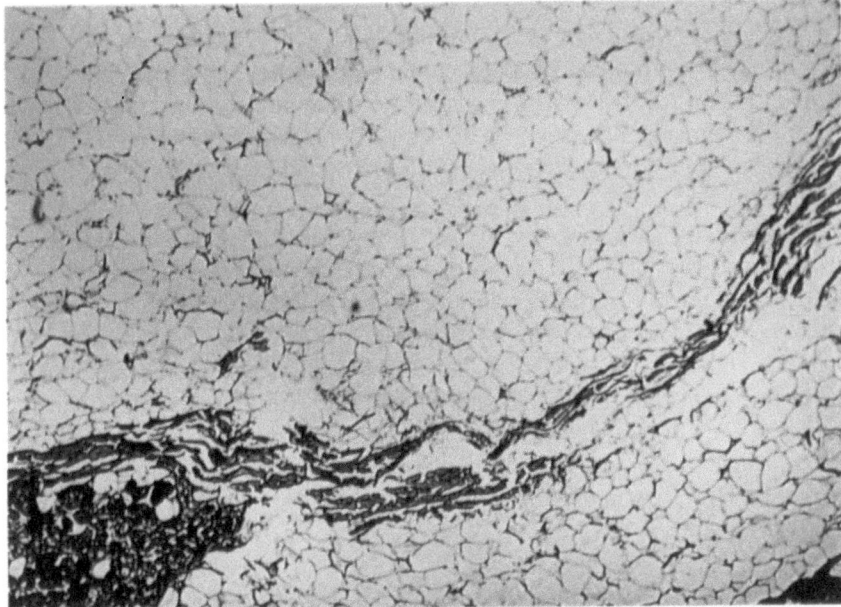
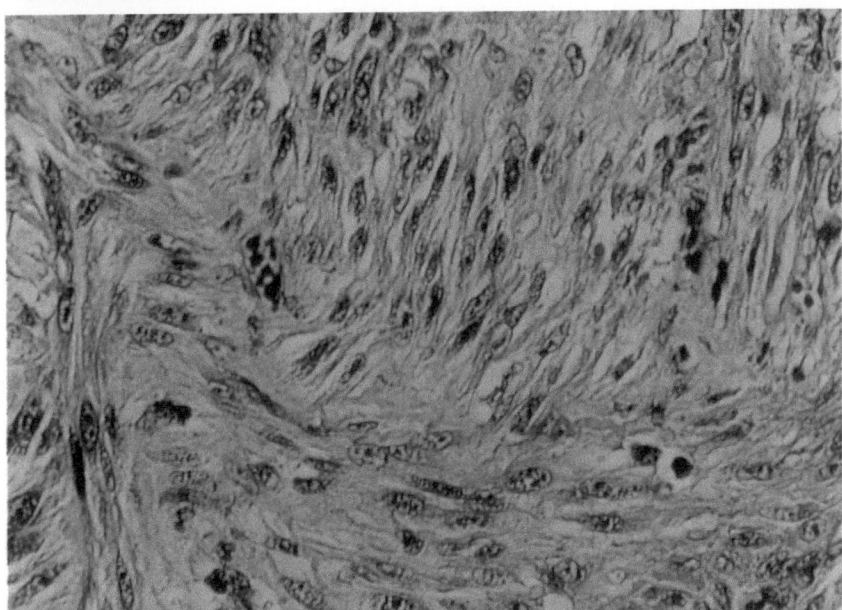

Abb. 502. Lipom der Parotis: bindegewebige Septen mit Resten von Drüsenparenchym. HE ×40
Abb. 503. Fibröses Histiozytom der Parotis: wirbelartige Anordnung („storiforme Muster") der Faserbündel. HE ×250

14.38.1.5 Sonstige benigne Tumoren

Vaskuläre Leiomyome (Angiomyome) sind ganz vereinzelt in der Parotis beschrieben (KIDO u. SEKITANI 1989; MCDANIEL 1991) und meist im oberflächlichen Lappen lokalisiert. Die Tumoren bestehen aus erweiterten Blutgefäßen, welche von einem unterschiedlich dicken Wall von glatten Muskelfasern begrenzt werden.

Chondrome der Parotis sind ebenfalls extrem selten (SEIFERT u. OEHNE 1986; KOSTOPOULOS et al. 1993). Die Tumoren erreichen bis Mandarinengröße und sind aus hyalinem Knorpel mit herdförmigen Ossifikationszonen aufgebaut. Bei stärkerer Ossifikation werden die Tumoren auch als Osteochondrome bezeichnet. Sie enthalten keine epithelialen Anteile, im Gegensatz zu pleomorphen Adenomen mit einseitiger chondroider Stromadifferenzierung. Beim Vorkommen im Kindesalter wird eine Entstehung aus Resten eines Kiemenbogens diskutiert. Die synoviale *Chondromatose* des Kiefergelenkes muß differentialdiagnostisch von einem Tumor der Parotis abgegrenzt werden (REINERT u. HAMMER 1989).

Extraossäre Riesenzelltumoren sind vereinzelt in der Parotis (EUSEBI et al. 1984), ganz selten auch in der Submandibularis (MCDANIEL 1991) beobachtet worden. Die Tumoren sind aus spindelförmigen und rundlichen mononukleären Zellen aufgebaut und enthalten mehrkernige Riesenzellen mit azidophilem Zytoplasma und bis zu 20 Zellkernen. Die Riesenzellen machen 10–20% der Zellpopulation aus. Innerhalb des Tumors kann es zur fokalen Bildung von Osteoid, zu Blutungen mit Hämosiderinablagerungen und zu entzündlichen Infiltraten kommen. Die osteoklastären Riesenzellen exprimieren immunzytochemisch weder Zytokeratin noch Aktin, S-100-Protein oder Faktor VIII-assoziiertes Protein. Bezüglich der Assoziation mit einem Karzinom im pleomorphen Adenom wird auf Kap. 14.31 verwiesen, bezüglich anderer Tumoren mit Riesenzellen auf Kap. 14.36 und 14.38.2.

Glomustumoren gehen von arteriovenösen Anastomosen aus und sind aus dünnwandigen Gefäßen aufgebaut, welche von Nestern von Glomuszellen umgeben sind. Elektronenmikroskopisch lassen sich aktinartige Filamente im Zytoplasma nachweisen. Es liegt lediglich eine Fallbeschreibung eines Glomangioms der Parotis vor (MCDANIEL 1991).

Paragangliome (Abb. 504) sind nichtchromaffine Chemodektome, welche bei einer Lokalisation oberhalb der Karotisgabel klinisch als Parotistumor imponieren können. Sie gehen vom Glomus jugulare oder Glomus tympanicum aus (JOHNSON et al. 1988; BRANDRICK et al. 1988). Die Tumoren sind aus kleinen runden epitheloiden Zellen in endokrin-alveolären Zellballen aufgebaut und von erweiterten sinusoidalen Gefäßen durchsetzt. In den Tumorzellen finden sich elektronendichte dunkle Granula, welche Katecholamine und Polypeptidhormone enthalten. Die Tumoren müssen von Hämangiomen (HELPAP 1966) und Granularzelltumoren (SEIFERT et al. 1977) abgegrenzt werden.

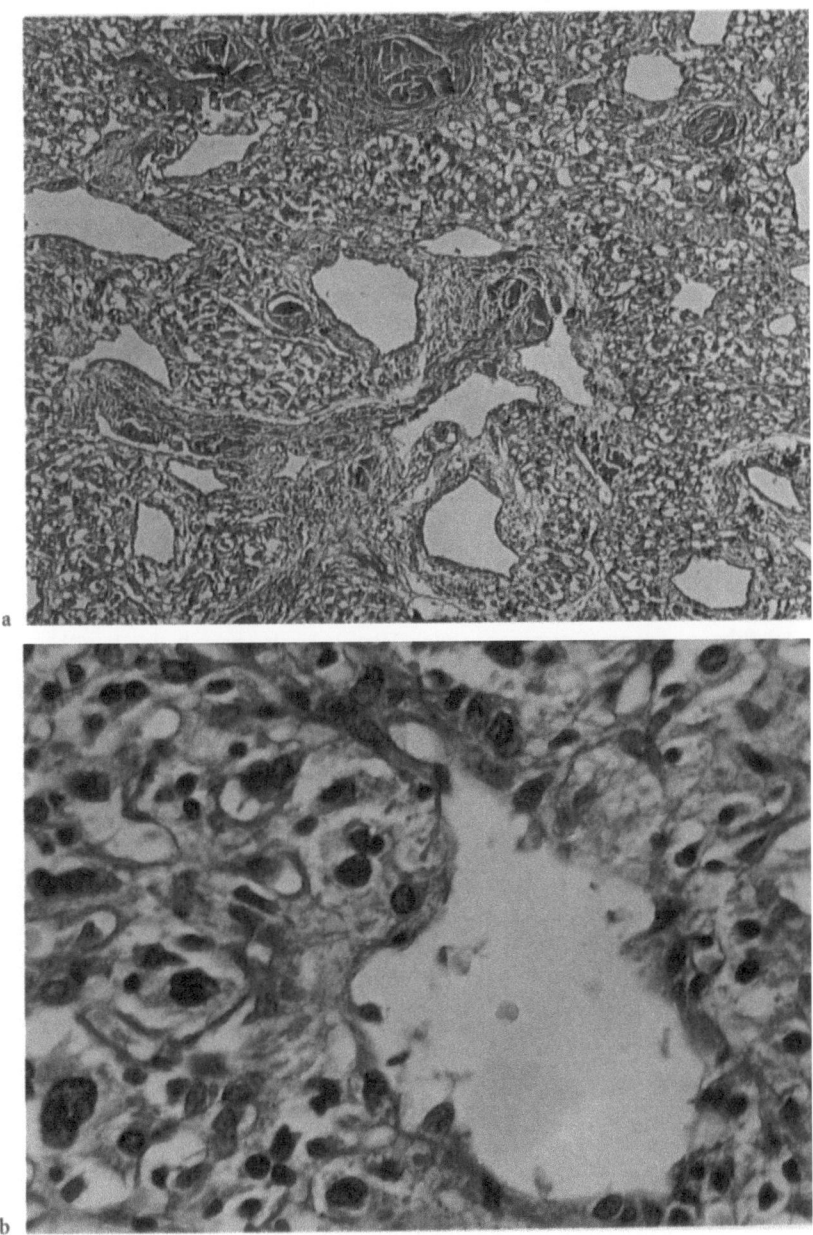

Abb. 504 a, b. Paragangliom oberhalb der Karotisgabel im Randgebiet der Parotis: endokrin-alveoläre Zellballen in der Umgebung erweiterter sinusoidaler Gefäße. **a** Gomori ×60, **b** PAS-Reaktion ×400

14.38.1.6 Entzündliche Pseudotumoren

Hierbei handelt es sich um chronisch-granulierende Entzündungen, die klinisch als Tumor imponieren und pathohistologisch aus einem vielgestaltigen zellulären Verband aus Lymphozyten, Plasmazellen, Histiozyten, Epitheloidzellen, Riesenzellen und anderen Zellformen aufgebaut sind. Sie werden auch als „Granulationsgeschwülste" bezeichnet, wobei 3 Subtypen unterschieden werden (INUI et al. 1993): vorwiegend histiozytärer xanthogranulomatöser Typ, vorwiegend plasmazellulärer granulomatöser Typ und sklerosierender Pseudotumor. Die bisherigen seltenen Fallmitteilungen *entzündlicher Pseudotumoren* zeigen eine große Variationsbreite:

- Bei einem entzündlichen Pseudotumor der Submandibularis lag ein vorwiegend plasmazellulärer granulomatöser Subtyp mit Sklerosierung vor (INUI et al. 1993). In 6 weiteren Beobachtungen handelte es sich um Pseudotumoren der großen Speicheldrüsen mit spindelförmigen Myofibroblasten und Histiozyten unter Einschluß xanthogranulomatöser Herde, jedoch ohne Zellen mit positiven Makrophagenmarkern für MAC387 (WILLIAMS et al. 1992). Die Veränderungen sind ähnlich wie bei der xanthogranulomatösen Sialadenitis (s. Kap. 13.9.1). Bei einem klinisch als „Submandibularistumor" imponierenden Fall fand sich ein entzündlicher Granulationspolyp in einem Ausführungsgang (SCHEIDEN 1985). Histologisch enthielt das kapillarreiche Granulationsgewebe verkalkte, wabig strukturierte Fremdkörper pflanzlicher Herkunft. Das Gangepithel war ulzeriert. Im Drüsengewebe hatte sich eine obstruktive Sialadenitis entwickelt. Eine weitere Beschreibung betrifft ein kristalloides Granulom in der Parotis, welches aus Epitheloidzellen, Riesenzellen und Histiozyten aufgebaut war und polyedrische Kristalle enthielt (TAKEDA 1991).

Bei einem primären *Amyloidtumor* der Parotis fanden sich IgA-γ und κ-Leichtketten in Lymphozyten und Plasmazellen sowie AL-Amyloid, welches von Fremdkörperriesenzellen umgeben war (STIMSON et al. 1988). Elektronenmikroskopisch zeigte das AL-Amyloid einen typischen Aufbau aus 80–120 Å großen Fibrillen. Eine systemische Amyloidose (s. Kap. 11.3) oder ein Plasmozytom lagen nicht vor.

Weitere Fallbeschreibungen betreffen *Pseudotumoren*, die *klinisch* als *primäre Parotistumoren* imponierten:

- Bei einem pflaumengroßen „Parotistumor" handelte es sich um eine vorwiegend produktive *Tuberkulose* (KARDUCK 1972), in einem anderen Fall um einen *Gichttophus*, der einen Parotistumor vortäuschte (BALLHAUS et al. 1989).
- Bei der *Kimura-Krankheit* finden sich entzündliche subkutane Knoten, welche bevorzugt in der präaurikulären Region lokalisiert sind und einen Parotistumor vortäuschen können (MIYAMOTO u. TANI 1977; THAM et al. 1991; KUNG et al. 1984; HUI et al. 1989; JENSEN 1991). Das klinische Bild ist durch das meist endemische Vorkommen bei jüngeren Männern in asiatischen Ländern gekennzeichnet, außerdem durch eine Bluteosinophilie und eine Erhöhung

der IgE-Werte. Pathohistologisch findet sich ein eosinophiles lymphofollikuläres Granulom mit fibröser Durchsetzung. Die eingeschlossenen Lymphfollikel enthalten aktivierte Keimzentren und eosinophile Mikroabszesse. Das entzündliche Infiltrat ist durch eosinophile Leukozyten und Lymphozyten, außerdem durch vereinzelte, in den Lymphfollikeln lokalisierte Riesenzellen vom Warthin-Finkelday-Typ charakterisiert. In den angrenzenden Lymphknoten liegt eine Lymphadenopathie mit floriden Keimzentren vor.

- Die *angiolymphoide Hyperplasie mit Eosinophilie* kann ebenfalls einen Parotistumor vortäuschen, wird jedoch von der Kimura-Krankheit diagnostisch abgegrenzt (WELLS u. WHIMSTER 1969; GOLDMAN u. KLEIN 1976; WEISS et al. 1986; GOOGE et al. 1987). Die Krankheit wird im Gegensatz zur Kimura-Krankheit häufiger bei Frauen beobachtet und geht in 20% der Fälle mit einer Lymphadenopathie einher. Die pathohistologischen Merkmale der Knotenbildungen sind zentral gelegene, meist etwas dickwandige Gefäße, welche von gruppiert angeordneten dichten Ansammlungen von Blutkapillaren umgeben sind. Die Endothelzellen der Kapillaren zeigen einen histiozytären oder epitheloiden Aufbau, so daß dieser Befund auch als „epitheloides Hämangioendotheliom" interpretiert wird (WEISS et al. 1986). Zwischen den Gefäßproliferationen liegt ein entzündliches Infiltrat aus eosinophilen Leukozyten und Lymphozyten.
- Eine seltene Beobachtung betrifft eine primäre *lymphomatoide Granulomatose* der Parotis (JENSEN et al. 1982). Ob auch hier - wie bei der pulmonalen Form (GUINEE et al. 1994) - eine Proliferation von Epstein-Barr-Virus-infizierten B-Zellen mit einer prominenten T-Zellreaktion und Vaskulitis vorliegt, ist noch nicht geklärt.
- Ein weiterer seltener Pseudotumor der Parotis und Submandibularis wurde bei der *Rosai-Dorfman-Krankheit* beschrieben (VILDE et al. 1991). Pathohistologisch fand sich eine Sinushistiozytose mit Lymphophagozytose, lymphoplasmazellulärer Infiltration und massiver fieberhafter schmerzloser Lymphadenopathie der Halsregion. Die Rosai-Dorfman-Zellen und die monozytären Zellen der Sinus und Pulpa exprimieren die Proteinasen Kathepsin D und E (PAULI et al. 1994).

Der „entzündliche myofibroblastische Tumor" („inflammatory myofibroblastic tumor"), der überwiegend in der Lunge lokalisiert ist, ist extrapulmonal auch in der Kopf-Hals-Region beobachtet worden, jedoch ohne direkten topographischen Bezug zum Speicheldrüsengewebe (COFFIN et al. 1995). Es handelt sich um eine entzündliche Proliferation von spindelförmigen Myofibroblasten mit Einschluß von unterschiedlich differenzierten Entzündungszellen, so daß verschiedene Gewebsmuster analog einer nodulären Fasziitis, einem fibrösen Histiozytom oder einem Desmoid entstehen. Immunzytochemisch findet sich eine Expression von Vimentin und Aktin, vereinzelt jedoch auch von Zytokeratin in den Myofibroblasten.

Zusätzlich wird auf das Kap. 13.9 (Sonstige granulomatöse Formen der Sialadenitis) verwiesen.

14.38.2 Sarkome

Primäre Sarkome der Speicheldrüsen sind selten und machen nur ca. 0,3% aller Speicheldrüsentumoren aus (AUCLAIR et al. 1986; SEIFERT u. OEHNE 1986; SEIFERT 1988; LUNA et al. 1991; AUCLAIR u. ELLIS 1991). Die statistischen Angaben beziehen sich lediglich auf die großen Speicheldrüsen, da bei Sarkomen im Bereich der kleinen Speicheldrüsen ein Ausgangspunkt vom Drüseninterstitium nicht definiert werden kann. Sarkome, die vom Gehörgang, Unterkiefer, von der Schädelbasis oder vom Mittelohr in die Parotisloge vorgedrungen sind und zunächst an das Vorliegen einer primären Speicheldrüsengeschwulst denken lassen, sind nicht berücksichtigt worden. Bezüglich der Abgrenzung von Karzinosarkomen wird auf Kap. 14.36.4 verwiesen.

Zirka 80-90% der Fälle sind in der Parotis lokalisiert, ca. 10% in der Submandibularis. Ungefähr 75% der Sarkome sind beim männlichen Geschlecht entwickelt, wobei der Altersgipfel in der 3. Lebensdekade liegt; 30% der Tumorpatienten sind jünger als 20 Jahre (LUNA et al. 1991). Die Prognose korreliert mit der Tumorgröße, dem Sarkomtyp und dem pathohistologischen Malignitätsgrad. Die Rezidivrate beträgt ca. 40%, die Metastasenfrequenz ca. 38% (LUNA et al. 1991). Die durchschnittliche Überlebensrate liegt bei nur 2-3 Jahren. Aus Sammelstatistiken (Tabelle 69) ergibt sich, daß Rhabdomyosarkome, maligne fibröse Histiozytome, maligne Nervenscheidentumoren, Angiosarkome und Fibrosarkome die am häufigsten vorkommenden Sarkomformen darstellen (SEIFERT u. OEHNE 1986; LUNA et al. 1991; AUCLAIR u. ELLIS 1991).

Tabelle 69. Pathohistologische Klassifikation primärer Sarkome der großen Speicheldrüsen. Literaturübersicht von 170 Fällen[a]

Sarkomtyp	Prozentuale Häufigkeit	
Rhabdomyosarkome	17%	
Maligne fibröse Histiozytome	17%	
Angiosarkome, maligne Hämangioendotheliome und Hämangioperizytome	17%	
Maligne Nervenscheidentumoren	16%	
Fibrosarkome	13%	**80%**
Leiomyosarkome	5%	
Extraossäre Osteosarkome	4%	
Liposarkome	3%	
Synoviale Sarkome	3%	
Kaposi-Sarkome	2%	
Alveoläre Weichteilsarkome	2%	
Epitheloide Sarkome	0,5%	
Extraossäre Chondrosarkome	0,5%	**20%**

[a] SEIFERT u. OEHNE (1986) (Speicheldrüsen-Register Hamburg); LUNA et al. (1991) (Anderson Cancer Center Houston/Texas); AUCLAIR u. ELLIS (1991) (Armed Forces Institute of Pathology Washington).

14.38.2.1 Angiosarkome

Angiosarkome der Parotis sind aus irregulär miteinander anastomosierenden Blutgefäßen mit infiltrativem Wachstum aufgebaut. Die wahllos angeordneten Gefäße werden von irregulär großen neoplastischen Zellen begrenzt (AUCLAIR u. ELLIS 1991).

Aus der Gruppe der Angiosarkome sind speziell in der Parotis neben *malignen Hämangioendotheliomen* (TOMEC et al. 1979) besonders *maligne Hämangioperizytome* (MASSARELLI et al. 1980; AUCLAIR u. ELLIS 1991) beobachtet worden.

Bei den *malignen Hämangioendotheliomen* finden sich atypische Proliferationen von neoplastischen Endothelzellen mit intra- und perikapillärer Ausbreitung. Die Mitoserate ist deutlich erhöht. Die Tumorzellen exprimieren das Faktor VIII-assoziierte Protein.

Die *malignen Hämangioperizytome* sind aus atypischen spindelförmigen Tumorzellen mit mitotischer Aktivität aufgebaut, zwischen denen retikuläre basalmembranartige Faserstrukturen entwickelt sind. Bei den bisher mitgeteilten Fällen verstarben die Patienten mit Lungen- und Knochenmetastasen innerhalb von 2-3 Jahren nach Tumorbeginn (MASSARELLI et al. 1980).

Im Gegensatz zur Häufigkeit des AIDS-assoziierten *Kaposi-Sarkoms* in der oralen Mukosa sind Fallbeschreibungen mit tumoröser Durchsetzung der Parotis extrem selten (YEH et al. 1989). Bei den übrigen Beobachtungen war der Tumor nicht in der Parotis, sondern in den intraglandulären Lymphknoten der Parotis lokalisiert (PUTERMAN u. GOLDSTEIN 1983; BONZANINI et al. 1992), wobei in einem Fall der Tumor bei einem Patienten ohne Immuninsuffizienz-Syndrom aufgetreten war (JOSEPHSON et al. 1988). Die Tumoren bestehen aus spindelförmigen Zellproliferationen in faszikulärer Anordnung und sind von schlitzartigen Gefäßspalten durchsetzt, welche Erythrozyten enthalten. Weitere Merkmale sind PAS-positive Kügelchen sowie Erythrozytenaustritte mit Ablagerungen von Hämosiderinpigment im Tumorstroma.

14.38.2.2 Maligne Nervenscheidentumoren

Nervenscheidentumoren kommen meist in Verbindung mit einer von Recklinghausen-Neurofibromatose vor (HERRERA u. DE MORAES 1984). Die Tumoren sind selten und in der Parotis lokalisiert (KRUSE et al. 1973; MAURER u. MANN 1989), ganz vereinzelt auch in der Submandibularis (PISCIOLI et al. 1986). Der histologische Aufbau ist durch schmale spindelförmige Zellen mit kommaartigen Zellkernen und gesteigerter mitotischer Aktivität gekennzeichnet. Sie bilden Fischgrätenmuster oder sind palisadenförmig angeordnet mit Einschluß myxoider Areale und dickwandiger Blutgefäße. Elektronenmikroskopisch besitzen die Tumorzellen interdigitierende Zytoplasmafortsätze und sind von einer unvollständig ausgebildeten externen Lamina begrenzt. Zur Abgrenzung von Fibrosarkomen ist der Nachweis von S-100-Protein wichtig.

Eine seltenere Sonderform stellt der epitheloide maligne Nervenscheidentumor dar (AUCLAIR u. ELLIS 1991). Es finden sich dabei solide, knotenförmig angeordnete epitheloide Tumorzellverbände.

14.38.2.3 *Rhabdomyosarkome*

Rhabdomyosarkome sind überwiegend in der Parotis lokalisiert (POSTOLOFF u. KAISER 1956; HIRTZLER u. URBANKE 1967; RENICK et al. 1988; SEIFERT 1988; LUNA et al. 1991; AUCLAIR u. ELLIS 1991). Meist handelt es sich um embryonale Rhabdomyosarkome (RENICK et al. 1988), welche durch ein- oder mehrkernige Tumorzellen mit aufgetriebenen Zellkernen und spindelförmig ausgezogenem Zytoplasma als „Kaulquappenzellen" definiert werden. Seltener kommen auch pleomorphe (Abb. 505 u. 506) oder alveoläre Rhabdomyosarkome (SEIFERT 1988) vor. Die Tumoren exprimieren Desmin, teilweise auch Myoglobin.

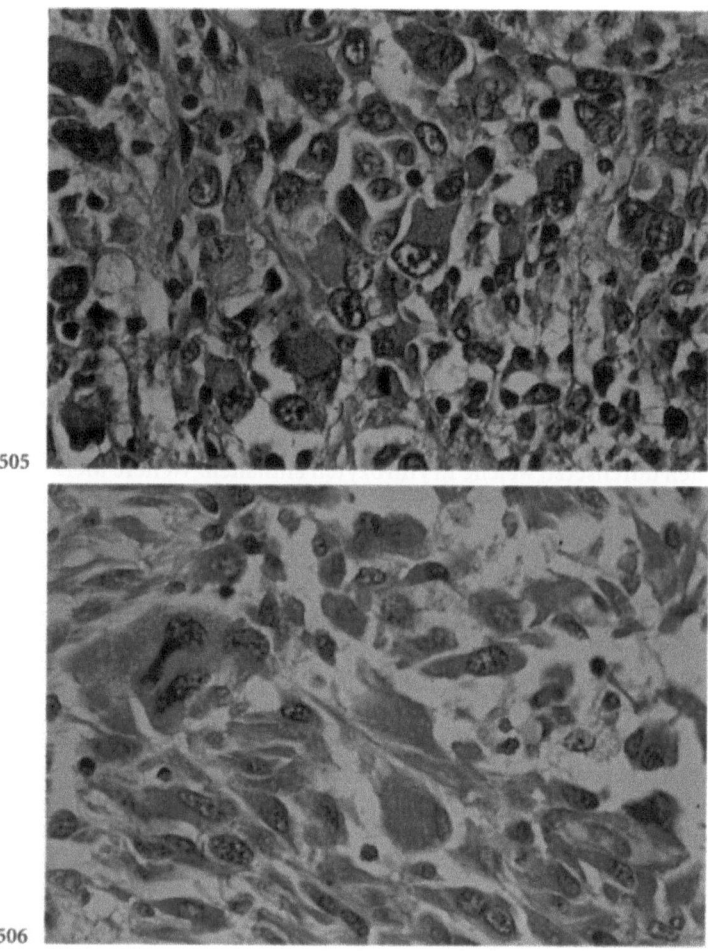

Abb. 505. Rhabdomyosarkom der Parotis: Riesenzellen und „Kaulquappenzellen". Masson-Goldner ×400

Abb. 506. Rhabdomyosarkom (Fall wie Abb. 505): Expression von Desmin in den Tumorzellen. Alkalische Immunphosphatasereaktion (APAAP) ×400

14.38.2.4 Maligne fibröse Histiozytome und Fibrosarkome

Maligne fibröse Histiozytome sind meist in der Parotis lokalisiert (BENJAMIN et al. 1982; SEIFERT 1988; DANIELSON et al. 1989). Inmitten eines „storiformen" Fasergeflechtes liegen polymorphe Histiozyten mit Einschluß mehrkerniger Riesenzellen. Immunzytochemisch exprimieren die Tumoren Lysozym und α_1-Antitrypsin.

Fibrosarkome der Parotis sind aus Faszikeln spindelförmiger Fibroblasten aufgebaut, deren Anordnung oft einem Fischgrätenmuster entspricht und damit Strukturen in malignen Nervenscheidentumoren oder monophasischen synovialen Sarkomen ähnelt. Die pleomorphen Zellkerne zeigen eine erhöhte mitotische Aktivität (LUNA et al. 1991).

14.38.2.5 Sonstige seltenere Sarkome

Liposarkome kommen überwiegend in der Parotis vor (JONES u. BAKER 1980; INFANTE SANCHEZ et al. 1983; KORENTAGER et al. 1988; SEIFERT 1988), seltener auch in der Submandibularisregion (BORN et al. 1986).

Das extraossäre *Osteosarkom* ist ebenfalls in der Parotis lokalisiert (MANNING et al. 1986; STIMSON et al. 1989). Die Tumoren zeichnen sich durch Aggressivität, Metastasen und meist letalen Ausgang aus. Die 5-Jahres-Überlebensrate beträgt nur 15%. Die anaplastischen Tumorzellen produzieren Osteoid mit partieller Verkalkung. Neben einkernigen polymorphen Osteoblasten finden sich auch mehrkernige bizarre Riesenzellen und kleine rundliche Tumorzellen. Mitunter ähnelt das Tumormuster einem malignen fibrösen Histiozytom mit Einschluß hyaliner Stromaareale. Die Tumorzellen exprimieren Vimentin.

Extrem selten sind extraossäre *Chondrosarkome* (AUCLAIR u. ELLIS 1991). Die chondroide Matrix exprimiert S-100-Protein.

Vereinzelte Beobachtungen liegen über *Leiomyosarkome* der Parotis vor (VOLPE u. MAZABRAUD 1981; SANDHYAMANI et al. 1983). Die länglichen Tumorzellen besitzen ein eosinophiles Zytoplasma mit Einschluß von Myofibrillen und perinukleären Aufhellungen oder Vakuolen. Die Zellkerne sind zigarrenförmig gestaltet. Die Tumoren exprimieren neben Desmin auch Aktin.

Mono- oder biphasische *synoviale Sarkome* kommen zuweilen in der Parotis vor (AUCLAIR u. ELLIS 1991). Die Tumoren exprimieren Zytokeratin und EMA.

Nasopharyngeale oder zervikale *Chordome* können bei zunehmender Tumorgröße mit Ausbreitung in die Parotis- oder Submandibularisregion einen Speicheldrüsentumor (Abb. 507 u. 508) vortäuschen (SMALL 1974; STAMMBERGER 1983; PERZIN u. PUSHPARAJ 1986; SINGH u. KAUR 1987; SEIFERT 1988; GMÜR u. VON HOCHSTETTER 1988; MARTIN et al. 1990; HAZARIKA et al. 1995). Die pleomorphen Tumorstrukturen können extraossären Chondrosarkomen, pleomorphen Adenomen oder auch muzinösen Adenokarzinomen ähneln. Innerhalb von Schleimseen, welche reichlich saure Mukopolysaccharide enthalten, liegen teils Spindelzellen, teils auch solide epithelähnliche Zellverbände. Typisch sind sog. physaliforme Zellen, welche im Zytoplasma Schleimtropfen enthalten. Da der Zellkern der Tumorzellen oft randständig verlagert ist, entstehen Zell-

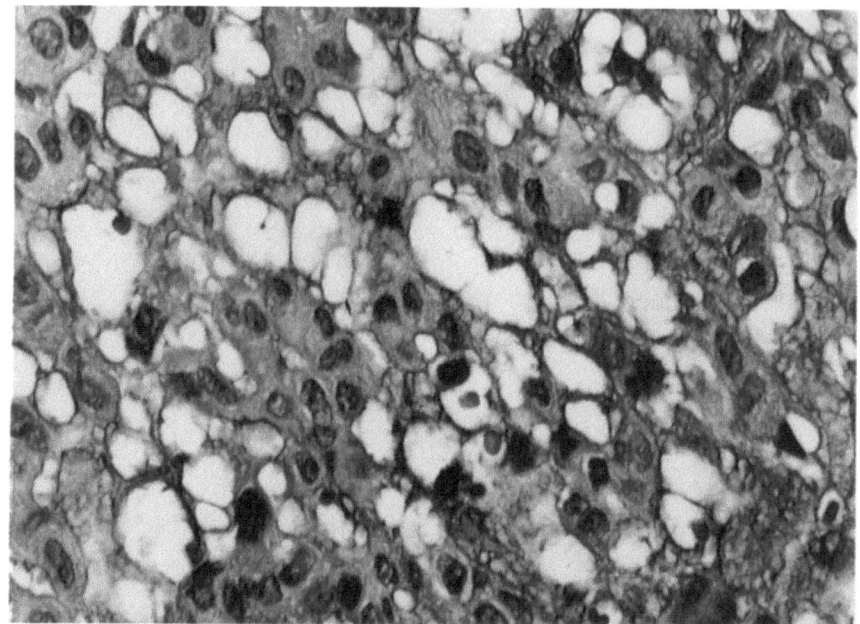

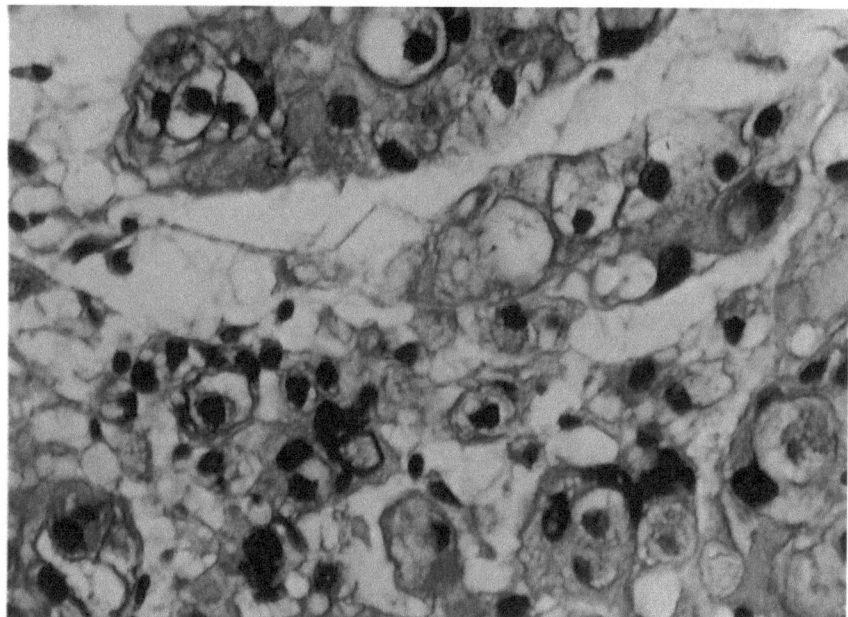

Abb. 507. Nasopharyngeales Chordom mit Ausbreitung in die Parotis: epitheloide Zellen, umgeben von Schleimseen. PAS-Reaktion ×250

Abb. 508. Chordom (Fall wie Abb. 507): Physaliforme Zellen mit Schleimtropfen im Zytoplasma. PAS-Reaktion ×400

typen ähnlich einer intrazellulär verschleimenden Siegelringzelle. Immunzytochemisch ist die Mehrfachexpression von Zytokeratin, EMA, Vimentin, S-100-Protein und NSE charakteristisch (RUTHERFOORD u. DAVIES 1987; LAM 1990).

14.38.3 Maligne Melanome

Primäre maligne Melanome der Parotis stellen eine große Rarität dar (JORGENSEN 1954; GREENE u. BERNIER 1961; BROCHERIOU et al. 1978; BAHAR et al. 1990). Zum Ausschluß von Melanommetastasen in der Parotis müssen 2 Kriterien erfüllt sein: histopathologische Demonstration des malignen Melanoms innerhalb des Drüsenparenchyms der Parotis und exakter Ausschluß eines anderen extraglandulären primären Melanoms mit Metastasierung in die Parotis. Als Ausgangspunkt der primären Melanome der Parotis werden Melanozyten im normalen Drüsengewebe angenommen (GREENE u. BERNIER 1961).

14.38.4 Sonstige maligne nichtepitheliale Tumoren

Eine ungewöhnliche Rarität stellt die Beobachtung eines *Neuroblastoms* in der Parotis dar (SHRESTHA et al. 1994). Der Tumor war als schmerzloser 3 × 3,5 × 2 cm im Durchmesser großer Knoten in der linken Parotis bei einem 2 Jahre alten Knaben entwickelt. Tumormetastasen lagen nicht vor. Die histologischen Merkmale waren primitive Neuroblasten mit rundlich-ovalen, stark basophilen Zellkernen und schmalem Zytoplasma, welche Rosetten mit Einschluß filamentärer, zentral gelegener Strukturen bildeten. Die Tumorzellen zeigten eine Expression von Vimentin, S-100-Protein, NSE, Substanz P, Metenkephalin und Chromogranin. Andere immunzytochemische Marker (Zytokeratin, Desmin, Aktin, Myosin, GFAP u.a.) waren dagegen negativ.

Literatur

Abendroth CS, Frauenhoffer EE (1995) Nodular fasciitis of the parotid gland. Report of a case with presentation in an unusual location and cytologic differential diagnosis. Acta Cytol 39:530–534
Adams G, Goycoolea MV, Foster C, Dehner L, Anderson RD (1982) Parotid lipomatosis in a 2-month-old child. Otolaryngol Head Neck Surg 89:402–405
Aston SJ, Sparks FC (1975) Intraparotid neurilemmoma of the facial nerve. Arch Surg 110:757–758
Auclair PL, Ellis GL (1991) Nonlymphoid sarcomas of the major salivary glands. In: Ellis GL, Auclair PL, Gnepp DR (eds) Surgical pathology of the salivary glands. Saunders, Philadelphia London Toronto Montreal Sydney Tokyo, pp 514–527
Auclair PL, Langloss JW, Weiss SW, Corio RL (1986) Sarcomas and sarcomatoid neoplasms of the major salivary gland regions: A clinicopathologic and immunohistochemical study of 67 cases and review of the literature. Cancer 58:1305–1315
Avery AP, Sprinkle PM (1972) Benign intraparotid schwannomas. Laryngoscope 82:199–203
Bahar M, Anavi Y, Abraham A, Ben-Bassat M (1990) Primary malignant melanoma in the parotid gland. Oral Surg Oral Med Oral Pathol 70:627–630
Baker StE, Jensen JL, Correll RW (1981) Lipomas of the parotid gland. Oral Surg Oral Med Oral Pathol 52:167–171
Balle VH, Greisen O (1984) Neurilemmomas of the facial nerve presenting as parotid tumors. Ann Otol Rhinol Laryngol 93:70–72

Ballhaus S, Mees K, Vogl Th (1989) Infratemporaler Gichttophus – eine seltene Differentialdiagnose zur primären Parotiserkrankung. Laryngorhinoootologie 68:638–641
Batsakis JG (1986) Vascular tumors of the salivary glands. Ann Otol Rhinol Laryngol 95:649–650
Benjamin E, Wells S, Fox H, Reeve NL, Knox F (1982) Malignant fibrous histiozytoma of salivary glands. J Clin Pathol 35:946–953
Bianchini E, Mazzolari MG, Squillaci S, Pascale M, Reale D, Micoli G (1990) Schwannoma benigno intraparotideo. Pathologica 82:303–307
Bill AH jr, Sumner DS (1975) A unified concept of lymphangioma and cystic hygroma. Surg Gynecol Obstet 120:79–86
Bonzanini M, Togni R, Barabareschi M, Parenti A, Dalla Palma P (1992) Primary Kaposi's sarcoma of intraparotid lymph node. Histopathology 21:489–491
Born IA, Maier H, Otto HF (1986) Gut differenziertes Liposarkom der submandibularen Region. Fallbericht und Literaturübersicht. Laryngorhinoootologie 65:230–237
Brandrick JT, Das Gupta AR, Singh R (1988) Jugulotympanic paraganglioma (glomus jugulare tumour) presenting as a parotid neoplasm. A case report and review of the literature. J Laryngol Otol 102:741–744
Bretlau P, Melchiors H, Krogdahl A (1983) Intraparotid neurilemmoma. Acta Otolaryngol 95:382–384
Brocheriou C, Vaillant JM, Spirglas H et al. (1978) Melanome malin primitif de la parotide: une observation. Rev Stomatol Chir Maxillofac 79:61–68
Calhoun KH, Clark WD, Jones JD (1987) Parotid lipoblastoma in an infant. Int J Paediatr Otorhinolaryngol 14:41–44
Campbell JS (1956) Congenital capillary hemangiomas of the parotid gland: a lesion characteristic of infancy. N Engl J Med 254:56–60
Cancura W (1969) Ein Fall von Xanthofibrom in der Ohrspeicheldrüse. Monatsschr Ohrenheilkd 103:554–561
Chen KTK, Bauer V (1987) Nodular fasciitis presenting as parotid tumor. Am J Otolaryngol 3:179–181
Chilla R (1983) Kavernöses Hämangiom im M. Masseter. Ein Beitrag zur Differentialdiagnose des schmerzhaften Parotistumors. HNO 31:88–90
Chuong R, Donoff RB (1984) Intraparotid hemangioma in an adult: Case report and review of the literature. Int J Oral Surg 13:346–351
Coffin ChM, Watterson J, Priest JR, Dehner LP (1995) Extrapulmonary inflammatory myofibroblastic tumor (inflammatory pseudotumor). A clinicopathologic and immunohistochemical study of 84 cases. Am J Surg Pathol 19:859–872
Conley JJ (1975) Salivary gland and the facial nerve. Grune & Stratton, New York
Cope DA, Blanchard CL (1965) Benign congenital parotid hemangiomas in infants. Laryngoscope 75:1741–1748
Crawford AP (1981) Lymphangioma of the parotid gland. Med J Aust 2:141–142
Danielson C, Bloch T, Jetmore D (1989) Malignant fibrous histiocytoma of the parotid gland. Am J Clin Pathol 91:357
Edwards CA, Swerdlow CM, Berry ML (1954) Congenital capillary hemangioma of the parotid gland. Arch Otolaryngol 60:615–617
Eusebi V, Martin SA, Govoni E, Rosai J (1984) Giant cell tumor of major salivary glands: Report of three cases, one occurring in association with a malignant mixed tumor. Am J Clin Pathol 81:666–675
Farr HW, Gray GF, Vrana M, Pario M (1973) Extracranial meningioma. J Surg Oncol 6:411–420
Fata JJ, Rabuzzi DD (1988) Aggressive juvenile fibromatosis presenting as a parotid mass. Ear Nose Throat J 67:678–684
Fayemi PO, Ali M (1980) Fibrous histiocytoma of the parotid gland. Mt Sinai J Med 47:290–292
Fischer IR, Abdul-Karim FW, Robinson RA (1989) Intraparotid nodular fasciitis. Arch Pathol Lab Med 113:1276–1278
Fowler CB, Hartman KS, Brannon RB (1994) Fibromatosis of the oral and paraoral region. Oral Surg Oral Med Oral Pathol 77:373–386

Gmür W, Hochstetter AR von (1988) Chordome and Chordom-ähnliche Neoplasten. Pathologe 9:268–275

Goldman RL, Klein HZ (1976) Subcutaneous angiolymphoid hyperplasia with eosinophilia: Report of a case masquerading as a salivary gland tumor. Arch Otolaryngol 102:440–441

Goldman RL, Perzik SL (1969) Infantile hemangioma of the parotid gland. A clinicopathologic study of 15 cases. Arch Otolaryngol 90:605–608

Googe PB, Harris PB, Mihm MC jr (1987) Kimura's disease and angiolymphoid hyperplasia with eosinophilia: Two distinct histopathological entities. J Cutan Pathol 14:263–271

Greene GW, Bernier JL (1961) Primary malignant melanomas of the parotid gland. Oral Surg Oral Med Oral Pathol 14:108–116

Guinee D jr, Jaffe E, Kingma D et al. (1994) Pulmonary lymphadenomatoid granulomatosis. Evidence for a proliferation of Epstein-Barr virus infected B-lymphocytes with a prominent T-cell component and vasculitis. Am J Surg Pathol 18:753–764

Gutmann EJ (1994) Lymphangioma presenting as a primary parotid neoplasm in an adult. Report of a case with the diagnosis suggested by fine needle aspiration biopsy. Acta Cytol 38:747–750

Haley HB, Jackson AS (1948) Hemangioendothelioma of salivary glands. Am J Surg 75:725–728

Hazarika D, Kuma RV, Muniyappa GD et al. (1995) Diagnosis of clival chordoma by fine needle aspiration of an oropharyngeal mass. A case report. Acta Cytol 39:507–510

Helidonis E, Dokianakis G, Pantazopoulos P (1978) A schwannoma of the parotid gland. Report of a case. J Laryngol 92:833–838

Helpap B (1966) Hämangiome der Parotis und Tumoren der nicht-chromaffinen Paraganglien im Kiefer-Wangen-Bereich bei Kindern – eine differentialdiagnostische Betrachtung –. Z Laryngol Rhinol 45:444–449

Herrera GA, Moraes PH de (1984) Neurogenic sarcoma in patients with neurofibromatosis (von Recklinghausen's disease). Virchows Arch A Pathol Anat 403:361–376

Hirtzler R, Urbanke A (1967) Rhabdomyosarcoma of the parotid gland. Chir Maxillofac Plast 6:61–64

Houston GD, Brannon RB (1985) Lipoma of the parotid gland. Oral Surg Oral Med Oral Pathol 60:72–74

Hubert JC, Drevet D, Gay R (1970) A propos d'un cas d'hemangiopéricytome parotidien. J Franc Otorhinolaryngol 19:659–664

Hui PK, Chan JKC, Ng CS, Kung ITM, Gwi E (1989) Lymphadenopathy of Kimura's disease. Am J Surg Pathol 13:177–186

Infante Sanchez JC, Molla Rudiez FJ, Fernandez Martin M (1983) Liposarcoma de la celda parotide. Acta Otorrinolaringol Esp 34:249–253

Inui M, Tagawa T, Mori A, Yoneda J, Nomura J, Fukumori T (1993) Inflammatory pseudotumor in the submandibular region. Clinicopathologic study and review of the literature. Oral Surg Oral Med Oral Pathol 76:333–337

Jahnke V (1975) Varixknoten der Parotis. Z Laryngol Rhinol 54:896–897

Janecka IP, Conley J, Perzin KH, Pitman G (1977) Lipomas presenting as parotid tumors. Laryngoscope 87:1007–1010

Jensen JK, Lund C, Schlichting J (1982) Lymphomatoid granulomatosis presenting primarily in a parotid gland. J Laryngol Otol 96:961–964

Jensen JL (1991) Idiopathic diseases. In: Ellis GL, Auclair PL, Gnepp DR (eds) Surgical pathology of the salivary glands. Saunders, Philadelphia London Toronto Montreal Sydney Tokyo, pp 60–82

Johnson TL, Zarbo RJ, Lloyd RV, Crissman JD (1988) Paragangliomas of the head and neck: Immunohistochemical neuroendocrine and intermediate filament typing. Mod Pathol 1:216–223

Jones JK, Baker HW (1980) Liposarcoma of the parotid gland. Arch Otolaryngol 106:497–499

Jorgensen MB (1954) Malignant melanoma of the parotid gland. Am J Surg 87:275–277

Josephson JJ, Goldofsky E, Wenig BL (1988) Primary Kaposi's sarcoma of an intraparotid lymph node in a nonimmunocompromised patient. Otolaryngol Head Neck Surg 99:341–343

Karduck A (1972) Zur differentialdiagnostischen Problematik der Granulationsgeschwülste im Parotisbereich. Z Laryngol Rhinol 51:441–446

Kavanagh KT, Panje WR (1982) Neurogenic neoplasms of the seventh cranial nerve presenting as a parotid mass. Am J Otolaryngol 3:53-56
Kennedy J, Briant T (1977) Parotid lymphangioma. J Otolaryngol 6:23-27
Kessoku A, Kitamura T, Kaneko T, Kanda T, Suzuki H (1980) Zur Ultrastruktur des Neurinoms des Nervus facialis. Z Laryngol Rhinol 59:288-290
Kido T, Sekitani T (1989) Vascular leiomyoma of the parotid gland. ORL 51:187-191
Killeen RM, Davy CL, Bauserman SC (1988) Melanocytic schwannoma. Cancer 62:174-183
Korentager R, Noyek AM, Chapnik JS, Steinhardt M, Luk SC, Cooter N (1988) Lipoma and liposarcoma of the parotid gland: high-resolution preoperative imaging diagnosis. Laryngoscope 98:967-971
Kornblut AD, Ilse H, Haubrich J (1973) Parotid lymphangioma: a congenital tumour. ORL 35:303-314
Kostopoulos IS, Daniilidis I, Velegrakis G, Papadimitriou CS (1993) Chondrom der Glandula parotis. Klinische-Histologische-Immunhistochemische Befunde eines seltenen Falles. Laryngorhinootologie 72:261-263
Krolls SO, Trodahl JN, Boyers RC (1972) Salivary gland lesions in children. A survey of 430 cases. Cancer 30:459-469
Kruse CG, Pirsig W, Neumann OG (1973) Benigne und maligne Schwannome des Nervus facialis unter dem Bild von Parotis-Tumoren. HNO 21:107-110
Kung ITM, Gibson JB, Bannatyne PM (1984) Kimura's disease: A clinico-pathologic study of 21 cases and its distinction from angiolymphoid hyperplasia with eosinophilia. Pathology 16:39-44
Lam R (1990) The nature of cytoplasmic vacuoles in chordoma cells. A correlative enzyme and electron microscopic histochemical study. Pathol Res Pract 186:642-650
Lane SL, Schwarz AW (1958) Infantile hemangioendothelioma of the parotid gland. Am J Surg 96:784-786
Luna MA, Tortoledo E, Ordónez NG, Frankenthaler RA, Batsakis JG (1991) Primary sarcomas of the major salivary glands. Arch Otolaryngol Head Neck Surg 117:302-306
Mac Farland J (1930) A congenital capillary angioma of the parotid gland. Arch Pathol 9:820-827
Mair S, Leiman G (1989) Benign neurilemmoma (schwannoma) masquerading as a pleomorphic adenoma of the submandibular salivary gland. Acta Cytol 33:907-910
Majmudar S, Winiarski N (1978) Desmoid tumor presenting as a parotid mass. JAMA 239:337-339
Malfatti T (1961) Considerations of a case of myxoma of the parotid. Clin Pediatr 43:747-752
Manning JT, Raymond AK, Batsakis JG (1986) Extraosseous osteogenic sarcoma of the parotid gland. J Laryngol Otol 100:239-242
Mantravadi J, Roth LM, Kafrawy AH (1993) Vascular neoplasms of the parotid gland. Parotid vascular tumors. Oral Surg Oral Med Oral Pathol 75:70-75
Martin C, Kohler R, Laydevant JP, Martin H (1981) Un nouveau cas de neurofibrome parotidien. J Franc Otorhinolaryngol 30:41-45
Martin H, Janda J, Werbs M, Dorste P (1990) Ungewöhnliches, ein pleomorphes Speicheldrüsenadenom imitierendes Chordom der Halsregion. HNO 38:462-464
Massarelli G, Tanda F, Fois V, Oppia L (1980) Haemangiopericytoma of the parotid gland. Report of a case and review of the literature. Virchows Arch A Pathol Anat 368:81-89
Maurer J, Mann W (1989) Maligne Schwannome im HNO-Bereich. Laryngorhinootologie 68:433-436
McDaniel RK (1991) Benign mesenchymal neoplasms. In: Ellis GL, Auclair PL, Gnepp DR (eds) Surgical pathology of the salivary glands. Saunders, Philadelphia London Toronto Montreal Sydney Tokyo, pp 489-513
Miyamoto Y, Tani T (1977) Eosinophilic lymphofollicular granuloma in parotid gland (Kimura's disease): A report of two cases. Kawasaki Med J 3:15-27
Nagao K, Matsuzaki O, Shigematsu H, Kaneko T, Katoh T, Kitamura T (1980) Histopathologic studies of benign infantile hemangioendothelioma of the parotid gland. Cancer 46:2250-2256
Noone RB, Brown HJ (1970) Cystic hygroma of the parotid gland. Am J Surg 120:404-407

Nussbaum M, Haselkorn A (1972) Granular-cell myoblastoma in the parotid gland. N Y St J Med 72:2887-2888

Nussbaum M, Tan S, Som MS (1976) Hemangiomas of the salivary glands. Laryngoscope 86:1015-1019

Osborne TE, Haller JA, Levin LS, Littel BJ, King KE (1991) Submandibular cystic hygroma resembling a plunging ranula in a neonate: review and report of a case. Oral Surg Oral Med Oral Pathol 71:16-20

Pagliaro G, Poli P, Ralza G, Grandi G (1988) Haemangiopericytoma of the submandibular gland (a case report). J Laryngol Otol 102:97-99

Pauli M, Feller AC, Boveri E et al. (1994) Cathepsin D and E co-expression in sinus histiocytosis with massive lymphadenopathy (Rosai-Dorfman-disease) and Langerhans' cell histiocytosis: further evidence of a phenotypic overlap between these histiocytic disorders. Virchows Arch 424:601-606

Peiro-Escriva J, Palao-Esteve J, Bonet-Marco J, Morera-Faet H (1982) Lipoma de la glandula parotid. Rev Mex Radiol 36:113-118

Perzin KH, Pushparaj N (1986) Nonepithelial tumors of the nasal cavity, paranasal sinuses, and nasopharynx. A clinicopathologic study. XIV: Chordomas. Cancer 57:784-796

Piscioli F, Antolini M, Pusiol T, Dalri P, LoBello MD, Mair K (1986) Malignant schwannoma of the submandibular gland. A case report. ORL 48:156-161

Polayes IM, Robson MC (1978) Neurilemmoma presenting as a tumor in the tail of the parotid. Plast Reconstr Surg 61:225-230

Postoloff AU, Kaiser FF jr (1956) Rhabdomyosarcoma of the parotid gland: report of a case. Cancer 9:1116-1119

Puterman M, Goldstein L (1983) Primary lymph nodal Kaposi's sarcoma of the parotid gland. Head Neck Surg 5:535-538

Reilly JS, Kelly DR, Royal SA (1988) Angiolipoma of the parotid: Case report and review. Laryngoscope 98:818-821

Reinert S, Hammer U (1989) Die synoviale Chondromatose des Kiefergelenkes - eine Differentialdiagnose zum Tumor der Glandula parotis. Ein Fallbericht. Laryngorhinootologie 68:216-220

Renick B, Clark RM, Feldman L (1988) Embryonal rhabdomyosarcoma: Presentation as a parotid gland mass. Oral Surg Oral Med Oral Pathol 65:575-579

Robertson JS, Wiegand DA, Schaitkin BM (1991) Life-threatening hemangioma arising from the parotid gland. Otolaryngol Head Neck Surg 104:858-862

Roos DB, Byars LT, Ackerman LV (1956) Neurilemmoma of the facial nerve presenting as parotid gland tumor. Ann Surg 144:258-262

Rühl GH, Akuamoa-Boateng E (1989) Granular cells in odontogenic and nonodontogenic tumours. Virchows Arch A Pathol Anat 415:403-409

Rutherfoord GS, Davies AG (1987) Chordomas - ultrastructure and immunohistochemistry: a report based on the examination of six cases. Histopathology 11:775-787

Sandhyamani S, Mahapatra AK, Kapur BM (1983) Leiomyosarcoma of the parotid gland. Aust NZ J Surg 53:179-181

Scarella JV, Dykes ER, Anderson R (1965) Hemangiomas of the parotid gland. Plast Reconstr Surg 36:38-47

Scheiden R (1985) Entzündlicher Granulationspolyp der Glandula submandibularis. Laryngorhinootologie 64:206-208

Schuller DE, McCabe BF (1977) Salivary gland neoplasms in children. Otolaryngol 10:399-412

Seifert G (1965) Die Speicheldrüsengeschwülste im Kindesalter. Z Kinderchir 2:285-303

Seifert G (1988) Klassifikation der mesenchymalen Tumoren der großen Speicheldrüsen. Dtsch Z Mund Kiefer Gesichtschir 12:64-73

Seifert G (1991) WHO histological typing of salivary gland tumours, 2nd edn. Springer, Berlin Heidelberg New York Tokyo

Seifert G, Oehne H (1986) Die mesenchymalen (nicht-epithelialen) Speicheldrüsentumoren. Analyse von 167 Tumoren des Speicheldrüsen-Registers. Laryngorhinootologie 65:485-491

Seifert G, Heckmayr M, Donath K (1977) Der Granularzelltumor der Parotis. Differentialdiagnostische Kriterien. Laryngorhinootologie 56:695-703

Seifert G, Miehlke A, Haubrich J, Chilla R (1984) Speicheldrüsenkrankheiten. Pathologie-Klinik-Therapie-Fazialischirurgie. Thieme, Stuttgart New York

Shapshay SM, Wingert RH, Davis JS (1979) Fibrous histiocytoma of the parotid gland. Laryngoscope 89:1808–1812

Shrestha P, Yang L, Liu B et al. (1994) Neuroblastoma of parotid gland: Report of a case and immunohistochemical characteristics. Oral Oncol, Eur J Cancer 30B:356–361

Singh W, Kaur A (1987) Nasopharyngeal chordoma presenting with metastases: case report and review of literature. J Laryngol Otol 101:1198–1202

Slack RWT, Milroy C, Parker A (1989) Rare submandibular swelling (capillary haemangioma). J Laryngol Otol 103:632–633

Small EW (1974) Malignant chordoma. Abbreviated case report. Oral Surg Oral Med Oral Pathol 37:863–865

Sobol SM, Gogan RJ (1981) Pathological quiz case 1: Parotid lymphangioma (cystic type). Arch Otolaryngol 107:320–323

Stammberger H (1983) Die Klinik und Histopathologie des Chordoms im HNO-Bereich. HNO 31:343–348

Stimson PG, Tortoledo ME, Luna MA, Ordóñez NG (1988) Localized primary amyloid tumor of the parotid gland. Oral Surg Oral Med Oral Pathol 66:466–469

Stimson PG, Valenzuela-Espinoza A, Tortoledo ME, Luna MA, Ordóñez NG (1989) Primary osteosarcoma of the parotid gland. Oral Surg Oral Med Oral Pathol 68:80–86

Takata T, Nakatsuka T, Ohhara Y (1984) Lymphangioma of the parotid gland. Ann Plast Surg 13:353–356

Takeda Y (1991) Crystalloid granuloma of the parotid gland: a previously undescribed salivary gland lesion. J Oral Pathol Med 20:234–236

Tham K-T, Leung P-C, Saw D, Gwi E (1981) Kimura's disease with salivary gland involvement. Br J Surg 65:495–497

Tomec R, Ahmad I, Fu YS, Jaffe S (1979) Malignant hemangioendothelioma (angiosarcoma) of the salivary glands. Cancer 43:1664–1671

Vilde F, Arkwright S, Bonfils P et al. (1991) Localisation salivaire pseudo-tumorale du syndrome de Destombes-Rosai-Dorfman. Histiocytose hémophagocytaire. Atteinte révélatrice sous-maxillaire et parotidienne bilatérale. Ann Otolaryngol 108:286–291

Vinayak BC, Reddy KTV (1993) Hibernoma in the parotid region. J Laryng Otol 107:257–258

Volpe R, Mazabraud A (1981) Primary sarcomas of the parotid gland: A clinicopathologic report of two cases. Pathologica 73:541–546

Walts AE, Perzik SL (1976) Lipomatous lesions of the parotid area. Arch Otolaryngol 102:230–232

Wawro NW, Fredrickson RW, Tennaunt R (1955) Hemangioma of the parotid gland in the newborn and in infancy. Cancer 8:595–600

Weidenheim KM, Campbell WG (1986) Perineural cell tumor – immunocytochemical and ultrastructural characterization. Relationship to other peripheral nerve tumors with a review of the literature. Virchows Arch A Pathol Anat 408:375–383

Weiss SW (1994) WHO histologial typing of soft tissue tumours, 2nd edn. Springer, Berlin Heidelberg New York Tokyo

Weiss SW, Ishak KG, Dial DH, Sweet DE, Enzinger FM (1986) Epitheloid hemangioendothelioma and related lesions. Semin Diag Pathol 3:259–287

Weitzner S (1980) Plexiform neurofibroma of major salivary glands in children. Oral Surg Oral Med Oral Pathol 50:53–57

Wells B, Whimster I (1969) Subcutaneous angiolymphoid hyperplasia with eosinophilia. Br J Dermatol 81:1–5

Williams HB (1975) Hemangiomas of the parotid gland in children. Plast Reconstr Surg 56:29–34

Williams SB, Foss RD, Ellis GL (1992) Inflammatory pseudotumors of the major salivary glands: clinicopathologic and immunohistochemical analysis of six cases. Am J Surg Pathol 16:896–902

Wolfe JJ (1962) Congenital hemangioma of the parotid gland. Plast Reconstr Surg 29:692–697

Wolff M, Rankow RM (1971) Meningioma of the parotid gland: An insight into the pathogenesis of extracranial meningiomas. Hum Pathol 2:453-459
Yeh C-K, Fox PC, Fox CH, Travis WD, Lane HC, Baum BJ (1989) Kaposi's sarcoma of the parotid gland in acquired immunodeficiency syndrome. Oral Surg Oral Med Oral Pathol 67:308-312

14.39 Maligne Lymphome

14.39.1 Klassifikation der malignen Lymphome im Kopf-Hals-Bereich

Bei den Lymphomen der Kopf-Hals-Region lassen sich nodale und extranodale Lymphome unterscheiden. Zirka 25% der extranodalen Lymphome sind in der Kopf-Hals-Region lokalisiert (CLARK et al. 1983; COBLEIGH u. KENNEDY 1986; BURTON et al. 1990).

Die *extranodalen Lymphome* dieser Region sind überwiegend Non-Hodgkin-Lymphome, während Hodgkin-Lymphome insgesamt seltener sind. Bei den extranodalen Non-Hodgkin-Lymphomen werden 4 Varianten unterschieden (TAKAHASHI et al. 1989; NADIMI 1994; ROONEY u. RAMSEY 1994):

- nasofaziale T-Zell-Lymphome (RAMSAY u. ROONEY 1993),
- Lymphome des Waldeyer-Rachenringes (PAULSEN u. LENNERT 1994; MENÁRGUEZ et al. 1994),
- Burkitt-Lymphome und
- Lymphome der Speicheldrüsen.

Auf die sonstigen, insgesamt seltenen oralen Lymphome, welche überwiegend zur Gruppe der B-Zell-Lymphome gehören (REGREZI et al. 1992; TAKAHASHI et al. 1993; WOLVIUS et al. 1994; BORISCH et al. 1994), soll nicht näher eingegangen werden, desgleichen auch nicht auf das intraorale anaplastische großzellige Ki-1-Lymphom in Assoziation mit einer HIV-Infektion (IOACHIM et al. 1988; HICKS et al. 1993), welche von anaplastischen Karzinomen und Melanomen abgegrenzt werden müssen. Die *malignen Lymphome der Speicheldrüsen* machen ca. 5% aller primären extranodalen Lymphome aus (GLEESON et al. 1986), wobei ca. 70% in der Parotis lokalisiert sind, weitere 25% in der Submandibularis und nur 5% in den kleinen Speicheldrüsen insbesondere des Gaumens (SEIFERT et al. 1984).

Der Anteil der Lymphome am Tumorgesamtkollektiv des Speicheldrüsen-Registers Hamburg beträgt 4,5%. Im Untersuchungsgut des Armed Forces Institute of Pathology in Washington stieg der prozentuale Anteil der malignen Lymphome der Speicheldrüsen – bezogen auf die epithelialen Tumoren der Speicheldrüsen – von 4,1% in den Jahren 1969-1972 auf 9,3% in den Jahren 1985-1988 an (SCIUBBA et al. 1991).

Die Tumoren gehen mehr von den intraglandulären Lymphknoten als vom Speicheldrüsenparenchym aus (SCHMID et al. 1982a; SEIFERT et al. 1984), ohne daß im Einzelfall immer eine sichere Entscheidung über den Ausgangspunkt möglich ist. Lymphome der Parotislymphknoten greifen in 70% auf das Drüsenparenchym über, während das Drüsenparenchym der Submandibularis lediglich in 25% vom Lymphomgewebe infiltriert wird. Die primär von den Speicheldrüsen bzw. ihren Lymphknoten ausgehenden Lymphome müssen von extraglandulären Lymphomen abgegrenzt werden, welche im Rahmen einer systemischen Ausbreitung auch das Speicheldrüsengewebe sekundär einbeziehen.

Für die Diagnose eines primär malignen Lymphoms der Speicheldrüsen müssen folgende Kriterien erfüllt sein: keine anderen palpablen oberflächlichen Lymphknoten, kein Befall der mediastinalen Lymphknoten bei Röntgenkontrolle, normales Blutbild und Ausschluß einer Manifestation in anderen Lymphknoten, im Magendarmkanal, in der Leber oder Milz.

Bei den primären extranodalen malignen Lymphomen der Speicheldrüsen handelt es sich überwiegend um B-Zell-Lymphome vom MALT-Typ („mucosa-associated lymphoid tissue"), wobei in der Regel eine Assoziation mit Autoimmunkrankheiten, insbesondere mit dem Sjögren-Syndrom bzw. der „chronischen myoepithelialen Sialadenitis" („MESA") vorliegt (Schmid et al. 1982b; Isaacson u. Wright 1983 u. 1984; Isaacson u. Spencer 1987; Hyjek et al. 1988; Levison et al. 1990; Takahashi et al. 1992; Isaacson 1992; Isaacson u. Norton 1994). In den kleinen Speicheldrüsen ist das MALT-Gewebe vorwiegend um die Speichelgänge lokalisiert („DALT = duct-associated lymphoid tissue"; Nair u. Schroeder 1986).

14.39.2 Maligne Non-Hodgkin-Lymphome

14.39.2.1 *B-Zell-Lymphome ohne Immun-Sialadenitis*

B-Zell-Lymphome ohne Assoziation mit einer Immun-Sialadenitis (s. Kap. 13.8.4) sind insgesamt selten (Abb. 509–512). Die Lymphome sind überwiegend in der Parotis lokalisiert (Nime et al. 1976; Hyman u. Wolff 1976; Emanuel 1976; Podoshin et al. 1979; Colby u. Dorfman 1979; Aben-Moha et al. 1981; Beziat et al. 1981; Nichols et al. 1982; Haratake et al. 1984; Gleeson et al. 1986; Shikhani et al. 1987; Maeda et al. 1988; Schusterman et al. 1988; Brauneis et al. 1989a, Hiltbrand et al. 1990; Takahashi et al. 1990; Chomette et al. 1990). Daneben ist seltener eine Lymphombildung auch in der Submandibularis (Schmid et al. 1982a; Hjorth et al. 1986) und ganz vereinzelt in der Sublingualis (Lachard et al. 1981; Schwartz-Arad et al. 1987) beobachtet worden.

Die Lymphome sind meist in den intraglandulären Lymphknoten lokalisiert, seltener auch im Drüsenparenchym, wobei im Einzelfall eine Unterscheidung zwischen einem nodalen und einem extranodalen Lymphom schwierig ist (Schmid et al. 1982a).

Überwiegend handelt es sich um niedrigmaligne Lymphome, welche nach der Kiel-Klassifikation vorwiegend die Differenzierung von zentrozytisch-zentroblastischen Lymphomen aufweisen und somit dem nodalen Lymphom mit Ausgang von den Keimzentrumszellen entsprechen. Mitunter kommen auch Lymphome vom Typus der Immunozytome vor (Schmid et al. 1982a). Seltener sind hochgradigmaligne Lymphome vom zentroblastischen oder immunoblastischen Typ. Der Altersgipfel liegt bei den niedrigmalignen Lymphomen bei 64 Jahren, bei dem hochmalignen Lymphomen bei 70 Jahren, wobei sich insgesamt eine Dominanz des weiblichen Geschlechtes ergibt.

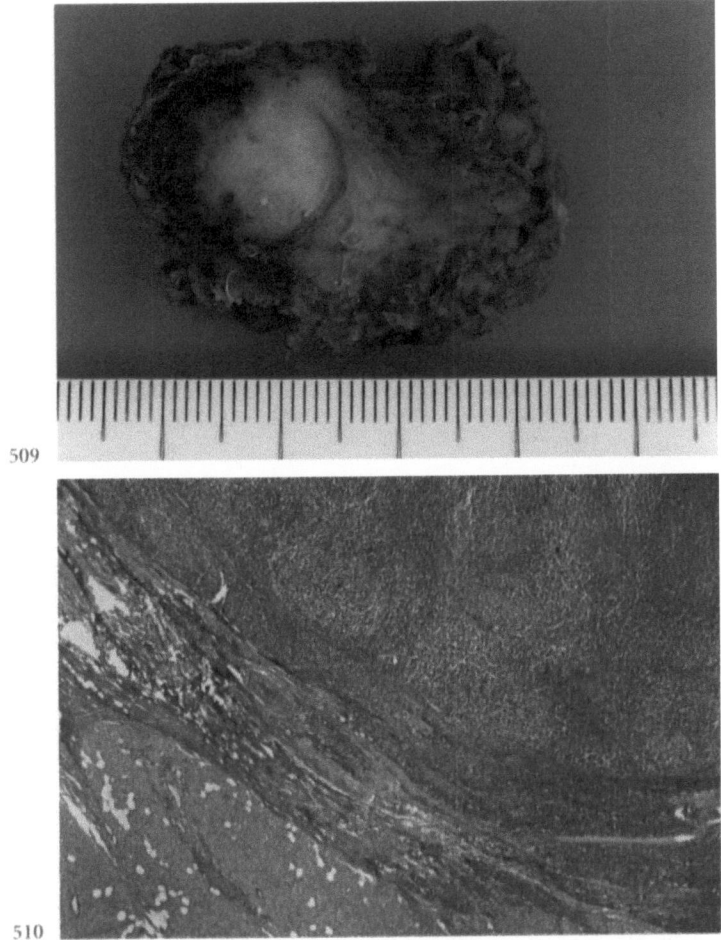

Abb. 509. Malignes Lymphom der Parotis ohne Immun-Sialadenitis: 1,5 cm großes Lymphom mit Ausbreitung bis zur Parotiskapsel

Abb. 510. Malignes Lymphom der Parotis (Fall wie Abb. 509): hochdifferenziertes zentrozytisch-zentroblastisches Lymphom. HE ×25

Immunzytochemisch exprimieren die Lymphome die typischen B-Zellmarker und ein monoklonales Muster von IgM-Kappa, seltener auch von IgM-Lambda oder IgG-Lambda (SCHMID et al. 1982a; TAKAHASHI et al. 1990).

Beim Vorliegen von niedrigmalignen Lymphomen kommt es mehr zu lokalen Rezidiven im Drüsengewebe oder den regionären Lymphknoten, bei den hochmalignen Lymphomen dagegen mehr zu einer systemischen Ausbreitung außerhalb des Speicheldrüsengewebes (SCHMID et al. 1982a). Die Prognose der Lymphome ohne Assoziation mit einer Immun-Sialadenitis ist ungünstiger als die der MALT-Lymphome bei Immun-Sialadenitis und entspricht weitgehend der

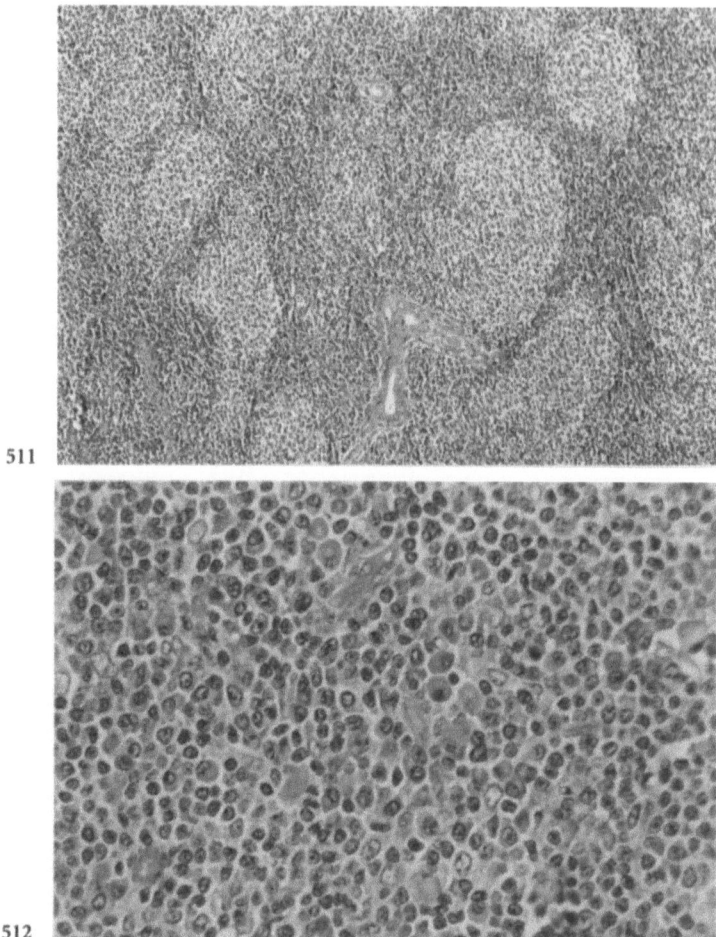

Abb. 511. Malignes Lymphom der Parotis (Fall wie Abb. 509): follikuläre zentrozytisch-zentroblastische Infiltrate mit Einschluß von Gangresten. ×63 (Aus SEIFERT 1991)

Abb. 512. Malignes Lymphom der Parotis: hochdifferenziertes lymphoplasmazytoides Immunozytom. HE ×400

prognostischen Beurteilung von nodalen Lymphomen. Ein letaler Ausgang durch eine Lymphomgeneralisation wurde in 25% der Fälle beobachtet, wobei die Überlebensrate zwischen 7 Monaten und 13 Jahren lag.

Eine seltene Besonderheit stellt die Beobachtung eines sog. Siegelring-Zell-Lymphoms dar (STRAMIGNONI et al. 1984). Der zelluläre Aufbau entsprach einem zentrozytisch-zentroblastischen Lymphom, wobei die Lymphomzellen ein vakuolär umgestaltetes Zytoplasma aufwiesen, welches elektronenmikroskopisch Mikrovesikel und myelinartige Einschlüsse enthielt. Bei weiteren Fallmitteilungen traten die Lymphome in der Parotis nach einer Radiojodtherapie eines Schilddrüsenkarzinoms auf (WISEMAN et al. 1982).

Zur Unterscheidung nodaler und extranodaler Lymphome werden neuerdings *molekulargenetische Befunde* herangezogen. Es handelt sich um den Nachweis einer Translokation des Onkogen bcl-2 vom Chromosom 18 zu der Ig-Genregion des Chromosoms 14 (t(14; 18)). Diese spezifische chromosomale Translokation wurde bisher in nodalen Lymphomen, nicht dagegen in extranodalen Lymphomen des Magens und Darmes, der Haut oder der Speicheldrüsen nachgewiesen (ISAACSON u. NORTON 1994). In 7 primären Lymphomen der Speicheldrüsen zeigten 3 nodale Lymphome vom Typus zentrozytisch-zentroblastischer Lymphome, bei denen keine myoepitheliale Sialadenitis vorlag, ein bcl-2-Rearrangement, während es sich in 4 anderen Fällen um extranodale MALT-Lymphome in Verbindung mit einer myoepithelialen Sialadenitis ohne bcl-2-Rearrangement handelte (KERRIGAN et al. 1990; LADANYI u. KERRIGAN 1991). Diese Befunde bedürfen allerdings noch einer Bestätigung durch eine größere Fallzahl (s. Kap. 14.39.2.2).

14.39.2.2 B-Zell-Lymphome bei Immun-Sialadenitis

Beim Vorliegen einer Autoimmunkrankheit sind vermehrt maligne Lymphome beobachtet worden (ISAACSON u. SPENCER 1987). Dies gilt sowohl für die Hashimoto-Thyreoiditis als auch die Immun-Sialadenitis. Speziell bei der Immun-Sialadenitis besteht ein 43fach höheres Risiko zur Entwicklung eines malignen Lymphoms als bei einem Vergleichskollektiv (TALAL u. BUNIM 1964; KASSAN et al. 1978). Dabei kann es sich sowohl um eine mehr organ-spezifische lokalisierte Immun-Sialadenitis handeln, welche als „chronische myoepitheliale Sialadenitis" (MESA") oder als „benigne lymphoepitheliale Läsion" bezeichnet wird (s. Kap. 13.8.4), als auch um das Sjögren-Syndrom mit systemischer Manifestation. Bei Langzeitbeobachtungen sind bei Sjögren-Patienten neben malignen Lymphomen auch Plattenepithelkarzinome der Speicheldrüsen aufgetreten (BRAUNEIS et al. 1989b).

Die B-Zell-Lymphome bei der Immun-Sialadenitis (Abb. 513–515) sind bevorzugt in der Parotis lokalisiert (AZZOPARDI u. EVANS 1971; HECKMAYR et al. 1976; VINCENEUX 1976; HYMAN u. WOLFF 1976; ZULMAN et al. 1978; VON GUMBERZ u. SEIFERT 1980; SCHMID et al. 1982b; BANDIERAMONTE et al. 1985; WUSTROW et al. 1988; BRIDGES u. ENGLAND 1989; KEMPF et al. 1989; DISS et al. 1995). Weitere Beobachtungen betreffen die Lokalisation in der Submandibularis (SCHMID et al. 1982a; LAW u. LEADER 1987) oder in den kleinen Speicheldrüsen. In über 30% der beobachteten Fälle sind beim Sjögren-Syndrom außerhalb der Speicheldrüsen maligne Lymphome mit einem Intervall von 10 Monaten bis über 5 Jahren beschrieben worden (TALAL u. BUNIM 1964; ANDERSON u. TALAL 1971; DIEBOLD et al. 1978; TAKAGI et al. 1992). Vereinzelt ist auch die Entwicklung maligner Lymphome bei familiärem Sjögren-Syndrom erwähnt worden (LICHTENFELD et al. 1976). Eine weitere Beobachtung betrifft ein B-Zell-Lymphom, welches bei einer myoepithelialen Sialadenitis unter der Einwirkung einer Dilantintherapie entstanden war (LAPES et al. 1976), wobei eine dilantininduzierte Lymphozytentransformation ursächlich angeschuldigt wird.

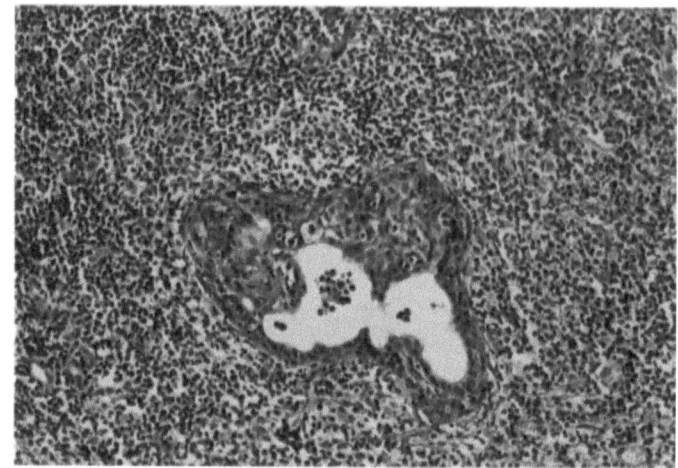

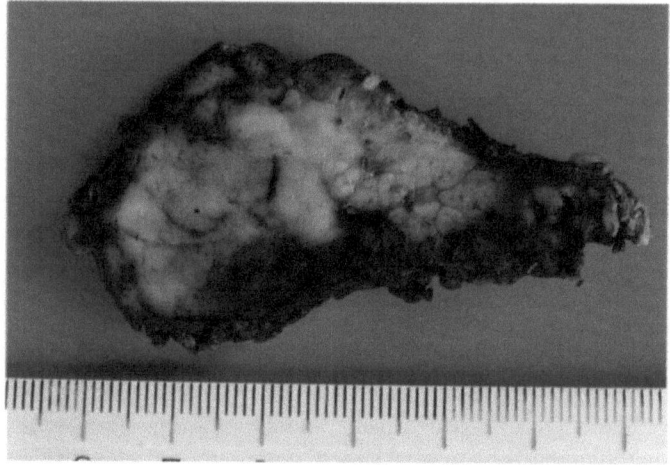

Abb. 513. Malignes Lymphom der Parotis bei Immun-Sialadenitis: myoepitheliale Zellinsel inmitten des Lymphominfiltrates. HE × 160

Abb. 514. Malignes Lymphom der Parotis bei Immun-Sialadenitis: wenig differenziertes immunoblastisches Lymphom mit weitgehender Zerstörung des Drüsengewebes

Immunzytochemisch liegen monoklonale *B-Zell-Lymphome vom MALT-Typ* vor (SCHMID et al. 1982b; SCHMID u. ECKERT 1989; SHIN et al. 1991; FALZON u. ISAACSON 1991; TAKAHASHI et al. 1992; ISAACSON u. NORTON 1994). Nach der neuen R.E.A.L.-Klassifikation (*Revised European American Lymphoma Classification* [HARRIS et al. 1994]) handelt es sich beim MALT-Lymphom um ein extranodales niedrigmalignes *Marginalzonenlymphom* vom B-Zelltyp mit heterogener Zytologie aus zentrozytenartigen Zellen, monozytoiden B-Zellen, kleinen B-Lymphozyten und einzelnen Plasmazellen (STEIN 1995).

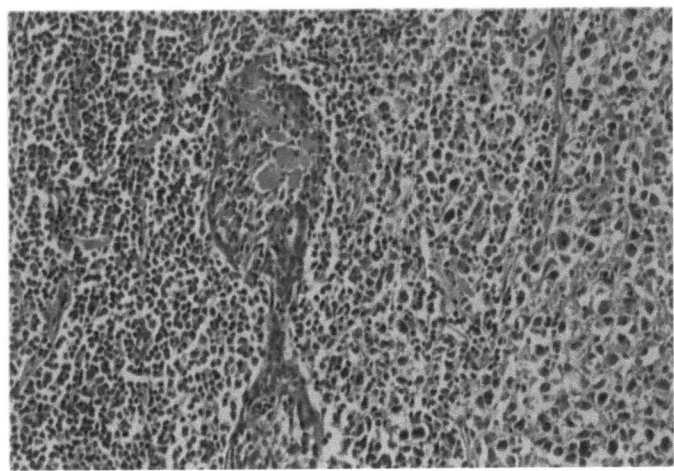

Abb. 515. Malignes Lymphom der Parotis bei Immun-Sialadenitis (Fall wie Abb. 514): unreife lymphoblastische Infiltrate mit Einschluß einer hyalin transformierten myoepithelialen Zellinsel. HE ×250 (Aus SEIFERT 1991)

Die *MALT-Lymphome* können entweder diffus das Drüsengewebe unter Erhaltung der Läppchenstruktur durchsetzen oder multifokal wachsen, wobei in manchen Arealen noch intaktes Speicheldrüsengewebe vorhanden ist (ISAACSON u. NORTON 1994). In den Anfangsstadien bilden die zentrozytenartigen Zellen monoklonale Zellhöfe um die myoepithelialen Inseln bei gleichzeitiger Persistenz reaktiver Keimzentren. In den weiteren Stadien infiltrieren die zentrozytenartigen Zellen die myoepithelialen Inseln und zerstören nicht nur deren Struktur unter dem Bild sog. lymphoepithelialer Läsionen, sondern auch die der präexistenten Lymphfollikel. Analoge Veränderungen in den intraglandulären oder zervikalen Lymphknoten treten erst spät auf, wobei eine differentialdiagnostische Abgrenzung gegenüber monozytoiden B-Zell-Lymphomen erfolgen muß (ISAACSON u. NORTON 1994). Die Lymphomzellen exprimieren typische B-Zellmarker (CD 20 und CD 45) und ein monotypisches Muster von IgM-Kappa. Charakteristisch ist auch die Expression von bcl-2-Onkoprotein in den perifollikulären, interstitiellen und periinsulären Zellen, während die zentralen reaktiven Keimzentren keine bcl-2-Expression aufweisen. Andere Marker (CD 5, CD 10, CD 23) sind dagegen negativ. Das von neoplastischen Zellen infiltrierte Speicheldrüsenparenchym reagiert mit einer Expression von HLA-DR-Antigenen („human leucocyte antigens"), ein Befund, der im nichtinfiltrierten Speicheldrüsengewebe nicht vorliegt (TAKAHASHI et al. 1992). Diese Beobachtung spricht für eine Mediatorenrolle der Lymphozyten bei der HLA-DR-Expression und stellt ein weiteres Merkmal der MALT-Lymphome dar.

Im Gegensatz zu den nodalen malignen Lymphomen der Speicheldrüsen ohne Assoziation mit einer Immun-Sialadenitis liegen beim Sjögren-Syndrom überwiegend *niedrigmaligne B-Zell-Lymphome* vor (SCHMID et al. 1982a; LENNERT u. FELLER 1990; ISAACSON u. NORTON 1994). Die MALT-Lymphome beim Sjögren-Syndrom haben eine bessere Prognose und zeigen meist keine systemische Ausbreitung. Weitere histologische Merkmale sind intranukleäre PAS-positive Einschlüsse und das Vorkommen von Epitheloidzellen sowie Sternberg-Reed-Zellen (SCHMID et al. 1982a). Das Intervall zwischen der Speicheldrüsenschwellung beim Sjögren-Syndrom und der Diagnose eines malignen Lymphoms beträgt bis zu zwölf Jahren (SCHMID et al. 1982a).

Der Übergang von einem niedrigmalignen in ein *hochmalignes MALT-Lymphom* kann nur dann angenommen werden, wenn entweder noch Reste eines niedrigmalignen MALT-Lymphoms vorhanden sind oder ein typisches Sjögren-Syndrom mit Resten myoepithelialer Zellinseln und exakter Lokalisation des Lymphoms innerhalb des Speicheldrüsengewebes vorliegt. Eine akute dramatische Zunahme der Speicheldrüsenschwellung spricht für ein hochmalignes Lymphom. Die schlechtere Prognose kommt auch darin zum Ausdruck, daß in über 20 % ein Übergang in ein generalisiertes malignes Lymphom mit letalem Ausgang zu beobachten ist. Überwiegend handelt es sich bei den hochmalignen Lymphomen um immunoblastische Lymphome mit großen transformierten B-Zellen und zentrozytenartigen großen Zellen mit prominenten Nukleoli (ISAACSON u. NORTON 1994). Bei der Immun-Sialadenitis kann das gesamte Spektrum der Lymphomentwicklung beobachtet werden (LENNERT et al. 1979; SCHMID et al. 1982b; LENNERT u. SCHMID 1983; HYJEK et al. 1988; SCHMID u. ECKERT 1989; MCCURLEY et al. 1990).

Als *Präphase* findet sich eine tumorartige follikuläre lymphatische Hyperplasie, für welche früher die etwas irrtümliche Bezeichnung „Pseudolymphom" verwendet wurde (SCHMID u. ECKERT 1989). Dieses mukosaassoziierte lymphatische Gewebe („MALT") bildet den Ausgangspunkt für die extranodalen Lymphome. Pathohistologisch sind aktivierte Keimzentren und monomorphe kleinzellige lymphoide Zellen mit Einschluß von Plasmazellen mit einem polytypischen Ig-Muster charakteristisch.

Als *prognostischer Marker* für die *Früherkennung* eines Lymphoms beim Sjögren-Syndrom wird die immunzytochemische Untersuchung von Lippenbiopsien angesehen (SPEIGHT et al. 1994). Mittels der In-situ-Hybridisierung ergibt sich eine deutliche Restriktion der Kappa- und Lambda-Ig-Leichtketten (5mal Kappa, 2mal Lambda). Bei 5 der 7 Sjögren-Fälle mit Leichtkettenrestriktion entwickelten 5 ein malignes Lymphom, davon 4 ein niedrigmalignes MALT-Lymphom. Ein Patient starb an einem Lymphom mit systemischer Ausbreitung. Die Zunahme einer monoklonalen B-Zellpopulation entspricht der Präphase eines malignen Lymphoms bei der myoepithelialen Immun-Sialadenitis. Mittels der PCR-Methode läßt sich in Lippenbiopsien von Patienten mit Sjögren-Syndrom eine Analyse der Immunglobulin-Genanordnung durchführen (JORDAN et al. 1995). In 14 der untersuchten Fälle, bei denen ein monoklonales Ig-Genrearrangement schwerer Ketten (JH) vorlag, konnte ein extranodales MALT-Lymphom diagnostiziert werden, wobei eine identische monoklonale Reaktion sowohl in den Lippenbiopsien als auch in den Lymphomen nachgewiesen werden konnte.

Prälymphome (LENNERT u. SCHMID 1983) sind durch folgende Merkmale gekennzeichnet: umschriebene Proliferation von monoklonalen B-Zellen mit

Expression meist von IgM-Kappa; haloartige Ausbreitung von zentrozytenähnlichen B-Zellen um die myoepithelialen Zellinseln (DISS et al. 1995); Reduktion von IgM-produzierenden Zellen (VON GUMBERZ u. SEIFERT 1980). Bei *Manifestation* eines *B-Zell-MALT-Lymphoms* kommt es zu einer diffusen Infiltration des Parotisgewebes durch Konfluieren der monoklonalen Zellherde unter Einschluß myoepithelialer Inseln.

Aus *molekulargenetischen Befunden* geht hervor, daß bei MALT-Lymphomen in der Regel kein bcl-2-Rearrangement mit chromosomaler Translokation von t(14;18) vorliegt (KERRIGAN et al. 1990; LADANYI u. KERRIGAN 1991; ISAACSON u. NORTON 1994). Die im Gegensatz hierzu stehenden Mitteilungen über ein erhöhtes Vorkommen eines bcl-2-Rearrangements bei Sjögren-Patienten mit MALT-Lymphomen (DISS et al. 1993, 1995) bedürfen der Überprüfung (s. auch Kap. 14.39.2.1). Der positive EBV-Nachweis mittels der PCR-Analyse in nur 8% der MALT-Lymphome spricht gegen eine Assoziation von EBV in der Pathogenese der MALT-Lymphome (DISS et al. 1995).

Außerhalb der Speicheldrüsen kommen MALT-Lymphome in zahlreichen Organen vor (ISAACSON u. NORTON 1994). Dabei entfallen etwa 50% auf MALT-Lymphome des Magens. Weitere Organmanifestationen sind die Lunge (SCHMITT-GRÄFF et al. 1995). Schilddrüse, Mamma, Harnblase, Orbita und die Harnblase. Auch hierbei handelt es sich überwiegend um niedrigmaligne Lymphome, deren langsamer klinischer Verlauf auf das „Homing-Verhalten" der neoplastischen Zellklone bezogen wird. Die genetische Instabilität wird auf einen Replikationsfehler (RER = „replication error") mit Mikrosatellitenalteration zurückgeführt, der weitere genetische Veränderungen (Mutationen im p53Gen) bewirken kann (PENG et al. 1995). Aus diesen genetischen Veränderungen kann auch eine Transformation der MALT-Lymphome von einem niedrigen zu einem höheren Malignitätsgrad entstehen. Da bereits in den reaktiven lymphoiden Zellinfiltraten in der Umgebung der Lymphome Mikrosatellitenalterationen zu beobachten sind, wird angenommen, daß eine klonale Evolution von den reaktiven lymphoiden Proliferationen zu niedrigmalignen und später auch hochmalignen Lymphomen vorliegt.

14.39.2.3 T-Zell-Lymphome

T-Zell-Lymphome der Speicheldrüsen sind extrem selten. Bei zwei Beobachtungen lagen großzellige immunoblastische Lymphome vor, welche nicht nur die charakteristischen T-Zellmarker exprimierten, sondern auch den Antikörper Ber-H2 als Marker für Reed-Sternberg-Zellen und Ki-1-Lymphome (TAKAHASHI et al. 1990). Ein weiteres primäres T-Zell-Lymphom war in der Submandibularis lokalisiert (JAMES et al. 1993).

Drei weitere Fallmitteilungen betreffen das seltene extraglanduläre Vorkommen von T-Zell-Lymphomen beim Sjögren-Syndrom (WILKE et al. 1984; SCHUURMAN et al. 1987; VAN DER VALK et al. 1989). Kasuistische Raritäten sind histiozytäre maligne Lymphome mit Expression von α_1-Antitrypsin und Kathepsin D (TAKAHASHI et al. 1990).

Eine seltene Variante der T-Zell-Lymphome stellt das „angiozentrische Lymphom" (LENNERT u. FELLER 1990) dar, welches auch als „angiozentrische immunproliferative Läsion" bezeichnet wird. In einer entsprechenden Beobachtung mit Infiltration der linken Parotis und rechten Submandibularis wurde als Beweis für den T-Zellcharakter des Lymphoms ein Rearrangement des T-Zellrezeptor-β-Kettengen nachgewiesen (KHAN et al. 1991). Das Drüsenparenchym wurde von kleinen lymphoiden Zellen und größeren atypischen mononukleären Zellen durchsetzt und wies zahlreiche Nekroseherde auf. Charakteristisch war die angiozentrische Entwicklung von Blutgefäßen mit neoplastischer Infiltration.

14.39.2.4 *Extramedulläre Plasmozytome*

Extramedulläre Plasmazytome sind in der Kopf-Hals-Region meist in der Nasenschleimhaut, den Nebenhöhlen oder im Nasopharynx lokalisiert. Demgegenüber ist das Vorkommen in den Speicheldrüsen außerordentlich selten. Die Tumoren sind vorwiegend in der Parotis lokalisiert (VAINIOMATTILA 1965; KOOP u. CARLEY 1966; FERLITO et al. 1980; EBBERS 1986), seltener in der Submandibularis (PASCOE u. DORFMAN 1969; PAHOR 1977). Vereinzelt lag eine Assoziation mit einem Sjögren-Syndrom vor (CASARIL et al. 1987; VILLANUEVA et al. 1990). In einem Fall war das Plasmozytom der Parotis mit einer Lungenamyloidose assoziiert (KERR u. DORT 1991). Entscheidend für die Diagnose ist der Ausschluß eines multiplen Myeloms. Aus den bisherigen Mitteilungen des Schrifttums geht hervor, daß die Plasmozytome der Speicheldrüsen meist bei älteren Patienten auftreten, wobei sich eine Dominanz des männlichen Geschlechts ergibt (EL-NAGGAR et al. 1991).

Immunzytochemisch findet sich eine monotypische Expression von Leichtketten teils vom Lambda-Typ (KANOH et al. 1985), teils auch vom Kappa-Typ (EL-NAGGAR et al. 1991). Die neoplastischen Plasmazellen infiltrieren das Drüsenparenchym. Vereinzelt sind auch intrazytoplasmatische Kristalle beobachtet worden, welche aus Formationen von monoklonalen Immunglobulinen aufgebaut sind (EL-NAGGAR et al. 1991). Bei der sog. Takatsuki-Krankheit, welche durch multiple endokrine Störungen, Polyneuropathie und Plasmazelldyskrasie gekennzeichnet ist, sind vereinzelt angiofollikuläre lymphoide Läsionen der Speicheldrüsen beobachtet worden (KOBAYASHI et al. 1985). Die Follikel sind von zahlreichen Kapillaren durchsetzt, und das Drüsengewebe wird von Lymphozyten, Plasmazellen und Immunoblasten infiltriert. Immunzytochemisch läßt sich eine fokale monoklonale Expression von IgA-Lambda nachweisen.

14.39.3 Hodgkin-Lymphome

Von den malignen Lymphomen der Speicheldrüsen sind ca. 15% Hodgkin-Lymphome (AZZOPARDI u. EVANS 1971; SCHMID et al. 1982a; SEIFERT et al. 1984). Sie sind in 80–90% in den Lymphknoten der Speicheldrüsen lokalisiert, wobei die Lymphknoten der Submandibularis häufiger befallen sind als die der Parotis, und infiltrieren nur in 10–20% das angrenzende Drüsengewebe. Hodgkin-Lymphome kommen vorwiegend beim männlichen Geschlecht vor, wobei der

Altersgipfel bereits in der 4. Lebensdekade liegt (SCHMID et al. 1982a). In der Mehrzahl der Fälle sind sie im Rahmen einer systemischen Ausbreitung in den Speicheldrüsen entwickelt. Pathohistologisch handelt es sich meist um Paragranulome mit lymphozytärer Dominanz oder um die nodulär-sklerosierende Form des Morbus Hodgkin. Nur ca. 10 % entfallen auf die lymphozytenarme Form mit schlechter Prognose.

Eine Kasuistik beschreibt die Entwicklung eines lymphozytenreichen Hodgkin-Lymphoms 8 Jahre nach Operation eines rezidivierenden adenoidzystischen Karzinoms der Parotis (MEGIGHIAN et al. 1991). Bei einer anderen seltenen Beobachtung kam es 10 Jahre nach einem Hodgkin-Lymphom zu einem Sjögren-Syndrom mit ausgeprägter Lymphoproliferation der Parotis als Präphase eines Lymphoms (KENNEALEY et al. 1978).

14.39.4 Maligne Lymphome in Warthin-Tumoren

In Warthin-Tumoren können sich nicht nur sekundäre Karzinome entwickeln (s. Kap. 14.35), sondern auch maligne Lymphome.

Überwiegend handelt es sich um *Non-Hodgkin-Lymphome* (MILLER et al. 1982; BANIK et al. 1985; HALL et al. 1985; GRIESSER et al. 1986; BUNKER u. LOCKER 1989; MEDEIROS et al. 1990). Die Lymphome können sich sowohl primär im Stroma der Warthin-Tumoren entwickeln als auch sekundär im Rahmen einer systemischen Ausbreitung eines primär außerhalb des Warthin-Tumors entstandenen Lymphoms. Pathohistologisch liegen meist zentrozytisch-zentroblastische, von den Keimzentren ausgehende maligne Lymphome vor (MILLER et al. 1982; BANIK et al. 1985; HALL et al. 1985; GRIESSER et al. 1986). Sie zeigen molekulargenetisch ein Bcl-2-Rearrangement mit einer Translokation von t(14; 18) (q32; q21). In einer Kasuistik lag ein sog. Lennert-Lymphom mit reichlich Epitheloidzellen vor (FRANCO et al. 1986).

Seltener sind auch *Hodgkin-Lymphome* beschrieben worden (MELATO et al. 1986; MORENTE et al. 1989; BADVE et al. 1993).

14.39.5 Maligne Lymphome und Lympadenopathien bei AIDS

Bei der Manifestation einer HIV-Infektion sind auch Veränderungen des Speicheldrüsengewebes beobachtet worden (SCHIØDT 1992). Hierzu gehören einerseits die zystische lymphoide Hyperplasie der Speicheldrüsen (POLETTI et al. 1988; D'AGAY et al. 1990; s. auch Kap. 13.7.4), zum anderen Lymphadenopathien (IOACHIM u. RYAN 1988) und maligne Lymphome (IOACHIM et al. 1985; IOACHIM u. COOPER 1986; IOACHIM et al. 1988; SCHLAIFER et al. 1994).

Die Lymphknotenveränderungen der Speicheldrüsen sind Teilbild einer *persistierenden generalisierten Lymphadenopathie* in Verbindung mit AIDS. Kennzeichnend ist eine exzessive folliculäre Hyperplasie mit aktivierten Keimzentren, welche das typische „Sternhimmelmuster" mit Zellnekrosen, Makrophagen und Mitosen aufweisen (IOACHIM et al. 1988). Bei einer Prävalenz von T-Suppressor-Zellen finden sich Infiltrate aus monozytoiden Lymphozyten, Plasmazellen und Immunoblasten mit einer Zerstörung des Netzwerkes aus dendritischen Retikulumzellen sowie eine vaskuläre Proliferation. Die zellige Infiltration kann von den Lymphknoten auf das Speicheldrüsenparenchym übergreifen und mit Plattenepithelmetaplasien der Gänge und Gangzysten einhergehen.

Bei den *malignen Lymphomen* handelt es sich um B-Zell-Lymphome teils vom lymphoplasmazytoiden Typ, teils um undifferenzierte Burkitt-ähnliche Lymphome (IOACHIM u. COOPER 1986). Die angrenzenden lymphomfreien Lymphknoten weisen eine HIV-assoziierte Lymphadenopathie auf. Bei malignen Lymphomen in Assoziation mit AIDS konnte in allen Fällen eine Expression von EBV-RNS und in 55 % eine Expression von Bcl-2-Gen nachgewiesen werden (SCHLAIFER et al. 1994), ohne daß die potentielle prognostische Bedeutung dieser Expression ausreichend erklärt werden konnte.

Literatur

Aben-Moha JG, Bertrand JCh, Szpirglas H, Guilbert F, Le Porrier M, Raphael M (1981) Lymphomes malins non Hodgkiniens des glandes salivaires principales. A propos de 11 cas. Rev Stomat 82:15-21

d'Agay M-F, Roquancourt A de, Peuchmaur M, Janier M, Brocheriou C (1990) Cystic benign lymphoepithelial lesion of the salivary glands in HIV-positive patients. Report of two cases with immunohistochemical study. Virchows Arch A Pathol Anat 417:353-356

Anderson LG, Talal N (1971) The spectrum of benign to malignant lymphoproliferation in Sjögren's syndrome. Clin Exp Immunolog 9:199-221

Azzopardi JG, Evans DJ (1971) Malignant lymphomas of parotid associated with Mikulicz disease (benign lymphoepithelial lesion). J Clin Pathol 24:744-752

Badve S, Evans G, Mady S, Coppen M, Sloane J (1993) A case of Warthin's tumour with coexistent Hodgkin's disease. Histopathology 22:280-281

Bandieramonte G, Giardini R, Bono A (1985) Primary non-Hodgkin lymphoma of the parotid gland associated with Sjögren's syndrome: a case report. Tumori 71:85-88

Banik S, Howell JS, Wright DH (1985) Non-Hodgkin's lymphoma arising in adenolymphoma. A report of two cases. J Pathol 146:167-177

Beziat JL, Souteyrand P, Freidel M et al. (1981) Parotidomegalie bilaterale revelatrice d'un lymphome malin. Rev Stomat 82:7-10

Borisch B, Vonlanthen R, Laeng RH, Kuehni S, Lassue JA (1994) Orale Non-Hodgkin-Lymphome und Epstein-Barr-Virus. Verh Dtsch Ges Pathol 78:321-323

Brauneis J, Schröder M, Laskawi R (1989a) Manifestation maligner Lymphome im Kopf-Hals-Bereich unter besonderer Berücksichtigung der Speicheldrüsen. Laryngorhinootologie 68: 607-610

Brauneis J, Schröder M, Laskawi R (1989b) Langzeitbeobachtung von Patienten mit schweren Formen eines Sjögren-Syndroms und/oder einer myoepithelialen Sialadenitis. Laryngorhinootologie 68:442-444

Bridges AJ, England DM (1989) Benign lymphoepithelial lesion: relationship to Sjögren's syndrome and evolving malignant lymphoma. Semin Arthritis Rheum 19:201-208

Bunker ML, Locker J (1980) Warthin's tumor with malignant lymphoma. DNA analysis of paraffin-embedded tissue. Am J Clin Pathol 91:341-344

Burton GV, Atwater S, Borowitz MJ, Huang AT (1990) Extranodal head and neck lymphoma: prognosis and patterns of recurrence. Arch Otolaryngol 116:69-73

Casaril M, Venturini L, Pecci R et al. (1987) A case of parotideal myeloma in Sjögren's syndrome. Haematologica 72:167-170

Chomette G, Guilbert F, Auriol M, Vaillant J-M (1990) Lymphomas des glandes salivaires: frontières nosologiques nouvelles. Rev Stomatol Chir Maxillofac 91:32-35

Clark RM, Fitzpatrick PJ, Gospodarowicz MK (1983) Extranodal malignant lymphomas in the head and neck. J Otolaryngol 12:239-245

Cobleigh MA, Kennedy JL (1986) Non-Hodgkin's lymphoma of the upper aerodigestive tract and salivary glands. Otolaryngol Clin North Am 19:685-710

Colby TV, Dorfman FR (1979) Malignant lymphomas of the salivary glands. Pathol Annu 14: 307-324

Diebold J, Zittoun R, Tulliez M et al. (1978) Pseudolymphoma and lymphoproliferative syndromes in Gougerot-Sjögren syndrome. Sem Hop Paris 54:1033-1040

Diss TC, Wotherspoon AC, Peng HZ et al. (1993) Immunoglobulin gene rearrangement in low-grade B-cell MALT lymphomas of salivary gland, myoepithelial sialadenitis and Sjögren's syndrome. J Pathol (Suppl) 169:123 A

Diss TC, Wotherspoon AC, Speight P, Pan L, Isaacson PG (1995) B-cell monoclonality, Epstein Barr virus, and t(14;18) in myoepithelial sialadenitis and low-grade B-cell MALT lymphoma of the parotid gland. Am J Surg Pathol 19(5):531-536

Ebbers J (1986) Ein Plasmozytom der Ohrspeicheldrüse. Laryngorhinootologie 65:27-29

El-Naggar A, Ordonez NG, Batsakis JG (1991) Parotid gland plasmacytoma with crystalline deposits. Oral Surg Oral Med Oral Pathol 71:206-208

Emanuel IA (1976) Malignant lymphoma presenting as a parotid mass. J Laryngol 90:381-391

Falzon M, Isaacson PG (1991) The natural history of benign lymphoepithelial lesion of the salivary gland in which there is a monoclonal polulation of B cells: a report of two cases. Am J Surg Pathol 15:59-65

Ferlito A, Polidoro F, Reches G (1980) Extramedullary plasmacytoma of the parotid gland. Laryngoscope 90:486-493

Franco V, Aragona F, Manzella G (1986) Linfoma di Lennert insorto su cistadenolinfoma. Pathologica 78:263-268

Gleeson MJ, Bennett MH, Cawson RA (1986) Lymphomas of salivary glands. Cancer 58:699-704

Griesser GH, Hansmann M-L, Bogman MJJT, Pielsticker K, Lennert K (1986) Germinal center derived malignant lymphoma in cystadenolymphoma. Virchows Arch A Pathol Anat 408: 491-496

Gumberz Ch von, Seifert G (1980) Immunoglobulin-containing plasma cells in chronic parotitis and malignant lymphomas of the parotid gland. Comparing immunocytochemical observations of frequency and localization. Virchows Arch A Pathol Anat 389:79-92

Hall G, Tesluk H, Baron S (1985) Lymphoma arising in an adenolymphoma. Hum Pathol 16: 424-427

Haratake J, Horie A, Yoshida A (1984) Malignant lymphoma of the parotid gland with monoclonal cytoplasmic immunoglobulin. Acta Pathol Jpn 34:1459-1467

Harris NL, Jaffe ES, Stein H et al. (1994) A revised European-American classification of lymphoid neoplasms: a proposal from the international lymphoma study group. Blood 84:1361-1392

Heckmayr M, Seifert G, Donath K (1976) Maligne Lymphome und Immun-Sialadenitis. Laryngorhinootologie 55:593-607

Hicks MJ, Flaitz CM, Nichols CM, Luna MA, Gresik MV (1993) Intraoral presentation of anaplastic large-cell Ki-1 lymphoma in association with HIV infection. Oral Surg Oral Med Oral Pathol 76:73-81

Hiltbrand JB, McGuirt WF, Matthews BL (1990) Primary malignant lymphoma of the parotid gland - two case reports. Otolaryngol Head Neck Surg 102:77-81

Hjorth L, Dommerby H, Kruse S, Nielsen A (1986) Primary malignant lymphoma of the salivary glands. Tumori 72:491-497

Hyjek E, Smith WJ, Isaacson PG (1988) Primary B-cell lymphoma of salivary glands and its relationship to myoepithelial sialadenitis. Hum Pathol 19:766-776

Hyman GA, Wolff M (1976) Malignant lymphomas of the salivary glands. Review of the literature and report of 33 new cases, including four cases associated with lymphoepithelial lesion. Am J Clin Pathol 65:421-438

Ioachim HL, Cooper MC (1986) Lymphomas of AIDS. Lancet I:96-97

Ioachim HL, Ryan JR (1988) Salivary gland lymphadenopathies associated with AIDS. Hum Pathol 19:616-617

Ioachim HL, Cooper MC, Hellman GC (1985) Lymphomas in men at high risk for acquired immune deficiency syndrome (AIDS). Cancer 56:2831-2842

Ioachim HL, Ryan JR, Blaugrund StM (1988) Salivary gland lymph nodes. The site of lymphadenopathies and lymphomas associated with human immunodeficiency virus infection. Arch Pathol Lab Med 112:1224–1228

Isaacson PG (1992) Extranodal lymphomas: the MALT concept. Verh Dtsch Ges Pathol 76:14–23

Isaacson PG, Spencer J (1987) Malignant lymphoma of mucosa-associated lymphoid tissue. Histopathology 11:445–462

Isaacson PG, Wright DH (1983) Malignant lymphoma of mucosa-associated lymphoid tissue: a distinctive type of B-cell lymphoma. Cancer 52:1410–1416

Isaacson PG, Wright DH (1984) Extranodal malignant lymphomas arising from mucos-associated lymphoid tissue. Cancer 53:2515–2524

Isaacson PG, Norton AJ (1994) Extranodal lymphomas. Churchill Livingstone, Edinburgh

James M, Norton AJ, Akosa AB (1993) Primary T-cell lymphoma of submandibular salivary gland. Histopathology 22:83–85

Jordan R, Diss TC, Lench NJ et al. (1995) Immunoglobulin gene rearrangement in lymphoplasmacytic infiltrates of labial salivary glands in Sjögren's syndrome. A possible predictor of lymphoma development. Oral Surg Oral Med Oral Pathol 79:729–733

Kanoh T, Hattori N, Uchino H, Fujita A, Ohmura M, Makimoto K (1985) Extramedullary plasmacytoma of the parotid gland: report of a case and review of the literature. Tohoku J Exp Med 146:469–478

Kassan SS, Thomas TL, Moutsopoulos HM et al. (1978) Increased risk of lymphoma in Sicca syndrome. Ann Intern Med 89:888–892

Kempf H-G, Steinbach E, Ebert G, Kaiserling E (1989) Immunsialadenitis und Non-Hodgkin-Lymphom der Parotis. Arch Otorhinolaryngol [Suppl] II:28–29

Kennealey GT, Kaetz HW, Smith GJW (1978) Sjögren's syndrome with pseudolymphoma 13 years after Hodgkin's disease. Arch Intern Med 138:635–636

Kerr PD, Dort JC (1991) Primary extramedullary plasmacytoma of the salivary glands. J Laryngol Otol 105:687–692

Kerrigan DP, Irons J, Chen I-M (1990) Bcl-2 gene rearrangement in salivary gland lymphoma. Am J Surg Pathol 14:1133–1138

Khan SM, Bailey IS, Addis BJ (1991) Angiocentric immunoproliferative lesion presenting as bilateral salivary gland swellings: a case report with genotypic analysis. Histopathology 19:96–98

Kobayashi H, Li K, Sano T, Sakaki A, Hizawa K, Ogushi F (1985) Plasmacell dyscrasia with polyneuropathy and endocrine disorders associated with dysfunction of salivary glands. Am J Surg Pathol 10:759–763

Koop SH, Carley RB (1966) Extramedullary plasmacytoma of the salivary glands. Laryngoscope 76:1971–1978

Lachard J, Carcassonnet Y, Venault B, Horschowski N, Rakotobe P, Le Retraite G (1981) Lymphome primitif de la glande sublinguale. A propos d'un cas. Rev Stomat 82:3–6

Ladanyi M, Kerrigan DP (1991) Bcl-2 gene rearrangement in salivary gland lymphoma. Am J Surg Pathol 15:814

Lapes M, Antoniades K, Gartner W jr, Vivacqua R (1976) Conversion of a benign lymphoepithelial salivary gland lesion to lymphocytic lymphoma during dilantin therapy. Cancer 38:1318–1322

Law NW, Leader M (1987) Bilateral submandibular gland lymphoma in Sjögren's syndrome. Postgrad Med J 63:135–136

Lennert K, Feller AC (1990) Histopathologie der „Non-Hodgkin-Lymphome" (nach der aktualisierten Kiel-Klassifikation), 2. Aufl. Springer, Berlin Heidelberg New York Tokyo

Lennert K, Schmid U (1983) Prelymphoma, early lymphoma, and manifest lymphoma in immunosialadenitis (Sjögren's syndrome) – a model of lymphomagenesis. Haematol Blood Transfusion 28:418–422

Lennert K, Knecht H, Burkert M (1979) Vorstadien maligner Lymphome. Verh Dtsch Ges Pathol 63:170–196

Levison DA, Hall PA, Blackshaw AJ (1990) The gut-associated lymphoid tissue and its tumours. In: Williams GT (ed) Gastrointestinal pathology. Springer, Berlin Heidelberg New York Tokyo

Lichtenfeld JL, Kirschner RH, Wiernik PH (1976) Familial Sjögren's syndrome with associated primary salivary gland lymphoma. Am J Med 60:286-292

Maeda H, Sasaki R, Kimoto H, Yamashita K, Matsunaga T, Aozasa K (1988) Intermediate lymphocytic lymphoma of the salivary gland. Cancer 62:203-205

McCurley TL, Deaver Collins R, Ball E, Collins RD (1990) Nodal and extranodal lymphproliferative disorders in Sjögren's syndrome: a clinical and immunopathologic study. Hum Pathol 21:482-492

Medeiros LJ, Rizzi R, Lardelli P, Jaffe ES (1990) Malignant lymphoma involving a Warthin's tumor: A case with immunophenotyping and gene rearrangement analysis. Hum Pathol 21:974-977

Megighian D, Delgado H, Blandamura S (1991) Hodgkin's disease secondary to recurrent adenoid cystic carcinoma of the parotid gland. J Laryngol Otol 105:224-226

Melato M, Falconieri G, Fanin R, Baccarani M (1986) Hodgkin's disease occurring in a Warthin's tumor: First case report. Pathol Res Pract 181:615-618

Menárguez J, Mollejo M, Carriń et al. (1994) Waldeyer ring lymphomas. A clinicopathological study of 79 cases. Histopathology 24:13-22

Miller R, Yanagihara ET, Dubrow AA, Lukes RJ (1982) Malignant lymphoma in a Warthin's tumor. Report of a case. Cancer 50:2948-2950

Morente M, Piris A, Sanchez F dez-de-la-Vega (1989) Hodgkin's disease presumably arising in parotid cystadenolymphoma. Pathol Res Pract 185:107-108

Nadimi H (1994) Subclassis of extranodal oral B-cell lymphomas express cIgM, plasmacytoid, and monocytoid differentiation. Oral Surg Oral Med Oral Pathol 77:392-397

Nair PNR, Schroeder HR (1986) Duct-associated lymphoid tissue (DALT) of minor salivary glands and mucosal immunity. Immunology 57:171-180

Nichols RD, Rebuck JW, Sullivan JC (1982) Lymphoma and the parotid gland. Laryngoscope 92:365-369

Nime FA, Cooper HS, Eggleston C (1976) Primary malignant lymphomas of the salivary glands. Cancer 37:906-912

Pahor AL (1977) Extramedullary plasmacytoma of the head and neck, parotid and submandibular salivary glands. J Laryngol Otol 91:241-248

Pascoe HR, Dorfman RF (1969) Extramedullary plasmacytoma of the submaxillary gland. Am J Clin Pathol 51:501-507

Paulsen J, Lennert K (1994) Low-grade B-cell lymphoma of mucosa-associated lymphoid tissue type in Waldeyer's ring. Histopathology 24:1-11

Peng H, Chen G, Du M et al. (1995) Replication error (RER) and p53 gene mutation in lymphomas of mucosa-associated lymphoid tissue (MALT). J Pathol (Suppl) 176:6A

Pisa EK, Pisa P, Kang HI, Fox RI (1991) High frequency of t (14; 18) translocation in salivary gland lymphomas from Sjögren's syndrome patients. J Exp Med 174:1245-1250

Podoshin L, Talmon Y, Grishkan A, Fradis M (1979) Primary lymphoma of the parotid gland. J Laryngol 93:417-422

Poletti A, Manconi R, Volpe R, Carbone A (1988) Study of AIDS-related lymphadenopathy in the intraparotid and perisubmaxillary gland lymph nodes. J Oral Pathol 17:164-167

Ramsay AD, Rooney N (1993) Lymphomas of the head and neck 1: Nasofacial T-cell lymphoma. Oral Oncol, Eur J Cancer 29B:99-102

Regrezi JA, Zarbo RJ, Stewart JCB (1992) Extranodal oral lymphomas: Histologic subtypes and immunophenotypes (in routinely processed tissue). Oral Surg Oral Med Oral Pathol 72: 702-708

Rooney N, Ramsay AD (1994) Lymphomas of the head and neck 2: The B-cell lymphomas. Oral Oncol, Eur J Cancer 30B:155-159

Schiødt M (1992) HIV-associated salivary gland disease: A review. Oral Surg Oral Med Oral Pathol 73:164-167

Schlaifer D, Brousset P, Attal M et al. (1994) Bcl-2 proto-oncogene and Epstein-Barr virus latent membrane protein-1 expression in AIDS-related lymphoma. Histopathology 25:77-82

Schmid U, Eckert F (1989) Das Pseudolymphom - reaktive lymphatische Hyperplasie oder Prälymphom? Eine Übersicht mit besonderer Berücksichtigung des MALT. Pathologe 10: 332-339

Schmid U, Helbron D, Lennert K (1982a) Primary malignant lymphomas localized in salivary glands. Histopathology 6:673-687

Schmid U, Helbron D, Lennert K (1982b) Development of malignant lymphoma in myoepithelial sialadenitis (Sjögren's syndrome). Virchows Arch A Pathol Anat 395:11-43

Schmitt-Gräff A, Raff T, Rahn W, Stein H (1995) Primäre pulmonale B-Zell-Lymphome vom MALT-Typ. Pathologe 16:328-335

Schusterman MA, Granick MS, Erickson ER, Newton ED, Hanna DC, Bragdon RW (1988) Lymphoma presenting as a salivary gland mass. Head Neck Surg 10:411-415

Schuurman H-J, Gooszen HCh, Tan IWN, Kluin PM, Wagenaar SS, Unnik JAM van (1987) Low-grade lymphoma of immature T-cell phenotype in a case of lymphocytic interstitial pneumonia and Sjögren's syndrome. Histopathology 11:1193-1204

Schwartz-Arad D, Azaz B, Shteyer A (1987) Malignant lymphoma arising in the submandibular and sublingual salivary glands: report of cases. J Oral Maxillofac Surg 45:795-799

Sciubba JJ, Auclair PL, Ellis GL (1991) Malignant lymphomas. In: Ellis GL, Auclair PL, Gnepp DR (eds) Surgical pathology of the salivary glands. Saunders, Philadelphia London Toronto Montreal Sydney Tokyo, pp 528-543

Seifert G (1991) WHO Histologial typing of salivary gland tumours, 2nd edn. Springer, Berlin Heidelberg New York Tokyo

Seifert G, Miehlke A, Haubrich J, Chilla R (1984) Speicheldrüsenkrankheiten. Pathologie-Klinik-Therapie-Fazialischirurgie. Thieme, Stuttgart New York

Shikhani A, Samara M, Allam C, Salem P, Lenhard R (1987) Primary lymphoma in the salivary glands: report of five cases and review of the literature. Laryngoscope 97:1438-1442

Shin SS, Sheibani K, Fishleder A et al. (1991) Monocytoid B-cell lymphoma in patients with Sjögren's syndrome: a clinicopathologic study of 13 patients. Hum Pathol 22:422-430

Speight PM, Jordan R, Colloby P, Nandha H, Pringle JH (1994) Early detection of lymphomas in Sjögren's syndrome by in situ hybridization for kappa- and lymbda-light chain mRNA in labial glands. Oral Oncol, Eur J Cancer 30B:244-247

Stein H (1995) Lymphatisches System. In: Blümcke S (Hrsg) Pathologie. Walter de Gryter, Berlin New York, S 981-993

Stramignoni A, Palestro G, Coda R, Micca FB (1984) Signet ring cell lymphoma in salivary gland. An immunohistochemical and ultrastructural study. Appl Pathol 2:76-84

Takagi N, Nakamura S, Yamamoto K et al. (1992) Malignant lymphoma of mucosa-associated lymphoid tissue arising in the thymus of a patient with Sjögren's syndrome. A morphologic, phenotypic, and genotypic study. Cancer 69:1347-1355

Takahashi H, Tsuda N, Tezuka F, Okabe H (1989) Primary extranodal non-Hodgkin's lymphoma of the oral region. J Oral Pathol Med 18:84-91

Takahashi H, Tsuda N, Tezuka F, Fujita S, Okabe H (1990) Non-Hodgkin's lymphoma of the major salivary gland: a morphologic and immunohistochemical study of 15 cases. J Oral Pathol Med 19:306-312

Takahashi H, Cheng J, Fujita S et al. (1992) Primary malignant lymphoma of the salivary gland: a tumor of mucosa-associated lymphoid tissue. J Oral Pathol Med 21:318-325

Takahashi H, Fujita S, Okabe H, Tsuda N, Tezuka F (1993) Immunophenotypic analysis of extranodal non-Hodgkin's lymphomas in the oral cavity. Pathol Res Pract 189:300-301

Talal N, Bunim IL (1964) The development of malignant lymphoma in the course of Sjögren's syndrome. Am J Med 36:529-540

Vainio-Mattila J (1965) Plasmacytoma of the parotid gland. Arch Otolaryngol Head Neck Surg 82:635-637

Valk PGM van der, Hollema H, Voorst PC van der, Brinker MGL, Poppema S (1989) Sjögren's syndrome with specific cutaneous manifestations and multifocal clonal T-cell populations progressing to a cutaneous pleomorphic T-cell lymphoma. Am J Clin Pathol 92:358-361

Villanueva JL, Rivera J, Ogea JL et al. (1990) Evolution of extramedullary plasmacytoma in a patient with primary Sjögren's syndrome. Arthritis Rheum 33:150-151

Vinceneux P (1976) Association d'un lymphome malin des glandes salivaires et d'un syndrome de Sjögren. Nouv Presse Med 5:1719

Wilke WS, Tubbs RR, Bukowski RM et al. (1984) T cell lymphoma occurring in Sjögren's syndrome. Arthritis Rheum 27:951–955

Wiseman JC, Hales IB, Joasso A (1982) Two cases of lymphoma of the parotid gland following ablative radioiodine therapy for thyroid carcinoma. Clin Endocrinol 17:85–89

Wolvius EB, Valk P van der, Wal JE van der et al. (1994) Primary extranodal non-Hodgkin lymphoma of the oral cavity. An analysis of 34 cases. Oral Oncol, Eur J Cancer 30B:121–125

Wustrow J, Feller AC, Schmidt U, Lennert K (1988) Inzidenz maligner Lymphome bei der myoepithelialen Sialadenitis. In: Weidauer H, Maier H (Hrsg) Speicheldrüsenerkrankungen. Aktuelle Diagnostik und Therapie. Springer, Berlin Heidelberg New York Tokyo, S 167–175

Zulman J, Jaffe R, Talal N (1978) Evidence that the malignant lymphoma of Sjögren's syndrome is a monoclonal B-cell neoplasm. N Engl J Med 299:1215–1220

14.40 Sekundäre Tumoren (Metastasen)

Der Unterscheidung zwischen primären malignen Tumoren der Speicheldrüsen und Speicheldrüsenmetastasen anderer extraglandulärer Primärtumoren kommt praktische Bedeutung im Hinblick auf die Therapie und Prognose zu. Dies gilt insbesondere für 2 Gruppen von malignen Tumoren:

- sehr niedrig differenzierte oder anaplastische Tumoren, deren exakte pathohistologische Klassifikation nur mit zusätzlichen immunzytochemischen oder ultrastrukturellen Methoden möglich ist. Hierzu gehören insbesondere undifferenzierte Karzinome (s. Kap. 14.34), Sarkome (s. Kap. 14.38.2) und maligne Lymphome (s. Kap. 14.39).
- Karzinome, deren pathohistologischer Aufbau identisch oder weitgehend ähnlich mit der Struktur extraglandulärer Primärtumoren ist. Dies gilt vorwiegend für Plattenepithelkarzinome (s. Kap. 14.32), Speichelgangkarzinome (s. Kap. 14.29) und hellzellige Tumoren (s. Kap. 14.37.5).

Auf der Basis größerer Fallstatistiken und unter Berücksichtigung der kasuistischen Mitteilungen der Literatur lassen sich folgende Aussagen treffen (SEIFERT et al. 1986; GNEPP 1991):

Häufigkeit: Die prozentuale Häufigkeit von Metastasen in den großen Speicheldrüsen beträgt ca. 5% aller malignen Tumoren der Speicheldrüsen.

Alters- und Geschlechtsverteilung: Der Altersgipfel liegt in der 7.–8. Lebensdekade; ca. 70% der Metastasen treten beim männlichen Geschlecht auf.

Lokalisation: Zirka 70% der Metastasen sind in der Parotis lokalisiert, ca. 30% in der Submandibularis. Über eine Metastasierung in die Sublingualis liegt bisher keine Beobachtung vor. Zirka 43% der Metastasen sind innerhalb des Drüsenparenchyms entwickelt, ca. 57% in den Lymphknoten der Speicheldrüsen.

Ausgangspunkt der Metastasen: Abgesehen von den Metastasen primärer Speicheldrüsenkarzinome in die Lymphknoten der Speicheldrüsen handelt es sich bei mehr als 80% der Tumormetastasen um Absiedlungen von Tumoren des Kopf-Hals-Bereiches, während hämatogene Fernmetastasen mit ca. 8% wesentlich seltener sind. Aus der Aufgliederung der Metastasen im Speicheldrüsen-Register

Tabelle 70. Klassifikation der Primärtumoren bei Metastasen in der Parotis und Submandibularis (Speicheldrüsen-Register Hamburg 1965–1994)

Ausgangsort der Metastasierung		n	[%]
Tumoren der Kopf-Hals-Region mit lokalen Metastasen		100	31,6
- Plattenepithelkarzinome	53		
- Melanome der Kopf-Hals-Region	25		
- Nasopharynxkarzinome	19		
- Schilddrüsenkarzinome	3		
Brust- und Bauchorgane mit Fernmetastasen		26	8,2
- Bronchialkarzinome	7		
- Nierenkarzinome	8		
- Mammakarzinome	7		
- Kolonkarzinome	2		
- Uteruskarzinome	1		
- Magenkarzinome	1		
Unbekannte Primärtumoren		29	9,1
Primäre Speicheldrüsenkarzinome		161	51,0
Gesamtzahl		316	100,0

Hamburg (1965–1994) geht hervor (Tabelle 70), daß speziell Hautkarzinome der Kopf-Hals-Region zu Metastasen in die Speicheldrüsen führen, relativ häufig auch maligne Melanome. Eine besondere diagnostische Bedeutung kommt der Abgrenzung von Metastasen nasopharyngealer Karzinome gegenüber den seltenen primären undifferenzierten Karzinomen vom nasopharyngealen Typ im Bereich der Parotis zu. Bei den seltenen Fernmetastasen liegen in der Regel primäre Karzinome der Brust- und Bauchorgane vor, insbesondere Nieren-, Bronchial- und Mammakarzinome. Bei einem Teil der Fälle konnte der Sitz des Primärtumors nicht geklärt werden.

14.40.1 Metastasen von Tumoren der Kopf-Hals-Region

Primärtumoren des Kopf-Hals-Bereiches metastasieren vorwiegend lymphogen sowohl in das Drüsenparenchym als auch die Lymphknoten der Parotis und Submandibularis. Über 75% der Metastasen sind in der Parotis lokalisiert (CONLEY u. ARENA 1963; NUSSBAUM et al. 1976; COULTHARD 1977; KUCAN et al. 1981; YARINGTON 1981), weniger als 25% in der Submandibularis (ABRAMSON 1971; FEINMESSER et al. 1982; MOSS 1983). Die besondere Häufigkeit von Metastasen in den Lymphknoten der Parotis (GRAHAM 1965; POPE et al. 1967; STROM et al. 1977; NICHOLS et al. 1980) im Vergleich zur Submandibularis beruht auf der Topographie der Lymphgefäßarchitektur und der Menge der intraglandulären Lymphknoten (CONLEY u. ARENA 1963; SEIFERT et al. 1984; SEIFERT et al. 1986). Während in der Parotisregion 20–30 Lymphknoten ausgebildet sind, verfügt die

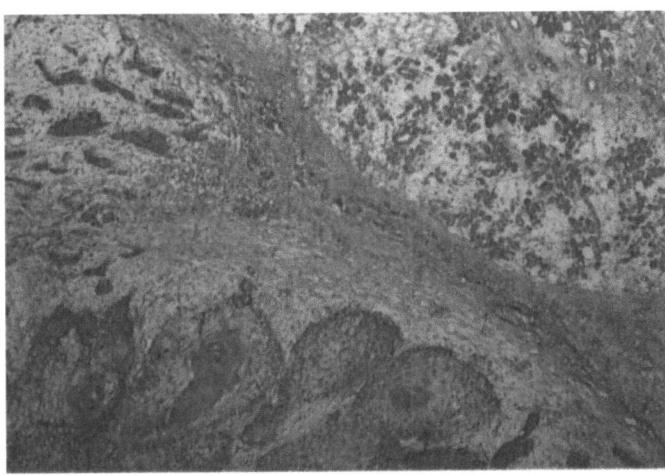

Abb. 516. Parotis: Metastase eines verhornenden Plattenepithelkarzinoms (Primärtumor Wangenhaut). HE ×40

Submandibularis über keine intraglandulären Lymphknoten. Die Parotislymphknoten bilden ein kommunizierendes Netzwerk mit den paraglandulären und jugularen Lymphknoten. Die Parotislymphknoten sind das erste Organfilter für die präaurikulare Region, den dorsalen Abschnitt der Wange, die zentrale Ohrregion und die temporale sowie frontale Gesichtsregion. Demgegenüber stellen die paraglandulären Lymphknoten der Submandibularis das erste Filter für die Zungen- und Mundbodenregion dar. Von hier erfolgt der Abfluß in die tiefen zervikalen Lymphknoten.

Plattenepithelkarzinome (Abb. 516) der Kopf-Hals-Region sind in mehr als 50% der Fälle Ausgangspunkt der Metastasierung überwiegend in die Parotis (RIDENHOUR u. SPRATT 1966; CASSISI et al. 1978; LEE et al. 1985; SHIMM 1988; BRAUNEIS et al. 1989). Dies gilt auch für Plattenepithelkarzinome aus dem Bereich der Bindehaut des Augenlides (MEHLUM et al. 1986). Intraorale Plattenepithelkarzinome der Zunge oder des Mundbodens (YARINGTON 1981; ORD et al. 1989) führen dagegen eher zu Metastasen in die paraglandulären Lymphknoten der Submandibularis.

Maligne Melanome (Abb. 517 u. 518) der Kopf-Hals-Region machen ca. 20% aller malignen Melanome aus (ORD 1989) und sind neben den Plattenepithelkarzinomen überaus häufig der Primärtumor für eine Metastasierung in die Parotis (LAUDADIO et al. 1984; LOPEZ-CEDRUN et al. 1988; ORD 1989; PODESTA et al. 1989). Analog den Plattenepithelkarzinomen metastasieren maligne Melanome der Bindehaut des Augenlides ebenfalls in die Parotis (TRAVIS et al. 1977). Melanommetastasen sind mehr in den paraglandulären Lymphknoten lokalisiert, Metastasen von Plattenepithelkarzinomen dagegen mehr in den intraglandulären Lymphknoten (CONLEY u. ARENA 1963). Eine Besonderheit stellt das desmoplastische maligne Melanom als seltene Variante des spindelzelligen Melanoms dar (JENNINGS et al. 1995). Die Metastasierung aus der Gesichtshaut in die Parotis ist

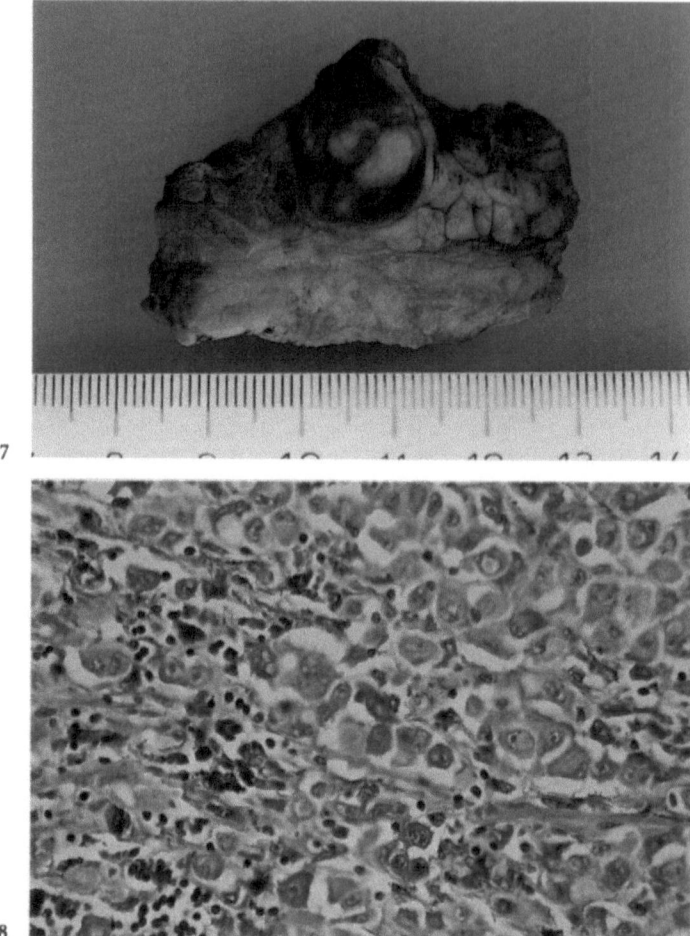

Abb. 517. Parotis: knotige dunkelbraunschwarze Metastase eines malignen Melanoms der Gesichtshaut

Abb. 518. Melanommetastase der Parotis (Fall wie Abb. 517): Melaninpigment in den Tumorzellverbänden. HE ×250

durch einen ausgeprägten Neurotropismus mit direkter Ausbreitung entlang den Nervenfasern gekennzeichnet. Die differentialdiagnostische Unterscheidung von einem malignen Schwannom oder anderen sarkomatösen Tumoren ist auch bei Anwendung der Immunzytochemie schwierig. Aus einer Übersicht über die Metastasen maligner Melanome im Oralbereich ergibt sich, daß 54% in der oralen Schleimhaut insbesondere der Zunge lokalisiert sind und 46% im Ober- und Unterkiefer (SONNER u. REICHART 1994). Nur ca. 10% der oralen Metastasen sind in der Parotis entwickelt. In einer kasuistischen Beobachtung wird über die seltene Metastasierung eines Melanoms der Kopfhaut in beide Parotisdrüsen

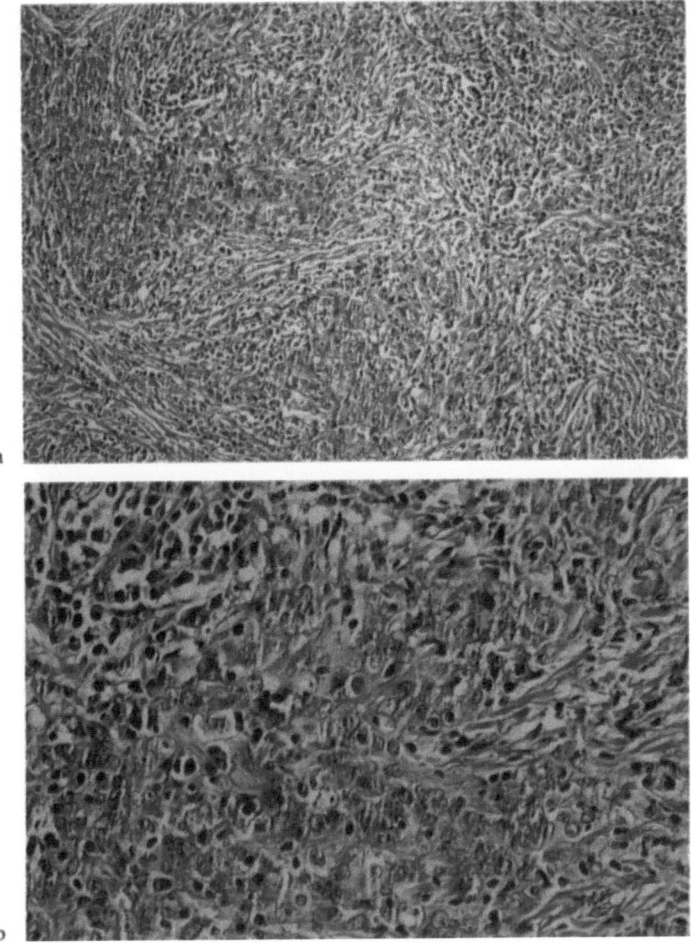

Abb. 519 a, b. Metastase eines Nasopharynxkarzinoms mit lymphoidem Stroma (47 Jahre alter Mann mit einem 2 cm großen Nasopharynxkarzinom): disseminierte Epithelnester mit lymphoidem Stroma. **a** ×100, **b** ×250

berichtet, wobei die Diagnose durch eine Feinnadel-Aspirationsbiopsie gestellt wurde (RAZQUIN et al. 1995). Bezüglich der Abgrenzung zum primären Melanom der Parotis wird auf Kap. 14.38.3 verwiesen.

Undifferenzierte Nasopharynxkarzinome (Abb. 519 u. 520) können ebenfalls in die Parotis metastasieren (GODTFREDSEN 1947; NUSSBAUM et al. 1976; SAW et al. 1986; SEIFERT et al. 1986). Es muß daher besonders beim Vorliegen eines Karzinoms vom nasopharyngealen Typ mit lymphoidem Stroma unter Einbeziehung auch der klinischen Daten entschieden werden, ob es sich um eine Speicheldrüsenmetastase oder um einen primären Tumor der Speicheldrüse

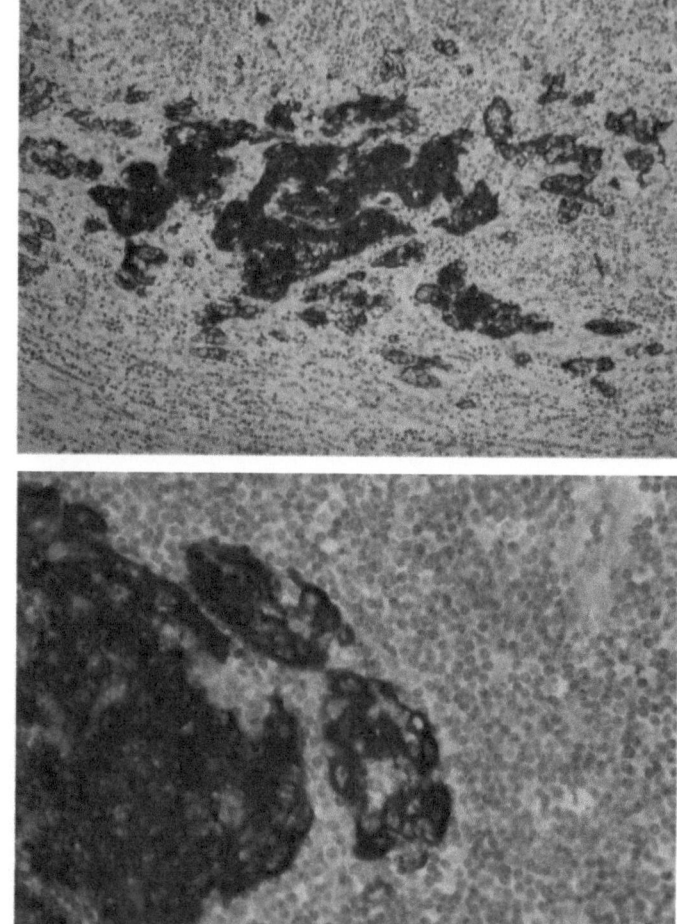

Abb. 520 a, b. Parotis (Fall wie Abb. 519): Zytokeratinexpression in den Karzinommetastasen. Alkalische Immunphosphatasereaktion (APAAP) **a** ×100, **b** ×250

handelt (s. Kap. 14.34.4). Sind nur die Parotislymphknoten mit Metastasen durchsetzt und nicht das Drüsenparenchym, so spricht dies für das Vorliegen einer Metastase und gegen einen Primärtumor der Parotis.

Schilddrüsenkarzinome (Abb. 521 u. 522) können vereinzelt auch Ausgangspunkt für Metastasen sowohl in der Parotis als auch Submandibularis sein (MARKITZIU et al. 1986; SEIFERT et al. 1986; GNEPP 1991). Der Ausfall der immunzytochemischen Reaktion von Thyreoglobulin ist für die Differentialdiagnose ein entscheidender Parameter.

Seltene Primärtumoren des Kopfbereiches mit Parotismetastasen sind *Retinoblastome* (SONI et al. 1978), *Kleinhirn-Medulloblastome* (WAGNER et al. 1984) und zerebrale *Astrozytome* (MOGHTADER 1966). Eine Rarität stellt ein multiples Basal-

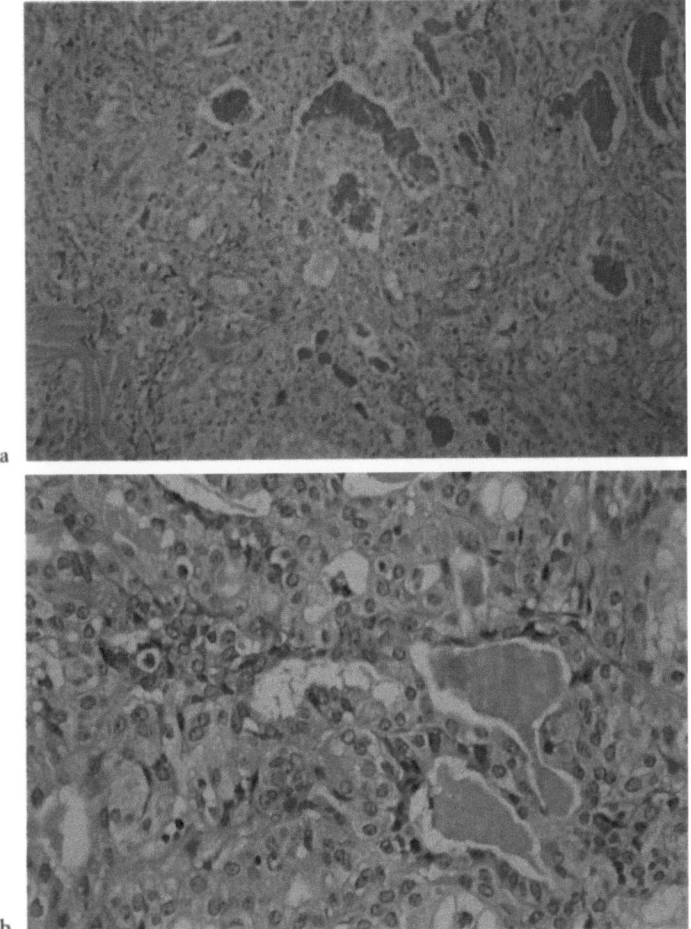

Abb. 521 a, b. Parotis: Metastase eines follikulären Schilddrüsenkarzinoms mit Kolloid in den Follikellichtungen. PAS Reaktion **a** ×100, **b** HE ×250

zellkarzinom mit Lymphknotenmetastasen der Parotis dar (HIRSHOWITZ u. MAHLER 1968).

14.40.2 Hämatogene Fernmetastasen

Hämatogene Metastasen (Abb. 523–526) waren im Untersuchungsgut des Speicheldrüsen-Registers Hamburg in gleicher Häufigkeit in der Parotis und Submandibularis lokalisiert (SEIFERT et al. 1986). Bei einer Zusammenstellung der zahlreichen kasuistischen Einzelbeobachtungen ergibt sich jedoch eine höhere Frequenz in der Parotis als in der Submandibularis (GNEPP 1991). Als Sitz des Primärtumors werden am häufigsten die Lunge, Niere und Brustdrüse an-

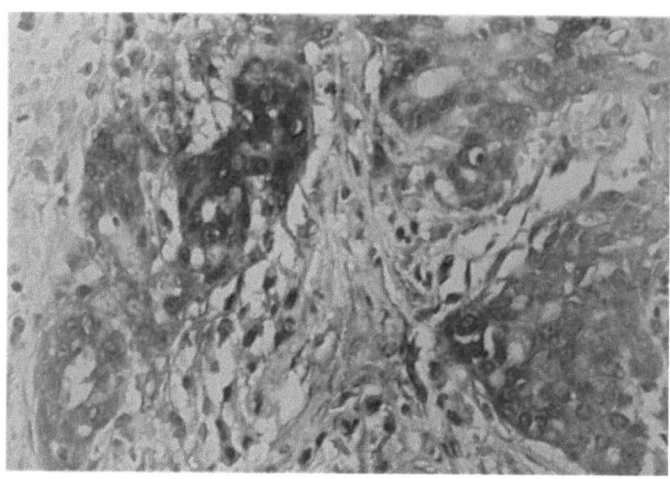

Abb. 522. Parotismetastase eines Schilddrüsenkarzinoms (Fall wie Abb. 521): Expression von Thyreoglobulin in den Tumorzellen. Immunperoxydasereaktion, PAP ×250

geführt (SEIFERT et al. 1986; GNEPP 1991). Andere Organregionen (Dickdarm, Prostata) sind wesentlich seltener Ausgangspunkt der Metastasierung oder werden nur in kasuistischen Einzelbeobachtungen erwähnt (Harnblase, Magen, Pankreas, Uterus).

Nierenkarzinome (Abb. 523 u. 524) metastasieren überwiegend in die Parotis (GANDON et al. 1977; PERCIVAL u. CURT 1982; SIST et al. 1982; STOREY u. McGOWAN 1986; GUNBAY et al. 1989; OWENS et al. 1989; MELNICK et al. 1989), wobei in einem Fall auch eine bilaterale Metastasierung in die Parotis beoachtet wurde (SARANGI u. HAMEED 1991). Seltener sind Metastasen der Submandibularis (MALLETT 1961; BEDROSIAN et al. 1984); ZOLTIE 1986). In einem Fall kam es 9 Jahre nach der Nephrektomie wegen eines Nierenkarzinoms zum Auftritt von Metastasen sowohl in der Parotis als auch Submandibularis (SMITHS u. SLOOTWEG 1984). Insgesamt sind Metastasen in den Speicheldrüsen beim Nierenkarzinom im Vergleich zu anderen Organmetastasen (Lunge, Knochensystem, Leber, Nebennieren, Gehirn) selten (MELNICK et al. 1989). In der Mundhöhle sind Metastasen von Nierenkarzinomen vorwiegend in der Mandibula lokalisiert (BATSAKIS u. McBURNEY 1971), während Absiedlungen in die oralen Weichteilgewebe (Zahnfleisch, Zunge, Wange, Lippe) sehr selten sind (HATZIOTIS et al. 1973; CORSI et al. 1995). Bei der Abgrenzung gegenüber einem primären hellzelligen Speicheldrüsentumor (s. Kap. 14.37.5) kommt dem immunzytochemischen Befund mit der Expression von Zytokeratin und Vimentin bei negativem Ausfall der CEA-Reaktion eine besondere Bedeutung zu (MELNICK et al. 1989).

Das *kleinzellige („Oat-cell") Lungenkarzinom* kann ebenfalls zu Metastasen in die Parotis mit begleitender Fazialislähmung führen (ALBAHARY et al. 1972; CURRENS et al. 1982; SHALOWITZ et al. 1988), wobei in einem Fall eine doppelseitige Parotismetastase beobachtet wurde (CANTERA et al. 1989). Weitere Fall-

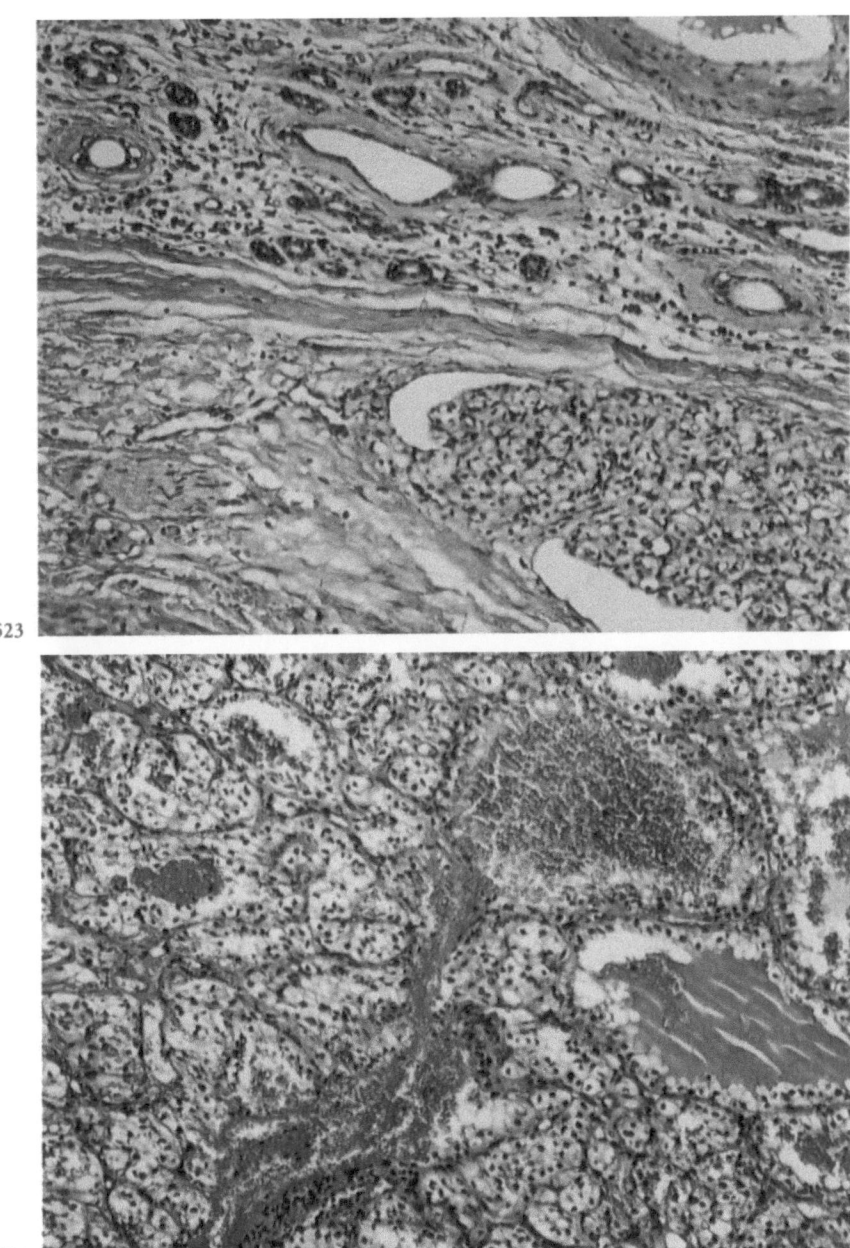

Abb. 523. Parotis: Metastase eines Nierenzellkarzinoms: infiltrative, zum Teil intravaskuläre Ausbreitung. HE ×100

Abb. 524. Parotismetastase eines Nierenzellkarzinoms (Fall wie Abb. 523): ausgeprägte Vaskularisation der Tumormetastase. HE ×100

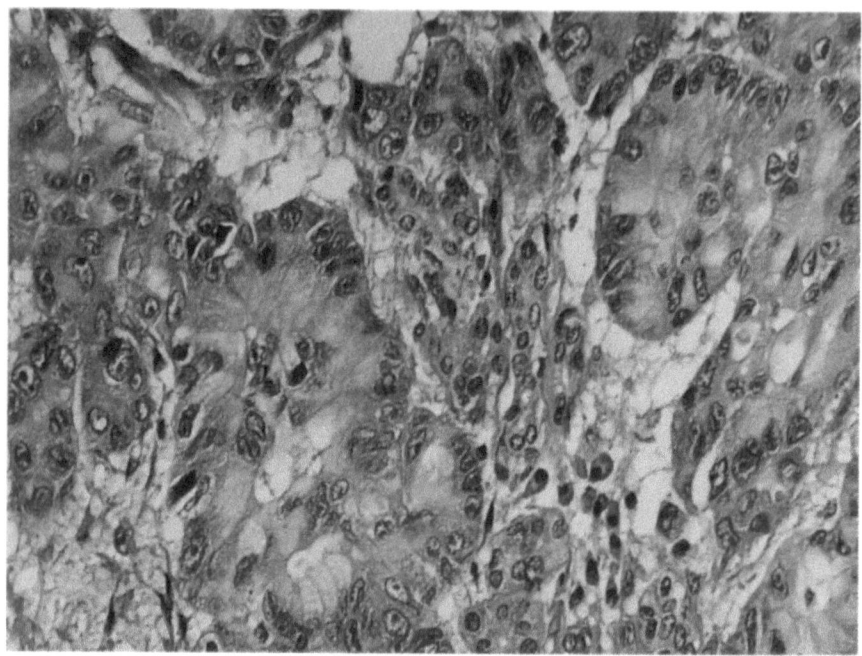

Abb. 525. Submandibularis: Metastase eines Adenokarzinoms der Lunge (Fehlinterpretation als primäres Speicheldrüsenkarzinom!). HE ×250

beschreibungen betreffen die Submandibularis (JANUSKA et al. 1978; BRODSKY u. RABSON 1984). Der pathohistologische Befund unterscheidet sich nicht von primären kleinzelligen Karzinomen des Speicheldrüsengewebes (s. Kap. 14.33), so daß für die Differentialdiagnose auch klinische Daten herangezogen werden müssen. Eine Unterscheidung zwischen der Metastase eines bronchialen Adenokarzinoms und einem primären drüsigen Karzinom der Speicheldrüsen kann bei ähnlicher pathohistologischer Struktur ohne Kenntnis der klinischen Daten sehr schwierig sein. Bei einer analogen Beobachtung im Speicheldrüsen-Register wurde zunächst ein primäres Adenokarzinom der Submandibularis angenommen (Abb. 525), bis sich innerhalb weniger Monate aus dem weiteren Krankheitsverlauf und dem Sektionsbefund ein primäres Adenokarzinom der Lunge ergab, welches neben anderen Absiedlungen auch zu einer Metastase in der Submandibularis geführt hatte.

Mammakarzinome (Abb. 526) metastasieren etwas häufiger in die Submandibularis (BERG et al. 1968; SOLOMON et al. 1975; MEYERS u. OLSHOCK 1981; SEIFERT et al. 1986; ROSTI et al. 1987) als in die Parotis (WIESEL et al. 1982; BISSETT et al. 1989). Der immunzytochemische Nachweis von Hormonrezeptoren (Oestrogen- und Progesteronrezeptoren) in den Metastasen (VESSECCHIA et al. 1995) und die Ermittlung weiterer klinischer Daten ist für die Differentialdiagnose erforderlich, insbesondere dann, wenn die Metastase eines duktalen Mammakarzinoms

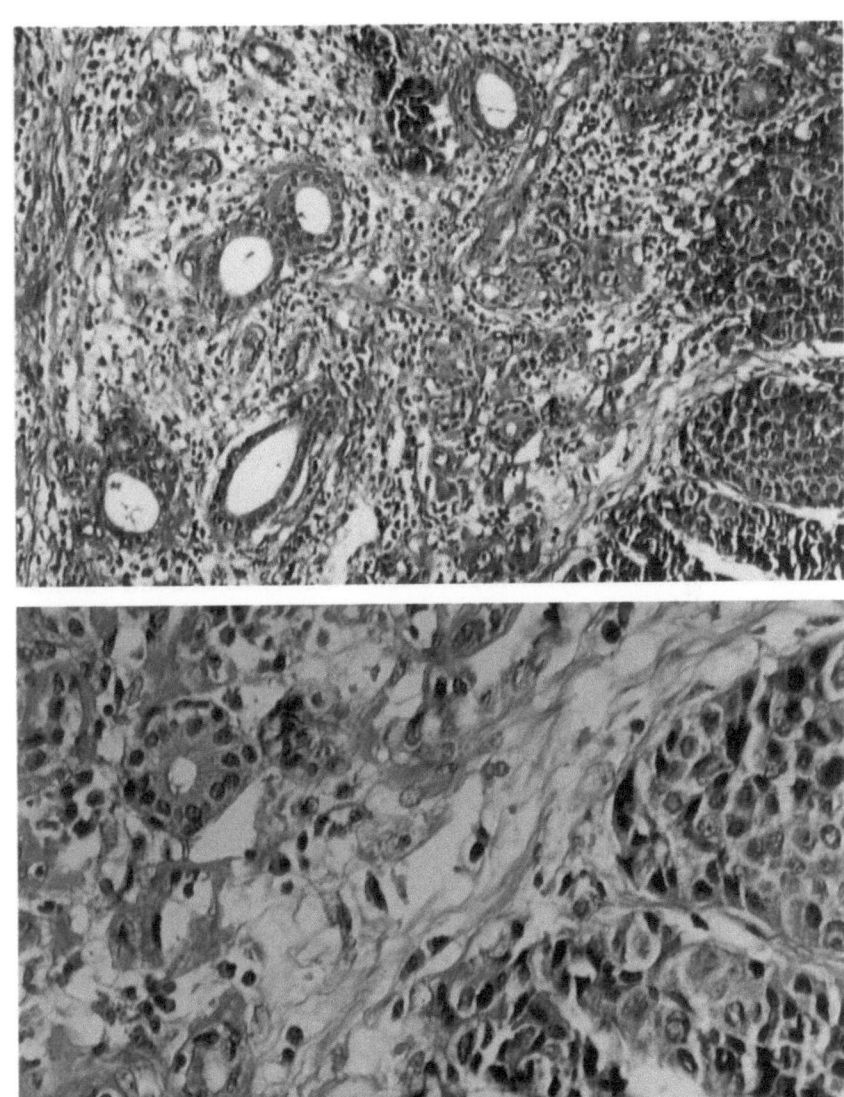

Abb. 526a, b. Parotis: Metastase eines soliden Mammakarzinoms. HE **a** ×100, **b** ×250

vorliegt, deren pathohistologischer Aufbau weitgehend mit einem Speichelgangkarzinom identisch sein kann (s. Kap. 14.29).

Koloraktale Adenokarzinome können mitunter zu Metastasen in die Parotis führen (MEYERS et al. 1977; VELEZ et al. 1985). Auch in diesen Fällen ist die Erhebung klinischer Daten zur Vorgeschichte für die differentialdiagnostische Abgrenzung erforderlich.

Bei *Prostatakarzinomen* sind vereinzelt Metastasen in der Parotis beschrieben worden (KUCAN et al. 1981; LIVOLSI 1979; GRUBER et al. 1989; MOUL et al. 1989; HREBINKO et al. 1993). Die Metastasen können einen primären Parotistumor mit Fazialislähmung vortäuschen. Mit dem immunzytochemischen Nachweis des Prostata-spezifischen Antigens (PSA) und der Prostata-spezifischen sauren Phosphatase (PSAP) läßt sich das Prostatakarzinom von einem Speicheldrüsenkarzinom mit angedeutet cribriformen oder tubulären Strukturen abgrenzen (MOUL et al. 1989). Dieser Nachweis wird jedoch dadurch eingeschränkt, daß vereinzelt auch über die Expression von PSA und PSAP in primären Speicheldrüsentumoren berichtet worden ist (VAN KRIEKEN 1995). Bei der zunehmenden Häufigkeit von Prostatakarzinomen mit langer Verlaufsdauer ist die Differentialdiagnose zwischen einem primären Speicheldrüsenkarzinom mit glandulären Strukturen und der Metastase eines primären Prostatakarzinoms dann von Bedeutung, wenn es sich bei der Metastase im Speicheldrüsenbereich um die klinische Erstmanifestation eines bis dahin nicht diagnostizierten Prostatakarzinoms handelt. In den übrigen Fällen sind Metastasen eines Prostatakarzinoms in den Speicheldrüsen Teilaspekt einer fortgeschrittenen Metastasierung mit ungünstiger Prognose.

Weitere kasuistische Mitteilungen betreffen ein *Harnblasenkarzinom* mit Metastasen in der Submandibularis (EDWAB et al. 1981) und ein *Leiomyosarkom des Uterus* (VOLLRATH et al. 1981).

Vergleicht man die Häufigkeit hämatogener Metastasen in die Speicheldrüsen mit der Metastasenfrequenz in die Mundschleimhaut, so ergibt sich aus einer größeren Fallzusammenstellung, daß hämatogene Metastasen besonders oft in der Zunge lokalisiert und die Speicheldrüsen wesentlich seltener metastatisch durchsetzt sind (BADEN et al. 1991).

Literatur

Abramson AL (1971) The submaxillary gland as a site for distant metastasis. Laryngoscope 81:793-795

Albahary A, Auffret J, Ripault J, Roisin L, Aubry G, Fleury JE (1972) Métastase intra-parotidienne bilatérale d'un épithelioma bronchique à petites cellules. Rév Stomatol 73:229-234

Baden E, Duvillard P, Micheau Ch (1991) Metastatic papillary endometrial carcinoma of the tongue. Case report and review of the literature. Arch Pathol Lab Med 116:965-968

Batsakis JC, McBurney TA (1971) Metastatic neoplasms to the head and neck. Surg Gynecol Obstet 133:674-677

Bedrosian SA, Goldman RL, Dekelboum AM (1984) Renal carcinoma presenting as a primary submandibular gland tumor. Oral Surg Oral Med Oral Pathol 58:699-701

Berg JW, Hutter RV, Foote FW (1968) The unique association between salivary gland cancer and breast cancer. JAMA 204:113-116

Bissett D, Bessell EM, Bradley PJ, Morgan DAL, McKenzie CG (1989) Parotid metastases from carcinoma of the breast. Clin Radiol 40:309-310

Brauneis J, Schröder M, Laskawi R (1989) Plattenepithelkarzinome im Bereich der Glandula parotis - Metastase oder Primärtumor? Arch Otorhinolaryngol [Suppl] II:31-32

Brodsky G, Rabson AB (1984) Metastasis to the submandibular gland as the initial presentation of small cell ("oat cell") lung carcinoma. Oral Surg Oral Med Oral Pathol 58:76-80

Cantera JMC, Hernandez AV (1989) Bilateral parotid gland metastasis as an initial presentation of a small cell lung carcinoma. J Oral Maxillofac Surg 47:1199-1201

Cassisi NJ, Dickerson DR, Million RR (1978) Squamous cell carcinoma of the skin metastatic to parotid nodes. Arch Otolaryngol 104:336-339

Conley J, Arena S (1963) Parotid gland as a focus of metastasis. Arch Surg 87:757-764

Corsi A, Guerra F, Grippaudo G, Bosman C (1995) Oral metastasis of renal cell carcinoma. Report of case and critical evaluation of morphologic features for differential diagnosis. Pathologica 86:665-669

Coulthard SW (1977) Metastatic disease of the parotid gland. Otolaryngol Clin North Am 10:437-442

Currens HS, Sajjad SM, Lukeman JM (1982) Aspiration cytology of oat-cell carcinoma metastatic to the parotid gland. Acta Cytol 26:566-567

Edwab RR, Roberts MJ, Sole MS, Mahoney WD, Rappaport SC (1981) Metastasis of a transitional cell carcinoma of the bladder to the submandibular gland. J Oral Surg 39:972-974

Feinmesser R, Lahovitzki G, Wexler MR, Peled IG (1982) Metastatic carcinoma to the submandibular salivary gland. J Oral Maxillofac Surg 40:592-593

Gandon J, Trotoux J, Marandas P, Calmette Y (1977) Les métastases des cancers du rein au niveau des glandes salivaires. A propos d'un cas de métastase intraparotidienne. Ann Otolaryngol Chir Cervicofac 94:485-490

Gnepp DR (1991) Metastatic disease to the major salivary glands. In: Ellis GL, Auclair PL, Gnepp DR (eds) Surgical pathology of the salivary glands. Saunders, Phialdelphia London Toronto Montreal Sydney Tokyo, pp 560-569

Godtfredsen E (1947) Malignant nasopharyngeal tumours manifesting themselves as parotid tumours. Acta Chirurg Scand 95:205-214

Graham JW (1965) Metastatic cancer in the parotid lymph nodes. Med J Aust 2:8-12

Gruber B, Moran WJ, Pearle MS, Strauss FF, Chodak G (1989) Prostate cancer presenting as facial paralysis. Otolaryngol Head Neck Surg 100:333-338

Gunbay MU, Ceryan K, Kupelioglu AA (1989) Metastatic renal carcinoma to the parotid gland. J Laryngol Otol 103:417-418

Hatziotis J, Constantinidou H, Papanayotou PH (1973) Metastatic tumors of the oral soft tissues. Review of the literature and report of a case. Oral Surg Oral Med Oral Pathol 36:544-549

Hirshowitz B, Mahler D (1968) Unusual case of multiple basal cell carcinoma with metastasis to the parotid lymph nodes. Cancer 22:654-657

Hrebinko R, Taylor SR, Bahnson RR (1993) Carcinoma of the prostate metastatic to parotid gland. Urology 41:272-273

Januska JR, Leban SG, Orange E (1978) Pulmonary metastasis to the submandibular gland. J Oral Surg 36:50-51

Jennings TA, Okby NT, Schroer KR, Wolf BC, Mihm MC (1995) Desmoplastic malignant melanoma (DMM) involving the parotid. Mod Pathol 8:102A (Abstract 587)

Krieken JHJM van (1993) Prostate marker immunoreactivity in salivary gland neoplasms. A rare pitfall in immunohistochemistry. Am J Surg Pathol 17:410-414

Kucan JO, Frank DH, Robson MC (1981) Tumours metastatic to the parotid gland. Br J Plast Surg 34:299-301

Laudadio P, Ceroni AR, Cerasoli PT (1984) Metastatic malignant melanoma in the parotid gland. ORL 46:42-49

Lee K, McKean ME, McGregor IA (1985) Metastatic patterns of squamous carcinoma in the parotid lymph nodes. Br J Plast Surg 38:6-10

LiVolsi VA (1979) Prostatic carcinoma presenting as a primary parotid tumor. Oral Surg Oral Med Oral Pathol 48:447-450

Lopez-Cedrun JL, Urizar JMA, Llamosas EMC, Rodriguez AP (1988) Mélanome métastique de la parotide. A propos de 5 cas. Rev Stomatol Chir Maxillofac 69:44-48

Mallett SP (1961) A renal-cell metastatic carcinoma involving the mandible and submaxillary gland. Oral Surg Oral Med Oral Pathol 14:4-7

Markitziu A, Fisher D, Marmary Y (1986) Thyroid papillary carcinoma presenting as jaw and parotid gland metastases. Int J Oral Maxillofac Surg 15:648-653

Mehlum DL, Parker GS, Strom CG, Marx DW, Burris TE (1986) Conjunctival squamous cell carcinoma with parotid gland metastasis. Otolaryngol Head Neck Surg 94:246-249

Melnick StJ, Amazon K, Dembrow V (1989) Metastatic renal cell carcinoma presenting as a parotid tumor: A case report with immunohistochemical findings and a review of the literature. Hum Pathol 20:195-197

Meyers AD, Olshock R (1981) Metastasis to the submaxillary gland from the breast: A case report and review of the literature. J Otolaryngol 10:278-282

Meyers AD, Arese NR, Potsic W (1977) Adenocarcinoma of the rectum with metastasis to the parotid. Trans Am Acad Ophthal Otolaryngol 84:102-104

Moghtader A (1966) Cervical and parotid metastasis secondary to cerebral astrocytoma. Laryngoscope 76:1834-1841

Moss ALH (1983) Metastatic tumour in the submandibular salivary gland. Br J Plast Surg 36:79-80

Moul JW, Paulson DF, Fuller G, Gottfried MR, Floyd WL (1989) Prostate cancer with solitary parotid metastasis correctly diagnosed with immunohistochemical stains. J Urol 142:1328-1329

Nichols RD, Pinnock LA, Szymanowski RT (1980) Metastases to parotid lymph nodes. Laryngoscope 90:1324-1328

Nussbaum M, Cho HT, Som ML (1976) Parotis space tumors of non-salivary origin. Ann Surg 183:10-12

Ord RA (1989) Metastatic melanoma of the parotid lymph nodes. Int J Oral Maxillofac Surg 18:165-167

Ord RA, Ward-Booth RP, Avery BS (1989) Parotid lymph node metastases from primary intraoral squamous carcinomas. Int J Oral Maxillofac Surg 18:104-106

Owens RM, Friedman CD, Becker SP (1989) Renal cell carcinoma with metastasis to the parotid gland: Case reports and review of the literature. Head Neck Surg 11:174-178

Percival RC, Curt JRN (1982) Metastatic hypernephroma of the parotid gland. Postgrad Med J 58:167-168

Podesta A, Wagner-Reiss K, Duray PH (1989) Distinction between metastatic melanoma and primary parotid gland carcinoma using monoclonal HMB 45 antimelanoma antibody: Report of a case. Hum Pathol 20:77-80

Pope TH jr, Lehmann WB, Durham NC (1967) Regional metastasis to parotid lymph nodes. Arch Otolaryngol 86:91-93

Razquin S, Rubio BG, Carulla M, Mateos M (1995) Bilateral parotid gland metastases as the initial presentation of a malignant melanoma of the head. Acta Cytol 39:345 (Abstract 342)

Ridenhour CE, Spratt JS (1966) Epidermoid carcinoma of the skin involving the parotid gland. Am J Surg 112:504-507

Rosti G, Callea A, Merendi R et al. (1987) Metastases to the submaxillary gland from breast cancer. Tumori 73:413-416

Sarangi PP, Hameed B (1991) Bilateral parotid gland metastases from a hypernephroma. J R Coll Surg Edinb 36:128

Saw D, Ho JHC, Lau WH, Chan J (1986) Parotid swelling as the first manifestation of nasopharyngeal carcinoma: A report of two cases. Eur J Surg Oncol 12:71-75

Seifert G, Miehlke A, Haubrich J, Chilla R (1984) Speicheldrüsenkrankheiten. Pathologie-Klinik-Therapie-Fazialischirurgie. Thieme, Stuttgart New York

Seifert G, Hennings K, Caselitz J (1986) Metastatic tumors to the parotid and submandibular glands - Analysis and differential diagnois of 108 cases. Pathol Res Pract 181:684-692

Shalowitz JI, Cassidy C, Anders CB (1988) Parotid metastasis of small cell carcinoma of the lung causing facial nerve paralysis. J Oral Maxillofac Surg 46:404–406
Shimm DS (1988) Parotid lymph node metastases from squamous cell carcinoma of the skin. J Surg Oncol 37:56–59
Sist TC jr, Marchetta FC, Milley PC (1982) Renal cell carcinoma presenting as a primary parotid gland tumor. Oral Surg Oral Med Oral Pathol 53:499–502
Smits JG, Slootweg PJ (1984) Renal cell carcinoma with metastasis to the submandibular and parotid glands: A case report. J Maxillofac Surg 12:235–237
Solomon MP, Rosen Y, Gardner B (1975) Metastatic malignancy in the submandibular gland. Oral Surg Oral Med Oral Pathol 39:469–473
Soni NK, Arora HL, Chatterji P (1978) Massive metastatic retinoblastoma of the parotid gland. J Laryngol Otol 92:1049–1052
Sonner S, Reichart PA (1994) Orale Metastasen maligner Melanome. Dtsch Z Zahn Mund Kiefer Gesichtschir 18:131–135
Storey DW, McGowan B (1986) Renal carcinoma metastasis in salivary gland. Br J Urol 56:227
Storm FK, Eilber FR, Sparks FC, Morton DL (1977) A prospective study of parotid metastases from head and neck cancer. Am J Surg 134:115–119
Travis LW, Rice DH, McClatchey KD, Wallace SW (1977) Malignant melanoma of conjunctiva metastatic to parotid gland. Reports of cases and discussion of surgical management. Laryngoscope 87:2000–2007
Velez A, Petrelli N, Herrera L, Lopez C, Mittelman A (1985) Metastasis to the parotid gland from colorectal adenocarcinoma. Dis Colon Rectum 28:190–192
Vessecchia G, Di Palma S, Giardini R (1995) Submandibular gland metastasis of breast carcinoma. A case report and review of the literature. Virchows Arch 427:349–351
Vollrath M, Droese M, Hinney B (1981) Die Parotis als Zielorgan von Nah- und Fernmetastasen. Laryngol Rhinol 60:39–41
Wagner W, Böttcher HD, Haverkamp U, Schadel A (1984) Metastasis in the parotid gland after medulloblastoma of the cerebellum. Verh Dtsch Krebsges 5:242
Wiesel JM, Weshler Z, Sherman Y, Gay I (1982) Parotid gland metastatic carcinoma of breast origin. J Surg Oncol 20:227–230
Yarington CT jr (1981) Metastatic malignant disease to the parotid gland. Laryngoscope 91:517–519
Zoltie N (1986) Pulsatile secondary from renal cell carcinoma presenting in the submandibular gland. J R Coll Surh Edinb 31:236

14.41 Nichtklassifizierbare Tumoren

In der WHO-Klassifikation der Speicheldrüsentumoren ist analog der pathohistologischen Typisierung anderer Organtumoren die Katgorie „nichtklassifizierbare Tumoren" („unclassified tumours") enthalten. In diese Kategorie sollen alle benignen oder malignen Tumoren eingruppiert werden, die keiner der definierten Tumortypen zugeordnet werden können. Zuvor müssen jedoch alle Möglichkeiten der Klassifikation einschließlich des Einsatzes zusätzlicher Methoden (Immunzytochemie, Elektronenmikroskopie, Zytogenetik u. a.) ausgeschöpft werden, um zu vermeiden, daß niedrig differenzierte, aber dennoch exakt klassifizierbare Tumoren irrtümlich als „nichtklassifizierbar" definiert werden. Dies gilt insbesondere für anaplastische maligne Lymphome, undifferenzierte groß- und kleinzellige Karzinome, Sarkome und amelanotische Melanome.

Es bleibt eine zukünftige Aufgabe der Klassifikation, die bisher als nichtklassifizierbar eingestuften Tumoren entweder einer der bisher aufgestellten

Tumortypen zuzuordnen oder eine neue, bisher nicht vorhandene Tumorentität zu definieren.

14.42 Tumorähnliche Läsionen

In der WHO-Klassifikation sind eine Reihe von Speicheldrüsenveränderungen als tumorähnliche Läsionen zusammengefaßt, bei denen durch eine Schwellung oder Verhärtung des Speicheldrüsengewebes das klinische Bild eines echten Tumors vorgetäuscht werden kann (SEIFERT 1991). Da alle in der WHO-Klassifikation aufgeführten Läsionen bereits im Detail in den früheren Kapiteln beschrieben sind, soll an dieser Stelle lediglich eine Auflistung der tumorähnlichen Läsionen unter gleichzeitigem Hinweis auf die entsprechenden Kapitel vorgenommen werden:

- Sialadenose (s. Kap. 8),
- Onkozytose (s. Kap. 10.2),
- nekrotisierende Sialometaplasie (Speicheldrüseninfarkt); (s. Kap. 10.1),
- benigne lymphoepitheliale Läsion (chronische myoepitheliale Sialadenitis; Sjögren-Syndrom); (s. Kap. 13.8.4),
- Speicheldrüsenzysten (s. Kap. 7)
- chronisch-sklerosierende Sialadenitis der Submandibularis (Küttner-Tumor; (s. Kap. 13.4)
- zystische lymphoide Hyperplasie bei AIDS (s. Kap. 13.7.4 und 14.39.5).

Literatur

Seifert G (1991) WHO histological typing of salivary gland tumours, 2nd edn. Springer, Berlin Heidelberg New York Tokyo

14.43 Speicheldrüsentumoren im Kindes- und Jugendalter

14.43.1 Bemerkungen zu den statistischen Daten

Die Angaben des Schrifttums zur Häufigkeit, Alters- und Geschlechtsverteilung, Lokalisation und pathohistologischen Klassifikation der Speicheldrüsentumoren im Kindes- und Jugendalter sind nicht ohne weiteres miteinander vergleichbar, weil die statistischen Daten mit unterschiedlichen Beurteilungskriterien ermittelt wurden. Dies beruht einerseits darauf, daß die Festlegung der Altersklassen verschieden vorgenommen worden ist, andererseits auch darauf, daß das Untersuchungsgut teils aus Spezialkliniken für HNO-Heilkunde, Kieferchirurgie oder Kinderheilkunde stammt, teils aus Instituten für Allgemeine Pathologie, aus Abteilungen für Oral-Pathologie oder größeren Speicheldrüsen-Registern. Hinzu kommen geographische Faktoren und auch die Veränderungen in der Terminologie und Klassifikation der Tumoren in den letzten Jahrzehnten.

Bezüglich der Erfassung der Altersklassen ergeben sich folgende Unterschiede:

- Reddy u. Krishna (1977): 0–14 Jahre,
- Castro et al. (1972), Nagao et al. (1980) und Auclair et al. (1991): 0–16 Jahre,
- Byers et al. (1957): 0–18 Jahre,
- Seifert et al. 1984 u. 1986; Anders et al. (1989): 0–20 Jahre.

Bei der folgenden Übersicht soll versucht werden, trotz der bestehenden Differenzen in den Ausgangswerten diejenigen Daten zu verwerten, denen eine möglichst große klinische Relevanz zukommt. Bezüglich weiterer Einzelheiten wird sowohl auf Kap. 14.3 als auch auf die einzelnen Tumorkapitel verwiesen.

14.43.2 Häufigkeit des Vorkommens

Die prozentuale Häufigkeit der Speicheldrüsentumoren im Kindes- und Jugendalter im Vergleich zum Vorkommen in allen Altersklassen beträgt übereinstimmend in vielen Sammelstatistiken zwischen 3–5% (Kauffman u. Stout 1963; Bashkar u. Lilly 1963; Seifert 1965; Castro et al. 1972; Catania et al. 1977; Bianchi u. Cudmore 1978; Auclair et al. 1991). Die Angaben schwanken von 3,2% (Fonseca et al. 1991) über 4% (Seifert et al. 1986) und 4,3% (Krolls et al. 1972) bis 5,5% (Nagao et al. 1980).

Bei einem weiteren Vergleich der Häufigkeit der Speicheldrüsentumoren im Kindes- und Jugendalter und bei Erwachsenen ergeben sich statistisch signifikante Unterschiede. So sind bei Erwachsenen ca. 65–75% der epithelialen Tumoren benigne, bei Kindern dagegen nur 50–65% (Seifert et al. 1986; McKelvie 1988; Auclair et al. 1991). In der Gruppe der benignen epithelialen kindlichen Tumoren sind über 90% pleomorphe Adenome, dagegen relativ selten andere Adenome, deren Anteil beim Erwachsenen über 20% beträgt. Auch bei den Karzinomen liegt ein unterschiedliches Verteilungsmuster vor. Im Kindes- und Jugendalter entfallen auf die Mukoepidermoidkarzinome, Azinuszellkarzinome und adenoid-zystischen Karzinome 80–90% aller Karzinome, beim Erwachsenen dagegen nur 45% (Seifert et al. 1986).

14.43.3 Geographische Faktoren

Aus einer japanischen Studie über Parotistumoren im Kindesalter (Nagao et al. 1980) geht hervor, daß in 88% benigne Tumoren vorlagen (60% Hämangiome, 28% pleomorphe Adenome), während der Anteil der malignen Tumoren nur 12% beträgt (6% Karzinome, 6% maligne Lymphome). Demgegenüber ergibt sich aus einer Untersuchung epithelialer Speicheldrüsentumoren in Portugal (Fonseca et al. 1991), daß auf die Gruppe der benignen Tumoren 70% entfallen, wobei es sich fast ausschließlich um pleomorphe Adenome handelt, und 30% auf die Gruppe der Karzinome mit einem überwiegenden Vorkommen von Mukoepidermoidkarzinomen. In einer australischen Statistik (McKelvie 1988) sind 60% benigne Tumoren (Angiome und pleomorphe Adenome) und 40% maligne Tumoren, wobei es sich in 55% um Karzinome (insbesondere Mukoepidermoidkarzinome) und in 45% um maligne mesenchymale Tumoren handelt (insbesondere Rhabdomyosarkome). Dieser relativ hohe Anteil an malignen mesenchymalen Tumoren beruht offensichtlich auf dem selektionierten Patientengut einer Kinderklinik. In amerikanischen Tumorstatistiken (BYERS et al. 1984; BAKER u. MALONE 1985; AUCLAIR et al. 1991) und im Material des Speicheldrüsen-Registers Hamburg (SEIFERT et al. 1984, u. 1986) entfallen nur 2–5 % auf die Gruppe der malignen mesenchymalen Tumoren.

14.43.4 Alters- und Geschlechtsverteilung

Altersverteilung

In den ersten Lebensjahren dominieren die vaskulären Tumoren, danach mit zunehmendem Kindesalter die soliden Tumoren mit einem Altersgipfel in der 2. Lebensdekade (NAGAO et al. 1980; MYER u. COTTON 1986; SEIFERT et al. 1986; AUCLAIR et al. 1991).

Im 1. Lebensjahr stellen die kapillären Hämangiome die dominierende Tumorgruppe dar, wobei ein Teil der Tumoren bereits in der Neugeborenenperiode zur Entwicklung gelangt (NAGAO et al. 1980; s. auch Kap. 14.38.1.1). Karzinome stellen im 1. Lebensjahr eine ausgesprochene Rarität dar. Kasuistische Mitteilungen finden sich über ein adenoid-zystisches Karzinom der Submandibularis bei einem 8 Monate alten Kind (DANZIGER 1964) und ein Mukoepidermoidkarzinom bei einem 1 Jahr alten Kind (HENDRICK 1964).

Auf die Besonderheit embryonaler und kongenitaler Tumoren soll in Kap. 14.43.7 näher eingegangen werden.

In der Altersgrupe vom 2.–6. Lebensjahr sind vorwiegend kavernöse Hämangiome und maligne Lymphome beobachtet worden (NAGAO et al. 1980), während in dieser Altersperiode nur 2,5 % der epithelialen Tumoren registriert werden (SEIFERT et al. 1986). Kasuistische Raritäten sind ein Karzinom der kleinen Speicheldrüsen bei einem 18 Monate alten Kind (TIPTON 1978) oder ein papilläres Adenokarzinom der kleinen Speicheldrüsen bei einem 5 Jahre alten Kind (CROCKER et al. 1983). Ab dem 7. Lebensjahr nimmt die Häufigkeit an epithelialen Tumoren zu. So kommen im Material des Speicheldrüsen-Registers Hamburg nur 10 % der epithelialen Tumoren bis zum 10. Lebensjahr vor, dagegen 55 % vom 11.–18. Lebensjahr und weitere 32,5 % bis zum 20. Lebensjahr (SEIFERT et al. 1986). Zu den Karzinomen in der 1. Lebensdekade gehören im Speicheldrüsen-Register je zwei Mukoepidermoidkarzinome und papilläre Zystadenokarzinome. In einer anderen Statistik (NAGAO et al. 1980) waren 100 % der pleomorphen Adenome, Mukoepidermoidkarzinome und Adenokarzinome im Zeitraum vom 7.–15. Lebensjahr entwickelt, im gleichen Zeitraum auch 40 % der kavernösen Hämangiome und 50 % der malignen Lymphome.

Geschlechtsverteilung

Bezogen auf alle Tumoren des Kindesalters liegt eine leichte Dominanz des weiblichen Geschlechts vor (SEIFERT et al. 1986; FONSECA et al. 1991). Dies gilt besonders für die Gruppe der epithelialen Tumoren (FONSECA et al. 1991). Ein deutliches Überwiegen des weibichen Geschlechts ist vor allem bei den Azinuszellkarzinomen registriert worden (KROLLS et al. 1972; SEIFERT et al. 1986).

14.43.5 Lokalisation

Aus allen statistischen Daten geht übereinstimmend hervor, daß die Mehrzahl der kindlichen Speicheldrüsentumoren in der Parotis lokalisiert ist (HOWARD et al. 1950; BAUM u. PERZIK 1963). Der prozentuale Anteil der Parotis liegt zwischen 71% (SEIFERT et al. 1986; FONSECA et al. 1991) und 85% (BIANCHI u. CUDMORE 1978; BAKER u. MALONE 1985; MCKELVIE 1988). Für die Submandibularis wird ein Prozentsatz von ca. 8% (SEIFERT et al. 1986; MCKELVIE 1988) bis 15% (BAKER u. MALONE 1985) angegeben, für die kleinen Speicheldrüsen ein Prozentsatz von ca. 20% mit einer bevorzugten Lokalisation am Gaumen, seltener an der Wange oder Lippe (BUDNICK 1982; SEIFERT et al. 1986; MCKELVIE 1988; FONSECA et al. 1991).

14.43.6 Pathohistologische Klassifikation

Die pathohistologische Typisierung folgt der WHO-Klassifikation und verwendet die gleichen Bezeichnungen wie bei den Tumoren des Erwachsenenalters (BATSAKIS et al. 1988).

14.43.6.1 *Adenome*

Pleomorphe Adenome sind mit einem prozentualen Anteil von über 95% die dominierende Adenomgruppe (BYERS et al. 1957; JACQUES et al. 1976; SCHULLER u. MCCABE 1977; MALONE u. BAKER 1984; SEIFERT et al. 1986; FONSECA et al. 1991; AUCLAIR et al. 1991). Demgegenüber sind alle anderen Adenomformen selten. Im Material des Armed Forces Institute of Pathology in Washington sind insgesamt 3,4% andere Adenome. Hierzu gehören Einzelbeobachtungen von Warthin-Tumoren (SCHULLER u. MCCABE 1977), kanalikulären Adenomen, Myoepitheliomen, Onkozytomen, Basalzelladenomen (SEIFERT et al. 1986) sowie papillären Zystadenomen (FONSECA et al. 1991). Insbesondere der beim Erwachsenen relativ häufige Warthin-Tumor stellt im Kindesalter eine ausgesprochene Rarität dar.

14.43.6.2 *Karzinome*

In der Mehrzahl der Publikationen wird das Mukoepidermoidkarzinom als häufigste Karzinomform im Kindesalter registriert (HENDRICK 1964; MARLOW u. HORA 1968; GALICH 1969; DAHLQUIST u. ÖSTBERG 1982; BYERS et al. 1984; SEIFERT et al. 1986; FONSECA et al. 1991; AUCLAIR et al. 1991). Im Material des Speicheldrüsen-Registers Hamburg beträgt der Anteil an der Gruppe der Speicheldrüsenkarzinome ca. 45%, im Material des Armed Forces Institute of Pathology über 55% (AUCLAIR et al. 1991), in anderen Statistiken sogar fast 70% (FONSECA et al. 1991).

Als zweithäufigste Karzinomform wird meist das Azinuszellkarzinom genannt (DAHLQUIST u. ÖSTBERG 1982; BYERS et al. 1984; SEIFERT et al. 1986; AUCLAIR et al. 1991). Der prozentuale Anteil schwankt zwischen 18% (SEIFERT et al. 1986) und 30% (AUCLAIR et al. 1991). Die Angaben zur Häufigkeit des adenoid-zystischen Karzinoms sind sehr unterschiedlich. Sie schwanken zwischen einem Prozentanteil von 2% (AUCLAIR et al. 1991) bis 10% (SEIFERT et al. 1986), so daß dieses Karzinom den dritthäufigsten Karzinomtyp des Kindesalters darstellt. Allerdings wird in einzelnen Arbeiten das adenoid-zystische Karzinom auch als häufigster (BAKER u. MALONE 1985) oder zweithäufigster (BYERS et al. 1984) Karzinomtyp des Kindesalters aufgeführt.

Über weitere Karzinomformen liegen jeweils relativ seltene Einzelbeobachtungen vor (CASE 1940; BAKER u. MALONE 1985; SEIFERT et al. 1986; AUCLAIR et al. 1991). Hierzu gehören Plattenepithelkarzinome, papilläre Zystadenokarzinome, Speichelgangkarzinome, epithelial-myoepitheliale Karzinome (LACK u. UPTON 1988), Karzinome in pleomorphen Adenomen, undifferenzierte Karzinome, kleinzellige Karzinome, Karzinosarkome und verschiedene Formen des Adenokarzinoms.

14.43.6.3 Mesenchymale Tumoren und maligne Lymphome

Bei den benignen mesenchymalen Tumoren bilden die Häm- und Lymphangiome die häufigste Tumorgruppe. Zu weiteren, insgesamt selteneren Tumorformen im Kindesalter gehören Neurofibrome, Neurinome, Lipome und Xanthome (SCHULLER u. MCCABE 1977; AUCLAIR et al. 1991).

Häufigere Sarkomformen im Kindesalter sind Rhabdomyosarkome, Fibrosarkome, maligne Nervenscheidentumoren und alveoläre Weichteilsarkome (AUCLAIR et al. 1991).

Bezüglich weiterer Einzelheiten wird auf die Kap. 14.38 und 14.39 verwiesen.

14.43.7 Kongenitale und embryonale Tumoren

Speicheldrüsentumoren, welche bereits bei der Geburt bestehen, gehören zur Gruppe der kongenitalen Tumoren. Ihre Entstehung kann sowohl in der Embryonal- als auch Fetalzeit beginnen oder nur die Perinatalperiode umfassen. Als embryonale Tumoren werden diejenigen Geschwülste bezeichnet, die eine neoplastische Proliferation der Zellsysteme einer Organanlage mit unterschiedlicher Differenzierung aufweisen.

Kongenitale Tumoren der Speicheldrüsen stellen eine sehr seltene und zugleich heterogene Tumorgruppe dar, zu der folgende Tumorformen gehören:

- *kongenitale Basalzelladenome* (KROLLS et al. 1972; CANALIS et al. 1980; SEIFERT et al. 1986; CASAS et al. 1989): Sie zeigen ein solides, trabekuläres oder tubuläres Baumuster analog den Basalzelladenomen des Erwachsenen (s. Kap. 14.9). Der Tumoraufbau ähnelt der Differenzierung embryonaler Speichelgänge.
- *kongenitale hybride Basalzelladenome – adenoid-zystische Karzinome* (SIMPSON et al. 1986; ADKINS 1990): Diese Hybridtumoren (s. Kap. 14.3.5) sind aus zwei Tumorkomponenten aufgebaut und durch ein lokal invasives Wachstum gekennzeichnet.

- *Sialoblastome* (TAYLOR 1988; SOLOMON et al. 1994). Diese auch als *Embryome* (VAWTER u. TEFFT 1966) bezeichneten Tumoren enthalten neben gangartigen Strukturen auch azinäre Differenzierungen. In 25% ist ein maligner Verlauf mit lokalen Rezidiven und Lymphknotenmetastasen beobachtet worden. Die Tumoren wiederholen entwicklungsgeschichtliche Stadien der intrauterinen Speicheldrüsendifferenzierung. Bei einem Sialoblastom der Parotis wurde zusätzlich ein Hepatoblastom vom fetalen Typ gefunden (SOLOMON et al. 1994). Zum kongenitalen Basalzelladenom bestehen teilweise strukturelle Ähnlichkeiten.
- *Hamartome* (TSUDA et al. 1987): Sie enthalten alle Anteile des normalen Speicheldrüsengewebes. Das *kongenitale pleomorphe Adenom* – auch „Speicheldrüsen-Anlagetumor" genannt – (DEHNER et al. 1994; s. Kap. 14.7.10) stellt einen bei der Geburt bestehenden Tumor dar, dessen Abgrenzung gegenüber einem Hamartom noch abgeklärt werden muß. Der biphasische Aufbau ist durch gangartige Strukturen und Plattenepithelnester einerseits sowie durch spindelförmige Stromabezirke andererseits gekennzeichnet.
- *Teratome* (ROSE u. HOWARD 1982): In Gegensatz zum Hamartom enthalten Teratome heterotope Gewebsanteile (Neuroglia, Knorpel, Knochen u.a.).
- *kongenitale Karzinome* (McKNIGHT 1939; DICK 1954): Meist liegen undifferenzierte Karzinome mit Metastasen und letalem Ausgang vor.
- *kongenitale kapilläre Hämangiome* (NAGAO et al. 1980): Hierbei handelt es sich um den häufigsten kongenitalen Tumor, der auch als infantiles Hämangioendotheliom bezeichnet wird (s. Kap. 14.38.1.1).

Literatur

Adkins GF (1990) Low-grade basaloid adenocarcinoma of salivary gland in childhood – The so-called hybrid basal cell adenoma – adenoid cystic carcinoma. Pathology 22:187–190
Anders M, Lorenz G, Koch B (1989) Kliniko-Pathologie der Kopfspeicheldrüsentumoren im Kindes- und Jugendalter. Pädiatr Grenzgeb 28:395–402
Auclair PL, Ellis GL, Gnepp DR, Wenig BM, Janney ChG (1991) Salivary gland neoplasms: General considerations. In: Ellis GL, Auclair PL, Gnepp DR (eds) Surgical pathology of the salivary glands. Saunders, Philadelphia London Toronto Montreal Sydney Tokyo, pp 135–164
Baker SR, Malone B (1985) Salivary gland malignancies in children. Cancer 55:1730–1736
Bashkar SN, Lilly GER (1963) Salivary gland tumors in infancy. Report of 27 cases. Oral Surg Oral Med Oral Pathol 21:305–315
Batsakis JG, Mackay B, Ryka F, Seifert RW (1988) Perinatal salivary gland tumors (embryomas). J Laryngol Otol 102:1007–1011
Baum RK, Perzik SL (1963) Tumors of the parotid gland in children. Review of 20 cases. Am Surg 31:719–722
Bianchi A, Cudmore RE (1978) Salivary gland tumors in children. J Pediatr Surg 13:519–521
Budnick SD (1982) Minor salivary gland tumors in children. J Dent Child 49:44–47
Byers LT, Ackerman LV, Peacock E (1957) Tumors of the salivary gland origin in children. A clinical pathologic appraisal of 24 cases. Ann Surg 146:40–51
Byers RM, Piorkowski R, Luna MA (1984) Malignant parotid tumors in patients under 20 years of age. Arch Otolaryngol 110:232–235
Canalis RF, Mok MW, Fishman SM et al. (1980) Congenital basal cell adenoma of the submandibular gland. Arch Otolaryngol 106:284–286
Casas LA, Gonzales-Crussi F, Pensler JM (1989) Monomorphic adenoma of the parotid on a premature neonate. Ann Plast Surg 22:447–449

Case TC (1940) Carcinoma of the parotid gland in youth: case report. Ann Surg 111:155-159
Castro EB, Huvos AG, Strong EW, Foote FW jr (1972) Tumors of the major salivary glands in children. Cancer 29:312-317
Catania VC, Bozzetti F, Santangelo A, Salvadori B (1977) Parotid tumors in infants and children. Tumori 195-198
Crocker TP, Kreutner A jr, Othersen B jr, Garvin AJ (1983) Papillary adenocarcinoma in minor salivary gland origin in a child. Arch Otolaryngol 109:827-831
Dahlquist A, Östberg Y (1982) Malignant salivary gland tumors in children. Acta Otolaryngol 94:175-179
Danziger H (1964) Adenoid cystic carcinoma of the submaxillary gland in an 8 month old infant. Can Med Ass J 91:759-761
Dehner LP, Valbuena L, Perez-Atayde A, Reddick RL, Askin FB, Rosai J (1994) Salivary gland anlage tumor ("Congenital pleomorphic adenoma"). A clinicopathologic, immunohistochemical and ultrastructural study of nine cases. Am J Surg Pathol 18:25-36
Dick A (1954) Carcinoma in a newborn. Am J Surg 87:673-675
Fonseca I, Martins AG, Soares J (1991) Epithelial salivary gland tumors of children and adolescents in Southern Portugal. Oral Surg Oral Med Oral Pathol 72:696-701
Galich R (1969) Salivary gland neoplasms in childhood. Arch Otolaryngol 89:100-104
Hendrick JW (1964) Mucoepidermoid cancer of the parotid gland in a one-year-old child. Am J Surg 108:907-909
Howard JM, Rawson AJ, Koop CA, Horn RC, Royster HP (1950) Parotid tumors in children. Surg Gynec Obstetr 90:307-319
Jacques DA, Krolls SO, Chambers RG (1976) Parotid tumors in children. Am J Surg 132:469-471
Kauffman SL, Stout AP (1963) Tumors of the major salivary glands in children. Cancer 16:1317-1331
Krolls SO, Trodahl JN, Boyers RC (1972) Salivary gland lesions in children. A survey of 430 cases. Cancer 459-469
Lack EE, Upton MP (1988) Histopathologic review of salivary gland tumors in childhood. Arch Otolaryngol Head Neck Surg 114:898-906
Malone B, Baker SR (1984) Benign pleomorphic adenomas in children. Ann Otol Rhinol Laryngol 93:210-214
Marlow JF, Hora JF (1968) Parotid mucoepidermoid carcinoma in children. Laryngoscope 78:68-72
McKelvie PA (1988) Salivary gland tumours in children. Pediatr Surg Int 4:21-24
McKnight HA (1939) Malignant parotid tumors in the newborn. Am J Surg 45:128-130
Myer Ch, Cotton RT (1986) Salivary gland disease in children: A review. Part 2: Congenital lesions and neoplastic disease. Clin Pediatr 25:353-357
Nagao K, Matsuzaki O, Saiga H, Sugano I, Kaneko T, Katoh T, Kitamura T (1980) Histopathologial studies on parotid gland tumors in Japanese children. Virchows Arch A Pathol Anat 388:263-272
Reddy CRR, Krishna RRV (1977) Salivary gland tumors in children. Indian J Pediatr 44:14-16
Rose PE, Howard ER (1982) Congenital teratoma of the submandibular gland. J Pediatr Surg 17:414-416
Schuller DE, McCabe BF (1977) Salivary gland neoplasms in children. Otolaryngol Clin North Am 10:399-412
Seifert G (1965) Die Speicheldrüsengeschwülste im Kindesalter. Z Kinderchir 2:285-303
Seifert G, Miehlke A, Haubrich J, Chilla R (1984) Speicheldrüsenkrankheiten. Pathologie-Klinik-Therapie-Fazialischirurgie. Thieme, Stuttgart New York
Seifert G, Okabe H, Caselitz J (1986) Epithelial salivary gland tumors in children and adolescents. Analysis of 80 cases (Salivary Gland Register 1965-1984) ORL 48:137-149
Simpson PR, Rutledge JC, Schaefer SD, Anderson RC (1986) Congenital hybrid basal cell adenoma – adenoid cystic carcinoma of the salivary gland. Pediatr Pathol 6:199-208
Solomon MP, Kaleem Z, Chen CK, Chen P et al. (1994) Concurrent sialoblastoma (embryoma) of parotid gland and hepatoblastoma (fetal type) arising in a newborn: A previously un-

reported association. Congress International Association of Oral Pathologists IAOP York, Abstract P 37

Taylor GP (1988) Congenital epithelial tumor of the parotid-sialoblastoma. Pediatr Pathol 8: 447–452

Tipton JB (1978) Carcinoma of a minor salivary gland in an 18-month-old child. Plast Reconstr Surg 62:790–792

Tsuda H, Moringa S, Mukai K et al. (1987) Hamartoma of the parotid gland: a case report with immunohistochemical and electron microscopic study. Virchows Arch A Pathol Anat 411:473–478

Vawter GF, Tefft M (1966) Congenital tumors of the parotid gland. Arch Pathol Lab Med 82:242–245

15 Nichttumoröse Lymphknotenkrankheiten der Speicheldrüsen

Im Material des Speicheldrüsen-Registers Hamburg entfallen ca. 5% aller zur Untersuchung gelangender Speicheldrüsen auf Krankheiten der Lymphknoten im Bereich der Parotis oder Submandibularis (SEIFERT et al. 1984). Ein Teil der Fälle gelangt unter der klinischen Verdachtsdiagnose eines Speicheldrüsentumors zur Einsendung und erweist sich als nicht-tumoröse Lymphknotenerkrankung oder auch als malignes Lymphom. In 45,7% handelt es sich um verschiedene Formen der Lymphadenitis (s. Tabelle 71), in 30,1% um maligne Lymphome (s. Kap. 14.39) und in 24,2% um Lymphknotenmetastasen (s. Kap. 40.40).

Die Lymphknoten der Parotis bestehen aus einer intra- und paraglandulären Gruppe. Zirka 20–30 Lymphknoten sind innerhalb der Parotis lokalisiert. Die paraglandulären Lymphknoten sind eng mit der Parotiskapsel verbunden und liegen überwiegend prätragal, jedoch auch an der lateralen Parotisfläche, am vorderen und unteren Parotispol sowie im Bereich zwischen Parotis und M. sternocleidomastoideus. Der Lymphzufluß stammt aus der Temporal- und Frontalregion sowie der vorderen Ohrmuschel.

Die Lymphknoten der Submandibularis liegen in der Submandibularisloge, wobei sich eine vordere, mittlere und hintere Lymphknotengruppe unterscheiden läßt. Der Lymphzufluß kommt aus dem vorderen Zungenbereich, dem Mundboden, den Zähnen des Unterkiefers sowie der Nasen-, Lippen- und Wangenregion.

Eine *unspezifische Lymphadenitis* liegt in ca. 65% der Entzündungsformen vor. Ursache der Entzündung sind meist Infektionen im Einzugsgebiet der Lymphknoten. Besonders bei einer Lymphadenitis der submandibularen Lymphknoten muß eine dentogene Ursache in Erwägung gezogen werden.

Tabelle 71. Klassifikation der chronischen Lymphadenitis im Bereich der Parotis und Submandibularis (Speicheldrüsen-Register Hamburg 1965–1994)

Krankheitsform	n	[%]
Chronische Lymphadenitis	311	64,7
Sarkoidose (Morbus Boeck)	70	14,6
Tuberkulose	56	11,6
Toxoplasmose	32	6,6
Sonstige Formen	12	2,5
Gesamtzahl	481	100,0

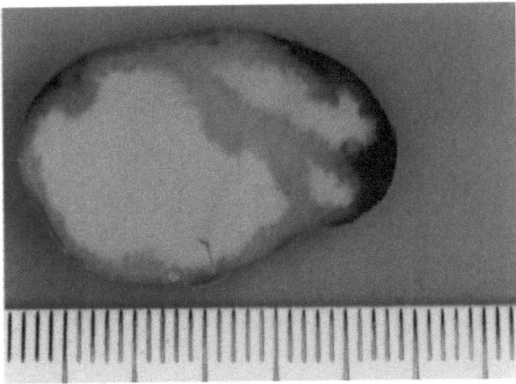

Abb. 527. Tuberkulose eines Parotislymphknotens: Schnittfläche mit multiplen exsudativ-verkäsenden Nekroseherden

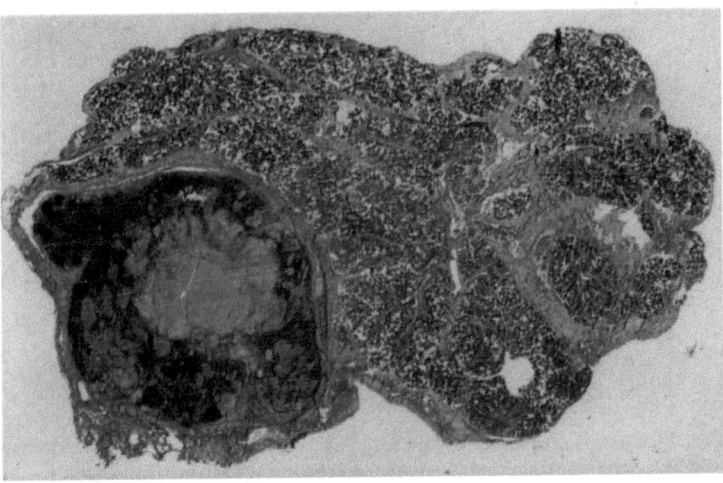

Abb. 528. Tuberkulose eines intraglandulären Parotislymphknotens: Durchsetzung mit einem größeren tuberkulösen Nekroseherd, umgeben von multiplen Epitheloidzellgranulomen. HE ×4

Um eine *spezifische Lymphadenitis* handelt es sich bei der *Tuberkulose* (Abb. 527 u. 528) (s. Kap. 13.9), der *Sarkoidose* (Abb. 529) (s. Kap. 13.8.3), der *Toxoplasmose* und der *Katzenkratzkrankheit*.

Die *Toxoplasmose* tritt meist bei jüngeren Frauen auf. Charakteristisch sind zahlreiche histiozytäre Zellknötchen, welche die Lymphknotenpulpa durchsetzen. Diese Zellknötchen sind kleiner als bei der Sarkoidose und unschärfer begrenzt.

Die *Katzenkratzkrankheit* („*cat-scratch disease*") wird durch gramnegative Bakterien erzeugt und kann bei 2–3% der Patienten unter dem klinischen Bild

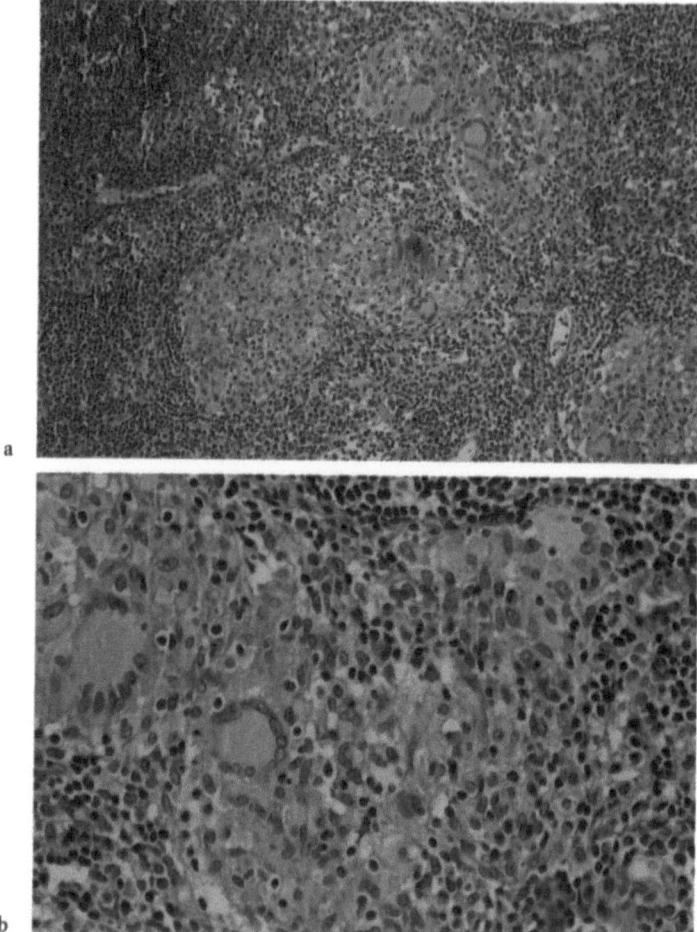

Abb. 529 a, b. Sarkoidose eines intraglandulären Parotislymphknotens: Epitheloidzellgranulome mit Einschluß mehrkerniger Riesenzellen vom Langhanstyp. HE **a** ×100, **b** ×250

einer schmerzhaften Parotisschwellung auftreten (WATKINSON et al. 1988; WERNING 1991). Bei 80 % der Erkrankungen handelt es sich um Kinder und Jugendliche unter 20 Jahren mit einer Dominanz des männlichen Geschlechts. Die Übertragung erfolgt durch Katzen auf den Menschen als Inokulations-Lymphoretikulose. Charakteristisch sind intraglanduläre retikulohistiozytäre abszedierende Granulome. Die zentral gelegene Nekrosezone ist von Leukozyten durchsetzt und wird randlich durch palisadenförmig angeordnete Epitheloidzellen begrenzt. Weitere Veränderungen sind eine Follikelhyperplasie mit Immunoblasten sowie Infiltrate aus Makrophagen, Plasmazellen und eosinophilen Leukozyten. Die Lymphknotenstruktur wird teilweise zerstört, wobei auch das angrenzende Gewebe in den Entzündungsprozeß einbezogen werden kann.

Bezüglich weiterer detaillierter Befunde zur Pathologie der Halslymphknoten wird auf einschlägige Monographien verwiesen (LENNERT 1964; FISCHER 1984; LENNERT u. FELLER 1990).

Bei der *histiozytären nekrotisierenden Lymphadenitis (Kikuchi-Krankheit)* (PILERI et al. 1982; FELLER et al. 1983; DORFMAN u. BERRY 1988; HUSSEIN u. HELLQUIST 1994) kommt es zu einer häufigen Lokalisation in den parotisnahen Halslymphknoten vorwiegend bei jüngeren Frauen, so daß wegen der räumlichen Nähe zur Parotis ein Speicheldrüsentumor vorgetäuscht werden kann. Die nekrotischen Areale sind von einem Mantel aus großen histiozytären Zellen mit vesikulären Zellkernen und aufgehelltem Zytoplasma umgeben. Neben verschieden differenzierten histiozytären Zellen, insbesondere plasmazytoiden Monozyten, finden sich auch CD 8-positive T-Zellen, dagegen kaum B-Zellen oder granulozytäre Zellen (KUO 1995). Die Lymphadenitis kann proliferativ, nekrotisierend oder xanthomatös verlaufen. Die Lymphknotenstruktur ist weitgehend zerstört. In der Regel kommt es innerhalb von 1-4 Monaten zur Selbstheilung mit Abklingen der Lymphknotenreaktion. Die Erkrankung muß differentialdiagnostisch von malignen Lymphomen abgegrenzt werden. Ätiologisch wird eine Hyperimmunreaktion auf verschiedene Noxen (Viren, Bakterien, chemische oder physikalische Agentien) angenommen.

Literatur

Dorfman RF, Berry GJ (1988) Kikuchi's histiocytic necrotizing lymphadenitis: An analysis of 108 cases with emphasis on differential diagnosis. Semin Diagn Pathol 5:329-345

Feller AC, Lennert K, Stein H, Bruhn H-D, White H-H (1983) Immunohistology and aetiology of histiocytic necrotizing lymphadenitis. Report of three instructive cases. Histopathology 7:825-839

Fischer R (1984) Lymphknoten. In: Remmele W (Hrsg) Pathologie, Bd 1. Springer, Berlin Heidelberg New York Tokyo, S 563-681

Hussein A, Hellquist HB (1994) Necrotizing lymphadenitis of the neck (Kikuchi's disease). APMIS 102:633-637

Kuo T (1995) Kikuchi's disease (histiocytic necrotizing lymphadenitis). A clinicopathologic study of 79 cases with an analysis of histologic subtypes, immunohistology, and DNA ploidy. Am J Surg Pathol 19:798-809

Lennert K (1964) Pathologie der Halslymphknoten. Springer, Berlin Göttingen Heidelberg

Lennert K, Feller AC (1990) Histopathologie der „Non-Hodgkin-Lymphome" (nach der aktualisierten Kiel-Klassifikation), 2. Aufl. Springer, Berlin Heidelberg New York Tokyo

Pileri S, Kikuchi M, Hellbron D, Lennert K (1982) Histiocytic necrotizing lymphadenitis without granulocytic infiltration. Virchows Arch A Pathol Anat 395:257-271

Seifert G, Miehlke A, Haubrich J, Chilla R (1984) Speicheldrüsenkrankheiten. Pathologie-Klinik-Therapie-Fazialischirurgie. Thieme, Stuttgart New York

Watkinson JC, Hornung EA, Fagg NLK (1988) Cat-scratch disease: an unusual cause of parotid pain (a case report with a literature review). J Laryngol Otol 102:562-564

Werning JT (1991) Infectious and systemic diseases. In: Ellis GL, Auclair PL, Gnepp DR (eds) Surgical pathology of the salivary glands. Saunders, Philadelphia London Toronto Montreal Sydney Tokyo, pp 39-59

16 Speicheldrüsenkrankheiten im Kindesalter

Bei den Speicheldrüsenkrankheiten des Kindesalters lassen sich drei Kategorien unterscheiden (RICE 1984; MYER u. COTTON 1986a u. 1986b):
- kongenitale Erkrankungen,
- Sialadenitis im Kindesalter,
- Speicheldrüsentumoren im Kindesalter.

16.1 Kongenitale Erkrankungen

Zur Gruppe der Fehlbildungen und Anomalien gehören folgende Veränderungen der Speicheldrüsen:

- Aplasie, Hypolasie und Gangatresie,
- Dystopie,
- Heterotopie akzessorischer und aberrierender Speicheldrüsen,
- dysgenetische Zysten (Zystenparotis, kongenitale Sialektasien, Dermoidzysten, Ranula, lymphoepitheliale Zysten).

Einzelheiten zu den kongenitalen Veränderungen sind in Kap. 6 abgehandelt.

16.2 Sialadenitis im Kindesalter

Unter Hinweis auf Kap. 13.11 sollen lediglich diejenigen Entzündungsformen aufgeführt werden, deren Vorkommen im Kindesalter charakteristisch ist:

- juvenile Form der chronisch-rezidivierenden Parotitis (s. Kap. 13.3),
- Speicheldrüsen-Viruskrankheit (Zytomegalie) (s. Kap. 13.7.2),
- Parotitis epidemica (Mumps) (s. Kap. 13.7.3).

Außerordentlich selten sind nichtvirale Formen einer neonatalen Sialadenitis. Eine diesbezügliche Fallmitteilung einer neonatalen Sialadenitis der Submandibularis stellt eine ausgesprochene Rarität dar (BANKS et al. 1980).

Selten ist auch das Vorkommen von Speichelsteinen in Verbindung mit einer obstruktiven Sialadenitis im Kindesalter (BULLOCK 1980; BODNER u. AZAZA 1982).

16.3 Speicheldrüsentumoren im Kindesalter

Unter Hinweis auf Kap. 14.43 lassen sich folgende Tumoren anführen, die im Kindesalter besonders häufig vorkommen:

- kapilläre Hämangiome,
- Lymphangiome.

Die epithelialen Tumoren werden erst ab der 2. Lebensdekade häufiger. Dies gilt insbesondere für pleomorphe Adenome und Mukoepidermoidkarzinome.

Literatur

Banks WW, Handler SD, Gland GB et al. (1980) Neonatal submandibular sialadenitis. Am J Otolaryngol 1:261-265
Bodner L, Azaza B (1982) Submandibular sialolithiasis in children. J Oral Maxillofac Surg 40: 551-554
Bullock KN (1980) Salivary duct calculi presenting as trismus in a child. Br Med J 280:1357-1358
Myer C, Cotton RT (1986a) Salivary gland disease in children: A review. Part 1: Acquired non-neoplastic disease. Clin Pediatr 25:314-322
Myer C, Cotton RT (1986b) Salivary gland disease in children: A review. Part 2: Congenital lesions and neoplastic disease. Clin Pediatr 25:353-357
Rice DH (1984) Salivary gland diseases in children. Cancer Bull Univ Texas 36:106-110

Sachverzeichnis

A
aberrierende Speicheldrüsen 70–72
ABH-Antigene (*siehe* Blutgruppen-
 substanzen) 30
Adenoid-zystische Karzinome 550–574
- Definition 550
- Differentialdiagnose 573, 574
- Feinnadel-Aspirationsbiopsie 562
- Immunzytochemie 565, 568–571
- - extrazelluläre Matrix 570
- - luminale Gangepithelien 565, 568
- - Myoepithelzellen 568, 569
- - NSE 570
- - Pseudozysten 569, 570
- - Zellinien 570, 571
- klinische und statistische Daten 551–559
- - Alters- und Geschlechtsverteilung 553, 556
- - Häufigkeit des Vorkommens 553
- - klinischer Verlauf 551–553
- - Lokalisation 554–556
- Pathohistologie 559–564
- - glandulärer (kribriformer) Subtyp 559
- - solider Subtyp 559
- - tubulärer Subtyp 559
- - Subtyp und Prognose 562–564
- prognostische Faktoren
- - DNS-Zytometrie 572, 573
- - Einfluß auf die Therapie 573
- - Frühstadium 572
- - Lokalisation 572
- - perineurale Ausbreitung 572
- - Subtypen 572
- - Tumorgröße 572
- Ultrastruktur 571, 572
- - echte Lumina 571
- - luminale Gangepithelien 571
- - Myoepithelzellen 571
- - Pseudozysten 571, 572
Adenokarzinome (*siehe* Karzinome)
- Basalzell- 600–608
- muzinöses (*siehe* muzinöses A.) 621–625
- NOS 708–710
- polymorphes „low-grade" (*siehe* poly-
 morphes A.) 579–588
- papilläre Zystadenokarzinome 615–620

Adenome 362–501
- Adenolymphome (*siehe* Warthin-
 Tumoren) 440–463
- Basalzelladenome 427–440
- Differentialdiagnose 500, 501
- duktale Papillome 485–492
- intraduktale Papillome 487, 488
- inverte duktale Papillome 486, 487
- kanalikuläre Adenome 475–478
- muzinöse Zystadenome 494–497
- myoepitheliale Adenome 418–427
- onkozytäre Adenome 464–473
- papilläre Zystadenome 492–494
- pleomorphe Adenome 374–417
- schleimbildende 499
- Sialadenoma papilliferum 488–492
- Talgdrüsenadenome 478–485
- Warthin-Tumoren (Adenolymphome) 440–463
- Zystadenome 492–498
adeno-squamöse Karzinome 701, 702
Adhäsionsmoleküle 457, 458
AIDS
- klinische Daten 232
- - extraglanduläre Manifestation 232
- - Häufigkeit 232
- - klinische Diagnostik 232
- - Lokalisation 232
- - serologische Diagnostik 232
- - Speicheldrüsenfunktion 232
- maligne Lymphome 753, 754
- orale Manifestationen in Assoziation
 mit CMV 227
- orale Manifestationen in Assoziation mit
 HIV 236, 237
- Pathohistologie 232–236
- - Feinnadel-Aspirationsbiopsie 235
- - Lippendrüsen 235
- - Lymphadenopathie 235, 236
- - lymphoepitheliale Zysten 232, 233
- - myoepitheliale Zellinseln 234
- - zystische lymphoepitheliale Läsion 233
- - zystische lymphoide Hyperplasie 233
Aktin 25–28, 216, 263, 313–317, 395, 396, 423, 433, 456, 457, 605, 643, 659, 661, 682, 695
Aktinomykose 284

akute
- allergische Sialadenitis   245, 246
- - experimentelle Immunkomplex-
  Sialadenitis   245, 246
- bakterielle Sialadenitis   173-177
- - akute postoperative Parotitis   174, 175
- - akute purulente Parotitis   174
- - klinische Daten   175, 174
akzessorische Speicheldrüsen   69, 70
Alkoholismus   118
- chronischer   118
- experimentelle Bedingungen   118
Alterungsprozesse der Speicheldrüsen   65, 66
Amylase   28, 52, 64, 203, 312, 319, 515, 516
Amyloidkörper, β-fibrillärer   617
Amyloidose (siehe interstitielle
  Veränderungen)   153, 154
Amyloidtumor der Parotis   730
Anatomie der Speicheldrüsen   1-36
- Histochemie   21
- Histologie   3-11
- - Drüsenazini   4, 5
- - Drüseninterstitium   8
- - Immunsystem, sekretorisches   8-11
- - Speichelgangsystem   5-17
- Immunzytochemie (siehe Immunzyto-
  chemie)   21-32
- Makroskopie, topographische Anatomie
  1-3
- - Glandula apicis linguae   3
- - Glandula
  parotis (siehe Parotis)   1, 2
- - Glandula sublingualis (siehe Sub-
  lingualis)   2, 3
- - Glandula submandibularis (siehe Sub-
  mandibularis)   2
- Proliferationskinetik   33
- Regenerationspotenz   33
- tierische Speicheldrüsen   33-36
- Ultrastruktur   11-20
- - Drüsenazini   11-15
- - Speichelgangsystem   15-19
- - Nervensystem, vegetatives   19, 20
angiolymphoide Hyperplasie mit
  Eosinophilie   731
Angiomyome (siehe Leiomyome, vaskuläre)
  728
Angiosarkome   733
Anomalien (siehe Fehlbildungen)   68-82
Antichymotrypsin   397, 433, 516, 620, 628,
  694,
Antitrypsin   397, 628, 694, 735
Aplasie (siehe Fehlbildungen)   68
Arteria carotis
- externa   1
- interna   1

Arthritis, chronische rheumatoide   251,
  296
Ätiologie der Speicheldrüsentumoren
  363-368
- menschliche Speicheldrüsentumoren   363
- - exogene chemische Noxen   363
- - genetische Faktoren   365
- - hormonale Faktoren   365
- - Koinzidenz mit anderen Tumoren   365
- - Strahlenexposition   364
- - virale Faktoren   363, 364
- tierexperimentelle Tumoren   365-368
- - chemische Kanzerogene   365
- - radioaktive Isotope   366
- - transgene Mäuse   366
- - Tumortransplantation   365-366
- - virusinduzierte Speicheldrüsentumoren
    366
- - Zellinien von Speicheldrüsentumoren
    366-368
- - virale Faktoren   363
atrialer natriuretischer Faktor   32
Autoantikörper   254
Autoimmun-Sialadenitis (siehe myo-epithe-
  liale Autoimmun-Sialadenitis)   251-277
azinäre Zellen
- Azinuszellkarzinome   507, 509
- normales Speicheldrüsengewebe   4, 5,
  11-15
- Tumoren   304, 305
Azinuszellkarzinome   505-523
- Definition   505
- Differentialdiagnose   522, 523
- - Schilddrüsenkarzinom-Metastasen   523
- Feinnadel-Aspirationszytologie   515, 522
- Immunzytochemie   515, 516, 522
- - Amylase   515, 516
- - neurosekretorische Granula   516
- - sekretorische Marker   516
- - S-100-Protein   516
- - Zytokeratine   516
- klinische und statistische Daten   505-507
- - Alters- und Geschlechtsverteilung
    506
- - bilaterales Vorkommen   507
- - Häufigkeit des Vorkommens   506
- - Lokalisation   506, 507
- - Wachstum   505, 506
- lymphoides Stroma   515
- Parotistumor bei MMTV-Mäusen als
  Modell   517
- Pathohistologie   507-515
- - azinäre Zellen   507, 509
- - drüsenartige Zellen   510
- - helle Zellen   510
- - schaltstückähnliche Zellen   509

- – vakuoläre Zellen 509
- – prognostische Faktoren 519–522
- – – AgNOR-Werte 520
- – – DNS-Zytophotometrie 520
- – – Metastasen 519
- – – MIB-1-Index 520
- – – neuroendokrine Marker 520, 521
- – – Tumorgrad 519, 520
- – – Tumorgröße 519
- – – Tumorrezidive 519
- – – Überlebensraten 519
- – Subtypen 510–513
- – – follikulär 513
- – – mikrozystisch 512
- – – papillär-zystisch 512, 513
- – – solid 510
- – Ultrastruktur 516, 517

B
B 72.3-Antikörper 637
Basalmambransubstanzen 64, 314, 397
basaloid-squamöse Karzinome 700, 701
Basalzell-Adenokarzinome 600–608
- Definition 600
- Differentialdiagnose 607, 608
- – maligne Transformation 601
- – Häufigkeit des Vorkommens 601, 602
- – Lokalisation 601, 602
- – Altersgipfel 601, 602
- – Geschlechtsdisposition 601, 602
- Immunzytochemie 605, 606
- – Aktin 605
- – S-100-Protein 605, 606
- – Vimentin 605
- – Zytokeratin 605
- klinische und statistische Daten 601
- Pathohistologie 602–604
- – infiltratives Wachstum 602
- – solider Subtyp 602
- – trabekulärer Subtyp 602
- – tubulärer Subtyp 603
- – membranöser Subtyp 603
- – Zytologie 602
- prognostische Faktoren 607
- Terminologie 601
- Ultrastruktur 606
- – duktale Zellen 606
- – myoepitheliale Zellen 606
Basalzelladenome 427–440
- Definition 427
- Differentialdiagnose 434, 435
- Immunzytochemie 433
- klinische und statistische Daten 427, 428
- – Altersgipfel 427, 428
- – Geschlechtsdisposition 427, 428

- – Häufigkeit 427, 428
- – Lokalisation 427, 428
- Pathohistologie
- – „dermaler Anlagetyp"
  (*siehe* membranöser Subtyp)
- – kongenitaler Subtyp 431
- – membranöser Subtyp („dermaler Anlagetyp") 428, 429
- – solider Subtyp 428
- – trabekulärer und tubulärer Subtyp 429
- Ultrastruktur 433, 434
Basalzellen
- Basalzell-Adenokarzinom 602–604
- Basallzelladenome 428–431
- normales Drüsengewebe 15
- Regenerationspotenz 33
- zelluläre Differenzierung in Tumoren 305, 306
benigne lymphoepitheliale Läsion
(*siehe* myoepitheliale Autoimmun-Sialadenitis) 251
Biochemie der Speichelzusammensetzung
(*siehe* Speichelzusammensetzung) 52, 53
Blutgruppensubstanzen 10–31
- ABH-Antigene 30
- Lewis-Antigene 30, 31
- Mukoepidermoidkarzinome 540
- Muzintyp-Kohlenhydrate 30, 318
- pleomorphe Adenome 397
- T-Antigene 30, 318
- Thomsen-Friedenreich-Antigene 30
- Tumoren 313, 318
„bone morphogenetic protein" 399
branchiogene Zysten (*siehe* Zysten) 97, 98
„burning mouth syndrome" 49
B-Zell-Lymphome (*siehe* Non-Hodgkin-Lymphome) 744–751
B-Zellmarker 745, 748, 749

C
Ca 15-3 (DF 3-Antigen) 315, 324
Ca 19-9 313, 318
CD 68 694
CEA 28, 64, 313, 317, 318, 433, 516, 629, 637, 655, 661, 701, 705
Cheilitis glandularis apostematosa
(*siehe* kleine Speicheldrüsen, Sialadenitis) 34, 290, 291
Cheilitis granulomatosa (*siehe* granulomatösa Sialadenitis) 279, 280
Chondrome 728
- Osteochondrom 728
Chondrosarkome, extraossäre 735
Chordome 735, 737
Chromogranin 694

chronische epitheloidzellige Sialadenitis
 (Sarkoidose; Heerfordt-Syndrom)
 246–251
- Ätiologie 247
- Feinnadel-Aspirationsbiopsie 250
- Heerfordt-Syndrom 247
- Klinische Daten 246
- – akute Form 246
- – Alters- und Geschlechtsverteilung 246
- – chronische Form 246
- – klinische Diagnose 246
- – Parotisschwellung 246
- Lippenbiopsie 250
- Lokalisation 250
- Pathohistologie 247–251
- – epitheloidzellige Parotitis 247–250
chronische rheumatoide Arthritis 251, 296
chronischer Alkoholismus (siehe
 Alkoholismus) 118
chronisch-rezidivierende Parotitis 177–184
- klinische Daten 177–179
- – Erwachsenenalter 177–179
- – Kindesalter 177
- Pathogenese 182, 183
- Pathohistologie 179–182
chronisch-sklerosierende Sialadenitis der
 Submandibularis (Küttner-Tumor)
 185–196
- chronisch-sklerosierende Sialadenitis 187
- chronisch-progressive Sialadenitis mit
 Speicheldrüsenzirrhose 187
- diffuse lymphozytäre Sialadenitis 187
- fokale lymphozytäre Sialadenitis 186, 187
- Immunzytochemie 189
- klinische Daten 185
- Pathogenese 189–195
- Pathohistologie 186
- progressive Immun-Sialadenitis 195
Churg-Strauss-Granulomatose 281
CMV (siehe Zytomegalie-Virusinfektion)
 220–227
Coxsackie-A-Virusinfektion 238, 300
Coxsackie-B-Virusinfektion 153

D
Dermoidzyste 79–81
Desmin 490, 734
DF 3-Antigen 315, 325
Diabetes mellitus 120
- Alloxandiabetes 120
- experimenteller 120
- Streptozotocin-induziert 120
Dihydrotachysterin 164
DNS-Zytometrie
- adenoid-zystische Karzinome 572, 573
- Azinuszellkarzinome 520

- Karzinome in pleomorphen Adenomen
 652, 655
- Klassifikation der Tumoren 328, 329
- Mukoepidermoidkarzinome 544
- myoepitheliale Karzinome 644
- Myoepitheliome 421
- pleomorphe Adenome 404
- S-Phasefraktion 404, 638
- Speichelgangkarzinom 638
Drüsenazini 4–8, 11–15
- gemischte 4
- muköse 5, 15
- seröse 4, 11–15, 304, 305
Drüseninterstitium 8
Ductus parotideus 1
- sublinguales minores 2
- submandibularis 2
duktale Papillome (siehe Papillome,
 duktale) 483–493
duktale Zellen (siehe Gangepithelien)
Dyschylien 105
Dystopie (siehe Fehlbildungen) 68, 69

E
v. Ebner-Spüldrüsen Zunge 4
EBV-Infektion 238, 300
EGF 32, 34, 215, 314, 322, 404
Elastin 314, 321, 387
Elektronenmikroskopie (siehe Ultrastruktur)
 11–20
EMA 28, 213, 313, 317, 474, 637, 655, 659, 673,
 693, 696, 701, 705, 735, 737
embryonales Karzinom 700
endokrine
- Karzinome 699, 700
- – argentaffines endokrines Karzinoid
 der Parotis 699
- – endokrines Karzinom vom Merkel-
 Zelltyp 699
- – endokrines Parotiskarzinom 699
- – helle Zellen 699
- Partialfunktion 47
Entwicklung der Speicheldrüsen 62–67
- embryonal 62
- fetal 62
- Immunzytochemie 64
- Lippendrüsen 64, 65
- Lymphknoten Parotis 64
- Myoepithelzellen 62, 63
- postnatal 62
eosinophiles Granulom 282
Epithelial-myoepitheliale Karzinome
 590–598
- Definition 590
- Differentialdiagnose 598
- Feinnadel-Aspirationsbiopsie 594, 595

Sachverzeichnis

- Immunzytochemie 596, 597
-- luminale Gangepithelien 597
-- myoepitheliale Zellen 597
- klinische und statistische Daten 591
-- Alters- und Geschlechtsdisposition 591, 592
-- Häufigkeit des Vorkommen 591
-- Lokalisation 591, 592
- Pathohistologie 592–596
-- biphasische zelluläre Differenzierung 592, 593
-- äußere Zellschicht 592, 593
-- innere Zellschicht 592
-- Vorkommen mit multifokaler Hyperplasie der Speichelgänge 595, 596
- prognostische Faktoren 597, 598
-- Metastasen 597
-- Rezidive 597
-- tödlicher Ausgang 597
-- Tumorgröße 597, 598
-- Überlebensrate 597
- Terminologie 590, 591
- Ultrastruktur 597
Epitheliome Malherbe (siehe Pilomatrixome) 499
Epithelmetaplasien 142–147
- Becherzellmetaplasie 144
- melanogene Metaplasie 147
- onkozytäre Metaplasie 146, 147
- Plattenepithelmetaplasie 142
- Talgdrüsenmetaplasie 144
Ethiblock-Verödung 282

F
Faktor VIII-assoziiertes Antigen 457, 717
Fasziitis, noduläre 726
Fehlbildungen und Anomalien 68–82
- Aplasie 68
- dysgenetische Zysten (siehe Zysten) 76–82
-- Dermoidzysten 79–81
-- Merkel-Zysten der Submandibularis 79
-- Ranula der Sublingualis (siehe Ranula) 81
-- Sialektasien, kongenitale 79
-- Zystenparotis 76–78
- Dystopie 68, 69
- Gangatresie 68
- Heterotopie 69–72
-- aberrierende Speicheldrüsen 70–72
-- akzessorische Speicheldrüsen 69, 70
-- gingivale Choristome 72
-- Stafne-Kavitäten 82
-- Tumoren in aberrierendem Speicheldrüsengewebe 72
- Hypoplasie 68

- Hyperplasie 72–76
-- fokale adenomatoide muköse Hyperplasie 73
-- multiple Hyperplasie der Speichelgänge 73–76
Feinnadel-Aspirationszytologie
- adenoid-zystische Karzinome 562
- AIDS-assoziierte Speicheldrüsenveränderungen 235
- Amyloidose 153
- Azinuszellkarzinome 515, 522
- chronische epitheloidzellige Sialadenitis 250
- epithelial-myoepitheliale Karzinome 594, 595
- Karzinome, in pleomorphen Adenomen 656
-- kleinzellige 672, 673
-- undifferenzierte mit lymphoiden Stroma 681, 682
- Methodik und Diagnostik 54–58
- Mukoepidermoidkarzinome 537
- myoepitheliale Autoimmun-Sialadenitis 259
- Myoepitheliome 420, 421
- onkozytäre Karzinome 628
- pleomorphe Adenome 391
- polymorphe low-grade Adenokarzinome 584, 585
- Sialadenose 110
- Speichelgangkarzinome 635, 636
Feinnadel-Stanzbiopsie 58
Fibromatose, juvenile aggressive 726
Fibrome 726
Fibronektin 31, 320, 397
Fibrosarkome 735
fokale onkozytäre adenomatöse Hyperplasie (siehe Onkozytose) 136–142

G
Gangatresie (siehe Fehlbildungen) 68
Gangepithelien
- adenoid-zystische Karzinome 565, 568, 571
- Basalzell-Adenokarzinome 606
- epithelial-myoepitheliale Karzinome 597
- kleinzellige Karzinome 675
- normales Speicheldrüsengewebe 5–19
- polymorphe low-grade Adenokarzinome 587
- Tumoren 305–308
Ganglion cervicale superius 48
- oticum 47
- submandibulare 48
GFAP (saures Gliafaserprotein) 28, 64, 316, 394, 423, 474, 643, 655, 661, 722

gingivale Choristome (*siehe* Fehlbildungen)
72
Glandula apicis linguae (Glandula lingualis
  anterior) 3
- parotis (*siehe* Parotis)
Glandula apicis linguae (Glandula lingualis
  anterior)
- sublingualis (*siehe* Sublingualis)
- submandibularis (*siehe* Submandibularis)
Glomustumoren 728
Glossodynie 48, 49, 296
Glykosaminglykane 669
Grading 305
Graft-versus-host-Reaktion 294
Granularzelltumoren 728
Granulationsgeschwülste (*siehe* Pseudo-
  tumoren, entzündliche) 730, 731
granulomatöse Sialadenitis 277–289
- Aktinomykose 284
- Cheilitis granulomatosa bei Melkersson-
  Rosenthal-Syndrom 279, 280
- Churg-Strauss-Granulomatose 281
- eosinophiles Granulom 282
- granulomatöse Riesenzell-Sialadenitis
  280, 281
- Granulombildungen durch Gangobstruk-
  tion und Schleimaustritt 282–284
-- Ethiblock-Verödung 282
- lokale Faktoren 290–293
- Lues 284
- Melkersson-Rosenthal-Syndrom 279, 280
- Morbus Crohn 278, 279
- Sialadenitis nach Sialographie 284–287
-- Kontrastmittel 285
-- tierexperimentelle Befunde 285–287
- traumatische Einwirkungen 290
- Tuberkulose 277, 278
- Wegener-Granulomatose 281
- xanthogranulomatöse Sialadenitis 281
-- Michaelis-Gutmann-Körper bei der
  Malakoplakie 281
großzelliger Typ des undifferenzierten
  Karzinoms 678–680
- klinische und statistische Daten 678, 679
-- Alters- und Geschlechtsdisposition
  678, 679
-- Häufigkeit des Vorkommens 678, 679
-- Lokalisation 678, 679
- Pathohistologie 678
- prognostische Faktoren 679
- Ultrastruktur 678

H
Hämangioendotheliome (*siehe*
  Hämangiome)
Hämangiome 716–719

- Hämangioendotheliome 719
- Hämangioperizytome 719
- kapilläre 716
- kavernöse 716, 717
- Varinxknoten 719
Hämangioperizytome (*siehe* Hämangiome)
Hämochromatose (Siderophilie) 123
Heerfordt-Syndrom (*siehe* chronische
  epitheloidzellige Sialadenitis) 246–251
helle Zellen
- Azinuszellkarzinome 508–510, 517
- Differentialdiagnose hellzelliger Tumoren
  703–705
- endokrine Karzinome 699–700
- hyalinisierende hellzellige Karzinome
  703–708
- Mukoepidermoidkarzinome 532, 536
- normales Drüsengewebe 19
- Onkozytome 467
- Onkozytose 136
- Tumoren 306
hellzellige Karzinome (*siehe* Karzinom mit
  hellen Zellen)
Heterotopie (*siehe* Fehlbildungen) 69–72
Histiozytome
- fibröse 726
- maligne fibröse 735
Histochemie der normalen Speicheldrüsen
  21
- Fermentaktivitäten 21
- Sialomuzine 21
HIV-assoziierte Veränderungen der
  Speicheldrüsen (*siehe* AIDS)
Hodgkin-Lymphome 752, 753
Hormone 31–32, 324, 399, 728, 737
hyalinisierende hellzellige Karzinome
  703–708
- Differentialdiagnose 706–708
-- epithelial-myoepitheliales Karzinom
  702
-- hellzelliges myoepitheliales Karzinom
  706, 707
-- hellzelliges odontogenes Karzinom
  („Pindborg-Tumor") 707, 708
-- Metastasen hellzelliger Nierenkarzinome
  707
- Immunzytochemie 705
- klinische Merkmale 703, 704
- Lokalisation 704
- Pathohistologie 704, 705
- Ultrastruktur 705, 706
Hybridtumoren 344–349
- adenoid-zystisches Karzinom u. epithelial-
  myoepitheliales Karzinom 348, 349
- Azinuszellkarzinome und Speichelgangkarzinom 347

- Basalzelladenom u. adenoid-zystisches Karzinom 345, 346
- Basalzelladenom u. kanalikuläres Adenom 345
- biphasisch-differenzierte Tumoren 345
- Kollisionstumoren 344, 345
- Warthin-Tumor u. Talgdrüsenadenom 346, 347

Hyperplasie
- fokale adenomatoide muköse 73
- fokale onkozytäre adenomatöse 136-142
- multiple der Speichelgänge 73-76
- zystische lymphoide bei HIV-assoziierten Speicheldrüsenveränderungen 233

Hypoplasie (siehe Fehlbildungen) 68

I
IgA 9, 141, 189, 203, 314, 319, 397, 456, 516
Immunhistochemie (siehe Immunzytochemie)
Immun-Sialadenitis 243-277
- akute allergische Sialadenitis 245, 246
- Autoimmunreaktion 244
- Autoimmun-Sialadenitis 251-277
- chronische epitheloidzellige Sialadenitis (siehe chronische epitheloidzellige Sialadenitis) 243-245
- Definition 243-245
- Hyperreaktivität 244
- Immunsystem (siehe Immunsystem) 243
- MALT-System 243
- MESA 244
- myoepitheliale Autoimmun-Sialadenitis (siehe myoepitheliale Autoimmun-Sialadenitis) 251-277

Immunsystem, Speicheldrüsengewebe 8-11, 243
- Autoantikörper 254
- HLA-DR-Antigene 11, 183, 213, 233, 243, 263, 267, 325, 457, 749
- Immunglobuline 9-10
- Immunkomplex-Sialadenitis 245
- Immun-Sialadenitis 243-277
- Laktoferrin 9
- Lysozym 9
- MALT-System 243
- sekretorische Komponente 9
- sekretorisches Immunsystem 8-11
- Sialadenitis 171
- unspezifische Faktoren 9

Immunzytochemie, normales Drüsengewebe 21-32
- Aktin 25-28
- Amylase 28, 52
- Anionenaustauscher (AE2) 28
- atrialer natriuretischer Faktor 31

- Blutgruppensubstanzen 30-31
- CEA (carcinoembryonales Antigen) 28
- EGF (epidermaler Wachstumsfaktor) 34
- EMA (epitheliales Membranantigen) 28
- Entwicklung der Speicheldrüsen 64
- Fibronektin 31
- GFAP (saures Gliafaserprotein; siehe GFAP) 28
- hormonale Substanzen 31, 32
- Integrine 31
- Intermediärfilamente 21-28
- Keratin (siehe Zytokeratin) 21-22
- Kollagentypen IV, V 31
- Laminin 31
- Lektine 28-31
- Lewis-Blutgruppenantigene 30
- Matrixsubstanzen, extrazelluläre 31
- Metallothionein 28
- Neuropeptide 31
- NGF (nervaler Wachstumsfaktor) 32
- Östrogenrezeptoren 32
- Prolaktin 31-32
- Rezeptoren 32
- saures Gliafaserprotein (siehe GFAP) 28
- Sekretionsprodukte 28
- Thomsen-Friedenreich-Antigen 30
- TPA (tissue polypeptide antigen) 25
- Transferrinrezeptoren 32
- Vimentin 25
- Wachstumsfaktoren (EGF, NGF) 32
- Zellmembranantigene 28
- Zytokeratine 21, 22
- Zytoskelettproteine 21-28

Immunzytochemie, Speicheldrüsentumoren 312-329
- Aktin 316, 317
- Amylase 319
- Antichymotrypsin 319
- Antitrypsin 319
- Basalmembran-assoziierte Substanzen 320, 321
- Blutgruppensubstanzen 318
- Ca 15-3 (DF 3-Antigen) 324
- Ca 19-9 318
- DNS-Zytophotometrie 328, 329
- - S-Phasefraktion 329
- Elastin 319
- Elementaranalyse 325
- epitheliales Membranantigen (EMA) 317
- Fibronektin 320
- HLA-DR-Antigene 325
- Hormone 324
- Immunglobulin A (IgA) 319
- Integrine 321
- Intermediärfilamente 316, 317

Immunzytochemie, Speicheldrüsentumoren
- karzinoembryonales Antigen (CEA) 317, 318
- Kathepsin-D 324
Immunzytochemie, Speicheldrüsentumoren
- Kollagentyp IV 320
- Laktoferrin 319
- Laminin 320
- Lektine 318
-- ConA („Concanavalin A") 318
-- HPA („Helix pomatia agglutinin") 318
-- PNA („Peanut agglutinin") 318
-- WGA („Wheat germ agglutinin") 318
- Leu-7 324
- Lysozym 319
- Mehrfachexpression 316
- Muzintyp-Kohlenhydratantigene 318
-- T-Antigene 318
- Myosin 317
- neuronspezifische Enolase 324
- NSE 324
- Neuropeptide 321, 324
- Onkogene 322-324
-- bcl-2 323
- Onkogene 322-324
-- c-erbB-2 322
-- c-fos 323
-- c-met 323
-- p53 323
-- ras 322
- Prolaktin 324
- Proliferationsmarker (siehe Proliferationsmarker) 325
- PSA (Prostata-spezifisches Antigen) 324
- PSAP (Prostata-spezifische saure Phosphatase) 324
- S-100-Protein 319, 320
- sekretorische Komponente 319
- Somatostatin 324
- „Spherules" 321
- Steroid-C 21 Hydroxylase 324
- Tenascin 320, 321
- ultrastrukturelle Marker 328
- VIP (vasoaktives intestinales Polypeptid) 324
- Vitamin D12-bindendes Protein 325
- Zellmembranantigene 317-319
- Zellrezeptoren 321, 322
-- EGF 322
-- Östrogen 321
-- Transferrin 322
- zytogenetische Marker (siehe zytogenetische Marker) 327
- Zytokeratine 316
Influenza-A-Virusinfektion 238, 300
Integrine 31, 314, 321, 397, 398

Interleukin-1 457
Intermediärfilamente 21-28, 316, 317
interstitielle Veränderungen 151-155
- Amyloidose 153, 154
- Fibrose 153
- lipomatöse Parotisatrophie 151-153
- Lipomatose 151, 152
- Sklerose 153
- vaskuläre Veränderungen 155
intraduktale Papillome (siehe Papillome) 483-492
inverte duktale Papillome (siehe Papillome) 483-492
Isoproterenol
- Proliferationskinetik 33
- Sialadenose 111-114
- Sialolithiasis 164

J
Jod, anorganisches 47

K
Kallikrein 52, 174, 175
kanalikuläre Adenome 475-478
- Definition 473
- Differentialdiagnose 476
- Immunzytochemie 474
- klinische und statistische Daten 473, 474
- Pathohistologie 474
- Ultrastruktur 475, 476
Kaposi-Sarkom 733
Karzinome 502-720
- Adenokarzinome (NOS) 708-710
- adenoid-zystische 550-574
- adeno-squamöse 701, 702
- Azinuszellkarzinome 505-523
- basaloid-squamöse 700, 701
- Basalzell-Adenokarzinome 600-608
- embryonale 700
- endokrine 699, 700
- epithelial-myoepitheliale 590-598
- hellzellige 703-707
- in pleomorphen Adenomen 639-664
- in Warthin-Tumoren 686-690
- Karzinosarkome 696, 697
- Karzinosarkome in pleomorphen Adenomen 658-660
- kleinzellige 671-676
- maligne Myoepitheliome (siehe myoepitheliale Karzinome)
- mit hellen Zellen 703-707
- mit Riesenzellen 690-696
- Mukoepidermoidkarzinome 527-546
- muzinöse Adenokarzinome 621-625
- myoepitheliale 640-646
- onkozytäre 625-629

- papilläre Zystadenokarzinome 615–620
- polymorphe low-grade Adenokarzinome 579–588
- Plattenepithelkarzinome 667–670
- sarkomatoide (*siehe* Karzinosarkome)
- Speichelgangkarzinome 630–639
- Talgdrüsenkarzinome 609–614
- undifferenzierte 677–684
- WHO-Klassifikation (*siehe* WHO-Klassifikation) 502–504

Karzinome in pleomorphen Adenomen 648–657, 660–664
- Definition 648
- Differentialdiagnose 664
- Feinnadel-Aspirationsbiopsie 656
- Immunzytochemie 660–662
- klinische und statistische Daten 649, 650
- – Häufigkeit des Vorkommens 650
- – klinisches Bild 649
- – Lokalisation 650
- – Tumorgröße 649
- Pathohistologie 650–660
- – biphasische Differenzierung 656
- – invasiv 654
- – nichtinvasiv 651–653
- – Riesenzelltumor 656
- – Subklassifikation 654–656
- – prognostische Faktoren 662, 663
- – Invasionstiefe 662
- – Metastasen 663
- – Prognosegruppen 663
- – Rezidive 663
- – Subklassifikation 662
- – Tumordauer 662
- – Überlebensrate 663
- Terminologie 648
- – invasive Karzinome 648
- – Karzinosarkome 648
- – maligne Mischtumoren 648
- – metastasierende pleomorphe Adenome 648
- – nichtinvasive Karzinome 648
- – sarkomatoide Karzinome 648
- Ultrastruktur 662

Karzinome in Warthin-Tumoren 686–690
- Definition 686
- Differentialdiagnose 689, 690
- – Karzinommetastasen innerhalb vorbestehender Warthin-Tumoren 690
- – Koinzidenz mit anderen Primärtumoren 690
- – maligne lymphoepitheliale Läsion 690
- – maligne Lymphome in vorbestehenden Warthin-Tumoren 690
- – metaplastische Variante eines Warthin-Tumors 690
- – klinische und statistische Daten 686, 687
- Pathohistologie 687
- – Azinuszellkarzinom 688
- – Mukoepidermoidkarzinom 688
- – onkozytäres Karzinom 687
- – Plattenepithelkarzinom 687
- – undifferenziertes Adenokarzinom 687
- – undifferenziertes Karzinom 688
- Ultrastruktur 689

Karzinome mit hellen Zellen 703–708
- Differentialdiagnose 703–705
- hyalinisierendes hellzelliges Karzinom (*siehe* hyalinisierendes hellzelliges Karzinom) 703

Karzinome mit Riesenzellen 690–696
- Definition 690
- Differentialdiagnose 697
- Immunzytochemie 693, 694
- Pathohistologie 693–696
- – epitheliale Herkunft 695, 696
- – ostoklastär differenzierte Riesenzellen 693, 694
- – Zytogenese der Riesenzellen 694, 695
- Terminologie 690, 691
- – benigne Variante der Riesenzellen 690, 691
- – maligne Variante der Riesenzellen 691
- – biphasische sarkomatoide Karzinome 691

Karzinosarkome (sarkomatoide Karzinome) 696, 697
- in pleomorphen Adenomen 658–660
- – epitheliale Differenzierung 659
- – Immunzytochemie 659, 660
- – sarkomatoide Differenzierung 659

Katecholamine 113–114, 728
Kathepsin-D 315, 324, 637, 638
Keratine (*siehe* Zytokeratine)
Keuchhusten 238, 300
Kikuchi-Krankheit 785
Kimura-Krankheit 730, 731
kleine Speicheldrüsen
- aberrierende 70–72
- Adenome, kanalikuläre 475–478
- akzessorische 69, 70
- Cheilitis granulomatosa 279, 280
- heterotope 69–72, 361
- Lippendrüsen 64, 65, 280, 360, 361
- Lokalisation Tumoren 358, 360, 361
- Morbus Crohn 278, 279
- Mukozelen 86–93
- myoepitheliale Autoimmun-Sialadenitis 260–262
- Papillome, duktale 485–492

kleine Speicheldrüsen
- Sialadenitis
- - cheilitis glandularis apostematosa 290–291
- - chronische rheumatoide Arthritis 296
- - Gaumenspeicheldrüsen 291
- - Glossodynie 296
- - Graft-versus-host-Reaktion 294, 295
- - granulomatöse (siehe granulomatöse Sialadenitis) 16
- - Mitreaktion bei systemtischen Erkrankungen 294–297
- - Myasthenia gravis 296
- - obstruktive 291
- - progressive systemische Sklerose 296
- - Prothesenträger 293
- - Sicca-Syndrom 294
- - Sjögren-Syndrom 296
- - Stomatitis glandularis 291
- - subakute nekrotisierende 291
- - systemischer Lupus erythematosus 295
- - Tabak 293
- Speicheldrüseninfarkt 127
- Stomatitis glandularis 291
- Zungendrüsen 361
kleinzellige Karzinome 671–676
- Definition 671
- Differentialdiagnose 676
- Feinnadel-Aspirationsbiopsie 672, 673
- Immunzytochemie 673, 674
- klinische und statistische Daten 671, 672
- - Alters- und Geschlechtsdisposition 671, 672
- Pathohistologie 672
- - neuroendokrine Differenzierung 672
- - squamöse Differenzierung 672
- - prognostische Faktoren 675
- Ultrastruktur 675
- - neuroendokrine Zellen 675
- - undifferenzierte Gangepithelien 675
Kollagenase Typ IV 88
Kollagentypen 31, 314, 320, 387, 397
Kollisionstumoren 344, 345
kolorektale Karzinome, Metastasen 770
kongenitale Tumoren 778, 779
- Basalzelladenom 779
- Embryome 778–779
- kapilläre (infantile) Hämangiome 778
- Karzinome 778
- kongenitale pleomorphe Adenome 407, 408, 779
- Sialoblastome 778, 779
- Speicheldrüsen-Anlagetumor 779
- Teratome 778
kongenitale pleomorphe Adenome 407, 408, 779

Küttner-Tumor (*siehe* chronisch-sklerosierende Sialadenitis der Submandibularis) 185–196

L
Laktalbumin 637
Laktoferrin 9, 189, 203, 213, 319, 397, 433, 516, 620, 628
Laminin 31, 64, 314, 320, 397
Leiomyome, vaskuläre 728
Leiomyosarkome 735
Lektine 28–31, 213, 216, 313, 318
Leu 7 315, 324, 673, 722
Leu-M1 637
Lewis-Blutgruppen-Antigene (*siehe* Blutgruppensubstanzen) 30, 31
Lipomatose (*siehe* interstitielle Veränderungen) 151–155
lipomatöse Parotisatrophie (*siehe* interstitielle Veränderungen) 151–153
Lipome 724, 726
Liposarkome 735
Lokalisation der Speicheldrüsentumoren 357–361
- benigne Tumoren 358
- Fazialiskomplikation 359
- große Speicheldrüsen 358, 359
- - Submandibularis 359, 360
- - Sublingualis 360
- - Parotis 359
- - Außenlappen 359
- - Fazialisverlauf 359
- - Innenlappen 356
- heterotope Speicheldrüsen 72, 361
- kleine Speicheldrüsen 358, 360, 361
- - Lippen 360, 361
- - Zunge 361
- maligne Tumoren 358, 359
- - Mandibula, Maxilla 361
Lues 284
Lungenkarzinome, Metastasen 766, 768
Lupus erythematosus 251, 295
Lymphangiome 719
Lymphknoten
- Parotis 64
- Warthin-Tumoren 458, 459
lymphoepitheliale Zysten (*siehe* Zysten) 96–101
lymphoide Granulomatose der Parotis 731
Lymphome, maligne 743–758
- Hodgkin-Lymphome 752, 753
- Klassifikation im Kopf-Hals-Bereich 743, 744
- - B-Zell-Lymphome vom MALT-Typ („mucosa associated lymphoid tissue") 744

Sachverzeichnis

- – extranodale Lymphome 743, 744
- – Lymphome der Speicheldrüsen 743, 744
- Lymphome in Warthin-Tumoren 753
- Lymphome und Lymphadenopathien bei AIDS 753, 754
- – B-Zell-Lymphome 754
- – generalisierte Lymphadenopathie 753, 754
- – zystische lymphoide Hyperplasie 231–236, 753
- Non-Hodgkin-Lymphome (siehe Non-Hodgkin-Lymphome) 744–752
- – B-Zell-Lymphome ohne Immun-Sialadenitis 744–747
- – B-Zell-Lymphome bei Immun-Sialadenitis 747–751
- – extramedulläre Plasmozytome 752
- – T-Zell-Lymphome 751, 752
- Lympknotenkrankheiten, nichttumoröse 782–785
- Klassifikation der chronischen Lymphadenitis 782
- histiozytäre nekrotisierende Lymphadenitis (Kikuchi-Krankheit) 785
- Katzenkratzkrankheit 783, 784
- Sarkoidose (siehe chronische epitheloidzellige Sialadenitis) 783
- Toxoplasmose 783
- Tuberkulose 783
- unspezifische Lymphadenitis 782
- Lysozym 9, 64, 189, 203, 213, 319, 397, 620, 735

M

maligne Lymphome (siehe Lymphome, maligne) 743–758
MALT-Lymphome 744, 749–751
MALT-System 243
Mammakarzinome, Metastasen 768, 779
Marginalzonenlymphom 748
Masern 238, 300
Mastzellen, Warthin-Tumoren 457, 459
Matrixsubstanzen, extrazelluläre 31, 570
medikamentös-toxische Schädigungen 118–120
- Adriamycin 119
- Antibiotika 119
- – Bleiintoxikation 124
- chronische Lithiumbehandlung 119
- chronische Reserpinverabfolgung 119, 120
- Hämochromatose (Siderophilie) 123
- Pflanzenschutzmittel E 605 (Parathion) 119

- Psychopharmaka 119
- Schwermetallablagerungen 123
Mehrfachexpression Tumormarker 316, 397
Melanome, maligne 737
Melkersson-Rosenthal-Syndrom (siehe Cheilitis granulomatosa) 279, 280
Meningeome, extrakranielle 724
Merkel-Zysten der Submandibularis 79
MESA (siehe myoepitheliale Autoimmun-Sialadenitis) 244, 251
mesenchymale Tumoren (siehe nicht-epitheliale Tumoren) 713–743
metabolische Veränderungen der Speicheldrüsen 118–125
- Alkoholismus 118
- Diabetes mellitus (siehe Diabetes mellitus) 120
- Hungerzustände 121–123
- medikamentös-toxische Schädigungen (siehe medik.-toxische Schädigungen) 118–120
- Mukoviszidose (siehe Mukoviszidose) 120, 121
Metastasen 759–772
- Alters- und Geschlechtsverteilung 759
- Ausgangspunkt 759, 760
- Differentialdiagnose 759
- hämatogene Metastasen 765–770
- – Harnblasenkarzinome 770
- – kolorektale Adenokarzinome 770
- – Lungenkarzinome, kleinzellige 766, 768
- – Mammakarzinome 768, 770
- – Nierenkarzinome 766
- – Prostatakarzinome 770
- – Uterus-Leiomyosarkome 770
- Häufigkeit 759
- Klassifikation der Primärtumoren 760
- Lokalisation 759
- Metastasen von Tumoren der Kopf-Hals-Region 760–765
- – Astrozytome, zerebrale 764
- – Kleinhirn-Medulloblastome 764
- – Melanome 761–763
- – Nasopharynxkarzinome, undifferenziert 763, 764
- – Plattenepithelkarzinome 761
- – Retinoblastome 764
- – Schilddrüsenkarzinome 764
metastasierendes pleomorphes Adenom 406, 407
Methoden der morphologischen Diagnostik 54–59
- Feinnadel-Aspirationszytologie 54–58
- Feinnadel-Stanzbiopsie 58

Methoden der morphologischen Diagnostik
- Operationspräparate 59
- Probeexzision 58, 59
Mikulicz-Krankheit (*siehe* myoepitheliale Autoimmun-Sialadenitis) 251
Mischtumoren (*siehe* pleomorphe Adenome) 374 – 417
Morbus Crohn (*siehe* granulomatöse Sialadenitis) 278, 279
Mukoepidermoidkarzinome 527 – 546
- Definition 527
- Differentialdiagnose 546
- Differenzierungsgrade 537 – 539
- - hoch differenziert 537, 539
- - mittelgradig differenziert 539
- - niedrig differenziert 539
- Feinnadel-Aspirationszytologie 537
- Histogenese 542
- Immunzytochemie 539, 540
- - S-100-Protein 540
- - T, Tn und Sialosyl-Tn 540
- - Zytokeratin 539
- klinische und statistische Daten 527 – 532
- - Alters- und Geschlechtsverteilung 528, 529
- - Häufigkeit des Vorkommens 528
- - Lokalisation 528, 532
- - Makroskopie 527
- - Vorkommen mit anderen Tumoren 531
- Pathohistologie 532 – 539
- - epidermoide Zellen 532
- - helle Zellen 532, 536
- - intermediäre Zellen 532
- - schleimproduzierende Zellen 532
- - Tumorstroma 536
- Prognostische Faktoren 542 – 546
- - AgNOR-Werte 544
- - Differenzierungsgrad 543
- - DNS-Gehalt 544
- - HER-2/neu-Onkogen 544
- - klinisches Tumorstadium 544, 545
- - MIB-1-Index 544
- - Überlebensrate 545
- Ultrastruktur 542
- - epidermoide Zellen 542
- - intermediäre Zellen 542
- - schleimproduzierende Zellen 542
Mukoviszidose 120, 121
Mukozelen (*siehe* Zysten) 86 – 93
multiple Tumoren 340 – 342
- bilateral 340
- identische histologische Klassifikation 340, 341
- Mehrfachvorkommen 377
- metachron 340
- synchron 340
- unilateral 340, 341
- unterschiedliche histologische Klassifikation 341, 342
- Vorkommen mit anderen extraoralen Tumoren 343
- Vorkommen mit anderen oralen Tumoren 342
Mumps (*siehe* Parotitis epidemica) 227 – 231
Musculus hypoglossus 2
- masseter 1
- mylohyoideus 2
muzinöse Adenokarzinome 621 – 625
- Definition 621
- Differentialdiagnose 624
- - pleomorphe Adenome 624
- - Metastasen von extraglandulären Primärtumoren 624
- - Mukoepidermoidkarzinome 624
- - papilläre Zystadenokarzinome 624
- Immunzytochemie 624
- klinische und statistische Daten 621, 622
- - Altersgipfel 621, 622
- - Häufigkeit des Vorkommens 621, 622
- - Lokalisation 621, 622
- Pathohistologie 623
- Ultrastruktur 624
Muzintyp-Kohlenhydratantigene 30, 318
Myasthenia gravis 296
Myoblastenmyome (*siehe* Granularzelltumoren) 728
myoepitheliale Autoimmun-Sialadenitis 251 – 277
- (benigne lymphoepitheliale Läsion; Sjögren-Syndrom)
- Autoantikörper 254
- Definition 251, 252
- - Autoimmun-Sialadenopathie 251
- - benigne lymphoepitheliale Läsion 251
- - chronische autoimmune Exokrinopathie 251
- - Mikulicz-Krankheit 251
- - myoepitheliale Sialadenitis 251
- - primäres Sjögren-Syndrom 251
- - sekundäres Sjögren-Syndrom 251
- - Sicca-Syndrom 251
- - Sjögren-Syndrom 251
- Experimentelle Modelle 268, 269
- - autoimmune Mäusestämme 268, 269
- - nichtautoimmune Mäuse 269
- - spontane Autoimmun-Sialadenitis 269
- Immunzytochemie 262 – 265
- - dendritische Langerhans-Zellen 264
- - Keratin 263
- - Kombination von Immunzytochemie und Histomorphometrie 265
- - Lippendrüsen 264

Sachverzeichnis 801

– – lymphozytäre Infiltrate 263
– – myoepitheliale Zellinseln 262
– – Myoepithelzellen 263
– – Parotis 263
– – Plasmazellpopulation 264
– – T-Zell-Population 264
– – Verhältnis der T- und B-Zellen 264
– klinische Daten 252–254
– – Alters- und Geschlechtsverteilung 253
– – Assoziation mit Organveränderungen 252
– – klinische Diagnose 252
– – Sialochemie 253
– – Sialographie 252
– – Sicca-Syndrom 252
– – Szintigraphie 252
– – Ultrasonographie 253
– laborchemische Befunde 254
– Pathogenese 266
– – CMV 266, 267
– – EBV 255–267
– – HIV-Infektion 267
– – HLA-DR-Antigenexpression 267
– – Virusantigene 266
– – Zielorgan der Immunreaktion 267
– Pathohistologie der großen Speicheldrüsen 254–259
– – maligne lymphoepitheliale Läsion 259
– – morphologische Trias 254
– – myoepitheliale Zellinseln 255
– – Schweregrade 254
– – Sektionsgut 259
– – Submandibularis 259
– – Zytodiagnostik 259
– Pathohistologie der kleinen Speicheldrüsen 260–262
– – Gaumendrüsen 262
– – Morphometrie 260–262
– – myoepithelial Zellinseln 262
– – Schweregrade 260
– Ultrastruktur 265
– – myoepitheliale Zellinseln 265
myoepitheliale Zellinseln
– chronisch-sklerosierende Sialadenitis der Submandibularis (Küttner-Tumor) 187
– HIV-assoziierte Speicheldrüsenveränderungen 231–237
– myoepitheliale Autoimmun-Sialadenitis 255, 262, 263, 265
myoepitheliale Karzinome 640–646
– Definition 640
– Differentialdiagnose 644, 645
– – Leimyosarkome 645
– – maligne Melanome 645
– – maligne Schwannome 645
– – Spindelzellkarzinome 645

– Flow-Zytometrie 644
– Immunzytochemie 642, 643
– klinische und statistische Daten 640, 641
– – Alters- und Geschlechtsdisposition 640, 641
– – De-novo-Karzinome 641
– – Häufigkeit des Vorkommens 640, 641
– – Lokalisation 640, 641
– Pathohistologie 641, 642
– Ultrastruktur 643
Myoepitheliome 418–426
– Definition 418
– Feinnadel-Aspirationsbipsie 420, 421
– Immunzytochemie 422, 423
– klinische Daten 418
– – Altersgipfel 418
– – Geschlechtsdisposition 418
– – Lokalisation 418
– Pathohistologie 418–420
– – DNS-Zytometrie 421
– – Kristalloide 419, 420
– – MIB-1-Index 421
– – PCNA-Index 421
– – Subtypen 418, 419
– – Zelltypen 418, 419
– Ultrastruktur 423
Myoepithelzellen
– adenoid-zystische Karzinome 568, 569, 571
– Basalzell-Adenokarzinome 606
– Entwicklung der Speicheldrüsen 62, 63
– epithelial-myoepitheliale Karzinome 597
– Gangunterbindung 215
– myoepitheliale Autoimmun-Sialadenitis 255, 263, 265
– Myoepitheliome 418–420
– normales Drüsengewebe 5, 15, 25, 28
– pleomorphe Adenome 381, 408
– polymorphe low-grade Adenokarzinome 587
– Regenerationspotenz 33
– Sialadenose 110
– Tumoren 305, 309
Myosin 313, 317
Myxome 726

N
nekrotisierende Sialometaplasie (*siehe* Speicheldrüseninfarkt) 127–134
nervale Tumoren 720–724
Nervenscheidentumoren, maligne 733
Nervensystem, vegetatives 19, 20, 47, 48
– Sialadenose 190
Nervus
– auricularis magnus 1

Nervus
- auriculo-temporalis 47
- facialis 1, 2, 351, 359
- glossopharyngeus 1
- lingualis 2, 48
- petrosus 47
Neurinome (Schwannome, Neurilemmome) 720–722
Neuroblastome 737
Neurofibromatose 722
Neurofibrome 722
Neuropeptide 18, 31, 315, 321, 324
NGF (nervaler Wachstumsfaktor) 32, 215, 216
nichtepitheliale (mesenchymale) Tumoren 713–743
- Alters- und Geschlechtsverteilung 715
- benigne Tumoren 715–731
- - aggressive juvenile Fibromatose 726
- - Chondrome 728
- - entzündliche Pseudotumoren (siehe Pseudotumoren, entzündliche) 730, 731
- - extrakranielle Meningeome 724
- - Fibrome 726
- - fibröse Histiozytome 726
- - Glomustumoren 728
- - Granularzelltumoren 722, 724
- - Hämangiome (siehe Hämangiome) 716–719
- - Histiozytome 726
- - Lipome 724, 726
- - Lymphangiome 719
- - Meningeome 724
- - Myxome 726
- - nervale Tumoren 720–724
- - Neurinome (Schwannome, Neurilemmome) 720–722
- - Neurofibrome 722
- - Neurofibromatose 722
- - noduläre Fasziitis 726
- - Osteochondrome 728
- - Paragangliome 728
- - Riesenzelltumoren 728
- - vaskuläre Leiomyome (Angiomyome) 728
- - Xanthofibrome 726
- maligne Melanome 737
- Neuroblastome 737
- pathohistologische Klassifikation 714, 715
- Sarkome (siehe Sarkome) 732–743
- WHO-Klassifikation der Weichgewebstumoren 715
nichtklassifizierbare Tumoren 773, 774
Nierenkarzinome, Metastasen 766
Non-Hodgkin-Lymphome 744–752

- B-Zell-Lymphome ohne Immun-Sialadenitis 744–747
- - hochmaligne 744
- - Immunzytochemie 745
- - Lokalisation 744
- - molekulargenetische Befunde 747
- - niedrigmaligne 744
- - Prognose 745, 746
- - Siegelring-Zell-Lymphom 746
- B-Zell-Lymphome bei Immun-Sialadenitis 747–751
- - hochmaligne 750
- - Immunzytochemie 748, 749
- - Lippenbiopsie 750
- - Lokalisation 747
- - Marginalzonenlymphome 748
- - MALT-Lymphome 749–751
- - molekulargenetische Befunde 751
- - niedrigmaligne 749, 750
- - Prälymphom 750, 751
- - Präphase 750
- - prognostische Marker 750
- - Pseudolymphom 750
NSE (neuronspezifische Enolase) 64, 315, 324, 516, 570, 673, 721, 737
Nucleus salivatorius 47, 48
Nuhn-Drüse (siehe Glandula apicis linguae) 3

O
obstruktive Sialadenitis 208–216
- Experimentelle Modelle 214–216
- - Aminosäurelösungen 216
- - Gangokklusion 216
- - Speichelgangunterbindung 214–216
- klinische Daten 208, 209
- Pathogenese 213–214
- - mechanische Gangobstruktion 213, 214
- - Veränderung der Speichelzusammensetzung 214
- Pathohistologie 209–213
- - Elektronenmikroskopie 213
- - Immunhistochemie 209–213
- - Stadien 209
Onkogene 315, 322–324
- bcl-2 315, 323, 405, 516, 661, 662, 638
- c-erbB-2 32, 315, 322, 405
- c-fos 315, 323
- c-met 315, 323
- c-myc 405
- HER-2/neu 315, 405, 544
- p53 315, 323
- ras 315, 322
onkozytäre
- Adenome (siehe Onkozytome) 464–473
- Karzinome 625–629

– – Definition 625
– – Differentialdiagnose 638, 639
– – Feinnadel-Aspirationsbiopsie 628
– – Immunzytochemie 628, 629
– – klinische und statistische Daten 625, 626
– – – Alters- und Geschlechtsdisposition 625, 626
– – Pathohistologie 626, 627
– – prognostische Faktoren 629
– – – letaler Ausgang 629
– – – Metastasen 629
– – – Tumorgröße 629
– – Ultrastruktur 629
Onkozytome 464–473
- Definition 464
- Differentialdiagnose 470
- Histogenese 468, 470
- Immunzytochemie 468
- klinische und statistische Daten 464, 465
- Pathohistologie 464–467
– – hellzelliges Onkozytom 467
– – hellzelliges Adenom und multifokale onkozytäre Hyperplasie 467
- Ultratruktur 468
Onkozytose 135–142
- diffuse 135, 136
- fokale onkozytäre adenomatöse Hyperplasie 136–142
Operationspräparate 59
Osteosarkome, extraossäre 735
Östrogenrezeptoren 36, 321, 768

P

p53-Protein 315, 405, 638, 661, 662
papilläre Zystadenokarzinome 615–620
- Definition 615
- Differentialdiagnose 620
– – polymorphes „low-grade" Adenokarzinom 620
– – papillär-zystische Variante des Azinuszellkarzinoms 620
- Immunzytochemie 620
- klinische und statistische Daten 615, 616
– – Alters- und Geschlechtsdisposition 615, 616
– – Häufigkeit des Vorkommen 615, 616
– – Lokalisation 615, 616
– – synonyme Tumorbezeichnung 616
- Pathohistologie 616–618
– – atypische Mitose 617
– – β-fibrilläre Amyloidkörper 617
– – infiltratives Wachstum 617
– – Muzinbildung 618
– – nukleäre Pleomorphie 617
– – PAS-Reaktion 617

- Ultrastruktur 620
Papillome, duktale 483–492
- intraduktale Papillome 487, 488
– – Definition 487
– – klinische Daten 488
– – Pathohistologie 488
- inverte duktale Papillome 486, 487
– – Definition 486
– – klinische Daten 486
– – Pathohistologie 486, 487
- Sialadenoma papilliferum 488–491
– – Definition 488
– – Immunzytochemie 490
– – klinische Daten 488
– – Pathohistologie 490
– – Ultrastruktur 490, 491
Papova-Virus-Parotitis 238
Paragangliome 728
Parainfluenza-Typ 3-Infektion 238, 300
Parotin 47
Parotis
- Anatomie 1, 2
- Arteria carotis externa 1
– – interna 1
- Außenlappen 1
- Ductus parotideus (Stenon-Gang) 1
- Histologie 3–11
- Innenlappen 1
- Musculus masseter 1
- Nervus auricularis magnus 1
– – facialis 1, 2, 351, 359
– – glossopharyngeus 1
- Sandwich-Parotis 2
- Vena jugularis 1
Parotisatrophie, lipomatöse 151–153
Parotitis
- akute durch Fremdkörper 176
- akute postoperative 174, 175
- akute purulente 174
- chronisch-rezidivierende 177–184
- epidemica 227–231
– – Infektionsmodus 228, 229
– – klinische Daten 227, 228
– – – Dauerschäden 228
– – – klinische Diagnose 228
– – – Krankheitsverlauf 227
– – – Virämie 227, 228
– – Mumpsvirus 228, 229
– – Pathohistologie 229–231
- Papova-Virus-Parotitis 238
- sialektatische 179–183
Pathophysiologie der Speichelsekretion (siehe Sekretionsstörungen)
Physiologie der Speichelsekretion (siehe Speichelsekretion)
Pilomatrixome 499

Plasmazytome, extramedulläre 752
Plattenepithelkarzinome 667–670
- Definition 667
- Differentialdiagnose 670
Plattenepithelkarzinome
- klinische und statistische Daten 667–669
- - Alters- und Geschlechtsdisposition 667, 668
- - Häufigkeit des Vorkommens 667
- - Lokalisation 667, 668
- - Metastasen 669
- - Rezidivquote 669
- - Überlebensrate 669
- Pathohistologie 669
- - Glykosaminglykane 669
- Ultrastruktur 669
pleomorphe Adenome 374–417
- Definition 374
- Histogenese 408, 409
- - duktal-azinäre Einheit 408
- - modifizierte Myoepithelzellen 408
- - Reservezelltheorie 408
- Historischer Rückblick 374, 375
- Immunzytochemie 394–400
- - Aktin 395, 396
- - Antichymotrypsin 397
- - Antitrypsin 397
- - Basalmembransubstanzen 397
- - Blutgruppensubstanzen 397
- - „bone morphogenetic protein" 399
- - Fibronektin 397
- - GFAP („glial fibrillary acid protein") 394
- - IgA 397
- - Integrine 397, 398
- - Keratine (siehe Zytokeratine)
- - Kollagentyp IV 397
- - Laktoferrin 397
- - Laminin 397
- - Lysozym 397
- - Mehrfachexpression 397
- - „Mischtumor" 374, 375
- - Parathormon-verwandte Peptide 399
- - Proteinaseinhibitoren 397
- - sekretorische epitheliale Marker 397
- - sekretorische Komponente 397
- - Subtypen pleomorpher Adenome 391–400
- - S-100-Protein 394, 395
- - Tenascin 397
- - Zytokeratine 394
- klinische Daten 375–380
- kongenitale pleomorphe Adenome 407, 408
- Lokalisation 380, 381
- - extraorale (ektopische) Lokalisation 381

- - Speicheldrüsen 380, 381
- Makroskopie 377
- Mehrfachvorkommen 377
- metastasierendes pleomorphes Adenom 406, 407
- Pathohistologie 381–391
- - epitheliale Zellkomplexe 381
- - Feinnadel-Aspirationsbiopsie 391
- - Infarzierung 382
- - Kristalloide 386, 387
- - Mukosubstanzen 387
- - myoepitheliale Zellkomplexe 381
- - Probeexzision 391
- - stromaarme pleomorphe Adenome 384
- - Stromadifferenzierung 382–390
- - stromareiche pleomorphe Adenome 384
- - Tumormarker (siehe auch Immunzytochemie)
- Rezidivquote 375
- „Semimalignität" 375
- Speicheldrüsen-Anlagetumoren (siehe kongenitale pleomorphe Adenome)
- statistische Daten 379, 380
- Syntropie mit anderen Tumoren 377
- Tumorgröße 377
- Tumorkapsel 375–377
- - Kapselpenetration 375
- - Kapselperforation 375
- Tumormarker (siehe auch Immunzytochemie) 400–406
- - bcl-2 Protoonkogen 405
- - c-erbB-2-Onkogen 405
- - c-myc Protoonkogen 405
- - DNS-Flußzytometrie 404
- - epidermaler Wachstumsfaktor (EGF) 404, 405
- - p53-Protein 405
- - PCNA-Index 404
- - Proliferationsmarker 400
- - Tiermodell 406
- - Transplantation auf athymische Maus 406
- - zytogenetische Studien 405
Plica sublingualis 2
Pneumoparotis 102
polymorphe „low-grade" Adenokarzinome 579–588
- Definition 579
- Differentialdiagnose 587, 588
- - adenoid-zystisches Karzinom 588
- - papilläres low-grade Adenokarzinom 588
- - pleomorphes Adenom 587, 588
- Feinnadel-Aspirationsbiopsie 584, 585

Sachverzeichnis

- Immunzytochemie 585, 586
- klinische und statistische Daten 579, 580
- - Alters- und Geschlechtsdisposition 580
- - Lokalisation 579, 580
- Pathohistologie 581-585
- - Kristalloide 584
- - pathohistologische Muster 582, 583
- - Tumorstroma 583
- - Tumorzellen 583
- - Gangepithelien 587
- - Myoepithelzellen 587
- Terminologie 579
- Ultrastruktur 587
- - Gangepithelien 587
- - Myoepithelzellen 587
Probeexzision 58, 59, 391
Prognosefaktoren
- Fazialiskomplikation 351
- Fernmetastasen 351
- Lokalisation 352
- Prognosefaktor 352
- Rezidivquote 351
- Strahlenbhandlung 351
- Tumordauer 351
- tumorfreie Randabschnitte 351
- Tumorgröße 351
progressive systemische Sklerose 251, 296
Prolaktin 31, 32, 315, 324
Proliferationskinetik 33
Proliferationsmarker 325, 326, 400, 421
- Ki-67 (MIB-1) 326, 421, 520, 544
- NORs („nucleolar organizer regions")
  326, 520, 544
- PCNA („proliferating cell nuclear
  antigen") 326, 404, 421, 544, 638
Prostatakarzinome, Metastasen 770
PSA (Prostata-spezifisches Antigen) 324,
770
PSAP (Prostata-spezifische saure
Phosphatase) 324, 770
Pseudolymphome 750
Pseudotumoren, entzündliche 730, 731
- Amyloidtumor der Parotis 730
- angiolymphoide Hyperplasie mit
Eosinophilie 731
- entzündlicher myofibroblastischer Tumor
731
- Granulationsgeschwülste 730
- Kimura-Krankheit 730, 731
- lymphomatoide Granulomatose der
Parotis 731
- Rosai-Dorfman-Krankheit 731
- Subtypen 730
- - histiozytär-xanthogranulomatös 730
- - plasmazellulär granulomatös 730
- - sklerosierend 730

R
Ranula der Sublingualis 81
- Sarkoidose 81
Rasterelektronenmikroskopie (siehe
Ultrastruktur) 19
Regenerationspotenz 33, 113
Reservezellen 33
- Hypothesen 408
- Tumoren 309, 310
Rezeptoren
- EGF-Rezeptoren 321, 322
- Östrogenrezeptoren 32, 321, 637
- Transferrinrezeptoren 32, 322
Rhabdomyosarkome 734
Riesenzelltumoren 728
Rosai-Dorfman-Krankheit 731

S
S-100-Protein 64, 65, 216, 263, 314, 319,
 320, 394, 395, 423, 433, 458, 474, 516, 540,
 605, 606, 620, 643, 655, 659, 661, 682, 721,
 724, 737
Sarkoidose (siehe chronische epitheloid-
 zellige Sialadenitis) 246-251
Sarkome 732-743
- Angiosarkome 733
- - Kaposi-Sarkom 733
- - malignes Hämangioendotheliom 733
- - malignes Hämangioperizytom 733
- Chondrosarkome, extraossäre 735
- Chordome 735, 737
- Fibrosarkome 735
- Histiozytome, maligne fibröse 735
- Leiomyosarkome 735
- Liposarkome 735
- Nervenscheidentumoren, maligne 733
- Osteosarkome, extraossäre 735
- pathohistologische Klassifikation 732
- Rhabdomyosarkome 734
- synoviale 735
Schilddrüsenkarzinome, Metastasen 764
Schleimgranulome (siehe Zysten) 88
Schwannome (siehe Neurinome) 720-722
schweißdrüsenartige Tumoren 499
- Sialadenoma papilliferum 488
Sekretionsstörungen 48-50, 296
- Glossodynie 48, 49
- Hypersalivation 48
- Hyposialie 48
- myoepitheliale Autoimmun-Sialadenitis
253
- Ptyalismus 48
- Sialadenitis 170
- Sialorrhoe 48
- Sicca-Syndrom 251, 252, 294
- systemische Erkrankungen 49, 50

Sekretionsstörungen
- Xerostomie 48, 197, 232
sekretorische
- Komponente 9, 141, 203, 319, 397, 433, 516, 629
- Marker 397, 516
sekretorisches Immunsystem (*siehe* Immunsystem)
sekundäre Tumoren (*siehe* Metastasen) 759–772
Sexualdimorphismus 34–36
Sexualhormone 52, 53
Sialadenitis 168–245
- akute allergische Sialadenitis (*siehe* akute allergische Sialadenitis) 245, 246
- akute bakterielle Sialadenitis (*siehe* akute bakterielle Sialadenitis) 173–177
- Ätiologie 169–172
- - bakteriell 169
- - Geschlecht 171
- - Immunmechanismen 171
- - Lebensalter 171
- - lokale Faktoren 172
- - radiogen 171
- - Sekretionsstörungen 169, 170
- - viral 169
- chronisch-rezidivierende Parotitis (*siehe* chronisch-rezidivierende Parotitis) 177–184
- chronisch-sklerosierende Sialadenitis der Submanidibularis (siehe chronisch-sklerosierende Sialadenitis der Submandibularis) 185–196
- chronische epitheloidzellige Sialadenitis (Sarkoidose; Heerfordt-Syndrom; *siehe* chronische epitheloidzellige Sialadenitis) 246–251
- granulomatöse Sialadenitis (*siehe* granulomatöse Sialadenitis) 277–289
- Immun-Sialadenitis (*siehe* Immun-Sialadenitis) 243–277
- im Kindesalter (*siehe* Speicheldrüsenkrankheiten im Kindesalter)
- Klassifikation 168
- kleine Speicheldrüsen (*siehe* kleine Speicheldrüsen, Sialadenitis) 289–293
- klinische Diagnostik und Merkmale 168
- myoepitheliale Autoimmun-Sialadenitis (*siehe* myoepitheliale Autoimmun-Sialadenitis) 251–277
- obstruktive Sialadenitis (*siehe* obstruktive Sialadenitis) 208–216
- Parotitis (*siehe* Parotitis) 174–183
- Pathogenese 172
- - duktal 172
- - hämatogen 172
- - lymphogen 172
Sialadenoma papilliferum (*siehe* Papillome) 488–491
Sialadenosen 105–115
- Aspirationszytologie 110
- Ätiologie und Pathogenese 110, 111
- Definition 105
- Dyschylien 105
- dystrophisch-metabolische Sialadenose 105
- endokrine Sialadenose 105
- experimentelle Befunde 111–115
- - Antihypertensiva 114
- - chronischer Nikotinkonsum 114
- - Inzisoramputation 114
- - Isoproterenol-induzierte Sialadenose 111–114
- - neurovegetative Substanzen 114
- - Vitamin-A-Mangel 114
- gemischte Form 106
- granuläre Form 106
- klinische Befunde 105
- Myoepithelzellen 110
- neurogene Sialadenose 105
- Pathohistologie 106–110
- peripheres vegetatives Nervengewebe 110
- Ultrastruktur 110
- wabige Form 106
Sialektasien
- kongenitale 79
Sialochemie 52, 53, 253
Sialographie
- Sialadenitis 54, 168, 177, 208, 232, 252, 253, 284–287
- Sialadenose 105
Sialolithiasis 156–165
- anorganische Komponente 162
- chemische Zusammensetzung 162
- experimentelle Befunde 164, 165
- - Dihydrotachysterin 164
- - Hyperkalziämie 164
- - Isoproterenol 164
- - Kalziphylaxie 164
- - Stimulation der Sekretion 164
- Kristalloide 160–162
- Makrolithiasis 158
- Mikrolithiasis 158–162
- organische Substanzen 162
- Pathogenese 163–165
- statistische Daten 156, 157
Sicca-Syndrom 251, 252, 294
Sjögren-Syndrom (*siehe* myoepitheliale Autoimmun-Sialadenitis) 251
Somatostatin 64, 324
sonstige Adenokarzinome (NOS) 708–710

Sachverzeichnis

Speicheldrüsen
- Anatomie 1–36
- Alterungsprozesse 65, 66
- Entwicklung 62–67
- Fehlbildungen und Anomalien 68–82
- Histochemie 21
- Immunsystem 8–11, 171, 183, 233, 243, 245, 254, 267
- Immunzytochemie, normales Drüsengewebe 21–32
- Immunzytochemie, Speicheldrüsentumoren 312–325
- Krankheiten im Kindesalter (siehe Speicheldrüsenkrankheiten im Kindesalter)
- Lymphknotenkrankheiten, nichttumoröse 782–785
- metabolische Veränderungen 118–125
- Methoden der morphologischen Diagnostik 54–59
- Nervensystem, vegetatives 19, 209, 47, 48
- Sialadenitis 168–245
- – im Kindesalter (siehe Speicheldrüsenkrankheiten im Kindesalter)
- Sialadenose 105–115
- Speicheldrüsentumoren 301–781
- – Adenome 362–501
- – Ätiologie 363–368
- – Karzinome 502–713
- – Kindes- und Jugendalter 774–781
- – Klassifikation 301–361
- – Lymphome, maligne 743–759
- – Metastasen 759–773
- – nichtepitheliale Tumoren 713–743
- Speichelsekretion 46–50
- Speichelsteine 156–165
- Zysten 76–82, 86–102
Speicheldrüsen-Anlagetumor 407, 408
Speicheldrüseninfarkt (nekrotisierende Sialometaplasie) 127–134
- Ätiologie 133, 134
- Fehldiagnose 133
- Gefäßveränderungen 133
- große Speicheldrüsen 127, 128
- kleine Speicheldrüsen 127
- Lokalisation, Alters- und Geschlechtsverteilung 127, 128
- Pathogenese 1134
- Pathohistologie 128–133
- vaskuläre Ursache 133, 134
Speicheldrüsenkrankheiten im Kindesalter
- kongenitale Erkrankungen 68–82, 786
- Sialadenitis 786
- – Coxsackie-A 238, 300
- – EBV 238, 300
- – HIV-Infektion 231–237, 300
- – juvenile Form der chronisch-rezidivierenden Parotitis 177, 299, 786
- – Keuchhusten 238, 300
- – Masern 238, 300
- – Parainfluenza Typ 3 238, 300
- – Parotitis epidemica 227–231, 300, 786
- – Pathohistologie 300
- – Speicheldrüsen-Viruskrankheit 220–227, 300, 786
- – Virusinfektion 300
- – Virusinfektionen der Speicheldrüsen 299
- – Zytomegalie-Virusinfektion 220–227, 300, 786
- Tumoren
- – Alters- und Geschlechtsverteilung 776
- – geographische Faktoren 775, 776
- – Häufigkeit des Vorkommens 775
- – Lokalisation 777
- – pathohistologische Klassifikation 777–779
- – – Adenome 777
- – – Karzinome 777, 778
- – – kongenitale Tumoren (siehe kongenitale Tumoren) 778, 779
- – – maligne Lymphome 778
- – – mesenchymale Tumoren 778
- – statistische Daten 774, 775
Speicheldrüsentumoren, allgemeine Klassifikation 301–368
- Ätiologie (siehe Ätiologie, Speicheldrüsentumoren) 363–368
- Altersverteilung 339
- DNS-Zytophotometrie 328, 329
- geographische Faktoren 349, 350
- Geschlechtsverteilung 339, 340
- geweblicher Aufbau 304
- Grading (siehe WHO-Klassifikation) 304
- Häufigkeit (siehe Tumorinzidenz)
- Histopathologie (siehe WHO-Klassifikation)
- Hybridtumoren (siehe Hybridtumoren) 344–349
- Immunzytochemie (siehe Immunzytochemie Tumoren) 312–325
- Inzidenz (siehe Tumorinzidenz) 338, 339
- im Kindesalter (siehe Speicheldrüsenkrankheiten im Kindesalter) 774–781
- Klassifikation 301–361
- klinische Befunde 337, 338
- klinische Untersuchungsmethoden 338
- Lokalisation (siehe Lokalisation) 357–361
- Malignitätskriterien 338
- morphogenetische Gesichtspunkte (siehe Zyto- und Histogenese) 301

Speicheldrüsentumoren
- multiple Tumoren (*siehe* multiple Tumoren) 340–343
- Prognosefaktoren (*siehe* Prognosefaktoren) 351, 352
- Proliferationsmarker (*siehe* Proliferationsmarker) 325, 326
- Reservezellhypothesen 308, 309
- Staging (*siehe* TNM-System)
- TNM-Klassifikation (*siehe* TNM-System)
- TNM-System (*siehe* TNM-System) 306–308
- tumorassoziierte lymphoide Proliferation 352, 353
- Tumoren im Kindes- und Jugendalter 339, 340, 774–781
- Tumorinzidenz 338, 339
- Tumormarker (*siehe* Immunzytochemie Tumoren)
- Ultrastruktur 328
- WHO-Klassifikation (*siehe* WHO-Klassifikation) 302–306, 372, 373, 502–504
- zelluläre Differenzierung (*siehe* WHO-Klassifikation)
- zyto- und histogenetische Klassifikation (*siehe* zyto- und histogenetische Klassifikation) 308–310
- zytogenetische Marker (*siehe* zytogenetische Marker) 327, 328
Speicheldrüsenzysten (*siehe* Zysten) 76–82, 86–102
Speichelgangkarzinome 630–639
- Definition 630, 631
- Feinnadel-Aspirationsbiopsie 635, 636
- Immunzytochemie 637, 638
- - α-Laktalbumin 637
- - B 72.3-Antikörper 637
- - CEA 637
- - c-erbB-2-Onkogen 638
- - DNS-Aneuploidie 638
- - EMA 637
- - Kathepsin D 637, 638
- - Leu-M1 637
- - Östrogenrezeptor 637
- - p53-Genprotein 638
- - PCNA-Index 638
- - S-Phasenwert 638
- - Zytokeratin 637
- klinische und statistische Daten 631, 632
- - Alters- und Geschlechtsverteilung 631, 632
- - Häufigkeit des Vorkommens 631, 632
- - Lokalisation 631, 632
- - Prognose 632
- Pathohistologie 633–637

- - intraduktale Formationen 633
- - intraduktale Speichelgangkarzinome 635, 636
- - invasive Bezirke 633
- - Komedonekrosen 633
- Terminologie 631
- Ultrastruktur 638
Speichelgangsystem 5–8
- Basalzellen 15, 33, 305, 306
- helle Zellen 19, 136, 306, 467
- interlobuläre Ausführungsgänge 7
- Schaltstücke 5–7, 15
- Streifenstücke 7, 15
Speichelgangzysten (*siehe* Zysten) 93–96
Speichelsekretion 46–50
- Physiologie 46–48
- - anorganisches Jod 47
- - Ausscheidungsfunktion 47
- - endokrine Partialfunktion 47
- - Gesamtvolumen 46
- - Medikamente 47
- - Nahrungstransport 46
- - nervale Steuerung 47, 48
- - Neurotransmitter 48
- - Parotin 47
- - Primärspeichel 46
- - psychische Faktoren 48
- - Rezeptoren 48
- - Schutzfunktion 46, 47
- Pathophysiologie (*siehe* Sekretionsstörungen)
Speichelsteine (*siehe* Sialolithiasis) 156–165
Speichelzusammensetzung 52, 53
- Amylase 52
- Elektrolyte 52
- Kallikrein 52
- Proteine 52
Stafne-Kavitäten (*siehe* Fehlbildungen) 82
Staging 306–308
Stenon-Gang (*siehe* Ductus parotideus)
Steroid-C21-Hydroxylase 324
Stomatitis glandularis 291
Strahleneinwirkungen 171
- radioaktive Isotope 366
- Strahlenexposition 364
- Strahlentherapie 351
- - adenoid-zystische Karzinome 573
- - Hämangiome 716
- Strahlen-Sialadenitis 196–206
Strahlen-Sialadenitis 196–206
- Klinische Daten 196–198
- - akute Strahleneinwirkung 196
- - Dauerschäden 197, 198
- - Strahlendosis 197
- - Xerostomie 197
- Pathogenese 203–206

Sachverzeichnis

– – Laserbestrahlung 204
– – Neutronenbestrahlung 203
– – Parotis von Rhesusaffen 204
– – radiogene Einwirkung 205
– – Radioprotektion 205
– – Rattenparotis 203
– – Rattensubmandibularis 204
– – Redoxsysteme 206
– – Schwermetalle 205, 206
– – Sekretgranula 205, 206
– – Spätveränderungen 204, 205
– – Submandibularis von Rhesusaffen 205
– – tierexperimentelle Befunde 203–205
– Pathohistologie 198–203
– – Immunzytochemie 201–203
– – Initialstadium 198
– – Stadium 2 198–201
– – Terminalstadium 201
Sublingualis
– Ductus sublinguales minores 2
– Histologie 3–11
– Plica sublingualis 2
Submandibularis
– Ductus submandibularis
  (Warthon-Gang) 2
– Histologie 3–11
– Makroskopie 2
– Musculus mylohyoideus 2
– Nervus hypoglossus 2
– – lingualis 2
Substanz P 64, 737
Synaptophysin 673
synoviale Sarkome 735
Szintigraphie 197, 253

T
Talgdrüsenadenome 478–483
– Definition 478
– klinische und statistische Daten 478
– Pathohistologie 478, 479, 482
– Talgdrüsen-Lymphadenom 478, 479, 482
– unilokuläres zystisches Talgdrüsen-
  Lymphadenom 482, 483
– Ultrastruktur 483
– Differentialdiagnose 484
Talgdrüsenkarzinome 609–614
– Definition 609
– Immunzytochemie 613
– klinische und statistische Daten 609, 610
– – Alters- und Geschlechtsdisposition 609
– – Häufigkeit des Vorkommens 609
– – Lokalisation 609
– Pathohistologie 611, 613
– – Talgdrüsenkarzinom 611
– – Talgdrüsen-Lymphadenokarzinom 611, 613

– Ultrastruktur 613
T-Antigene (siehe Blutgruppensubstanzen) 30, 318, 540
Tenascin 314, 320, 321, 455, 468
terminale Speichelgangkarzinome (siehe Speichelgangkarzinome) 631
Thyreoglobulin 313, 764
tierische Speicheldrüsen 33–36
– granuläres tubuläres Segment 34–36
– Sexualdimorphismus 34–36
– Submandibularis (Maus, Ratte) 34–36
TNM-System 306–308
– Fernmetastasen M 307, 308
– M1-Kategorien Fernmetastasen 307, 308
– mikroskopischer Nachweis pTNM 306
– N-Kategorien Lymphknoten 307
– Primärtumor T 306, 307
– pTNM-Klassifikation 307
– T-Stadien 306, 307
Toxoplasmose 783
TPA („tissue polypeptide antigen") 25, 316
Transferrin-Rezeptoren 32, 314, 322
Tuberkulose (siehe auch granulomatöse Sialadenitis) 277, 278, 783
tumorähnliche Läsionen 774
– benigne lymphoepitheliale Läsion (chronisch-myoepitheliale Sialadenitis; Sjögren-Syndrom) 774
– chronisch-sklerosierende Sialadenitis der Submandibularis (Küttner-Tumor) 774
– nekrotisierende Sialometaplasie (Speicheldrüseninfarkt) 774
– Onkozytose 774
– Sialadenose 774
– Speicheldrüsenzysten 774
– zystische lymphoide Hyperplasie bei AIDS 774
Tumoren
– multiple (siehe multiple Tumoren) 340–342
– nichtklassifizierbare 773, 774
T-Zell-Lymphome 751, 752
– angiozentrische immunproliferative Läsion 752
– angiozentrisches Lymphom 752
T-Zellmarker 751

U
Ultrastruktur, normales Speicheldrüsengewebe 11–20
– Drüsenazini 11–15
– Speichelgangsystem 5–7
– Vegetatives Nervensystem 19
undifferenzierte Karzinome 677–684
– Definition 677

undifferenzierte Karzinome
- großzelliger Typ (siehe großzelliger Typ des undifferenzierten Karzinoms) 678–680
- Terminologie 677, 678
- - lymphoepitheliale Karzinome 677
- - anaplastisches Speicheldrüsenkarzinom 677
- - maligne lymphoepitheliale Läsion 677
- undifferenziertes Karzinom mit lymphoidem Stroma (siehe undifferenzierte Karzinome) 680–684
undifferenzierte Karzinome mit lymphoidem Stroma 680–684
- Ätiologische Faktoren 683, 684
- - Epstein-Barr-Virus 683, 684
- Differentialdiagnose 684
- Feinnadel-Aspirationsbiopsie 681, 682
- klinische und statistische Daten 680
- - Alters- und Geschlechtsdisposition 680
- - Chinesen 680
- - Eskimos 680
- - Häufigkeit des Vorkommens 680
- Immunzytochemie 682
- Pathohistologie 680, 681
- prognostische Faktoren 684
- Ultrastruktur 682
Uterussarkome, Metastasen 770

V
Varixknoten 719
vaskuläre Veränderungen (siehe interstitielle Veränderungen) 133, 155
vegetatives Nervensystem (siehe Nervensystem)
Vena jugularis 1
Vimentin 25, 28, 316, 423, 433, 474, 490, 605, 643, 655, 659, 673, 678, 694, 726, 735, 737, 766
VIP (vasoaktives intestinales Polypeptid) 64, 324, 516
Virus-Sialadenitis 218–238
- Coxsackie-A-Virusinfektion 238
- EBV-Infektion 238
- HIV-assoziierte Veränderungen der Speicheldrüsen (siehe HIV) 231–237
- Influenza-A-Virusinfektion 238
- Interaktionen zwischen Speicheldrüsen und Viren 218, 219
- Keuchhusten 238
- Masern 238
- Papova-Virus-Parotitis 238
- Parainfluenza Typ 3 238
- Parotitis epidemica (siehe Parotitis epidemica; Mumps; Ziegenpeter) 227–231

- Sialadenotropismus 219
- Speicheldrüsen-Viruskrankheit (Zytomegalie-Virusinfektion; CMV)
- - (siehe Zytomegalie-Virusinfektion; CMV) 220–227
- virale Begleitsialadenitis 219
- Virusaufnahme 218
- Virusausscheidung 218, 219
- Viruslatenz 219
Vitamin D12-bindendes Protein 325

W
Wachstumsfaktoren (EGF, NGF) 32
Warthin-Tumoren (Adenolymphome) 440–463
- Definition 440, 441
- Fremdkörpergranulome (siehe lymphoides Stroma)
- Histogenese 458, 459
- - Epstein-Barr-Virus-DNS (EBV-DNA) 459
- - Mastzellen 459
- - Parenchymeinschlüsse in Parotislymphknoten 458, 459
- Immunzytochemie 455–458
- - Adhäsionsmoleküle 457, 458
- - Aktin 456, 457
- - Class-II-Antigene 457
- - Faktor VIII-Antigen 457
- - Immunglobulin (IgA) 456
- - Interleukin-1 457
- - Mastzellen 457, 459
- - S-100-Protein 458
- - Tenascin 455
- - Zytokeratin 455
- „infarzierter" („infizierter Subtyp") siehe Subtyp 4
- klinische und statistische Daten
- - Alters- und Geschlechtsverteilung 443
- - bilaterale Tumoren 442
- - Lokalisation 441, 442
- - Lokalisation außerhalb der Parotis 442
- - Makroskopie 441
- - Mehrfachtumoren 442
- - Vorkommen mit anderen Tumoren 442
- metaplastischer Subtyp (siehe Subtyp 4)
- Pathohistologie 443–455
- - Subtyp 1 443–445
- - Subtyp 2 445
- - Subtyp 3 445
- - Subtyp 4 445–447
- - lymphoides Stroma 447, 455
- Ultrastruktur 458
Warthon-Gang (siehe Ductus submandibularis) 2
Wegener-Granulomatose 281

Sachverzeichnis

WHO-Klasssifikation 302–306, 372, 373, 502–504
- adenoid-zystische Karzinome 304
- Adenome 372, 373
- Azinuszellkarzinome 304
- geweblicher Aufbau 304
- Grading 304
- Karzinome 502–504
- Mukoepidermoidkarzinome 304
- Pathohistologie 302, 303
- Reklassifikation 304
- zelluläre Differenzierung 304–306
- – azinäre Zellen 304, 305
- – Basalzellen 305, 306
- – duktale Zellen 305, 306
- – helle Zellen 306
- – myoepitheliale Zellen 305

X
Xanthofibrome 726
Xerostomie 48, 197, 232, 294

Z
Zellmembranantigene (EMA, CEA) 28
Zellzyklus 33
Ziegenpeter (siehe Parotitis epidemica) 227–231
Zystadenolymphome (siehe Warthin-Tumoren) 440–463
Zystadenome 492–498
- papilläre 492–494
- – cystadenoma lymphomatosum 493, 494
- – Definition 482
- – klinische Daten 492, 493
- – Pathohistologie 493, 494
- muzinöse 494–497
- – Definition 494
- – Pathohistologie 494
Zysten 76–82, 86–102
- branchiogene Zysten 97, 98
- Dermoidzysten (siehe Fehlbildungen) 79–81
- dysgenetische Zysten (siehe Fehlbildungen) 76–82
- Epidermoidzysten 101
- Extravasations-Mukozelen 87–90
- – Schleimgranulome 88
- lymphoepitheliale Zysten 96–101
- Merkel-Zysten (siehe Fehlbildungen) 79
- Mukozelen 86–93

- odontogene Zysten 101, 102
- Retentions-Mukozelen 91–93
- Schleimgranulome 88
- Speichelgangzysten-Parotis 93–96
- – Tumoren 96
- Zystenparotis 76–78
Zystenparotis (siehe Zysten) 76–78
zystische Fibrose (siehe Mukoviszidose) 120, 121
zystische Hygrome (siehe Lymphangiome) 719
zyto- und histogenetische Klassifikation Tumoren 308–310
- duktal-azinäre Einheit 309, 310
- multizelluläre Theorie 309
- myoepitheliale Zellen 309
- Reservezellen 308
- Reservezellhypothesen 308, 309
zytogenetische Marker 327, 328
- Chromosomenmuster 327
- Deletionen 327
- Karyotypen 327
- Polysomie 327
- Rearrangement 327, 328
- Translokation 327
- pleomorphe Adenome 405, 406
Zytokeratine 21–24, 262–263, 313, 316, 394, 433, 455, 468, 474, 490, 539, 605, 613, 620, 624, 637, 642, 655, 659, 673, 678, 682, 693, 696, 701, 705, 735, 737, 766
Zytomegalie-Virusinfektion (CMV; Speicheldrüsen-Viruskrankheit) 220–227
- Infektionsformen 220
- – intrauterin pränatal 220
- – persistierent latent 220
- – postnatel 220
- orale Manifestationen in Assoziation mit CMV 225–227
- – AIDS 227
- – Kaposi-Sarkom 227
- – Schleimhautulzera 227
- Pathohistologie 223–225
- – Riesenzellen 223–225
- Virusnachweis 221, 222
- – CMV-Antigennachweis 221, 222
- – CMV-Antikörpernachweis 222
- – pathohistologische CMV-Diagnostik 221
- – viraler DNS-Nachweis 221
- – Zytomegalievirus 221
Zytoskelettproteine 21–28

MIX
Papier aus verantwortungsvollen Quellen
Paper from responsible sources
FSC® C105338

If you have any concerns about our products,
you can contact us on
ProductSafety@springernature.com

In case Publisher is established outside the EU,
the EU authorized representative is:
**Springer Nature Customer Service Center GmbH
Europaplatz 3, 69115 Heidelberg, Germany**

Printed by Libri Plureos GmbH
in Hamburg, Germany